PEDIATRIA

INSTITUTO DA CRIANÇA
E DO ADOLESCENTE
HOSPITAL DAS CLÍNICAS

EDITORES DA COLEÇÃO

BENITA G. SOARES SCHVARTSMAN
PAULO TAUFI MALUF JR.
MAGDA CARNEIRO-SAMPAIO

Terapia Intensiva

Werther Brunow de Carvalho
Artur Figueiredo Delgado
Shieh Huei Hsin
Maria Thereza de Cordes Cabêdo

2ª EDIÇÃO
revisada e atualizada

EDITORES DA COLEÇÃO

BENITA G. SOARES SCHVARTSMAN

Doutora em Pediatria pela FMUSP. Nefrologista Pediatra da Clínica de Especialidades Pediátricas do Hospital Israelita Albert Einstein

PAULO TAUFI MALUF JR.

Professor Livre-docente em Pediatria pela FMUSP. Médico Assistente da Unidade de Onco-Hematologia do Instituto da Criança do HCFMUSP. Responsável pelo Serviço de Pediatria do Hospital Nove de Julho, São Paulo, SP.

MAGDA CARNEIRO-SAMPAIO

Professora Titular do Departamento de Pediatria da FMUSP. Vice-Presidente do Conselho Diretor do Instituto da Criança do HCFMUSP. Membro da Academia Brasileira de Pediatria.

Terapia Intensiva

COORDENADORES

Werther Brunow de Carvalho

Médico Pediatra/Neonatologista Intensivista. Professor Titular de Terapia Intensiva Pediatria/Neonatologia do Instituto da Criança e do Adolescente do HCFMUSP. Coordenador da Pediatria do Hospital Santa Catarina. *Fellow* da Critical Care Medicine, EUA. Membro Titular da Academia Brasileira de Pediatria.

Artur Figueiredo Delgado

Professor Associado do Departamento de Pediatria da FMUSP. Coordenador do Centro de Terapia Intensiva Pediátrica do Instituto da Criança e do Adolescente do HCFMUSP. Coordenador da Equipe de Terapia Nutricional do Instituto da Criança e do Adolescente do HCFMUSP. Vice-presidente da Sociedade Paulista de Terapia Intensiva.

Shieh Huei Hsin

Médico Assistente da Unidade de Terapia Intensiva Pediátrica do Hospital Universitário da USP (HU-USP). Médico Coordenador da Unidade de Terapia Intensiva Pediátrica do HU-USP.

Maria Thereza de Cordes Cabêdo

Médica Coordenadora do Centro de Tratamento Intensivo do Serviço de Onco-Hematologia do Instituto da Criança e do Adolescente do HCFMUSP. Plantonista da UTI Pediátrica do Hospital Sírio-Libanês.

2ª EDIÇÃO
revisada e atualizada

Manole

Este livro contempla as regras do Acordo Ortográfico da Língua Portuguesa de 1990, que entrou em vigor no Brasil.

Editora gestora: Sônia Midori Fujiyoshi
Editora: Patrícia Alves Santana
Editora de arte: Anna Yue
Capa: Hélio de Almeida
Projeto gráfico: Departamento de Arte da Editora Manole
Editoração eletrônica: HiDesign Estúdio
Ilustrações: Mary Yamazaki Yorado, HiDesign Estúdio

CIP-BRASIL. CATALOGAÇÃO NA PUBLICAÇÃO
SINDICATO NACIONAL DOS EDITORES DE LIVROS, RJ

N36
2. ed.

Terapia intensiva
editores da coleção Benita G. Soares Schvartsman, Paulo Taufi Maluf Jr., Magda Carneiro-Sampaio; coordenação Werther Brunow de Carvalho... [et al.]. – 2. ed., rev. e atual. – Barueri [SP]: Manole, 2020. 23 cm.
(Pediatria do Instituto da Criança do HC-FMUSP; 16)

Inclui bibliografia e índice
ISBN 9788520460856

1. Terapia intensiva. II. Série.

19-58391 CDD: 618.9201
CDD: 616-053.2

Leandra Felix da Cruz – Bibliotecária – CRB-7/6135

1ª edição – 2010; reimpressão – 2011
2ª edição – 2020

Editora Manole Ltda.
Avenida Ceci, 672 – Tamboré
06460-120 – Barueri – SP – Brasil
Tel.: (11) 4196-6000
www.manole.com.br
https://atendimento.manole.com.br/

Impresso no Brasil | *Printed in Brazil*

Autores

Adriana Stama Suzuki Daniel

Residência em Pediatria Geral e Especialização em Terapia Intensiva Pediátrica pela FMUSP. Médica Assistente do Centro de Tratamento Intensivo do Serviço de Onco-Hematologia do Instituto da Criança e do Adolescente do HCFMUSP.

Ana Clara de Albuquerque Botura

Médica residente de Terapia Intensiva Pediátrica do Hospital Israelita Albert Einstein.

Ana Cristina Aoun Tannuri

Professora Associada da Disciplina de Técnica Cirúrgica e Cirurgia Experimental do Departamento de Cirurgia da FMUSP. Médica Assistente do Serviço de Cirurgia Pediátrica do Instituto da Criança e do Adolescente do HCFMUSP.

Ana Lúcia Capelari Lahoz

Mestre em Ciências pelo Instituto da Criança e do Adolescente do HCFMUSP. Coordenadora da Fisioterapia na UTI Pediátrica do Instituto da Criança e do Adolescente do HCFMUSP.

Ana Paula de Carvalho Canela Balzi

Doutoranda pela FMUSP. Médica Pediatra Intensivista. Especialização em Neuro Intensivismo pelo IEP Hospital Sírio Libanês. Médica diarista da Unidade de Apoio Cirúrgico do HCFMUSP.

Andréa Hiromi Imamura

Médica Assistente do Centro de Terapia Intensiva Pediátrica do Instituto da Criança e do Adolescente do HCFMUSP. Título de Especialista em UTI Pediátrica pela AMIB/AMB. Título de Especialista em Pediatria pela TEP/AMB. Médica Plantonista da UTI Pediátrica do Instituto da Assistência Médica ao Servidor Público Estadual de São Paulo (IAMSPE). Coordenadora da UTI Pediátrica do Hospital Edmundo Vasconcelos (HEV).

Andreia Watanabe

Mestre em Ciências pelo Departamento de Pediatria da FMUSP. Médica Coordenadora da Unidade de Nefrologia Pediátrica do Instituto da Criança e do Adolescente do HCFMUSP. Médica Nefrologista Pediátrica e Pesquisadora do LIM 29 (Laboratório de Nefrologia Celular, Genética e Molecular) da FMUSP.

Anna Cláudia Dominguez Alves Bohn de Camargo

Graduação em Medicina pela FMUSP. Pediatria e UTI pela FMUSP. Médica Assistente do Centro de Terapia Intensiva Pediátrica do Instituto da Criança e do Adolescente do HCFMUSP. Médica Diarista da UTI Pediátrica do Instituto do Coração do HCFMUSP.

Artur Figueiredo Delgado

Professor Associado do Departamento de Pediatria da FMUSP. Coordenador do Centro de Terapia Intensiva Pediátrica do Instituto da Criança e do Adolescente do HCFMUSP. Coordenador da Equipe de Terapia Nutricional do Instituto da Criança e do Adolescente do HCFMUSP. Vice-presidente da Sociedade Paulista de Terapia Intensiva.

Bruno de Melo Tavares

Médico Infectologista pelo Hospital São José de Doenças Infecciosas (Secretaria de Saúde do Estado do Ceará). Médico Assistente do Serviço de Controle de Infecção Hospitalar do Instituto da Criança e do Adolescente do HCFMUSP e do Serviço de Onco-Hematologia do Instituto da Criança e do Adolescente do HCFMUSP. Médico Infectologista do Hospital Alemão Oswaldo Cruz.

Bruno Maroni Giannella

Médico Pediatra pela SBP. Médico Pediatra Intensivista pela AMIB/SBP. Médico Assistente do Centro de Terapia Intensiva Pediátrica do Instituto da Criança e Adolescente do HCFMUSP.

Christiane Finardi Pancera

Mestre em Ventilação não Invasiva no Paciente Oncológico pelo A.C.Camargo Cancer Center. Médica Pediatra na Unidade de Terapia Intensiva do Hospital Israelita Albert Einstein. Instrutora do PALS.

Cíntia Johnston

Fisioterapeuta, Especialista em Fisioterapia em Terapia Intensiva Pediatria/Neonatologia pelo COFFITO/ASSOBRAFIR. Mestre em Neurociências/Neurocirurgia pela Faculdade de Medicina (FAMED) da Pontifícia Universidade Católica do Rio Grande do Sul (PUC-RS). Doutora em Pediatria/Saúde da Criança pela FAMED da PUC-RS. Pós-doutora em Pneumologia/Ciências da Saúde pela Escola Paulista de Medicina da Universidade Federal de São Paulo EPM-Unifesp. MBA em Economia e Gestão em Saúde pelo GRIDES da EPM-Unifesp. Professora Assistente de Pesquisa Clínica em Terapia Intensiva Pediatria/Neonatologia do Instituto da Criança e do Adolescente do HCFMUSP. Presidente do Departamento de Fisioterapia em Terapia Intensiva (DEFITI) da Associação Brasileira de Medicina Intensiva (AMIB). Presidente do Departamento de Kinesiologia em Terapia Intensiva Pediátrica (DKTIP) da Sociedade Latino Americana de Terapia Intensiva Pediátrica (SLACIP).

Claudio Carneiro Borba

Mestre em Ciências pela FMUSP. Médico Assistente do Serviço de Onco-Hematologia do Instituto da Criança e do Adolescente do HCFMUSP. Médico Responsável pelo Setor de Aférese da Unidade de Hemoterapia e Hematologia do Hospital Samaritano.

Claudio Schvartsman

Mestre, Doutor e Livre-docente em Medicina (Pediatria) pela FMUSP. Reitor da Faculdade Israelita de Ciências da Saúde Albert Einstein. Chefe do Pronto-Socorro e Professor Livre-docente do Instituto da Criança e do Adolescente do HCFMUSP.

Cristiane Freitas Pizarro

Mestre em Pediatria pela FMUSP. Médica Diarista do Centro de Tratamento Intensivo do Serviço de Onco-Hematologia do Instituto da Criança e do Adolescente do HCFMUSP. Médica do CTI Pediátrico do Hospital Israelita Albert Einstein.

Daniela Carla de Souza

Doutora em Ciências pelo Departamento de Pediatria da FMUSP. Médica da UTI Pediátrica do Hospital Universitário da USP. Médica da UTI Pediátrica do Hospital Sírio-Libanês e Membro do Instituto Latino Americano de Sepse.

Daniela Nasu Monteiro Medeiros

Especialista em UTI Pediátrica pela AMIB. Coordenadora Médica da UTI Pediátrica do Hospital Municipal Dr. Moysés Deutch M'Boi Mirim. Médica Assistente do Hospital Israelita Albert Einstein.

Denise Varella Katz

Especialista em Pediatria pela SBP. Mestre em Medicina pela FMUSP. Área de atuação em Terapia Intensiva Pediátrica pela SBP/AMIB. Área de atuação em Dor e Cuidados Paliativos pela SBED/AMB.

Eduardo Juan Troster

Professor Livre-docente do Departamento de Medicina da FMUSP. Professor Pleno de Humanidades do Curso de Medicina da Faculdade Israelita Albert Einstein. Médico Assistente do Instituto de Tratamento do Câncer Infantil.

Elyane Daltri Lazzarini Cury

Médica Assistente do Centro de Terapia Intensiva Pediátrica do Instituto da Criança e do Adolescente do HCFMUSP. Graduação em Medicina pela Faculdade de Ciências Médicas de Campinas (Unicamp). Pós-graduação em Pediatria pela FMUSP. Pós-graduação em Terapia Intensiva Pediátrica pela FMUSP. Título de Especialista em Pediatria pela SBP. Título de Especialista em

Terapia Intensiva Pediátrica pela AMIB. Médica Assistente na Unidade de Terapia Intensiva Pediátrica do Hospital Israelita Albert Einstein.

Emiliana Holzhausen Gonçalves da Motta

Médica Pediatra pela SBP. Médica Pediatra Intensivista pela AMIB/SBP. Médica Assistente do Centro de Terapia Intensiva Pediátrica do Instituto da Criança e do Adolescente do HCFMUSP.

Fabiane Aliotti Regalio

Médica Diarista da Unidade de Apoio Cirúrgico do HCFMUSP. Título de Especialista em Pediatria pela Sociedade Brasileira de Pediatria. Título de Especialista em Terapia Intensiva Pediátrica pela AMIB. Pós-graduação em Neurointensivismo pelo HIAE.

Fábio César Miranda Torricelli

Doutorado e pós-doutorado pela FMUSP. *Fellowship* pelo Cleveland Clinic. Médico Assistente do HCFMUSP.

Felippe Nagata Otoch

Médico Assistente do Centro de Tratamento Intensivo do Serviço de Onco-Hematologia do Instituto da Criança e do Adolescente do HCFMUSP.

Flávia Andrea Krepel Foronda

Doutora em Medicina pelo Instituto da Criança e do Adolescente do HCFMUSP. Médica Assistente do Centro de Terapia Intensiva Pediátrica do Instituto da Criança e do Adolescente do HCFMUSP. Médica Diarista da UTI Pediátrica do Hospital Sírio-Libanês.

Flávia Feijó Panico Rossi

Doutora em Ciências pela FMUSP. Médica da UTI Pediátrica do Hospital Israelita Albert Einstein.

Gabriela Cerqueira Caldas Pinto

Doutora pela FMUSP. Médica Assistente do Centro de Terapia Intensiva Pediátrica do Instituto da Criança e do Adolescente do HCFMUSP. Médica Diarista da UTI do Hospital Menino Jesus. Título de Especialista em Terapia Intensiva Pediátrica pela AMIB/AMB. Pós-graduação em Cuidados Paliativos Pediátricos pelo IEP do Hospital Sírio-Libanês.

Gabriela Ortega Cisternas Muñoz

Médica Assistente do Centro de Terapia Intensiva Pediátrica do Instituto da Criança e do Adolescente do HCFMUSP. Médica Diarista da Unidade de Terapia Intensiva Pediátrica do Hospital da Luz Vila Mariana. Médica Plantonista da Unidade de Terapia Intensiva Pediátrica do Hospital Infantil Sabará.

Graziela de Araújo Costa

Mestre e Doutora em Ciências pelo Departamento de Pediatria da FMUSP. Médica da Semi-intensiva e UTI Pediátrica do Hospital Sírio-Libanês. Membro do Comitê Oncológico da AMIB.

Hélio Massaharo Kimura

Médico Assistente do Centro de Terapia Intensiva Pediátrica do Instituto da Criança e do Adolescente do HCFMUSP.

Ivete Zoboli

Médica Pediatra da Unidade de Dor e Cuidados Paliativos do Instituto da Criança e do Adolescente do HCFMUSP. Vice-presidente do Departamento de Cuidados Paliativos e Dor da Sociedade de Pediatria de São Paulo.

João Fernando Lourenço de Almeida

MBA em Gestão da Saúde. Coordenador Médico do CTI Pediátrico do Hospital Israelita Albert Einstein. Coordenador da Pediatria e da UTI Pediátrica do Hospital Estadual Vila Alpina.

Josiane de Carvalho Simas

Médica Assistente do Centro de Terapia Intensiva Pediátrica do Instituto da Criança e do Adolescente do HCFMUSP. Médica Intensivista Pediátrica do Hospital Sírio-Libanês.

Juliana Ferreira Ferranti

Médica Assistente do Centro de Terapia Intensiva Pediátrica do Instituto da Criança e do Adolescente do HCFMUSP. Médica Plantonista da Unidade de Terapia Intensiva Pediátrica do Hospital Municipal Vila Santa Catarina. Médica Preceptora do Centro de Terapia Intensiva Pediátrica do Instituto da Criança e do Adolescente do HCFMUSP (2013-2014). Médica Preceptora da Unidade de Terapia Intensiva Pediátrica do Hospital Israelita Albert Einstein (2014-2015).

Juliana Macieira Zamboni

Médica Assistente do Centro de Terapia Intensiva Pediátrica do Instituto da Criança e do Adolescente do HCFMUSP. Médica Assistente da Unidade de Terapia Intensiva Pediátrica da Santa Casa de Misericórdia de São Paulo.

Juliana V. Souza Framil

Especialista em Clínica Médica pela Sociedade Brasileira de Clínica Médica e Universidade Federal de São Paulo (Unifesp). Especialista em Infectologia pelo Instituto de Infectologia Emílio Ribas (IIER). Médica Assistente do Serviço de Controle de Infecção Hospitalar do Instituto da Criança e do Adolescente e do Instituto de Tratamento do Câncer Infantil (ITACI) do HCFMUSP. Médica Infectologista do Hospital A.C.Camargo Cancer Center e do Hospital Alemão Oswaldo Cruz.

Laura Fonseca Darmaros

Médica Assistente do Centro de Terapia Intensiva Pediátrica do Instituto da Criança e do Adolescente do HCFMUSP. Médica do CTI Pediátrico do Hospital Israelita Albert Einstein.

Leonardo Calil Vicente Franco de Souza

Assistente do Centro de Terapia Intensiva Pediátrica do Instituto da Criança e do Adolescente do HCFMUSP. Graduação em Medicina pela Universidade Federal do Paraná. Residência em

Pediatria pelo Hospital de Clínicas da Universidade Federal do Paraná. Residência em Terapia Intensiva Pediátrica pelo HCFMUSP. Médico

Ligia Sakai

Médica Assistente do Centro de Terapia Intensiva Pediátrica do Instituto da Criança e do Adolescente do HCFMUSP. Médica Plantonista na Unidade de Terapia Intensiva Pediátrica do Hospital Samaritano. Título de Especialista em Pediatria pela SBP. Certificado de atuação na área de Medicina Intensiva Pediátrica pela AMIB. Especialização em Cuidados Paliativos pelo Instituto Sírio-Libanês de Ensino e Pesquisa.

Lucília Santana Faria

Mestre em Pediatria pela FMUSP. Coordenadora da UTI Pediátrica do Hospital Sírio-Libanês.

Maria Augusta Bento Cicaroni Gibelli

Doutoranda do Departamento de Pediatria da FMUSP. Mestre pelo Departamento de Pediatria da FMUSP. Especialista em Cuidados Paliativos pelo Hospital Sírio-Libanês. Especialista em Administração Hospitalar pela Fundação Getulio Vargas. Diretora Técnica de Saúde do Centro Neonatal 1 e 2 do Instituto da Criança e do Adolescente do HCFMUSP.

Maria Carolina Caparica Módolo

Médica Plantonista na Unidade de apoio cirúrgico do Hospital Universitário do HCFMUSP. Médica Pediatra titulada em Terapia Intensiva Pediátrica pela AMIB. Diarista da Unidade de Terapia Intensiva do Hospital Infantil Sabará.

Maria Esther Jurfest Ceccon

Professora Livre-docente do Departamento de Pediatria da FMUSP. Coordenadora de Ensino dos Residentes da Disciplina de Neonatologia. Diretora Executiva do Centro de Apoio ao Ensino e à Pesquisa em Pediatria (CAEPP) do Instituto da Criança e do Adolescente do HCFMUSP.

Maria Thereza de Cordes Cabêdo

Médica Coordenadora do Centro de Tratamento Intensivo do Serviço de Onco-Hematologia do Instituto da Criança e do Adolescente do HCFMUSP. Plantonista da UTI Pediátrica do Hospital Sírio-Libanês.

Mário Cícero Falcão

Doutor em Pediatria pela FMUSP. Professor Colaborador do Departamento de Pediatria da FMUSP. Especialista em Pediatria com área de atuação em Nutrologia Pediátrica pela Sociedade Brasileira de Pediatria. Especialista em Nutrição Parenteral e Enteral pela BRASPEN. Médico da Unidade de Terapia Intensiva Neonatal do Instituto da Criança e do Adolescente do HCFMUSP. Editor Associado da Revista Brasileira de Nutrição Clínica. Editor Executivo da Revista Paulista de Pediatria. Coordenador da Equipe Multidisciplinar de Terapia Nutricional (EMTN) do Hospital Santa Catarina. Membro do Departamento de Suporte Nutricional da Sociedade Brasileira de Pediatria. Membro do Departamento de Nutrologia da Sociedade de Pediatria de São Paulo.

Michele Luglio

Médica Assistente do Centro de Terapia Intensiva Pediátrica do Instituto da Criança e do Adolescente do HCFMUSP. Médica Plantonista do Centro de Terapia Intensiva Pediátrica do Hospital Sírio-Libanês. Médica Preceptora da Unidade de Terapia Intensiva Pediátrica do Instituto da Criança e do Adolescente do HCFMUSP (2016-2017).

Natália Viu Degaspare

Médica Assistente do Centro de Terapia Intensiva Pediátrica do Instituto da Criança e do Adolescente do HCFMUSP. Médica Diarista da Unidade de Terapia Intensiva Pediátrica do Hospital da Luz Vila Mariana. Médica Preceptora da Unidade de Terapia Intensiva do Instituto da Criança e do Adolescente do HCFMUSP (2014-2015).

Nayara Firmino

Médica residente de Terapia Intensiva Pediátrica do Hospital Israelita Albert Einstein.

Nilcea de Moura Freire

Especialista em UTI Pediátrica pela AMIB. Especialista em Neurointensivismo pelo Hospital Sírio-Libanês. Coordenadora Médica da UTI Pediátrica do Hospital Regional de São José dos Campos/SP. Médica Assistente do Hospital Samaritano e Hospital A.C. Camargo Câncer Center.

Paola Guazzelli Pitta Madureira

Médica Intensivista Pediátrica pelo Instituto da Criança e do Adolescente do HCFMUSP. Médica Assistente do Centro de Terapia Intensiva Pediátrica do Instituto da Criança e do Adolescente do HCFMUSP. Médica Plantonista da Unidade de Terapia Intensiva Pediátrica do Hospital Municipal Vila Santa Catarina.

Patrícia Freitas Góes

Médica Assistente da Unidade de Terapia Intensiva Pediátrica do Hospital Universitário da USP (HU-USP). Mestre em Pediatria pela Faculdade de Medicina da Universidade de Pediatria.

Patrícia Leão Tuma

Médica Assistente do Centro de Terapia Intensiva Pediátrica do Instituto da Criança e do Adolescente do HCFMUSP. Médica Plantonista da UTI Pediátrica do Hospital Israelita Albert Einstein.

Patrícia Resende Areias de Araújo

Médica Assistente do Centro de Terapia Intensiva Pediátrica do Instituto da Criança e do Adolescente do HCFMUSP. Médica Plantonista na Unidade de Terapia Intensiva Pediátrica do Hospital Albert Einstein.

Patrícia Zamberlan dos Santos

Nutricionista graduada pela Faculdade de Saúde Pública da USP. Mestre e Doutora em Ciências pelo Departamento de Pediatria da FMUSP. Nutricionista da Equipe Multiprofissional de Terapia Nutricional (EMTN) do Instituto da Criança e do Adolescente do HCFMUSP.

Paula Perez Domingues Peron

Médica Assistente do Centro de Terapia Intensiva Pediátrico do Instituto da Criança e do Adolescente do HCFMUSP. Médica Plantonista da Unidade de Terapia Intensiva Pediátrica do Hospital Nove de Julho.

Priscilla de Oliveira Cavalheiro Fuga Domingos

Médica Assistente do Centro de Terapia Intensiva Pediátrica do Instituto da Criança e do Adolescente do HCFMUSP. Médica Plantonista da UTI Pediátrica do Hospital São Camilo Pompéia.

Rayssa Zago de Gouveia Arcoverde

Médica Assistente do Centro de Terapia Intensiva Pediátrica do Instituto da Criança e do Adolescente do HCFMUSP. Médica Plantonista da UTI Pediátrica do Hospital Israelita Albert Einstein.

Ricardo Silveira Yamaguchi

Médico Assistente do Centro de Terapia Intensiva Pediátrica do Instituto da Criança e do Adolescente do HCFMUSP. Coordenador Médico da Unidade de Terapia Intensiva do Hospital da Luz Vila Mariana. Responsável Técnico Nacional das UTI Pediátricas e Neonatais da Amil.

Rodrigo Locatelli Pedro Paulo

Médico Assistente do Centro de Terapia Intensiva Pediátrica do Instituto da Criança e do Adolescente do HCFMUSP. Mestre em Pediatria pela Faculdade de Medicina da USP.

Sergio Massaru Horita

Médico Assistente do Pronto Atendimento do Hospital Universitário da USP. Médico Plantonista da Unidade de Terapia Intensiva Pediátrica da USP. Médico Assistente do Hospital Infantil Darcy Vargas.

Shieh Huei Hsin

Médico Assistente da Unidade de Terapia Intensiva Pediátrica do Hospital Universitário da USP (HU-USP). Médico Chefe da Unidade de Terapia Intensiva Pediátrica do Hospital Universitário da USP.

Sílvia Maria de Macedo Barbosa

Médica Pediatra, Doutora em Ciências – (Patologia) pela FMUSP. Chefe da Unidade de Dor e Cuidados Paliativos do Instituto da Criança e do Adolescente do HCFMUSP. Presidente do Departamento de Medicina Paliativa da Sociedade Paulista de Pediatria. Secretária do Departamento de Medicina Paliativa e Medicina da Dor da Sociedade Brasileira de Pediatria.

Thomaz Bittencourt Couto

Mestre e Doutor em Medicina (Pediatria) pela FMUSP. Professor de Pediatria da Faculdade Israelita de Ciências da Saúde Albert Einstein. Médico Assistente do Instituto da Criança e do Adolescente do HCFMUSP.

Uenis Tannuri

Professor Titular da Disciplina de Cirurgia Pediátrica e Transplante Hepático do Departamento de Pediatria da FMUSP. Chefe do Laboratório de Cirurgia Pediátrica (LIM 30) do HCFMUSP.

Vanessa Christina Silva Batistela

Médica Assistente do Departamento de Nefrologia Pediátrica do Instituto da Criança e do Adolescente do HCFMUSP.

Vera Hermina Kalika Koch

Professora Livre-docente pelo Departamento de Pediatria da FMUSP. Médica da Unidade de Nefrologia Pediátrica do Instituto da Criança e do Adolescente do HCFMUSP. Coordenadora da COREME/FMUSP.

Vivian Henriques do Amaral

Médica Plantonista da Unidade de Apoio Cirúrgico do HCFMUSP. Preceptora da Residência de Terapia Intensiva Pediátrica do Hospital Israelita Albert Einstein.

Werther Brunow de Carvalho

Médico Pediatra/Neonatologista Intensivista. Professor Titular de Terapia Intensiva Pediatria/Neonatologia do Instituto da Criança e do Adolescente do HCFMUSP. Coordenador da Pediatria do Hospital Santa Catarina. *Fellow* da Critical Care Medicine, EUA. Membro Titular da Academia Brasileira de Pediatria.

William Carlos Nahas

Professor Titular de Urologia da FMUSP.

Sumário

Seção II – Distúrbios Respiratórios

Seção III – Alterações Hemodinâmicas

Seção VI – Distúrbios Neurológicos

Seção VII – Terapia Nutricional

Seção VIII – Doenças Infecciosas

Seção IX – Disfunção Hepática

Seção X – Disfunção Hematológica e Oncologia

Seção XI – Acidentes

Seção XII – Intoxicações Agudas

Prefácio da 1ª edição

A medicina de cuidados intensivos é a via comum da medicina interna para os pacientes com acometimento agudo e disfunção de órgãos e sistemas, abrangendo uma variedade de especialidades médicas que, tradicionalmente, também estão envolvidas no tratamento das crianças graves. Este livro aumenta a extensão do conhecimento médico necessário para a prática em unidade de cuidados intensivos. A medicina de emergência e cuidados intensivos está sempre em desenvolvimento, com um grande número de pesquisas e impacto clínico importante, que alteram o manejo da criança criticamente enferma. Concomitantemente, a especialidade de cuidados intensivos em pediatria está em constante crescimento e atinge, nesse momento, uma maturidade, com sociedades atuantes, especialistas reconhecidos e uma atuação cada vez maior em todo o país.

Este livro contém temas atuais, permitindo ao colega intensivista ou que realiza residência médica uma reciclagem e atualização que lhe possibilite proporcionar melhor assistência clínica à criança. Foi escrito, primariamente, pelos membros do corpo clínico da Unidade de Terapia Intensiva do Instituto da Criança do HCFMUSP, de uma maneira concisa, sendo de grande utilidade a sua aplicação à beira do leito, pois enfoca aspectos de informação prática. Apresenta uma revisão bibliográfica e as principais citações da literatura médica recente.

Gostaria de agradecer e parabenizar a todos os colaboradores que participaram da elaboração e da confecção deste excelente trabalho.

Eu acredito que este livro será uma obra adicional na biblioteca de profissionais de saúde que atuam em cuidados intensivos pediátricos, além de se tornar uma referência em UTI pediátrica.

Werther Brunow de Carvalho
Professor Titular de Terapia Intensiva/
Neonatologia do ICr-HCFMUSP

Prefácio à 2ª edição

Até 1982, desde sua criação no início dos anos 1950, nossa enfermaria de cirurgia pediátrica estava localizada no nono andar do prédio do Instituto Central do Hospital das Clínicas, junto à antiga Terceira Clínica Cirúrgica. Naquele ano, motivados que estávamos para que nossas crianças operadas fossem cuidadas em unidades de terapia intensiva pediátricas (neonatal e de crianças maiores), fizemos a transferência de todo o serviço de cirurgia pediátrica para o prédio do Instituto da Criança. Os resultados dessa feliz transferência foram imediatos: em 2 anos, a sobrevida dos recém-nascidos operados de atresia do esôfago saltou para 83% dos casos, cifras animadoras quando comparadas com aquelas obtidas até então, em torno de 50% dos pacientes. Resultados igualmente animadores foram verificados nas crianças maiores, submetidas a grandes cirurgias, como ressecção de grandes tumores abdominais ou torácicos, e outros procedimentos para correção de graves malformações congênitas digestivas ou respiratórias.

No fim da década de 1980, com o início do programa de transplante hepático do Instituto da Criança, consolidou-se fortemente a união da cirurgia pediátrica com a terapia intensiva. Pode-se afirmar, sem qualquer exagero, que se trata de duas áreas "gêmeas", com estreita dependência entre ambas. Os incríveis e constantes progressos da terapia intensiva nos últimos anos têm permitido a sobrevida de crianças com afecções cirúrgicas complexas, gravemente doentes, com enorme risco de óbito. Essa é a nossa constatação diária, mormente em crianças hepatopatas, com sério comprometimento do estado nutricional, síndrome hepatopulmonar e/ou síndrome hepatorrenal. Em décadas anteriores, seria impensável a indicação de transplante em crianças nessas condições, pelos índices proibitivos de mortalidade. Também, nos últimos 10 anos, a eficiência da nossa Unidade de Terapia

Intensiva (UTI) e a dedicação dos profissionais do Instituto da Criança têm sido responsáveis pela obtenção de sobrevida impressionante em crianças com hepatite fulminante, que representa a mais grave e complexa situação para que se indique um transplante hepático.

Em virtude dessa estreita parceria e dependência, sinto-me honrado com o convite para elaborar o prefácio da segunda edição desta obra, que constitui a materialização de toda a experiência do seleto grupo de intensivistas do Instituto da Criança e do Adolescente, sob a orientação do Prof. Werther Brunow de Carvalho.

O número expressivo de pacientes em estado grave, continuamente internados na UTI, particularmente as crianças com afecções cirúrgicas, tem propiciado aos intensivistas a oportunidade de adquirir robusta experiência, com maravilhosos reflexos no ensino de qualidade e na produção científica destacada. A prova disso é a publicação recente da *Pediatric Critical Care Medicine*, principal publicação científica relacionada à terapia intensiva pediátrica no mundo, mostrando que as UTI do Instituto da Criança e do Adolescente, Hospital Universitário, Instituto do Tratamento do Câncer Infantil e FMUSP de Ribeirão Preto estão entre os principais centros de pesquisa e de publicações científicas nessa área de atuação, comparando-se a países como EUA, Canadá, Grã-Bretanha, Alemanha, Holanda, Austrália e Índia. Assim, o Brasil ocupou o 3º lugar em relação ao número de pesquisadores, 4º lugar em número de ensaios de clínicos de alta qualidade e 7º lugar no número total de citações dos ensaios clínicos randomizados. Nós do Instituto da Criança e do Adolescente sentimos a agradável sensação do "dever bem cumprido".

Termino este Prefácio cumprimentando a todos os autores por mais esta obra revisada e atualizada, com a certeza de que será mais um importante veículo de ensino aos pediatras e aos estudantes do nosso meio.

Uenis Tannuri

Professor Titular da Disciplina de Cirurgia Pediátrica e Transplante Hepático do Departamento de Pediatria da FMUSP

Introdução

A nova edição deste livro, que avalia normas e condutas utilizadas nas unidades de terapia intensiva da Universidade de São Paulo, traz uma visão atualizada das principais situações clínicas enfrentadas pelo intensivista pediátrico.

A Unidade de Terapia Intensiva do Instituto da Criança e do Adolescente "Professor Pedro de Alcântara" do Hospital das Clínicas da Faculdade de Medicina da Universidade de São Paulo está completando quase meio século de serviços de assistência, ensino e pesquisa, com formação de vários intensivistas, que se distribuíram por todo o território nacional, disseminando conhecimento e melhores práticas.

Nesta segunda edição, revisada e atualizada, médicos assistentes das diferentes gerações da unidade, juntamente com os colegas da UTI do Hospital Universitário e do Instituto de Tratamento do Câncer Infantil (ITACI), resumiram em capítulos objetivos os principais protocolos de diagnóstico e tratamento, associando-os à prática médica realizada em suas unidades, sempre com relevância ao cuidado multiprofissional para a criança e o adolescente gravemente doentes.

No ano de lançamento desta segunda edição, a importante revista científica *Pediatric Critical Care* realizou uma avaliação dos dez mais importantes e influentes centros de terapia intensiva pediátrica do mundo, levando em consideração a produção científica nos últimos 32 anos, e a Universidade de São Paulo consta entre os centros de excelência em número de pesquisadores, qualidade de estudos publicados e citados. Como consequência, o Brasil se tornou um dos principais países em produção científica na área.

A manutenção de tal posição será fruto de novo grande esforço nos próximos anos, e esta nova edição, com sua atualizada composição, traz a experiência do passado e as perspectivas do futuro.

Vários novos capítulos foram introduzidos com destaque para a ampliação em monitorização hemodinâmica e respiratória, sempre com abordagem atualizada segundo os aspectos éticos do tratamento e o cuidado dirigido aos pacientes e a seus familiares.

A todos os colegas do Brasil que se interessam pela instigante área de atuação da terapia intensiva pediátrica, este livro trará subsídios para uma visão crítica e atualizada dos principais tópicos de atuação.

Artur Figueiredo Delgado
Coordenador do CTI do Instituto da Criança e do Adolescente
"Professor Pedro de Alcântara" do HCFMUSP

Coleção Pediatria do Instituto da Criança e do Adolescente do HCFMUSP

1. Hematologia Pediátrica – 2ª edição
2. Doenças Reumáticas na Criança e no Adolescente – 3ª edição
3. Doenças Respiratórias – 3ª edição
4. Endocrinologia na Prática Pediátrica – 3ª edição
5. Alergia e Imunologia para o Pediatra – 3ª edição
6. A Promoção da Saúde na Infância – 2ª edição
7. Pronto-Socorro – 3ª edição
8. Otorrinolaringologia na Infância – 2ª edição
9. Dermatologia Pediátrica – 2ª edição
10. Fisioterapia – 2ª edição
11. Terapia Intensiva – 2ª edição
12. Nutrologia – 2ª edição
13. Doenças Cirúrgicas da Criança e do Adolescente – 3ª edição
14. Genética na Prática Pediátrica – 2ª edição
15. Urologia
16. Neonatologia – 2ª edição
17. Gastroenterologia e Hepatologia
18. Infectologia – 2ª edição
19. Cardiologia Pediátrica
20. Psiquiatria da Infância e Adolescência
21. Diagnóstico por Imagem
22. Doenças Neoplásicas da Criança e do Adolescente
23. Neurologia
24. Oftalmologia
25. Medicina de Adolescentes

Seção I

Introdução

1 Composição de uma unidade de terapia intensiva pediátrica/neonatal

Werther Brunow de Carvalho
Cíntia Johnston

APÓS LER ESTE CAPÍTULO, VOCÊ ESTARÁ APTO A:
• Conhecer as origens da organização da medicina relacionada aos cuidados intensivos.
• Rever os objetivos do cuidado ao paciente gravemente enfermo, de acordo com as normativas do Ministério da Saúde.
• Rever os critérios exigidos para o funcionamento de cuidados intensivos em pediatria, em cuidados semi-intensivos e cuidados intermediários.
• Identificar sinais de alarme e sistemas de resposta rápida para resolução de problemas.
• Conhecer um modelo relacionado à terapia intensiva pediátrica cardíaca.
• Entender a questão de readmissão não planejada em cuidados intensivos de pediatria.

ORIGENS DA MEDICINA DE CUIDADOS INTENSIVOS

A organização da medicina de cuidados intensivos se espelha na evolução da medicina moderna, estando envolvida no manejo da doença aguda. A doença aguda fez com que houvesse necessidade de cuidados altamente especializados, os quais eram realizados por anestesistas e cirurgiões, que na origem da especialidade foram os pioneiros para o suporte dos pacientes gravemente enfermos[1].

A doença aguda grave está associada com tratamentos complexos que objetivam salvar vidas, os quais incluem o tratamento da falência respiratória por meio da ventilação pulmonar mecânica (VPM); o manejo das infecções graves com a necessidade de tratamentos antissépticos e antimicrobianos; tratamento da falência cardiovascular com indicação de monitoração hemodinâmica e suporte farmacológico, com a utilização de várias medicações para suporte cardiocirculatório. Entretanto, a medicina de cuidado intensivo é mais do que um delineamento de vários tratamentos, sendo um processo de fornecimento de cuidados complexos de saúde. Necessitando de profissionais de saúde altamente treinados (médicos, enfermeiros, fisioterapeutas, farmacêuticos, nutricionistas, psicólogos, fonoaudiólogos, assistentes sociais, dentre outros) com a organização objetivando prevenir e minimizar os potenciais erros de tratamento, procurando promover o cuidado seguro e eficiente durante a internação, assim como garantir a segurança do profissional de saúde nas ações/intervenções[1].

Sinais de Alarme Precoce e Sistemas de Resposta Rápida

Mais recentemente, foi descrito um novo modelo para melhorar os cuidados de pacientes com piora clínica em vários setores hospitalares (não especificamente para as unidades de terapia intensiva pediátrica (UTIP) com uma equipe multiprofissional altamente treinada para atendimento do paciente à beira do leito, objetivando prevenir que tenha piora e com isto aumente os riscos de morbimortalidade[2,3]. Este sistema pode ser expandido para um modelo de sistema de resposta rápida (SRR), que é dividido em 2 componentes básicos: o ramo aferente que é responsável pela detecção da alteração da condição do paciente e o ramo eferente é o sistema de resposta para o reconhecimento da deterioração do paciente.

A utilização de um *checklist* durante a visita clínica diária e multiprofissional tem sido cada vez mais frequente em vários cenários dos cuidados em pediatria. Na Tabela 1.1 estão apresentados os dados de avaliação em uma unidade de pediatria geral, utilizando a regra mnemônica *safetime* para avaliação sequencial do cuidador de saúde.

DOS OBJETIVOS DO CUIDADO PROGRESSIVO AO PACIENTE GRAVEMENTE ENFERMO – PORTARIA N. 895, DE 31 DE MARÇO DE 2017

O cuidado progressivo ao paciente crítico ou gravemente doente tem como objetivos:

I. Organizar a atenção ao paciente crítico adulto e pediátrico para que garanta acesso, acolhimento e resolubilidade dos problemas de saúde.
II. Garantir o cuidado progressivo por meio de acesso aos diferentes níveis da assistência nas áreas de adultos e pediatria, por meio da disponibilização de unidades de cuidados intensivos e intermediários de forma integrada.
III. Garantir a qualificação da atenção e a segurança do paciente nas unidades de cuidados intensivos e intermediários.

TABELA 1.1 *Checklist* da visita diária – *safetime*

S-*Skin* Avaliação da pele	Alguma úlcera de pressão?	Sim/não
	Outra lesão e/ou preocupação com o sistema?	Sim/não
A-*Alarm* Parâmetros dos alarmes	Necessidade de monitoração?	Sim/não
	Alteração nos intervalos dos parâmetros vitais?	Sim/não
F-*Fluids* Fluidos IV	Necessita continuar fluidos IV?	Sim/não
E-*Expected* Alta prevista, data e necessidades	Seguimento agendado nos cuidados primários?	Sim/não
	Acompanhamento de subespecialistas?	Sim/não
	Necessita de equipamentos médicos ou dispositivos auxiliares no domicílio?	Sim/não
T-*Tubes* Cateter e tubos	Presença de linha IV periférica ou central?	Sim/não
	Pode-se limitar o acesso da linha central?	Sim/não
	Cateter de Foley?	Sim/não
	Dreno, utilização de drenagem a vácuo e/ou tubo torácico?	Sim/não
	Alguma linha ou tubo pode ser removida?	Sim/não
I-*Isolation* Isolamento	Necessita de isolamento e qual o tipo?	Sim/não
M-*Medication* Conversão da medicação	Medicações IV podem ser convertidas para sonda ou oral?	Sim/não
E-*Expected* Questões esperadas nas próximas 24 horas	Itens a serem passados durante o *checkout*?	

IV: intravenoso.
Fonte: adaptada de Clark et al.[4].

IV. Apoiar a educação permanente dos profissionais de saúde para a atenção ao paciente crítico ou gravemente doentes.
V. Induzir a implantação de mecanismos de regulação, fiscalização, controle e avaliação da assistência prestada aos pacientes críticos ou gravemente doentes no Sistema Único de Saúde (SUS).

DAS UNIDADES DE CUIDADOS INTENSIVOS E DE CUIDADOS INTERMEDIÁRIOS

As unidades de cuidados intensivos e intermediários de pediatria são destinadas aos pacientes graves ou potencialmente graves, com idade de 29 dias a 14 ou 18 anos, sendo este limite definido de acordo com as rotinas de cada instituição de saúde.

- Caso o hospital não conte com unidades de cuidados intensivos e intermediários de adultos, as unidades de cuidados intensivos e intermediários de pediatria deverão acolher os pacientes entre 29 dias e 18 anos de idade.

Da Qualificação das Unidades de Cuidados Intensivos e Intermediários de Pediatria

Para a qualificação do cuidado ao paciente crítico, com o aprimoramento dos processos de trabalho, eficiência de leitos, reorganização dos fluxos, as unidades de cuidados intensivos e intermediários de pediatria devem cumprir os seguintes critérios:

I. Adoção de protocolos clínicos, assistenciais e de procedimentos administrativos.
II. Implementação dos protocolos de segurança do paciente conforme o Programa Nacional de Segurança do Paciente (PNSP).
III. Contar com equipes multiprofissionais de acordo com o que está estipulado para cada unidade, conforme esta Portaria.
IV. Organização do trabalho das equipes multiprofissionais.
V. Manter prontuário único compartilhado por toda equipe multiprofissional.
VI. Implantação de mecanismos de gestão da clínica.
VII. Garantia de realização dos procedimentos diagnósticos e terapêuticos necessários à complexidade dos casos.
VIII. Suporte para demais especialidades nas 24 horas do dia e em todos os dias da semana.
IX. Garantia de desenvolvimento de atividades de educação permanente para a equipe multiprofissional, por iniciativa própria ou por meio de cooperação.
X. Submissão à auditoria do gestor local.
XI. Regulação integral pelas centrais de regulação.
XII. Taxa de ocupação média mensal da unidade de, no mínimo, 90% (noventa por cento).
XIII. Cumprir os seguintes requisitos de humanização:
    a. Controle de ruído.
    b. Controle de iluminação.
    c. Climatização.
    d. Iluminação natural.
    e. Garantia de visitas diárias programadas dos familiares.
    f. Garantia de livre acesso a mãe e ao pai, e permanência da mãe, pai ou responsável designado por estes (via procuração).
    g. Garantia de informações da evolução dos pacientes aos familiares, pela equipe médica, no mínimo uma vez ao dia.

Para novos estabelecimentos de saúde que contemplem no projeto UTIP é obrigatória a previsão, na área física, de sala de apoio equipada com sanitários e chuveiros para o responsável pela criança que estiver internada, de forma a garantir condições para o cumprimento do direito da criança e do adolescente à presença do acompanhante em tempo integral, de acordo com o art. 12 do Estatuto da Criança e do Adolescente.

UNIDADE DE TERAPIA INTENSIVA DE PEDIATRIA

Subseção I

Critérios de elegibilidade

1. São critérios de elegibilidade para admissão em UTIP:
   I. Pacientes com doença pulmonar ou de vias respiratórias, nas seguintes condições:
      a. Necessidade de ventilação mecânica (VM) invasiva ou não invasiva, para pacientes agudamente enfermos.
      b. Doença pulmonar, com risco de falência respiratória e/ou obstrução de vias aéreas.
      c. Necessidade de suplementação de oxigênio, com fração inspirada de oxigênio (FiO_2) acima de 40% para manter a saturação periférica da oxi-hemoglobina (SpO_2) > 92%.
      d. Traqueostomia recente (< 48 horas), com ou sem VM.
      e. Lesão de vias aéreas, espontânea ou não, com possibilidade de instabilidade hemodinâmica ou respiratória.
      f. Necessidade de terapia broncodilatadora inalatória com intervalos menores que 3 horas ou em infusão contínua.
      g. Tromboembolismo pulmonar com instabilidade respiratória ou hemodinâmica.
   II. Pacientes com doença cardiovascular, nas seguintes condições:
      a. Choque de qualquer etiologia ou necessidade de suporte hemodinâmico com aminas ou outros fármacos vasoativos parenterais.
      b. Pós-ressuscitação cardiorrespiratória.
      c. Arritmias cardíacas que ameacem a vida, ou que tenham necessidade de cardioversão ou uso de marca-passo.
      d. Insuficiência cardíaca, independentemente de função sistólica, com risco iminente de insuficiência respiratória ou, necessidade de suporte hemodinâmico.
      e. Após procedimentos intratorácicos e cardiovasculares de alto risco.
      f. Necessidade de monitoração invasiva de pressões arteriais ou venosas.
      g. Cardiopatias congênitas, com instabilidade cardiorrespiratória.

h. Urgências ou emergências hipertensivas.

III. Pacientes com doença neurológica, nas seguintes condições:

a. Convulsões não responsivas ao tratamento ou com necessidade de infusão contínua de medicações anticonvulsivantes.
b. Acometimento agudo e grave do sistema sensorial, com risco de broncoaspiração.
c. Inflamação aguda ou infecções meníngeas, cerebrais ou medulares graves ou com déficit neurológico progressivo.
d. Traumatismo cranioencefálico (moderado a grave) com escala de coma de Glasgow < 13 ou tomografia axial computadorizada (TAC) com alterações traumáticas agudas.
e. Disfunção neuromuscular progressiva com alteração do sensório ou com risco iminente de depressão ventilatória.
f. Sinais de hipertensão intracraniana.
g. Após procedimentos neurocirúrgicos com necessidade de monitoração invasiva.
h. Pré-operatório de neurocirurgia com deterioração neurológica.
i. Sinais de compressão medular.
j. Acidente vascular cerebral (AVC) ou medular agudo de qualquer tipo, incluindo hemorragia subaracnóidea aguda.
k. Coma metabólico, tóxico ou anóxico agudo.
l. Paciente em protocolo de morte encefálica.

IV. Pacientes com doença oncológica ou hematológica instável ou sangramento ativo, nas seguintes condições:

a. Coagulopatia grave.
b. Complicações graves da doença falciforme, como crise torácica (síndrome torácica aguda [STA]), AVC, anemia aplásica com instabilidade hemodinâmica.
c. Citopenia grave com instabilidade hemodinâmica e/ou comprometimento respiratório.
d. Risco de síndrome de lise tumoral.
e. Protocolo de transplante de medula óssea.
f. Exsanguineotransfusão, plasmaférese ou leucoaférese em pacientes instáveis.
g. Tumores ou massas comprimindo vasos, órgãos vitais ou vias aéreas.

V. Pacientes com alterações metabólicas ou eletrolíticas de grande monta, em descompensação aguda ou crônica agudizada, que causem risco ou instabilidade hemodinâmica ou respiratória, nas seguintes condições:

a. Cetoacidose diabética ou estado hiperosmolar.
b. Crise tireotóxica ou mixedematosa.

   c. Hiperpotassemia necessitando de monitoração cardíaca e terapêutica específica.
   d. Hipo/hipernatremia grave.
   e. Hipo/hipercalcemia grave.
   f. Hipo/hiperglicemia necessitando de monitoração invasiva.
   g. Acidose metabólica grave necessitando de monitoração e terapêutica específica.
   h. Erro inato do metabolismo com deterioração aguda, necessitando de suporte respiratório, diálise ou outra terapêutica intervencionista.

VI. Pacientes com doença gastrointestinal instável, nas seguintes condições:
   a. Sangramento gastrointestinal grave e agudo.
   b. Insuficiência hepática aguda levando ao coma, instabilidade hemodinâmica ou respiratória.
   c. Pancreatite aguda grave.
   d. Perfuração de víscera oca.

VII. Pacientes em pós-operatório necessitando de monitoração e com possibilidade de intervenção, nas seguintes condições:
   a. Pós-operatório de cirurgia cardiovascular, neurocirúrgica, torácica, craniofacial e ortopédica.
   b. Cirurgias de grande porte.
   c. Cirurgias de médio porte com instabilidade hemodinâmica ou risco de falência respiratória ou perviedade de vias aéreas.
   d. Cirurgias de médio porte em portadores de comorbidades.
   e. Transplante de órgãos intracavitários.
   f. Politraumatismo com instabilidade hemodinâmica ou neurológica.
   g. Grande perda de sangue antes, durante ou no pós-operatório imediato.

VIII. Pacientes com doença renal instável, nas seguintes condições:
   a. Insuficiência renal.
   b. Necessidade de terapia dialítica e instabilidade hemodinâmica.
   c. Rabdomiólise aguda com insuficiência renal.

IX. Pacientes com doenças de outros sistemas ou vários sistemas, nas seguintes condições:
   a. Intoxicação exógena com risco de descompensação.
   b. Disfunção de múltiplos órgãos.
   c. Hipotermia.
   d. Hipertermia maligna.
   e. Queimaduras acima de 10% da superfície corporal.
   f. Acidentes elétricos ou ambientais.
   g. Sepse com critérios de gravidade.
   h. Quase afogamento com instabilidade ou afogamento.

Dos critérios de habilitação de UTIP

As UTIP poderão ser habilitadas em 2 tipologias: II e III.

Para habilitação em uma das 2 tipologias, o estabelecimento hospitalar deverá cumprir os seguintes requisitos:

I. Estar cadastrado no Sistema de Cadastro Nacional de Estabelecimentos de Saúde (SCNES).
II. Possuir, no mínimo, 60 leitos gerais ativos ou operacionais.
III. Dispor, na própria estrutura hospitalar, dos seguintes serviços de diagnóstico e terapêutica:
   a. Centro cirúrgico.
   b. Serviço radiológico convencional.
   c. Serviço de ultrassonografia portátil.
   d. Serviço de ecoDopplercardiografia.
   e. Hemogasômetro 24 horas.
   f. Serviço de laboratório clínico, incluindo microbiologia.
IV. Garantir acesso em tempo hábil aos seguintes serviços de diagnóstico e terapêutica, no hospital ou em outro estabelecimento, por meio de acesso formalizado com grade de referência estabelecida oficialmente e validado pelas centrais de regulação:
   a. Cirurgia cardiovascular.
   b. Cirurgia vascular.
   c. Cirurgia neurológica.
   d. Cirurgia ortopédica.
   e. Cirurgia urológica.
   f. Cirurgia bucomaxilofacial.
   g. Radiologia intervencionista.
   h. Ressonância magnética.
   i. Tomografia computadorizada.
   j. Anatomia patológica.
   k. Exame comprobatório de fluxo sanguíneo encefálico.
   l. Agência transfusional 24 horas.
   m. Assistência clínica de genética.
V. Cumprir com as normas para ambiência e estrutura física estabelecidas pela Agência Nacional de Vigilância Sanitária (Anvisa).

Para habilitação no SUS, as UTIP tipo II deverão dispor minimamente dos materiais e equipamentos descritos nos apêndices III e IV desta Portaria.

Para habilitação, a UTIP tipo II deverá contar com a seguinte equipe multiprofissional mínima:

I. Um médico responsável técnico com jornada mínima de 4 horas diárias, podendo acumular o papel de médico rotineiro, com habilitação em terapia intensiva pediátrica, comprovada por título.
II. Um médico rotineiro, com jornada de 4 horas diárias, para a unidade, com habilitação em terapia intensiva pediátrica, comprovada por título.
III. Um médico plantonista, para cada 10 leitos ou fração, em cada turno, com no mínimo 3 certificações entre as descritas a seguir:
   a. Suporte avançado de vida em pediatria.
   b. Fundamentos em terapia intensiva pediátrica.
   c. Via aérea difícil.
   d. VM.
   e. Suporte do doente pediátrico grave.
IV. Um enfermeiro coordenador, com jornada mínima de 4 horas diárias, podendo acumular o papel de enfermeiro rotineiro, com habilitação em terapia intensiva pediátrica, comprovada por título.
V. Um enfermeiro rotineiro, com jornada de 4 horas diárias, para a unidade, com habilitação em terapia intensiva pediátrica, comprovada por título.
VI. Um enfermeiro plantonista, para cada 10 leitos ou fração, em cada turno.
VII. Um fisioterapeuta responsável técnico, com jornada diária mínima de 6 horas, com no mínimo 2 anos de experiência profissional, comprovada em UTIP e título de especialista em fisioterapia em terapia intensiva em pediatria/neonatologia pelo Coffito/Assobrafir.
VIII. Um fisioterapeuta plantonista, para cada 10 leitos ou fração, em cada turno, sendo exclusivo em pelo menos 3 turnos, perfazendo o total de 18 horas diárias.
IX. Um fonoaudiólogo disponível para a unidade.
X. Um psicólogo disponível para a unidade.
XI. Técnicos de enfermagem: no mínimo 1 para cada 2 leitos em cada turno.
XII. Auxiliares administrativos: no mínimo 1 exclusivo da unidade.
XIII. Funcionários exclusivos para serviço de limpeza da unidade, em cada turno.

O médico, o enfermeiro e o fisioterapeuta poderão assumir responsabilidade técnica ou coordenação em, no máximo, 2 UTI.

Os seguintes recursos assistenciais deverão ser garantidos por meios próprios ou terceirizados, com os seguintes serviços à beira do leito:

A. Assistência nutricional.
B. Terapia nutricional (enteral e parenteral).
C. Assistência farmacêutica.
D. Assistência clínica vascular.

E. Assistência clínica cardiovascular.
F. Assistência clínica neurológica.
G. Assistência clínica ortopédica.
H. Assistência clínica urológica.
I. Assistência clínica gastroenterologia.
J. Assistência clínica nefrológica, incluindo hemodiálise.
K. Assistência clínica hematológica.
L. Assistência clínica de hemoterapia.
M. Assistência clínica oftalmológica.
N. Assistência clínica otorrinolaringológica.
O. Assistência clínica de infectologia.
P. Assistência clínica cirúrgica pediátrica.
Q. Assistência odontológica.
R. Assistência de terapia ocupacional.
S. Assistência social.
T. Assistência endocrinológica.
U. Serviço de laboratório clínico, incluindo microbiologia e hemogasometria.
V. Serviço de radiografia móvel.
W. Serviço de endoscopias digestivas alta e baixa.
X. Serviço de fibrobroncoscopia.
Y. Serviço de diagnóstico clínico e notificação compulsória de morte encefálica.
Z. Serviço de eletroencefalografia.
AA. Capacidade de comprovação de morte encefálica.
AB. Serviço de manipulação de dieta ou lactário.

Para habilitação, a UTIP tipo III no SUS, deverá cumprir os seguintes critérios:

I. Dispor, minimamente, dos materiais e equipamentos descritos nos apêndices III e IV desta Portaria para UTIP tipo III.
II. Cumprir os seguintes critérios, além dos descritos para a UTIP tipo II:
    a. Ao menos 50% dos médicos plantonistas com habilitação em terapia intensiva pediátrica comprovada por título, para cada 5 leitos ou fração.
    b. Enfermeiro responsável técnico com habilitação em terapia intensiva pediátrica comprovada por título.
    c. Um enfermeiro plantonista, para cada 5 leitos ou fração, exclusivo da unidade.
    d. Responsável técnico de fisioterapia com especialização em terapia intensiva ou em outra especialidade relacionada à assistência ao paciente grave, específica para modalidade de atuação.

e. Deverá contar com acesso na unidade hospitalar à tomografia computadorizada e à anatomia patológica.

UNIDADES DE CUIDADOS INTERMEDIÁRIOS DE PEDIATRIA

Subseção I

Critérios de elegibilidade e inelegibilidade – UCIP

São critérios de elegibilidade para admissão em unidade de cuidados intermediários de pediatria (UCIP):

I. Pacientes clínicos ou cirúrgicos egressos da UTIP que ainda requerem monitoração, avaliação de sinais vitais ou intervenção multiprofissional, com estabilidade hemodinâmica e respiratória, independentemente da causa da internação.
II. Pacientes clínicos ou cirúrgicos que requerem monitoração, avaliação de sinais vitais ou intervenção multiprofissional, com estabilidade hemodinâmica e respiratória, independentemente da causa e local da internação.
III. Portadores de doença de vias aéreas ou pulmonar moderada, que necessitam intervenção multiprofissional e de monitoração, incluindo os itens a seguir, mas não restritos a eles:
   a. Pacientes com doença pulmonar progressiva (vias aéreas superiores ou inferiores), de gravidade moderada com risco de progressão para insuficiência respiratória ou com potencial obstrutivo.
   b. Pacientes que requerem suplementação de oxigênio, através de cateter nasal, óculos nasal, máscara de Hudson®, máscara de Venturi®, capacete ou tenda.
   c. Suporte ventilatório não invasivo em pacientes egressos da UTIP ou UTIN, ou aqueles dependentes cronicamente de ventilação não invasiva, sem instabilidade respiratória.
   d. Pacientes utilizando nebulização contínua ou com intervalos menores que 3 horas.
   e. Pacientes que requerem monitoração de sinais vitais com indicação de fisioterapia intensiva.
   f. Pacientes com indicação de monitoração pela possibilidade de apneia.
IV. Portadores de doença cardiovascular moderada, que necessitam intervenção multiprofissional e de monitoração, nas seguintes condições:
   a. Portadores de arritmias que não ameacem a vida, sem necessidade de cardioversão.
   b. Pacientes submetidos a procedimentos intravasculares e cirurgias intratorácicas, incluindo ligadura de canal arterial, *shunts* vasculares e colocação de marca-passo permanente, sem comprometimento hemodinâmico ou respiratório.

V. Portadores de doença neurológica que não ameace a vida e com necessidade de intervenção multiprofissional, de monitoração e avaliação neurológica com intervalos maiores que 2 horas, nas seguintes condições:
   a. Pacientes com crises convulsivas que respondem à terapia inicial, mas requerem monitoração cardiorrespiratória contínua e que não têm comprometimento hemodinâmico, mas apresentam risco potencial de comprometimento respiratório.
   b. Pacientes com inflamação aguda ou infecções do sistema nervoso central (SNC), sem *déficit* neurológico progressivo, após término do tempo mínimo de isolamento respiratório e antibioticoterapia.
   c. Pacientes com traumatismo cranioencefálico leve, com escala de coma de Glasgow acima de 13, que apresentem tomografia computadorizada normal, sem sinais ou sintomas neurológicos progressivos.
   d. Pacientes com disfunção neuromuscular progressiva, sem alteração do sensório, que requerem monitoração cardiorrespiratória, sem risco iminente de depressão ventilatória.
   e. Pacientes neurocirúrgicos com ventriculotomia em antibioticoterapia, aguardando derivação ventriculoperitoneal.

VI. Portadores de doença onco-hematológica potencialmente instável ou sangramento que não ameace a vida, mas que necessitam intervenção multiprofissional e de monitoração, nas seguintes condições:
   a. Pacientes com anemia grave sem sangramento ativo ou comprometimento hemodinâmico ou respiratório.
   b. Portadores de anemia falciforme, com complicações moderadas, como desconforto respiratório, porém sem síndrome torácica aguda.
   c. Pacientes com trombocitopenia, anemia, neutropenia ou tumores sólidos, que estão estáveis, mas apresentam risco de comprometimento cardiopulmonar, necessitando de monitoração cardiorrespiratória.

VII. Pacientes com doença endocrinológica ou metabólica potencialmente instável, que requerem intervenção multiprofissional e de monitoração, na seguinte condição:
   a. Portadores de erros inatos do metabolismo, que requerem monitoração cardiorrespiratória.

VIII. Pacientes com doença gastrointestinal potencialmente instável, que requerem intervenção multiprofissional e de monitoração, nas seguintes condições:
   a. Pacientes com sangramento gastrointestinal agudo, sem instabilidade hemodinâmica e respiratória.
   b. Pacientes com corpo estranho gastrointestinal e outras doenças gastrointestinais que requerem endoscopia digestiva de urgência, mas sem comprometimento cardiorrespiratório.

   c. Portadores de insuficiência gastrointestinal ou hepatobiliar crônica, na ausência de instabilidade hemodinâmica, respiratória, ou alteração neurológica.

IX. Pacientes em pós-operatório de cirurgia de médio porte, sem instabilidade hemodinâmica ou respiratória.

X. Portadores de doença renal potencialmente instável, que requerem intervenção multiprofissional e de monitoração, nas seguintes condições:
   a. Pacientes com hipertensão arterial sistêmica, sem convulsões, encefalopatia ou outros sintomas, que requerem terapia com medicação oral ou intravenosa intermitente.
   b. Portadores de síndrome nefrótica não complicada, com hipertensão arterial crônica, que demandam monitoração da pressão arterial.
   c. Pacientes que requerem hemodiálise ou diálise peritoneal cronicamente, sem instabilidade hemodinâmica.

XI. Pacientes com doenças de múltiplos sistemas potencialmente instáveis, que requerem intervenção multiprofissional e monitoração frequente, nas seguintes condições:
   a. Pacientes que requerem a utilização de recursos tecnológicos, como:
      i. Cuidados com traqueostomia requerendo aspiração traqueal e desobstrução das vias aéreas (superiores e/ou inferiores).
      ii. Presença de drenos pleurais, após estabilização inicial e que não apresentem comprometimento respiratório ou hemodinâmico.
   b. Intoxicação exógena não complicada, sem comprometimento cardiovascular ou respiratório, que requerem monitoração cardiorrespiratória.
   c. Pacientes admitidos diretamente de outra instituição ou em serviço de atenção domiciliar, em estabilidade hemodinâmica e respiratória e que contemplem os critérios citados.
   d. Sepse tratada, sem critérios de gravidade.
   e. Vítima de queimaduras ou alterações cutâneas, como úlcera por pressão, que demandem atenção multiprofissional e de cuidados de enfermagem intensivos.
   f. Vítima de quase afogamento, sem instabilidade hemodinâmica, respiratória e neurológica.

São critérios de inelegibilidade para admissão em UCIP:

A. Instabilidade hemodinâmica.
B. Instabilidade respiratória e necessidade de VM invasiva.
C. Piora progressiva da função respiratória e necessidade de oxigenoterapia de alto fluxo ou concentrações crescentes.
D. Alterações neurológicas não estabilizadas, como *status epilepticus*, traumatismo craniano moderado a grave, escala de coma de Glasgow < 13.

E. Pacientes em insuficiência renal aguda, crônica agudizada ou com indicação de início de terapia dialítica agudamente.
F. Pacientes em pós-operatório de cirurgias de grande porte, com estabilidade hemodinâmica.
G. Pacientes instáveis em pós-operatório de cirurgias de médio porte.
H. Pacientes estáveis, porém com comorbidades, em pós-operatório de cirurgias de médio porte.
I. Vítimas de queimadura extensa (mais de 60% da superfície corporal queimada), acidente por submersão ou politraumatizado, que tenham risco de sangramento, instabilidade hemodinâmica ou respiratória.

Caso a condição do paciente se deteriore e necessite de cuidados acima da capacidade da unidade de cuidado intensivo intermediário, deverá ser admitido ou readmitido na UTIP, consoante com os critérios de admissão.

Critérios de Alta – Unidade de Cuidado Intensivo Intermediário

Os pacientes serão avaliados e transferidos para unidades de internação, internação domiciliar ou UTI, nos seguintes casos:

I. Quando houver resolução da doença ou da condição fisiológica que motivou a internação.
II. Quando a necessidade de intervenção multiprofissional intensiva ou semi-intensiva não for mais necessária.
III. Quando houver agravamento do quadro clínico que necessite cuidados acima da capacidade da unidade de cuidado intensivo intermediário, configurando necessidade de internação na UTIP.

Na impossibilidade de implementação do cuidado progressivo entre UTIP e UCIP, em razão da inexistência da unidade de cuidado intensivo intermediário na instituição, os critérios de alta da Unidade de Cuidado Intensivo Intermediário passam a ser os critérios de alta da UTIP.

Critérios de Habilitação – Unidade de Cuidado Intensivo Intermediário

Para a habilitação da unidade de cuidado intensivo intermediário no SUS, o estabelecimento hospitalar deverá obrigatoriamente estar cadastrado no Cadastro Nacional de Estabelecimentos de Saúde, e garantir acesso à UTIP tipo II ou III, bem como referência para serviços de maior complexidade.

Para habilitação no SUS, a unidade de cuidado intensivo intermediário deverá dispor, minimamente, dos materiais e equipamentos descritos nos apêndices III e IV desta Portaria.

Para a habilitação, a unidade de cuidado intensivo intermediário deverá contar com a seguinte equipe de multiprofissional mínima:

I. Um médico rotineiro com jornada de 4 horas diárias, para a unidade, com habilitação em terapia intensiva pediátrica, comprovada por título.
II. Um médico plantonista, para cada 15 leitos ou fração, em cada turno.
III. Um enfermeiro rotineiro com jornada de 4 horas diárias, para a unidade, com habilitação em terapia intensiva pediátrica comprovada por título.
IV. Um enfermeiro plantonista, para cada 15 leitos ou fração, em cada turno.
V. Um fisioterapeuta plantonista, para cada 15 leitos ou fração, em cada turno, sendo exclusivo em pelo menos 3 turnos, perfazendo o total de 18 horas diárias.
VI. Um fonoaudiólogo disponível para a unidade.
VII. Técnicos de enfermagem: no mínimo 1 para cada 5 leitos em cada turno.
VIII. Auxiliares administrativos: no mínimo 1 exclusivo da unidade.
IX. Funcionários exclusivos para serviço de limpeza da unidade, em cada turno.

Caso o hospital conte com UTIP e unidade de cuidado intensivo intermediário, o psicólogo deverá atender as duas unidades, garantido a continuidade do cuidado.

O médico, o enfermeiro e o fisioterapeuta responsáveis técnicos pela UTIP deverão também ser responsáveis pela unidade de cuidado intensivo intermediário, garantindo a continuidade do cuidado e o gerenciamento de leitos, sem prejuízo da existência de um coordenador adjunto específico para a unidade de cuidado intensivo intermediário.

DO MONITORAMENTO DAS UNIDADES DE CUIDADOS INTENSIVOS E INTERMEDIÁRIOS – PEDIÁTRICO

As UTIP e unidade de cuidado intensivo intermediário deverão, mensalmente, monitorar, manter atualizados e disponíveis ao gestor do SUS, os seguintes indicadores:

I. Taxa de ocupação operacional.
II. Taxa de mortalidade absoluta e estimada.
III. Tempo de permanência na UTI.
IV. Taxa de reinternação em 24 horas.
V. Densidade de incidência de pneumonia associada à ventilação mecânica (PAV).
VI. Taxa de utilização de VM.
VII. Densidade de incidência de infecção primária da corrente sanguínea (IPCS) relacionada ao acesso vascular central (AVC).

VIII. Taxa de utilização de cateter venoso central (CVC).
IX. Densidade de incidência de infecções do trato urinário (ITU) relacionada ao cateter vesical.

As fórmulas de cálculo dos indicadores estão descritas no apêndice V desta Portaria.

MODELO DE UNIDADE PARA TERAPIA INTENSIVA PEDIÁTRICA CARDÍACA

A terapia intensiva pediátrica cardíaca tem um papel fundamental no cuidado dos pacientes com doença cardíaca congênita e adquirida, sendo atualmente aceita como uma subespecialidade. A população de crianças atendidas nesta unidade é heterogênea em termos da demografia, anatomia, fisiologia, procedimentos e evolução. As crianças atendidas podem ser estratificadas em três categorias principais:

1. Pacientes com doença cardíaca congênita ou adquirida, submetidos à cirurgia cardiovascular.
2. Pacientes com doença cardíaca congênita ou adquirida, submetidos à cirurgia não cardíaca.
3. Pacientes com doença cardíaca congênita ou adquirida com clínica de descompensação cardiorrespiratória aguda ou outras doenças graves.

A maioria das unidades de terapia intensiva pediátrica cardíaca tem uma estrutura central com um programa integrado com vínculos diretos para todos os serviços de especialidades (Figura 1.1).

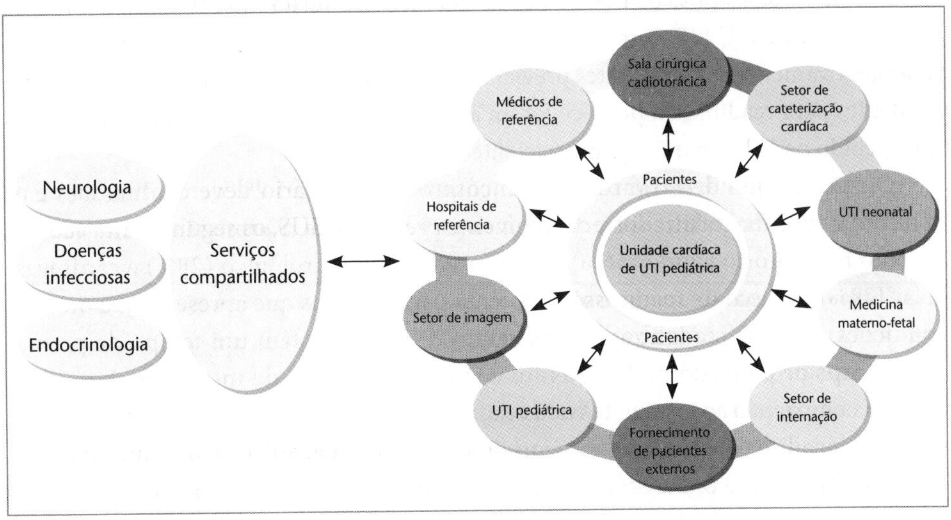

FIGURA 1.1 Papel da unidade cardíaca de terapia intensiva pediátrica em um programa cardíaco (fonte: adaptada de Aydin et al.[5]).

Esta estrutura consome grandes recursos hospitalares e apresenta desafios, presentes tanto no manejo pré como no pós-operatório das crianças com doença cardíaca grave. Há algumas décadas, os cirurgiões pediátricos cardíacos eram os responsáveis pelo cuidado no pós-operatório destes pacientes. Progressivamente, houve evolução de especialização de cardiologistas e intensivistas pediátricos para a realização do cuidado da criança, tanto no pré como no pós-operatório em UTI (de pediatria e/ou de neonatologia).

READMISSÃO NÃO PLANEJADA

Um dos indicadores importantes de qualidade em UTI, nomeado pela Society of Critical Care Medicine Quality Indicators Committee em 1995, é a readmissão na unidade antes de 48 horas da alta. Embora o uso deste indicador seja questionável para avaliar a qualidade em UTI pelo fato de haver uma dificuldade na definição da taxa de readmissão "ideal". Uma taxa que seja muito elevada, pode indicar uma transferência prematura do paciente, e contrariamente, uma taxa muito baixa, pode ser em razão de tempo de permanência inadequadamente prolongado, fazendo com que os pacientes tenham risco maior de complicações relacionadas a UTI, culminando em aumento dos custos, sem haver alteração na mortalidade.

Os dados atuais sobre readmissão não planejada em pediatria são limitados comparativamente aos dados que incluem pacientes adultos. Em UTI adulto, a taxa de readmissão está em torno de 2 a 6% e as readmissões estão associadas com maior risco de mortalidade hospitalar, dados provenientes de estudos multicêntricos. Os estudos pediátricos são escassos e relacionados a uma única instituição. Portanto, existe pouca informação a respeito de frequência, fatores de risco e/ou evolução de readmissões não planejadas. Uma pesquisa de Bernard et al.[6] obtém como resultado 3,9% de readmissões não planejadas em UTIP, com quase a metade dos casos ocorrendo antes de 48 horas. Comparativamente com pacientes previamente não admitidos, os fatores de risco independentes para readmissão precoce foram a origem da admissão e o suporte respiratório recebido na UTIP para a qual o paciente foi transferido.

Outra pesquisa de Edwards et al. encontrou a taxa de 1,2% de readmissões e os percentuais dos diagnósticos frequentemente presentes na readmissão foram: acometimento respiratório agudo (56%), infeccioso (35%), neurológico (28%) e cardiovascular (20%). O risco de readmissão aumenta para crianças que apresentam 2 ou mais condições crônicas complexas. Os pacientes readmitidos têm um tempo de permanência mais prolongado na UTI, assim como maior tempo de internação hospitalar quando comparado aos pacientes não readmitidos. As readmissões tardias têm maior taxa de mortalidade do que as readmissões precoces, mas os pacientes que apresentam readmissão não planejada na UTIP têm pior evolução do que aqueles pacientes sem readmissão.

CONCLUSÕES

Por meio das informações deste capítulo é possível observar a composição adequada de uma UTIP e unidade de cuidado intensivo intermediário. Sendo necessário seguir as recomendações, normativas e sugestões vigentes, visando promover a segurança e a humanização aos cuidados prestados para a criança gravemente enferma e sua família, assim como preservar a segurança profissional da equipe multiprofissional que atua em cuidados intensivos, semi-intensivos e intermediários de pediatria.

REFERÊNCIAS BIBLIOGRÁFICAS

1. Rosengart NR, Pinsky MR. Origins of the critically ill: the impetus for critical care medicine. In: Scales DC, Rubenfeld GD. The Organizations of Critical Care, Respiratory Medicine. New York: Springer Science+Business Media; 2014.
2. Buist M. The rapid response team paradox: why doesn't anyone call for help? Crit Care Med. 2008;36(2):634-6.
3. Winters BD, Pham J, Pronovost PJ. Rapid response teams – walk, don't run. JAMA. 2006;296(13):1645-7.
4. Clark NA, Burrus S, Richardson T, Sterner S, Queen MA. Implementation of a General Pediatric Clinical Rounding Checklist. Hosp Pediatr. 2019;9(4):291-9.
5. Aydin SI, Boukas K, Koo J, et al. Pediatric cardiac intensive care unit model. In: Ungerleider RM, Meliones JN, McMillan KN, et al., editors. Critical Heart Disease in Infants and Children. 3rd ed. Elsevier; 2019.
6. Bernard AM, Czaja AS. Unplanned pediatric intensive care unit readmissions: a single-center experience. J Crit Care. 2013;28(5):625-33.
7. Brasil. Ministério da Saúde. Portaria n. 895, de 31 de março de 2017. Institui o cuidado progressivo ao paciente crítico ou grave com os critérios de elegibilidade para admissão e alta, de classificação e de habilitação de leitos de Terapia Intensiva adulto. Disponível em: https://portalarquivos2.saude.gov.br/images/pdf/2017/abril/07/106713-16-82-Minuta-Portaria-PROTOCOLO.pdf.

2 Avaliação de gravidade e prognóstico em terapia intensiva pediátrica

Felippe Nagata Otoch
Graziela de Araújo Costa
Artur Figueiredo Delgado

APÓS LER ESTE CAPÍTULO, VOCÊ ESTARÁ APTO A:
• Reconhecer a importância da realização dos índices prognósticos.
• Conhecer a aplicabilidade dos principais índices prognósticos disponíveis na unidade de terapia intensiva pediátrica.
• Diferenciar escores prognósticos de mortalidade de escores de disfunção orgânica.

INTRODUÇÃO

O surgimento das unidades de terapia intensiva pediátricas (UTIP) contribuiu para o cuidado de crianças criticamente doentes. Nessas unidades, concentram-se abundantes recursos humanos especializados, além de equipamentos tecnológicos de alta qualidade. Melhoras no tratamento devem sempre ser objetivadas e para que isso aconteça é essencial que existam medidas de avaliação da qualidade em todos os processos. Os princípios da avaliação de qualidade de serviços médicos propõem que sejam avaliados processos, estrutura e resultados. Em razão da heterogeneidade dos pacientes, faz-se necessária a criação de escores prognósticos para quantificar objetivamente o prognóstico, estimar o risco de morte e permitir a comparação de resultados entre os índices de mortalidade local, regional e internacional.

Esses escores são modelos matemáticos que levam em conta alterações fisiológicas, características dos pacientes e características das doenças para predizer objetivamente a gravidade e a probabilidade de morte[1]. Pelo fato de a probabilidade de morte ser calculada antes do tratamento na unidade de terapia intensiva (UTI), esses escores podem ser utilizados para comparação de dados da unidade, tanto em relação a outras instituições quanto da própria unidade em momentos distintos. Também servem de informação em relação à mortalidade estimada, dado necessário para que sejam realizados estudos científicos. São usados também na parte financeira, sendo relacionados ao custo e tempo de estada do paciente criticamente enfermo.

Os dois escores de predição de mortalidade mais utilizados são o *Pediatric Risk of Mortality* (PRISM) e o *Pediatric Index of Mortality* (PIM). Em razão de terem sido desenvolvidos há algumas décadas, esses escores têm sempre que ser atualizados e validados em cada uma das versões para diferentes localizações e populações.

PEDIATRIC RISK OF MORTALITY

O PRISM é um escore validado para o uso em neonatos, crianças e adolescentes. É derivado do *Physiologic Stability Index* (PSI) e a primeira versão foi publicada em 1988[2]. O estudo foi realizado entre 1984 e 1985 em 9 UTI na América do Norte, compreendendo o total 1.415 pacientes[3]. Em comparação ao PSI, que utilizava 34 variáveis, Pollack et al. reduziram o número de variáveis para 14, deram pesos diferentes a elas e utilizam os piores dados das primeiras 24 horas de internação na UTIP.

Em 1996, foi desenvolvido o PRISM III baseado em uma população de 11.165 pacientes em 32 UTI na América do Norte[4]. Contém 17 variáveis e devem ser usados os piores parâmetros em 12 horas de admissão (PRISM III-12) ou 24 horas da admissão (PRISM III-24). Em ambos os escores PRISM III-12 e PRISM III-24, tiveram AU-ROC e calibração adequadas nos estudos iniciais.

Alguns pontos, porém, devem ser ressaltados: primeiramente, os intervalos em horas podem servir de fator de confusão – um paciente grave bem tratado nas 24 horas pode ter PRISM semelhante ao de um com menor gravidade que não receba tratamento adequado. Além disso, a necessidade de pagamento para acesso à fórmula de cálculo da mortalidade levou ao uso limitado do PRISM III, principalmente em países não desenvolvidos, durante 20 anos.

Em 2015, foi realizada nova atualização, o PRISM IV, baseado em estudo com 10.078 crianças provenientes de sete instituições diferentes nos EUA[5]. Diferente do PRISM III, o cálculo de mortalidade do PRISM IV é aberto ao público no site: https://www.cpccrn.org/calculators/prismivcalculator/. A tabela de variáveis é a mesma utilizada no PRISM III, porém houve modificação do momento da coleta dos dados. Os valores fisiológicos devem ser usados das primeiras 4 horas de admissão, enquanto os exames laboratoriais entre 2 horas antes da admissão até 4 horas após. Os modelos de estudo e validação tiveram boa discriminação e calibração na amostra.

TABELA 2.1 *Pediatric Risk of Mortality*

Variáveis	Lactente	Criança	Pontos
PA sistólica (mmHg)	130-160 55-66 > 160 40-54 < 40	150-200 65-75 > 200 50-64 < 50	2 2 6 6 7
PA diastólica (mmHg)	Todas as idades > 120		6
Frequência cardíaca (bpm)	> 160 < 90	> 150 < 80	4 4
Frequência respiratória (ipm)	61-90 > 90 Apneia	51-90 > 90 Apneia	1 5 5
PaO_2/FiO_2[1]	200-300 < 200	200-300 < 200	2 3
pCO_2 (mmHg)[2]	51-65 > 65	51-65 > 65	1 5
EC Glasgow[3]	< 8	< 8	6
Reações pupilares	Anisocóricas ou dilatadas Fixas e dilatadas	Anisocóricas ou dilatadas Fixas e dilatadas	4 10
TP/TTPA	> 1,5x controle	> 1,5x controle	2
Bilirrubina total (mg/dL)	Maiores que 1 mês > 3,5	> 3,5	6
Potássio (mg/dL)	3,0-3,5 6,5-7,5 < 3,0 > 7,5	3,0-3,5 6,5-7,5 < 3,0 > 7,5	1 1 5 5
Cálcio (mg/dL)	7,0-8,0 12-15 < 7,0 > 15,0	7,0-8,0 12-15 < 7,0 > 15,0	2 2 6 6
Glicemia (mg/dL)	40-60 250-400 < 40 > 400	40-60 250-400 < 40 > 400	4 4 8 8
Bicarbonato (mEq/L)[4]	< 16 > 32	< 16 > 32	3 3

1 Não deve ser realizada em pacientes com *shunt* intracardíaco ou insuficiência respiratória crônica. Necessidade de amostra arterial.
2 Pode ser realizada com sangue capilar.
3 Não pode ser realizada em paciente com sedação, paralisia, anestesia ou disfunção neurológica crônica.
4 Podem-se usar os valores medidos.
Fonte: adaptada de Pollack et al.[3].

PEDIATRIC INDEX OF MORTALITY

Iniciado em 1997, após estudos em 7 UTI na Austrália e 1 no Reino Unido, foi atualizado em 2003 (PIM2) e novamente em 2013 (PIM3).

TABELA 2.2 Variáveis PRISM III/PRISM IV

Variável	Escore	Escore
PA sistólica (mmHg) RN Lactente Criança Adolescente	Escore: 3 40-55 40-65 55-75 65-85	Escore: 7 < 40 < 45 < 55 < 65
Temperatura	Escore: 3	< 33° C ou > 40° C
Estado neurológico	Escore: 5	Estupor/coma ou Glasgow < 8
Frequência cardíaca (bpm) RN Lactente Criança Adolescente	Escore: 3 215-225 215-225 185-205 145-155	Escore: 4 > 225 > 225 > 205 > 155
Reflexo pupilar	Escore: 7 – fixa unilateral	Escore: 11 – fixa bilateralmente
Acidose (pH ou CO_2 total) pH CO_2	Escore: 2 7,0 a 7,28 5 a 16,9	Escore: 6 < 7,0 < 5,0
Alcalose (pH)	Escore: 2-7,48 a 7,55	Escore: 3-> 7,55
CO_2 total	Escore: 4-> 34	
PCO_2 (mmHg)	Escore: 1-50-75	Escore: 3 > 75
PaO_2 (mmHg)	Escore: 3-42-49	Escore: 6 < 42
Glicose	Escore: 2	> 200 mg/dL ou 11 mmol/L
Potássio (mEq/L)	Escore: 3	> 6,9
Ureia (mg/dL) Neonatal Outras idades	Escore: 3	> 11,9 > 14,9
Creatinina (mg/dL) RN Lactente Criança Adolescente	Escore: 2	> 0,85 > 0,9 > 0,9 > 1,3
Leucócitos (céls/mm^3)	Escore: 4	< 3.000
Plaquetas (x10^3 céls/mm^3)	Escore: 2 Escore: 4 Escore: 5	100-200 50-99 < 50
TP e TTPa (s) Neonatal Outras idades	Escore: 3	TP > 22 ou TTPa > 85 TP > 22 ou TTPa > 57

Fatores adicionais incluem: doença cardiovascular não cirúrgica, anomalia cromossômica, câncer, admissão em UTIP prévia, reanimação cardiopulmonar pré-UTI, cetoacidose diabética, pós-operatório.

Orientação para coleta dos dados (PRISM IV):

- Neonatal: 0-1 mês; lactente ≥ 1-12 meses; criança ≥ 12-144 meses; adolescente: > 144 meses.
- Temperatura pode ser oral, retal, sanguínea ou axilar.
- *Status* neurológico inclui somente pacientes com doença aguda do SNC, conhecida ou suspeita. Não usar se > 2 horas de sedação, paralisia ou anestesia. Se está em uso de sedação e/ou paralisia contínua, usar o período sem sedação, paralisia ou anestesia próximo à admissão na UTI. Estupor/coma é definido como Glasgow < 8 ou usando outra escala de *status* mental.
- Não usar o valor da frequência cardíaca durante o choro ou agitação iatrogênica.
- Pupilas não reativas devem ser > 3 mm; não usar esse critério após dilatação iatrogênica.
- Distúrbio acidobásico: usar bicarbonato calculado apenas se CO_2 total não é medido rotineiramente. pH e PCO_2 podem ser medidos de amostra arterial, capilar ou venosa.
- PaO_2: somente medida arterial.

Fonte: adaptada de Pollack et al.[4]; Pollack et al.[5].

O PIM utiliza 8 variáveis fisiológicas medidas 1 hora após a admissão na UTI[6]. As principais vantagens em relação ao PRISM são a facilidade de uso e a disponibilidade por ser de livre acesso. As duas principais limitações são: (1) não leva em conta o tratamento anterior à admissão na UTI, logo pacientes extensamente tratados antes da admissão podem ter mortalidade subestimada; (2) intercorrências durante o transporte para UTI podem superestimar a mortalidade.

O PIM2 foi validado com 20.787 crianças criticamente doentes em 14 UTI na Austrália, Nova Zelândia e Reino Unido em 2003[7]. Em relação ao PIM, o PIM2 tem 10 categorias. Algumas das principais indicações de admissão em UTI foram substituídas por indicações específicas e atribuídas a diferentes mortalidades. Essas categorias são: cirúrgicas ou pós-procedimentos, uso de circulação extracorpórea, indicações de alto ou baixo risco de mortalidade.

O PIM3 foi recalibrado em 2011 após estudo com 53.112 crianças na Austrália, Reino Unido, Nova Zelândia e Irlanda. As principais mudanças em relação ao PIM2 foram a introdução de três riscos de diagnósticos: baixo, alto e muito alto, mudanças

QUADRO 2.1 *Pediatric index of mortality* (PIM)
Instruções para coletar as informações associadas ao PIM
O PIM é calculado com a informação coletada no momento de admissão na UTI. As informações devem ser anotadas no momento do primeiro contato face a face com o paciente. Usar o valor do primeiro contato até 1 h da admissão na UTI. A reação pupilar é usada para avaliar função cerebral; não anotar resultado anormal se provável causa for drogas, toxinas ou trauma local. Informações faltantes devem ser anotadas como 0 (a não ser PAS que deve ser 120). Não deixar campos em branco
Admissão marcada na UTI após cirurgia eletiva, passagem de cateter venoso central ou revisão de ventilação mecânica domiciliar (não: 0, sim: 1)
Se uma dessas condições for a causa de internação, anotar o número: 0. Nenhum 1. Parada cardíaca fora do hospital 2. Deficiência imune grave combinada (SCID) 3. Leucemia/linfoma após primeira indução 4. Hemorragia cerebral 5. Cardiomiopatia ou miocardite 6. Síndrome do coração esquerdo hipoplásico 7. Infecção por HIV 8. QI provavelmente abaixo de 35, inferior a Down 9. Doença neurodegenerativa
Resposta das pupilas à luz (ambas > 3 mm e fixas: 1, outro: 0, desconhecida: 0)
Base excess em sangue arterial ou capilar (desconhecido: 0)
PaO_2 em mmHg (desconhecida: 0)
FiO_2 no tempo da PaO_2 via TT (desconhecida: 0)
Pressão arterial sistólica em mmHg (desconhecida: 120)
Ventilação mecânica em qualquer tempo na 1ª h de admissão na UTI (sim: 1, não: 0)
Desfecho da admissão na UTI (alta vivo da UTI: 0, óbito na UTI: 1)

Fonte: adaptada de Shann et al.[6].

QUADRO 2.2 *Pediatric index of mortality* **2 (PIM2)**

Pressão arterial sistólica mmHg (desconhecida: 120) [a]

Resposta das pupilas à luz (ambas > 3 mm e fixas: 1, outro: 0, desconhecida: 0) [b]

PaO_2 em mmHg (desconhecida: 0)

FiO_2 no tempo da PaO_2 via TT (desconhecida: 0) [c]

Base excess em sangue arterial ou capilar (desconhecida: 0)

Ventilação mecânica em qualquer tempo na 1ª h de admissão na UTI (sim: 1, não: 0)

Admissão eletiva na UTI (não: 0, sim: 1) [d]

Recuperação após procedimento cirúrgico é o principal motivo de admissão na UTI (não: 0, sim: 1) [e]

Admitida após circulação extracorpórea (não: 0, sim: 1) [f]

Diagnóstico de alto risco. Anotar o número correspondente. Se em dúvida: 0

0. Nenhum
Parada cardíaca fora do hospital [g]
1. Deficiência imune grave combinada (SCID)
2. Leucemia/linfoma após primeira indução
Hemorragia cerebral espontânea [h]
3. Cardiomiopatia ou miocardite
Síndrome do coração esquerdo hipoplásico [i]
4. Infecção por HIV
Insuficiência hepática é principal razão da admissão [j]
Doença neurodegenerativa [k]

Diagnóstico de baixo risco. Anotar o número correspondente. Se em dúvida: 0

0. Nenhum
1. Asma é a principal razão da admissão na UTI
2. Bronquiolite é a principal razão da admissão na UTI [l]
3. Crupe é a principal razão da admissão na UTI
Apneia obstrutiva do sono é a principal razão da admissão na UTI [m]
4. Cetoacidose diabética é a principal razão da admissão na UTI

As seguintes regras devem ser seguidas para a realização do PIM2:
[a] Recordar 0 se paciente estiver em parada cardíaca e 30 se em choque e pressão arterial sistólica tão baixa que não possa ser medida.
[b] A reação pupilar é usada para avaliar função cerebral; não anotar resultado anormal se a provável causa for drogas, toxinas ou trauma local.
[c] Ventilação mecânica inclui CPAP e BiPAP em máscara ou nasal ou ventilador por pressão negativa.
[d] Admissão eletiva. Inclui admissão após cirurgia eletiva ou de procedimento eletivo (p. ex., passagem de cateter venoso central), monitoração eletiva ou revisão de ventilação domiciliar. A cirurgia ou a admissão é considerada eletiva se puder ser prorrogada por 6 horas sem prejuízo para o paciente.
[e] Recuperação de cirurgia ou procedimento inclui procedimento radiológico ou cateterismo cardíaco. Não inclui pacientes admitidos do centro cirúrgico em que a recuperação da cirurgia não for o principal motivo de admissão na UTI (p. ex., passagem de cateter de pressão intracraniana em que o principal motivo de admissão for trauma de crânio).
[f] Circulação extracorpórea: esses pacientes também devem ser incluídos em recuperação após cirurgia.
[g] Parada cardíaca pré-UTI deve incluir PCR tanto intra quanto extra-hospitalar. Requer registro documentado de ausência de pulso ou de compressão cardíaca. Não inclui passado de parada cardíaca.
[h] Hemorragia cerebral precisa ser espontânea (p. ex., por malformação ou por aneurisma). Não inclui hemorragia associada ao trauma ou sangramento intracraniano não cerebral (p. ex., hematoma subdural).
[i] Síndrome do coração esquerdo hipoplásico. Qualquer idade, mas inclui somente casos em que um procedimento de Norwood ou semelhante foi necessário para manter vida no período neonatal.
[j] Falência hepática aguda ou crônica precisa ser a principal razão de admissão em UTI. Inclui pacientes admitidos para recuperação após transplante hepático para falência hepática aguda ou crônica.
[k] Doença neurodegenerativa. Requer história pregressa de perda de marcos motores ou um diagnóstico em que invariavelmente vai ocorrer.
[l] Bronquiolite. Inclui crianças com insuficiência respiratória ou apneia central com diagnóstico de bronquiolite.
[m] Apneia obstrutiva do sono. Inclui pacientes admitidos após adrenalectomia ou tonsilectomia, nos quais a apneia obstrutiva é a principal razão de admissão (também marcar como recuperação pós-cirúrgica).

Fonte: adaptada de Slater et al.[7].

QUADRO 2.3 *Pediatric index of mortality* **3 (PIM3)**

PIM3 é calculado com informações coletadas no momento de admissão na UTI
Anotar as informações no momento ou perto do primeiro contato (não por telefone) com o médico da UTI (ou o especialista em remoção pediátrica)
Usar o primeiro valor de cada variável medida do período do primeiro contato até 1 h após a admissão na UTI. O primeiro contato pode ocorrer na UTI, no departamento de emergência, na enfermaria, no hospital ou em outro hospital
Pressão arterial sistólica em mmHg (desconhecida: 120) [a]
Resposta das pupilas à luz (ambas > 3 mm e fixas: 1, outro: 0, desconhecida: 0) [b]
FiO_2 x $100/PaO_2$. PaO_2 mmHg, FiO_2 no momento da PaO_2 se oxigênio via tubo traqueal ou capacete (FiO_2 ou PaO_2 desconhecida, [FiO_2x$100/PaO_2$] = 0,23)
Base excess em sangue arterial ou capilar (desconhecido: 0)
Ventilação mecânica em qualquer tempo na 1ª h de admissão na UTI (sim: 1, não: 0) [c]
Admissão eletiva na UTI (não: 0, sim: 1) [d]
Recuperação após procedimento cirúrgico é o principal motivo de admissão na UTI [e]
0. Não 1. Sim, após um procedimento com circulação extracorpórea 2. Sim, após procedimento cardíaco sem circulação extracorpórea 3. Sim, recuperação de procedimento não cardiológico
Diagnóstico de baixo risco. Anotar o número correspondente. Se em dúvida: 0
0. Nenhum 1. Asma é a principal razão da admissão na UTI 2. Bronquiolite é a principal razão da admissão na UTI [f] 3. Crupe é a principal razão da admissão na UTI 4. Apneia obstrutiva do sono é a principal razão da admissão na UTI [g] 5. Cetoacidose diabética é a principal razão da admissão na UTI 6. Convulsões são a principal causa de internação na UTI [h]
Diagnóstico de alto risco. Anotar o número correspondente. Se em dúvida: 0
0. Nenhum 1. Hemorragia cerebral espontânea [i] 2. Cardiomiopatia ou miocardite 3. Síndrome do coração esquerdo hipoplásico [j] 4. Doença neurodegenerativa [k] 5. Enterocolite necrotizante é a principal causa de admissão na UTI
Diagnóstico de muito alto risco. Anotar o número correspondente. Se em dúvida: 0
0. Nenhum 1. Parada cardíaca fora do hospital [l] 2. Deficiência imune grave combinada (SCID) 3. Leucemia/linfoma após primeira indução [m] 4. Paciente recebeu transplante de medula óssea 5. Insuficiência hepática é principal razão da admissão [n]

(continua)

QUADRO 2.3 *Pediatric index of mortality* 3 (PIM3) *(continuação)*

[a] Recordar 0 se paciente estiver em parada cardíaca e 30 se em choque e pressão arterial sistólica tão baixa que não possa ser medida.
[b] A reação pupilar é usada para avaliar função cerebral; não anotar resultado anormal se provável causa for drogas, toxinas ou trauma local.
[c] Ventilação mecânica inclui CPAP e BiPAP em máscara ou nasal ou ventilador por pressão negativa.
[d] Admissão eletiva. Inclui admissão após cirurgia eletiva ou de procedimento eletivo (p. ex., passagem de cateter venoso central), monitoração eletiva ou revisão de ventilação domiciliar. A cirurgia ou a admissão é considerada eletiva se puder ser prorrogada por 6 horas sem prejuízo para o paciente.
[e] Recuperação de cirurgia ou procedimento inclui procedimento radiológico ou cateterismo cardíaco. Não inclui pacientes admitidos do centro cirúrgico em que a recuperação da cirurgia não for o principal motivo de admissão na UTI (p. ex., passagem de cateter de pressão intracraniana em que o principal motivo de admissão for trauma de crânio).
[f] Bronquiolite. Inclui crianças com insuficiência respiratória ou apneia central com diagnóstico de bronquiolite.
[g] Apneia obstrutiva do sono. Inclui pacientes admitidos após adrenalectomia ou tonsilectomia, nos quais a apneia obstrutiva é a principal razão de admissão (também marcar como recuperação pós-cirúrgica).
[h] Desordem convulsiva. Inclui pacientes que requerem admissão primariamente em razão de estado epiléptico, epilepsia, convulsão febril ou outro estado epiléptico em que a admissão é necessária, para controlar convulsões, para monitoração ou para controlar efeitos posteriores da convulsão.
[i] Hemorragia cerebral precisa ser espontânea (p. ex., por malformação ou por aneurisma). Não inclui hemorragia associada ao trauma ou sangramento intracraniano não cerebral (p. ex., hematoma subdural).
[j] Síndrome do coração esquerdo hipoplásico. Qualquer idade, mas inclui somente casos em que um procedimento de Norwood ou semelhante foi necessário para manter vida no período neonatal.
[k] Doença neurodegenerativa. Requer história pregressa de perda de marcos motores ou um diagnóstico em que invariavelmente ela vai ocorrer.
[l] Parada cardíaca pré-UTI deve incluir PCR tanto intra quanto extra-hospitalar. Requer registro documentado de ausência de pulso ou de compressão cardíaca. Não inclui passado de parada cardíaca.
[m] Leucemia ou linfoma. Incluem somente casos em que a internação é causada por leucemia ou linfoma e os tratamentos associados.
[n] Falência hepática, aguda ou crônica. Precisa ser a principal razão de admissão na UTI. Não inclui pacientes admitidos após transplante hepático eletivo.

Fonte: adaptada de Straney et al.[8].

no algoritmo de pressão arterial sistólica, excesso de bases e alterações na relação PaO_2/FiO_2. O estudo inicial teve boa discriminação, mas essa foi mais significativa na Austrália e na Nova Zelândia do que no Reino Unido e na Irlanda.

VALIDAÇÕES E ESTUDOS

Em razão de diferenças demográficas, sociais, de etnia e econômicas, países diferentes e populações diferentes não se comportam do mesmo modo. Por isso, os escores devem ser validados para uso nas diversas populações. As principais medidas dos escores prognósticos para uma população específica são a discriminação e a calibração.

A discriminação ou a capacidade do modelo de discernir entre aqueles que morrem e aqueles que sobrevivem é medida pela área sobre a curva ROC (AU-ROC). A calibração é o grau de concordância entre a mortalidade estimada pelo escore e a da população observada, e é medida pelo *standardized mortality ratio* (SMR) e pelo modelo de Hosmer-Lemeshow.

Diversos estudos foram realizados em diversas populações para validação por todo o mundo. Vale ressaltar que Costa et al., em 2010[9], viram que o PRISM teve boa discriminação em uma UTI brasileira. O PIM II foi validado em uma série de UTI sul-americanas (a maioria na Argentina) mostrando boa discriminação, mas com má calibração[10]. Estudos usando o PIM III em UTI argentinas também mostraram boa discriminação e má calibração com mortalidade acima do esperado[11].

ESCORES DE DISFUNÇÃO ORGÂNICA

Escores de disfunção orgânica descrevem o curso da doença após a admissão na UTI. A disfunção múltipla de órgãos (DMOS) é definida por esses escores. Para adultos criticamente doentes, três modelos foram validados e têm relação direta com mortalidade: o *multiple organ dysfunction score*[12], o *logistic organ dysfunction score*[13] e o *sepsis organ failure assessment*[14]. Na pediatria, porém, nenhum escore foi validado na prática clínica, apesar de existir evidências que valores aumentados são correlacionados com maior mortalidade[15]. A mortalidade em UTI, porém, não está relacionada apenas à quantidade de disfunções orgânicas, mas também ao órgão acometido e à gravidade do acometimento.

TABELA 2.3 *Pediatric multiple organ dysfunction* (PEMOD)

Disfunção orgânica e variáveis	0	1	2	3	4
Neurológico Escala de coma de Glasgow	12-15	10-11	8-9	6-7	3-5
Cardiovascular (PAS)					
< 1 mês	> 64	60-64	53-59	44-52	< 43
> 1 mês e < 1 ano	> 73	67-73	58-66	45-57	< 45
> 1 ano e < 12 anos	> 82	77-82	70-76	58-69	< 57
> 12 anos	> 93	88-93	79-87	67-78	< 66
Renal (creatinina mg/dL)					
< 7 dias	< 1,14	1,14-2,38	2,39-3,96	3,97-5,77	> 5,77
> 7 dias e < 1 ano	< 0,46	0,46-0,79	0,80-1,13	1,14-1,59	> 1,59
> 1 ano e < 12 anos	< 0,8	0,80-1,59	1,60-2,72	2,73-3,96	> 3,96
> 12 anos	< 1,14	1,14-2,38	2,39-3,96	3,97-5,89	> 5,89
Pulmonar (PaO_2/FiO_2)	> 300	226-300	151-225	76-150	< 75
Hematológico Plaquetas (x 10^9/L)	> 120	81-120	51-80	26-50	< 26
Hepático (TGO UI/L)	< 30	31-100	101-250	251-800	> 800

Fonte: adaptada de Leterture et al.[15]

TABELA 2.4 *Pediatric logistic organ dysfunction score* (PELOD)

Disfunção orgânica e variáveis	**Escore**			
	0	1	10	20
Neurológico	Escala de coma de Glasgow			
	12-15	7-11	4-6	3
	Reação pupilar			
	Abas reativas		Ambas fixas	
Cardiovascular	Frequência cardíaca			
< 12 anos	< 195		> 195	
> 12 anos	< 150		> 150	
	E		OU	
	PA sistólica (mmHg)			
< 1 mês	> 65		35-65	< 35
> 1 mês e < 1 ano	> 75		35-75	< 35
> 1 ano e < 12 anos	> 85		45-85	< 45
> 12 anos	> 95		55-95	< 55
Renal	Creatinina (mg/dL)			
< 7 dias	< 1,59		> 1,59	
> 7 dias e < 1 ano	< 0,62		> 0,62	
> 1 ano e < 12 anos	< 1,13		> 1,13	
> 12 anos	< 1,59		> 1,59	
Pulmonar				
PaO_2/FiO_2	> 70		< 70	
$PaCO_2$ (mmHg)	< 90		> 90	
Ventilação mecânica	Sem ventilação	Ventilação		
Hematológico				
Leucócitos (x 10^9/L)	> 4,5	1,5-4,5	< 1,5	
Plaquetas (x 10^9/L)	> 35	< 35		
Hepático				
TGO (UI/dL)	< 950	> 950		
Tempo de protrombina	> 60%	< 60%		

PaO_2 e $PaCO_2$ em sangue arterial. Escala de coma de Glasgow: usar o menor valor; se paciente sedado, usar o ECG do paciente antes da sedação. Pupilas não reativas devem ter mais de 3 mm de diâmetro. Não realizar com dilatação iatrogênica. Ventilação com máscara não é considerada ventilação.

Fonte: adaptada de Leterture et al.[15].

Dois escores foram desenvolvidos para a avaliação de DMOS em pediatria: o *pediatric multiple organ dysfunction* (PEMOD) e o *pediatric logistic organ dysfunction score* (PELOD). Esses escores foram desenvolvidos em UTI canadenses e francesas, com uma população de 594 pacientes[15]. A discriminação do PELOD se mostrou superior ao do PEMOD (AU-ROC 0,98 e 0,92, respectivamente). O PELOD foi validado em um estudo com 7 centros no Canadá, França e Suíça onde foi calculado nos 5 primeiros dias de admissão com boa discriminação e calibração[16].

Em 2013, foi lançado o PELODII usando uma base de dados mais recente e maior. Foi realizado em UTI da França e Bélgica, com 3.671 crianças criticamente doentes[17]. No estudo, foram medidos dados nos dias 1, 2, 5, 8, 12 e 16 após admissão hospitalar. Ainda são necessários estudos de validação do PELOD II. Estudos recentes comparando o PRISM com PELOD mostraram que o PELOD tem boa discriminação, mas o PRISM tem melhor calibração[18,19].

Após a atualização das definições de sepse pelo consenso Sepse-3 para adultos, a importância dos escores de disfunção orgânica aumentou em razão da relevância para os critérios diagnósticos da sepse. Para adultos, convencionou-se o escore SOFA, porém sem equivalente pediátrico. Como o PELOD II tem diferenças grandes em relação ao SOFA, Matics desenvolveu o pSOFA, em 2017[20]. O escore foi realizado com base em população de uma UTI norte-americana, com 6.303 pacientes (total de 8.482 admissões) e validado internamente com boas discriminação e calibração. Faltam ainda validações externas desse estudo.

TABELA 2.5 PELOD II

Disfunção orgânica e variáveis	Pontos por nível de gravidade						
	0	1	2	3	4	5	6
Neurológico							
Escala de coma de Glasgow	> 11	5-10			3-4		
Reação pupilar	Ambas reativas					Ambas fixas	
Cardiovascular							
Lactato (mmol/L)	< 5,0	5,0-10,9			> 11,0		
Pressão arterial média (mmHg) (meses)							
0-< 1	> 46		31-45	17-30			< 16
1-11	> 55		39-54	25-38			< 24
12-23	> 60		44-59	31-43			< 30
24-59	> 62		46-61	32-44			< 31
60-143	> 65		49-64	36-48			< 35
> 144	> 67		52-66	38-51			< 37
Renal	Creatinina mcmol/L (mg/dL)						

(continua)

TABELA 2.5 PELOD II *(continuação)*

Disfunção orgânica e variáveis	Pontos por nível de gravidade						
	0	1	2	3	4	5	6
0-< 1	< 69 (0,78)		> 70 (0,79)				
1-11	< 22 (0,24)		> 23 (0,26)				
12-23	< 34 (0,38)		> 35 (0,39)				
24-59	< 50 (0,56)		> 51 (0,57)				
60-143	< 58 (0,65)		> 59 (0,66)				
> 144	< 92 (1,04)		> 93 (1,05)				
Respiratório							
PaO_2 (mmHg/FiO_2)	> 61		< 60				
$PaCO_2$ (mmHg)	< 58	58-94		> 95			
Ventilação invasiva	Não			Sim			
Hematológico							
Contagem de células brancas (x 10^9/L)	> 2			< 2			
Plaquetas (x 10^9/L)	> 142	77-141	< 76				

Fonte: adaptada de Leteurtre et al.[17].

TABELA 2.6 *Pediatric sequential organ failure assessment score* (pSOFA)

Variáveis	Escore [a]				
	0	1	2	3	4
Respiratório					
PaO_2/FiO_2 [b]	> 400	300-399	200-299	100-199 com suporte respiratório	< 100 com suporte respiratório
$SatO_2/FiO_2$ [c]	> 292	264-291		148-220 com suporte respiratório	< 148 com suporte respiratório
Coagulação					
Plaquetas (x 10^9/L)	> 150	100-149	50-99	20-49	< 20
Hepático					
Bilirrubina (mg/dL)	< 1,2	1,2-1,9	2,0-5,9	6,0-11,9	> 12,0
Cardiovascular					
PAM por grupo de idade ou infusão de droga vasoativa em mg/kg/m [d]					

(continua)

TABELA 2.6 *Pediatric sequential organ failure assessment score* (pSOFA) *(coninuação)*

Variáveis	Escore [a]				
	0	1	2	3	4
< 1 m	> 46	< 46	Dopamina < 5 ou dobutamina (qualquer dose)	Dopamina > 5, epinefrina < 0,1, norepinefrina < 0,1	Dopamina > 15, epinefrina > 0,1, noradrenalina > 0,1
1-11 m	> 55	< 55			
12-23 m	> 60	< 60			
24-59 m	> 62	< 62			
60-143 m	> 65	< 65			
144-216 m	> 67	< 67			
> 216 m [e]	> 70	< 70			
Neurológico					
Escala de coma de Glasgow [f]	15	13-14	10-12	6-9	< 6
Renal					
Cr (por grupo de idade mg/dL)					
< 1 m	< 0,8	0,8-0,9	1,0-1,1	1,2-1,5	> 1,6
1-11 m	< 0,3	0,3-0,4	0,5-0,7	0,8-1,1	> 1,2
12-23 m	< 0,4	0,4-0,5	0,6-1,0	1,1-1,4	> 1,5
24-59 m	< 0,6	0,6-0,8	0,9-1,5	1,6-2,2	> 2,3
60-143 m	< 0,7	0,7-1,0	1,1-1,7	1,8-2,5	> 2,6
144-216 m	< 1,0	1,0-1,6	1,7-2,8	2,9-4,1	> 4,2
> 216 m [e]	< 1,2	1,2-1,9	2,0-3,4	3,5-4,9	> 5,0

[a] O pSOFA foi calculado com cada subescore a cada 24 h. Se uma variável não for anotada em período de 24 h, foi considerada 0. O pSOFA é a soma desses escores e varia de 0 a 24.
[b] PaO_2 foi medida em mmHg.
[c] Apenas medidas abaixo de 97% foram utilizadas.
[d] PAM (medida em mmHg) foi usada para os escores 0 e 1. Infusão de drogas vasoativas em mcg/kg/m para os escores 2 a 4. Infusão com valores máximos em no mínimo 1 hora.
[e] Valores de corte de mais de 18 anos (216 meses) são iguais do SOFA.
[f] Usada escala de Glasgow pediátrica.

Fonte: adaptada de Matics et al.[20].

REFERÊNCIAS BIBLIOGRÁFICAS

1. Pollack MM. Clinical scoring systems in pediatric intensive care. In: Fuhrmanand BP, Zimmerman JJ, editors. Pediatric Critical Care. Saint Louis, MO: Mosby Year Book; 1992.
2. Yeh TS, Pollack MM, Ruttimann UE, Holbrook PR, Fields AI. Validation of a physiologic stability index for use in critically ill infants and children. Pediatr Res. 1984;18(5):445-51.
3. Pollack MM, Ruttimann UE, Getson PR. Pediatric risk of mortality (PRISM) score. Crit Care Med. 1988;16(11):1110-6.
4. Pollack MM, Patel KM, Ruttimann UE. PRISM III: An updated pediatric risk of mortality score. Crit Care Med. 1996;24(5):743-52.
5. Pollack MM, Holubkov R, Funai T, Dean JM, Berger JT, Wessel DL, et al. The Pediatric Risk of Mortality Score: Update 2015. Pediatr Crit Care Med. 2016;17(1):2-9.

6. Shann F, Pearson G, Slater A, Wilkinson K. Paediatric index of mortality (PIM): A mortality prediction model for children in intensive care. Intensive Care Med. 1997;23(2):201-7.
7. Slater A, Shann F, Pearson G. Paediatric Index of Mortality (PIM) Study Group. PIM2: A revised version of the paediatric index of mortality. Intensive Care Med. 2003;29(2):278-85.
8. Straney L, Clements A, Parslow RC, Pearson G, Shann F, Alexander J, et al. Paediatric index of mortality 3: An updated model for predicting mortality in pediatric intensive care*. Pediatr Crit Care Med. 2013;14(7):673-81.
9. Costa GA, Delgado AF, Ferraro A, Okay TS. Application of the Pediatric Risk of Mortality (PRISM) score and determination of mortality risk factors in a tertiary pediatric intensive care unit. Clinics (São Paulo). 2010;64(11):1087-92.
10. Arias Lopez MP, Fernández AL, Ratto ME, Saligari L, Serrate AS, Ko IJ, et al. Pediatric Index of Mortality 2 as a predictor of death risk in children admitted to pediatric intensive care units in Latin America: A prospective, multicenter study. J Crit Care. 2015;30(6):1324-30.
11. Arias Lopez MDP, Boada N, Fernandez A, Fernandez AL, Ratto ME, Siaba Serrate A, Schnitzler E. Performance of the Pediatric Index of Mortality 3 Score in PICUs in Argentina: A Prospective, National Multicenter Study. Pediatr Crit Care Med. 2018;19(12):e653-61.
12. Marshall JC, Cook DJ, Christou NV, Bernard GR, Sprung CL, Sibbald WJ. Multiple organ dysfunction score: A reliable descriptor of a complex clinical outcome. Crit Care Med. 1995;23(10):1638-52.
13. Le Gall JR, Klar J, Lemeshow S, Saulnier F, Alberti C, Artigas A, et al. The logistic organ dysfunction system. A new way to assess organ dysfunction in the intensive care unit. ICU Scoring Group. JAMA. 1996;276(10):802-10.
14. Vincent JL, Moreno R, Takala J, Willatts S, De Mendonça A, Bruining H, et al. The SOFA (Sepsis--related Organ Failure Assessment) score to describe organ dysfunction/failure. On behalf of the Working Group on Sepsis-Related Problems of the European Society of Intensive Care Medicine. Intensive Care Med. 1996;22(7):707-10.
15. Leteurtre S, Martinot A, Duhamel A, Gauvin F, Grandbastien B, Nam TV, et al. Development of a pediatric multiple organ dysfunction score: Use of two strategies. Med Decis Making. 1999;19(4):399-410.
16. Leteurtre S, Martinot A, Duhamel A, Proulx F, Grandbastien B, Cotting J, et al. Validation of the paediatric logistic organ dysfunction (PELOD) score: Prospective, observational, multicentre study. Lancet. 2003;362(9379):192-7.
17. Leteurtre S, Duhamel A, Salleron J, Grandbastien B, Lacroix J, Leclerc F. Groupe Francophone de Réanimation et d'Urgences Pédiatriques (GFRUP). PELOD-2: An update of the PEdiatric logistic organ dysfunction score. Crit Care Med. 2013;41(7):1761-73.
18. Gonçalves JP, Severo M, Rocha C, Jardim J, Mota T, Ribeiro A. Performance of PRISM III and PELOD-2 scores in a pediatric intensive care unit. Eur J Pediatr. 2015;174(10):1305-10.
19. Hamshary AAEE, Sherbini SAE, Elgebaly HF, Amin SA. Prevalence of multiple organ dysfunction in the pediatric intensive care unit: Pediatric Risk of Mortality III versus Pediatric Logistic Organ Dysfunction scores for mortality prediction. Rev Bras Ter Intensiva. 2017;29(2):206-212
20. Matics TJ, Sanchez-Pinto LN. Adaptation and Validation of a Pediatric Sequential Organ Failure Assessment Score and Evaluation of the Sepsis-3 Definitions in Critically Ill Children. JAMA Pediatr. 2017;171(10):e172352.

3 Prevenção da infecção no paciente gravemente doente

Bruno de Melo Tavares
Juliana V. Souza Framil

APÓS LER ESTE CAPÍTULO, VOCÊ ESTARÁ APTO A:
• Definir infecção relacionada à assistência à saúde (IRAS).
• Apontar as epidemiologias nacional e mundial dessas infecções.
• Descrever os mecanismos fisiopatológicos das principais IRAS.
• Aplicar as medidas gerais e específicas para prevenção das infecções mais comuns no cenário da terapia intensiva: infecção primária de corrente sanguínea, pneumonia associada à ventilação mecânica e infecção do trato urinário.

INTRODUÇÃO

Infecções relacionadas à assistência à saúde (IRAS), anteriormente denominadas infecções hospitalares, são definidas como infecções diagnosticadas após um tempo maior ou igual a 72 horas da admissão hospitalar[1].

Nesse cenário, as principais infecções são: infecção primária de corrente sanguínea associada ao cateter venoso central (IPCS), pneumonia associada à ventilação mecânica (PAV) e infecção do trato urinário associado ao cateter vesical de demora (ITU-CVD). Dentre as infecções mais frequentes, a infecção primária de corrente sanguínea é a que apresenta maior potencial prevenível[2].

Essas infecções afetam milhões de indivíduos ao redor do mundo e apresentam alta morbimortalidade e custo elevado[3]. Os custos adicionais para o tratamento de infecção primária de corrente sanguínea, por exemplo, podem alcançar 39 mil dólares por episódio[4,5].

EPIDEMIOLOGIA

Estima-se que a prevalência mundial de IRAS varie de 5 a 10% entre os pacientes internados e entre 20 a 30% nos admitidos em unidade de terapia intensiva (UTI). Nos Estados Unidos, a taxa anual de IRAS é estimada em 1,7 milhão de casos com aproximadamente 100 mil mortes e impacto econômico aproximado de 6,5 bilhões de dólares. Estudos europeus evidenciam incidência aproximada de 5 milhões de pacientes ao ano com custo estimado variando de 13 a 24 bilhões de euros[6].

De acordo com estudos epidemiológicos brasileiros, a prevalência geral de IRAS é 10,8%. Nesse cenário, a infecção mais frequente é pneumonia (3,6%), seguido de infecção de corrente sanguínea (2,9%), infecção de sítio cirúrgico (1,5%) e infecção do trato urinário (1,4%)[7]. Essas taxas são maiores que as reportadas em estudos dos Estados Unidos (4%)[8], Europa (7,1%)[9], China (3,6%)[10] e Cuba (7,3%)[11].

Embora exista escassez de estudos sobre IRAS com população pediátrica e neonatal, sabe-se que a população neonatal e de pacientes críticos apresentam risco maior para desenvolvimento de IRAS, especialmente pneumonia e infecção de corrente sanguínea[7]. Esse fato se deve à imaturidade do sistema imune, imunodeficiências primárias ou adquiridas, necessidade de nutrição parenteral e/ou malformações congênitas[12]. Por esta razão, a incidência de IRAS em neonatos está relacionada com peso ao nascimento, utilização de cateter venoso central (CVC) e tempo de ventilação mecânica (VM)[13].

De acordo com alguns estudos brasileiros, IPCS é a principal infecção em UTI neonatal, embora existam serviços com outras realidades em nosso país[13]. Nesse cenário, Pessoa-Silva et al. evidenciaram densidade de incidência de IPCS em hospitais brasileiros variando de 17,3 IPCS/1.000 CVC-dia em recém nascidos (RN) com peso entre 1.501 g e 2.500 g até 34,9 IPCS/1.000 CVC-dia em RN < 1.000 g. Com relação à PAV, a densidade de incidência variou de 7 PAV/1.000 VM-dia nos RN < 1.000 g a 9,2 PAV/1.000 VM-dia nos RN entre 1.001 a 1.500 g[14].

Nos Estados Unidos, os principais agentes etiológicos envolvidos na patogênese de IRAS na população pediátrica são *Staphylococcus* coagulase negativa e *Staphylococcus aureus*, seguido de *Escherichia coli* e *Klebsiella pneumoniae*[12]. No Brasil, a distribuição etiológica dos agentes identificados em hemoculturas de pacientes com IPCS segue padrão semelhante, sendo os *Staphylococcus* coagulase negativa os principais agentes identificados, seguido de *K. pneumoniae* e *S. aureus*[15].

PATOGÊNESE

Infecção Primária de Corrente Sanguínea

As infecções primárias de corrente sanguínea, no ambiente de terapia intensiva, geralmente estão relacionadas à contaminação de dispositivos invasivos (p. ex., cateteres venosos centrais) ou à translocação bacteriana do trato gastrointestinal. Esta última ocorre principalmente em imunossuprimidos, hepatopatas, portadores de doenças do trato gastrointestinal (p. ex., síndrome do intestino curto) ou com manipulação cirúrgica abdominal[1]. Essa diferenciação é importante, pois identifica as infecções potencialmente preveníveis e as relacionadas a fatores de risco intrínsecos dos pacientes, na maioria das vezes, não modificáveis.

Em relação ao risco de complicações infecciosas, os cateter umbilicais apresentam maior risco de infecção quando comparado com os demais cateteres venosos centrais, pois são introduzidos através de tecidos desvitalizados e com maior colonização bacteriana. Os cateteres venosos centrais de longa permanência totalmente implantáveis são os que apresentam menor risco de complicações infecciosas quando comparado com os demais[16]. Os materiais comumente utilizados para a fabricação de cateteres são o politetrafluoretileno, poliuretano, silicone, poliamida e poliéster. Os cateteres flexíveis, como o de poliuretano, estão associados a menores complicações infecciosas do que cateteres fabricados com cloreto de polivinil ou polietileno[17].

A patogênese das infecções relacionadas ao CVC envolve: colonização extraluminal ou endoluminal do dispositivo, infusão de soluções contaminadas ou, mais raramente, formação de biofilme após episódios de bacteremia (Figura 3.1). Infecções precoces, relacionadas à degermação inadequada da pele, falha na higienização das mãos do profissional envolvido na passagem ou contaminação do material utilizado durante a inserção do dispositivo, podem surgir quando há quebra de barreira durante o procedimento de inserção do cateter. Uma vez instalado, nas duas primeiras semanas, ocorre a colonização extraluminal do cateter, com formação de biofilmes. A partir de então, a colonização endoluminal ganha espaço e pode ser responsável pelas infecções. Quanto maior a manipulação do cateter, maior a chance de colonização, principalmente endoluminal. Isso ocorre porque aumenta o risco de falha na assepsia correta do conector (*hub*), na higienização das mãos do profissional de saúde e/ou no preparo e manipulação das infusões[17].

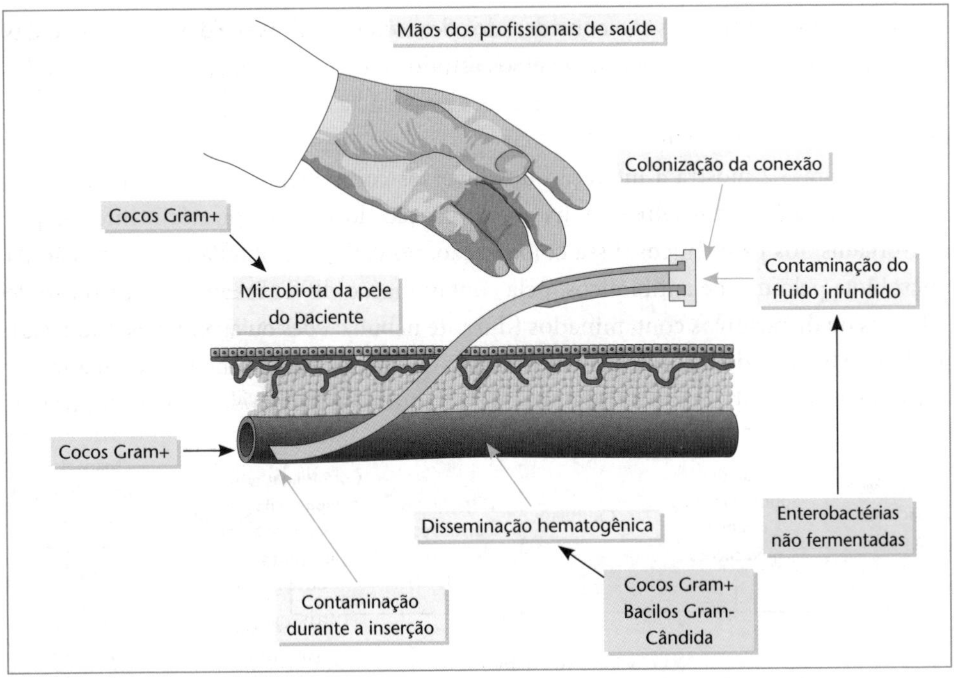

FIGURA 3.1 Patogênese das infecções primárias de corrente sanguínea relacionadas a cateter venoso central (fonte: adaptada de Maki, 1992; Safklare Maki, 2004).

Pneumonia Associada à Ventilação Mecânica

Pacientes sob ventilação mecânica têm elevado risco para desenvolver pneumonias e outras complicações. O desenvolvimento da pneumonia relacionada à assistência à saúde é resultado da interação entre os fatores de risco intrínsecos do paciente, patógenos que colonizam a via respiratória e variáveis epidemiológicas que facilitem essa dinâmica. Os principais fatores de risco para o desenvolvimento de PAV são:

- Situações que aumentam o risco da colonização naso e orofaríngea por microrganismos patogênicos.
- Condições que favorecem a broncoaspiração ou microaspiração, como refluxo gastroesofágico ou fístulas esofagotraqueais, intubações subsequentes ou tentativas consecutivas de intubação sem sucesso.
- Contaminação dos dispositivos invasivos respiratórios por soluções ou mãos dos profissionais de saúde.
- Fatores intrínsecos, como idade, desnutrição, doenças pulmonares de base (como bronquiectasias, doença pulmonar obstrutiva crônica, malformações), imunossupressão, extremos de idade, entre outros.

Os 3 primeiros fatores são considerados de risco modificável e devem ser foco das ações para prevenção da doença. Diversos estudos mostraram redução das densidades de incidência das pneumonias relacionadas à assistência à saúde após introdução sistemática de medidas preventivas[17].

A Figura 3.2 mostra a interação dos diversos componentes que levam ao desenvolvimento da PAV. Inicialmente, há a colonização do trato respiratório inferior por microrganismos patogênicos. Essa colonização, no geral, é facilitada pela alteração da microbiota pelo uso de antibióticos, pela contaminação da via respiratória pelo uso de soluções ou dispositivos contaminados (durante nebulizações ou aspirações traqueais), quebra de higiene de mãos dos colaboradores, quebra da barreira natural com a introdução de dispositivo invasivo (tubo oro, nasotraqueal ou cânula de traqueostomia) ou

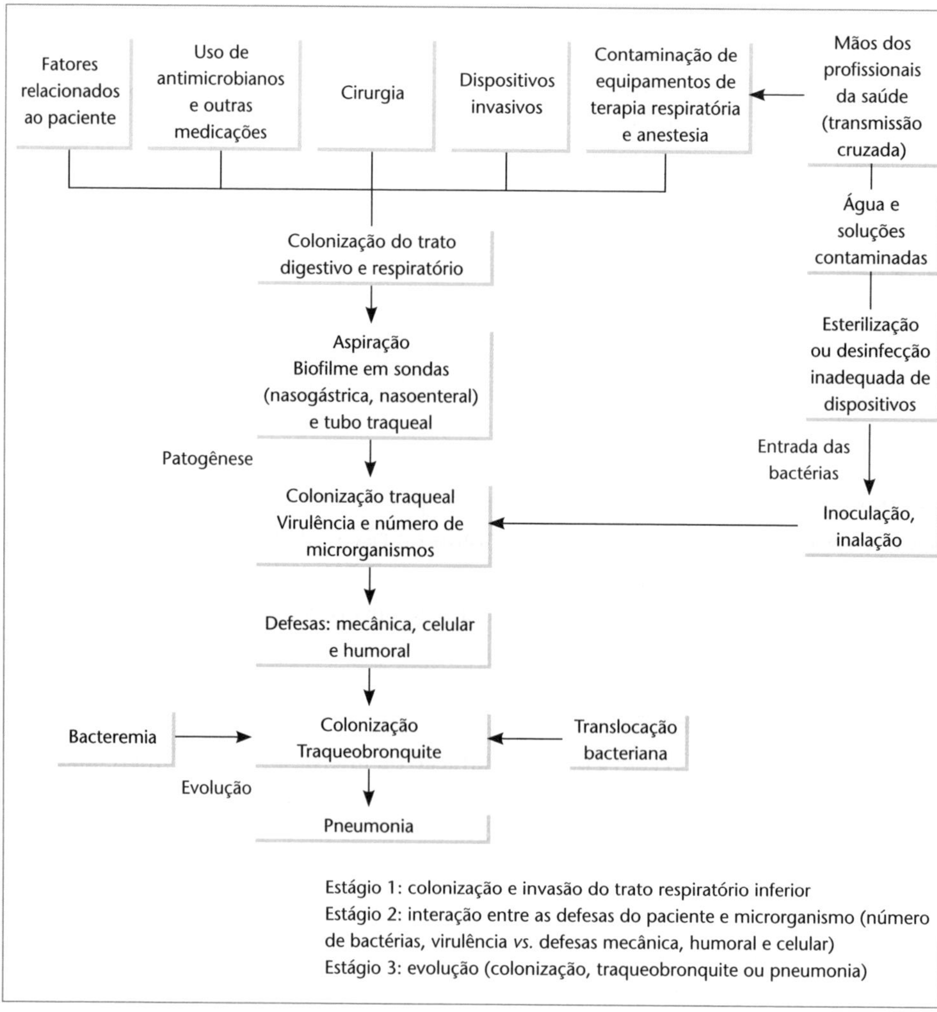

FIGURA 3.2 Fatores envolvidos na patogênese da pneumonia relacionada à assistência à saúde[15] (fonte: adaptada de Craven et al., 2007).

realização de outros procedimentos invasivos. O acúmulo de condensado no circuito do respirador é meio de cultura para bactérias e pode ser fonte de contaminação do ar inalado. A interação entre as defesas do paciente e microrganismo (número de bactérias e virulência *versus* defesa mecânica, humoral e celular) determinam a evolução para colonização ou infecção (traqueobronquite ou pneumonia). A aquisição do microrganismo por via hematogênica, embora mais rara, também pode ser causa de PAV (Figura 3.3)[17].

A principal causa das pneumonias relacionadas à assistência à saúde é a broncoaspiração. Aspirações maciças são mais raras e costumam ter impacto clínico abrupto, causando, em primeiro momento, pneumonite química, mudança na colonização da via aérea inferior e, consequentemente, pneumonia bacteriana. No geral, as microaspirações são mais frequentes e silenciosas. No caso dos pacientes em ventilação mecânica, pode haver inoculação direta de microrganismos por fonte exógena (mãos dos profissionais de saúde ou por materiais ou soluções contaminadas) de microrganismos mais agressivos, que colonizam o ambiente próximo ao paciente. Além disso, condições do próprio paciente podem levar à micro ou macroaspiração, como redução do nível de consciência, doenças neurológicas que prejudiquem a deglutição e refluxo gastroesofágico. Mesmo em pacientes com tubo endotraqueal com *cuff*, pode ocorrer acúmulo de secreção acima do balonete e penetração na traqueia quando o balonete é desinsuflado ou danificado.

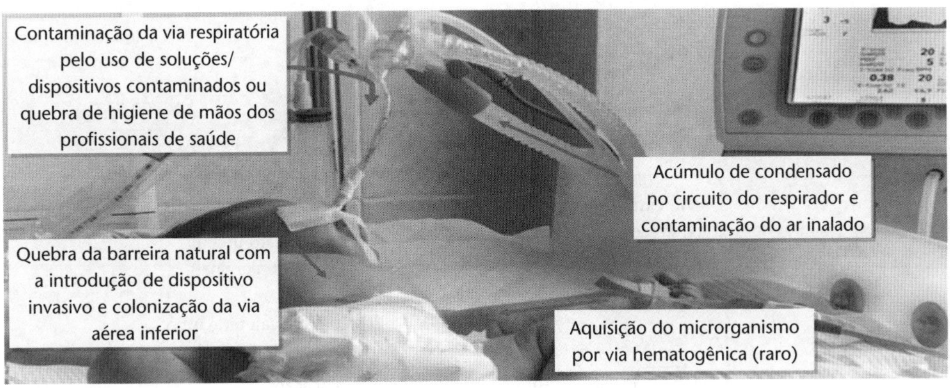

FIGURA 3.3 Patogênese da pneumonia associada à ventilação mecânica.

Infecção do Trato Urinário Associada ao Cateter Vesical de Demora

Os microrganismos podem alcançar o trato urinário por 3 vias: hematogênica, linfática e ascensão pela uretra através do tubo de drenagem. Dentre esses mecanismos, a infecção por ascensão de patógenos via uretral é a mais frequente[18]. Pacientes do sexo feminino apresentam maior risco para desenvolvimento de infecção do trato urinário em razão da menor extensão anatômica da uretra feminina e a maior proximidade entre a vagina e o ânus.

Nos pacientes com cateter vesical de demora, a contaminação pode se dar por meio da (Figura 3.4):

- Colonização extraluminal: em razão da colonização perineal pela microbiota retal, é possível que os microrganismos colonizem a superfície externa do cateter, favorecendo a penetração através do meato uretral e causar infecção. Essa é a via de infecção mais comum.
- Colonização intraluminal: essa via de infecção ocorre pela colonização do lúmen do cateter por meio de fluxo retrógrado, proveniente da bolsa coletora ou por contaminações secundárias à abertura do sistema.

Outra via menos frequente, mas que pode apresentar um papel importante na patogênese da ITU-CVD é a penetração direta de patógenos na bexiga por procedimentos invasivos ou cirurgia do trato urinário[18].

Entende-se que o tempo de permanência do cateter vesical de demora é fator determinante para a colonização e a infecção. O crescimento bacteriano se inicia após a instalação do dispositivo na proporção de 55 a 10% ao dia, estando presente em todos os pacientes com esse dispositivo após 4 semanas[17].

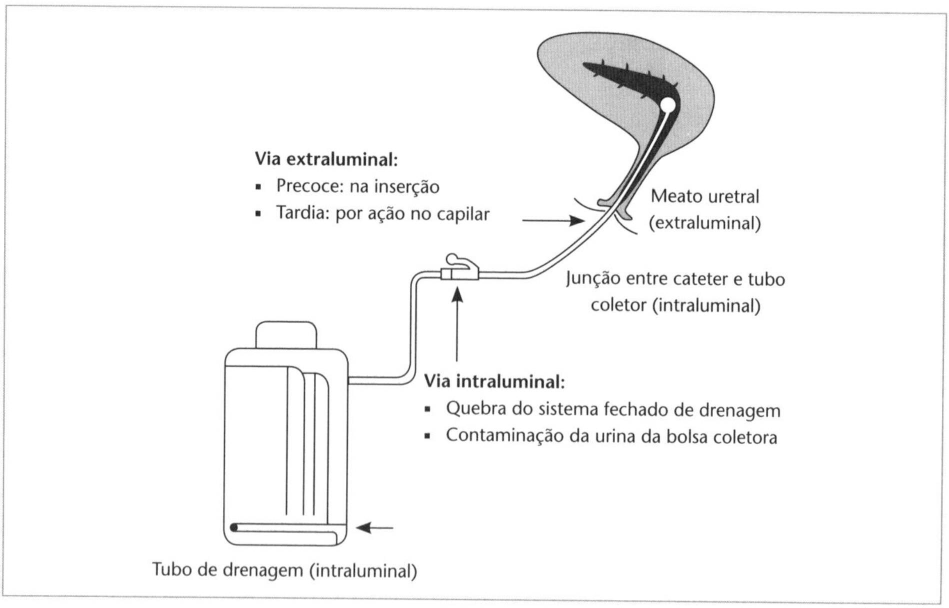

FIGURA 3.4 Patogênese da infecção do trato urinário/cateter vesical de demora (fonte: adaptada de CDC, 2014[1]).

MEDIDAS GERAIS NA PREVENÇÃO DE IRAS

Para prevenção de infecções nas unidades, é importante que exista equipe assistencial em número suficiente, a depender da gravidade e do grau de complexidade dos pacientes. É sabido que um número de funcionários menor que o recomendado está relacionado à sobrecarga e, consequentemente, ao maior número de infecções. A capacitação e o treinamento periódicos de funcionários também são de suma importância nesse cenário. A rotatividade de colaboradores geralmente está associada à menor familiaridade com as rotinas das unidades, com consequente falha no cumprimento dos protocolos locais[17].

As fontes mais comuns de infecções relacionadas à assistência à saúde podem ser: mãos dos profissionais da saúde, ambiente no qual o paciente se encontra e artigos para a saúde. Nesse cenário, as mãos dos profissionais de saúde constituem a principal ponte entre os pacientes colonizados/infectados e os que não apresentam tal condição[19].

As mãos dos profissionais de saúde já foram identificadas como fonte de surto de IRAS causados por bactérias Gram-negativas multirresistentes (*Acinetobacter* spp., *Stenotrophomonas maltophilia* e *Klebsiella pneumoniae* produtora de ESBL, por exemplo) além de fonte de surto de infecção em uma unidade de neonatologia de um hospital brasileiro em razão da presença de onicomicose[20]. Diante disso, a higiene de mãos apresenta papel fundamental na prevenção e controle de IRAS.

A pele humana pode ser colonizada por microrganismos em diferentes concentrações por centímetro quadrado. É possível encontrar 2 tipos de microbiota: transitória e residente. A microbiota transitória coloniza a camada superficial da pele, sobrevivendo por curto período e é passível de remoção pela higiene de mãos adequadas. Já a microbiota residente está aderida às camadas mais profundas da pele, sendo mais resistente à remoção[19].

Para a realização da higiene de mãos, os profissionais podem utilizar diferentes produtos, como água e sabão ou preparações antissépticas (álcool ou clorexidina, por exemplo). Em geral, as preparações alcoólicas, em concentração adequada, são mais efetivas para higiene das mãos quando comparadas com água e sabão, entretanto em algumas situações, como presença de sujidade visível nas mãos ou nos casos de diarreia por *Clostridioides difficile*, deve-se preferir água e sabão em razão da baixa eficiência das preparações alcoólicas nessas situações[19].

Há algum tempo, o ambiente no qual o paciente se encontra não apresentava papel relevante na patogênese de infecção, entretanto, atualmente, esse componente apresenta papel de destaque no cenário de prevenção e controle de IRAS[21]. Com relação ao tempo de permanência no ambiente, estudos científicos evidenciam que agentes patogênicos, como bacilos Gram-negativos, incluindo *Acinetobacter baumannii* multirresistente, *Staphylococcus aureus* resistente à vancomicina (MRSA) e *Enterococcus* sp. resistente à vancomicina (VRE) podem persistir no ambiente por dias e até meses, aumentando, dessa forma, o risco para transmissão cruzada[22].

Diante disso, os cuidados com limpeza e desinfeção do ambiente contaminado representam uma importante medida de prevenção da disseminação de patógenos para os pacientes, sendo necessário aplicar técnicas adequadas que garantam a execução dos processos de limpeza ambiental[21].

Além dessas, existem ainda medidas adicionais que devem ser aplicadas em pacientes com colonização/infecção por agentes específicos. Essas medidas são divididas em 2 categorias: precauções-padrão e precauções específicas. As precauções-padrão são compostas por medidas que devem ser aplicadas em todos os pacientes independentemente do cenário de assistência à saúde ou suspeita de algum agente infeccioso específico. Já as precauções específicas são aplicadas para os pacientes nos quais haja suspeita ou confirmação de colonização/infecção por agentes etiológicos específicos que requeiram medidas de controle adicionais baseadas na forma de transmissão. As medidas específicas envolvem precaução de contato, gotícula e aerossóis ou combinações de duas delas (contato e gotícula nos casos de suspeita de quadro respiratório viral ou contato e aerossóis nos casos de suspeita de varicela, herpes-zóster disseminado ou herpes-zóster no paciente imunossuprimido).

Para a precaução de contato, é preconizado internamento em quarto privativo além do uso de avental e luvas durante a assistência ao paciente. Caso não seja possível interná-lo em quarto privativo, deve-se priorizar coorte de pacientes colonizados/infectados pelo mesmo agente etiológico. Nos casos de precaução de gotícula, deve-se priorizar a internação em quarto privativo e o uso de máscara cirúrgica. Caso não seja possível interná-lo em quarto privativo, é recomendada a realização de coorte de pacientes com a mesma doença, respeitando a distância mínima de 1 m entre os leitos, uma vez que as gotículas possuem tamanho maior que 5 micra e depositam-se a curta distância. Já para os casos de precaução por aerossóis, o paciente deverá ser internado em quarto privativo com sistema de ventilação de ar especial com pressão negativa em relação às adjacências, filtragem de ar com filtros de alta eficiência e com 6 a 12 trocas de ar por hora. Caso a instituição não disponha de quartos com essas especificações, deve-se manter o paciente em quarto privativo com as portas fechadas e com boa ventilação. Os profissionais da saúde deverão utilizar máscara N95 durante a assistência aos pacientes em precaução por aerossóis.

Em todos os tipos de precauções a higiene de mãos deve ser realizada conforme os 5 momentos preconizados pela Organização Mundial da Saúde (Figura 3.5). Nos casos em que o paciente se encontre em precauções específicas, deve-se limitar o transporte para exame e avisar o setor da realização do exame sobre as precauções necessárias. Para os casos de precaução por gotículas ou aerossóis, o paciente deve utilizar máscara cirúrgica durante todo o período em que estiver fora do quarto.

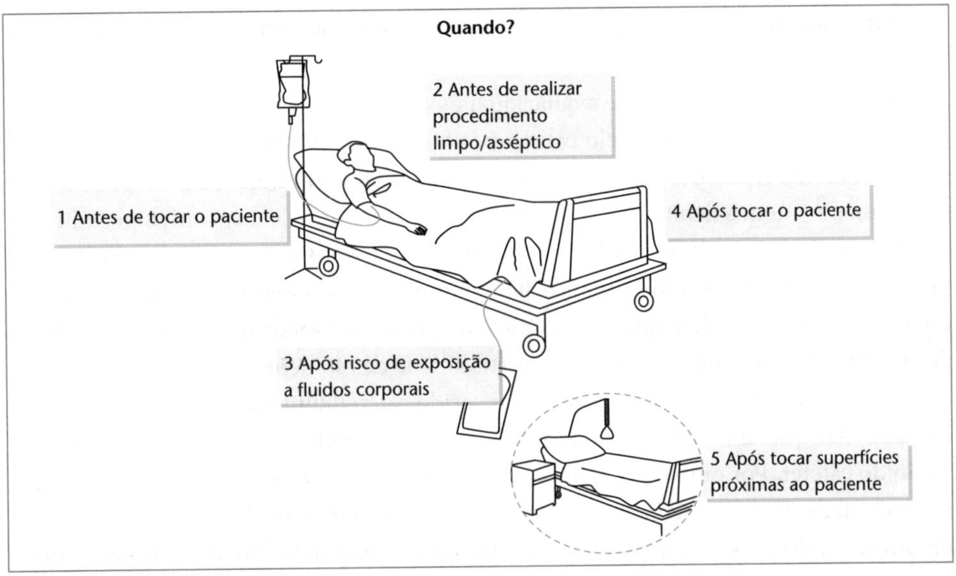

FIGURA 3.5 Cinco momentos de higiene de mãos.
Fonte: OMS.[6]

MEDIDAS PARA PREVENÇÃO DE INFECÇÕES EM SÍTIOS ESPECÍFICOS

Infecção Primária de Corrente Sanguínea Associada ao Cateter Venoso Central

Estratégias para prevenção de infecções primárias de corrente sanguínea relacionadas a cateteres devem ser focadas em 3 momentos principais: (i) escolha/indicação; (ii) passagem; e (iii) manutenção/manipulação.

Indicação e escolha do acesso venoso

O ponto de partida para prevenção das infecções relacionadas aos cateteres venosos encontra-se na indicação. A escolha do tipo de cateter, assim como do local de inserção estão diretamente relacionadas à incidência de complicações. Para escolher o tipo de cateter adequado, deve ser avaliado o objetivo da inserção, a duração da terapia proposta, a viscosidade do fluido a ser infundido e as condições do leito vascular do paciente.

São indicações para passagem de CVC[17]:

- Falência completa de condições de acesso venoso periférico em pacientes recebendo medicações parenterais.
- Instabilidade hemodinâmica ou necessidade de uso de drogas vasoativas.
- Acesso à terapia dialítica.

- Administração de medicações que não possam ser administradas por via periférica.

Uma vez indicado, deve-se avaliar qual é o cateter mais apropriado para cada paciente. Quando a escolha for pelo cateter periférico, preferir aqueles menos calibrosos, pois causam menos lesões vasculares por trauma direto com a parede do vaso e, consequentemente, menos flebite mecânica. Além disso, esse tipo de dispositivo permite que o sangue no interior do vaso tenha maior fluidez, reduzindo o acúmulo das medicações no interior do vaso, causando menos flebite química. Para definir qual será o tipo de cateter central mais adequado para o paciente, deve-se avaliar qual o tempo previsto de terapia, o número de drogas e a compatibilidade das soluções. O número de lúmens deve ser calculado de forma que não seja inserido cateter com lúmens desnecessários, a fim de evitar que uma das vias fique sem uso, contribuindo apenas para maior colonização do cateter. Por outro lado, a inserção de cateteres monolúmens em pacientes que necessitam de diversas medicações ao mesmo tempo é prejudicial, pois leva à passagem de um segundo acesso central ou a múltiplas punções periféricas para receber outras medicações. As diretrizes recomendam que seja passado um cateter com o mínimo de lúmens necessário para o manejo do paciente[17,23].

As indicações de inserção de cateteres de longa permanência são[17]:

- Plano de terapia infusional prolongado. Caso o tempo de acesso previsto seja maior que 21 dias, preferir cateteres de longa permanência (PICC, cateteres tunelizados ou totalmente implantáveis).
- Pacientes onco-hematológicos em quimioterapia.
- Necessidade de hemodiálise por mais de 21 dias (indicação de cateteres tunelizados).
- Necessidade de nutrição parenteral prolongada.

A localização dos cateteres também influencia na incidência de complicações. Acessos periféricos em membros inferiores tendem a causar mais flebite e trombose, exceto em pacientes menores que ainda não deambulam, motivo pelo qual se deve preferir acessos venosos periféricos em membros superiores. Em pacientes pediátricos, deve-se buscar vasos mais calibrosos, cuja probabilidade de duração seja maior. As melhores opções para localização dos acessos periféricos são face dorsal ou ventral dos antebraços, mão e braço. Em menores de 3 anos, as veias da cabeça podem ser consideradas. Deve-se evitar a área antecubital e regiões de flexão, áreas próximas a lesões cutâneas e regiões de leito venoso com comprometimento prévio (flebites ou trombos).

A localização dos acessos venosos centrais tem maior impacto em adultos. Nessa população, há menor risco de infecção quando se opta pela via subclávia, seguida da jugular e, por último, femoral. Por esse motivo, a via femoral deve ser evitada nessa população, sendo utilizada apenas em situações com contraindicação de acessos nos demais sítios (por trombose, por exemplo) ou por risco de realização do procedimento nos sítios preferenciais (por coagulopatia ou plaquetopenia, por exemplo). Quando optado pelo acesso femoral, orienta-se a troca eletiva por outro sítio de menor risco de infecção, idealmente, dentro de 48 horas após a passagem[23]. A diferença entre a incidência de infecção nas diferentes topografias dos acessos, entretanto, não foi observada na população pediátrica e, portanto, não se pode estender essa recomendação para esses pacientes[17].

Passagem do cateter

No momento da passagem do cateter, uma série de medidas deve ser tomada. A técnica estéril de inserção é fundamental para o desfecho favorável. O ideal é que o processo seja monitorado e documentado, a fim de assegurar as melhores práticas para prevenção de infecções e segurança do paciente. Uma forma de avaliar esse processo é aplicar um *checklist* com as principais etapas do processo, chamado pacote de medidas ou *bundle*, ferramenta importante para buscar fragilidades que justifiquem as infecções e estratégias para evitá-las[17,23].

O profissional envolvido na inserção do cateter deve realizar o preparo cirúrgico das mãos, com clorexidina degermante a 2% ou preparações alcoólicas. A paramentação deve ser completa: gorro, óculos, máscara cirúrgica, luvas estéreis e avental impermeável de manga longa estéril[24]. Os demais profissionais envolvidos na passagem devem realizar higienização das mãos respeitando os 5 momentos de higiene de mãos preconizados pela Organização Mundial da Saúde (OMS), utilizar gorro e máscara cirúrgica.

Antes da passagem de acessos venosos periféricos, recomenda-se realizar o preparo da pele, removendo a sujidade visível com água e sabão e, posteriormente, aplicar o produto antisséptico alcoólico (clorexidina 0,5%, iodopovidona [PVPI] alcoólico 10%, álcool 70%), deixando-o secar espontaneamente. O preparo da pele para passagem de cateteres venosos centrais envolve a antissepsia com clorexidina alcoólica em concentração ≥ 0,5%, durante aproximadamente 30 segundos, em movimentos de vai e vem ou do centro para a periferia. É fundamental deixar o antisséptico secar para que haja distribuição e fixação adequadas na pele. A degermação prévia com clorexidina degermante é opcional. Recomenda-se degermação apenas quando a pele estiver visivelmente suja[17].

Quando houver a necessidade de remover pelos no sítio de inserção, deve-se realizar com tricotomizador elétrico, pelo menor risco de microtraumas na pele, melhor colonização bacteriana e, consequentemente, menor risco de infecção, quando comparado a outras técnicas de tricotomia (uso de lâminas ou cera)[17].

Em relação à cobertura do campo de inserção do dispositivo, deve-se utilizar campo estéril ampliado, de forma a cobrir todo o corpo do paciente[17,23].

É preconizado limitar ao máximo o número de tentativas de punção por profissional. Idealmente, o primeiro profissional deve realizar apenas 2 tentativas de punção, devendo puncionar o paciente, no máximo, 4 vezes. Quanto maior o número de punções durante

24 horas, maior o risco de quebra da barreira cutânea e, consequentemente, invasão de bactérias colonizantes da pele. Isso tem maior impacto na neonatologia, quando há imaturidade da pele do ponto de vista funcional e anatômico – a pele do recém-nascido (RN) é mais delgada, friável, com maior absorção de substâncias e maior facilidade de translocação bacteriana, induzida facilmente por traumas[17,25].

Preferir a inserção guiada por ultrassonografia. A técnica guiada reduz o risco de múltiplas punções e, consequentemente, menor o risco de infecções, além de estar associada a menores taxas de complicações mecânicas[17,23].

Cateteres inseridos em situações de emergência, sem cumprimento de todos os passos para garantir a técnica estéril, devem ser repassados eletivamente em até 48 horas[17].

Cateteres totalmente implantáveis devem ser inseridos em ambiente controlado, como centro cirúrgico. Não há recomendação de uso de profilaxia antimicrobiana na inserção ou na manutenção dos dispositivos[17].

Manutenção e manipulação dos cateteres

O primeiro curativo do sítio de inserção deve ser realizado com gaze e fita adesiva estéreis. Essa cobertura deverá ser trocada após 48 horas. A partir de então, o curativo pode ser realizado com película transparente semipermeável estéril, que deverá ser trocada a cada 7 dias. Em óstios sangrantes ou pacientes diaforéticos, preferir curativo com gaze e fita adesiva estéril, para facilitar a absorção da secreção. Caso haja sujidade, soltura, secreção ou o curativo esteja molhado, recomenda-se troca imediata, independentemente do prazo. O atraso na troca de curativos inadequados está associado ao aumento do risco de infecções em 4 a 12 vezes[17]. Inspecionar o óstio do cateter, pelo menos 1 vez ao dia, em busca de sujidade, secreções, sinais flogísticos ou curativos danificados[17]. Cateteres semi-implantáveis tunelizados, após 2 a 4 semanas, com cicatrização completa do óstio, poderão ficar sem cobertura.

Durante o banho, preconiza-se proteger o cateter, o curativo e as conexões (*hubs*) com o objetivo de prevenir infecção[17].

Durante a manipulação do cateter, deve-se realizar a desinfecção dos conectores e conexões com *swab* alcoólico, gaze embebida em álcool 70% ou clorexidina alcoólica ≥ 0,5%, em movimentos de fricção (*scrub the hub*), durante 5 a 15 segundos[17].

Para a punção do reservatório dos cateteres totalmente implantáveis (*port*), recomenda-se utilização de máscara cirúrgica (pelo profissional e paciente), técnica asséptica com luvas estéreis. Realizar antissepsia da pele com gluconato de clorexidina ≥ 0,5% antes da punção. A agulha deverá ser mantida por até 7 dias, sob cobertura estéril[17].

A retirada do cateter é a medida mais eficaz para prevenir infecções de corrente sanguínea relacionada ao dispositivo[17,24]. Diariamente, em visita médica, deve ser reavaliada a necessidade de permanência do cateter. Entretanto, em cateteres íntegros e sem sinais de infecção, com indicação de permanência, a troca pré-programada não deve ser realizada como medida de prevenção, exceto para cateteres umbilicais, em que o tempo máximo de permanência sugerido é de 5 dias para cateteres arteriais e 7 a 14 dias para os venosos. Trocas por fio-guia devem ser limitadas às complicações não infecciosas, como mau funcionamento, ruptura ou obstrução. Cateteres trocados por fio-guia estão relacionados à maior taxa de colonização, infecção de óstio de cateter e infecção de corrente sanguínea[17,23].

Todos os componentes da terapia infusional (conectores, equipos, extensores etc.) devem ser trocados segundo recomendação vigente dada pela Agência Nacional de Vigilância Sanitária (Anvisa)[17].

A técnica asséptica durante o preparo das medicações deve ser atendida desde a manipulação na farmácia até a infusão à beira leito. É fundamental a realização de higiene de mãos antes e depois de entrar em contato com o material, frascos de medicações, soluções endovenosas, superfícies em que a medicação é preparada, respeitando os 5 momentos de higiene de mãos[17].

Pacientes que utilizam cateteres de longa permanência, muitas vezes, vão para casa com o acesso e têm os cuidados com os curativos e a manipulação dos conectores realizados pelo próprio paciente e/ou familiares. Nesse contexto, a educação, a conscientização e a orientação dos cuidados necessários para prevenir complicações devem ser dados ao responsável pela manipulação. Deve ser orientada a importância da inspeção diária do óstio do cateter e necessidade de procurar o serviço de saúde na presença de hiperemia ou saída de secreção local[26].

Outras medidas de prevenção

Além das medidas básicas citadas para prevenir infecções relacionadas a cateteres, existem medidas adicionais, das quais se pode lançar mão quando já existe boa adesão às práticas básicas e ainda há incidência elevada de infecção, ou quando há pacientes de elevado risco de infecções ou cujas complicações dessas infecções sejam potencialmente graves (como portadores de dispositivos endovasculares, próteses articulares etc.):

- Cateteres impregnados com antimicrobianos ou antissépticos (minociclina, rifampicina, clorexidina, sulfadiazina de prata): estudos mostraram redução de 38 a 51% na incidência de infecção de corrente sanguínea com o uso desses dispositivos na população adulta. Poucos estudos avaliaram o desenvolvimento de resistência microbiana pelo uso desses dispositivos. Naqueles que avaliaram esse desfecho, o impacto no desenvolvimento de resistência não se mostrou importante. Dispositivos impregnados com minociclina/rifampicina foram avaliados em 1.485 pacientes internados em UTI pediátrica na Inglaterra e mostrou redução de 75% das infecções. Ainda não há no mercado cateteres impregnados com clorexidina/sulfadiazina de prata com diâmetro para a população pediátrica. Quando são comparados os custos relacionados à aquisição rotineira de cateteres impregnados (com menor incidência de infecção de corrente sanguínea) aos custos da passagem de cateter convencional, internação e tratamento de infecções, o uso dos cateteres impregnados é custo-efetivo[17,23].

- Utilizar esponjas impregnadas com clorexidina ou coberturas semipermeáveis de poliuretano com gel hidrofílico contendo gluconato de clorexidina a 2% (curativos impregnados com clorexidina): considerada medida adicional para redução de infecções de corrente sanguínea relacionada a cateteres em pacientes de UTI. Foi relacionado à redução das taxas de infecção em cenários de UTI adulta e pediátrica, oferecendo benefício adicional na maioria dos estudos. Essas coberturas oferecem benefício mesmo quando estão sendo utilizados cateteres impregnados com clorexidina[17,23].
- Realizar banhos com clorexidina (clorexidina degermante a 2% com enxágue ou toalhas impregnadas com clorexidina a 2% sem enxágue): utilizado em UTI pediátricas e neonatais com objetivo de reduzir a colonização bacteriana cutânea, principalmente de Gram-positivos, como *Staphylococcus aureus* (inclusive resistentes à oxacilina) e *Enterococcus* sp. (inclusive resistentes à vancomicina). O efeito residual da clorexidina na pele é de 4 a 6 horas e tem se mostrado uma técnica eficaz como medida de redução de infecções de corrente sanguínea relacionadas a cateteres. É importante não aplicar o produto na região cefálica, principalmente pela ototoxicidade. A rotina do banho com clorexidina pode ser diária ou até semanal, a depender do protocolo estabelecido pelo serviço. Em RN, a frequência do banho depende do peso e da idade gestacional. Quando a prática for adotada pelo serviço, deve-se observar sinais de toxicidade cutânea e neurotoxicidade. Se presentes, suspender o uso do produto no paciente[24]. Deve ser monitorado o desenvolvimento de resistência bacteriana à clorexidina nas cepas da unidade. É sabido existência de resistência cruzada entre clorexidina e polimixina B, o que pode ser um indício para o desenvolvimento dessa resistência[27]. Pelo risco de desenvolvimento de resistência ao antisséptico e a antibióticos, recomenda-se cautela para introdução dessa prática. Caso haja resistência à clorexidina, o banho rotineiro com clorexidina deve ser descontinuado na unidade[17,25].
- Uso de *lock* profilático com substâncias com propriedades antimicrobianas em dispositivos de longa permanência: pode ser recomendado para pacientes em quimioterapia, nutrição parenteral e hemodiálise. A aplicação dessas substâncias é realizada enquanto o cateter não está sendo utilizado e permanece fechado, por período longo, com o intuito de prevenir a formação de biofilme endoluminal. Na literatura, encontram-se diversas substâncias utilizadas como *lock* preventivo: antibióticos (gentamicina, minociclina), EDTA, etanol 70%, taurolidina:

- Os antibióticos no cenário de *lock* profilático foram associados ao aumento de resistência bacteriana e não são recomendados. Além disso, há relato de surdez neurossensorial com uso de gentamicina em *lock* profilático.
- O etanol tem sido utilizado no contexto de crianças em nutrição parenteral, com desempenho promissor. Deve ser utilizado em cateteres de silicone, pelo risco de incompatibilidade e potencial de danificar cateteres de outros materiais. São vantagens em utilizar o etanol: ação contra fungos e bactérias, boa penetração em biofilmes, baixo potencial para indução de resistência, propriedades anticoagulantes e fibrinolíticas, baixo custo e poucos efeitos colaterais. Os efeitos colaterais potencialmente relacionados são alterações neurológicas, como vertigem ou confusão mental, elevação das provas de função hepática, efeito antabuse quando utilizado em conjunto com metronidazol. Tais efeitos raramente foram descritos na literatura[17,28].
- A taurolidina é um derivado da taurinamida, com efeito antibacteriano e antifúngico, que pode ser utilizada como *lock* preventivo para pacientes em quimioterapia, nutrição parenteral total ou hemodiálise. Há relatos de redução de risco de infecção em até 70%, com poucos efeitos colaterais associados. Uma das vantagens é o baixo risco de desenvolvimento de resistência[17].

- Pomadas antimicrobianas no óstio dos cateteres: recomendadas apenas para cateteres de hemodiálise, após cada sessão. As opções são pomadas contendo PVPI a 10% ou polisporina tripla (bacitracina, polimixina e gramicidina)[17].
- Protetores de conectores impregnados com antissépticos (álcool isopropílico): realizam uma espécie de desinfecção passiva, substituindo a desinfecção ativa recomendada (fricção com antisséptico durante 5 a 15 segundos [*scrub the hub*]), com resultados superiores[23]. Além de reduzir as infecções de corrente sanguínea, também reduziu as contaminações de hemoculturas. A dificuldade de implantar essa tecnologia nos serviços está relacionada ao custo elevado[17].

Pneumonia Associada à Ventilação Mecânica (PAV)

As medidas específicas para prevenção de PAV visam a reduzir o risco de risco da colonização naso e orofaríngea por microrganismos patogênicos, evitar a macro ou microaspiração e contaminação dos dispositivos invasivos respiratórios por soluções ou mãos dos profissionais de saúde. A higiene de mãos deve fazer parte da prevenção de todas as infecções no ambiente hospitalar. Os dispensadores de solução alcoólica devem estar estrategicamente localizados à beira do leito do paciente para facilitar a adesão durante os procedimentos.

As medidas para prevenção de PAV devem compor o pacote de medidas ou *bundle* de prevenção de PAV, isto é, *checklist* diário a ser aplicado à beira do leito contendo as principais medidas de prevenção de infecção no paciente sob ventilação mecânica. A aplicação de todas as medidas do *bundle* em conjunto tem maior impacto do que a aplicação de cada uma das medidas isoladamente. Há maior evidência dessas práticas aplicadas na população adulta, com pouca evidência de algumas medidas nas populações pediátrica e neonatal. Entretanto, diante do potencial benefício na redução de infecções, a maioria dessas medidas é considerada como boa prática e deve ser inserida no dia a dia das UTI pediátrica e neonatal. Medidas que reduzem a incidência de PAV e não oferecem riscos aos pacientes são consideradas básicas de prevenção. Medidas sem evidência confirmada de redução à PAV, mas com benefício potencial e que não ofereçam riscos ao paciente, são chamadas medidas especiais de prevenção. O serviço de saúde pode lançar mão das medidas especiais caso a realização das medidas básicas já esteja sendo feita e ainda haja incidência elevada de PAV. O Quadro 3.1 resume os itens básicos e especiais do *bundle* de prevenção à PAV na pediatria e neonatologia.

Uma vez que a sedação, o rebaixamento do nível de consciência e a colocação de um dispositivo endotraqueal inibem mecanismos de defesa naturais, como a tosse e o batimento ciliar do epitélio respiratório, e o uso de inibidores da bomba de prótons ou bloqueadores de receptores de histamina modifica o pH gástrico, contribuindo para a mudança da microbiota natural e predispondo à colonização por bactérias patogênicas, é importante que o paciente esteja bem posicionado, a fim de dificultar o refluxo gastroesofágico e a aspiração destas secreções. Por esse motivo, recomenda-se adequar o decúbito de pacientes sob ventilação mecânica de 30° a 45°. Na neonatologia, a altura recomendada da cabeceira é de 15° a 30°, pela dificuldade de manter o RN em decúbito mais elevado. O decúbito elevado ainda contribui para maior expansibilidade pulmonar e melhor desempenho ventilatório. Pacientes sob ventilação mecânica em pressão de suporte fazem maiores volumes correntes com as mesmas pressões em decúbito elevado, quando comparado à posição supina. Além disso, há menor incidência de atelectasias com decúbito elevado. O nível de evidência dessa recomendação não é forte, entretanto, por se tratar de medida simples, de fácil execução, com baixo potencial de complicações e sem custo adicional, é recomendada nas principais diretrizes sobre o assunto. Na faixa etária pediátrica, quanto menor o paciente, mais difícil mantê-lo em decúbito elevado. As UTI pediátricas e neonatais podem adotar medidas adaptativas para tentar adequar o paciente em decúbito elevado no leito, como colocação de anteparos (compostos por material higienizável e macio)[17,25,29].

Evitar a intubação desnecessária, com realização de ventilação não invasiva, cateter nasal de alto fluxo, quando indicado, consiste em boa prática e medida básica na prevenção de PAV nas populações pediátrica e neonatal. Quando possível, a ventilação não invasiva (VNI), em contraste com a ventilação mecânica invasiva, mantém as barreiras de defesa naturais de proteção e não envolve a invasão da via aérea por corpo estranho, o que aumenta o risco de contaminação e inoculação de patógenos na árvore respiratória. A VNI é medida de prevenção à PAV no contexto de evitar a intubação desnecessária, mas, quando indicada, a intubação não deve ser adiada pela realização de VNI (ver capítulos específicos sobre manejo de via aérea e ventilação mecânica)[17,29].

Outra medida básica é a redução do tempo de ventilação mecânica, realizada pela manutenção dos níveis de sedação no mínimo necessário, permitindo o despertar dos pacientes e desmame ventilatório. Avaliar a possibilidade de extubação diariamente. Utilizar protocolos de sedoanalgesia com a aplicação de escores para avaliar dor, sedação, *delirium*, de modo a conseguir o desmame dos sedativos, possibilitar o desmame ventilatório e evitar extubação acidental. Fazer uso criterioso de bloqueadores neuromusculares, pelo potencial risco de complicações, como efeitos cardiovasculares, autonômicos (vagolíticos), redução do fluxo linfático, lesão de pele, nervos periféricos, córnea. O uso contínuo de bloqueadores neuromusculares, idealmente, não deve exceder 48 horas e deve ser reservado para pacientes com quadro de síndrome do desconforto respiratório agudo, manejo da asma grave e síndrome compartimental abdominal[17,25,29].

Preferir intubação endotraqueal em vez da intubação nasotraqueal, pelo risco de complicação com sinusite com tubos nasotraqueais. Quando possível, preferir tubos com *cuff*. Historicamente, intensivistas tinham a preferência pela intubação pediátrica com tubos sem *cuff* pelo receio de complicação com estenose subglótica. Recentemente, os estudos comprovaram a segurança de tubos com *cuff* nas populações de RN a termo e pediátrica, sendo esses preferidos por reduzir o risco de microaspiração. A pressão de *cuff* deve ser medida diariamente e mantida no mínimo necessário para oclusão da via aérea e prevenir escapes de ar, com alvo de aproximadamente 20 cmH_2O. Em adolescentes maiores e adultos, a pressão de *cuff* alvo deve ser entre 18 a 22 mmHg ou 25 a 30 cmH_2O. Pressões de *cuff* muito elevadas podem levar à compressão da mucosa traqueal e consequente isquemia e pressões menores permitem a passagem de quantidade maior de secreção, perdendo a função protetora. Tubos impregnados com prata se mostraram efetivos para prevenção de PAV em adultos, entretanto não estão disponíveis em tamanhos menores e não foram avaliados no contexto pediátrico[17,29].

A importância da qualidade da saúde bucal tem sido alvo de diversos estudos e objetivo de muita discussão. O desenvolvimento do biofilme bucal é um processo natural, entretanto alguns pacientes têm maior risco para a formação de biofilme complexo e em maior quantidade. Idade, estado nutricional, uso de antibióticos ou corticoides, estado de conservação dentária, tabagismo e etilismo são fatores relacionados à mudança do biofilme natural. Pacientes admitidos em UTI têm a cavidade bucal colonizada por Gram-negativos em 48 a 72 horas de internação. A modificação da flora bucal pode levar ao agravo ou ao desenvolvimento de infecções periodontais, mucosites e infecções fúngicas, como candidíase. Diversos estudos mostram que a adequada higiene bucal reduz a carga microbiana local, com efeitos benéficos para prevenção de PAV. Nesse contexto, recomenda-se atuação de equipe multidisciplinar para garantir a saúde bucal adequada, com envolvimento da equipe de enfermagem, médicos, odontologia clínica e cirúrgica. Deve ser aplicada rotina de higiene bucal, logo nos primeiros dias de vida. Utilizar, preferencialmente, antissépticos (clorexidina aquosa 0,12%) ou água destilada estéril. Esta última deve ser preferida para neonatos, pois não há dados suficientes na literatura que garantam a segurança da higiene oral com clorexidina nesses pacientes, apesar de a prática já ser adotada em diversos centros. Mais estudos são necessários para incluir esta prática nas diretrizes. A clorexidina oral se mostrou segura para crianças com dentes em desenvolvimento, entretanto, o impacto da prática é mais bem estabelecido na população adulta. Garantir o posicionamento e a fixação adequados do tubo endotraqueal antes da realização do procedimento, para evitar acidentes e microaspiração do conteúdo bucal. A saúde bucal deve ser inspecionada diariamente por médicos e enfermeiros, durante o exame físico. Uma vez identificadas doenças periodontais, dentes em mau estado de conservação ou lesões mucosas, equipe especializada deve ser convocada, a fim de realizar tratamento específico[17,25,29].

A descolonização seletiva da cavidade orofaríngea ou descontaminação gástrica com antibióticos tópicos ou endovenosos não deve ser realizada. Tal medida não é eficaz para a prevenção de PAV e está associada ao aumento de efeitos colaterais e impacto negativo, com o aumento de resistência bacteriana[17]. O uso prolongado de antimicrobianos está associado ao desenvolvimento de enterocolite necrotizante, maior tempo de internação e maior mortalidade em RN prematuros[29].

Os cuidados com o circuito respiratório também fazem parte das medidas de prevenção à PAV. Higienizar as mãos antes e depois de manipular todo o circuito de ventilação mecânica. Não desconectar o circuito desnecessariamente e apenas trocá-lo quando sujo ou danificado. Manter o circuito livre de condensado. Caso presente, retirar o condensado a cada 2 ou 4 horas. O tempo recomendado para troca dos umidificadores passivos é de 48 horas a 7 dias. Recomenda-se a troca dos umidificadores antes desse período se visivelmente sujos ou com mau funcionamento[17,25,29].

Recomenda-se aspiração frequente das vias aéreas como medida de prevenção de PAV. A aspiração subglótica é possível somente em pacientes maiores (mais de 10 anos, aproximadamente), pela indisponibilidade de tubos orotraqueais com dispositivos de aspiração subglótica acoplados em tamanhos menores. Estudos com adultos, que avaliaram a diferença de incidência de PAV entre sistemas de aspiração fechados e aspiração em sistemas abertos, não mostraram diferença entre ambas as técnicas. A vantagem do sistema fechado de aspiração é a menor contaminação ambiental pelos aerossóis gerados no procedimento. Apesar de não reduzir o risco de PAV, os sistemas fechados têm menor impacto negativo na ventilação, pois evitam a despressurização do sistema, necessária durante a aspiração em sistemas abertos. No momento da aspiração das vias aéreas dos RN, proteger os olhos do paciente, como medida de prevenção de conjuntivites. A troca do sistema fechado de aspiração deve ser realizada a cada 72 horas, ou antes se houver sujidade visível ou mau funcionamento. O conteúdo dos frascos do aspirador, assim como a extensão de látex, deve ser trocado a cada 24 horas, ou antes, quando saturados.

QUADRO 3.1 Pacote de medidas (*bundle*) de prevenção à pneumonia associada à ventilação mecânica na pediatria

Itens básicos para composição de um pacote de medidas para prevenção à PAV
▪ Manter decúbito elevado entre 30° e 45° na população geral e entre 15° e 30° para RN
▪ Reduzir o tempo de ventilação mecânica: avaliar diariamente o nível de sedação e realizar, quando possível, teste de respiração espontânea
▪ Evitar extubação acidental
▪ Realizar higiene oral com antissépticos (clorexidina aquosa 0,12%) ou água destilada estéril
▪ Uso criterioso de bloqueadores neuromusculares
▪ Cuidados com o circuito do ventilador, umidificadores, sistema de aspiração e inaladores
▪ Preferir tubos com *cuff* e monitorar a pressão de *cuff* diariamente
▪ Quando possível, preferir ventilação mecânica não invasiva (VNI)
▪ Aspirar secreções rotineiramente
Itens especiais para composição de um pacote de medidas para prevenção à PAV
▪ Utilizar tubos com aspiração subglótica para pacientes que precisem de ventilação mecânica por mais de 48 a 72 horas
▪ Utilizar tubos endotraqueais impregnados com prata

QUADRO 3.2 Recomendações para uso de cateter vesical de demora (CVD)

Indicações adequadas para uso de CVD
▪ Retenção urinária aguda
▪ Necessidade de mensuração adequada do débito urinário em pacientes críticos
▪ Uso apropriado em procedimentos cirúrgicos específicos: cirurgias do trato genitourinário, cirurgias prolongadas (nesses casos, deve-se remover o dispositivo na unidade de recuperação anestésica) e necessidade de monitoramento do débito urinário no intraoperatório
▪ Auxiliar na cicatrização de feridas em região sacral de pacientes do sexo feminino (p. ex., úlcera por pressão)
Indicações de uso inapropriado de CVD
▪ Como medida alternativa para o cuidado de pacientes com incontinência urinária
▪ Para coletar urina para realização de exame
▪ Por tempo prolongado de pós-operatório sem indicação apropriada

Infecção do Trato Urinário Associada ao Cateter Vesical de Demora

Infelizmente, não há muitos estudos envolvendo as populações pediátrica e neonatal no que diz respeito às medidas de prevenção de ITU-CVD. Muitas das medidas de prevenção adotadas nessas população são oriundas de evidências científicas envolvendo a população adulta. Apesar disso, a maioria das medidas de prevenção envolve boas práticas do cuidado, podendo ser aplicada às populações pediátrica e neonatal.

A principal medida de prevenção para reduzir a incidência de ITU-CVD é minimizar o uso de CVD[30]. Para isso, devem-se preconizar esses dispositivos somente em casos de indicações apropriadas, bem como a remoção oportuna[31] (Quadro 3.2).

Nos casos em que não seja possível a utilização de métodos alternativos de cateterização uretral (cateterismo intermitente, por exemplo), deve-se focar em 3 momentos: inserção, manutenção do dispositivo e monitoramento dos processos. Para isso, deve-se aplicar os pacotes de medidas de prevenção (*bundle*). O pacote de medidas inclui ações necessária capazes de prevenir a incidência de ITU-CVD quando aplicadas de forma conjunta.

Inserção

As medidas necessárias durante a inserção de CVD incluem realizar o procedimento de forma asséptica e por profissionais capacitados, além de indicar o uso de CVD apenas quando apropriado.

A inserção com técnica asséptica envolve: adequada higiene de mãos imediatamente antes da inserção do dispositivo, utilização de luvas estéreis, realização de antissepsia do meato uretral com solução antisséptica apropriada (preferencialmente na formulação aquosa), gel lubrificante estéril de uso único, campo estéril e dispositivo que garanta sistema fechado com válvula antirrefluxo. Além dessas medidas, deve-se estar atento à fixação do dispositivo para minimizar possíveis obstruções do sistema de drenagem e/ou traumas uretrais[17].

Manutenção

Após a inserção do dispositivo, é necessário seguir atentamente as medidas de prevenção durante as manipulações do sistema. Essas medidas envolvem: fixar corretamente o CVD de modo seguro e que não permita tração ou movimentação, manter o sistema de drenagem fechado e estéril, não desconectar o cateter ou o tubo de drenagem, exceto se irrigação vesical for necessária, trocar todo o sistema quando ocorrer desconexão, quebra da técnica asséptica ou vazamento, manter o fluxo de urina desobstruído, esvaziar a bolsa coletora regularmente, utilizando recipiente coletor individual, evitando o contato do tubo de drenagem com o recipiente coletor.

Além dessas medidas, faz-se necessário manter a bolsa coletora abaixo do nível da bexiga com o objetivo de minimizar refluxo da urina e realizar a higiene do meato uretral rotineiramente e sempre que necessário. Para realização de exames, é recomendado coletar pequena amostra pela aspiração com agulha estéril após a desinfecção do dispositivo de coleta[17].

Monitoramento dos Processos

Com o objetivo de garantir a adesão às medidas de prevenção, recomenda-se avaliação rotineira dos processos. Para isso, é necessário criar e implantar protocolos escritos de uso, inserção e manutenção do CVD, além de implantar sistema de documentação em prontuário das indicações de uso, responsável pela inserção, data e hora da inserção e retirada do cateter. O registro dessas informações visa ao monitoramento e implantações de melhoras no serviço de saúde[17].

Além das medidas de prevenção citadas, alguns trabalhos científicos objetivaram avaliar medidas adicionais para prevenção de ITU-CVD, como utilização de cateteres impregnados com antimicrobianos. Essa prática, entretanto, não deve ser adotada de forma rotineira, bem como a utilização de antimicrobiano sistêmico profilático e a troca rotineira de CVD[17,31].

CONCLUSÕES

As infecções relacionadas à assistência à saúde são complicações comuns no ambiente de terapia intensiva e mais da metade dos casos é potencialmente prevenível com medidas básicas de cuidado. A assistência ideal ao paciente gravemente doente deve ter como um dos focos a prevenção de complicações. Pneumonias, infecções de corrente sanguínea e infecções urinárias acarretam maior tempo de internação, maior uso de antimicrobianos, maior custo por paciente e maior morbimortalidade.

Existem medidas básicas de prevenção, que devem ser adotadas por todo profissional de saúde, em todo contato com o paciente: higiene de mãos, adesão às medidas básicas de precaução e isolamento, cuidados com a contaminação e a limpeza do ambiente. A maioria dessas medidas tem baixo custo e impacto importante na prevenção de doenças infectocontagiosas no ambiente hospitalar.

Uma vez internado, o paciente deve ter os potenciais riscos identificados (p. ex., presença de CVC, sonda vesical de demora, ventilação mecânica) para que medidas preventivas específicas sejam aplicadas.

É importante a conscientização de toda equipe sobre os riscos potenciais e quais são as principais medidas de prevenção para oferecer a melhor prática na assistência.

REFERÊNCIAS BIBLIOGRÁFICAS

1. Centers of Disease Control and Prevention [CDC]. National Healthcare Safety Network (NHSN) Patient Safety Component Manual. 2019. Available from: https://www.cdc.gov/nhsn/pdfs/pscmanual/pcsmanual_current.pdf.
2. Umscheid CA, Mitchell MD, Doshi JA, Agarwal R, Williams K, Brennan PJ. Estimating the proportion of healthcare-associated infections that are reasonably preventable and the related mortality and costs. Infect Control Hosp Epidemiol. 2011;32(2):101-14.

3. Rosenthal VD, Guzman S, Safdar N. Reduction in nosocomial infection with improved hand hygiene in intensive care units of a tertiary care hospital in Argentina. Am J Infect Control. 2005;33(7):392-7.
4. Warren DK, Quadir WW, Hollenbeak CS, Elward AM, Cox MJ, Fraser VJ. Attributable cost of catheter-associated bloodstream infections among intensive care patients in a nonteaching hospital. Crit Care Med. 2006;34(8):2084-9.
5. DiGIOVINE B, Chenoweth C, Watts C, Higgins M. The attributable mortality and costs of primary nosocomial bloodstream infections in the intensive care unit. Am J Respir Crit Care Med. 1999;160(3):976-81.
6. World Health Organization (organizador). WHO guidelines on hand hygiene in health care: first global patient safety challenge: clean care is safer care. Geneva: World Health Organization; 2009. Available from: https://apps.who.int/iris/bitstream/handle/10665/44102/9789241597906_eng.pdf;jsessionid=EECF8658A42C59BF164ABA4F3B3483F8?sequence=1.
7. Fortaleza CMCB, Padoveze MC, Kiffer CRV, Barth AL, Carneiro IC do RS, Giamberardino HIG, et al. Multi-state survey of healthcare-associated infections in acute care hospitals in Brazil. J Hosp Infect. 2017;96(2):139-44.
8. Magill SS, Edwards JR, Bamberg W, Beldavs ZG, Dumyati G, Kainer MA, et al. Multistate point-prevalence survey of health care–associated infections. N Engl J Med. 2014;370(13):1198-208.
9. Zarb P, Coignard B, Griskeviciene J, Muller A, Vankerckhoven V, Weist K, et al.; National Contact Points for the ECDC pilot point prevalence survey; Hospital Contact Points for the ECDC pilot point prevalence survey. The European Centre for Disease Prevention and Control (ECDC) pilot point prevalence survey of healthcare-associated infections and antimicrobial use. Euro Surveill. 2012;17(46). pii: 20316.
10. Li C, Wen X, Ren N, Zhou P, Huang X, Gong R, et al. Point-prevalence of healthcare-associated infection in China in 2010: a large multicenter epidemiological survey. Infect Control Hosp Epidemiol. 2014;35(11):1436-7.
11. Izquierdo-Cubas F, Zambrano A, Frómeta I, Gutiérrez A, Bastanzuri M, Guanche H, et al. National Prevalence of Nosocomial Infections. Cuba 2004. J Hosp Infect. 2008;68(3):234-40.
12. Lake JG, Weiner LM, Milstone AM, Saiman L, Magill SS, See I. Pathogen distribution and antimicrobial resistance among pediatric healthcare-associated infections reported to the national healthcare safety network, 2011–2014. Infect Control Hosp Epidemiol. 2018;39(1):1-11.
13. Brasil. Ministério da Saúde. Agência Nacional de Vigilância. Critérios Diagnósticos de Infecção Associada à Assistência à Saúde Neonatologia. 2017.
14. Pessoa-Silva CL, Richtmann R, Calil R, Santos RMR, Costa MLM, Frota ACC, et al. Healthcare-Associated Infections Among Neonates in Brazil. Infect Control Hosp Epidemiol. 2004;25(9):772-7.
15. Brasil. Ministério da Saúde. Agência Nacional de Vigilância Sanitária. Boletim Segurança do Paciente e Qualidade em Serviços de Saúde nº 17: Avaliação dos indicadores nacionais das infecções relacionadas à assistência à saúde (IRAS) e resistência microbiana do ano de 2017. Disponível em: https://www20.anvisa.gov.br/segurancadopaciente/index.php/publicacoes/item/boletim-seguranca-do-paciente-e-qualidade-em-servicos-de-saude?category_id=189.
16. Fang S, Yang J, Song L, Jiang Y, Liu Y. Comparison of three types of central venous catheters in patients with malignant tumor receiving chemotherapy. Patient Prefer Adherence. 2017;11:1197-204.
17. Brasil. Ministério da Saúde. Agência Nacional de Vigilância Sanitária. Medidas de Prevenção de Infecção Relacionada à Assistência à Saúde. 2017.
18. Grabe M, Bartoletti R, Bjerklund Johansen TE, Cai T, Çek M, Köves B, et al. Guidelines on Urological Infections. European Association of Urology; 2015. Available from: https://uroweb.org/wp-content/uploads/19-Urological-infections_LR2.pdf.
19. Brasil. Ministério da Saúde. Agência Nacional de Vigilância Sanitária [Anvisa]. Segurança do paciente em serviços de saúde: Higienização das mãos. 2009. Disponível em: http://bvsms.saude.gov.br/bvs/publicacoes/seguranca_paciente_servicos_saude_higienizacao_maos.pdf.

20. Cassettari VC, Silveira IR, Balsamo AC, Franco F. Outbreak of extended-spectrum beta-lactamase-producing Klebsiella pneumoniae in an intermediate-risk neonatal unit linked to onychomycosis in a healthcare worker. J Pediatr (Rio J). 2006;82(4):313-6.
21. Otter JA, Nowakowski E, Salkeld JAG, Duclos M, Passaretti CL, Yezli S, et al. Saving costs through the decontamination of the packaging of unused medical supplies using hydrogen peroxide vapor. Infect Control Hosp Epidemiol. 2013;34(5):472-8.
22. Kramer A, Schwebke I, Kampf G. How long do nosocomial pathogens persist on inanimate surfaces? A systematic review. BMC Infect Dis. 2006;6:130.
23. Bell T, O'Grady NP. Prevention of central line–associated bloodstream infections. Infect Dis Clin North Am. 2017;31(3):551-9.
24. Mobley RE, Bizzarro MJ. Central line-associated bloodstream infections in the NICU: Successes and controversies in the quest for zero. Semin Perinatol. 2017;41(3):166-74.
25. Organização Pan-Americana da Saúde. Prevenção de infecções relacionadas à assistência à saúde em neonatologia. 2017.
26. Duffy EA, Rabatin M. Preventing Central line-associated bloodstream infection in pediatric oncology care. AACN Adv Crit Care. 2018;29(2):111-4.
27. Wand ME, Bock LJ, Bonney LC, Sutton JM. Mechanisms of increased resistance to chlorhexidine and cross-resistance to colistin following exposure of Klebsiella pneumoniae clinical isolates to chlorhexidine. Antimicrob Agents Chemother. 2017;61(1). pii: e01162-16.
28. Ardura MI, Lewis J, Tansmore JL, Harp PL, Dienhart MC, Balint JP. Central catheter–associated bloodstream infection reduction with ethanol lock prophylaxis in pediatric intestinal failure: broadening quality improvement initiatives from hospital to home. JAMA Pediatr. 2015;169(4):324-31.
29. Klompas M, Branson R, Eichenwald EC, Greene LR, Howell MD, Lee G, et al. Strategies to Prevent Ventilator-Associated Pneumonia in Acute Care Hospitals: 2014 Update. Infect Control Hosp Epidemiol. 2014;35(8):915-36.
30. Hooton TM, Bradley SF, Cardenas DD, Colgan R, Geerlings SE, Rice JC, et al. Diagnosis, Prevention, and Treatment of Catheter-Associated Urinary Tract Infection in Adults: 2009 International Clinical Practice Guidelines from the Infectious Diseases Society of America. Clin Infect Dis. 2010;50(5):625-63.
31. Gould CV, Umscheid CA, Agarwal RK, Kuntz G, Pegues DA. Guideline for Prevention of Catheter-Associated Urinary Tract Infections 2009. Infect Control Hosp Epidemiol. 2010;31(4):319-26.

4 Procedimentos em unidade de terapia intensiva

Josiane de Carvalho Simas
Ligia Sakai
Michele Luglio

APÓS LER ESTE CAPÍTULO, VOCÊ ESTARÁ APTO A:

- Conhecer os princípios envolvidos na realização dos principais procedimentos invasivos realizados em terapia intensiva pediátrica.
- Reconhecer as principais indicações, contraindicações e potenciais complicações desses procedimentos.

INTRODUÇÃO

Na unidade de terapia intensiva (UTI) pediátrica, é comum a indicação e a realização de procedimentos invasivos com o objetivo de diagnosticar ou estabilizar pacientes. É de suma importância que todo procedimento indicado seja explicado para o responsável e também diretamente à criança com capacidade de compreender o que será realizado, com descrição do procedimento e das possíveis complicações.

PUNÇÃO INTRAÓSSEA

Introdução

A canulação intraóssea (IO) é um método relativamente simples e eficaz de estabelecer acesso vascular de uma maneira rápida para administrar fluidos, medicações ou hemoderivados na urgência/emergência[1].

Indicações

Quando não for possível obter acesso vascular periférico de imediato em criança com choque ou em parada cardiorrespiratória.

Contraindicações

São contraindicações ao acesso IO: fraturas e lesões por trauma/esmagamento próximo ao local do acesso, condições de ossos frágeis (p. ex., osteogênese imperfeita), tentativas anteriores de punção IO no mesmo osso. Também deve-se evitar canulação IO se houver sinais de infecção nos tecidos adjacentes[1,2].

Locais

- Tíbia proximal (Figura 4.1).
- Tíbia distal (Figura 4.2).
- Fêmur distal (Figura 4.2).
- Espinha ilíaca anterossuperior.

Material

- Solução antisséptica.
- Dispositivo ou agulhas para punção IO números 16, 18 e 20.
- Se não houver um dispositivo/agulha para IO, poderá ser substituída por uma agulha hipodérmica convencional de diâmetro grande (no mínimo calibre 20).

Técnica

Primeiramente deve-se fazer a antissepsia rápida do local e da área circundante. Na tíbia proximal, estabilizar a perna em superfície rígida (não colocar a mão atrás da perna). Puncionar 1 cm abaixo da tuberosidade tibial, mais 1 cm medial, com a agulha perpendicular à tíbia. Continuar inserindo a agulha com o estilete em movimento de torção até redução súbita da resistência (penetração do espaço medular). A agulha permanecerá firme e ereta se estiver posicionada de forma correta. Retirar o estilete e conectar uma seringa. A aspiração de medula óssea e sangue no conector/seringa confirma a posição correta, porém nem sempre há aspiração de sangue ou medula (o sangue pode ser enviado para laboratório). Infundir pequeno volume de solução salina, que deve ocorrer com facilidade. Verificar se há edema ou infiltração no local da inserção e também na parte posterior da perna. Após confirmação da posição, fixar a agulha utilizando com fita adesiva e gazes para melhor estabilidade. Na tíbia distal, realiza-se a punção 2 cm acima do maléolo medial[1,2].

Nos últimos anos, vários dispositivos vêm sendo usados para estabelecer acesso IO na urgência/emergência, com a mesma eficiência das agulhas ainda disponíveis em muitos hospitais, porém um estudo recente mostrou que a técnica manual pode ser mais rápida na urgência/emergência em crianças[3].

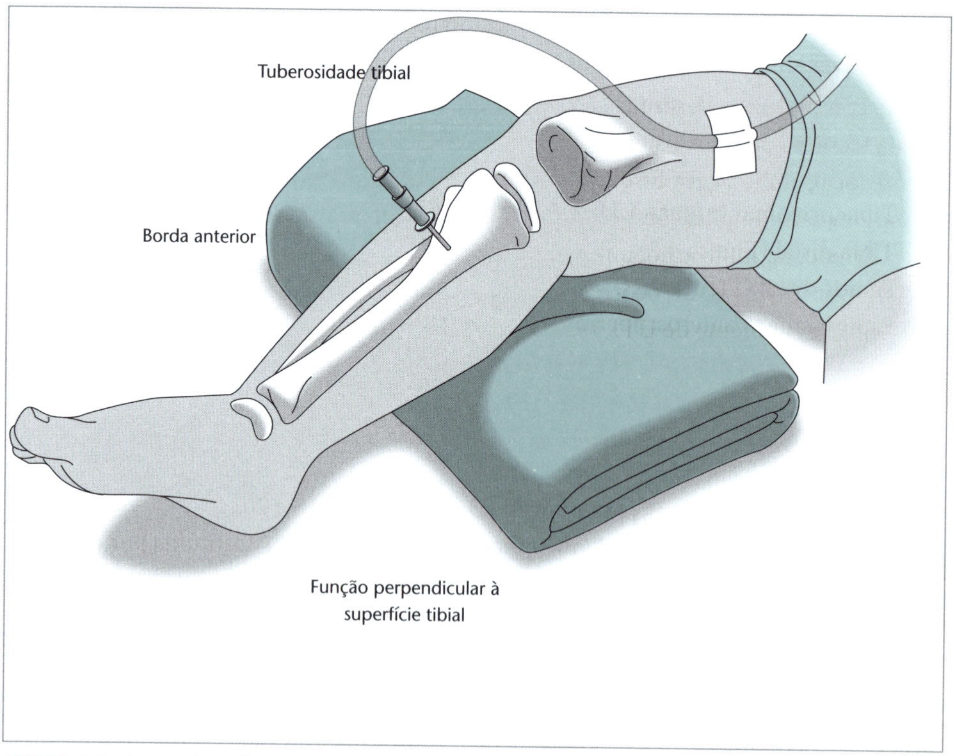

FIGURA 4.1 Acesso intraósseo. Local preferencial de punção: tíbia proximal.

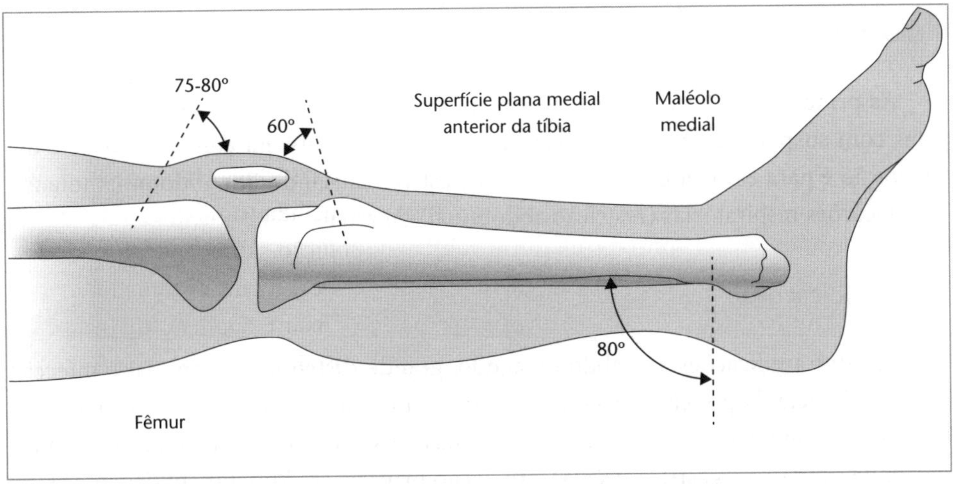

FIGURA 4.2 Acesso intraósseo. Alguns locais alternativos de punção: fêmur distal e tíbia distal.

Complicações

As complicações descritas são fraturas (descritas principalmente quando ocorreu erro na técnica), celulite, osteomielite, sepse, abscesso local, síndrome compartimental, necrose local, embolia gordurosa, além de alterações posteriores na placa de crescimento[2]. Para evitar complicações, é importante a vigilância constante do local da punção (sinais de edema, infiltração, infecção), além de principalmente manter a agulha IO no máximo por 24 horas. Se ocorrer qualquer alteração no local, retirar a agulha[1]. Normalmente em ambiente de UTI, realiza-se a substituição por acesso vascular definitivo.

PARACENTESE

Introdução

A ascite consiste no acúmulo de líquidos na cavidade peritoneal, podendo ocorrer no período fetal, neonatal e pediátrico. Pode acontecer em razão de alterações hepáticas, renais ou cardíacas, sendo a principal causa na faixa etária pediátrica a doença hepática avançada com cirrose hepática e hipertensão portal[4,5]. A paracentese consiste na retirada de ascite por punção, podendo ser diagnóstica ou terapêutica. Em geral, é um procedimento seguro, com aproximadamente 1% de complicações. Guiada por ultrassonografia, registram as taxas maiores de sucesso no procedimento, além de redução de complicações[6].

Indicações

As principais indicações são: ascite ainda sem causa definida, ascite em hepatopatas com suspeita de quadro infeccioso, ascite em hepatopata com inexplicável deterioração e para esvaziamento de ascite que estiver causando dor abdominal intensa, complicações respiratórias (restrição abdominal) ou renais[5].

Contraindicações

As contraindicações são abdome agudo, grande distensão abdominal e infecção no local da pele da punção, coagulação intravascular disseminada. Deve ser realizada com cuidado em pacientes com visceromegalias, obstrução intestinal (considerar passagem de sonda nasogástrica prévia) e retenção urinária (considerar sondagem vesical prévia). Distúrbios grave da coagulação e plaquetopenia são frequentes nesses pacientes em razão da disfunção hepática, não sendo contraindicado realizar paracentese nesses pacientes, pois apesar dessas alterações, estudos mostram que o risco de sangramento, mesmo nesses pacientes, é menor que 0,2%[7].

A reposição de plasma fresco congelado ou plaquetas não é recomendado de rotina para paracentese em adultos, porém não há dados para a população pediátrica[4,7].

Material

- Material de proteção individual (avental, máscara, gorro, óculos).
- Campos estéreis.
- Luva estéril.
- Solução antisséptica.
- Bandeja para paracentese.
- Seringas de insulina para aplicação de anestésico local quando for indicado.
- Anestésico local – lidocaína 2% sem vasoconstritor.
- Seringas estéreis de 10 e 20 mL.
- Agulha percutânea para paracentese ou cateter para paracentese 4Fr ou 5Fr, ou jelco 20, 18, 16 ou 14 (para neonatos, lactentes, crianças e adolescentes, respectivamente).
- Gaze estéril.
- Tubos coletores de exame (bioquímica e cultura).

Para retirada de volumes maiores, associar:

- Frasco coletor.
- Extensor longo para conectar uma extremidade no dispositivo de punção e a outra extremidade no frasco coletor.

Técnica

A paracentese pode ser realizada seguramente sem a necessidade de ser guiada por ultrassonografia, porém dependendo da experiência do operador e de protocolos institucionais, a ultrassonografia pode ser usada previamente para marcar o local com maior quantidade de líquido para puncionar[4].

Deve ser realizada com o paciente em decúbito dorsal, levemente elevado, monitorado. Se o paciente não estiver sedado, após realizar antissepsia local e colocação de campos, pode ser necessário a aplicação de anestésico local sem vasoconstritor.

O quadrante inferior esquerdo é o preferido para puncionar quando esta não for guiada por ultrassonografia: deve-se dividir em 3 partes entre crista ilíaca superior e a cicatriz umbilical, com a punção realizada na junção entre os terços inferior e os dois terços superiores (2 dedos medial à crista ilíaca superior e mais 2 dedos em direção cefálica). Na linha média, superior e inferior à cicatriz umbilical, há uma grande vascularização na parede abdominal, devendo este local ser evitado[5].

A Figura 4.3 mostra o melhor local para punção sem o auxílio de ultrassonografia.

A inserção da agulha pode ser realizada de forma angular (45º, em direção à cabeça) ou pela técnica Z-Tract (agulha perpendicular após retração leve da pele) para se evitar vazamento posterior à punção, porém estudos mostram que nas 2 técnicas a ocorrência de vazamento é semelhante[7,8] (Figuras 4.4 e 4.5).

Realiza-se a punção com jelco/agulha de paracentese conectado em seringa estéril, devagar, com aspiração continua leve, até a saída de líquido ascítico. Retira-se a agulha e retorna-se com a seringa para a retirada do volume de ascite estipulado anteriormente.

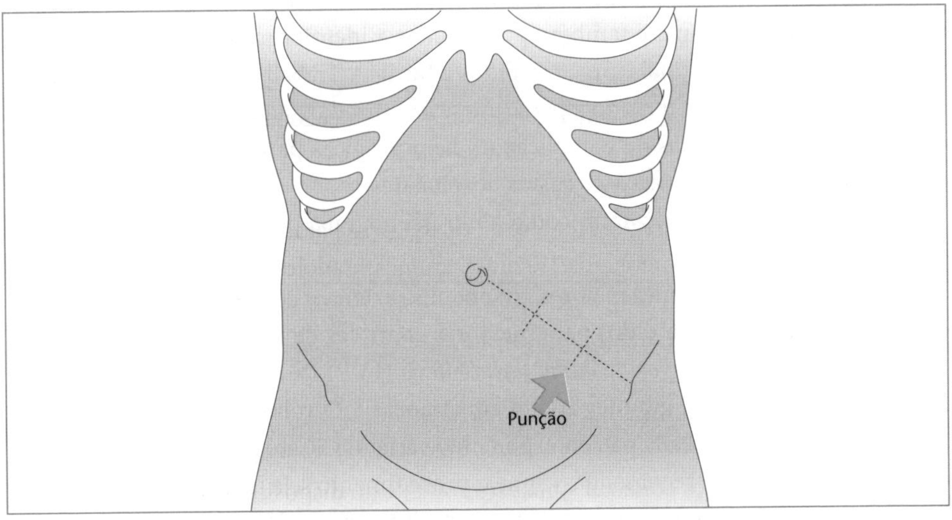

FIGURA 4.3 Indicação local para paracentese não guiada por ultrassonografia.

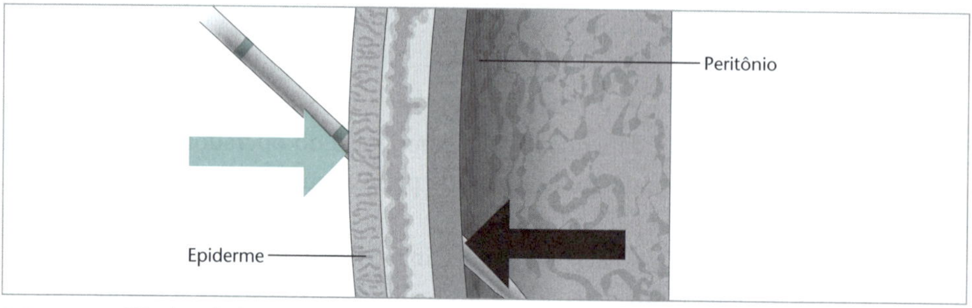

FIGURA 4.4 Técnica de inserção angular (fonte: adaptada de https://www.nejm.org/doi/full/10.1056/NEJMvcm062234).

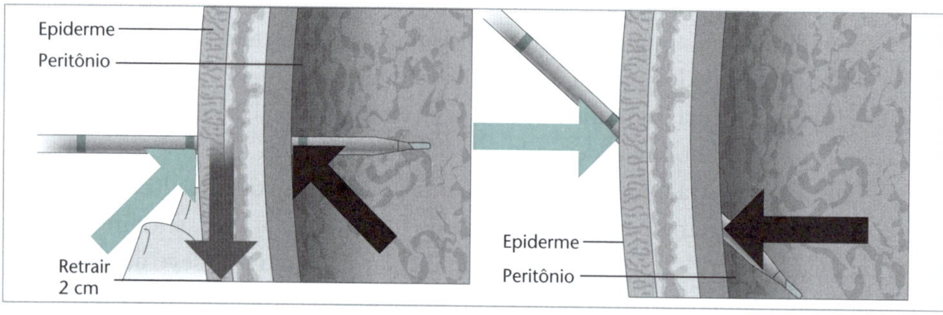

FIGURA 4.5 Técnica de inserção *Z-tract* (fonte: adaptada de https://www.nejm.org/doi/full/10.1056/NEJMvcm062234).

Ultrassonografia *point-of-care* está se tornando método diagnóstico essencial no cuidado em procedimentos invasivos, aumentando a sua qualidade e a segurança. Ultrassonografia *point-of-care* abdominal é uma ferramenta sensível para identificar líquido na cavidade abdominal e também pode ajudar a identificar estruturas intra-abdominais como alças intestinais, órgãos sólidos e bexiga[9]. Trabalhos recentes evidenciam taxas maiores de sucesso quando a paracentese é realizada guiada por ultrassonografia, além de redução das taxas de complicações hemorrágicas para < 0,3% com posterior redução de tempo de internação e custos hospitalares[10,11].

As Figuras 4.6 e 4.7 mostram como a ultrassonografia pode auxiliar na realização da paracentese.

Para retirada de volumes maiores, usar equipo extensor com extremidade acoplada em frasco coletor (milimetrado) para melhores controles de tempo e volume retirado. Estudos mostram que *large – volume paracentesis* (LVP) (> 50 mL/kg) é seguro para controle dos sintomas de grandes ascites em crianças[12]. O volume de líquido ascítico a ser retirado depende de cada paciente, podendo variar de 50 até 200 mL/kg. Para retirada de volumes maiores, recomenda-se que o procedimento seja lento (até 3 horas), para evitar instabilidade hemodinâmica[4]. Vários estudos com adultos demonstraram redu-

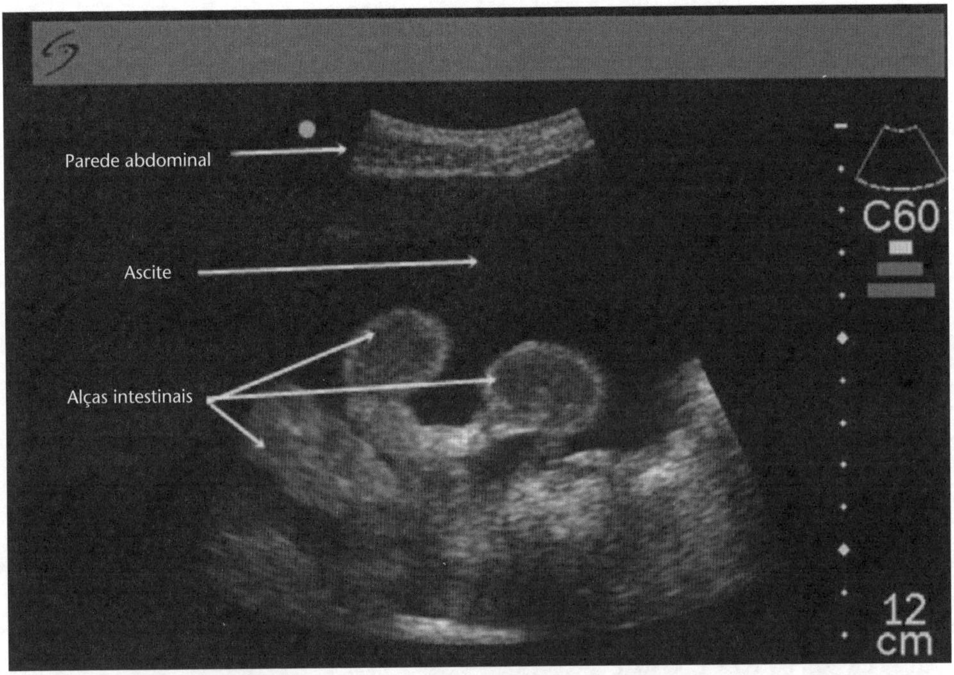

FIGURA 4.6 Alças intestinais no líquido ascítico (fonte: retirado de https://www.stefajir.cz/intra-abdominal-fluid-sonography).

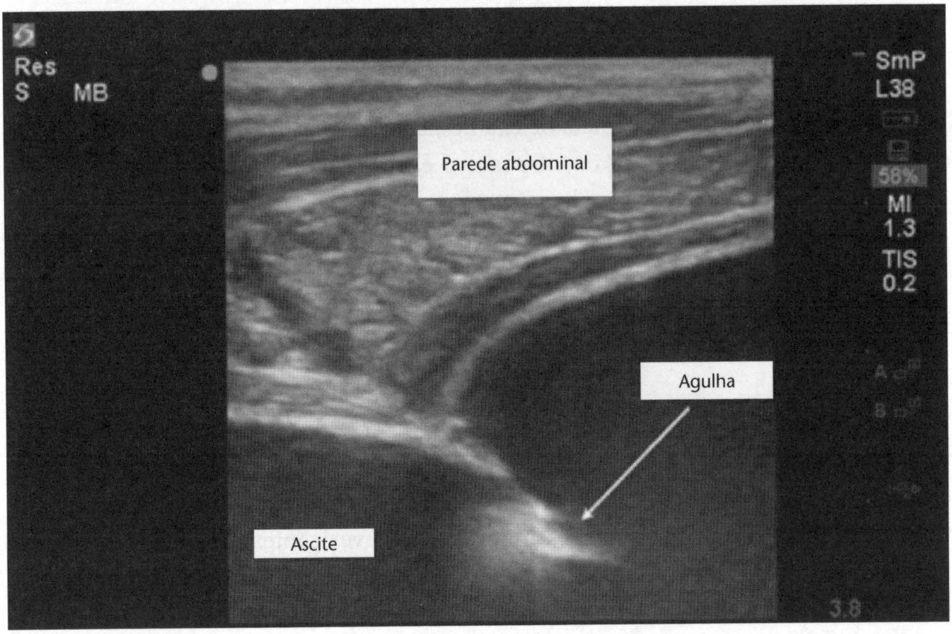

FIGURA 4.7 Imagem à ultrassonografia mostra a agulha através da parede abdominal penetrando a ascite (fonte: retirado de http://www.scirp.org/journal/ijcmhttp://dx.doi.org/10.4236/ijcm.2014.5201630).

ção de piora renal, distúrbios eletrolíticos e mortalidade com o uso de expansores, como albumina ou plasma, após retirada de grandes volumes em paracentese. Na população pediátrica, um estudo mostrou redução de hiponatremia, piora renal e colapso circulatório pós-infusão de albumina 0,5 a 1 g/kg, quando grandes volumes foram retirados, sendo recomendado limitar a 200 mL/kg[13]. Adicionalmente, a retirada de grandes volumes aumenta o risco de sangramento abdominal, o qual tem mortalidade muito elevada em adultos[4].

Complicações

As complicações são raras, ocorrendo em menos de 1% dos casos, podendo ser sangramento, infecções, vazamento posterior e perfuração de órgãos internos. O uso da ultrassonografia *point-of-care* é recomendado para aumentar a taxa de sucesso e principalmente redução de complicações, sendo indicada educação com aulas, treinamento em simuladores e *hands on*, com treinamentos periódicos para manutenção da competência[14].

CATETER VENOSO CENTRAL

Introdução

A passagem de um cateter venoso central é frequentemente necessária em crianças criticamente doentes, com inúmeras indicações, como infusão de medicações e fluidos, monitoração hemodinâmica, coleta de exames, entre outras. Há vários tipos de cateter, de acordo com cada indicação do dispositivo e, como todo procedimento, apresenta contraindicações e riscos de complicações[15-17].

Neste capítulo serão discutidos indicações, contraindicações, complicações, locais de punção e será enfatizada a técnica de passagem do cateter venoso central de curta permanência (não tunelizado), o qual o intensivista é habilitado a realizar.

Indicações

As principais indicações são: impossibilidade de acesso venoso periférico, acesso seguro para infusão de medicações por tempo prolongado, administração de fluidos, drogas vasoativas, soluções hipertônicas e vesicantes, nutrição parenteral, hemodiálise, hemofiltração, plasmaférese, exsanguineotransfusão, quimioterapia, coleta frequente de sangue, monitoração da pressão venosa central e da saturação venosa central[15-18].

Contraindicações

As contraindicações são relativas, visto que um acesso venoso central pode salvar o paciente, sempre considerando risco e benefício. São elas: coagulopatia (sangramento evidente, coagulograma alterado, plaquetas < 50.000), que aumenta o risco de sangramento durante e após a passagem do cateter; diarreia (em cateter femoral, pelo maior risco de infecção); peso < 3 kg; lesões na pele ou processo infeccioso no local de punção; trombose venosa ou tromboflebite local; malformações ou tumores cervicais ou torácicos que possam alterar a anatomia local; irradiação prévia do local, inexperiência do operador e obesidade mórbida[18-21].

Escolha do Cateter

Há diversos tipos de cateteres, de diferentes materiais, tamanhos, número de lumens e forma de implantação, de acordo com a indicação. Para decidir qual será o mais adequado, deve-se levar em consideração a duração da terapêutica, a frequência de uso do dispositivo e a disponibilidade de locais de punção[17,21].

Os cateteres de silicone e poliuretano são os mais adequados por apresentarem menor trombogenicidade e menor reatividade ao endotélio, sendo o de poliuretano o mais utilizado para punção venosa profunda. O diâmetro do cateter deve ser escolhido de acordo com o tamanho e o peso da criança, lembrando que quanto maior o diâmetro, maior o risco de trombose e estenose venosa; em geral os tamanhos mais utilizados são 4Fr (lactentes pequenos), 5Fr (lactentes e pré-escolares) e 7Fr (escolares). Quanto ao número de lúmens, deve-se utilizar o menor número possível, pois um dos fatores de risco para infecção relacionada ao cateter é o número de lumens[17,19,21].

Em relação à implantação, os cateteres podem ser não tunelizados (curta permanência), tunelizados (longa permanência), totalmente implantados (*porth-o-cath*), cateter de aférese/diálise e cateter central de inserção periférica (PICC). Nos cateteres tunelizados, o túnel subcutâneo entre o local de inserção e da venopunção, e a presença do *cuff* de Dacron (anel que permanece no subcutâneo e estimula formação de fibrose ao redor) reduzem a taxa de infecção em relação aos cateteres não tunelizados. O *cuff* de Dacron também promove a maior fixação do cateter aos tecidos. Os cateteres totalmente implantados constituem um sistema em que um cateter de silicone é conectado a um reservatório que permanece implantado no subcutâneo do paciente, cujo acesso é realizado por uma agulha específica (agulha de Hubber), são os dispositivos com as menores taxas de infecção dentre todos os tipos de cateteres[18,20] (Figura 4.8).

Os cateteres impregnados com antibiótico (minociclina/rifampicina) e antissépticos (clorexidina/sulfadiazina de prata) têm mostrado redução no risco de infecção associada ao cateter, porém são caros e o benefício é encontrado somente em de-

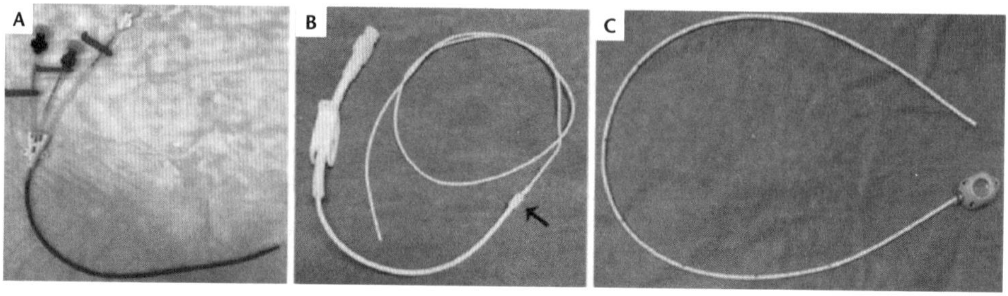

FIGURA 4.8 Tipos de cateter venoso central. (A) cateter não tunelizado, triplo lúmen; (b) cateter de Broviac, uma marca de cateter tunelizado. A seta aponta o *cuff* que funciona como uma âncora no subcutâneo; (c) cateter totalmente implantado (*port-o-cath*)[16]. (Veja imagem colorida no encarte.)

terminadas populações. Assim, não é amplamente recomendado, ficando restrito a situações específicas[22].

Locais de Punção

Na pediatria, 3 sítios são comumente utilizados: veia jugular interna (VJI), veia femoral (VF) e veia subclávia (VSC). A veia jugular externa (VJE) também é uma opção e, por se tratar de uma veia superficial, com punção sob visualização direta, apresenta menos riscos de complicações; no entanto, a colocação de um cateter rígido neste sítio é difícil em razão do ângulo de 90º que existe na junção com a veia subclávia[19,21].

A punção da VSC é a que tem mais risco de pneumotórax, é um sítio não compressível, então não se recomenda em pacientes com discrasias sanguíneas, porém tende a ser o local mais confortável para o paciente e tem as menores taxas de infecção. A VJI tem menor risco de infecção que a VF, porém há maior risco de punção arterial. Os sítios jugular e femoral são os mais desconfortáveis para pacientes acordados[15,17,21].

A VJID é a primeira escolha para punção venosa profunda em crianças, reservando-se as VJ e VSC como segunda opção. A VF tem a vantagem de permitir acesso rápido em situações críticas de hipotensão, traumatismo e parada cardiorrespiratória (Tabela 4.1)[19].

Técnica de Passagem

Antes de dar início ao procedimento, deve ser explicado ao paciente e à família. Deve ser realizado em centro cirúrgico ou UTI, com o paciente monitorado com eletrocardiograma contínuo e oximetria de pulso. Sedação, analgesia e anestesia local devem ser realizados, tanto para conforto do paciente, como para facilitar a passagem do cateter e reduzir o risco de complicações relacionados à movimentação do paciente. O posicionamento adequado depende da via de acesso escolhida e será descrito a seguir. A téc-

TABELA 4.1 Características dos principais sítios de punção[21]

	Veia jugular interna direita	Veia jugular interna esquerda	Veia subclávia	Veia femoral
Vantagens	Mais retilínea; sucesso alto; baixo risco de pneumotórax	Sucesso alto	Anatomia constante Menos perda acidental	Sem risco de lesão em tórax Acesso rápido, facilmente compressível
Desvantagens	Obesidade dificulta a localização de pontos de referência	Une-se em ângulo reto com veia subclávia; maior risco de pneumotórax	Maior risco de complicações na passagem (pneumotórax e hemotórax) Local não compressível; trombose	Dificuldade de manter limpa, dificuldade de passagem quando ascite
Complicações	Punção da a. carótida, pneumotórax, hemotórax, síndrome de Horner, embolia gasosa	Semelhante à VJID; lesão de ducto torácico	Pneumotórax, hemotórax, punção da a. subclávia	Hematoma, punção arterial, fístula arteriovenosa, oclusão vascular, estenose

nica estéril é sempre recomendada e, portanto, faz-se necessário a escovação das mãos, uso de gorro, máscara, avental e luvas estéreis, campo cirúrgico amplo e fenestrado[15,19,21].

O uso do ultrassonografia (US) para passagem de cateter venoso central tem sido cada vez mais difundido, porém tal recurso ainda não é amplamente disponível no nosso país. Assim, serão discutidos com mais detalhes a passagem por meio da identificação dos pontos de referência anatômicos.

Materiais necessários[21]:

- Máscara, gorro, luvas estéreis, avental estéril, campos estéreis.
- Lidocaína 2% sem vasoconstritor.
- Solução antisséptica.
- Gazes e fita adesiva.
- Seringas (5, 10 e 20 mL).
- Agulhas.
- Fio de sutura mononáilon agulhado (4.0 ou 5.0).
- Tesoura, porta agulha e bisturi.
- Soro fisiológico.
- Cateter.

Após o posicionamento, realizar antissepsia ampla, primeiro com clorexidina degermante e depois com clorexidina alcoólica. Cobrir a área com campos estéreis. Após localização das referências anatômicas, realizar anestesia local com lidocaína 2% sem vasoconstritor na pele e no trajeto da punção[18,19,21].

A técnica de Seldinger modificada é a mais utilizada para passagem de cateter venoso central e pode ser dividida em 5 elementos principais: posicionamento, avaliação anatômica, punção com agulha, dilatação e inserção do cateter[17]. Consiste nos seguintes passos.

Técnica de Seldinger

- Preencher o cateter com soro fisiológico.
- Punção venosa com agulha pouco calibrosa, com pressão negativa constante.
- Inserção do fio-guia pela agulha; retira-se a agulha, mantendo-se o fio-guia no interior da veia (observar a ocorrência de arritmias durante a progressão do fio-guia, que pode ocorrer, principalmente se estiver no ventrículo).
- Inserção do dilatador pelo fio-guia, introduzindo-o através da pele e do tecido subcutâneo com movimentos rotatórios, segurando o dilatador próximo à pele do paciente.
- Retirar o dilatador e passar o cateter (já preenchido como soro fisiológico) pelo fio-guia.
- Retirar o fio-guia após o posicionamento central do cateter[15,16,18,19,21].

Veia jugular externa

Posicionar o paciente em decúbito dorsal horizontal, em Trendelenburg a 30º, com a cabeça lateralizada ligeiramente a 45º em sentido contralateral, com coxim sob os ombros. A punção ocorre sob visualização direta sem conexão da seringa na agulha[19,21] (Figura 4.9).

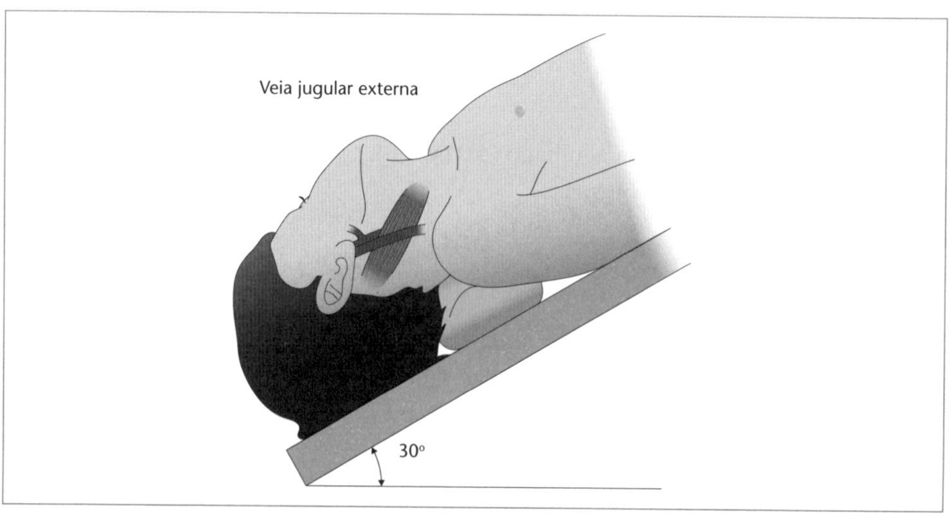

FIGURA 4.9 Veia jugular externa[20].

Veia jugular interna

Posicionar o paciente também em decúbito dorsal horizontal, em Trendelenburg a 30º, com a cabeça lateralizada ligeiramente a 45º em sentido contralateral, com coxim sob os ombros. Localizar os pontos de referência anatômicos: identificar a linha que vai da mastoide até a inserção esternal do músculo esternocleidomastoideo (ECM); localizar o triângulo de Sedillot, formado pela separação dos feixes esternal e clavicular do músculo ECM, tendo a clavícula como base. A VJI corre ao longo da linha descrita, a partir do ápice do triângulo, lateral à carótida[15,19,21]. Existem 3 vias de acesso para punção da VJI:

1. Acesso anterior: inserir a agulha conectada à seringa a 30º, na altura do terço médio do pescoço, lateral ao pulso carotídeo, na borda anterior do músculo ECM, passando sob o feixe do ECM, em direção ao ponto médio do triângulo de Sedillot e/ou do mamilo ipsilateral. É a via de acesso mais utilizada na pediatria[15,19,21] (Figura 4.10).
2. Acesso medial: o local de punção é no ápice do triângulo de Sedillot. A agulha conectada à seringa é inserida a 30 a 45º, em direção à base do triângulo e/ou do mamilo ipsilateral. É importante ressaltar que por essa via a veia está mais próxima à superfície e, portanto, o comprimento da agulha a ser introduzido é menor em relação à via anterior[15,19,21]. É a via mais utilizada nos adultos (Figura 4.11).
3. Acesso posterior: introduzir a agulha a 45º na borda posterior do terço médio do músculo ECM, no cruzamento com a VJE, passando pelo músculo, em direção à fúrcula esternal. É a via menos utilizada, pois são frequentes as punções acidentais de artéria carótida e traqueia[15,19,21] (Figura 4.12).

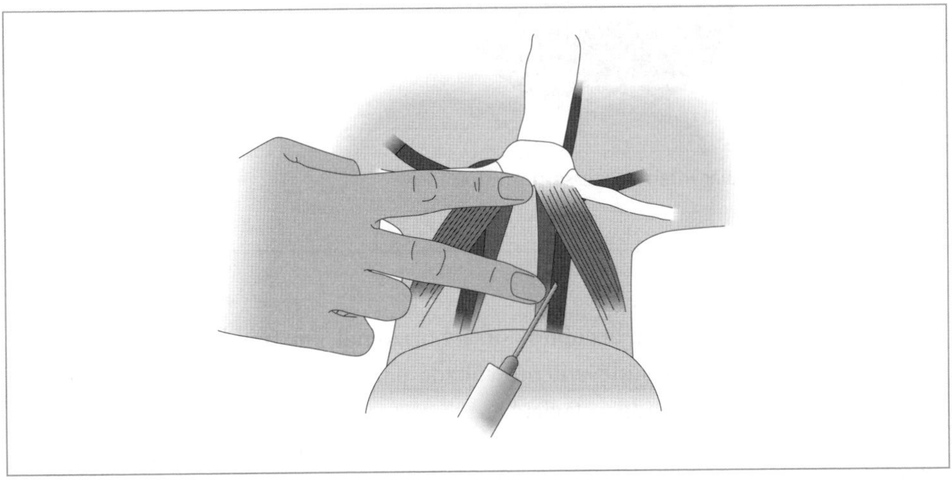

FIGURA 4.10 Veia jugular interna: acesso anterior[20].

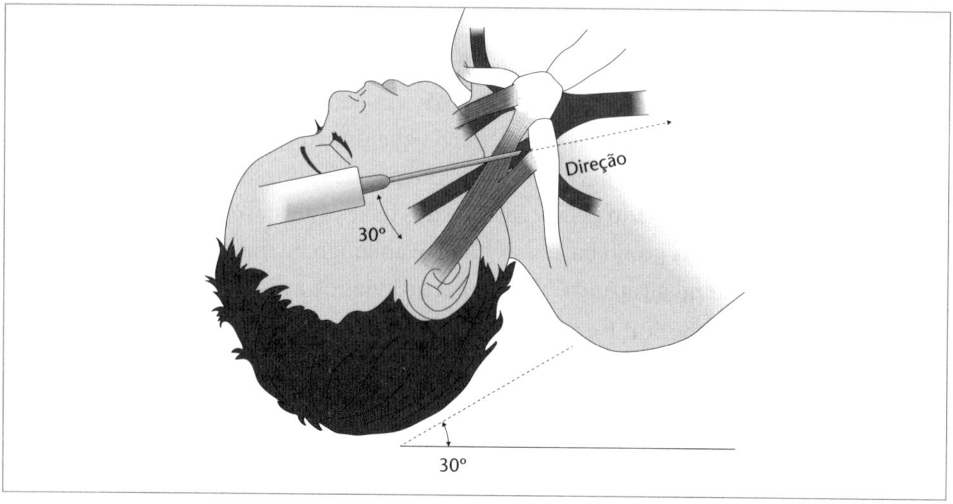

FIGURA 4.11 Veia jugular interna: acesso medial[20].

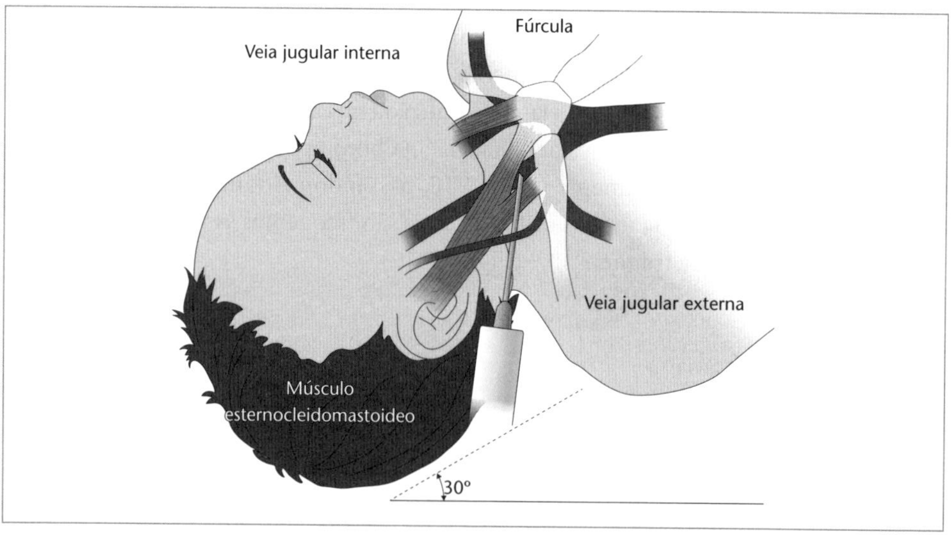

FIGURA 4.12 Veia jugular interna: acesso posterior[20].

Veia subclávia

Posicionar o paciente em decúbito dorsal horizontal, em Trendelenburg 30°, com a cabeça em posição neutra ou levemente voltada para o mesmo lado da punção, com coxim interescapular, expondo a clavícula.

A punção é realizada entre os terços médio e externo da clavícula, pouco abaixo da borda inferior (via infraclavicular). A agulha é introduzida em ângulo de 45° até atingir a borda inferior da clavícula; depois seguir com a agulha paralelamente à clavícula em direção à fúrcula esternal. O acesso à direita é preferido, pois o trajeto venoso é mais retilíneo, mais calibroso e a cúpula pleural é mais baixa[15,19,21] (Figura 4.13).

Veia femoral

O paciente é posicionado em decúbito dorsal horizontal, com os membros inferiores levemente flexionados e em discreta rotação externa, com um coxim sob as nádegas, retificando a região perineal. Localizar o ligamento inguinal, que une a sínfise púbica e a crista ilíaca anterossuperior. Introduzir a agulha 2 cm abaixo desse ligamento, 1 a 1,5 cm medial ao pulso femoral, paralela à artéria, em ângulo de 45°, em direção à cicatriz umbilical[15,19,21] (Figura 4.14).

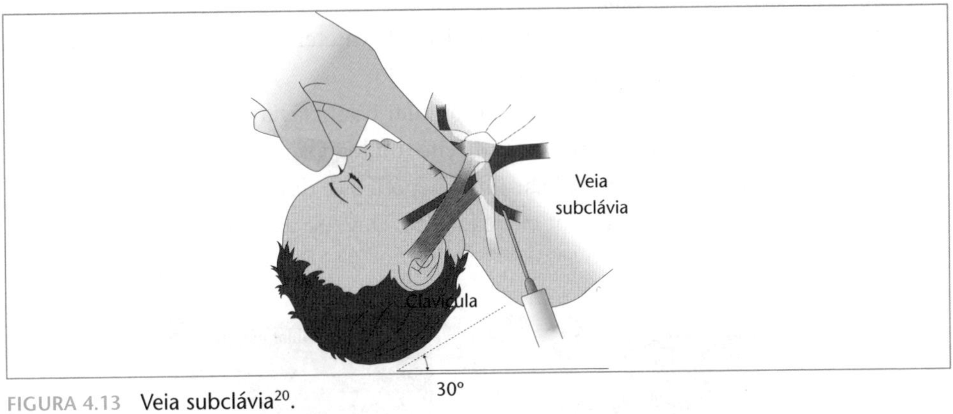

FIGURA 4.13 Veia subclávia[20].

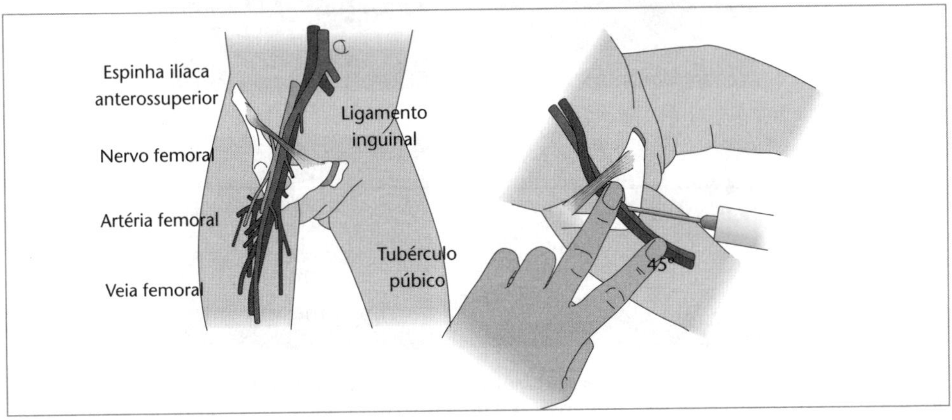

FIGURA 4.14 Veia femoral[20].

Punção Guiada por Ultrassonografia

A ultrassonografia tem sido cada vez mais utilizada na passagem de cateter venoso central e atualmente é prática recomendada, tanto para adultos como para a população pediátrica. Estudos demonstram que aumenta a chance de sucesso na primeira tentativa, reduzindo o número de tentativas e o risco de complicações.

Pode ser utilizada durante a preparação do procedimento, para avaliar a anatomia, relações anatômicas e confirmar a patência do vaso, como pode ser utilizada durante procedimento em si, em tempo real, durante a punção com a agulha e para confirmar o posicionamento correto do fio-guia e do cateter[15-17] (Figuras 4.15 e 4.16).

Cuidados Imediatos Pós-passagem do Cateter

- Verificar se o cateter apresenta fluxo e refluxo adequados. Manter o acesso salinizado para evitar obstrução.
- Realizar radiografia para confirmar a posição do cateter e fixá-lo com fio mononáilon após confirmar o posicionamento adequado.
- Recomenda-se que os cateteres de veias jugular e subclávia fiquem locados na junção da veia cava superior com o átrio direito, ou logo acima.
- Os cateteres de VF não devem ficar intra-hepáticos e devem ficar acima ou abaixo das veias renais (não devem ficar entre L4-L5). Deve-se assegurar que o cateter não

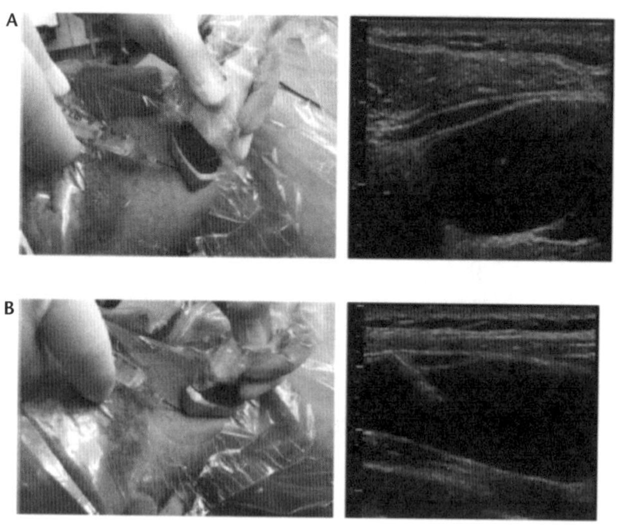

FIGURA 4.15 Orientação do probe da ultrassonografia e visualização da agulha; (A) orientação do probe no eixo curto com secção transversal do vaso; (B) orientação do probe no eixo longo com visualização da agulha em um corte longitudinal[22]. (Veja imagem colorida no encarte.)

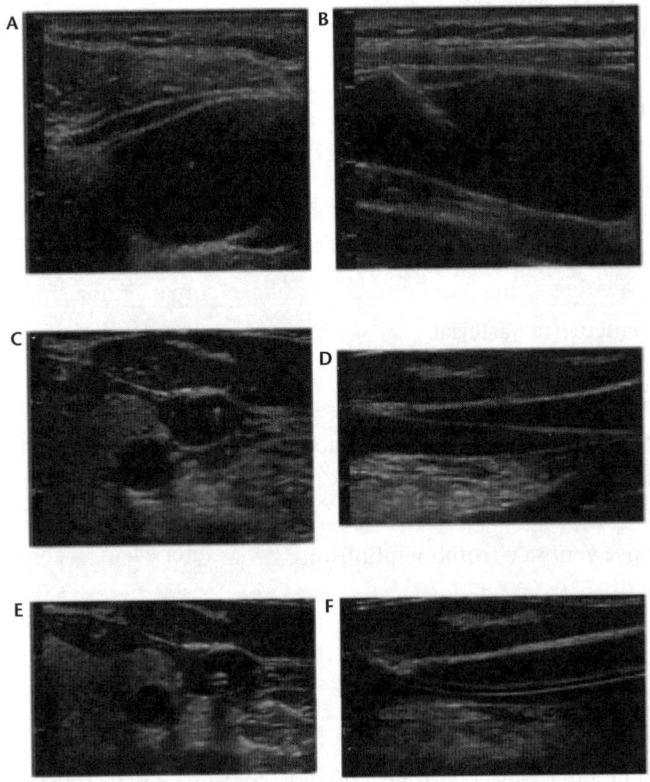

FIGURA 4.16 Imagens de ultrassonografia em tempo real para confirmar a posição da agulha, do fio-guia e do cateter na veia jugular interna direita. Confirmação da posição da agulha na veia antes de inserir o fio-guia (A) no eixo curto e (B) no eixo longo. Posição correta do fio-guia dentro da veia (C) no eixo curto e (D) no eixo longo. Por fim, a confirmação do posicionamento do cateter na veia (E) no eixo curto e (F) no eixo longo[22].

esteja inserido em uma veia lombar, pois as medicações vesicantes administradas nesse local poderiam passar direto para o plexo venoso ao redor da medula espinhal, com sérias consequências. A realização de uma radiografia lateral pode ser útil para certificar-se de que a ponta do cateter não está posterior.

- Realizar curativo oclusivo sobre sítio de inserção.
- Monitorar eventuais complicações[15,16,21].

Complicações

As complicações podem ocorrer na instalação do dispositivo ou durante a manutenção[15-18,21]:

- Complicações na instalação:
  - Punção arterial.
  - Hematoma no local de punção.
  - Arritmias.
  - Pneumotórax.
  - Hemotórax.
  - Tamponamento cardíaco.
  - Mau posicionamento do cateter.
  - Embolia.
  - Pseudoaneurisma arterial.

- Complicações na manutenção:
  - Infecção de corrente sanguínea relacionada ao cateter.
  - Infecção no sítio do cateter.
  - Infecção no trajeto do cateter.
  - Trombose venosa e tromboembolismo.

CATETER ARTERIAL

Introdução

A canulação de uma artéria permite a medida contínua e mais fidedigna da pressão arterial, além de facilitar a coleta de exames laboratoriais. As contraindicações não são absolutas, devendo-se sempre considerar risco e benefício em cada caso, e incluem distúrbios hemorrágicos graves, doenças vasculares periféricas, circulação arterial local comprometida, infecção e trauma próximo à região a ser puncionada e intervenção cirúrgica prévia[15,23].

Escolha do Local

As artérias mais utilizadas são: radial, dorsal do pé (pediosa) e tibial posterior. A preferência é dada para artéria radial, por ser de fácil acesso e por representar um vaso não terminal, sendo a irrigação da mão realizada de forma dupla, através das artérias radial e ulnar. Antes da punção da artéria radial, deve-se realizar o teste de Allen modificado, que consiste na compressão das artérias radial e ulnar de forma simultânea e, se o paciente puder colaborar, ele deve fechar a mão em punho, com interrupção momentânea do fluxo, até a mão se tornar pálida. A seguir, o paciente deve abrir a mão, libera-se o pulso da artéria ulnar e verifica-se a circulação arterial até os dedos. Se houver circulação colateral suficiente, a coloração da mão deve retornar ao normal dentro de 3 a 12 segundos. Caso contrário, considera-se o teste de Allen positivo e contraindica-se o acesso por essa via, visando a minimizar o risco de complicações. Evita-se a cateterização da artéria ulnar pelo maior risco de isquemia[15,23-25].

A canulação de artérias periféricas é sempre preferível, entretanto, na impossibilidade, pode-se canular artérias centrais, como a artéria femoral, evitando-se utilizar a artéria braquial, visto que a circulação colateral neste local é pobre e, portanto, com alto risco de isquemia. Para puncionar a artéria femoral, posiciona-se o paciente da mesma maneira que se faz para passar cateter na veia femoral[15,21,23].

Material Necessário[6]

- Jelco (n. 24 em neonatos, n. 22 a 24 para lactentes e pré-escolares, n. 20 para crianças maiores).
- Se disponível, cateteres para inserção arterial (com fio-guia).
- Gaze estéril.
- Solução antisséptica.
- Máscara, avental, campos e luvas estéreis, óculos de proteção.
- Transdutores de pressão.
- Solução de irrigação fisiológica.
- Monitor de pressão.

Técnica

O procedimento deve ser realizado com todos os cuidados de assepsia e antissepsia:

- Imobilizar o antebraço e a mão em dorsiflexão.
- Antissepsia local.
- Pode-se fazer anestesia local em pacientes responsivos, antes da inserção da agulha.
- Palpar a artéria, inserindo a agulha obliquamente em ângulo de 30°.
- Com o refluxo do sangue, introduzir o cateter e retirar a agulha lentamente. Quando se utiliza cateter próprio para canulação arterial com fio-guia, utiliza-se a técnica de Seldinger – com o refluxo do sangue, introduzir o fio-guia, retirar a agulha introdutora e progredir o cateter através do fio-guia, retirando este último após introdução do cateter.
- Conectar o cateter ao transdutor de pressão.
- Fixar o cateter[15,21,23].

A ultrassonografia para guiar a punção da artéria radial vem crescendo na população pediátrica, mostrando maior taxa de sucesso na primeira tentativa, reduzindo assim o número de tentativas e a ocorrência de complicações, como vasoespasmo e formação de hematomas[15,24].

Um cuidado importante ao monitorar a pressão arterial invasiva é a posição do transdutor, que deve permanecer na altura do coração, no quinto espaço intercostal, na linha axilar média, e deve ser periodicamente "zerado". Se o transdutor estiver abaixo da linha de referência, a pressão arterial aferida será falsamente alta e o oposto ocorre se o transdutor estiver acima da altura recomendada. Essa é a principal causa de medida incorreta, sendo necessário checar a posição do transdutor constantemente, além de uma "zeragem" periódica a cada 8 a 12 horas[23].

Tempo de Permanência

Remover o cateter quando aparecerem sinais de complicações, tornar-se não funcionante ou em caso de permanência > 72 a 96 horas (a depender de cada caso)[21].

Complicações

As complicações incluem sangramento, hematoma, vasoespasmo, infecção, isquemia, formação de trombo e embolia, lesão de nervo e fístula arteriovenosa[15,21,23].

PERICARDIOCENTESE

Indicações

Pericardiocentese é necessário em casos de tamponamento cardíaco (Quadro 4.1). Pacientes em risco para tamponamento cardíaco incluem: portadores de doenças oncológicas, de insuficiência renal, tuberculose, pós-trauma, pós-operatório cardíaco recente[24-26].

QUADRO 4.1 Sinais e sintomas de tamponamento cardíaco
Abafamento de bulhas
Estase jugular
Hipotensão e pulso paradoxal
Agitação
Dispneia
Aumento de silhueta cardíaca à radiografia de tórax e diminuição de complexos QRS ao ECG

Idealmente, a pericardiocentese deve ser realizada em ambiente cirúrgico, com monitoração eletrocardiográfica e hemodinâmica contínua e contar com guia por meio de ecocardiografia. Tais cuidados se devem aos riscos inerentes ao procedimento, que podem levar à necessidade de exploração cirúrgica de urgência/emergência[25].

A fisiopatologia do tamponamento cardíaco resulta do prejuízo ao enchimento diastólico do ventrículo direito por conta da pressão intrapericárdica exceder a pressão de retorno venoso. Isso leva à diminuição do débito cardíaco, resultando em hipotensão arterial. A confirmação de tamponamento deve ser realizada por meio de ecocardiograma (Figura 4.17)[27].

Contraindicações

A mera presença de derrame pericárdico, em pacientes estáveis e sem sinais de tamponamento, não indica a pericardiocentese de urgência. Nesses casos, o procedimento deve ser realizado de maneira eletiva, em ambiente controlado[24,26].

Como contraindicações relativas, podem ser citadas: dissecção de aorta, ruptura de miocárdio, situações de politraumatismo em que se indicaria toracotomia de urgência e discrasias sanguíneas graves[24,26].

Procedimento

Incialmente, deve-se separar os materiais necessários à realização do procedimento. O Quadro 4.2 enumera os diferentes materiais a serem utilizados para a pericardiocentese[25,26]:

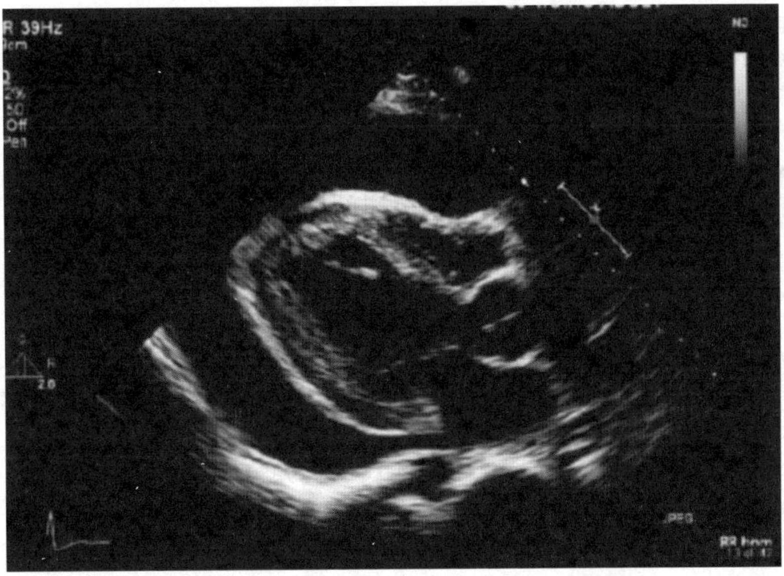

FIGURA 4.17 Tamponamento cardíaco ao ecocardiograma (fonte: retirado de http://www.medicinanet.com.br/conteudos/acp-medicine/6676/emergencias_em_hematologia_e_oncologia.htm)[27].

QUADRO 4.2 Materiais para pericardiocentese
Equipamentos de proteção individual (máscara, gorro, luvas estéreis, aventais, óculos de proteção)
Carrinho de parada com material para reanimação cardiopulmonar e desfibrilador a postos e preparados
Idealmente, aparelho de ecocardiograma com proteção estéril ao transdutor
Jelcos 16/18/20 com seringa sem *luer-lock* para aspiração e tubos para coleta de material (para análises clínicas)
Material para limpeza e assepsia (soluções degermantes e alcóolicas, gaze)
Campos, gazes estéreis e lidocaína para anestesia local

Na preparação, deve-se iniciar pela localização da melhor posição para punção adequada. A inserção da agulha normalmente é efetuada em região cerca de 0,5 a 1 cm abaixo e a esquerda do apêndice xifoide (abordagem subxifoidea). Dessa maneira, toda a região à esquerda do apêndice e abaixo do quinto arco costal esquerdo deve ser degermada e limpa de maneira adequada, antecedendo a colocação de campos estéreis[26].

Caso disponível, pode-se realizar ecocardiograma para estimar a quantidade de líquido presente no saco pericárdico. Idealmente, deve-se guiar o procedimento de punção com auxílio do ecocardiograma, como maneira de se diminuir potenciais complicações[25,26].

Realizar botão anestésico com lidocaína sem vasoconstritor. A agulha deve ser inserida na pele em um ângulo de 45º, com ponta apontada para o mamilo esquerdo ou para a ponta da escápula esquerda. Na Figura 4.18, representa o local adequado para a punção[25,26].

Introduzir a agulha aspirando lentamente conforme se progride. Ao observar o refluxo de líquido, parar a progressão da agulha e progredir o gelco sobre esta. Com o gelco posicionado, acoplar a seringa e aspirar o conteúdo. É arriscado tentar aspirar grandes quantidades de líquido pericárdico apenas com agulha, por conta dos riscos potenciais de laceração miocárdica[25].

Cuidados Após o Procedimento

Após terminado o procedimento e aspiradas quantidades de líquido pericárdico, enviar material para análise e retirar lentamente o Jelco, efetuando compressão local e curativo oclusivo[25].

Deve-se realizar radiografia de tórax para controle e, idealmente, repetir o ecocardiograma, de maneira a avaliar se houve redução significativa da quantidade de líquido e reversão dos sinais ecocardiográficos de tamponamento[25].

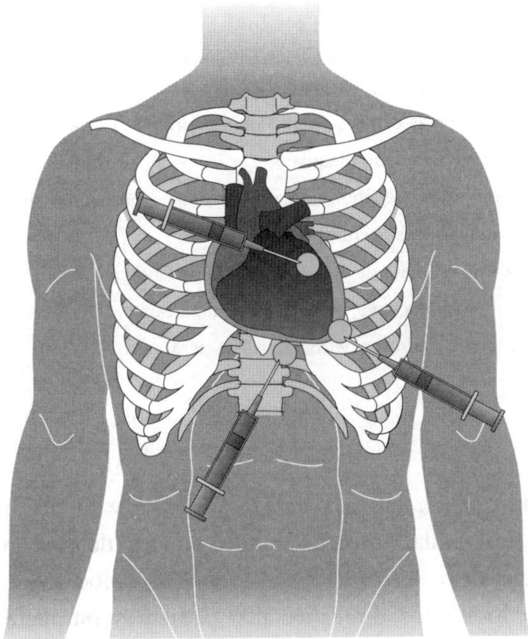

FIGURA 4.18 Posições para pericardiocentese; (A) sub-xifóidea; (B) apical; (C) paraesternal (fonte: retirado de Sinnaeve e Adriaenssens[24]).

Complicações

Como complicações potenciais da pericardiocentese, podem ser citados: ocorrência de arritmias durante a punção; punção e laceração miocárdica; lesão de vasos coronarianos com potencial infarto do miocárdio associado; pneumotórax; punção de vísceras abdominais; lesão diafragmática; lesões vasculares e morte[24-26].

TORACOCENTESE

Indicações

Em pacientes pediátricos, a toracocentese normalmente é indicada como procedimento diagnóstico dos derrames pleurais. Em algumas situações, em pacientes que evoluem para insuficiência respiratória, pode-se indicar a toracocentese de alívio, como maneira de se esvaziar o maior volume possível de líquido do espaço pleural. Na necessidade de manter o esvaziamento de líquido, pode-se indicar a locação de dreno tubular de tórax (as particularidades desse procedimento estão exemplificadas no Quadro 4.3)[25].

QUADRO 4.3 Etiologias de derrame pleural em pediatria (modificado de Fuhrman e Zimmerman[25])	
Infecção	Bacteriana, viral, fúngica, tuberculose
Cardiovascular	Insuficiência cardíaca, pericardite, síndrome da veia cava superior
Pulmonar	Infarto pulmonar, pleurites
Doenças abdominais	Pancreatite, hepatite, peritonite, abcessos, cirrose com ascite
Iatrogênica	Cateter venoso central
Reumatológica	Artrite reumatoide, lúpus, síndrome de Sjögren
Neoplásica	Linfoma, leucemia, mesotelioma, metástases
Renal	Uremia, síndrome nefrótica, diálise peritoneal

Contraindicações

Como contraindicações relativas para a toracocentese, há: plaquetopenia grave (plaquetas < 20.000), coagulopatias, infecção cutânea no local da punção[25,26].

Cuidado especial deve ser tomado na indicação de toracocentese em derrames pleurais pequenos e loculados, em especial se presentes em pacientes sob ventilação à pressão positiva[25,26].

Procedimento

Incialmente, deve-se separar adequadamente o material necessário para a realização do procedimento. No Quadro 4.4, estão enumerados os diferentes materiais a serem utilizados[26].

QUADRO 4.4 Materiais para toracocentese
Agentes e materiais para limpeza local
Gaze e campos estéreis
Agulha e seringa para anestesia local e xilocaína sem vasoconstritor
Jelcos 14 a 20, seringas sem *luer-lock*
Frascos para coleta de amostras para análise
Equipo de soro e frasco para coleta de maiores quantidades (punções de alívio)

Sedação e analgesia são frequentemente necessárias para realizar toracocentese de maneira segura em pediatria. Quando possível, posicionar o paciente sentado e com as mãos apoiadas sobre mesa ou apoio[25,26].

Localizar o ponto de punção adequado, a cerca de 5 a 10 cm da coluna vertebral e 1 a 2 cm abaixo da linha de derrame (definida à ultrassonografia de tórax – idealmente – ou por meio de exame físico – percussão com submacicez e/ou sinal de Signorelli)[25,26].

Realizar limpeza e degermação local, posicionar campos estéreis. Administrar anestesia local com xilocaína sem vasoconstritor ao longo do trajeto da punção. A punção para anestesia deve ser realizada de maneira similar à punção da própria toracocentese, puncionando sobre a borda superior da costela abaixo do espaço intercostal escolhido para punção[26].

Após anestesiado o trajeto, realizar punção com gelco adequado, progredindo agulha lentamente até retorno de líquido. Nesse momento, parar a progressão da agulha e avançar o gelco de modo a introduzi-lo no espaço pleural. Ao retirar a agulha da porção plástica, tampar a extremidade com o dedo, de modo a evitar entrada de ar. Acoplar uma seringa para coleta de material para análise (proteínas, DHL, pH em seringa de gasometria, glicose, celularidade total com diferencial, bacterioscópico e cultura)[26].

Na toracocentese de alívio, após coleta de material para análise, pode-se acoplar o equipo de soro ao gelco e posicionar a outra extremidade livre (após remoção da extremidade distal) em frasco coletor, de modo a esvaziar o maior volume com menor manipulação local[25,26].

Após o procedimento, realizar radiografia de tórax controle, para avaliar a potencial presença de complicações[25].

Complicações

Como complicações possíveis da toracocentese podem ser citadas: dor local, tosse pós-punção, infecção local, pneumotórax, hemotórax, lesão de víscera abdominal, lesão de feixe vascular intercostal, embolia gasosa, edema agudo de pulmão de reexpansão[25,26].

VARIANTE PARA DRENAGEM TORÁCICA COM DRENO TUBULAR[26]

Indicações e Contraindicações

A drenagem torácica pode ser indicada nas seguintes situações: pneumotórax, hemotórax, empiema pleural, quilotórax e presença de derrames pleurais grandes, com comprometimento respiratório.

Como contraindicação relativa, discrasias sanguíneas graves, necessitando de correções com hemoderivados antecedendo a realização do procedimento.

Materiais

Além dos materiais listados para toracocentese, pode-se adicionar para a passagem de drenos tubulares: bisturi lâmina 11, 4 ou 5 pinças de Kelly curvas, dreno torácico de tamanho adequado (escolher conforme o peso e a estatura do paciente), material para sutura com fio de náilon 3-0, sistema estéril para coleta de material a ser drenado com selo d'água.

Procedimento

Posicionar o paciente em decúbito dorsal horizontal com abdução do braço ipsilateral ao hemitórax a ser drenado. Em pacientes pediátricos, já para o adequado posicionamento, pode ser necessária sedação e analgesia.

Realizar limpeza e assepsia locais com clorexidine degermante e alcóolico, posicionar campos estéreis.

Com xilocaína sem vasoconstritor, realizar anestesia local do trajeto de passagem do dreno. Deve-se realizar a anestesia local na região do 4º ou 5º espaço intercostal, entre as linhas axilares média e anterior.

No local anestesiado, realizar uma incisão com cerca de 1 a 2 cm de extensão, utilizar pinça de Kelly para divulsionar o tecido subcutâneo, dissecando até a camada muscular. Prosseguir com pinça posicionada paralelamente à parede torácica até se atingir a pleura parietal. Perfurá-la sentindo a perda súbita de resistência. Com o dedo indicador, ampliar local de incisão e palpar tecido pulmonar subjacente.

Com o dreno tubular medido (do local da incisão até o ápice do pulmão), ocluí-lo com duas pinças de Kelly. Inserir guiando para região apical e posterior do pulmão, posicionando todos os orifícios no espaço pleural. Soltar a Kelly proximal e progredir até o local de posicionamento da Kelly distal. Acoplar selo d'água e soltar a Kelly distal.

Fixar tubo adequadamente à pele com fio de náilon 3-0 e realizar curativo local. Deve-se solicitar radiografia de tórax para confirmação de posicionamento adequado do dreno.

Manter o sistema de drenagem a cerca de 100 cm abaixo do nível da cama do paciente, permitindo a drenagem adequada de líquido. O selo d'água deve mostrar oscilação com os movimentos respiratórios do paciente.

Complicações

Como complicações da drenagem torácica, podem-se citar: sangramentos, perfuração de órgão abdominais ou do parênquima pulmonar, neuralgia intercostal, obstrução do tubo, enfisema subcutâneo, edema pulmonar de reexpansão, infecção local.

CONCLUSÕES

É importante o conhecimento técnico para a realização de procedimentos invasivos em terapia intensiva pediátrica. Além disso, o preparo correto com emprego de técnicas e matérias adequados, deve ser de conhecimento de toda a equipe multidisciplinar da UTI. Cada procedimento deve ser explicado para o responsável e também diretamente à criança com capacidade de compreender o que será realizado. Nos procedimentos mais invasivos e dolorosos, deve-se considerar a realização sob sedação e analgesia adequadas.

REFERÊNCIAS BIBLIOGRÁFICAS

1. American Heart Association. Recursos para o Tratamento de Emergências/Urgências Circulatórias. Suporte Avançado de Vida em Pediatria 2015. Available from: www.heart.org/cpr.
2. Sá RA, Melo CL, Dantas RB, Delfim LV. Vascular access through the intraosseous route in pediatric emergencies. Rev Bras Ter Intensiva. 2012;24(4):407-14.
3. Pifko EL, Price A, Busch C, Smith C, Jiang Y, Dobson J, Tuuri R. Observational review of paediatric intraosseous needle placement in the paediatric emergency department. J Paediatr Child Health. 2018;54(5):546-50.
4. Lane ER, Hsu EK, Murray KF. Management of ascites in children. Expert Rev Gastroenterol Hepatol. 2015;9(10):1281-92.
5. Bavdekar A, Thakur N. Ascites in Children. Indian J Pediatr. 2016;83(11):1334-40.
6. Keil-Ríos D, Terrazas-Solís H, González-Garay A, Sánchez-Ávila JF, García-Juárez I. Pocket ultrasound device as a complement to physical examination for ascites evaluation and guided paracentesis. Intern Emerg Med. 2016;11(3):461-6.
7. Thomsen TW, Shaffer RW, White B, Setnik GS. Videos in clinical medicine. Paracentesis. N Engl J Med. 2006;355(19):e21.
8. Shriver A, Rudnick S, Intagliata N, Wang A, Caldwell SH, Northup P. A Randomized controlled trial of procedural techniques for large volume paracentesis. Ann Hepatol. 2017;16(2):279-84.
9. Peabody CR, Mandavia D. Deep Needle Procedures: Improving safety with ultrasound visualization. J Patient Saf. 2017;13(2):103-8.
10. Ennis J, Schultz G, Perera P, Williams S, Gharahbaghian L, Mandavia D. Ultrasound for detection of ascites and for guidance of the paracentesis procedure: technique and review of the literature. Int J Clin Med. 2014;5(20):1277-93.
11. Mercaldi CJ, Lanes SF. Ultrasound guidance decreases complications and improves the cost of care among patients undergoing thoracentesis and paracentesis. Chest. 2013;143(2):532-8.
12. Kramer RE, Sokol RJ, Yerushalmi B, Liu E, MacKenzie T, Hoffenberg EJ, Narkewicz MR. Large-volume paracentesis in the management of ascites in children. J Pediatr Gastroenterol Nutr. 2001;33(3):245-9.
13. Sen Sarma M, Yachha SK, Bhatia V, Srivastava A, Poddar U. Safety, complications and outcome of large volume paracentesis with or without albumin therapy in children with severe ascites due to liver disease. J Hepatol. 2015;63(5):1126-32.
14. Cho J, Jensen TP, Rierson K, Matthews BK, Bhagra A, Franco-Sadud R, et al.; Society of Hospital Medicine Point-of-care Ultrasound Task Force, Soni NJ Recommendations on the Use of Ultrasound Guidance for Adult Abdominal Paracentesis: A Position Statement of the Society of Hospital Medicine. J Hosp Med. 2019 Jan 2;14:E7-E15.
15. Jamshidi R. Central venous catheters: Indications, techniques, and complications. Semin Pediatr Surg. 2019;21(1):26-32.
16. Guillermo A, Hunter CJ. Central venous access in children: indications, devices, and risks. Curr Opin Pediatr 2017;29(3):340-6.
17. Graham AS, Ozment C, Tegtmeyer K, Lai S, Braner DA. Videos in clinical medicine. Central venous catheterization. N Engl J Med. 2007;356(21):e21.
18. Tannuri U, Tannuri ACA. Vias de Acesso Vascular. In: Hirschheimer MR, De Carvalho WB, Matsumoto T. Terapia Intensiva Pediátrica e Neonatal. São Paulo: Atheneu; 2017.

19. Taylor RW, Palagiri AV. Central venous catheterization. Crit Care Med. 2007;35(5):1390-6.
20. Motta EHG, Yamaguchi RS. Procedimentos. In: Delgado AF, Kimura HM, Troster EJ. Terapia Intensiva, São Paulo: Manole; 2010.
21. Bell T, O'Grady N. Prevention of central line–associated bloodstream infections. Infect Dis Clin N Am. 2017;3(3):551-9.
22. Saugel B, Scheeren TWL, Teboul JL. Ultrasound-guided central venous cateter placement: a structured review and recommendations for clinical practice. Critical Care. 2017;21(1):225.
23. Bronicki RA, Spenceley NC. Hemodynamic monitoring. In: Nichols DG, Shaffner DH. Roger's textbook of pediatric intensive care. Philadelphia: Lippincott Williams & Wilkins; 2016.
24. Sinnaeve PR, Adriaenssens T. A contemporary look at pericardiocentesis. Trends Cardiovasc Med. 2019;29(7):375-83.
25. Schexnayder SM, Storm EA, Stroud MH, et al. Pediatric Vascular Access and Centesis. In: Fuhrman B, Zimmerman J, editors. Pediatric Critical Care. 4th ed. Philadelphia: Elsevier Saunders; 2011.
26. Schexnayder SM, Khilanani P, Shimizu N. Invasive Procedures. In Roger's Textbook of Pediatric Intensive Care. 5th ed. Philadelphia: Wolters Kluwer; 2016.
27. Figura de Derrame Pericárdico com Sinais de Tamponamento cardíaco. Disponível em: www.medicinanet.com.br/conteudos/acp-medicine/6676/emergencias_em_hematologia_e_oncologia.htm [acessado em 02 de março de 2019].
28. Reis AG, Andrade APM, Mattar APL, Kamei FM, Castelo,GB. Procedimentos de emergência em pediatria. In: Schvartsman BGS, Maluf Jr PT. Pediatria. Instituto da Criança. Hospital das Clinicas. Pronto Socorro. Barueri: Manole; 2009.
29. Tuma PL, Bermudes ACG, Yamaguchi RS. Monitorização hemodinâmica invasiva. In: Hirschheimer MR, De Carvalho WB, Matsumoto T. Terapia Intensiva Pediátrica e Neonatal. São Paulo: Atheneu; 2017.
30. Habib J, Baetz L, Satiani B. Assessment of collateral circulation to the hand prior to radial artery harvest. Vascular Med. 2012;17(5):352-61.
31. White L, Halpin A, Turner M, Wallace L. Ultrasound-guided radial artery cannulation in adult and paediatric populations: a systematic review and meta-analysis. Br J Anaesth. 2016;116(5):610-7.
32. Schexnayder SM, Khilnani P, Shimizu N. Invasive Procedures. In: Nichols DG, Shaffner DH. Roger's textbook of pediatric intensive care. Philadelphia: Lippincott Williams & Wilkins; 2016.

5 Transporte seguro de paciente criticamente enfermo na pediatria

Shieh Huei Hsin
Sergio Massaru Horita

APÓS LER ESTE CAPÍTULO, VOCÊ ESTARÁ APTO A:
• Explicar o conceito de transporte seguro introduzido no deslocamento de paciente criticamente enfermo e por que estará sempre relacionado a bom planejamento e sucesso do transporte.
• Explicar o conceito de risco no transporte do paciente criticamente enfermo e enumerar as 10 situações mais frequentes de risco.
• Minimizar riscos por meio de políticas que embasam uma robusta diretriz administrativa e avaliar as condições de segurança do paciente em conjunta responsabilidade e ciência de todas as partes envolvidas no transporte, incluindo pais e profissionais do setor de destino do transporte.
• Contraindicar o transporte em qualquer situação de instabilidade do paciente ou dos equipamentos e entender das condições necessárias para manter o transporte seguro.
• Priorizar o conceito de estabilidade do paciente antes e durante o transporte, tomando medidas para que a estabilidade seja alcançada nas condições clínicas de instabilidade mais frequentes por meio de medidas respiratórias, circulatórias, neurológicas e suporte ao trauma.
• Indicar as principais normativas que regem o transporte de pacientes criticamente enfermos e os requerimentos materiais e humanos para tanto.
• Definir o risco-benefício do transporte ao individualizar para o paciente criticamente enfermo, transportando-o nas melhores condições clínicas e antevendo a necessidade de ficha de verificação e contato prévio.

INTRODUÇÃO

Os pacientes criticamente enfermos apresentam lesões ou doenças potencialmente fatais associadas com reservas fisiológicas reduzidas ou esgotadas. O transporte desses pacientes adiciona incontáveis riscos e requer os serviços de profissionais altamente treinados e qualificados.

As unidades de terapia intensiva (UTI) foram desenvolvidas para fornecer um ambiente seguro compostas por médicos, enfermeiros e profissionais altamente qualificados, usando tecnologia médica avançada e terapias diversas para os pacientes gravemente enfermos. Mesmo em condições de uma UTI ideal plenamente capacitada, faz-se necessário para muitos pacientes, senão para a maioria, deixar temporariamente esse mundo ideal de aparente segurança.

O motivo é simplesmente a necessidade de realizar um procedimento diagnóstico ou terapêutico fora da UTI ou a necessidade de transferir um paciente para outro hospital com nível superior de cuidados críticos especializados ou com especialidade médica não disponível no serviço de origem (p. ex., cirurgia cardíaca).

Esses transportes expõem os pacientes críticos ao aumento do risco de erros e eventos adversos. As equipes da UTI devem procurar reduzir tanto quanto possível esses riscos e as consequências relacionadas ao transporte, ou seja, tentar aumentar a segurança do paciente nesta situação vulnerável.

O transporte seguro requer avaliação precisa e com antecedência do paciente, otimizando assim os limitados recursos que a equipe poderá levar no transporte. Deve haver planejamento adequado e maximização da comunicação entre as partes envolvidas. O transporte seguro requer a implantação de pessoal devidamente treinado com equipamento essencial adequado para o suporte de vida e uma comunicação impecável abrangendo todos os personagens envolvidos: médico do serviço de origem, família, equipe responsável pelo transporte e equipe de acolhimento no destino.

OBJETIVO

O objetivo de um transporte bem-sucedido visa a diminuir os riscos presentes no deslocamento e maximizar a segurança dos pacientes durante todos os estágios de transporte, seja pré, inter ou intra-hospitalar.

O Que é um Transporte Seguro?

Numa perspectiva teórica, um transporte seguro pode ser definido pela ausência de erro, dano potencial e eventos adversos. De forma mais pragmática, a abordagem de um transporte seguro pode ser descrita por vários objetivos como o paciente chegando pelo menos nas mesmas condições do início do transporte, não deterioração fisiológica relacionada ao transporte, ausência de eventos críticos, nenhuma falha de equipamento e assim por diante. De fato, as oportunidades para erros e eventos relacionados ao transporte são numerosos.

Para ilustrar alguns eventos adversos possíveis, a deterioração fisiopatológica pode surgir da perda ou do deslocamento de acessos vasculares e drenos; perda da via aérea avançada em um paciente ventilado; monitoramento ou tratamento de menor qualidade durante o transporte (p. ex., um modo de ventilação mais simples), o risco em razão da necessidade de movimentos adicionais (p. ex., elevação de um paciente ou mobilização entre macas) ou exposição a condições ambientais desfavoráveis (temperatura, altitude, aceleração), bem como recursos humanos e terapêuticos limitados durante o transporte.

Como princípio orientador, o nível de cuidados prestados durante o transporte deve ser pelo menos igual ao momento inicial do encaminhamento e deve preparar o paciente para a admissão no serviço de recebimento.

Avaliação de Risco e Condições de Segurança do Transporte

Embora o número de publicações neste campo esteja aumentando, ainda é difícil obter números representativos. As razões para essa dificuldade consistem em diferentes definições de erro relacionado ao transporte, diferentes tipos de transporte (p. ex., intra e inter-hospitalar) e, com muita frequência, a perda de informações ou subnotificação sobre o número potencial de oportunidades de erro e de erros reais. Em um estudo de Parmentier-Decrucq et al.[10], com 184 pacientes em UTI sob ventilação mecânica que requereriam 262 transportes para tomografia computadorizada, 26% dos transportes foram associados a um evento adverso. Os transportes inter-hospitalares apresentam risco particular em relação ao funcionamento seguro dos equipamentos de transporte. Em um estudo holandês de Droogh et al.[5], envolvendo 353 transportes inter-hospitalares, foram encontrados 55 problemas técnicos, desde problemas no suprimento de gases e de eletricidade, no equipamento médico e até em algumas funções da ambulância. Embora houvesse pouco impacto no estado do paciente, esses problemas levaram a atrasos ou até ao cancelamento do transporte de pacientes. De qualquer forma, este estudo destaca a dependência de equipamentos técnicos durante o transporte.

A segurança do paciente não é apenas uma questão para o período de transporte. Um transporte pode afetar a condição clínica do paciente além da chegada ou retorno à UTI. Em um estudo francês de Schwebel et al., foi demonstrado que o transporte intra-hospitalar aumenta o risco de complicações em pacientes críticos ventilados. Pacientes expostos a um transporte tiveram risco maior de várias complicações, incluindo pneumotórax, atelectasia, pneumonia associada à ventilação mecânica, hipo e hiperglicemia e hipernatremia. Os últimos achados ilustram que a interrupção de processos de cuidados intensivos, como a administração contínua de medicamentos, pode levar a distúrbios fisiopatológicos, se nenhuma adaptação adequada e sensível ao tempo for realizada.

De modo geral, a incidência global de eventos adversos (graves ou não) pode alcançar até 68%, mas ao considerar apenas os eventos adversos graves que requeiram intervenção terapêutica, a incidência varia de 4,2 a 8,9%. Além disso, a parada cardíaca varia de 0,34 a 1,6% nos diferentes estudos com adultos.

Vale lembrar que quando se coletam os dados prospectivamente, outros fatores podem entram nessa lista: queda de pressão arterial, hipóxia, aumento da demanda de oxigênio, maior necessidade de sedativos ou opioides em razão da agitação do paciente e da hipertensão arterial.

Ramnarayan et al.[11] estudaram retrospectivamente o total de 8.167 registros pediátricos no Reino Unido e na Irlanda. As crianças transportadas tinham mortalidade predita de 4,4%, composta de 51,7% de lactentes e quase metade dos transportados com insuficiência respiratória (44,3%). Os eventos adversos ocorreram em 369 transportes (4,5%).

QUADRO 5.1 Dez principais incidentes relacionados ao transporte de adultos registrados em estudos retrospectivos
1. Mau funcionamento do equipamento
2. Preparação inadequada antes do transporte
3. Falta de comunicação com o departamento de destino (p. ex., radiologia)
4. Deslocamento de acessos intravenosos, sondas e tubos
5. Tanque de oxigênio vazio
6. Aumento da necessidade de vasopressores ou inotrópicos
7. Equipamento não disponível no departamento de destino
8. Falta de documentação na ficha médica
9. Falha ao reconectar o umidificador no ventilador
10. Hipoglicemia

COMPOSIÇÃO DA EQUIPE DE TRANSPORTE

Embora pareça intuitivamente provável que uma equipe de transporte habilitada seja vantajosa, existem poucos dados que apoiam esta premissa. Em um estudo escocês de Fried et al.[7] sobre transferências inter-hospitalares de pacientes críticos, a frequência de equipamentos médicos não seguros e falhas de equipamentos em pacientes ventilados foi significativamente menor em equipes de transporte habilitadas. Os pacientes ventilados devem ser obviamente considerados um grupo com maior risco durante qualquer tipo de transporte e demanda pessoal médico especializado.

As dificuldades potenciais do transporte podem ser ilustradas em um paciente com diminuição da saturação de oxigênio durante o transporte. A causa pode ser trivial como a perda do sinal por deslocamento do sensor, mas também pode ser atribuída a um evento com risco imediato à vida, como obstrução das vias aéreas, deslocamento da cânula de intubação e pneumotórax. Lembrar sempre que no transporte podem ocorrer problemas técnicos, como a quebra ou falta do suprimento de gases; mangueiras e válvulas defeituosas. Desnecessário será dizer que a rapidez e a precisão na avaliação e na solução deste evento será muito mais desafiadora com o paciente em movimento, quer na rua ou no ar.

COMO MINIMIZAR O RISCO ASSOCIADO AO TRANSPORTE?

Diretriz Administrativa

Uma política administrativa bem definida em todos os planos da administração pública e privada é determinante para o sucesso do transporte do paciente criticamente enfermo. A participação governamental na esfera federal, estadual e municipal incorre em leis que podem ser mais ou menos protetivas ao paciente durante o transporte, porém na falta de recursos públicos, os recursos ficam limitados a esforços particulares. O transporte seguro implica leis, estrutura consistente e políticas de saúde com financiamento completo e adequado em todos os componentes das várias etapas de um transporte. Recursos humanos e materiais, equipamentos, hospitais e veículos de transporte têm de trabalhar integrados para que não haja desperdício de energia e recursos. Ações integradas por políticas de saúde responsáveis incluem a melhoria do serviço de origem, treinamento continuado/atualizado de profissionais, meios de transporte e recursos adequados, seguimento de normas vigentes, lista de checagem, indicação adequada de transporte e comunicação documentada de todos os envolvidos no transporte.

Em tempos de tecnologia e conhecimento em constante evolução, os protocolos e as diretrizes de transporte precisam ser revisados regularmente para garantir que sejam atualizados e baseados em evidências. Transferências intra-hospitalares e transferências inter-hospitalares têm diferenças específicas, mas geralmente existem semelhanças suficientes para combiná-las no mesmo conjunto de diretrizes.

Avaliação do Paciente e Decisão de Transporte

Toda decisão de transporte tem domínio institucional e passa pela avaliação de um médico ou uma equipe. Fica mais fácil definir responsabilidades se houver a devida documentação de todas as etapas do transporte nos prontuários e nas fichas de transporte e se houver o consentimento esclarecido da família aceitando os riscos e benefícios do transporte, com minimização dos processos cíveis e criminais, caso haja insucesso e comorbidades ou óbito no transporte.

Considerando os riscos associados ao transporte de pacientes críticos, o primeiro princípio deve ser "evitar qualquer transporte desnecessário" e implicará a pergunta "esse transporte resultará em provável elucidação clínica ou procedimento que acabará por beneficiar esse paciente?".

O objetivo de um transporte nunca deverá ser apenas financeiro, mas sempre deverá considerar o benefício teórico que o paciente terá com tal transporte. Todo transporte tem riscos não desprezíveis e o ideal é o paciente obter o benefício sem sair do leito de origem. A figura do soldado ferido no campo de batalha deve sempre vir à mente quando se pensa em um transporte de UTI. O melhor benefício é sempre trazer o cuidado ou o especialista para o campo em que está o soldado ferido. Se a equipe decidir finalmente fazer o transporte, é preciso saber que está adentrando em um campo desconhecido com armadilhas mil até chegar ao destino com um paciente com capacidade funcional crítica. Semelhante a atravessar um campo inimigo sem estar munido das melhoras armas, sem estar na melhor condição física do paciente e tendo uma equipe mínima para prestar socorro.

Nessas condições, exames no leito (p. ex., ultrassonografia *point of care*, eletroencefalografia e ecodopplercardiografia) são sempre alternativas a serem consideradas. A telemedicina poderá trazer profissionais extremamente qualificados à beira do leito do paciente mesmo estando a centenas de quilômetros de distância e servir de auxílio valioso sem transportar o paciente do leito seguro da UTI. Esses profissionais tanto podem colaborar com conhecimento de especialista direcionando condutas diagnósticas e terapêuticas como ajudar a interpretar corretamente um exame que estiver sendo realizado no leito.

Se os riscos do transporte se sobrepõem ao benefício, deve-se esperar uma oportunidade em que as condições do paciente e da equipe de transporte sejam mais favoráveis. Entretanto, é possível que tal janela de estabilidade não seja alcançada ou não se abra. É possível que em algumas situações controladas de não transportabilidade se

TABELA 5.1 Questões a serem respondidas antes do transporte de um paciente de UTI

Questão	Domínio	Responsabilidade
Qual é o objetivo do transporte?	Instituição Decisão do médico	Médico da UTI
Os resultados trarão consequências médicas?	Decisão do médico	Médico da UTI
Os benefícios suplantam os riscos?	Avaliação de risco	Equipe da UTI
O paciente é suficientemente estável?	Decisão do médico	Médico da UTI
É o melhor momento para o transporte?	Instituição Decisão do médico	Equipe da UTI Médico da UTI

possa considerar uma prova terapêutica empírica usando o julgamento médico adequado, isto é, ponderando risco *versus* benefício de cada terapêutica a ser instituída. Um exemplo é um paciente extremamente grave e instável, sem condições atuais e próximas de transportabilidade, precisar de um exame radiológico como ressonância magnética para definir um diagnóstico raro que se beneficiaria de um tratamento específico, como pulsoterapia com corticosteroides. Embora a decisão seja difícil e controversa, em não havendo estabilidade clínica, em condições muito bem estudadas entre equipe médica e família sobre possíveis benefícios e malefícios, pode-se optar por não fazer um tratamento ou opta-se por considerar um tratamento empírico.

O momento oportuno é aquele em que a equipe de transporte e equipe receptora consigam atuar no menor risco ao paciente. É preciso descartar situações de risco ao paciente e não se deixar vencer pela urgência relativa do transporte. Não assegurar ótimas condições de transporte é colocar sob a responsabilidade médica o risco desnecessário e evitável. Em alguns momentos, postergar o transporte, estabilizar previamente o paciente, conseguir uma equipe adequada, conseguir suprimentos necessários com reserva garantida e um contato telefônico pormenorizado e documental com a equipe receptora podem ser salvadores e garantir o transporte seguro. O transporte mais rápido nem sempre é garantia de um transporte seguro.

O Paciente Está Suficientemente Estável?

Se o paciente não estiver estável, não deve ser considerado em hipótese nenhuma o transporte imediato. Hipotensão, instabilidade hemodinâmica, má perfusão, arritmia não controlada, baixo débito, instabilidade respiratória, pneumotórax não resolvido, sangramento ativo, hipovolemia, convulsão não controlada e fraturas não estabilizadas constituem algumas situações de instabilidade. Qualquer situação de instabilidade tem que ser resolvida antes do transporte. Deve também ser contraindicado o transporte do paciente que não tenha monitoração adequada ou tenha equipamentos defeituosos (fal-

TABELA 5.2 Lista de checagem de estabilidade antes do transporte

O paciente está suficientemente estável?

Ventilação	Circulação	Neurológico	Trauma
Via aérea segura	FC e PA estáveis	Sedação adequada	Proteção da coluna cervical
Tubo traqueal em posição confirmada	Perda sanguínea controlada	Convulsões controladas	Pneumotórax drenado
Ambos os pulmões ventilados	Volemia adequada		Fraturas estabilizadas
Troca gasosa adequada	2 acessos venosos IV	Pressão intracraniana controlada	Sangramentos controlados

ta de bateria, falta de gasoterapia, falta de conexões) ou falta de qualquer medicamento necessário. Já o conceito de estabilidade pode ser relativo, dependendo do momento do paciente. É preciso uma lista de checagem para ter maior segurança. Nessas condições não se deve menosprezar nenhum sinal, sintoma, exame clínico, laboratorial ou alarme de monitoração.

Para o transporte ideal deve-se alcançar as estabilidades respiratória, cardiovascular e neurológica. Dependendo da doença medidas adicionais têm que ser consideradas sem demora até a estabilização garantida. Na estabilização respiratória deve-se ter via aérea segura com fornecimento adequado de oxigênio. Se o paciente necessitar de intubação ou traqueostomia, deve ser realizada antes do transporte e confirmada a posição da cânula, até porque praticamente seria inviável realizar este procedimento com o veículo em movimento. Deve-se ter certeza que ambos os pulmões estejam bem ventilados e, se necessário, corrigir o posicionamento da cânula antes do transporte. Embora simples, a adequação da posição da cânula poderá resolver um dos problemas mais comuns do transporte médico. A oximetria de pulso portátil, o capnógrafo portátil e o aparelho de ventilação mecânica de transporte são aparelhos que acrescentam muito à avaliação respiratória e ajudam a confirmar a adequada troca gasosa durante o procedimento de transporte, sendo necessário reavaliar constantemente durante o transporte ou durante qualquer desconforto ou parada do veículo. Medicamentos e materiais necessários para garantir uma intubação devem estar disponíveis incluindo analgésicos, sedativos, bloqueadores neuromusculares, cânulas de diferentes tamanhos, mecanismo válvula-máscara (ressuscitador manual) e interfaces e máscaras para crianças nos diversos tamanhos. Cilindros de oxigênio devem conter reserva suficiente, geralmente para o dobro do tempo programado de transporte para contrabalancear um atraso ou dificuldade pela parte receptora do paciente.

Os sinais vitais como pressão arterial e frequência cardíaca têm que estar estáveis ou compensados antes do transporte. A volemia tem de estar adequada e as perdas sanguíneas controladas. Nem a hipovolemia e nem a hipervolemia são desejadas no transporte seguro. Dois acessos venosos são obrigatórios e, se possível, um deles ser um cateter central com várias vias para infusão de drogas vasoativas e outras medicações. Acessos periféricos tendem a ser menos eficazes e mais propensos a perdas durante o transporte ou mobilização do paciente. Monitoração cardiorrespiratória é obrigatória e o controle de pressão arterial deve ser automatizado, dada a dificuldade de fazer ausculta adequada dentro do veículo. No transporte, os monitores atentos dos diversos equipamentos são os olhos do médico para as possíveis intercorrências do paciente. Drogas habituais de ressuscitação cardiopulmonar (adrenalina, atropina, bicarbonato de sódio, adenosina, antiarrítmicos, gluconato de cálcio, soro de expansão), assim como desfibrilador cardíaco externo automático, devem estar disponíveis para intercorrências maiores. Nesse caso, seria muito útil se estas drogas pudessem ser previamente preparadas em doses individualizadas para o peso do paciente, se o médico julgar necessário. O uso de drogas vasoativas em bombas de infusão intravenosa não contraindica o transporte, mas o paciente tem que estar estável por cerca de 6 horas, sem ajuste de titulação ou sem acréscimo de outra droga para se considerar um transporte seguro.

Na estabilidade neurológica ideal, o paciente tem que estar adequadamente sedado para não colocar em risco cateteres, sondas, drenos, cânulas e equipamentos que ajudam a mantê-lo vivo durante o transporte. As convulsões têm que ser controladas antes do transporte e o aumento da pressão intracraniana deve ser abordada antes do transporte. Medicações anticonvulsivas e sedativos são de extrema importância para serem levadas no transporte e podem ser feitas antes do transporte para melhor estabilidade neurológica. Dentro do veículo ou na maca de transporte, considerar restrição física com faixas atentando-se ao número limitado de profissionais disponíveis para conter o paciente, além de mantas especiais para evitar hipotermia.

No caso de pacientes com politraumatismo, medidas protetoras antes do transporte devem ser adicionadas como proteção da coluna cervical, drenagem prévia de pneumotórax, estabilização de fraturas e controle de sangramento. Uma caixa para pequena cirurgia e materiais específicos para traqueostomia e drenagem torácica são recomendáveis em caso de politraumatismo.

SEGUIR A NORMATIZAÇÃO

A normatização específica para o transporte de pacientes tem por base a Instrução de Aviação Civil IAC n. 3.134 da Agência Nacional de Aviação Civil (ANAC), a Resolução do Conselho Federal de Medicina CFM n. 1.671/2003, Resolução CFM n. 1.672/2003, Lei n. 6.839, de 30 de outubro de 1980. Resolução CFM n. 997/1980 e a Portaria GM Ministério da Saúde n. 2.048, de 5 de novembro de 2002.

A IAC n. 3.134 sugere várias normativas dando instruções do transporte aéreo público de enfermos, devendo também seguir as normas do CFM e dos CRM. Operadores que se propõem a iniciar um serviço de transporte aéreo de enfermos, mas que ainda não são detentores de um Certificado de Homologação de Empresa de Transporte Aéreo (CHETA), devem conhecer esta IAC, cumprir o que for determinado ou considerar as recomendações. Independentemente disso, as normas do RBHA 135 são de aplicação obrigatória. Essa IAC é de aplicação recomendada e não obrigatória para as operações aéreas policiais e/ou de defesa civil, previstas na subparte K do RBHA 91 – Regras Gerais de Operações de Aeronaves Civis. Essa IAC é, também, de aplicação recomendada e não compulsória para o transporte não remunerado de enfermos por aeronaves pertencentes aos órgãos de administração pública direta, autarquias, empresas públicas, sociedades de economia mista e fundações da administração pública indireta. O transporte de enfermos de locais onde existem condições ativas de risco (incêndios, tumulto, tiroteio etc.), com a ameaça à segurança da aeronave e da tripulação, não pode ser conduzido por empresas de transporte aéreo. Tais operações são reguladas pela subparte K do RBHA 91 Operações Aéreas Policiais e de Defesa Civil.

A Resolução CFM n. 1.671/2003 dispõe sobre a regulamentação do atendimento pré-hospitalar e dá outras providências. Por exemplo, define as Normas para Veículos de Atendimento pré-hospitalar e conceitua a ambulância como um veículo (terrestre, aéreo ou hidroviário) exclusivamente destinado ao transporte de enfermos, cujas dimensões e outras especificações deverão obedecer às normas da Associação Brasileira de Normas Técnicas (ABNT).

Nessa norma, as ambulâncias são classificadas em 6 tipos e especificações, bem como os equipamentos podem ser vistos de forma simplificada:

- Tipo A – ambulância de transporte: veículo destinado ao transporte em decúbito horizontal de pacientes que não apresentam risco à vida, para remoções simples e de caráter eletivo.
- Tipo B – ambulância de suporte básico: veículo destinado ao transporte pré-hospitalar de pacientes com risco à vida desconhecido e transporte inter-hospitalar, contendo apenas os equipamentos mínimos à manutenção da vida.
- Tipo C – ambulância de resgate: veículo de atendimento de emergências pré-hospitalares de pacientes com risco à vida desconhecido, contendo os equipamentos necessários à manutenção da vida.
- Tipo D – ambulância de suporte avançado (ASA) ou ambulância UTI móvel: veículo destinado ao transporte de pacientes de alto risco de emergências pré-hospitalares e transporte inter-hospitalar. Deve contar com os equipamentos médicos necessários para esta função.
- Tipo E – aeronave de transporte médico: aeronave de asa fixa ou rotativa utilizada para transporte de pacientes por via aérea, dotada de equipamentos médicos homologados pelos órgãos competentes.
- Tipo F – nave de transporte médico: veículo motorizado hidroviário destinado ao transporte de pacientes por via marítima ou fluvial. Deve possuir os equipamentos médicos necessários ao atendimento conforme a gravidade.

A ambulância de suporte avançado (tipo D), também denominada ambulância UTI móvel, deverá conter: sinalizador óptico e acústico; equipamento de radiocomunicação fixo e móvel; maca com rodas e articulada; dois suportes de soro; cadeira de rodas dobrável; instalação de rede portátil de oxigênio como descrito no item específico (é obrigatório que a quantidade de oxigênio permita ventilação mecânica por no mínimo 2 horas); respirador mecânico de transporte, com alarmes de desconexão de circuito, pressão alta em vias aéreas, falha de ciclo, baixa pressão de gás, pressão expiratória final positiva (PEEP) até 15 cm de H_2O; monitor multiparâmetro ou aparelhos separados contendo, no mínimo, oximetria de pulso, pressão arterial não invasiva; unidade geradora de marca-passo transvenoso portátil; eletrocardiógrafo capaz de registrar eletrocardiograma (ECG) de 12 derivações; monitor cardíaco e cardioversor com marca-passo externo com bateria e instalação elétrica disponível; duas ou mais bombas de infusão com bateria e equipo; maleta de vias aéreas contendo: máscaras laríngeas e cânulas endotraqueais de vários tamanhos; cateteres de aspiração; adaptadores para cânulas; cateteres nasais; seringa de 20 mL para insuflar o *cuff*; ressuscitador manual adulto/infantil; sondas para aspiração traqueal de vários tamanhos; luvas de procedimentos; máscara para ressuscitador adulto/infantil; lidocaína geleia e *spray*; cadarços para fixação de cânula; laringoscópio infantil/adulto com conjunto de lâminas; estetoscópio; esfigmomanômetro adulto/infantil; cânulas orofaríngeas adulto/infantil; fios-guia para intubação; pinça de Magill; bisturi descartável; cânulas para traqueostomia; material para cricotireoidostomia; drenos para tórax; maleta de acesso venoso contendo: tala para fixação de braço; luvas estéreis; recipiente de algodão com antisséptico; pacotes de gaze estéril; esparadrapo; material para punção de vários tamanhos, incluindo agulhas metálicas, plásticas e agulhas especiais para punção óssea; garrote; equipos de macro e microgotas; cateteres específicos para dissecção de veias, tamanho adulto/infantil; tesoura, pinça de Kocher; cortadores de soro; lâminas de bisturi; seringas de vários tamanhos; torneiras de 3 vias; equipo de infusão de 4 vias; frascos de solução salina; caixa completa de pequena cirurgia; maleta de parto como descrito nos itens específicos; frascos de drenagem de tórax; extensões para drenos torácicos; sondas vesicais; coletores de urina; protetores para eviscerados ou queimados; espátulas de madeira; sondas nasogástricas; eletrodos descartáveis; equipos para drogas fotossensíveis; equipo para bombas de infusão; circuito de respirador estéril de reserva; equipamentos de proteção à equipe de atendimento: óculos, máscaras e aventais; cobertor ou filme metálico para conservação do calor do corpo; campo cirúrgico fenestrado; almotolias com antisséptico; conjunto de colares cervicais; prancha longa para imobilização da coluna.

É obrigatória a desinfecção do veículo após o transporte de pacientes portadores de moléstia infectocontagiosa, antes da próxima utilização, de acordo com a Portaria MS n. 930/92.

A Resolução CFM n. 1.672/2003, Lei n. 6.839, determina que o sistema de transporte inter-hospitalar de pacientes deverá ser efetuado conforme o estabelecido:

I. O hospital previamente estabelecido como referência não pode negar atendimento aos casos que se enquadrem em sua capacidade de resolução.
II. Pacientes com risco à vida não podem ser removidos sem a prévia realização de diagnóstico médico, com obrigatória avaliação e atendimento básico respiratório e hemodinâmico, além da realização de outras medidas urgentes e específicas para cada caso.

III. Pacientes graves ou de risco devem ser removidos acompanhados de equipe composta por tripulação mínima de um médico, um profissional de enfermagem e motorista, em ambulância de suporte avançado. Nas situações sem que seja tecnicamente possível o cumprimento desta norma, deve ser avaliado o risco potencial do transporte em relação à permanência do paciente no local de origem.

IV. Antes de decidir a remoção do paciente, faz-se necessário realizar contato com o médico receptor ou diretor técnico no hospital de destino, e ter a sua concordância.

V. Todas as ocorrências inerentes à transferência devem ser registradas no prontuário de origem.

VI. Todo paciente removido deve ser acompanhado por relatório completo, legível e assinado (com número do CRM), que passará a integrar o prontuário no destino. Quando do recebimento, o relatório deve ser também assinado pelo médico receptor.

VII. Para o transporte, faz-se necessária a obtenção de consentimento após esclarecimento, por escrito, assinado pelo paciente ou seu responsável legal. Isso pode ser dispensado quando houver risco de morte e impossibilidade de localização do(s) responsável(is). Nesta circunstância, o médico solicitante pode autorizar o transporte, documentando devidamente tal fato no prontuário.

VIII. A responsabilidade inicial da remoção é do médico transferente, assistente ou substituto, até que o paciente seja efetivamente recebido pelo médico receptor.
   a. A responsabilidade para o transporte, quando realizado por ambulância tipo D, E ou F é do médico da ambulância, até sua chegada ao local de destino e efetiva recepção por outro médico.
   b. As providências administrativas e operacionais para o transporte não são de responsabilidade médica.

IX. O transporte de paciente neonatal deverá ser realizado em ambulância do tipo D, aeronave ou nave contendo:
   a. Incubadora de transporte de recém-nascido com bateria e ligação à tomada do veículo (12 volts), suporte em seu próprio pedestal para cilindro de oxigênio e ar comprimido, controle de temperatura com alarme. A incubadora deve estar apoiada sobre carros com rodas devidamente fixadas quando dentro da ambulância.
   b. Respirador de transporte neonatal.
   c. Nos demais itens, deve conter a mesma aparelhagem e medicamentos de suporte avançado, com os tamanhos e especificações adequadas ao uso neonatal.

A Resolução CFM n. 997/80 estipula o diretor técnico como responsável para os estabelecimentos de saúde, assim, abrangendo empresas de transporte.

A Portaria GM Ministério da Saúde n. 2.048, de 5 de novembro de 2002 aprovou o regulamento que estabelece os princípios e diretrizes dos Sistemas Estaduais de Urgência e Emergência, as normas e os critérios de funcionamento, classificação e cadastramento de serviços e envolve temas como a elaboração dos Planos Estaduais de Atendimento às Urgências e Emergências, Regulação Médica das Urgências e Emergências, atendimento pré-hospitalar, atendimento pré-hospitalar móvel, atendimento hospitalar, transporte inter-hospitalar e ainda a criação de Núcleos de Educação em Urgências e proposição de grades curriculares para capacitação de recursos humanos da área.

Coordenação e Comunicação

Embora seja difícil discriminar um único item pelo sucesso do transporte de paciente criticamente enfermo, a chave do insucesso pode ser medida pela falta de coordenação e comunicação entre todos os profissionais envolvidos. Para minimizar estes erros potenciais, a melhor política é ter um protocolo ou documentação padrão de todas as comunicações feitas e ter um coordenador do transporte para ser referenciado quando houver problemas inesperados. Nesta documentação deve constar o relatório completo de transferência, a prescrição do paciente, o número do telefone local e do celular do responsável e substitutos das unidades, a comunicação das condições clínicas e requerimentos materiais do paciente ao médico de transporte e ao médico da unidade receptora, a distância, o horário previsto de cada etapa, o procedimento a ser feito, a quem referenciar, o andar do serviço, o ramal telefônico, a configuração real da ambulância e do local de chegada (monitores, gasoterapia, instalação elétrica) e toda informação que for pertinente ao bom transporte. Sem uma boa comunicação o transporte está fadado a eventos adversos indesejáveis que aumentam o risco para ao paciente transportado.

Responsabilidade

A cadeia de responsabilidade deve ser clara durante toda a transferência. A responsabilidade pelo atendimento ao paciente durante o transporte deve ser atribuída a um profissional médico qualificado. Instituições também são corresponsáveis pelo transporte. Em caso de uso de uma equipe terceirizada de transporte, contratante e contratado também podem ser acionados.

Configuração e Equipamento

Como condições prévias ao transporte, a manutenção e o manuseio adequado do equipamento são fatores cruciais na prevenção de eventos críticos durante o transporte. Um dos paradigmas da pesquisa em segurança trata do *design* do sistema, do risco ambiental e dos equipamentos que possam profilaticamente impedir a ocorrência de erro. Por conseguinte, é da maior importância a escolha do equipamento de transporte com um *design* amigável e atenuador de erros. A interface usuário-máquina faz a diferença como foi demonstrado em um estudo de Templier et al.[13] sobre diferentes tipos de ventiladores de transporte. Para transporte intra-hospitalar, o equipamento da UTI já em uso em um paciente deve ser utilizado quando possível. A colocação do equipamento durante um transporte deve permitir acesso ilimitado ao paciente. A segurança do paciente não deve ser comprometida por uma falha ou erro presente no monitor, ventilador, bomba de perfusão, baterias de transporte e outros equipamentos. Na maioria dos casos, o equipamento é montado no nível ou acima do nível do paciente. A exibição do monitor, ventilador e outros dispositivos devem estar visíveis, de preferência na mesma altura. Os alarmes devem ser definidos como o mais audível possível. Para fornecimento de gases e fonte de alimentação elétrica/bateria, a redundância deve ser um princípio. Cálculos devem considerar atrasos não planejados durante um transporte e outros cenários, como demanda maior de oxigênio para pacientes mais graves. Há sempre a necessidade de checar previamente por contato telefônico a compatibilidade de voltagem (110 V × 220 V) e quantidade de conexões elétricas (tipo de tomada) e de gases para não haver problemas adicionais que cancelem o transporte.

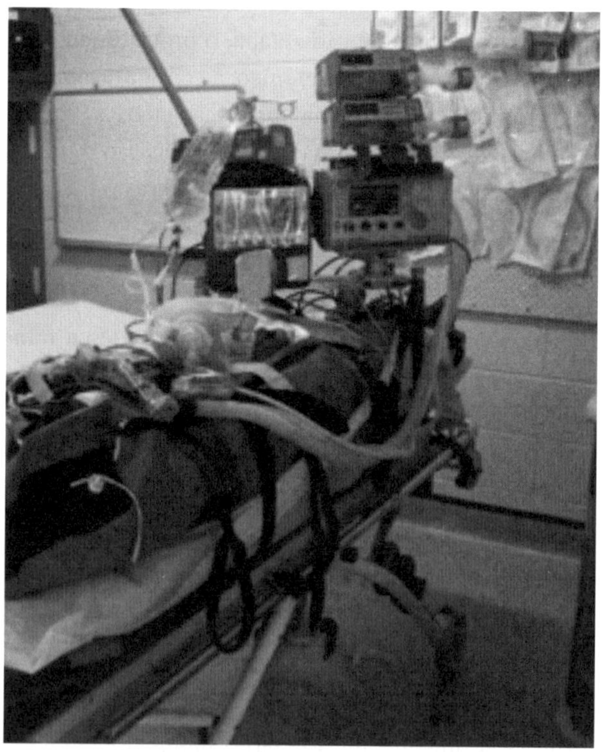

FIGURA 5.1 Maca de transporte equipada com ventilador de transporte, monitores, bombas de infusão, ressuscitador manual, suporte para soro e todo aparato para o transporte seguro.

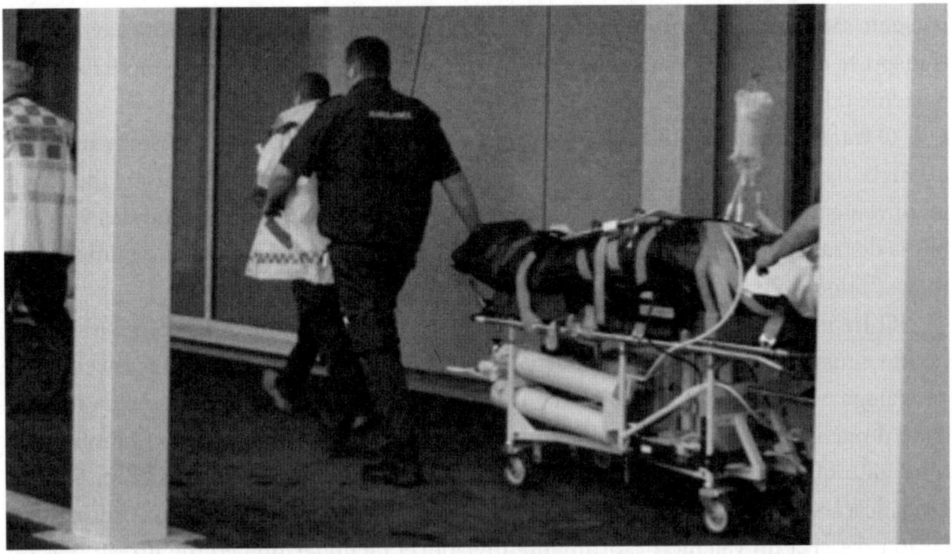

FIGURA 5.2 Maca de transporte equipada com cilindros de gases, suporte com soros, monitores, faixas restritivas, desfibrilador cardíaco externo automático, manta para evitar hipotermia e toda equipe para o transporte seguro, incluindo agentes do local receptor para mais rápido acesso ao destino.

Recursos Humanos

Ao concordar com o princípio de que o perfil de transporte de um paciente gravemente doente deve assemelhar-se o mais possível às condições de uma UTI, então, no mínimo, a equipe será composta de um médico (intensivista ou médico do setor de emergência ou anestesista) e pelo menos um enfermeiro treinado em terapia intensiva. Esses profissionais devem estar capacitados para atendimento a crianças de todas as faixas etárias e para manuseio de todo equipamento com treinamento continuado (cursos de atualização, PALS e simulações). Dependendo do caráter do transporte e do número total de profissionais envolvidos, profissionais adicionais, como carregadores e profissionais de gasoterapia, podem ser necessários. Isso sem contar com a obrigatoriedade do motorista profissional envolvido que poderá ter ou não qualificação na área de saúde. Um membro da família pode ser necessário e desejável, mas existirão condições adversas, como transporte em helicópteros, em que o espaço exíguo poderá impedir a inclusão.

Rota e Meios de Transporte

A escolha da rota e os meios de transporte dependem de vários critérios como localização geográfica e condições climáticas (inter-hospitalares) ou estruturas locais (intra-hospitalar). O lembrete primário é que o *status* de urgência e a estabilidade do paciente são fatores determinantes para a escolha. Há de se notar que, a rota e o meio de transporte mais rápidos nem sempre fornecem a melhor relação risco-benefício para o paciente criticamente enfermo.

O transporte mais utilizado é a via terrestre (Figura 5.3) que tem custo mais baixo e é mais disponível. Geralmente, é recomendado até distâncias de 100 a 200 km. Tem o inconveniente de ser mais lento e é comprometido por congestionamento das vias públicas de transporte ou por falta de acessibilidade onde não existem ruas pavimentadas (p. ex., sítios e represas).

O transporte de ambulância aérea por helicóptero (Figuras 5.4, 5.5 e 5.6) é bem rápido e mais custoso que o transporte terrestre, mas pode transpor os inconvenientes do tráfego e da falta de acessibilidade. A autonomia depende do tamanho e da capacidade do helicóptero e é recomendado para distâncias até 100 a 300 km. O limitante é o barulho que não permitirá nenhuma avaliação auscultatória durante o voo, ficando a verificação clínica por conta dos equipamentos e monitores instalados. A movimentação excessiva do veículo praticamente inviabiliza qualquer procedimento simples ou terapêutico. A unidade receptora deverá ter heliporto ou ponto isolado que permita a aterrissagem do veículo. Alterações climáticas desfavoráveis podem inviabilizar o voo.

O transporte por via aérea por avião de carreira tem autonomia maior, mas sempre requererá transporte terrestre associado até o aeroporto e do aeroporto para o hospital de

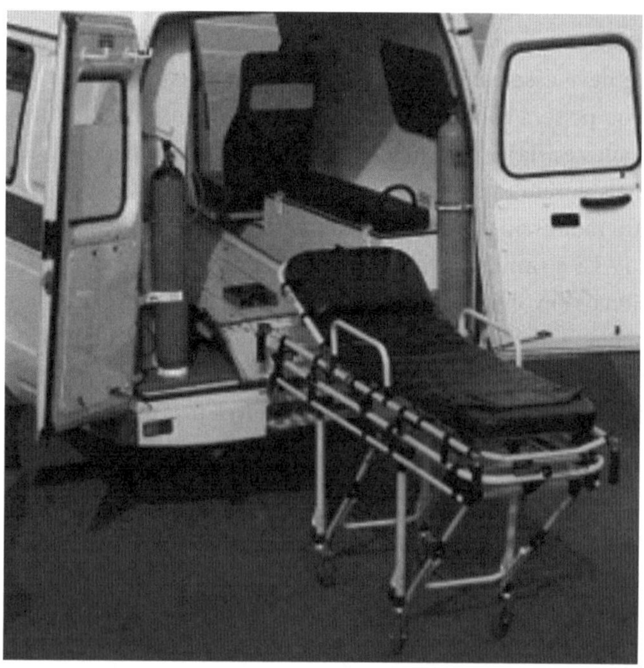

FIGURA 5.3 Transporte terrestre em ambulância UTI com gases em cilindros.

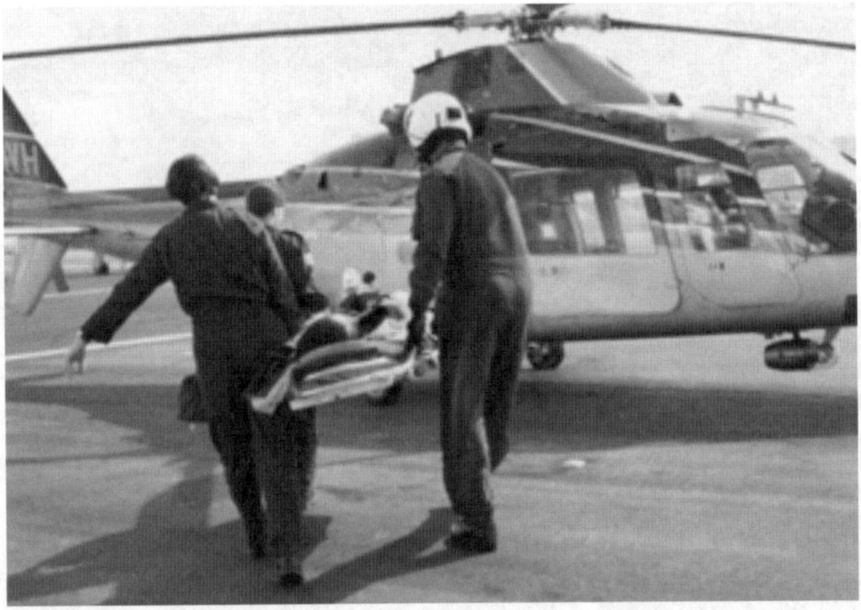

FIGURA 5.4 Helicópteros de resgate aéreo.

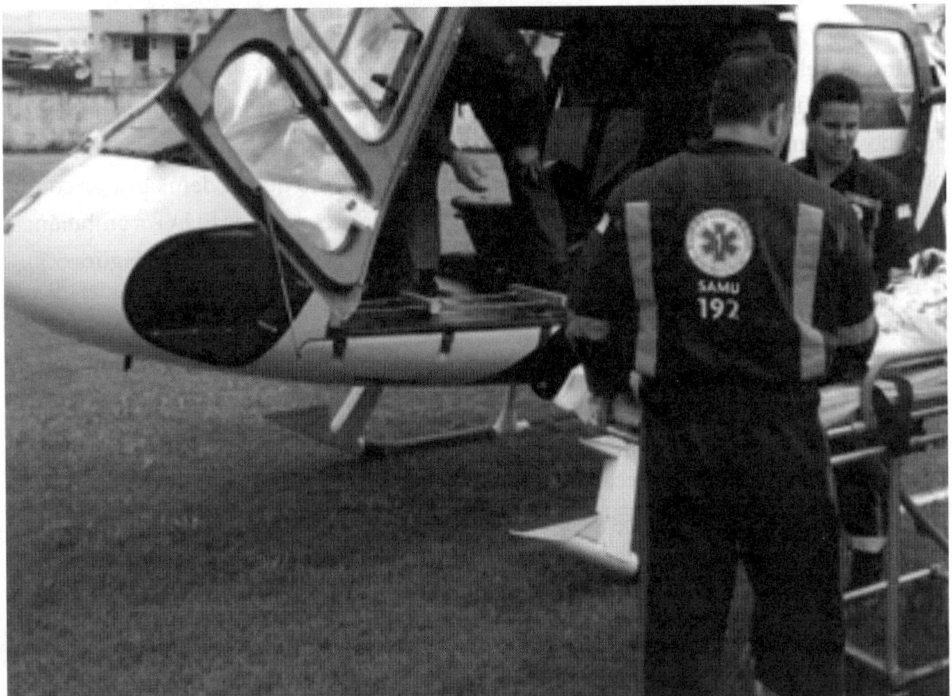

FIGURA 5.5 Helicóptero de resgate aéreo associado com o resgate terrestre SAMU.

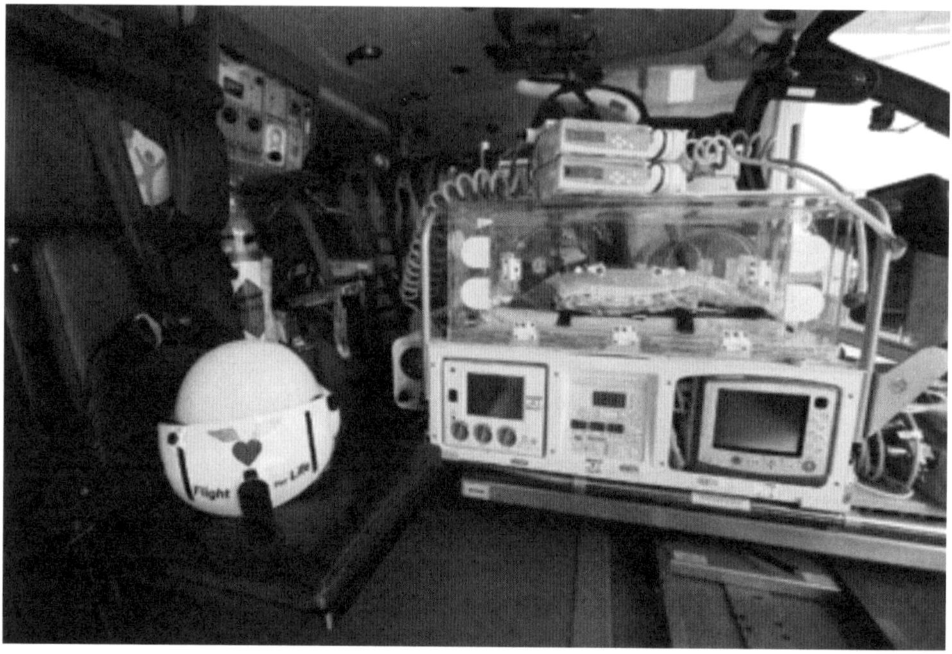

FIGURA 5.6 Helicóptero de resgate pediátrico com incubadora e monitores.

destino. A velocidade ganha pelo transporte aéreo deverá ser recalculada pela média da velocidade e da distância do transporte terrestre requerido e os trâmites burocráticos envolvidos em uma viagem aérea. É necessário conhecer os efeitos da pressurização interna no avião e da altitude sobre o paciente criticamente enfermo que podem agravar condições hemodinâmicas e pneumotórax. Uma modalidade presente nos EUA é a ambulância aérea com a parte interna do avião reconfigurada para servir de UTI aérea (Figura 5.7).

Entrega do Paciente

Ao chegar à unidade receptora o médico deve transmitir um resumo sucinto do caso e informar se houve intercorrências durante o transporte. A equipe de enfermagem deve relatar as medicações recebidas durante o transporte com resumo dos controles vitais. Devem ser entregues um relatório detalhado da UTI de origem (evolução clínica e resumo dos exames), cópia da prescrição médica e um relatório de intercorrências.

Lista de Checagem

Muitos problemas relatados no transporte de pacientes críticos podem ser em parte resolvidos pelo uso de listas de verificação (*checklist*). A avaliação do paciente

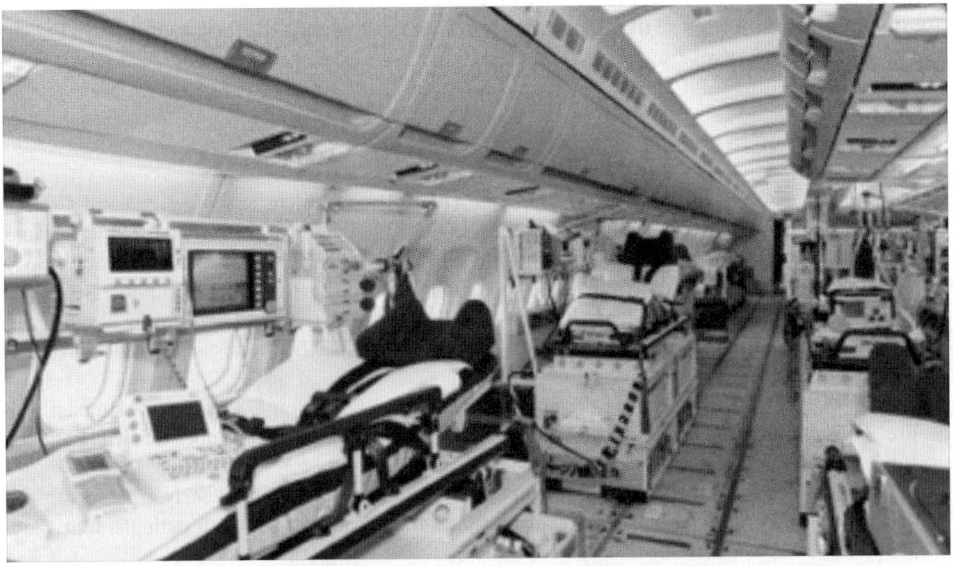

FIGURA 5.7 Ambulância UTI aérea nos EUA com equipamentos e leitos configurados.

antes e a revisão dos equipamentos de transporte são bons exemplos da lista de checagem. Foi demonstrado por Bérubé et al.[3] que o uso de listas de verificação está associado à redução de incidentes durante o transporte de pacientes gravemente enfermos. O total de 180 transportes na fase de pré-implementação do estudo e 187 transportes na fase de pós-implementação foi estudado. Foi observada a redução absoluta de 20% dos incidentes (57,2 *vs.* 37,4%, $p < 0,001$). Reduções estatisticamente significativas foram obtidas para problemas técnicos de incidentes (25 *vs.* 7,5%, $p < 0,001$), bem como para os problemas relacionados à categoria de mobilização do paciente (14,4 *vs.* 7,5%, $p = 0,05$).

Outros autores publicaram listas de verificação muito úteis para a preparação e a realização de transportes que pode ser considerado como parte de um programa para aumentar a segurança do paciente[4,6] (ver Apêndice). Após cada etapa do transporte seria ideal anotar os eventos adversos observados.

CONCLUSÕES

O transporte de pacientes críticos para procedimentos diagnósticos ou terapêuticos acarreta um risco particular e requer, portanto, uma cuidadosa avaliação de risco-benefício. Os riscos relacionados ao transporte podem ser reduzidos pelo aumento da conscientização e do treinamento, uso de equipe adequada, escolha e manuseio adequado de equipamentos e uso de ferramentas de prevenção de erros, como listas de verificação e comunicação continuada entre equipes médicas.

REFERÊNCIAS BIBLIOGRÁFICAS

1. Australasian College for Emergency Medicine (ACEM); Australian and New Zealand College of Anaesthetists (ANZCA); College of Intensive Care Medicine of Australia and New Zealand (CICM). Guidelines for Transport of Critically Ill Patients ANZIC 2015. Available from: http://www.anzca.edu.au/documents/ps52-2015-guidelines-for-transport-of-critically-i.pdf.
2. Bercault N, Wolf M, Runge I, Fleury JC, Boulain T. Intrahospital transport of critically ill ventilated patients: a risk factor for ventilator-associated pneumonia--a matched cohort study. Crit Care Med. 2005;33(11):2471-8.
3. Bérubé M, Bernard F, Marion H, Parent J, Thibault M, Williamson DR, Albert M. Impact of a preventive programme on the occurrence of incidents during the transport of critically ill patients. Intensive Crit Care Nurs. 2013;29(1):9-19.
4. Brunsveld-Reinders AH, Arbous MS, Kuiper SG, de Jonge E. A comprehensive method to develop a checklist to increase safety of intrahospital transport of critically ill patients. Crit Care. 2015;19:214.
5. Droogh JM, Smit M, Hut J, de Vos R, Ligtenberg JJ, Zijlstra JG. Inter-hospital transport of critically ill patients; expect surprises. Crit Care. 2012;16(1):R26.
6. Fanara B, Manzon C, Barbot O, Desmettre T, Capellier G. Recommendations for the intra-hospital transport of critically ill patients. Crit Care. 2010;14(3):R87.
7. Fried MJ, Bruce J, Colquhoun R, Smith G. Inter-hospital transfers of acutely ill adults in Scotland. Anaesthesia. 2010; 65(2):136-44.
8. Lahner D, Nikolic A, Marhofer P, Koinig H, Germann P, Weinstabl C, Krenn CG. Incidence of complications in intrahospital transport of critically ill patients--experience in an Austrian university hospital. Wien Klin Wochenschr. 2007;119(13-14):412-6.
9. Papson JP, Russell KL, Taylor DM. Unexpected events during the intrahospital transport of critically ill patients. Acad Emerg Med. 2007;14(6):574-7.
10. Parmentier-Decrucq E, Poissy J, Favory R, Nseir S, Onimus T, Guerry MJ, et al. Adverse events during intrahospital transport of critically ill patients: incidence and risk factors. Ann Intensive Care. 2013;3(1):10.
11. Ramnarayan P, Dimitriades K, Freeburn L, Kashyap A, Dixon M, Barry PW, et al. Interhospital Transport of Critically Ill Children to PICUs in the United Kingdom and Republic of Ireland: Analysis of an International Dataset. Pediatr Crit Care Med. 2018;19(6):e300-11.
12. Schwebel C, Clec'h C, Magne S, Minet C, Garrouste-Orgeas M, Bonadona A, et al.; OUTCOMEREA Study Group. Safety of intrahospital transport in ventilated critically ill patients: a multicenter cohort study. Crit Care Med. 2013;41(8):1919-28.
13. Templier F, Miroux P, Dolveck F, Descatha A, Goddet NS, Jeleff C, et al. Evaluation of the ventilator-user interface of 2 new advanced compact transport ventilators. Respir Care. 2007;52(12):1701-9.
14. Wallace PGM, Ridley SA. Transport of critically ill patients. BMJ. 1999;319(7206):368-71.
15. Warren J, Fromm RE Jr, Orr RA, Rotello LC, Horst HM; American College of Critical Care Medicine. Guidelines for the inter- and intrahospital transport of critically ill patients. Crit Care Med. 2004;32(1):256-62.

APÊNDICE
LISTA DE VERIFICAÇÃO RÁPIDA PARA O TRANSPORTE INTRA-HOSPITALAR/ INTER-HOSPITALAR DE PACIENTES CRÍTICOS

Pontos de Verificação Sistemática Antes de Cada Paciente ser Transportado

Equipamento/preparação do paciente

- Etiquetas de identificação do paciente ( )
- Relatório detalhado, prontuário, radiografia e exames complementares ( )
- Celulares carregados, dinheiro ou cartão para emergências, pais informados ( )
- Preparação e equipamento adaptado ao procedimento ( )
- Medicação suficiente, O_2 e baterias cheias ( )
- Respiração:
  - Intubação segura e posição confirmada na radiografia do tórax (distância de lábio superior ____) ( )
  - Ventilação mecânica adaptada ao paciente (alarme e monitoramento do volume e pressão inspiratória) ( )
  - Equipamento de entubação, bolsa + válvula + máscara, aspirador portátil + cateter de sucção, SpO_2, $ETCO_2$ ( )
- Circulação:
  - Vias de acesso venoso funcionantes e seguras (injeção rápida, administração de vasopressores) ( )
  - Medicamentos (emergência, sedação, analgesia, agentes paralisantes), soluções de fluidos ( )
  - Alarmes ajustados e ativados (ECG, saturômetro, capnógrafo) ( )
  - Sondas, cabos e tubos de drenagem: funcionais, seguros, desembaraçados (ou seja, sem cruzamentos) e transportáveis ( )
  - Paciente está suficientemente estável ( )

Equipe de transporte

- Um mínimo de três pessoas disponíveis (incluindo um médico experiente e familiarizado com o histórico médico do paciente) ( )

Organização de transportes

- Confirmação do calendário para o procedimento e horário exato ( )
- Via de transporte limpa, elevadores e pronto-socorro disponíveis ( )
- Equipamento operacional (O_2 e suprimentos elétricos, ventilador, aspirador) para tratamento contínuo nos locais do procedimento ( )

- Contato prévio detalhado com ramal, local, organização do local (leito confirmado e local exato), recursos locais, celular do médico receptor ( )

Estabilidade clínica do paciente

- Preparação adaptada ao estado clínico de cada paciente: ( )
  - Respiração (intubação orotraqueal, drenagem torácica, sincronização com VM etc.) ( )
  - Circulação: hemodinâmica otimizada (volume, sangue, droga vasoativa, hemostasia) ( )
- Estado neurológico: pupilas, escala de Glasgow, pressão intracraniana ( )
- Sedação – analgesia – curarização – hipotermia: prevenção e antecipação ( )
- Fraturas estabilizadas, queimaduras e feridas protegidas ( )
- Cabeça erguida, se possível (para evitar aumento de PIC e VAP) ( )

Pontos de Verificação Sistemáticos para Depois de Cada Paciente ser Removido

A. (*Airway*): vias aéreas = integridade do sistema de ventilação (entubação no lugar e conectado, tubos de ventilação, suprimento de O_2) ( )
B. (*Breath*): respiração = ausculta bilateral, pressão de insuflação, espirometria, SpO_2 e $ETCO_2$ ( )
C. (*Circulation*): circulação = ler o monitor, verificar a pressão sanguínea e verificar a via de acesso ( )
D. Desconectar = reconectar O_2 e suprimentos elétricos na tomada local ( )
E. (*Eyes*): olhos = os monitores têm que estar visíveis para a equipe de transporte ( )
F. (*Fulcrum*): fundamento de apoio = verificar os pontos de apoio ( )

Antecipar e tomar medidas corretivas rápidas para qualquer deterioração fisiológica na condição do paciente.

6 Aspectos éticos comuns no tratamento de crianças gravemente doentes

Vivian Henriques do Amaral
Ana Clara de Albuquerque Botura
Nayara Firmino
Eduardo Juan Troster

APÓS LER ESTE CAPÍTULO, VOCÊ ESTARÁ APTO A:
• Conhecer as diferentes teorias e princípios fundamentais da ética médica.
• Entender os aspectos legais e as particularidades na tomada de decisões em pediatria.
• Identificar as questões éticas na realização de pesquisas pediátricas.
• Conhecer os aspectos éticos dos cuidados paliativos em pediatria.

INTRODUÇÃO

No exercício da prática médica e na convivência com diferentes pacientes e famílias, é inevitável deparar com questionamentos éticos e incertezas quanto aos caminhos a serem tomados na condução de casos complexos. Dúvidas sobre o que é melhor para cada paciente, quais valores devem prevalecer nas tomadas de decisão e até sobre quem tem o poder de decidir em cada caso são comuns nestas situações[1].

É incontestável que o pilar principal da prática médica seja buscar e zelar pela saúde e bem-estar dos indivíduos. Porém, a própria definição de saúde é tarefa desafiadora. O conceito de saúde, definido pela Organização Mundial da Saúde (OMS), consiste em "um estado de completo bem-estar físico, mental e social e não somente ausência de afecções e enfermidades" – sendo um direito humano fundamental. O médico, por ser detentor de conhecimento, habilidades e treinamento adequados, tem o dever moral de promover esse direito em uma relação fiduciária, ou seja, aparte dos interesses pessoais, utilizando atributos para o melhor interesse dos pacientes[2,3].

Com a evolução da medicina e o desenvolvimento de novas tecnologias médicas, que aperfeiçoaram o diagnóstico e o tratamento das doenças, as estimativas prognósticas se tornaram cada vez mais imprevisíveis, o que potencializa conflitos entre equipes de saúde e famílias a respeito dos limites de uso de tecnologias de suporte de vida e a ocorrência de obstinação e futilidade terapêutica[4-6].

No que tange às decisões de fim de vida, grande parte da sociedade moderna ainda acredita que a morte pediátrica seja uma desordem da natureza, transformando-a em uma perda inaceitável e dificultando a limitação de tratamentos e discussão de decisões relacionadas aos cuidados paliativos ou à terminalização de tais pacientes[5].

O estudo da ética em medicina busca esclarecer como os valores de pacientes, famílias, profissionais de saúde e da sociedade influenciam as práticas médicas na resolução de questões inerentes à relação entre equipes de saúde e famílias.

TEORIAS ÉTICAS

Para entender os aspectos relacionados às decisões e dúvidas nos impasses éticos, deve-se inicialmente compreender as teorias que fundamentam o pensamento ético e as diferenças entre moral e ética, que muitas vezes são erroneamente utilizadas como sinônimos.

A moral consiste em um conjunto de normas de conduta aceitas em uma dada sociedade e pode variar drasticamente entre diferentes culturas. A ética, por outro lado, envolve o desenvolvimento de princípios que norteiam tais normas de conduta e, ao longo dos séculos, tem se baseado em diferentes correntes teóricas, sendo as principais, aquelas mostradas na Tabela 6.1[7].

TABELA 6.1 Resumo das principais teorias éticas da cultura ocidental[7]

Deontologia	Influenciada pelos trabalhos do filósofo Immanuel Kant, defende que as ações devem ser guiadas pela moralidade intrínseca dos atos, independentemente das consequências (p. ex., a realização de extubação paliativa não se justifica, pois causar a morte de alguém é imoral)
Utilitarismo	Avalia a ação de acordo com as consequências – resultados gerados por ela. Uma ação é correta se gerar o maior benefício para o paciente em relação às suas alternativas. As tradições e os códigos morais devem ser desenhados para promover o bem-estar humano e minimizar danos (p. ex., a realização de extubação paliativa se justifica para aliviar o sofrimento de um paciente sem possibilidades terapêuticas)
Principialismo	Analisa as questões à luz de quatro princípios éticos principais, buscando identificar qual deles está ferido em cada situação, o que sugere as decisões a serem tomadas: ▪ Beneficência ▪ Não maleficência ▪ Respeito pela autonomia ▪ Justiça Não existe relação de hierarquia entre os princípios, o que pode gerar conflito nos casos de desrespeito a mais de um deles

Se, por um lado, todas as teorias citadas apresentam imperfeições e deficiências, por outro lado, tal separação é pouco relevante na prática, visto que diversas vezes a aplicação das diferentes teorias leva a respostas semelhantes, o que fortalece decisões e julgamentos morais. Pode-se inferir, portanto, que o conhecimento dos princípios das teorias éticas e a adoção de um conjunto mínimo de princípios éticos fundamentais pelo profissional de saúde em questão melhoram a tomada de decisões nas questões morais e devem guiar o comportamento dos profissionais em suas práticas[7,8].

Princípios

Beneficência

O princípio ético da beneficência preconiza que o médico deve propor e realizar tratamentos que tragam o maior benefício para o paciente. Esses tratamentos devem idealmente envolver a aplicação de ciência médica que os fundamente e estar acima de interesses pessoais e financeiros dos profissionais de saúde[1,8].

Não maleficência

De acordo com esse preceito, médicos têm a obrigação de evitar danos ao paciente. Pode-se extrapolar esse entendimento quando se considera a realização de terapêuticas que visem a estender temporariamente a vida à custa de efeitos colaterais graves, gerando desconforto, sem que haja benefício em longo prazo. Portanto, pelo princípio da não maleficência, deve-se considerar a dor e o sofrimento de cada paciente antes de recomendar intervenções médicas irrestritas[8].

Justiça

Tal princípio estimula a usar as habilidades de forma justa, ou seja, evitando basear decisões médicas em fatores que sejam irrelevantes às condições clínicas, como situação financeira, gênero e *status* social[8]. Infelizmente, a sociedade ainda está longe de definir em que consiste em uma alocação justa de recursos médicos – que muitas vezes são caros e escassos, e como isso repercute nos sistemas de saúde mundialmente.

No Brasil, o Conselho Federal de Medicina (CFM) orienta o médico intensivista a considerar como critérios de internação em unidade de terapia intensiva (UTI) não somente o diagnóstico, mas também as condições prognósticas de recuperação de cada paciente.

A Resolução CFM n. 2.156/2016 prioriza para internação em UTI os pacientes que necessitam de: (1) intervenções de suporte à vida, com alta probabilidade de recuperação e sem limite de procedimento terapêutico; (2) monitoramento intensivo pelo alto risco de precisarem de intervenção imediata, sem limite de conduta terapêutica; (3) procedimentos de suporte à vida, com baixa probabilidade de recuperação ou com limite de recurso terapêutico; (4) monitoramento intensivo pelo alto risco de precisarem de intervenção imediata, mas com limite de conduta terapêutica[9,10].

Autonomia

O princípio da autonomia sugere que se deve respeitar as diferenças humanas individuais. Na medida do possível, as pessoas devem decidir por si mesmas o que é do próprio interesse. Em pediatria, no entanto, o respeito à autonomia apresenta particularidades, já que as crianças ainda têm desenvolvida a capacidade de compreensão e independência para aceitar ou recusar tratamentos[8].

O respeito à autonomia implica em aceitar que as famílias possam ter valores e desejos diferentes àqueles da equipe de saúde, portanto, para beneficiar pacientes, os médicos precisam saber o que é importante para os pacientes e famílias[3].

Lei e Ética

Tanto a legislação quanto a ética buscam identificar quais ações são aceitáveis em uma dada sociedade, porém, agir de acordo com a lei representa cumprir as obrigações morais mínimas daquela sociedade, não garantindo que esse cumprimento torne as atitudes desejáveis ou éticas[7].

As leis também definem obrigações a serem cumpridas por todos aqueles que se incluam em uma dada sociedade. Considerando-se as obrigações do Estado brasileiro, este deve assegurar, de acordo com o art. 11 do Estatuto da Criança e do Adolescente (ECA), o "acesso integral às linhas de cuidado voltadas à saúde da criança e do adolescente, por intermédio do Sistema Único de Saúde, observado o princípio da equidade no acesso a ações e serviços para promoção, proteção e recuperação da saúde" (Lei n. 13.257, de 2016)[11].

Ainda segundo o ECA (art. 22), cabe aos pais "o dever de sustento, guarda e educação dos filhos menores, cabendo-lhes ainda, no interesse destes, a obrigação de cumprir e fazer cumprir as determinações judiciais". Afirma também que "a mãe e o pai, ou os responsáveis, têm direitos iguais e deveres e responsabilidades compartilhados no cuidado e na educação da criança, devendo ser resguardado o direito de transmissão familiar de suas crenças e culturas, assegurados os direitos da criança estabelecidos nesta Lei" (Lei n. 13.257, de 2016)[11].

Quanto ao médico, espera-se que tenha condutas pautadas pela ciência e repare eventuais erros cometidos no exercício da profissão. As responsabilizações civil e penal pelo erro médico requer não somente que haja dano, mas também que exista a culpa, caracterizada pela negligência, imprudência ou imperícia. Além disso, a culpa, na essência, exige previsibilidade, ou seja, se um resultado desfavorável não era possível de ser previsto, este se enquadra nas excludentes de culpabilidade, que constituem os casos fortuitos e de força maior[12].

Nos casos em que não haja excludentes de culpabilidade, o Código Civil brasileiro determina a "aplicação de indenização devida por aquele que, no exercício de atividade profissional, por negligência, imprudência ou imperícia, causar a morte do paciente, agravar-lhe o mal, causar-lhe lesão ou inabilitá-lo para o trabalho" (art. 951)[13].

Os hospitais devem responder solidariamente ao médico/empregado pelos erros cometidos dentro da instituição, segundo o art. 932 do Código Civil, que afirma que "são também responsáveis pela reparação civil (...) o empregador ou comitente, por seus empregados, serviçais e prepostos, no exercício do trabalho que lhes competir, ou em razão dele"[13].

Enquanto o processo civil busca a reparação de danos materiais, o processo penal busca a proteção da sociedade. Quando se avalia o Código Penal brasileiro, são os principais crimes dolosos possíveis de serem praticados por médicos no exercício de sua profissão: lesão corporal (art. 129), aborto (arts. 125 e 126), auxílio ao suicídio (art. 122), omissão de socorro (art. 135), exposição da vida ou da saúde de outrem a perigo direto e iminente (art. 132), revelação de segredo profissional sem justa causa (art. 154), omissão de notificação compulsória de doenças (art. 269), charlatanismo (art. 283)[14].

Além dos processos civil e criminal, outra possibilidade de investigação de erro médico é via cada CRM responsável. O código de ética médica, apesar de não apresentar força de lei, prevê a aplicação de penas disciplinares como: (1) advertência confidencial; (2) censura confidencial; (3) censura pública; (4) suspensão dos direitos profissionais; e (5) cassação do exercício profissional[12,15].

ELEMENTOS ESSENCIAIS À TOMADA DE DECISÕES

A tomada de decisão envolvendo pacientes pediátricos deve ser uma responsabilidade compartilhada entre equipe de saúde e pais, com a participação da criança sempre que seu desenvolvimento o permita. A permissão informada dos pais deve ser sempre buscada antes de qualquer intervenção, salvo em situações de emergência, quando os pais não possam ser localizados[16].

É responsabilidade do pediatra, à medida que seus pacientes se tornam mais velhos, incluí-los no processo de tomada de decisões. A esta participação, que deve ser gradual, se dá o nome de assentimento, diferente do consentimento, que é dado por uma pessoa totalmente competente[17].

Competência é a capacidade de entender a situação em questão, considerar os riscos e benefícios, e então decidir qual atitude tomar tendo conhecimento das possíveis consequências. Normalmente consideram-se adultos como seres competentes, já as crianças desenvolvem essas habilidades ao longo do crescimento e do desenvolvimento.

Segundo Piaget, a capacidade de operar o pensamento concreto, estendendo-o à compreensão de outro e às possíveis consequências de boa parte de seus atos, aperfeiçoa-se na idade escolar, entre os 6 e os 10 anos de idade. Esse amadurecimento se completa na adolescência. A partir dos 15 anos, o adolescente já atingiria as competências necessárias para o exercício da autonomia. Porém, compete ao profissional de saúde avaliar, já desde os primeiros anos de vida, em que etapa a criança se encontra ao longo de seu processo evolutivo[18].

Deve-se ressaltar, contanto, que essa aquisição é válida apenas do ponto de vista ético, pois, legalmente, crianças e adolescentes serão considerados incompetentes até a maioridade civil[7].

Quando o paciente é incapaz de expressar a própria vontade, a decisão final deve se apoiar na opinião de terceiros, que serão então chamados decisores substitutos[19]. O aspecto legal afirma que os pais ou responsáveis podem e devem decidir por eles, mas existem situações em que o respeito à decisão por procuração pode suscitar um grande dilema ético.

A paternidade sozinha, no entanto, não qualifica um tomador substituto de decisão como adequado. Pai, mãe ou responsável devem atender a quatro pré-requisitos para estar aptos a tomar decisões por outra pessoa. Os tomadores de decisão substitutos devem: (1) ser competentes para fazer julgamentos fundamentados; (2) possuir conhecimento e informação adequados; (3) ser emocionalmente estáveis; e (4) estar comprometidos com os interesses do paciente incompetente[1].

Na maioria dos casos, no entanto, o papel de decisor substituto é designado aos pais, aos quais se espera que cumpram os deveres parentais: criar, assistir e educar os menores, buscando o melhor para eles. Além disso, quando no papel de cuidadores, serão os pais que terão que lidar com as consequências das escolhas feitas em nome de seus filhos[1].

O decisor substituto pode se utilizar de estratégias para guiar suas escolhas, sendo a mais difundida o princípio do melhor interesse, que consiste em escolher o melhor, ou a escolha que levará ao desfecho mais favorável para a criança[7,20]. No entanto, existem situações especiais em que a escolha será pautada por outras motivações.

Nos casos em que o paciente foi previamente competente, mas ao longo da vida perdeu esta capacidade, pode-se utilizar o princípio do julgamento substituto, que consiste em buscar decisões que estejam de acordo com desejos, crenças, valores e objetivos de vida estipulados pelo paciente enquanto ainda apresentava competência para tomar as próprias decisões[7].

Outro princípio que pode ser levado em consideração durante as decisões é o da pura autonomia. É válido apenas para pessoas que um dia foram autônomas e mostraram o desejo ou preferência por determinada decisão. Essa preferência pode ser oficializada por consentimento informado e das diretivas antecipadas da vontade (DAV)[21].

As DAV garantem a manifestação pelo paciente de seus desejos em relação a decisões que envolvam cuidados e tratamentos a serem estabelecidos, desde que estejam de acordo com o Código de Ética Médica, para que assim possam prevalecer sobre qualquer outro[22]. Permitem que o paciente recuse tratamentos que busquem apenas prolongar a sobrevivência sem garantir a qualidade de vida. No Brasil, ainda não há legislação específica para as DAV e estudo recente mostra que apenas 14% da população brasileira têm consciência da possibilidade de realizar uma DAV[9,22].

Durante os momentos de decisões, principalmente naquelas mais difíceis, deve-se sempre buscar o compartilhamento de ideias. As decisões compartilhadas são um processo no qual profissionais de saúde e pacientes trabalham juntos para escolher os exames, os tratamentos, a gestão da doença ou as medidas de apoio, baseados em evidências clínicas e nas preferências informadas pelo paciente. O processo envolve o fornecimento de informações sobre as opções, os resultados do cuidado e as incertezas envolvidas, juntamente com o aconselhamento de apoio às decisões e elaboração de um sistema para registrar e implementar as preferências informadas pelos pacientes[19,23].

Nem sempre será possível um consenso e, nesses casos, são necessários o confronto e a discordância com os pais como parte do processo de garantir um bom cuidado à saúde da criança, em função da responsabilidade do pediatra para com o paciente existir independentemente da vontade dos pais.

Quando a decisão dos pais conflita com o melhor interesse da criança, torna-se necessário o auxílio de outras organizações, como as comissões de bioética da instituição, diretoria clínica hospitalar, conselhos de medicina ou uma instituição de mediação privada. O Ministério Público e a judicialização do caso devem ser a última opção. Deve-se considerar que o acionamento de outras organizações pode levar a uma ruptura da relação de confiança entre pacientes, famílias e equipe, gerando insatisfação de todas as partes[4,17].

Outros Aspectos Relevantes na Tomada de Decisões

Além dos aspectos relacionados ao paciente e à dinâmica de cuidado familiar de cada caso, deve-se considerar a existência de fatores e comportamentos culturais que influenciam na dinâmica da tomada de decisões no âmbito da pediatria.

O Brasil é um país onde a religião tem grande efeito nas decisões a serem tomadas. Um estudo realizado no ano de 2019 mostrou que 40% das pessoas buscam estar em paz espiritualmente e 83% consideram de grande importância as convicções religiosas e espirituais, principalmente na decisão de um tratamento ao final da vida[9].

Outro fator relevante se relaciona ao envolvimento da equipe de saúde nas tomadas de decisão e ao sofrimento moral experimentado por esses profissionais na impossibilidade de agir da maneira que considera correta dentro de crenças e preceitos. Essa percepção individualizada pode se dar por diversos motivos, seja pela falta de insumos ou estrutura para atendimento, seja pela necessidade de prestar cuidados que apenas mascaram a doença para manter a esperança das famílias envolvidas e a persistência de tratamentos que prolonguem a vida exclusivamente com base no desejo e expectativa da família[24,25].

Um estudo realizado no Canadá demonstrou que 58% dos profissionais de UTI pediátricas e neonatais apresentam algum grau de sofrimento moral, número este bastante alto que pode ter como consequência a insatisfação profissional e até acarretar o abandono da carreira[3].

Apesar de todos esses fatores, a tomada de decisões que respeitem a autonomia de uma criança é possível, levando-se em conta o conhecimento da evolução das competências nas diversas idades e abandonando atitudes paternalistas e de superioridade na relação com o paciente pediátrico, o que também leva ao fortalecimento do vínculo com os cuidadores. Tal postura inclui respeitar os valores e crenças familiares, mantendo, ainda assim, o diálogo esclarecedor, com informações compatíveis com o nível de compreensão do paciente e dos familiares.

Comunicação em Situações Especiais

Comunicação de erros médicos

Comunicar erros e eventos adversos a pacientes e familiares – o chamado *disclosure* – é um dever dos profissionais de saúde. Ter acesso a todas as informações é um direito do paciente e participar de um *disclosure*, a partir das duas perspectivas, é uma situação sempre difícil[26].

Exceções podem ser abertas para que o evento adverso ou incidente não seja comunicado. Se ele não causou consequências clínicas e pode trazer mais ansiedade ao paciente e família, a necessidade do *disclosure* deve ser debatida[26].

Para evitar que a decisão recaia em critérios subjetivos e motivados por interesses pessoais, deve existir uma política institucional que defina os eventos e incidentes que merecem e os que não merecem *disclosure*.

É importante lembrar que mesmo que o incidente não tenha tido consequências clínicas e esteja dentro da categoria de comunicação não obrigatória na política institucional, há situações em que é aconselhável. Se o paciente/família notou mudanças na rotina e/ou agitação na equipe, é importante comunicá-lo para evitar a sensação de que algo está sendo escondido. Isso pode minar a relação básica de confiança estabelecida entre pacientes e profissionais de saúde[27].

O *disclosure* não ajuda somente a evitar problemas jurídicos, mas também dá a chance ao profissional e à equipe de refletir e aprender – ainda que esses dois momentos sejam diferentes. Um ambiente em que ocorre o *disclosure* pressupõe uma cultura de segurança madura, em que erros são notificados, analisados e novas soluções implementadas, e em que a assistência é mais segura para todos[26].

O Quadro 6.1 traz orientações para a realização de *disclosure* nos casos de erros associados à assistência em saúde.

QUADRO 6.1 Orientações práticas para *disclosure*

Primeiras ações

- Envolver os profissionais adequados na instituição o mais cedo possível (médico responsável, gerente de riscos etc.)
- Se o evento adverso envolver um dispositivo/equipamento, retirá-lo de uso

Preparação para a conversa com *disclosure*:

- Determinar se o *disclosure* é necessário:
  - Situações em que o evento adverso levou a uma mudança no tratamento devem ser relatadas. Se não causou consequências e pode trazer mais ansiedade ao paciente e à família, a necessidade de *disclosure* deve ser debatida
- Reunir todas as informações possíveis
- Determinar quais profissionais devem participar (geralmente, os profissionais envolvidos). A participação de funcionários do hospital não envolvidos diretamente pode passar a mensagem errada de intimidação ou defesa
- Definir com a equipe o conteúdo do *disclosure* e quem conduzirá a conversa
- Determinar um bom momento para a conversa – de preferência, nas primeiras 24 horas – mesmo que todos os fatos ainda não tenham sido apurados. Comunicar os fatos conhecidos e garantir que haverá atualizações assim que novas informações surgirem
- Definir quem centralizará as comunicações futuras

A conversa de *disclosure*

- Lembrar que o *disclosure* é para o paciente, não para os profissionais. O foco é explicar de maneira clara e direta para o paciente o que ocorreu, desculpar-se e informar o que está sendo feito para corrigir o problema
- É preciso ser verdadeiro. Pautar a fala em transparência, respeito, responsabilidade e compaixão para reconstruir a confiança na relação profissional-paciente
- Usar a regra de ouro: o que o profissional gostaria de saber se fosse o paciente?
- Transmitir empatia pelo sofrimento alheio. Mostrar que se está preocupado com as emoções do paciente/família
- Garantir a clareza da comunicação. Pedir para o paciente e a família explicar o que entenderam sobre a fala, perguntar se restam dúvidas, se há alguma outra informação que eles precisam e como poderia ajudá-los
- Ater-se aos fatos. Não é o momento de construir hipóteses
- Assegurar que o evento será investigado e novos dados serão comunicados
- Um pedido formal de desculpas deve ser feito quando o problema foi causado por um erro. Mas é necessário que a análise do caso já tenha sido feita para evitar que a responsabilidade recaia injustamente sobre os profissionais
- Reafirmar o foco no tratamento e revisar quais serão os próximos passos a partir daquela nova circunstância e o que já está sendo feito. Deve-se retomar o plano de cuidados do paciente
- Verificar se os relacionamentos clínicos podem ser mantidos. Isso não impede de oferecer à família uma segunda opinião sobre o caso e o novo plano de tratamento, para garantir que o melhor cuidado esteja sendo oferecido
- Caso não tenha autoridade institucional para falar sobre compensação financeira, indicar entender a preocupação do paciente/família e afirmar que esses pontos poderão ser respondidos pelo departamento da instituição com competência para isso
- Preparar-se para que as desculpas não sejam aceitas

Documentação e acompanhamento

- Reunião de *briefing* após o *disclosure*. Avaliar condições emocionais e necessidade de apoio psicológico aos profissionais envolvidos
- Documentar a realização de *disclosure* no prontuário, incluindo um resumo da conversa realizada

Fonte: adaptado de Instituto Brasileiro para Segurança do Paciente[28].

COMUNICAÇÃO DE MÁS NOTÍCIAS

Como profissionais de saúde, todos são mensageiros de "más notícias" e, para tal, deve-se utilizar a melhor forma de comunicação afim de que as mensagens sejam passadas da forma mais clara e respeitosa possível. Dar notícias difíceis é um processo gradativo, que envolve mais do que um único encontro. As verdades podem ser ditas, desde que se respeite o limite do outro em querer ouvi-las[29].

Na dimensão verbal, a interação tende a ser positiva se as mensagens são enviadas de maneira nítida, com termos adequados ao grau de escolaridade e à área de atuação do indivíduo; específica, com detalhes suficientes para que o receptor entenda sobre o que está sendo falado e não punitiva, evitando censuras, raiva ou sarcasmo[29].

Já na dimensão não verbal, é fundamental atentar aos fatores do meio ambiente – buscando locais em que sentimentos e angústias possam ser expostas com privacidade, à linguagem corporal, a distância e maneira em que se toca as pessoas e à linguagem paraverbal, que consiste na maneira como se fala algo, independentemente da palavra, propriamente dita[29].

Cada processo de comunicação exige uma técnica adequada ao conteúdo. A maneira de dar uma má notícia varia de acordo com a idade, o sexo, o contexto cultural, social, educacional, a doença que acomete o indivíduo, o contexto familiar e, certamente, a quem se dá a notícia. A eficácia do processo de comunicação depende da flexibilidade de se adaptar a cada circunstância[29].

O protocolo SPIKES é um mnemônico de seis passos que pode proporcionar mais segurança ao médico e orienta os passos e objetivos principais na comunicação de más notícias (Quadro 6.2).

QUADRO 6.2 Protocolo SPIKES
S – ***Setting up***: preparando-se para o encontro
▪ Procurar por um lugar calmo e que permita que a conversa seja particular. Sentar-se e procurar não ter objetos entre o profissional e o outro. Escutar atentamente o que é dito e mostrar atenção e carinho
P – ***Perception***: percebendo o paciente/familiar
▪ Investigar o que o outro já sabe sobre o que está acontecendo. Procurar usar perguntas abertas
I – ***Invitation***: convidando para o diálogo
▪ Identificar até o que o outro quer saber sobre o que está acontecendo. Se o paciente ou o familiar deixar claro que não quer saber de detalhes, manter-se disponível para conversar no momento que ele quiser
K – ***Knowledge***: transmitindo as informações
▪ Introduções como "infelizmente não trago boas notícias" podem ser um bom começo. Usar sempre palavras adequadas ao vocabulário do outro. Usar frases curtas e perguntar, com certa frequência, o que está sendo entendido

(continua)

QUADRO 6.2 Protocolo SPIKES *(continuação)*
E – ***Emotions***: expressando emoções
▪ Aguardar a resposta emocional que pode vir e dar tempo ao familiar/paciente. Aguardar e mostrar compreensão. Manter sempre uma postura empática
S – ***Strategy and summary***: resumindo e organizando estratégias
▪ É importante deixar claro para o paciente/familiar que ele não será abandonado e que existe um plano ou tratamento, curativo ou não

ÉTICA EM PESQUISA

Na realização de pesquisas com seres humanos, há como pilar fundamental da tomada de decisões e respeito à autonomia, a obtenção de consentimento livre e esclarecido. No entanto, em pediatria, o limite entre a permissão dos pais e o conceito de assentimento da criança continua sendo foco de grandes debates[30].

O consentimento informado é um processo intimamente relacionado com o conceito de autonomia consentir, requer integridade psicológica e capacidade desenvolvida e amadurecida para a tomada de concretas decisões. Consequentemente, menores de idade não podem dar consentimento válido, mas podem dar assentimento.

O princípio do assentimento na bioética pediátrica reconhece que crianças (especialmente adolescentes) são capazes de participar em algum nível da tomada de decisões relacionadas ao próprio cuidado. A procura do assentimento pela criança deve ocorrer em razão do respeito a esta como indivíduo, cuja autonomia está em construção.

Ao contrário do consentimento informado, uma exigência menor é necessária acerca da capacidade de tomada de decisão quando é solicitado o assentimento de uma criança. O assentimento difere do consentimento na medida em que, embora a vontade de um menor de aceitar um tratamento seja um objetivo importante, ele não é o tomador da decisão final. O tratamento, muitas vezes (com base no melhor interesse de uma criança), pode proceder contra a vontade do menor, desde que os pais o consintam. Assim, a permissão dos pais pode trunfar sobre o assentimento apoiado legalmente[30].

Quanto aos adolescentes, os campos do direito e da medicina têm se esforçado para identificar uma idade específica ou padrões uniformes para determinar quando estes desenvolvem habilidades suficientes para tomar decisões. Tradicionalmente, o resultado é uma presunção legal geral de que os pacientes que ainda não atingiram a maioridade não têm capacidade (com algumas exceções).

Embora especialistas acreditem que adolescentes de 14 anos ou mais possam ter maior capacidade de tomada de decisão do que os menores, as crianças competentes não se situam da mesma forma que as dos adultos em razão da escassez de experiência de vida[25].

CUIDADOS PALIATIVOS E DE FIM DE VIDA EM PEDIATRIA: VISÃO ÉTICO-LEGAL

A OMS define cuidados paliativos como aqueles que têm como objetivo a prevenção e o alívio do sofrimento de pacientes (adultos e pediátricos) e das famílias, que enfrentam os problemas associados a doenças ameaçadoras à vida. Esses problemas incluem os sofrimentos físico, psicológico, social e espiritual dos pacientes e dos familiares[31].

Em abril de 2019, o CFM divulgou o novo Código de Ética com diretrizes e práticas relacionadas aos profissionais de saúde no que se refere às inovações tecnológicas, de comunicação e sociais. Entre os pontos abrangidos no novo código estão o respeito à autonomia do paciente – inclusive na fase terminal da vida. Nele, há a legitimação do compromisso ético médico no reconhecimento e no cuidado proporcional do paciente em final de vida, evitando-se a distanásia[15].

São eles:

- O princípio XXII: "Nas situações clínicas irreversíveis e terminais, o médico evitará a realização de procedimentos diagnósticos e terapêuticos desnecessários e propiciará aos pacientes sob sua atenção todos os cuidados paliativos apropriados".
- O parágrafo único do art. 41: "Nos casos de doença incurável e terminal, deve o médico oferecer todos os cuidados paliativos disponíveis sem empreender ações diagnósticas ou terapêuticas inúteis ou obstinadas, levando sempre em consideração a vontade expressa do paciente ou, na sua impossibilidade, a de seu representante legal".

Importante relembrar que essas alterações derivam da Resolução CFM n. 1.805/2006, que no art. 1° versa: "é permitido ao médico limitar ou suspender procedimentos e tratamentos que prolonguem a vida do doente, em fase terminal, de enfermidade grave e incurável, respeitada a vontade da pessoa ou do seu representante legal".

A mesma Resolução, em especial, tem força de lei, pois resultou em processo que tramitou em julgado na Justiça Federal com sentença positiva. Além disso, tem constitucionalidade, pois encontra consonância com a dignidade, um princípio geral do Estado Democrático de Direto, legitimada na Constituição de 1988 que proíbe a submissão de pessoas a tratamentos desumanos e degradantes[15].

Entretanto, o envolvimento do estado e as legislações federais e resultados judiciais nas decisões envolvendo tratamento de pacientes sem perspectivas de sobrevida não permite generalizações e a dificuldade para suspender medidas de suporte vital para pacientes internados em UTI pediátricas, parece refletir a insegurança dos profissionais em tomar decisões diante de conflitos morais complexos, sobretudo pelo temor de serem acusados de omissão de socorro[32].

O número de trabalhos envolvendo limitação de suporte de vida (LSV) em UTI pediátrica é escasso, pois a mortalidade é relativamente baixa e a expectativa de cura, alta; o que faz com que, na maioria dos estudos, as condutas de final de vida sejam propostas tardiamente, somente quando todas as possibilidades de recuperação já se mostraram ineficientes[5,32].

Quando um tratamento é certamente inefetivo, a caracterização de futilidade terapêutica é justificada sem grandes questionamentos. Mas frequente, contudo, são aqueles casos quando o desejo de limitar o tratamento surge da equipe médica de forma unilateral. Sendo tais julgamentos defensáveis, mas não julgamentos médicos. Nesses casos, o médico tem pouca base para assumir a autoridade e decidir unilateralmente. Nesses contextos e em outros casos difíceis, deve ser solicitada ajuda dos comitês de ética institucionais[33].

CONCLUSÕES

Mesmo com todas as dúvidas e dificuldades, deve-se guiar a prática médica sempre pelo princípio da beneficência, presumindo que todas as decisões terão como objetivo comum o melhor para cada paciente. Apesar disso, deve-se ter o entendimento que a ocorrência de divergências é inevitável na convivência humana. Reconhecer, compreender e aprender como abordar, mediar e resolver dilemas éticos requer a aplicação de ferramentas apropriadas de raciocínio ético e comunicação interpessoal[1].

Uma abordagem buscando decisões compartilhadas – em que os médicos e profissionais ajudam os cuidadores a reconhecer e respeitar os próprios valores e escolher as alternativas que mais se adequam a estes valores, leva ao empoderamento das famílias e melhoras nas relações entre famílias e equipes[34].

Pode-se considerar que a ética não se trata, portanto, de formar uma opinião sobre uma questão difícil, mas de ser capaz de apresentar razões e argumentos com potencial para auxiliar pacientes, profissionais e famílias sobre as melhores decisões em cada situação conflitante[1].

REFERÊNCIAS BIBLIOGRÁFICAS

1. Diekema DS, Mercurio MR, Adam MB, editors. Clinical ethics in pediatrics : a case-based textbook. Cambridge, UK: Cambridge University Press; 2011.
2. Organização Mundial da Saúde [OMS]. Declaração de Alma Ata sobre Cuidados Primários [Internet]. 1978. Available from: http://bvsms.saude.gov.br/bvs/publicacoes/declaracao_alma_ata.pdf.
3. Bester JC. The best interest standard and children: clarifying a concept and responding to its critics. J Med Ethics. 2019;45(2):117-24.
4. Dadalto L, Affonseca C de A. Considerações médicas, éticas e jurídicas sobre decisões de fim de vida em pacientes pediátricos. Rev Bioética. 2018;26(1):12-21.

5. Linhares DG, Siqueira JE De, Previdelli ITSS. Limitação do suporte de vida em unidade de terapia intensiva pediátrica. Rev Bioética. 2013;21(2).
6. Burns JP, Rushton CH. End-of-life care in the pediatric intensive care unit: research review and recommendations. Crit Care Clin. 2004;20(3):467-85.
7. Shaffner DH, Nichols DG. Rogers' textbook of pediatric intensive care. 5th ed. Baltimore MD: Wolters Kluwer; 2015.
8. Fuhrman BP, Zimmerman J. Pediatric critical care. 5th ed. Philadelphia, PA: Mosby-Elsevier; 2016.
9. Pessini L, Siqueira JE de. Reflexões sobre cuidados a pacientes críticos em final de vida. Rev Bioética. 2019;27(1):29-37.
10. Conselho Federal de Medicina. Resolução CFM n. 2.156/2016. Disponível em: https://sistemas.cfm.org.br/normas/visualizar/resolucoes/BR/2016/2156.
11. Brasil. Estatuto da Criança e do Adolescente. 1990. Disponível em: http://www.planalto.gov.br/ccivil_03/leis/l8069.htm.
12. Udelsmann A. Responsabilidade civil, penal e ética dos médicos. Rev Assoc Med Bras. 2002;48(2):172-82.
13. Brasil. Código Civil. 2002. Disponível em: http://www.planalto.gov.br/ccivil_03/leis/2002/l10406.htm.
14. Brasil. Código Penal. 1940. Disponível em: http://www.planalto.gov.br/ccivil_03/decreto-lei/del-2848compilado.htm.
15. Conselho Federal de Medicina. Código de Ética Médica: Resolução CFM n. 2.217, de 27 de setembro de 2018. Disponível em: http://www.flip3d.com.br/web/pub/cfm/index6/?numero=24&edicao=4631.
16. Committee on Bioethics. Informed consent, parental permission, and assent in pediatric practice. Pediatrics. 1995;95(2):314-7.
17. Leone C. A Criança, o Adolescente e a Autonomia. Rev Bioética. 2009;6(1).
18. Piaget J. The origins of intelligence in children. New York: WW Norton; 1952. Available from: http://content.apa.org/books/11494-000.
19. Madeira I. Pediatric Bioethics and child's autonomy. Residência Pediátrica. 2011;1(Suppl. 1):10-4.
20. Kipper DJ. Limites do poder familiar nas decisões sobre a saúde de seus filhos – diretrizes. Rev Bioética. 2015;23(1):40-50.
21. Lima M de LF, Rego ST de A, Siqueira-Batista R. Processo de tomada de decisão nos cuidados de fim de vida. Rev Bioética. 2015;23(1):31-9.
22. Hassegawa LCU, Rubira MC, Vieira SM, Rubira AP de A, Katsuragawa TH, Gallo JH, et al. Approaches and reflexions on advance healthcare directives in Brazil. Rev Bras Enferm. 2019;72(1):256-64.
23. Urban CA. Introdução à bioética. Rio de Janeiro: Revinter; 2003.
24. Santos RP dos, Garros D, Carnevale F. Difficult decisions in pediatric practice and moral distress in the intensive care unit. Rev Bras Ter Intensiva. 2018;30(2):226-32.
25. Dryden-Palmer K, Garros D, Meyer EC, Farrell C, Parshuram CS. Care for dying children and their families in the PICU. Pediatr Crit Care Med. 2018;19(6):S79-85.
26. M Buscato. Disclosure: quando contar ao paciente e à família sobre um erro ou evento adverso? 2019. Available from: https://www.segurancadopaciente.com.br/seguranca-e-gestao/disclosure-quando-contar-ao-paciente-e-a-familia-sobre-um-erro-ou-evento-adverso/.
27. Truog RD, Browning DM, Johnson JA, Thomas H. Gallagher. Talking with patients and families about medical error. Baltimore MD: Johns Hopkins University Press; 2011.
28. Instituto Brasileiro de Segurança do Paciente. Diretrizes práticas para disclosure. 2019. Disponível em: https://www.segurancadopaciente.com.br/seguranca-e-gestao/disclosure-um-guia-pratico-para-comunicar-erros-na-saude/.
29. Silva MJP. Comunicação de más notícias. O Mundo da Saúde. 2012;36(1):49-53.
30. Clotet J. O consentimento informado: uma questão do interesse de todos. Disponível em: http://www.portalmedico.org.br/jornal/10_112000/Bioetica.htm.

31. World Health Organization. Integrating palliative care and symptom relief into paediatrics: a WHO guide for health care planners, implementers and managers. 2018. Available from: https://apps.who.int/iris/bitstream/handle/10665/274561/9789241514453-eng.pdf?ua=1.
32. Bodnar J. Terminal withdrawal of mechanical ventilation: a hospice perspective for the intensivist. J Intensive Care Med. 2019;34(2):156-64.
33. Goldman A, Hain R, Liben S. Oxford Textbook of Palliative Care for Children. In: Goldman A, Hain R, Liben S, editors. 2nd ed. Oxford, United Kingdom: Oxford University Press; 2012.
34. Lantos JD. Ethical problems in decision making in the neonatal ICU. N Engl J Med. 2018;379(19):1851-60.

7 Cuidados paliativos na terapia intensiva pediátrica

Sílvia Maria de Macedo Barbosa
Ivete Zoboli

APÓS LER ESTE CAPÍTULO, VOCÊ ESTARÁ APTO A:
• Definir cuidados paliativos pediátricos (CPP).
• Identificar condições clínicas complexas.
• Identificar sintomas refratários.
• Diferenciar os modelos de atendimento paliativo na terapia intensiva.

INTRODUÇÃO

O desenvolvimento da ciência médica e das soluções tecnológicas aliado aos grandes progressos farmacêuticos desencadeou aumento da prevalência de crianças com doenças graves que podem ser limitantes à vida ou que de alguma forma colocam a vida em risco, com aumento da sobrevida[1].

O avanço das intervenções médicas e tecnológicas transformou o mundo da pediatria. As doenças que antes eram uniformemente letais nos primeiros dias a meses de vida agora estão sendo administradas com sucesso por novos procedimentos cirúrgicos, outras intervenções terapêuticas e pela ampla disponibilidade de tecnologia, como os ventiladores domésticos. As crianças com condições crônicas complexas (CCC) estão vivendo mais tempo do que nunca e desfrutam de melhor qualidade de vida (QV), quase inimaginável há 20 anos. Essas intervenções complexas, no entanto, significam que, quando essas crianças ficam doentes, elas são quase sempre diretamente internadas em uma unidade de terapia intensiva (UTI) que tem o conhecimento e a experiência para gerenciar as extraordinárias necessidades de cuidado. A necessidade de os clínicos da UTI terem a responsabilidade primária de integrar os conceitos de CPP no cuidado de pacientes é a mesma, enquanto a subespecialidade ou prestadores dedicados aos CPP devem-se envolver em situações mais complexas e responsáveis pela pesquisa, inovação e defesa[2].

A morte em pediatria não é esperada. As famílias, na presença de uma doença incurável progressiva, apresentam inúmeros medos, preocupações e questionamentos sobre o futuro. A partir daí, a intenção paliativa se torna uma opção para o acompanhamento da trajetória da criança e das famílias.

A Organização Mundial da Saúde (OMS) define os cuidados paliativos pediátricos como: "cuidados globais e ativos prestados ao corpo, à mente e ao espírito da criança, envolvendo também o apoio à família, que surgem quando uma doença potencialmente fatal ou ameaçadora à vida é diagnosticada e mantém-se independentemente de a criança receber ou não tratamento dirigido à doença"[1].

O The Royal College of Paediatrics and Child Health (RCPCH) e a Association for Children with Life-threatening or Terminal Conditions and their Families (ACT) definem os cuidados paliativos como "[...] uma abordagem ativa e total no cuidado das crianças, com enfoque nos elementos físico, emocional, social e espiritual". Cabe ressaltar que os cuidados paliativos implicam em uma abordagem ativa, total e integrada dos sintomas físicos, emocionais e espirituais[1].

Cuidados paliativos são uma especialidade interprofissional (atualmente área de atuação na medicina) que apresenta rápido crescimento, além de ter abordagem para o atendimento de todos os profissionais da saúde que cuidam de indivíduos com doenças graves. Apresentam como objetivos: manejo efetivo do sofrimento dos sintomas físicos, psicológicos e espirituais; comunicação oportuna e sensível sobre os objetivos apropriados da terapia intensiva em relação à condição, prognóstico e valores do paciente; alinhamento do tratamento com as preferências do paciente; atenção às necessidades e preocupações das famílias; planejamento para transições de cuidados; e suporte para equipe de assistência.

Os cuidados paliativos são muitas vezes fornecidos de forma otimizada juntamente com os cuidados de prolongamento de vida, uma abordagem coordenada que tem sido apoiada pelas principais sociedades que representam profissionais de cuidados intensivos[3-7] e pela OMS[8] e que é adotada pelos pacientes e familiares[3]. Portanto, os cuidados paliativos não são uma alternativa exclusiva, nem simplesmente uma sequência de tentativas fracassadas de cuidados que prolongam a vida, mas sim um componente integral do cuidado para pacientes críticos a partir do momento da admissão na UTI[9-11].

Deve-se ter em mente que cuidados paliativos não abordam somente os pacientes em fim de vida. O cuidado no fim de vida refere-se ao cuidado prestado ao binômio paciente e família em uma fase em que o tratamento de controle da doença não responde mais ou o tratamento curativo foi suspenso, sendo que a morte está próxima, podendo esta ocorrer em um espaço de horas, dias ou semanas. Todo paciente terminal é paliativo, mas nem todo paciente paliativo é terminal[1].

Muitos pacientes internados nas terapias intensivas pediátricas são portadores de CCC. Uma CCC é definida como uma condição médica que pode durar pelo menos 12 meses (a menos que a morte intervenha) e que envolva vários órgãos e sistemas diferentes, com comprometimento intenso o suficiente para necessitar de cuidados pediátricos especiais e provavelmente algum período de hospitalização em um centro terciário[12].

O objetivo da terapia intensiva é a manutenção de funções vitais para reduzir a mortalidade e prevenir a morbidade em pacientes com doença crítica grave. Apesar do desenvolvimento de novas tecnologias e da melhora dos cuidados, a taxa de mortalidade na UTI permanece alta[13,14].

Quando a disfunção orgânica da doença crítica não responde ao tratamento, e os objetivos da assistência não podem mais ser alcançados, ou quando o suporte vital não é proporcional ao prognóstico esperado, os médicos da UTI devem conversar com os pais sobre a prognóstico, sofrimento, mudança da proposta terapêutica e qualidade de vida[15,16].

Nem sempre as terapias que sustentam a vida são eficazes e muitas vezes resultam em ações dolorosas que prolongam a vida, porém proporcionam grande sofrimento e qualidade inadequada. Esse deve ser o momento para iniciar a discussão sobre os limites terapêuticos dentro da terapia intensiva[17].

Pacientes e famílias que enfrentam doenças críticas têm necessidades de cuidados paliativos, independentemente do diagnóstico ou do prognóstico do paciente. A diminuição na mortalidade hospitalar de doenças graves, como sepse, síndrome do desconforto respiratório agudo (SDRA) e eventos cardíacos e neurológicos importantes, não diminuíram a relevância dos cuidados paliativos na UTI, mas enfatizaram a importância de antecipar e atender aos cuidados paliativos.

Vários sintomas físicos e psicológicos, juntamente com prejuízos de função e cognição, prejudicam a qualidade de vida. Durante o primeiro ano após a UTI, os sobreviventes da SDRA comumente relatam insônia, fadiga e dor debilitantes. As famílias lutam com os próprios sintomas psíquicos e com as tensões de cuidar (labilidade emocional, depressão e ansiedade). Além das perdas e limitações funcionais, esses sobreviventes apresentam sequelas psicológicas por até 5 anos após[18].

Há um sofrimento sintomatológico que ainda é prevalente em altos níveis de gravidade entre pacientes críticos[18-20]. A comunicação entre médicos e familiares é muitas vezes atrasada e fragmentada. Quando as famílias se reúnem com médicos da UTI, frequentemente não há tempo suficiente para compartilhar as perspectivas sobre os objetivos e valores do paciente ou expressar as próprias preocupações. Os médicos da UTI podem perder oportunidades de resposta empática às emoções, deixando também as famílias angustiadas para absorver ou integrar informações que necessitam para tomada de decisão. Alguns pacientes passam os últimos dias na UTI porque o planejamento para atendimento em um ambiente mais adequado ou preferido não é discutido.

O tratamento dos sintomas comumente observados em pacientes com CPP não é significativamente diferente do que em adultos; com algumas exceções, os medicamentos usados são geralmente os mesmos, embora as dosagens sejam obviamente diferentes. No entanto, como a maioria das crianças com condições médicas crônicas complexas morre no hospital, na terapia intensiva, pode-se razoavelmente concluir que os profissionais de CPP deveriam estar nestas unidades para auxiliar no cuidado de crianças de alto risco, na abordagem de sintomas de fim de vida que muitas vezes são difíceis de serem tratados com as abordagens comuns. Tais sintomas são denominados refratários e são definidos da seguinte forma[2].

- Sedação que não proporciona alívio adequado.
- Tratamentos invasivos ou não invasivos adicionais ineficazes.
- Terapias adicionais associadas ao sofrimento desproporcional ao benefício.
- Sintomas físicos ou psíquicos sem controle com as condutas adotadas habitualmente[2].

Em pediatria, o processo decisório obrigatoriamente tem a participação ativa dos responsáveis legais, sendo estes os que participam da tomada de decisões. Idealmente, a criança que tem capacidade de entendimento e cognição adequada deve participar desse processo, porém o envolvimento da criança não é comum e necessita do consentimento dos responsáveis. Com isso em mente, nas deliberações relativas aos tratamentos devem participar, além da equipe médica, o binômio paciente/família sempre que possível e aceito[1].

Não há dúvida de que esse processo é complexo e desgastante. A falta de visão realista sobre o caso por parte da família, a pouca atenção à qualidade de vida, a repulsa em aceitar a morte na pediatria e a comunicação com familiares, são motivos de dificuldade e preocupação para os profissionais que trabalham na terapia intensiva. Muitas vezes é complexo para os médicos iniciar uma conversa apropriada com os familiares dos pacientes com o objetivo de planejamento de cuidados, principalmente no que tange ao fim de vida, incluindo-se a limitação de suporte terapêutico, com a adoção de tratamentos que limitam o sofrimento[9,17,21,22].

Assim como os médicos da terapia intensiva, os médicos dos cuidados paliativos estão tradicionalmente envolvidos em questões relacionadas aos cuidados de fim de vida. Aparentemente, cuidados paliativos e intensivos podem ser os extremos opostos do cuidado; contrapondo-se entre a luta pela vida a todo custo contra a busca por uma vida com qualidade e uma morte sem sofrimento. De fato, tanto os cuidados paliativos como os cuidados intensivos se sobrepõem no objetivo de proporcionar o melhor benefício para os pacientes da UTI. Nesse modelo em que ocorre a sobreposição, a vantagem de uma avaliação de cuidados paliativos precoce é permitir intervenções mais focadas para antecipar ou minimizar o sofrimento desnecessário.

Pode-se encontrar internados na UTI pacientes em fim de vida com muitos sintomas descontrolados, cuja finalidade necessita de uma mudança no foco do tratamento e do cuidado para uma base integrada no controle dos sintomas. Com isso a transferência de um paciente para a enfermaria se torna possível com atendimento especializado em cuidados paliativos.

Quando se fala de cuidados paliativos na terapia intensiva, o que se pretende é o alívio dos sintomas angustiantes, a comunicação efetiva sobre os objetivos assistenciais, ajuda na tomada de decisão que deve ser focada no paciente, o apoio para a família e a continuidade dos cuidados realizados na terapia intensiva[23,24].

O foco primário dos cuidados paliativos é a melhora da qualidade de vida pelo alívio dos sintomas físicos, psíquicos, sociais e espirituais, tanto do paciente que apresenta uma doença que coloca a vida em risco quanto para a família. Pode ser aplicado em qualquer estágio da enfermidade, em combinação com o tratamento curativo.

Algumas metas dos cuidados paliativos na terapia intensiva estão descritas na Tabela 7.1[25].

Muitas questões são inclusas na seara dos cuidados paliativos. Desde o adequado manejo dos sintomas físicos e psicológicos, assim como a assistência ao sofrimento espiritual e existencial. A abordagem do prognóstico, a comunicação sobre os objetivos assistenciais em relação aos valores e preferências do paciente são fundamentais. Além disso, os aspectos éticos e legais da tomada de decisões, o planejamento da transição, os cuidados durante o processo de morrer e o apoio da família, incluindo o luto, completam o padrão das competências esperadas nos cuidados paliativos realizados em qualquer unidade de internação, incluindo-se a terapia intensiva[26].

A intenção paliativa deve ser responsabilidade de todos os intensivistas. São necessários conhecimentos básicos e habilidades para o adequado manejo de sintomas, técnicas adequadas de comunicação, capacidade de compartilhar decisões com base nos valores, objetivos e preferências dos pacientes (também chamado modelo integrativo)[24,26].

TABELA 7.1 Metas dos cuidados paliativos na terapia intensiva

Metas ↑			Metas ↓
	Respeito às preferências do paciente Alívio dos sintomas Compreensão da família Satisfação da família: ▪ Comunicação ▪ Tomada de decisão ▪ Qualidade de morte	Cuidados que não levam ao benefício Tempo de prognóstico para introdução de medidas de conforto Metas para o controle dos conflitos Terapia intensiva e tempo de estada no hospital Custo do cuidado	

O estabelecimento de metas com uma família passando por dificuldades ou conflitos internos incomuns, apoiando uma família enlutada ou fornecendo continuidade de cuidados depois que o paciente recebe alta da UTI são exemplos de desafios clínicos para os quais o intensivista pode desejar obter contribuições de especialistas, como a equipe de cuidados paliativos[18].

Alguns hospitais do Brasil apresentam serviços de consulta de cuidados paliativos. O uso de tais especialistas tem sido denominado modelo consultivo para fornecer e melhorar os cuidados paliativos na UTI, diferentemente do modelo integrativo, no qual os princípios e processos de cuidados paliativos são incorporados como parte da prática rotineira pelos clínicos da UTI. A combinação dessas abordagens é chamada modelo misto. Cada um desses modelos pode alcançar o sucesso na melhora dos cuidados paliativos, com seleção e implementação baseadas em fatores específicos dos recursos e necessidades das UTI e de cada instituição.

A maneira de atuação dos modelos integrativo e consultivo é diferente (Tabela 7.2), mas buscam integrar os cuidados paliativos na rotina das UTI.

O modelo integrativo procura incorporar princípios e intervenções de cuidados paliativos na prática diária da equipe da UTI para todos os pacientes e famílias que enfrentam doenças graves. Em algumas circunstâncias, um médico da UTI pode desejar uma equipe de cuidados paliativos, já que habilidades de cuidados paliativos mais avançados podem ser necessárias para enfrentar determinadas situações.

O modelo consultivo concentra-se em aumentar o envolvimento de consultores em cuidados paliativos no atendimento de pacientes de UTI identificados como de maior risco para resultados ruins.

A tomada de decisão sobre retenção e retirada de terapias de suporte de vida na UTI não é homogênea em todo o mundo. Esse processo depende de vários fatores, como questões legais, políticas e religiosas, além da experiência e das características dos pacientes[27].

A capacidade de retirada ou a suspensão de tratamentos agressivos e fúteis devem pertencer ao arsenal de qualquer médico na terapia intensiva[28]. Os protocolos para o atendimento dos pacientes em fim de vida parecem ser eficazes para alcançar o seu conforto adequado na UTI. Poucos sinais de sofrimento foram relatados na maioria dos pacientes nos quais as medidas de manutenção da vida foram retiradas. O uso de opioides e sedativos aumentou significativamente durante a retirada do tratamento, mas não contribuiu para acelerar a morte.

O trabalho da equipe de cuidados paliativos inclui não somente os médicos. Deve haver o envolvimento de toda uma equipe de cuidado composto por enfermeiros, psicólogos, fisioterapeutas, nutricionistas, fonoaudiólogos, terapeutas ocupacionais e assistentes sociais.

A integração de especialistas em cuidados paliativos nas UTI é benéfica para pacientes, familiares e equipe de saúde. Podem ser feitas recomendações sobre o adequado

TABELA 7.2 Peculiaridades dos modelos de atendimento de cuidados paliativos na UTI[25]

Modelo integrativo	Modelo consultivo
Oportunidades	
Disponibilidade de CP para todos os pacientes da UTI a qualquer momento, mesmo em ausência de serviço de consulta de CP Cultivo de cultura de CP em UTI (p. ex., maior conscientização sobre as necessidades de CP) Melhora das relações terapêuticas com pacientes Minimização da fragmentação de atendimento	Especialização interdisciplinar no atendimento de pacientes, incluindo CP Maior continuidade dos cuidados (p. ex., facilitação da transição para domicílio ou unidade de internação, se necessário)
Requisitos mínimos para implementação em UTI	
Educação da equipe de UTI na entrega de CP	Disponibilidade e capacidade do serviço de CP
Possíveis desafios e riscos associados à implementação	
Equívocos do entendimento sobre CP Falta de cultura de apoio em CP na UTI/instituição Descontinuação de CP pós-intensivos	Falha na identificação de pacientes para consulta de CP Consultores de CP como *outsiders* para pacientes, familiares e equipe de UTI Falta de conformidade dos consultores de CP com os procedimentos da UTI Cuidados redundantes e/ou discordantes Fragmentação de cuidados Desmotivação da equipe da UTI para adotar habilidades de CP Interrupção das relações terapêuticas entre a equipe da UTI e pacientes/famílias

manejo da dor e dos outros sintomas, com menor uso de certas terapias não benéficas que prolongam a vida na terminalidade.

Devem ser criados critérios para selecionar os pacientes que necessitarão, dentro da terapia intensiva, de cuidados paliativos. O reconhecimento desse fato pode desencadear uma consulta com a equipe de cuidados paliativos, enquanto a intenção paliativa deve ser implementada pela própria equipe da UTI[28].

Para atender às necessidades dos pacientes e famílias gravemente doentes, será relevante tanto aumentar a capacidade dos médicos de UTI de fornecer cuidados paliativos básicos quanto expandir a força de trabalho especializada em cuidados paliativos. A experiência clínica e um crescente corpo de evidências sugerem que os objetivos paliativos possam melhorar a qualidade do atendimento em pacientes críticos[29].

Embora a UTI e os cuidados paliativos possam parecer opostos, compartilham características fundamentais. Em termos de evidência, as intervenções de cuidados paliativos com base na UTI são difíceis de avaliar, em razão da heterogeneidade dos estudos. Os dados existentes, no entanto, sugerem que os cuidados paliativos proativos na UTI, usando ambos os modelos de intervenção, consultivos ou integrativos, possam diminuir a permanência hospitalar e na UTI e não afetam a mortalidade[30].

As barreiras para implementar essa abordagem incluem a percepção errônea de cuidados intensivos e cuidados paliativos como processos sequenciais, em vez de abordagens complementares e simultâneas, expectativas irrealistas e preocupações de que os cuidados paliativos possam acelerar a morte.

Esses conceitos enganosos são consequência do treinamento insuficiente em habilidades de comunicação e cuidados paliativos[18]. De fato, uma estrutura de projeto e recomendações podem ser efetivamente usadas para aumentar o número de consultas de cuidados paliativos na UTI e antecipar esse tipo de avaliação[31].

CONCLUSÕES

Os cuidados paliativos avaliam e tratam os sintomas do paciente, fornecem apoio psicossocial aos pacientes e familiares e identificam e integram os objetivos pessoais de um paciente ao tratamento médico. Nas últimas 2 décadas, estudos têm explorado como fornecer melhores cuidados paliativos em conjunto com cuidados intensivos, incluindo a incorporação de especialistas e apoio aos médicos de cuidados intensivos na prestação destes cuidados. Esses estudos sugerem benefícios dos cuidados paliativos, embora as formas mais eficazes e eficientes para obtê-los ainda não estejam claras. Há recomendação da prestação de cuidados paliativos primários pelos médicos da UTI, bem como a prestação de cuidados paliativos especializados, quando necessário.

REFERÊNCIAS BIBLIOGRÁFICAS

1. Barbosa SMM. In: Barbosa SMM, Zoboli I, Iglesias sob, editors. Cuidados paliativos: na prática pediátrica. Rio de Janeiro: Atheneu; 2019.
2. Madden K, Wolfe JJ, Collura C. Pediatric palliative care in the intensive care unit. Crit Care Nurs Clin Am. 2015;27:341-54.
3. Nelson JE, Puntillo KA, Pronovost PJ, Walker AS, McAdam JL, Ilaoa D, Penrod J. In their own words: Patients and families define high-quality palliative care in the intensive care unit. Crit Care Med. 2010;38(3):808-18.
4. National Coalition for Hospice and Palliative Care. Consensus for Quality Palliative Care: Clinical Practice Guidelines for Quality Palliative Care. Third. Available at: http://www.nationalconsensusproject.org [Acesso 18 nov 2019].
5. Aslakson et al. Page 11 Crit Care Med. Author manuscript; available in PMC 2015 December 30. Author Manuscript Author Manuscript Author Manuscript Author Manuscript
6. Clarke EB, Curtis JR, Luce JM, Levy M, Danis M, Nelson J, et al.; Robert Wood Johnson Foundation Critical Care End-Of-Life Peer Workgroup Members. Quality indicators for end-of-life care in the intensive care unit. Crit Care Med. 2003;31(9):2255-62.
7. Lanken PN, Terry PB, Delisser HM, Fahy BF, Hansen-Flaschen J, Heffner JE, et al.; ATS end-of-life care task force. An official american thoracic society clinical policy statement: palliative care for patients with respiratory diseases and critical illnesses. Am J Respir Crit Care Med. 2008;177(8):912-27.
8. Selecky PA, Eliasson CA, Hall RI, Schneider RF, Varkey B, McCaffree DR; American College of Chest Physicians. Palliative and end-of-life care for patients with cardiopulmonary diseases: American College of Chest Physicians position statement. Chest. 2005;128(5):3599-610.

9. Truog RD, Campbell ML, Curtis JR, Haas CE, Luce JM, Rubenfeld GD, et al.; American Academy of Critical Care Medicine. Recommendations for end-of-life care in the intensive care unit: A consensus statement by the American College [corrected] of Critical Care Medicine. Crit Care Med. 2008;36(3):953-63.
10. Carlet J, Thijs LG, Antonelli M, Cassell J, Cox P, Hill N, et al. Challenges in end-of-life care in the ICU. Statement of the 5th International Consensus Conference in Critical Care: Brussels, Belgium, April 2003. Intensive Care Med. 2004;30(5):770-84.
11. World Health Organization: Palliative Care Is an Essential Part of Cancer Control. Available at: http://www.who.int/cancer/palliative/en/ [Accessed May 5, 2014].
12. Feudtner C, Christakis DA, Zimmerman FJ, Muldoon JH, Neff JM, Koepsell TD. Characteristics of deaths occurring in children's hospitals: implications for supportive care services. Pediatrics. 2002;109(5):887-93.
13. Angus DC, Truog RD. Toward better ICU use at the end of life. JAMA. 2016;315(3):255-6.
14. Angus DC, Barnato AE, Linde-Zwirble WT, Weissfeld LA, Watson RS, Rickert T, Rubenfeld GD. Use of intensive care at the end of life in the United States: an epidemiologic study. Crit Care Med. 2004;32(3):638-43.
15. Ho A, Tsai DF-C. Making good death more accessible: end-of-life care in the intensive care unit. Intensive Care Med. 2016;42(8):1258-60.
16. Cook D, Rocker G. Dying with dignity in the intensive care unit. N Engl J Med. 2014;370(26):2506-14.
17. Myburgh J, Abillama F, Chiumello D, Dobb G, Jacobe S, Kleinpell R, et al. End-of-life care in the intensive care unit: report from the task force of world Federation of Societies of intensive and critical care medicine. J Critical Care. 2016;34:125-30.
18. Aslakson RA, Curtis R, Nelson JE. The changing role of palliative care in the ICU. Critical Care Med. 2014;42 (11):2418-28.
19. Nelson JE, Meier DE, Oei EJ, Nierman DM, Senzel RS, Manfredi PL, et al. Self-reported symptom experience of critically ill cancer patients receiving intensive care. Crit Care Med. 2001;29(2):277-82.
20. Puntillo KA, Arai S, Cohen NH, Gropper MA, Neuhaus J, Paul SM, Miaskowski C. Symptoms experienced by intensive care unit patients at high risk of dying. Crit Care Med. 2010;38(11):2155-60.
21. Edwards JD, Voigt LP, Nelson JE. Ten key points about ICU palliative care. Intensive Care Med. 2017;43:83-5.
22. Downar J, Delaney JW, Hawryluck L, Kenny L. Guidelines for the withdrawal of life-sustaining measures. Intensive Care Med. 2016;42(6):1003-17.
23. Aslakson RA, Reinke LF, Cox C, Kross EK, Benzo RP, Curtis JR. Developing a research agenda for integrating palliative care into critical care and pulmonary practice to improve patient and family outcomes. J Palliat Med. 2017;20(4):329-43.
24. Nelson JE, Bassett R, Boss RD, Brasel KJ, Campbell ML, Cortez TB, et al.; Improve Palliative Care in the Intensive Care Unit Project. Models for structuring a clinical initiative to enhance palliative care in the intensive care unit: a report from the IPAL-ICU project (improving palliative care in the ICU). Critical Care Med. 2010;38(9):1765-72.
25. Knies AK, Hwang DY. Palliative care practice in neurocritical care. Semin Neurol. 2016;36(6):631-41.
26. Mercadante S, Gregoretti C, Cortegi A. Palliative care in intensive care units: why, where, what, who, when, how. BMC Anesthesiology. 2018;18(1):106.
27. Lobo SM, De Simoni FHB, Jakob SM, Estella A, Vadi S, Bluethgen A, et al.; ICON investigators. Decision-making on withholding or withdrawing life support in the ICU: a worldwide perspective. Chest. 2017;152(2):321-9.
28. Nelson JE, Curtis JR, Mulkerin C, Campbell M, Lustbader DR, Mosenthal AC, et al.; Improving Palliative Care in the ICU (IPAL-ICU) Project Advisory Board. Choosing and using screening criteria for palliative care consultation in the ICU: a report from the improving palliative care in the ICU (IPAL-ICU) advisory board. Crit Care Med. 2013;41(10):2318-27.

29. Aslakson R, Cheng J, Vollenweider D, Galusca D, Smith TJ, Pronovost PJ. Evidence-based palliative care in the intensive care unit: a systematic review of interventions. J Palliat Med. 2014;17(2):219-35.
30. Braus N, Campbell TC, Kwekkeboom KL, Ferguson S, Harvey C, Krupp AE, et al. Prospective study of a proactive palliative care rounding intervention in a medical ICU. Intensive Care Med. 2016;42(1):54-62.
31. Sihra L, Harris M, O'Reardon C. Using the improving palliative care in the intensive care unit (IPAL--ICU) project to promote palliative care consultation. J Pain Symptom Manag. 2011;42(5):672-5.

Seção II

Distúrbios Respiratórios

8 Fisiologia respiratória e principais causas de disfunção respiratória grave

Flávia Feijó Panico Rossi
Andréa Hiromi Imamura

APÓS LER ESTE CAPÍTULO, VOCÊ ESTARÁ APTO A:
• Descrever as particularidades do sistema respiratório da criança.
• Descrever os conceitos da fisiologia respiratória e os principais mecanismos envolvidos na troca gasosa.
• Descrever as principais causas de disfunção respiratória grave.

INTRODUÇÃO

A função pulmonar primordial é a troca gasosa, que consiste na captação de oxigênio (O_2) e eliminação de gás carbônico (CO_2) pelos pulmões para suprir a demanda metabólica do organismo. A troca gasosa depende da passagem do ar pelas vias aéreas de condução, da complacência e da resistência do sistema respiratório, do transporte do oxigênio pelo sistema cardiovascular e da troca de gases entre os capilares sistêmicos e as células[1]. A criança apresenta características anatômicas e funcionais que a diferencia do adulto, tornando-a mais suscetível a desenvolver insuficiência respiratória. Compreender as particularidades do sistema respiratório da criança ajuda a entender melhor essa vulnerabilidade e a reconhecer e tratar a falência respiratória adequadamente[2,3].

VIAS AÉREAS E RESISTÊNCIA AO FLUXO AÉREO

As vias aéreas do lactente e da criança são menores em diâmetro e mais curtas quando comparadas às do adulto. Essas diferenças causam impacto direto na resistência da via respiratória, uma vez que um pequeno acúmulo de secreção ou um edema das vias aéreas pode determinar uma grande obstrução ao fluxo de ar, aumentando a resistência das vias aéreas e o trabalho respiratório. Resistência é definida como a variação de pressão necessária para produzir fluxo entre dois pontos. Ela depende da viscosidade do gás utilizado e é inversamente proporcional à quarta potência do raio das vias aéreas. Durante a respiração em repouso, o fluxo de ar é laminar. Na presença de fluxo turbulento (p. ex., choro), a resistência torna-se inversamente proporcional à quinta potência do raio. Em ambas as situações haverá aumento muito importante do trabalho respiratório. Em relação à orofaringe, a língua da criança é maior do que a do adulto. O deslocamento posterior da língua em algumas situações clínicas pode determinar uma grande obstrução das vias aéreas[2,4,5].

O suporte cartilaginoso oferecido pela traqueia é essencial para manter a estabilidade da via aérea de condução. Como há relativa fraqueza desse suporte cartilaginoso na criança, há propensão à compressão dinâmica da traqueia em situações de alto fluxo expiratório[4].

CAIXA TORÁCICA E COMPLACÊNCIA

Ao nascimento, a criança de termo tem, em média, 50 milhões de unidades alveolares. A maioria das 300 milhões de unidades alveolares presentes na idade adulta já estará formada em torno dos 2 anos de vida. A presença de menor número de unidades alveolares ao nascimento justifica a pouca reserva respiratória dos lactentes, mais predispostos à falência respiratória. Embora a presença de colágeno e elastina seja importante na morfogênese e ramificações das vias aéreas, o interstício pulmonar apresenta pouca quantidade dessas substâncias ao final da gestação e ao nascimento. A formação e a mudança nas proporções de colágeno e elastina contribuem para as variações da relação pressão/volume (complacência) pulmonar com o crescimento[6]. Com a menor presença de elastina, há menor capacidade de recolhimento elástico e maior tendência ao colapso alveolar. Isso favorece a heterogeneidade das trocas gasosas e o desenvolvimento de atelectasias, frequentemente observados nas crianças.

A complacência pode ser definida como uma variação de volume para uma variação de pressão. A pequena quantidade de colágeno e elastina ao nascimento fazem com que a complacência pulmonar seja diminuída nessa etapa da vida.

Diferentemente do parênquima pulmonar, a complacência da caixa torácica do recém-nascido e do lactente jovem é extremamente alta. Isso pode ser vantajoso, já que praticamente não há resistência à expansibilidade da caixa torácica. Em contrapartida, quase não há suporte para a caixa torácica ou força que se oponha ao colapso pulmonar ou atelectasia, o que é ruim. Ao nascimento, as costelas são cartilaginosas, horizontalizadas e a musculatura intercostal é pouco desenvolvida[4,5]. Isso atrapalha a mecânica respiratória, dificultando a respiração torácica e aumentando a importância do diafragma na ventilação espontânea. No entanto, as fibras musculares presentes no diafragma da criança são predominantemente as fibras do tipo II, responsáveis por contrações rápidas, porém menos resistentes à fadiga, o que justifica a maior propensão à fadiga de musculatura respiratória nesse grupo de pacientes. Essa condição só muda na idade adulta, quando há predomínio das fibras tipo I, que podem chegar a 60% do total das fibras musculares.

Durante a fase de sono REM (*rapid eye movement*), as contrações diafragmáticas ficam desorganizadas, tornando o padrão respiratório muito irregular[7]. É nessa fase do sono que as saturações de O_2 atingem seus valores mais baixos. Os recém-nascidos passam mais de 50% do seu tempo de sono na fase REM[8].

VOLUMES PULMONARES

O conceito de capacidades e volumes pulmonares explica o movimento de entrada e saída de ar dos pulmões e porque há sempre uma quantidade de ar presente nos pulmões (Figura 8.1).

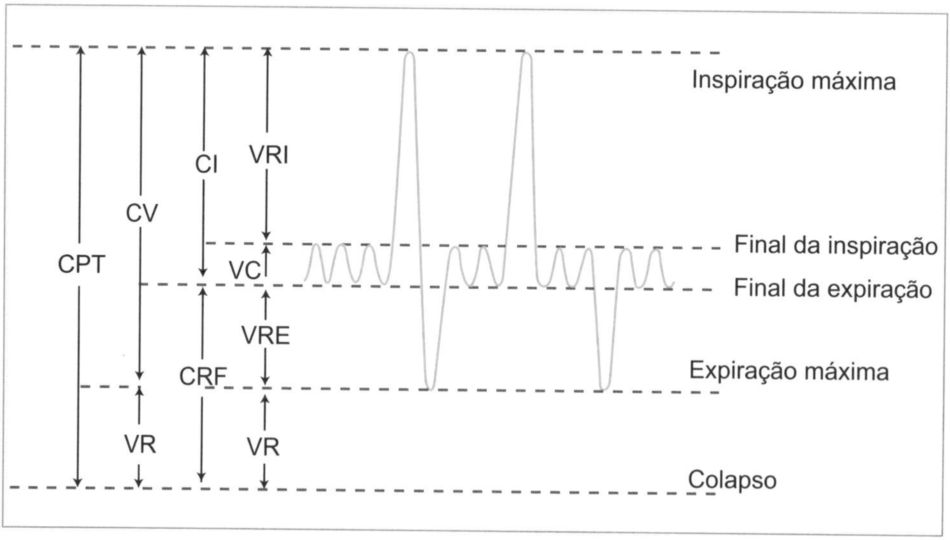

FIGURA 8.1 Volumes pulmonares.
CI: capacidade inspiratória; CPT: capacidade pulmonar total; CRF: capacidade residual funcional; CV: capacidade vital; VR: volume residual; VC: volume corrente; VRE: volume de reserva expiratório; VRI: volume de reserva inspiratório.

O volume corrente (VC) é o volume de ar inspirado e expirado durante uma respiração normal. A capacidade vital (CV) é o máximo volume expirado após uma inspiração máxima. A quantidade máxima de ar que uma pessoa pode acomodar nos pulmões é a capacidade pulmonar total (CPT), que corresponde à soma da capacidade vital e do volume residual (VR). O volume de ar que fica no pulmão após uma expiração normal é a capacidade residual funcional (CRF). O volume máximo de ar que pode ser inspirado além do volume corrente habitual corresponde ao volume de reserva inspiratório (VRI). O volume de reserva expiratório (VRE) é o volume que sai dos pulmões após uma expiração forçada. Mesmo após expiração máxima, parte do ar permanece no pulmão. A esse volume de ar chamamos de volume residual (VR). Capacidade inspiratória (CI) corresponde à soma do volume corrente com o VRI[9].

O volume a partir do qual começa a haver o início do fechamento da via aérea, com consequente descontinuidade entre as vias aéreas de condução e o alvéolo, é conhecido como volume crítico de fechamento ou volume de fechamento pulmonar. No adulto, esse volume está muito próximo do volume residual. No lactente jovem e nos idosos, encontra-se acima da capacidade residual funcional. Isso significa que, mesmo durante uma expiração normal, o lactente apresenta fechamento da sua via aérea de condução, com consequente inadequação ventilação/perfusão (Figura 8.2)[10].

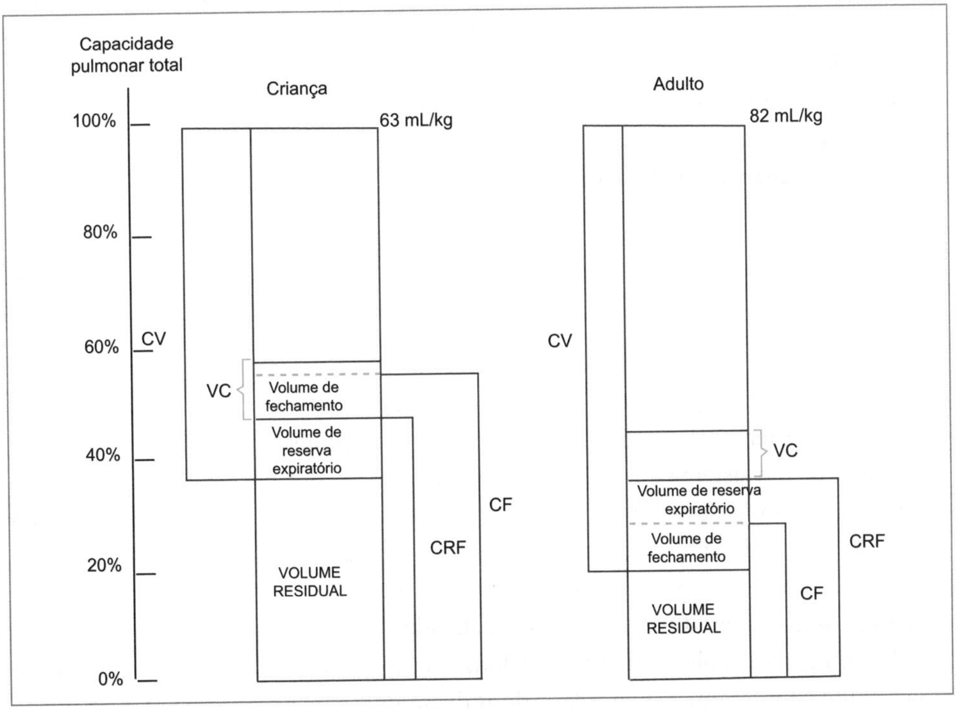

FIGURA 8.2 Volumes pulmonares no lactente e no adulto[10].
CF: capacidade de fechamento; CRF: capacidade residual funcional; CV: capacidade vital; VC: volume corrente.

CONSTANTE DE TEMPO

A constante de tempo do sistema respiratório está relacionada ao tempo gasto para equilibrar as pressões alveolares e da via aérea proximal. Portanto, a constante de tempo do sistema respiratório é uma função das forças elásticas e resistivas que agem no pulmão durante a respiração normal ou assistida, dependendo da complacência e da resistência do sistema respiratório. Em doenças em que há aumento de resistência (p. ex., asma), a constante de tempo é maior. Esse conceito é válido tanto para a inspiração quanto para a expiração[11].

TROCA GASOSA

Em um modelo ideal de troca gasosa, haveria equilíbrio entre a pressão de O_2 do sangue arterial (PaO_2) e a do alvéolo (PAO_2) e a diferença alveoloarterial de O_2 seria zero. No entanto, isso não ocorre. Mesmo em indivíduos normais, vários fatores limitantes das trocas gasosas interferem nesse processo. O uso da diferença alveoloarterial de O_2 é útil para o diagnóstico das limitações da troca gasosa, porque ela pode ou não estar aumentada a depender do mecanismo fisiopatológico envolvido[1].

A troca gasosa depende de uma série de processos que serão abordados a seguir:

- Ventilação.
- Relação ventilação/perfusão (*shunt* e espaço morto).
- Difusão.
- Curva de dissociação da hemoglobina.
- Transporte cardiovascular de O_2.

Ventilação

A ventilação é o primeiro passo da cascata da troca gasosa. Ela é constantemente monitorada e ajustada para manter pH e oxigenação adequados. Essa homeostase depende de um sistema de sensores de CO_2 (quimiorreceptores), de um controle central adequado e de um sistema que efetue as demandas desse controle central e que responda a mudanças nos gases sanguíneos, alterações da demanda metabólica e alterações da mecânica respiratória. Os quimiorreceptores localizados em grandes artérias e no sistema nervoso central controlam a amplitude e a frequência da respiração com o objetivo de manter os níveis de CO_2 dentro da normalidade[7].

A ventilação alveolar depende do volume de ar que adentra a zona respiratória a cada minuto e representa a quantidade de ar disponível para a troca gasosa. Essa quantidade não é igual à quantidade de gás inspirado, porque pelo menos um terço deste ar permanece nas vias aéreas de condução (espaço morto anatômico) e não participa da troca gasosa[12].

O resultado direto da hipoventilação é a retenção de CO_2. A hipoventilação é a única limitação à troca gasosa que não aumenta a diferença alveoloarterial de O_2.

Relação Ventilação/Perfusão

Em um modelo de troca ideal, todos os alvéolos ventilados seriam também bem perfundidos e não haveria alteração nessa relação, o que garantiria sempre a melhor troca gasosa. No entanto, mesmo em condições normais, há um desequilíbrio entre a ventilação e a perfusão que se acentua em situações patológicas. No pulmão, há diferenças regionais de fluxo que dependem da gravidade, o que faz com que as regiões mais inferiores do pulmão sejam mais perfundidas do que ventiladas. Já no ápice pulmonar, predomina a ventilação em relação à perfusão. Há, em contrapartida, uma reação ativa do organismo, que consiste na contração da musculatura lisa das paredes das pequenas arteríolas na região hipóxica (vasoconstrição hipóxica), o que minimiza esse desequilíbrio[1,13]. Da mesma maneira, ocorre aumento da resistência da via aérea local quando há diminuição da perfusão em determinado segmento pulmonar (Figura 8.3)[14].

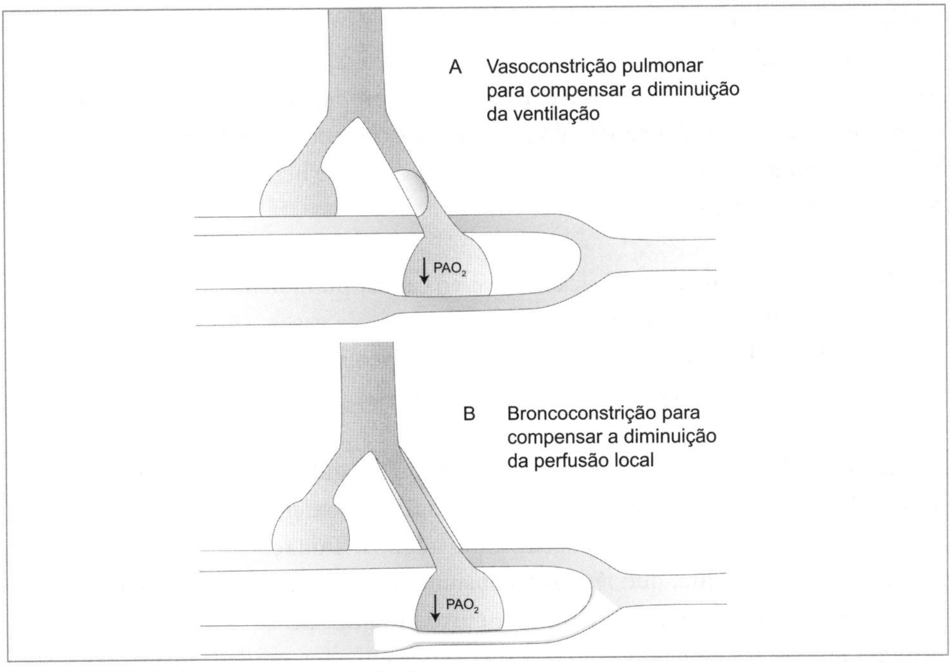

FIGURA 8.3 Relação ventilação/perfusão[14].
PAO_2: pressão alveolar de oxigênio.

Shunt se refere ao sangue que entra no sistema arterial sem atravessar áreas ventiladas do pulmão. No pulmão normal, uma parte do sangue arterial brônquico é drenada pelas veias pulmonares após ter perfundido os brônquios e seu O_2 ter se esgotado. Há também pequena quantidade de sangue venoso coronário que drena diretamente para o ventrículo esquerdo através das veias de Tebésius. A criança pode ter até 10% de *shunt* em situações normais. A presença de *shunt* não resulta no aumento da pressão arterial de CO_2 ($PaCO_2$). Isso ocorre porque os quimiorreceptores centrais detectam a elevação no CO_2 arterial e há um estímulo para aumento da ventilação[15]. O exemplo clássico de *shunt* em pediatria é a broncopneumonia, embora outros mecanismos possam estar envolvidos nessa situação.

Espaço morto refere-se ao volume de ar que não participa da troca gasosa[12]. Há o espaço morto anatômico (representado pelo volume que fica nas vias aéreas de condução) e o espaço morto alveolar, que se refere ao volume de ar que não participa da troca gasosa, seja por diminuição da perfusão no alvéolo ventilado (embolia), seja pela hiperdistensão alveolar de uma unidade normalmente perfundida (hiperinsuflação no asmático)[16].

Difusão

Uma vez que o gás chega ao alvéolo, a troca dependerá do transporte desse gás através da barreira hematogasosa, que ocorre por difusão[1,16,17]. A difusão de um gás através do tecido, segundo a lei de Fick, é proporcional à área do tecido, à diferença na pressão parcial do gás entre os dois lados e é inversamente proporcional à espessura do tecido. Dessa forma, a difusão dependerá do gradiente gasoso entre o alvéolo e o sangue capilar, da barreira alveolocapilar e da ligação entre oxigênio e hemoglobina. A difusão fica comprometida quando há[17]:

- Redução do tempo de exposição do gás ao capilar pulmonar.
- Espessamento da membrana alveolocapilar.
- Redução da diferença de pressão entre o gás alveolar e o arterial.
- Redução da área disponível para as trocas gasosas.

A média de trânsito capilar no adulto é de 0,75 segundo (imaginando-se um débito cardíaco de 6 L/min). O equilíbrio de difusão ocorre em apenas 0,25 segundo, o que garante segurança contra hipoxemia. Em adultos, limitações à difusão podem ser vistas em atletas de elite, que têm alto consumo de O_2 e alto débito cardíaco. Nessas condições, o tempo para difusão torna-se curto. Adultos que se exercitam em grandes altitudes podem ter uma alteração da difusão porque o tempo de trânsito e a pressão alveolar de O_2 caem[1].

Curva de Dissociação da Hemoglobina

A forma da curva de dissociação da hemoglobina tem várias vantagens fisiológicas. A porção superior achatada significa que, mesmo se a PaO_2 no ar alveolar cair de algum modo, a carga de O_2 será pouco afetada. A porção inferior mais íngreme significa que os tecidos periféricos podem depositar grandes quantidades de O_2 para uma quantidade muito pequena na pressão de O_2 capilar.

A posição da curva de dissociação da hemoglobina é alterada pelo pH, PCO_2, temperatura e concentração de 2,3 DPG nas hemácias. Quedas no pH, elevação da PCO_2 e temperatura, todos deslocam a curva para a direita. Esse deslocamento significa maior descarregamento de O_2 para o capilar tecidual, ou seja, nesse caso há menor afinidade da hemoglobina pelo O_2. Desvios da curva de dissociação para a esquerda aumentam a afinidade da hemoglobina pelo O_2, o que dificulta o descarregamento para o tecido[1] (Figura 8.4).

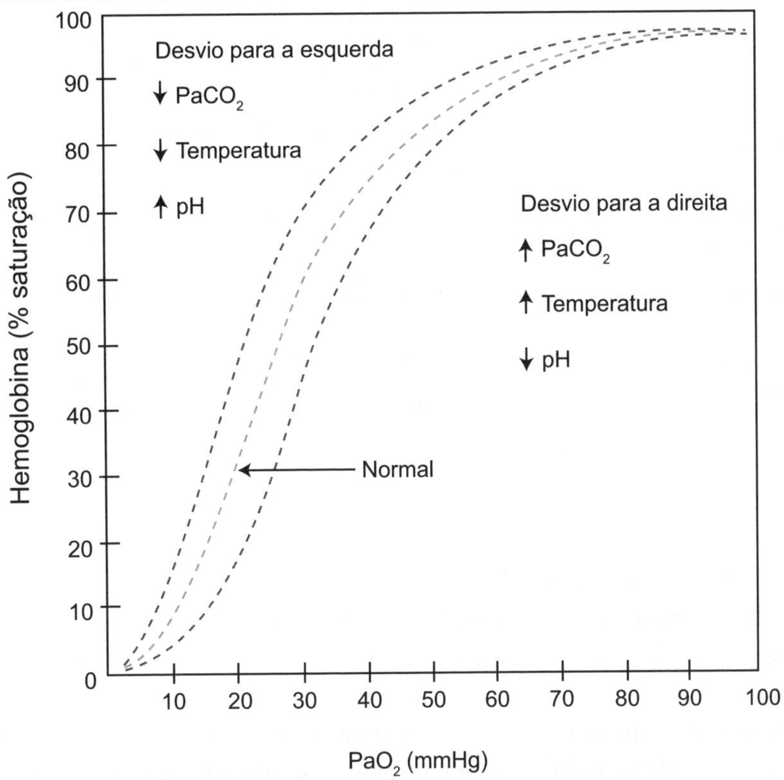

FIGURA 8.4 Curva de dissociação de hemoglobina.
$PaCO_2$: pressão arterial de gás carbônico; PaO_2: pressão arterial de oxigênio.

Transporte Cardiovascular de Oxigênio

O transporte de oxigênio depende do débito cardíaco e do conteúdo arterial de O_2. O conteúdo arterial de O_2 compreende todo o oxigênio transportado pelo sangue, tanto o dissolvido como o combinado à hemoglobina. O conteúdo arterial sofre variações com a PaO_2, com a hemoglobina e com a saturação de O_2. Em situações de baixo débito (depressão miocárdica, hipovolemia ou efeito adverso da ventilação com pressão positiva), anemia ou hipoxemia, haverá prejuízo do transporte de O_2.

PRINCIPAIS CAUSAS DE DISFUNÇÃO RESPIRATÓRIA

As principais causas de disfunção respiratória estão dispostas no Quadro 8.1, de acordo com a localização da disfunção.

QUADRO 8.1 Principais causas de disfunção respiratória

Disfunção do sistema nervoso central	Intoxicação exógena (opiáceos, benzodiazepínicos ou barbitúricos), traumatismo cranioencefálico (TCE), meningites, encefalites, tumores de sistema nervoso central, estado de mal epiléptico
Disfunção neuromuscular	Síndrome de Guillain-Barré, poliomielite, miastenia grave, lesão medular, alterações eletrolíticas, esclerose lateral amiotrófica, tétano
Distúrbios relacionados a função pleural, musculatura esquelética e caixa torácica	Deformidades torácicas (cifoescoliose), trauma torácico, derrame pleural, pneumotórax, hemotórax
Distúrbios nas vias aéreas de condução	Edema laríngeo pós-extubação, asma, epiglotite, corpo estranho, laringotraqueobronquite, laringite, anel vascular, atresia de coanas
Disfunções na troca gasosa (alveolar, intersticial)	Contusão pulmonar, pneumonia, edema pulmonar, síndrome do desconforto respiratório agudo, pneumonia intersticial, inalação de fumaça, fibrose cística, embolia pulmonar

CONCLUSÕES

As quatro principais causas de hipoxemia são hipoventilação, limitações à difusão e desequilíbrio ventilação/perfusão (*shunt* e espaço morto). Conhecer esses mecanismos ajuda a estabelecer o mecanismo fisiopatológico envolvido nas diversas causas de disfunção respiratória e a adequar o tratamento. A criança, por suas particularidades anatômicas e fisiológicas, tem maior propensão a desenvolver insuficiência respiratória. Saber as particularidades que predispõem a criança à insuficiência respiratória ajuda o pediatra a diagnosticá-la mais precocemente, evitando suas complicações com consequente diminuição da morbidade e da mortalidade dessa população.

REFERÊNCIAS BIBLIOGRÁFICAS

1. Powell FL, Heldt GP, Haddad GG Respiratory physiology. In: Nichols DG. Roger's textbook of pediatric intensive care. 4. ed. Lippincott Williams & Wilkins; 2008:631-61.
2. Vias aéreas, ventilação e tratamento do desconforto e insuficiência respiratórios. In: SAVP Manual para provedores. American Heart Association; 2003:81-126.
3. Faria LS. Insuficiência respiratória aguda. In: Schwartsman C, Reis AG, Farhat SCL. Pronto Socorro – Pediatria Instituto da Criança. Barueri: Manole; 2009:225-236.
4. Harris TR, Wood BR. Physiological principles. In: Goldsmith JP, Karotkin EH. Assisted ventilation of the neonate. 3. ed. Philadelphia: WB Saunders; 1996:21-68.
5. Hugh M, O'Brodovich HG, The functional basis of respiratory pathology and disease. In: Chernick V, Boat T. Kendig's disorders of the respiratory tract in children. Philadelphia: WB Saunders; 1998:27-73.
6. Wohl ME. Developmental physiology of the respiratory system. In: Chernick V, Boat T. Kendig's disorders of the respiratory tract in children. Philadelphia: WB Saunders; 1998:19-27.
7. Caruana-Montaldo B, Gleeson K, Zwillivh CW. The control of breathing in clinical practice. Chest. 2000;117(1):205-25.
8. Khan RL, et al. Avaliação do estado comportamental durante o sono em recém-nascidos. J Epilepsy Clin Neurophysiol. 2009:15(1):25-9.
9. Daniel Filho DA, Britto JLBC. Aspectos anatômicos e funcionais da criança em ventilação normal e ventilação pulmonar mecânica. In. Carvalho WB, Hirschheimer MR, Proença JO, Freddi NA, Troster EJ. Ventilação pulmonar mecânica em pediatria e neonatologia. 2. ed. São Paulo: Atheneu; 2005. p.23-31.
10. Smith CA, Nelson NM. The physilogy of the newborn infant. 4. ed. Illinois: Springfield; 1976. p.207.
11. Loring SH. Mechanics of the lungs and chest wall. In. Marini JJ, Slutsky AS. Physiological basis of ventilatory support. New York: Marcel Dekker; 1998. p. 177-207.
12. West JB. Ventilação: como o ar chega aos alvéolos. In: Fisiologia respiratória moderna. 3. ed. Barueri: Manole; 1986:11-20.
13. West JB. Fluxo sanguíneo e metabolismo dos alvéolos. In: Fisiologia respiratória moderna. 3. ed. Barueri: Manole; 1986:31-48.
14. Malley WJ. Clinical blood gases. Philadelphia: WB Saunders Company; 1990.
15. West JB. Relação ventilação-perfusão. In: Fisiologia respiratória moderna. 3. ed. Barueri: Manole; 1986:49-66.
16. Fernandes JC, Hirschheimer MR, Nóbrega RF. Insuficiência respiratória aguda. In: Carvalho WB. Terapia intensiva pediátrica. 3. ed. São Paulo: Atheneu; 2006:383-423.
17. West JB. Difusão. In: Fisiologia respiratória moderna. 3. ed. Barueri: Manole; 1986:21-30.

9 Análise crítica dos procedimentos para oxigenoterapia e manejo da via aérea

Flávia Andrea Krepel Foronda
Elyane Daltri Lazzarini Cury

APÓS LER ESTE CAPÍTULO, VOCÊ ESTARÁ APTO A:
• Indicar e conhecer os principais dispositivos para oxigenoterapia.
• Avaliar o melhor dispositivo para o quadro clínico do paciente.
• Manejar a via aérea do doente.
• Ventilar o paciente sem via aérea definitiva.
• Indicar a entubação orotraqueal (EOT).
• Compreender os princípios da sequência rápida de entubação (SRE).

INTRODUÇÃO

A relação de oferta e consumo de oxigênio (O_2) pode estar comprometida no paciente criticamente doente por diversos mecanismos. Entre os principais podem-se incluir: insuficiência respiratória; choques distributivo, obstrutivo e hipovolêmico; trauma; afecções do sistema nervoso central e parada cardiorrespiratória (PCR).

Oferta eficiente e rápida de O_2 é essencial nessas situações, uma vez que o oxigênio é necessário para produção de adenosina trifosfato (ATP) e metabolismo celular. Quando a quantidade de oxigênio não supre a demanda do organismo ocorre hipóxia com sérias consequências para o indivíduo. Para tanto, existem diversos tipos de dispositivos e a escolha vai depender da condição clínica do doente, da idade, da concentração de O_2 necessária e da tolerância ao dispositivo[1,2].

Sempre que possível, o oxigênio deve ser administrado na forma umidificada e aquecida. Isso é importante para fluidificar as secreções e manter a atividade ciliar do endotélio brônquico, prevenindo a obstrução das vias aéreas com secreção espessa e evitando hipotermia, especialmente em crianças pequenas em uso de vaporização fria[1,2].

Importante atentar para a tolerância da criança ao dispositivo utilizado, a finalidade é aumentar a oferta de O_2, sem causar agitação, a qual aumentará o consumo e pode piorar o desconforto respiratório, uma vez que o fluxo inspiratório torna-se turbulento, levando ao aumento da resistência da via aérea e, por consequência, ao aumento do trabalho respiratório[3].

Dentro desse contexto, torna-se muito importante tornar o ambiente o menos hostil possível, com a presença de uma referência afetiva para a criança, além de cuidados com luminosidade e sonoridade, transformando o ambiente em acolhedor. É importante procurar uma posição confortável e que mantenha a via aérea patente[3]. Em pacientes com rebaixamento de nível de consciência, hipotonia cervical e de orofaringe, incluindo o deslocamento da língua, torna-se essencial a remoção de secreção, posicionamento correto do paciente com retificação de via aérea e, em alguns casos, torna-se necessária a utilização de dispositivos não invasivos para manter a patência da via aérea, como a cânula orofaríngea (Figuras 9.1 e 9.2) e nasofaríngea (Figuras 9.3 e 9.4). Ao

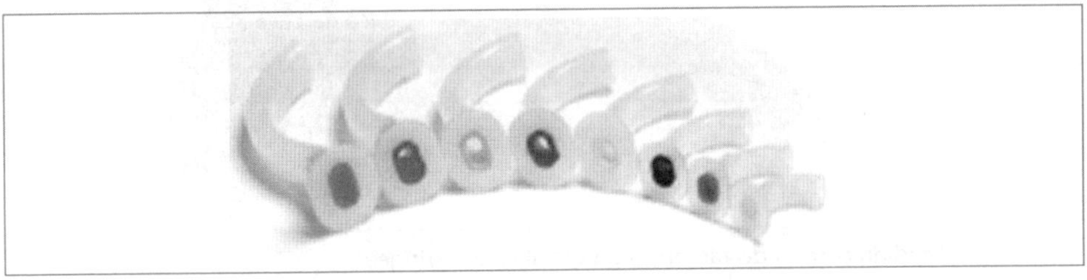

FIGURA 9.1 Cânulas orofaríngeas.

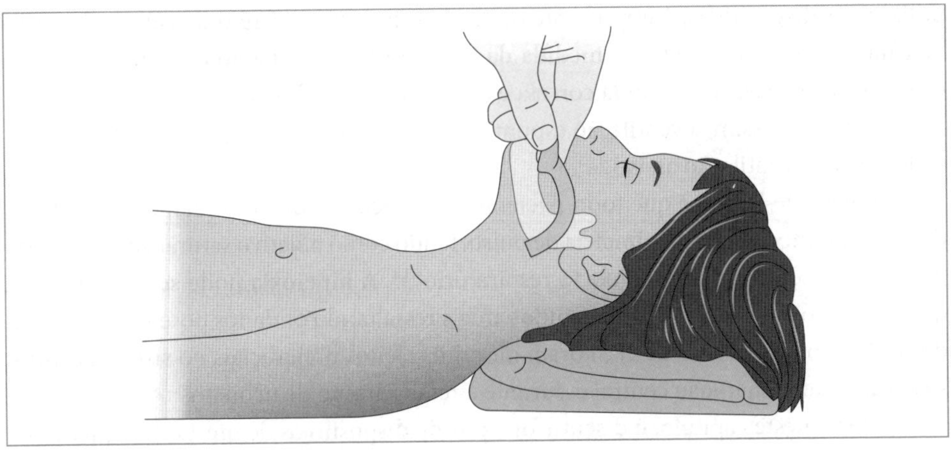

FIGURA 9.2 Medida correta do tamanho da cânula orofaríngea[3].

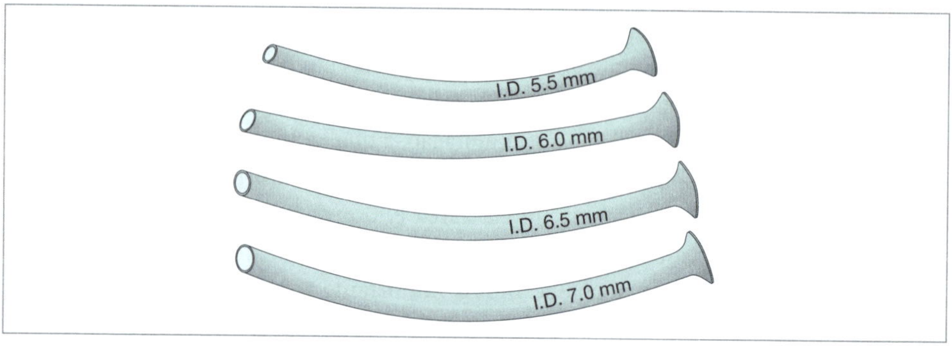

FIGURA 9.3 Cânula nasofaríngea.

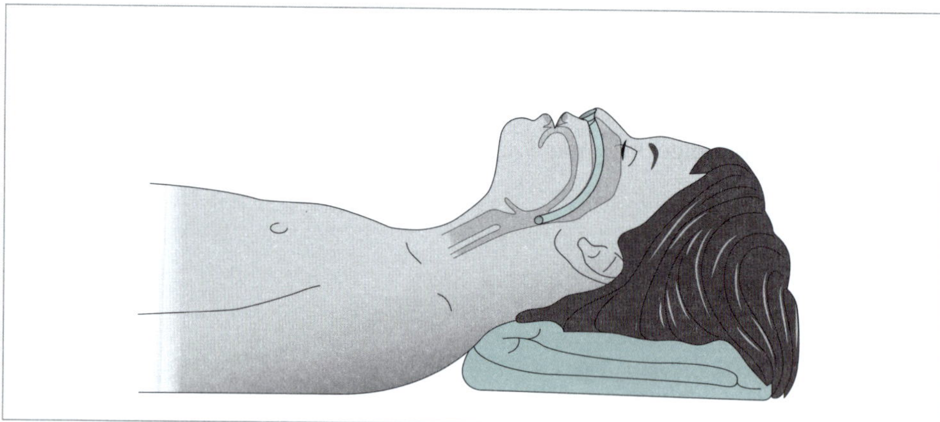

FIGURA 9.4 Medida correta do tamanho da cânula nasofaríngea[3].

utilizar tais dispositivos, é importante observar o tamanho correto da cânula. No caso da cânula orofaríngea, faz-se a medida da rima labial até o ângulo da mandíbula e da cânula nasofaríngea, e a medida correta é da narina até o lobo da orelha[3].

Se, mesmo assim, a ventilação espontânea do paciente estiver prejudicada, é necessário iniciar a ventilação assistida[3].

Importante lembrar que todo paciente com necessidade de suplementação de O_2 deve ser monitorado com oximetria de pulso, tendo como objetivo saturação de O_2 entre 92 a 95% e melhora do desconforto respiratório[1,3,4]. A hiperóxia pode ser tão deletéria quanto a hipóxia. Existem vários estudos atuais ressaltando os danos potenciais associados a altas concentrações de O_2. Foram descritos efeitos prejudiciais no sistema cardiovascular, sistema nervoso central e durante a ressuscitação de neonatos[1].

O foco, neste capítulo, é discutir os tipos de dispositivos de oferta de O_2 para pacientes com respiração espontânea e o manejo da via aérea.

DISPOSITIVOS PARA OXIGENOTERAPIA

Os sistemas para oxigenoterapia são divididos em três subgrupos de dispositivos[1]:

1. Sistemas de baixo fluxo.
1. Sistemas de alto fluxo.
2. Sistemas com reservatório.

Sistemas de Baixo Fluxo

No sistema de baixo fluxo, o oxigênio a 100%, ofertado pela rede, se mistura com o oxigênio do ar ambiente (21%) durante a inspiração, já que o fluxo do sistema é inferior ao fluxo inspiratório do doente. Sendo assim, a fração inspirada de O_2 (FiO_2) é inconstante, pois depende do fluxo de O_2 ofertado e sofre interferência de variáveis do paciente, como o volume-minuto (volume inspiratório *versus* frequência respiratória). São exemplos de sistema de baixo fluxo de O_2:

- Cânula nasal.
- Máscara de oxigênio simples.

A cânula nasal consiste em 2 prongas nasais inseridas na parte anterior das narinas e fixadas no rosto do paciente (Figuras 9.5 e 9.6). O fluxo de O_2 varia entre 1 e 4 L/minuto e penetra na nasofaringe, em que se mistura com ar ambiente, resultando em concentrações variáveis de O_2 (25 a 40%). Fluxo acima de 2 L/minuto pode causar irritação na mucosa nasal, incluindo ressecamento e sangramento. Tal complicação é minimizada com aquecimento e umidificação do O_2. Indicada para pacientes que necessitam de baixa oferta de O_2[1,5-7].

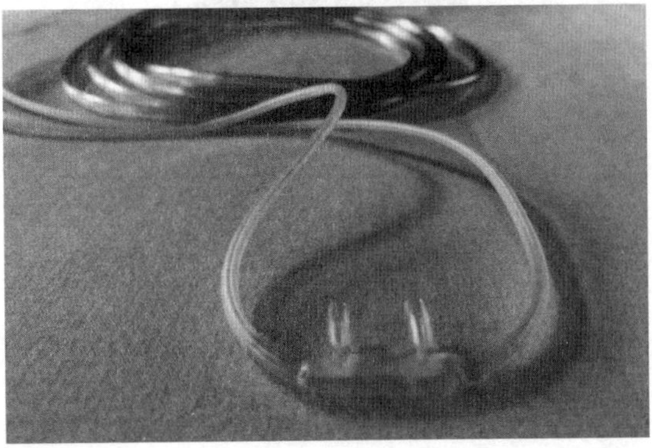

FIGURA 9.5 Cânula nasal (arquivo pessoal do autor).

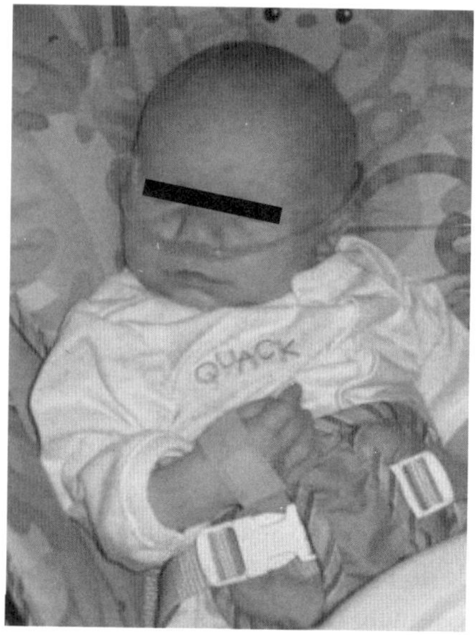

FIGURA 9.6 Cânula nasal (arquivo pessoal do autor).

A máscara de O_2 simples é de plástico transparente que se adapta à face envolvendo desde a base do nariz até a boca e é fixada por um elástico na cabeça do paciente (Figura 9.7). O O_2 é ofertado por um tubo que se conecta à rede e à base da máscara, na qual há 2 orifícios laterais para saída do ar exalado e pelo qual entra ar do ambiente durante a inspiração, levando à redução da concentração de O_2 que pode variar de 35 a 60%. O fluxo de O_2 não deve ser menor do que 6 L/minuto para evitar a reinalação do gás carbônico (CO_2) expirado[1].

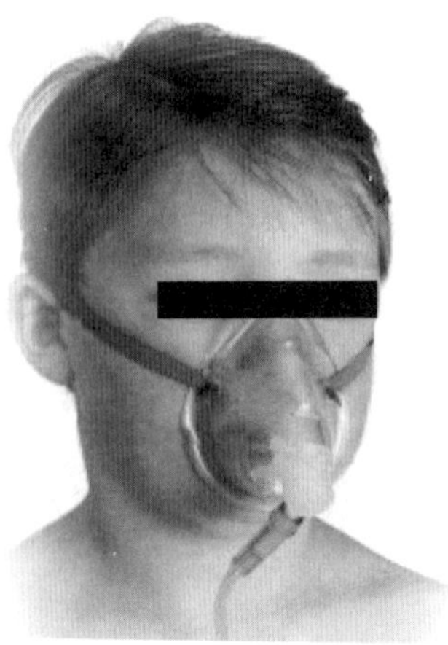

FIGURA 9.7 Máscara de oxigênio simples.

Sistemas de Alto Fluxo

No sistema de alto fluxo, a oferta de oxigênio é maior e, dessa maneira, pode suprir toda a necessidade inspiratória do doente. Com isso, ocorre menor mistura do O_2 com o ar ambiente aumentando a concentração de O_2 e tornando a oferta mais fixa e confiável. São exemplos de sistemas de alto fluxo:

- Máscara de Venturi.
- Cateter nasal de alto fluxo (CNAF).

A máscara de Venturi (Figura 9.8) tem fluxos de O_2 que variam entre 4 e 15 L/minuto e com isso consegue proporcionar concentrações fixas de O_2 que variam entre 24 e 50%. O efeito Venturi ocorre quando o fluxo de oxigênio constante se comprime momentaneamente ao encontrar uma região de estreitamento diminuindo a pressão e criando uma pressão negativa que permite a entrada de ar ambiente ocorrendo mistura dos gases. A cor da válvula determina o tamanho do orifício, diferente para cada fluxo de oxigênio também variável, fornecendo uma FiO_2 constante, sendo: azul 24% – 4 L/minuto; amarelo 28% – 6 L/minuto; branco 31% – 8 L/minuto; verde 35% – 12L/minuto; rosa 40% – 15L/minuto e laranja 50% – 15 L/minuto[1,5,7].

A terapia com CNAF (Figuras 9.9 e 9.10) é possível pela administração de ar aquecido a 37°C e umidificado a 100% por um umidificador e circuito especial. Dessa forma consegue-se oferecer O_2 com fluxos bem mais altos, podendo chegar 60 L/minuto para adolescentes e adultos, de forma confortável e com poucas taxas de complicações locais, como o sangramento nasal. Tem como efeito reduzir a resistência inspiratória, eliminar todo o espaço morto anatômico da região nasofaríngea, favorecer a condutância da via aérea e o transporte mucociliar e oferecer uma pressão positiva na via aérea baixa, reduzindo o trabalho respiratório. Em geral, se inicia o tratamento com fluxo de 1 L/kg/

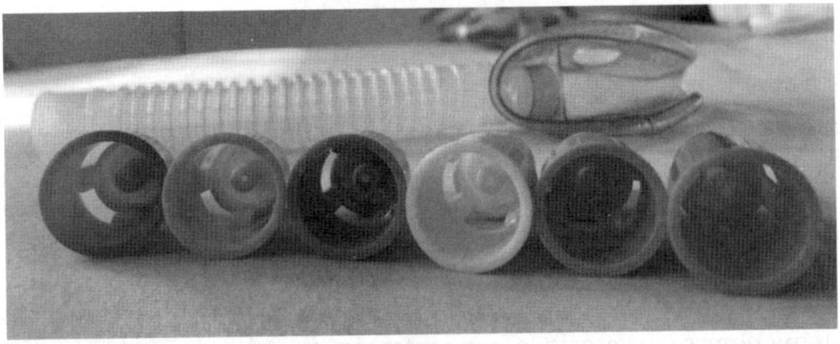

FIGURA 9.8 Máscara de Venturi. Os diferentes orifícios geram misturas de gás e FiO_2 diferentes (arquivo pessoal do autor).

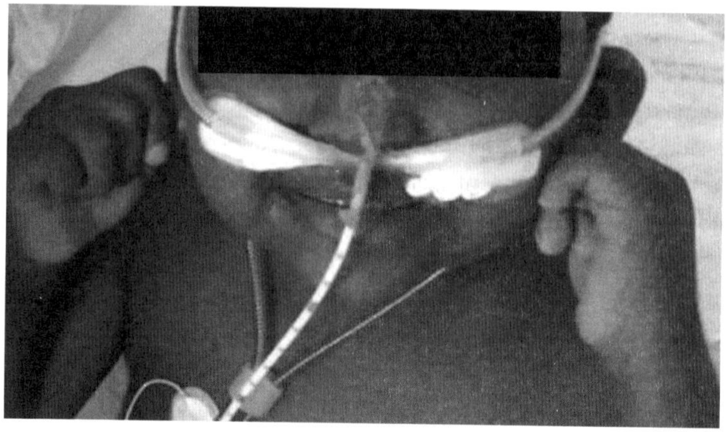

FIGURA 9.9 Cateter nasal de alto fluxo (arquivo pessoal do autor).

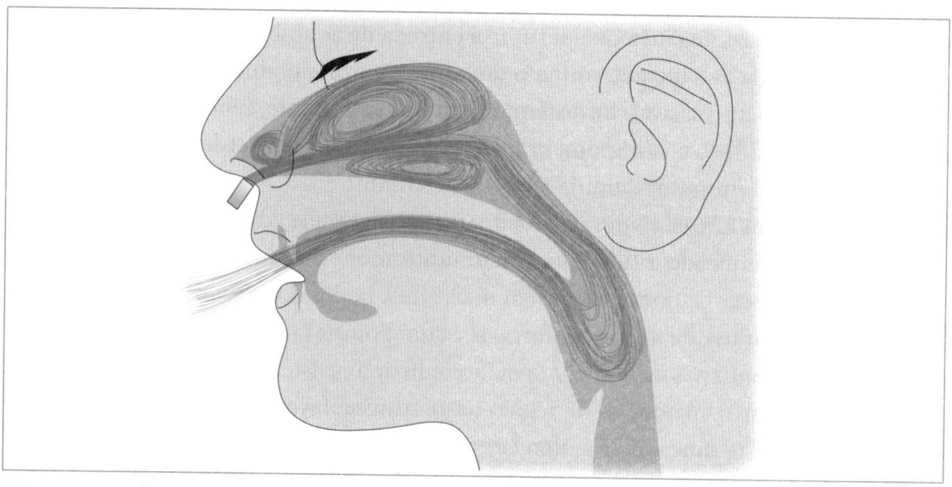

FIGURA 9.10 Cateter nasal de alto fluxo promove diminuição do CO_2 em todo o espaço morto anatômico, diminuindo o trabalho respiratório do paciente.

minuto até 10 kg e 0,5 L/kg/minuto para cada 1 kg acima de 10 (p. ex., criança com 20 kg o fluxo seria de 15 L/minuto)[1,8].

Sistemas com Reservatório

No sistema com reservatório, a concentração de oxigênio pode ser mais alta, fixa e confiável se o reservatório acumular um volume igual ou maior do que o volume-

-minuto do paciente e se não houver escape no dispositivo. São exemplos de sistema com reservatório[3]:

- Máscara com reinalação parcial.
- Máscara não reinalante.
- Capuz.
- Oxitenda.
- Dispositivo de bolsa-válvula-máscara e bolsa de ventilação com fluxo (em pacientes sem respiração espontânea).

A máscara com reinalação parcial é semelhante à máscara de Venturi, porém com reservatório de O_2, dessa forma, conseguem-se concentrações de O_2 entre 50 e 60% com fluxo de 10 a 12 L/minuto. Em razão do alto fluxo, na inspiração, o ar vem predominantemente do reservatório (rico em O_2), sendo baixa a quantidade proveniente do ar ambiente que entra pelos orifícios laterais da máscara[1,7,9].

Na máscara não reinalante (Figura 9.11), existem 2 válvulas que diminuem a mistura do O_2 100% com o ar exalado e com o ar ambiente. Uma válvula, unidirecional, se localiza em um dos orifícios de expiração, permitindo a saída do ar expirado, porém sem permitir entrada do ar ambiente. O segundo orifício de expiração não contém válvula, permitindo a entrada do ar ambiente na inspiração, como segurança, caso o O_2 da rede não funcione. A segunda válvula unidirecional é colocada entre o reservatório e a máscara, permitindo que o ar do reservatório (rico em O_2) vá em direção ao paciente na inspiração, mas não permite que o ar exalado passe para o reservatório na expiração (como ocorre na máscara com reinalação parcial). Deve-se manter alto fluxo em 10 a 15 L/minuto e uma boa vedação da máscara para se obter concentrações de O_2 maiores do que 95%[1,9,10].

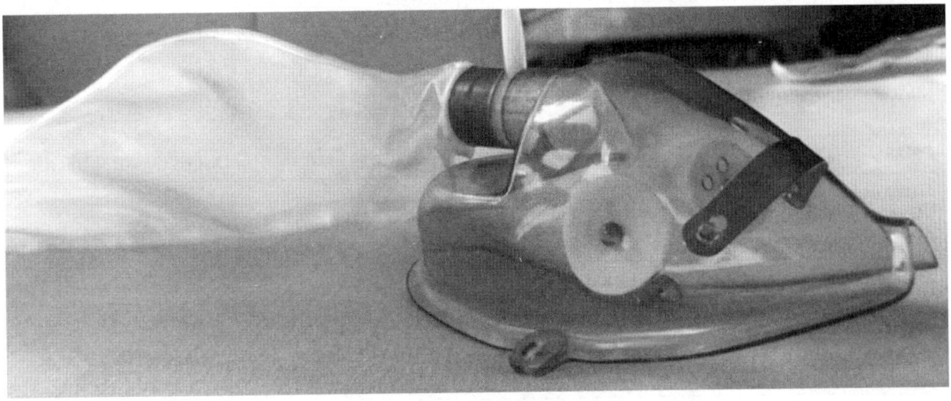

FIGURA 9.11 Máscara não reinalante com reservatório (arquivo pessoal do autor).

Tanto o capuz quanto a oxitenda (Figura 9.12) são utilizados em recém-nascidos ou em menores de 1 ano que não toleram cateter nasal ou máscara, oferecem ar quente e umidificado, porém são muito barulhentos. O capuz é um cilindro plástico e transparente que envolve a cabeça, permitindo fácil acesso as outras regiões do corpo. O O_2 da rede entra por uma entrada especial e o ar exalado sai pelo espaço ao redor do pescoço. A oxitenda é um cilindro plástico que envolve a cabeça e parte superior do corpo, dificultando o acesso e a avaliação do doente. Nesse dispositivo, o O_2 ofertado pela rede é misturado com o ar ambiente toda vez que a tenda é aberta[1,9].

A Tabela 9.1 segue detalhando cada dispositivo.

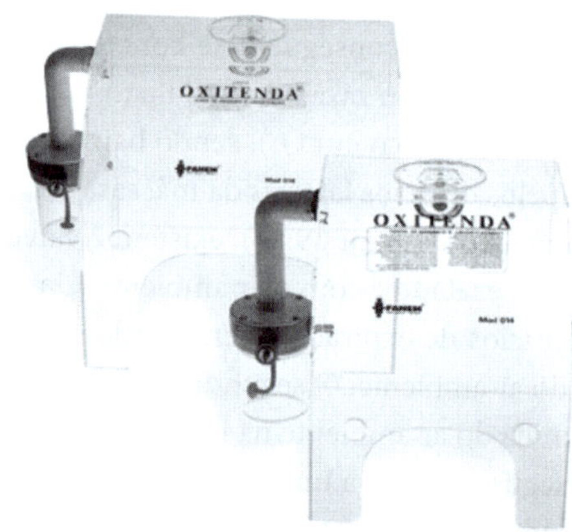

FIGURA 9.12 Oxitenda.

TABELA 9.1 Diferentes dispositivos para oferta de oxigênio com concentração e complicações

Tipo de dispositivo	Fluxo de O_2	Concentração de O_2	Complicações
Cânula nasal	1-4 L/ min	25-40%	-
Máscara simples	6-10 L/min	35-50%	-
Máscara de Venturi	6-15 L/min	35-50%	-
CNAF	1 L/kg/min até 10 kg 0,5 L/kg/min após 10 kg (máx. 60 L/min)	21-100%	Dispositivo específico*
Máscara com reinalação parcial	10-12 L/min	50-60%	-
Máscara não reinalante	10-15 L/min	> 95%	-
Capuz	10-15 L/min	30-90%	Barulhento
Oxitenda	10-15 L/min	25-50%	Barulhento e com acesso limitado ao paciente

* Vapotherm, Comfort e Optiflow.

MANEJO DA VIA AÉREA

Na faixa etária pediátrica, existem considerações anatômicas peculiares e importantes: a laringe é anteriorizada, a epiglote é estreita e angulada, a língua relativamente grande e o occipício é aumentado levando à tendência de flexão do pescoço. Todos esses fatores fazem com que a criança tenha maior predisposição à obstrução da via aérea, seja pelo posicionamento do corpo, pela língua, por presença de secreção, edema ou, até mesmo, pela presença de corpo estranho.

Para evitar tais complicações, manter o paciente em "posição olfativa", na qual se tem os eixos oral, faríngeo e traqueal alinhados, o que corresponde, na prática, ao alinhamento do canal auditivo externo com a região anterior do ombro. Para atingir tal objetivo pode-se utilizar o coxim em posição escapular para menores de 2 anos de idade e occipital em maiores (Figuras 9.13 e 9.14)[3].

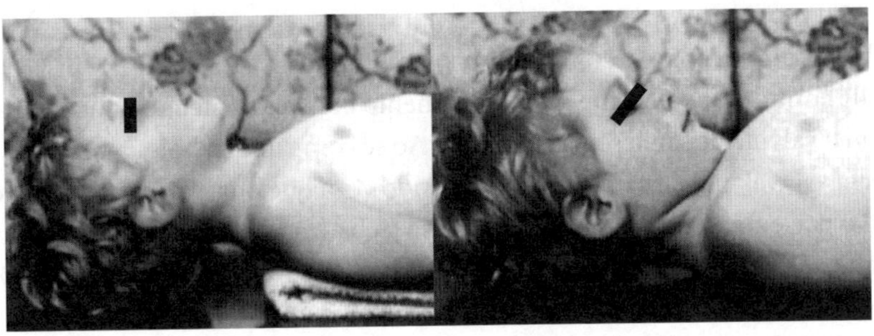

FIGURA 9.13 Posicionamento de via aérea.

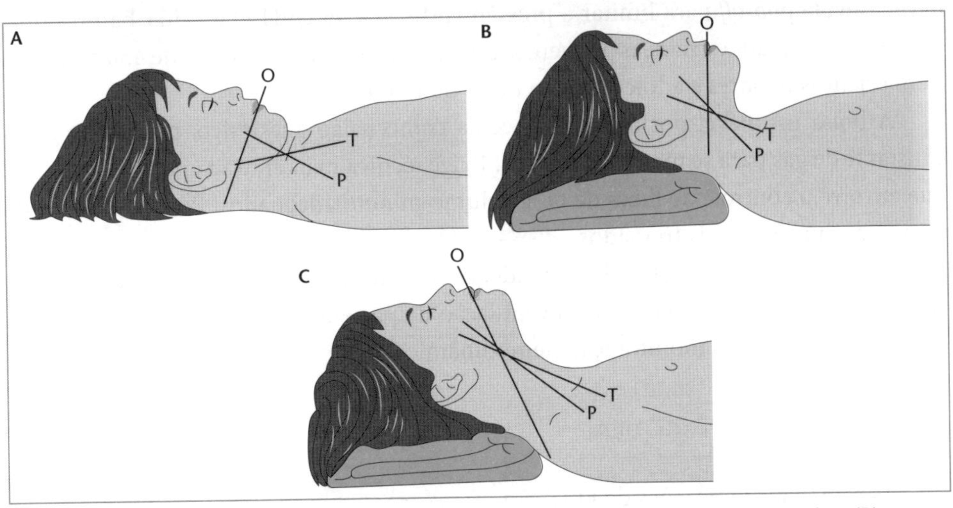

FIGURA 9.14 (A) paciente deitado em superfície plana e com os 3 eixos desalinhados; (B) o coxim proporcionou o alinhamento dos eixos faríngeo e traqueal; (C) a leve extensão da cabeça permitiu o alinhamento do eixo oral com os demais.

Em algumas situações, apenas manter o posicionamento correto não é suficiente para desobstruir a via aérea. Nesses casos, existem duas manobras que proporcionam a abertura da via aérea, são elas: inclinação da cabeça e elevação do queixo (não deve ser realizada se houver suspeita de lesão na coluna cervical) e elevação da mandíbula sem extensão do pescoço (utilizar na suspeita de lesão da coluna cervical).

Se o paciente não tem respiração espontânea, deve-se iniciar a ventilação bolsa-válvula-máscara e garantir via aérea definitiva com a entubação orotraqueal (EOT). Na ventilação com bolsa-válvula-máscara, é importante escolher a máscara adequada, para garantir o sucesso da ventilação e da oxigenação. Deve envolver desde a ponte nasal até a base do queixo, não comprimir os olhos, ser transparente e confortável[3].

Existem dois tipos de bolsa:

1. Bolsa autoinsuflável.
3. Bolsa insuflável por fluxo (balão anestésico).

A bolsa autoinsuflável, conhecida como ambu, consiste em uma bolsa com uma válvula de entrada, que permite o preenchimento com ar ambiente ou O_2 ofertado pela rede, e uma válvula de saída sem reinalação. Ao se comprimir a bolsa a válvula de entrada se fecha e a válvula de saída se abre, fazendo com que o ar vá em direção à criança. Quando o paciente exala a válvula de saída se fecha e o ar expirado é eliminado, sendo assim impede a reinalação do gás carbônico. Para aumentar a concentração de O_2 fornecida, deve-se acoplar o reservatório de O_2 na válvula de entrada, permitindo concentração entre 60 e 95%. Deve-se manter o fluxo de O_2 entre 10 e 15 L/minuto. Na bolsa deve haver válvula *pop-off* para limitar a pressão entre 35 e 45 cmH_2O e evitar barotrauma. Em recém-nascidos e crianças pequenas, utiliza-se a bolsa com volume de 450 a 500 mL e em crianças maiores e adolescentes a bolsa de 1.000 mL[3].

A bolsa insuflável por fluxo, conhecida como balão anestésico, precisa de fluxo constante de gás para se manter insuflada. Exige técnica mais apurada para o manuseio, que envolve o controle de fluxo de O_2 e volume-minuto adequados. Portanto, utilizada apenas por profissionais treinados.

Após a escolha do material adequado, deve-se ter a execução correta, técnica C-E (Figura 9.15), observando durante a ventilação do paciente a expansibilidade do tórax, oximetria de pulso e a monitoração hemodinâmica[3].

ENTUBAÇÃO ENDOTRAQUEAL

As principais indicações de EOT são:

- Ventilação e oxigenação inadequadas (p. ex., insuficiência respiratória aguda e choque).

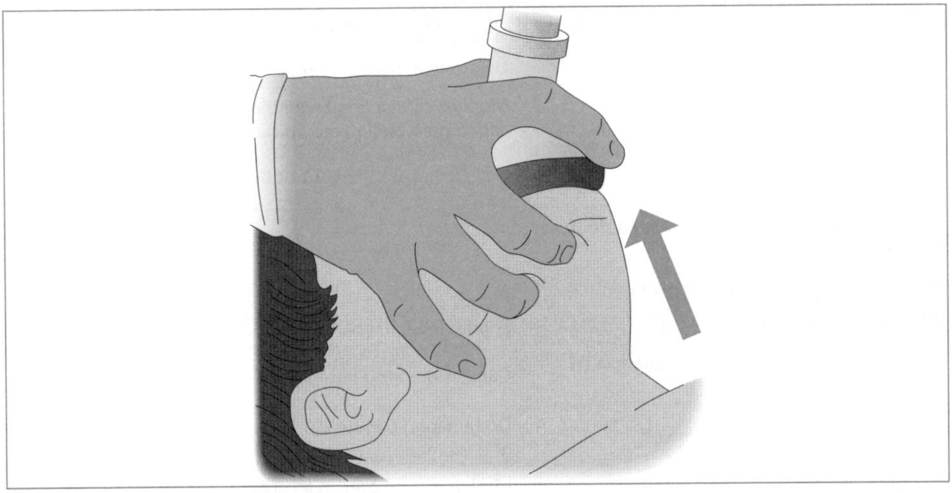

FIGURA 9.15 Técnica C-E com 1 socorrista.

- Impossibilidade de proteção de via aérea (p. ex., rebaixamento de nível de consciência com Glasgow < 8).
- Parada cardiorrespiratória.

Para realizar a EOT de maneira segura, deve-se ter pessoas treinadas e todos os materiais necessários disponíveis (Tabela 9.2)[3].

Durante a separação do material, é importante a escolha correta da cânula endotraqueal, que pode ser oro ou nasotraqueal. A entubação nasotraqueal é pouco utilizada, sendo a principal indicação a previsão de entubação prolongada. Tem como principais complicações: epistaxe, sinusite, necrose da aleta nasal e maior risco de bacteriemia[11]. O foco desse capítulo é a entubação. Na Tabela 9.3 está descrito o cálculo correto para o tamanho da cânula e da fixação. Importante lembrar da realização da radiografia de tórax para confirmar posicionamento do tubo e possíveis complicações do procedimento.

Em relação à escolha da cânula, outra discussão importante é em relação a presença do *cuff*. Os últimos estudos demonstraram que a entubação com cânula com *cuff* é segura, reduz o risco de aspiração, reduz a taxa de reentubação e proporciona uma ventilação mais eficiente, já que reduz o escape de ar. É importante realizar a medida de pressão do *cuff* de forma seriada, mantendo-a < 20 cmH_2O, e escolher cânulas com o formato de *cuff* com alto volume e baixa pressão, reduzindo, assim, o risco de isquemia da mucosa traqueal, o que pode causar laringite e estenose (principais complicações da entubação endotraqueal)[12-14].

TABELA 9.2 Materiais necessários para entubação endotraqueal

Material para precaução	Luva estéril, máscara simples e óculos de proteção
Material para monitoração	Monitor cardíaco, manguito de PA, oxímetro de pulso, capnógrafo para detecção de CO_2 exalado
Equipamento de infusão endovenosa e intraóssea	
Medicamentos para sequência rápida de entubação	
Fonte de O_2 e bolsa-válvula-máscara	
Material para sucção	Sonda de aspiração, vácuo
Dispositivos não invasivos para patência da via aérea	Cânulas oro e/ou nasofaríngeas
Tubos orotraqueais com e sem *cuff*	Do tamanho correto e 0,5 mm maior e menor do tamanho estimado
Laringoscópio	Lâmina reta (< 2 anos) e curva (> 2 anos) ou da preferência do entubador. Utilizar técnica correta
Monitor de pressão do *cuff*	
Seringas para insuflar o *cuff*	
Fita adesiva para fixação da cânula	
Toalhas ou lençóis para confeccionar coxim	
Material para via aérea (VA) difícil	▪ Não visualizada a VA: laringoscópio com fibra óptica, videolaringoscópio e fibroscópio ▪ Visualizada epiglote, mas não as pregas vocais: *bougie* ▪ Dispositivos supraglóticos: máscara laríngea, combitube ▪ Via cirúrgica com cricotireoidostomia
Material para checar entubação	Estetoscópio e capnógrafo
Carrinho de parada cardiorrespiratória	

TABELA 9.3 Cálculo de cânula orotraqueal adequada[3]

Cânula sem *cuff*	Idade/4 + 4 = diâmetro da cânula
Cânula com *cuff*	Idade/4 + 3,5
Fixação da cânula	3 x diâmetro da cânula Checar posicionamento com radiografia de tórax: entre 2º e 3º espaço intercostal

Com o cenário devidamente preparado, inicia-se o procedimento de entubação, com a realização das medicações (descritas no próximo tópico) e a técnica correta de entubação. As Figuras 9.16 e 9.17 mostram a técnica correta de acordo com o tipo de lâmina do laringoscópio utilizado.

É importante estar preparado para a possibilidade de uma via aérea difícil[15]. Nas Figuras 9.18 e 9.19, fluxogramas para orientar a condução na impossibilidade de EOT.

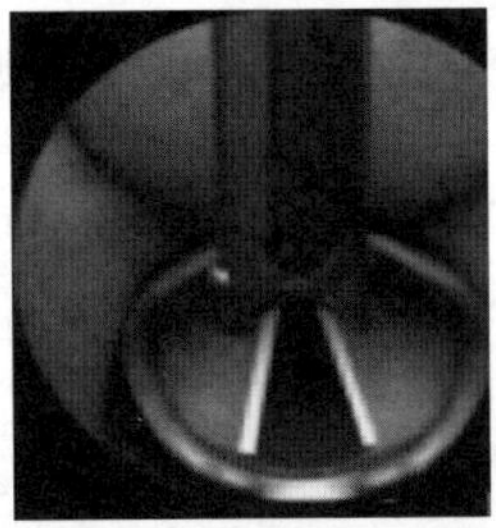

FIGURA 9.16 Laringoscópio com lâmina reta: técnica consiste em "pescar" a epiglote. Utilizado principalmente em crianças < 2 anos. (Veja imagem colorida no encarte.)

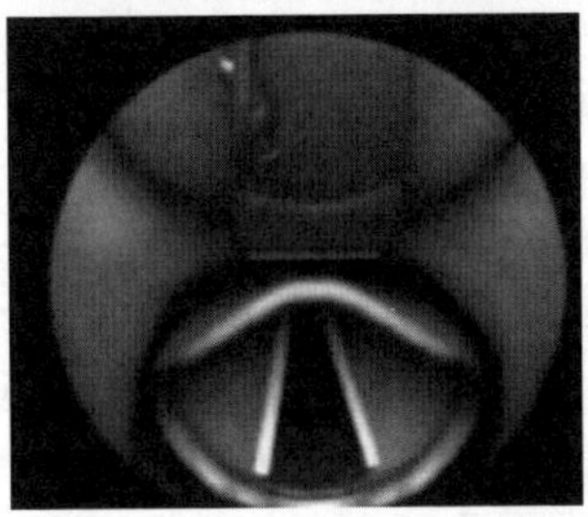

FIGURA 9.17 Laringoscópio com lâmina curva: técnica consiste em encaixar a lâmina na valécula. Utilizado principalmente em crianças > 2 anos. (Veja imagem colorida no encarte.)

Não se consegue entubar, mas ventila

↓

Checar:
- Posicionamento do paciente
- Técnica de laringoscopia
- Avaliar pressão da cricoide: manobra de Sellick
- Checar se o BNM está adequado: abertura das pregas vocais
- Número máximo de tentativas = 4

↓ ↓

Realizada EOT com sucesso

Checar EOT:
- Ausculta: gástrica seguida de torácica
- Presença de vapor na cânula
- Capnografia
- Visualização direta
- Radiografia de tórax
- Ultrassonografia de tórax

Não realizada EOT
- Chamar equipe de VA difícil
- Utilizar fio-guia
- Utilizar o videolaringoscópio
- Dispositivos supraglóticos (até 3 tentativas)

↓ ↓

Sucesso
Avaliar momento para VA definitiva

Sem sucesso
Via cirúrgica: cricotireoidostomia ou traqueostomia

FIGURA 9.18 Fluxograma 1: não se consegue entubar, mas se consegue ventilar.

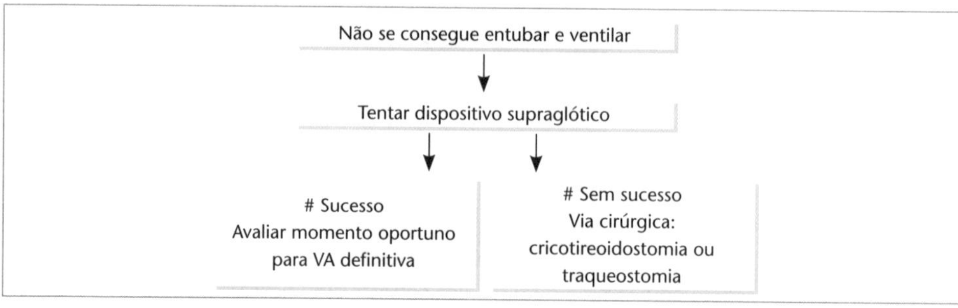

FIGURA 9.19 Fluxograma 2: não se consegue entubar e não se consegue ventilar.

SEQUÊNCIA RÁPIDA DE ENTUBAÇÃO

O objetivo da sequência rápida de entubação (SRE) é facilitar a laringoscopia, proporcionando uma EOT rápida e segura. É o método de escolha para pacientes com risco de aspiração do conteúdo gástrico durante o procedimento, como aqueles que não estão em jejum, cenário comum no departamento de urgência e emergência e em unidade de terapia intensiva. Consiste em 5 passos, os quais são: preparação, pré-oxigenação, pré-medicação, sedação e bloqueio neuromuscular. No final do 5º passo, o objetivo é realizar a EOT em condições ideais, que consistem no relaxamento mandibular completo, na abertura plena da cavidade oral, na paralisia das cordas vocais, na ausência de reflexo de tosse e de movimentação diafragmática[16,17].

Após a preparação (Quadro 9.1) inicia-se a pré-oxigenação (Quadro 9.2) pelo período de 3 a 5 minutos, em máscara não reinalante, com o objetivo de garantir reserva de O_2 para o paciente antes da entubação. Evitar ventilar o paciente com *drive* respiratório, para reduzir a distensão abdominal e o risco de broncoaspiração[16,17].

A pré-medicação (Quadro 9.3) engloba a possível utilização de 3 tipos de medicamento: atropina, fentanil e lidocaína.

A atropina não é rotineiramente recomendada, podendo ser utilizada para crianças com maior risco para bradicardia, como em menores de 1 ano, em choque e naqueles com infusão de succinilcolina como bloqueador neuromuscular (< 5 anos quando receberem 1 dose de succinilcolina e > 5 anos a partir da segunda dose)[16-18].

O fentanil é um opioide de ação central e rápida, com alta potência analgésica e algum grau de sedação. Deve ser administrado de forma lenta pelo risco de depressão respiratória e rigidez torácica[16,17].

A lidocaína é um medicamento com ação neuroprotetora, sendo utilizada quando há suspeita de hipertensão intracraniana (HIC).

A sedação (Quadro 9.4) promove amnésia, bloqueia a resposta simpática e melhora as condições de entubação. Pode ser realizada com 6 tipos diferentes de medicamento e a escolha deve ser baseada na experiência e nas particularidades de cada indivíduo[16,17].

O etomidato é um medicamento derivado imidazólico, de ação ultrarrápida, que causa sedação sem comprometimento hemodinâmico. Outra propriedade importante é reduzir a pressão intracraniana (PIC) e a taxa de metabolismo cerebral, sugerindo efeito neuroprotetor. Muito utilizado em pacientes hipotensos, como no choque hipovolêmico, pós-trauma, nos quadros de convulsão e na suspeita de HIC. Em razão da possibilidade de supressão adrenocortical, não está indicado no choque séptico. Estudos atuais têm demonstrado que a insuficiência adrenal é transitória e relativa e não tem impacto sobre aumento de mortalidade[16,17,19].

A cetamina é um anestésico com efeito dissociativo e analgésico. Produz sedação rápida e amnésia com preservação do reflexo de proteção da via aérea. Garante estabilidade hemodinâmica, aumenta a liberação de catecolamina endógena levando ao aumento de frequência cardíaca, pressão arterial (PA) e efeito broncodilatador. É a droga de escolha para pacientes com instabilidade hemodinâmica, como no choque séptico e em pacientes com broncoespasmo. Apesar de ter ação anticonvulsivante, utilizar com ressalva para pacientes com risco de HIC pela possibilidade de aumento da PIC secundária ao aumento da PA[16,17,20,21].

O propofol é um sedativo, lipossolúvel, não barbitúrico que se liga ao receptor ácido gama-aminobutírico, levando à sedação e a à amnésia. Tem como efeito colateral causar vasodilatação e cardiomiodepressão, sendo utilizado, preferencialmente, para pacientes com estabilidade hemodinâmica. Em razão da ação anticonvulsivante e de neuroproteção, indicado para pacientes com quadro de convulsão e risco de HIC[16,17].

O midazolam é um benzodiazepínico da rápida ação, causando amnésia e efeito anticonvulsivante. É o sedativo mais utilizado em pediatria. Em razão do efeito anticonvulsivante, é uma boa opção para pacientes com convulsão.

O tiopental é um barbitúrico de curta ação e efeito rápido. Pode causar vasodilatação e depressão miocárdica, levando à hipotensão. Faz liberação de histamina, piorando o broncoespasmo e a hipotensão. É contraindicado para pacientes com instabilidade hemodinâmica. Tem efeito neuroprotetor pela redução do consumo de O_2 e do fluxo cerebral, contando que a perfusão esteja mantida; além de ter propriedade anticonvulsivante. Sendo assim, é o sedativo de escolha para pacientes com risco de HIC e convulsão, porém com estabilidade hemodinâmica[16,17].

A última etapa da SRE consiste em utilizar um bloqueador neuromuscular (BNM), os quais facilitam a EOT em razão do relaxamento da musculatura. São divididos em polarizantes e não polarizantes (Quadro 9.5).

Os polarizantes têm como principal representante a succinilcolina. Trata-se de BNM com início de ação rápido e duração curta, mas que vem sendo reduzido pelos efeitos colaterais potencialmente graves, como rabdomiólise e hipercalemia pós-fasciculação muscular e hipertermia maligna em pacientes com predisposição genética.

Os não despolarizantes agem na fenda pós-sináptica da junção neuromuscular de forma competitiva, impedindo a ligação da acetilcolina. O representante mais utilizado é o rocurônio, sendo o maior problema o tempo de ação e duração da droga longos[16,17].

Após a entubação, deve-se confirmar o procedimento realizando a ausculta, primeiro, da bolha gástrica, seguida dos quadrantes pulmonares. A presença de vapor na cânula também sugere posicionamento adequado do tubo. Porém, o método mais objetivo de se assegurar a entubação é a capnografia para detecção do CO_2 exalado e a visualização direta por laringoscopia[3].

Por fim, deve-se fazer radiografia de tórax para checar o posicionamento do tubo e possíveis complicações do procedimento, como pneumotórax. Estudos recentes apontam a realização da ultrassonografia de tórax como método eficaz a beira-leito para confirmar EOT e avaliar posicionamento da cânula[22].

Ao final do procedimento, seguir com os cuidados pós-entubação, que envolvem sedação e analgesia, temas de outro capítulo.

Sempre lembrar da regra "DOPE" (Tabela 9.4) se alguma deterioração aguda, como hipoxemia, desconforto respiratório e instabilidade hemodinâmica, ocorrer em um paciente sob ventilação mecânica[3].

QUADRO 9.1 Preparação
Identificar condições que possam afetar na escolha das drogas: HIC, convulsão, choque séptico e BE
Identificar potencial dificuldade de ventilação ou entubação: micrognatia, abertura limitada da cavidade oral e trauma de via aérea
Separar e checar lista de materiais
Preparar plano caso via aérea seja difícil

BE: broncoespasmo; HIC: hipertensão intracraniana.

QUADRO 9.2 Pré-oxigenação (3-5 min)
Respiração espontânea: FiO_2 100% na máscara não reinalante
Respiração irregular ou apneia: FiO_2 100% na bolsa-válvula-máscara com volume mínimo

QUADRO 9.3 Pré-medicação (2-3 min)
Atropina: 0,02 mg/kg EV ou IM (dose máx. 0,5 mg)
Fentanil: 1-3 mcg/kg EV em 30-60 seg
Lidocaína: 1-2 mg/kg EV (dose máx. 200 mg)

QUADRO 9.4 Sedação
Etomidato: 0,3 mg/kg EV (I) 15-45 s (D) 10-12 min
Cetamina: 1-2 mg/kg EV ou 3-7 mg/kg IM (I) 45-60 s (D) 10-20 min
Propofol: 1-1,5 mg/kg EV (I) 15-45 s (D) 5-10 min
Midazolam: 0,1-0,3 mg/kg EV (dose máx. 10 mg) (I) 2-3 min (D) 30-45 min
Fentanil: 1-5 mcg/kg EV
Tiopental: 3-5 mg/kg EV (I) 30 s (D) 5-10 min

D: duração da ação; I: tempo de início da ação.

QUADRO 9.5 Bloqueador neuromuscular
Rocurônio: 1 mg/kg EV (I) 30-90 s (D) 45 min
Succinilcolina: < 2 anos 2 mg/kg e > 2 anos 1-1,5 mg/kg EV ou 4 mg/kg IM (I) 1 min (D) 5 min

D: duração da ação; I: tempo de início da ação.

TABELA 9.4 DOPE	
D	Deslocamento do tubo
O	Obstrução do tubo
P	Pneumotórax
E	Equipamento (falha)

CONCLUSÕES

Sem dúvida nenhuma a oxigenoterapia é importante e já salvou inúmeras vidas, no entanto, a administração de oxigênio deve ser considerada como qualquer outra droga e titulada para evitar dose excessiva ou inadequada. Evitar administração de oxigênio tem efeitos prejudiciais, porém, continuar oferecendo oxigênio quando não é mais indicado, pode prolongar a internação, aumentar o custo de tratamento, além de ter efeitos deletérios como broncodisplasia pulmonar e retinopatia da prematuridade. A escolha do dispositivo é de vital importância e dependendo da gravidade do quadro pode variar de métodos menos invasivos com concentrações menores até métodos invasivos incluindo a ventilação mecânica[1]. Nesse contexto, o manejo da via aérea é uma situação de risco que deve ser abordada com segurança. A criança tem menor reserva de oxigênio e apresenta mais rapidamente episódios de queda de saturação. A hipóxia pode rapidamente levar à bradicardia e à parada cardiorrespiratória, sendo, portanto, condição a ser evitada. Para isso, o preparo adequado de materiais e medicações são essenciais, além disso, a presença de protocolos institucionais e fluxogramas para abordagem de uma via aérea difícil são necessários[15].

REFERÊNCIAS BIBLIOGRÁFICAS

1. Walsh BK, Smallwood CD. Pediatric oxygen therapy: a review and update. Respir Care. 2017;62(6):645-61.

2. Carvalho WB, editor. Ventilação pulmonar Mecânica em Pediatria e Neonatologia. 3.ed. São Paulo: Editora dos Editores; 2013.
3. Duff JP, Topjian A, Berg MD, Chan M, Haskell SE, Joyner BL Jr, et al. American Heart Association Focused Update on Pediatric Advanced Life Support: An Update to the American Heart Association Guidelines for Cardiopulmonary Resuscitation and Emergency Cardiovascular Care. Circulation. 2018;138(23):e731-9.
4. Group PALICC. Pediatric acute respiratory distress syndrome: consensus recommendations from the Pediatric Acute Lung Injury Consensus Conference. Pediatr Crit Care Med. 2015;16(5):428-39.
5. Bateman NT, Leach RM. ABC of oxygen. Acute oxygen therapy. BMJ. 1998;317(7161):798-801.
6. Bazuaye EA, Stone TN, Corris PA, Gibson GJ. Variability of inspired oxygen concentration with nasal cannulas. Thorax. 1992;47(8):609-11.
7. Myers TR, American Association for Respiratory Care (AARC). AARC Clinical Practice Guideline: selection of an oxygen delivery device for neonatal and pediatric patients--2002 revision & update. Respir Care. 2002;47(6):707-16.
8. Slain KN, Shein SL, Rotta AT. The use of high-flow nasal cannula in the pediatric emergency department. J Pediatr (Rio J). 2017;93(Suppl 1):36-45.
9. King BR, King C, Coates WC, editors. Critical Procedures. American Academy of pediatrics, editor. 4th ed. APLS: The Pediatric Emergency Medicine Resource. Burlington, MA: Jones & Bartlett Learning; 2004.
10. Driver BE, Prekker ME, Kornas RL, Cales EK, Reardon RF. Flush rate oxygen for emergency airway preoxygenation. Ann Emerg Med. 2017;69(1):1-6.
11. Yamamoto T, Flenner M, Schindler E. Complications associated with nasotracheal intubation and proposal of simple countermeasure. Anaesthesiol Intensive Ther. 2019;51(1):72-3.
12. Weiss M, Dullenkopf A. Cuffed tracheal tubes in children: past, present and future. Expert Rev Med Devices. 2007;4(1):73-82.
13. Weiss M, Gerber AC. Safe use of cuffed tracheal tubes in children. Anasthesiol Intensivmed Notfallmed Schmerzther. 2012;47(4):232-7.
14. Chambers NA, Ramgolam A, Sommerfield D, Zhang G, Ledowski T, Thurm M, et al. Cuffed vs. uncuffed tracheal tubes in children: a randomised controlled trial comparing leak, tidal volume and complications. Anaesthesia. 2018;73(2):160-8.
15. Krishna SG, Bryant JF, Tobias JD. Management of the difficult airway in the pediatric patient. J Pediatr Intensive Care. 2018;7(3):115-25.
16. Mace SE. Challenges and advances in intubation: rapid sequence intubation. Emerg Med Clin North Am. 2008;26(4):1043-68.
17. Zelicof-Paul A, Smith-Lockridge A, Schnadower D, Tyler S, Levin S, Roskind C, et al. Controversies in rapid sequence intubation in children. Curr Opin Pediatr. 2005;17(3):355-62.
18. Jones P, Dauger S, Peters MJ. Bradycardia during critical care intubation: mechanisms, significance and atropine. Arch Dis Child. 2012;97(2):139-44.
19. Guldner G, Schultz J, Sexton P, Fortner C, Richmond M. Etomidate for rapid-sequence intubation in young children: hemodynamic effects and adverse events. Acad Emerg Med. 2003;10(2):134-9.
20. Bucher J, Koyfman A. Intubation of the Neurologically Injured Patient. J Emerg Med. 2015;49(6):920-7.
21. Cohen L, Athaide V, Wickham ME, Doyle-Waters MM, Rose NG, Hohl CM. The effect of ketamine on intracranial and cerebral perfusion pressure and health outcomes: a systematic review. Ann Emerg Med. 2015;65(1):43-51.
22. Lin MJ, Gurley K, Hoffmann B. Bedside ultrasound for tracheal tube verification in pediatric emergency department and ICU patients: a systematic review. Pediatr Crit Care Med. 2016;17(10):e469-e76.

10 Ventilação mecânica – como iniciar e monitorar

Juliana Ferreira Ferranti
Ricardo Silveira Yamaguchi

APÓS LER ESTE CAPÍTULO, VOCÊ ESTARÁ APTO A:
• Reconhecer as indicações de ventilação mecânica.
• Programar parâmetros iniciais de ventilação mecânica nos principais grupos de doenças pulmonares específicas.
• Ajustar os parâmetros da ventilação mecânica de acordo com clínica e gasometria arterial.
• Monitorar o paciente em ventilação mecânica.

INTRODUÇÃO

No ambiente de terapia intensiva pediátrica, os distúrbios respiratórios são responsáveis pela maior parte das internações, sendo que insuficiência respiratória aguda é a principal causa de morte em crianças com menos de 5 anos[1]. A porcentagem de crianças admitidas em unidades de terapia intensiva que necessitam de ventilação mecânica (VM) em algum momento da internação varia amplamente, com trabalhos falando de 17 a 64%[2-4]. Com isso, torna-se muito importante que o médico saiba indicar, iniciar e manejar a VM pulmonar. Desde a epidemia de poliomielite, na década de 1950, muito se avançou na assistência ventilatória e a evolução do suporte ventilatório em pacientes pediátricos vem crescendo com novos aparelhos, técnicas e modos[5]. Entretanto, nem sempre o avanço tecnológico está acompanhado de melhor cuidado, a não ser que o médico tenha conhecimento sobre essas novas tecnologias[6].

INDICAÇÕES DE VENTILAÇÃO MECÂNICA

A VM, quando bem aplicada, tem como objetivo gerar melhora das trocas gasosas e diminuição do trabalho respiratório e esses são os principais motivos de indicação dentro das unidades de terapia intensiva pediátricas[7,8]. Apesar de a falência respiratória ser a principal indicação de VM, são muitos os cenários clínicos em que o paciente pode necessitá-la. Portanto, a indicação não está restrita apenas a quadros respiratórios. As indicações podem ser divididas conforme detalhado na Tabela 10.1[6,9].

TABELA 10.1 Indicações de ventilação mecânica

Causas pulmonares	Causas extrapulmonares
▪ Aumento do trabalho respiratório: - Síndrome do desconforto respiratório agudo - Pneumonia - Doença da membrana hialina - Atelectasia - Asma - Bronquiolite - Traqueomalacia ou broncomalacia graves ▪ Redução da capacidade de sustentar o trabalho respiratório: - Doenças neuromusculares - Distúrbios eletrolíticos: hipocalemia, hipocalcemia ▪ Alteração do controle da respiração: - Traumatismo cranioencefálico - Anestesia geral ou sedação intensa - Convulsões e estado pós-ictal - Apneia da prematuridade - Doenças neurológicas graves	▪ Necessidade de controle da ventilação: - Hipertensão intracraniana - Cardiopatias congênitas - Hipertensão pulmonar do recém-nascido - Parada cardiorrespiratória ▪ Estados pós-operatórios ▪ Redução do trabalho respiratório: - Choque séptico ou cardiogênico - Insuficiência cardíaca grave

Fonte: adaptada de Carmona[9].

INICIANDO A VENTILAÇÃO MECÂNICA

A VM pulmonar consiste na entrega de um volume de gás pressurizado por meio do circuito do ventilador[1,7]. Como é conhecido, o processo respiratório fisiológico depende da pressão negativa transtorácica e ao entubar o paciente e iniciar a VM esse processo é alterado e passa a ser realizado por pressões positivas. Os ventiladores mecânicos podem ser divididos de acordo com o modo como o fluxo de gás é introduzido na via aérea e nos pulmões. Pode ser por gradiente estabelecido pela aplicação de pressão positiva, no qual o gás é entregue ao paciente por um circuito; ou, o gradiente pode ser alcançado pela criação de pressão negativa, como era feito nos "pulmões de ferro" usados na epidemia de poliomielite[5,10]. Atualmente, a maioria dos pacientes é ventilada com ventiladores convencionais com pressão positiva[5].

Na faixa etária pediátrica, a VM é particularmente desafiadora, visto a heterogeneidade da população em termos de idade, peso, maturidade pulmonar e fisiopatologia das doenças[7,11]. Portanto, cada paciente deve ser avaliado individualmente, levando-se em conta também as doenças de base. Com isso, não existe regra geral igual para iniciar a VM.

Para iniciar a VM, alguns conceitos físicos devem ser relembrados. A energia entregue ao sistema respiratório do paciente provém da pressão dos gases[1]. Essa pressão é alterada pelo circuito de controle do ventilador e entregue ao paciente de maneira predeterminada. A pressão que é entregue deve vencer a carga resistiva (resistência) da via aérea e a carga elástica (complacência) do pulmão[1,5].

Resistência

Depende da resistência do sistema, portanto, da relação entre pressão e fluxo. Se a resistência do sistema for alta, a pressão necessária para obter um fluxo entre dois pontos também será alta. Se a resistência for inversamente proporcional ao fluxo, então[1,9,12]:

$$\text{Resistência} = \frac{\text{pressão}}{\text{fluxo}}$$

Δ: variação

Complacência

A complacência se refere à capacidade elástica do pulmão e depende da relação entre volume e pressão[1,9,12]. Qual deve ser a pressão aplicada ao sistema para se obter uma variação de volume? Quanto maior a complacência, maior o volume alcançado com a mesma pressão. Por exemplo, um pulmão com complacência baixa vai exigir pressões maiores para alcançar o volume desejado. Como a complacência é diretamente proporcional à pressão, tem-se que:

$$\text{Complacência} = \frac{\text{pressão}}{\text{volume}}$$

Δ: variação

Constante de Tempo

A constante de tempo se refere ao tempo de equilíbrio do sistema respiratório. O tempo necessário para que o fluxo de ar entre do início da via aérea até o alvéolo distal. Na inspiração, o volume de ar oferecido ao pulmão deve vencer a resistência das vias aéreas e a complacência do sistema pulmonar, portanto, resultado da multiplicação da resistência pela complacência[1,9,12]. Então, quanto maior a constante de tempo (CT), o equilíbrio é mais demorado. O tempo inspiratório do ciclo respiratório equivale a três constantes de tempo[5].

FASES DA RESPIRAÇÃO

Quando o paciente é submetido à VM com pressão positiva, a respiração pode ser dividida em fases e cada fase é determinada por uma variável (Figura 10.1). Na fase inspiratória, ocorre a insuflação pulmonar e o aparelho deve vencer as propriedades resistivas e elásticas do sistema. No final da inspiração ocorre a ciclagem, que é a passagem da fase inspiratória para a expiratória; nesse momento inicia-se a fase expiratória que se encerra com disparo ou *trigger*, iniciando nova fase de inspiração[1,6,12].

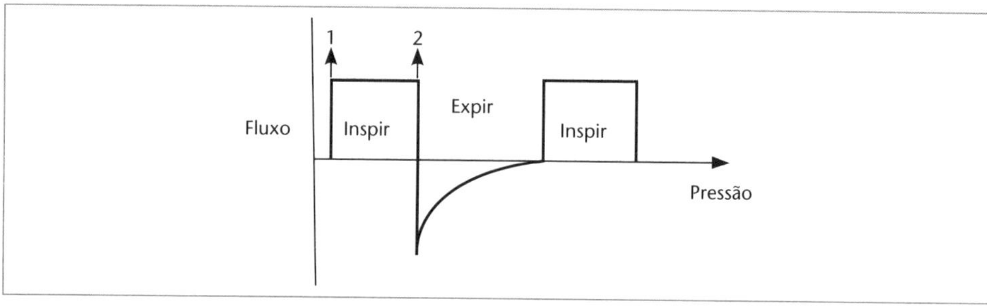

FIGURA 10.1 Representação gráfica das fases da respiração; (1) disparo; (2) ciclagem (fonte: adaptada de Carvalho, Junior e Franca[6]).

VARIÁVEIS DE CONTROLE

A variável de controle é a variável primária que o ventilador utiliza para iniciar o ciclo respiratório. Geralmente, as variáveis passíveis de controle são pressão e volume. A variável de controle pode ser reconhecida de acordo com a forma da curva de pressão e o volume durante a fase inspiratória[1,6].

VARIÁVEIS DE DISPARO OU *TRIGGER*

O disparo é a forma como o ventilador inicia uma inspiração, com o fechamento da válvula expiratória e a abertura da válvula inspiratória. Alguns aparelhos permitem que a variável determinante seja predefinida[1,5,6,9].

Quando a ventilação é controlada, a variável é o tempo e é independente do esforço do paciente, sendo a respiração disparada pelo aparelho. Se a ventilação for assistida ou espontânea, permitindo um início espontâneo da respiração, a fase inspiratória é iniciada ao atingir um nível de pressão ou fluxo predeterminados[1,5,6,9].

- Pressão: quando o disparo é à pressão, o ventilador detecta a queda de pressão na via aérea gerada pelo esforço do paciente. O esforço realizado pelo paciente inicia a inspiração se a pressão negativa realizada ultrapassar o limiar de pressão definido para o disparo. Se o limiar for muito alto, pode ocorrer aumento do trabalho inspiratório e assincronia.

- Fluxo: nesse caso, o uso de um fluxo inspiratório basal contínuo (*bias flow*) é necessário para que o disparo aconteça quando a diferença entre o fluxo inspiratório e o fluxo expiratório alcançar determinado limite de sensibilidade.

Mesmo com a otimização tecnológica dos aparelhos mecânicos, a assincronia ainda é um problema comum com os disparos convencionais, sendo causada por "atraso" entre o disparo neural da respiração do paciente e a resposta do aparelho. Esse problema é exacerbado na população pediátrica em razão da frequência respiratória maior nessa faixa etária[13]. Sugere-se que a coordenação das ventilações do aparelho à atividade elétrica do diafragma, como realizado na ventilação ajustada neuralmente (NAVA), seja superior às técnicas com disparo à pressão e ao fluxo[8,14].

MECANISMOS DE CICLAGEM

A ciclagem do aparelho, portanto a mudança da fase inspiratória para a expiratória, pode ser determinada por quatro variáveis[1,12]:

1. Pressão: nesse caso, a mudança da fase inspiratória para a expiratória ocorre quando a pressão atinge o valor determinado e ajustável, com tempo inspiratório variável para atingir aquela pressão, de acordo com a resistência e a complacência do sistema.
2. Volume: a transição do final da fase inspiratória para a expiratória acontece quando é atingido o volume pré-ajustado, geralmente sinalizado por um fluxômetro, localizado no circuito inspiratório do aparelho.
3. Fluxo: nesse caso, a fase inspiratória se encerra a partir do momento que o fluxo inspiratório cai abaixo de níveis predeterminados, também independentemente do tempo inspiratório transcorrido ou do volume liberado para o paciente.
4. Tempo: a mudança da fase inspiratória para a fase expiratória acontece de acordo com um tempo predeterminado e ajustável no ventilador.

MODOS VENTILATÓRIOS

Como já citado, a grande variabilidade de peso, maturidade pulmonar e doenças com fisiopatologias diferentes no campo pediátrico contribuíram para a falta de evidência clínica suportando a prática diária de VM pediátrica[11,15,16]. A escolha do modo ventilatório deve ser ditada de acordo com a experiência da equipe médica[11,15]. Os modos convencionais de VM podem ser diferenciados de acordo com a forma de fornecimento do suporte ventilatório ou de acordo com a participação do paciente.

Os modos ventilatórios se referem a padrões específicos de insuflações mecânicas do aparelho que podem ser mandatórias e espontâneas. As insuflações espontâneas são as iniciadas pelo paciente e que podem ou não resultar da respiração mecânica, dependendo se o paciente está recebendo ventilação com disparo adequado[5].

Os modos controlados incluem a ventilação mandatória intermitente (IMV), ventilação mandatória intermitente sincronizada (SIMV) e os modos controlado e assistido-controlado (A/C). Já no modo espontâneo há a pressão de suporte (PSV), em que um suporte mecânico é aplicado às respirações espontâneas e pode ser combinado com o modo SIMV[1,5].

Ventilação Controlada

Na ventilação controlada, o disparo ocorre sempre a tempo. Todos os ciclos são iniciados a intervalos regulares predeterminados. O ventilador não responde aos esforços respiratórios do paciente. Com isso, este é um modo adequado a pacientes em apneia, sob anestesia geral ou que não apresentem *drive* respiratório[1,9,12,17].

Nesse modo, optando-se pela variável de controle a pressão, ou seja, ventilação à pressão controlada, os parâmetros respiratórios são constantes e previamente estabelecidos pelo aparelho. Entretanto, como a variável primária é a pressão predefinida, o volume corrente pode variar de acordo com alterações da complacência e resistência do sistema[12,17].

Ventilação Assistida

Neste modo ventilatório, o ciclo respiratório é iniciado pelo esforço inspiratório do paciente, detectado pela redução da pressão ou pelo aumento do fluxo no circuito, de acordo com a variável de disparo (*trigger*) preestabelecida. Aqui, o paciente passa a interagir com o ventilador e controlar a frequência respiratória[1,12,18].

Ventilação Assistido-Controlada

Na ventilação assistido-controlada, os ciclos respiratórios podem ser disparados pelo esforço do paciente (ciclos assistidos) e se houver um período de apneia por um intervalo predeterminado, o ventilador dispara (ciclos controlados)[1,5,9].

Ventilação Pressão de Suporte

Nesse modo, os ciclos respiratórios são disparados à pressão, limitados à pressão e ciclados ao fluxo. A cada esforço respiratório detectado pelo aparelho é fornecida uma pressão constante até que o fluxo de ar para o paciente caia a uma porcentagem de fluxo inicial, quando ocorre a ciclagem com o fim da inspiração. Aqui o suporte oferecido ao paciente é variável[1,9]. Fica a cargo do paciente o controle do tempo, fluxo e volume inspiratórios, assim como a frequência respiratória[12]. É um modo adequado para pacientes que tenham respiração espontânea e pode melhorar a sincronia do paciente ao ventilador, reduzir a necessidade de sedação e facilitar o desmame[5].

Ventilação Mandatória Intermitente

Neste modo, o paciente consegue respirar espontaneamente nos intervalos entre os ciclos controlados, sendo disparado a tempo[1,5,9].

Ventilação Mandatória Intermitente Sincronizada

Nesse modo semelhante ao IMV, quando o ciclo controlado se inicia, ele é sincronizado com o esforço do paciente, de acordo com o disparo à pressão ou ao fluxo[1,5,9]. É tido como aperfeiçoamento, pois diminui a assincronia paciente ventilador.

AJUSTES INICIAIS

Dado que o modo controlado à pressão é o mais usado na prática pediátrica, a Tabela 10.2 traz uma sugestão dos parâmetros iniciais a serem programados no ventilador após a entubação de um paciente sem doença específica. Esses parâmetros são variáveis, mas alguns trabalhos e uma recomendação recente da Sociedade Europeia para o Cuidado Intensivo do Paciente Pediátrico e Neonatal também fazem sugestões[1-3,11,14]. O manejo do paciente com síndrome do desconforto respiratório agudo e do paciente com doença obstrutiva das vias aéreas será abordado em capítulos próprios.

TABELA 10.2 Sugestão de parâmetros iniciais para ventilador após a entubação de um paciente sem doença específica

Parâmetro	Valor a ser programado	Observação
FiO_2	< 60%	Para obter saturação adequada
PEEP	5 cmH_2O	Ajustar de acordo com a doença de base
FR	Adequada para a idade	Recém-nascidos: 30-40 Lactentes: 20-30 Escolares: 15-20 Adolescentes: 12-15
T_{insp}	Adequado para a idade	Deve corresponder a um terço da duração do ciclo Aproximadamente 3 constantes de tempo
Pressão inspiratória (nos modos controlados à pressão)	15 cmH_2O acima do PEEP inicialmente	Guiar de acordo com o volume corrente Alguns trabalhos sugerem não ultrapassar 28-25 cmH_2O
Volume corrente (nos modos controlados ao volume)	5-8 mL/kg	Não ultrapassar 10 mL/kg

T_{insp}: Tempo inspiratório.

MONITORAÇÃO

A monitoração do paciente em VM tem como principais objetivos prevenir possíveis complicações relacionadas à ventilação (barotrauma e lesão pulmonar induzida pela VM) e garantir um suporte ventilatório de forma otimizada, com redução do trabalho respiratório realizado pelo paciente, otimizar a troca de gases e promover a extubação mais precocemente possível. A monitoração deve ser realizada com a maior quantidade de parâmetros disponíveis, incluindo parâmetros clínicos, radiológicos e laboratoriais e, caso disponíveis, podem-se utilizar parâmetros relacionados à tecnologia do suporte ventilatório, com as curvas fornecidas pelo ventilador mecânico[6,8].

Reduzir Trabalho Respiratório do Paciente

Uma das principais indicações do suporte ventilatório com VM invasiva é a falência respiratória ocasionada pelo aumento do esforço respiratório decorrente de uma doença pulmonar. Sendo assim, o ajuste adequado da VM é importante no tratamento desses pacientes, garantindo a redução no esforço respiratório, com consequente redução no tempo necessário de suporte ventilatório[19-21].

O principal parâmetro relacionado ao aumento ou à redução do trabalho respiratório do paciente em VM invasiva é a sincronia paciente *versus* ventilador. Pacientes em assincronia com o ventilador apresentam maior trabalho respiratório, com isso deve-se observar todas as fases da respiração avaliando se o paciente apresenta desconforto em alguma delas. Os principais tipos de assincronia entre paciente e ventilador, com possíveis causas, estão descritos na Tabela 10.3[19,21].

Otimização das Trocas Gasosas no Pulmão

As trocas gasosas no pulmão podem ser afetadas tanto pela doença que levou à necessidade de suporte ventilatório quanto pelo ajuste dos parâmetros ventilatórios. A otimização das trocas gasosas está relacionada principalmente com a relação ventilação/perfusão (V/Q). Alterações na relação V/Q podem ser representadas principalmente pelo aumento do espaço morto (áreas muito ventiladas e pouco perfundidas; $V > Q$) e aumento de áreas de *shunt* (áreas do pulmão bem perfundidas e pouco ventiladas; $V < Q$)[22].

A VM com pressão positiva tende a aumentar o espaço morto no pulmão, com aumento na quantidade de alvéolos que não participam das trocas gasosas. O principal parâmetro a ser monitorado é o conteúdo arterial de CO_2 ($PaCO_2$) da gasometria e, caso disponível, o valor do CO_2 expirado, aferido pelo capnógrafo, que apresentará elevação no caso de a pressão positiva aplicada ser elevada demais. A VM também tende a reduzir áreas de *shunt* pulmonar, caracterizadas principalmente por áreas de atelectasia,

TABELA 10.3 Tipos de assincronia

Período da respiração	Causa da assincronia	Parâmetro alterado	Ajuste sugerido
Período inspiratório	Atraso no disparo	Paciente apresenta aumento no esforço para iniciar uma respiração	Verificar calibração do ventilador Ajustar sensibilidade do disparo
	Desvio de fluxo inspiratório	Paciente apresenta aumento no esforço para iniciar uma respiração	Avaliar escape pela COT ou no circuito
	Ciclagem curta	Tempo inspiratório muito curto Paciente pode fazer novo esforço respiratório levando a disparo duplo	Aumentar tempo inspiratório
	Ciclagem longa	Tempo inspiratório muito longo Paciente inicia esforço expiratório ainda durante o período de fluxo inspiratório	Reduzir tempo inspiratório
Transição entre inspiração e expiração	Duplo disparo por ciclagem curta	Tempo inspiratório muito curto Paciente pode fazer novo esforço respiratório levando a disparo duplo	Aumentar tempo inspiratório
	Contração da musculatura expiratória por ciclagem longa	Tempo inspiratório muito longo Paciente inicia esforço expiratório ainda durante o período de fluxo inspiratório	Reduzir tempo inspiratório
Período expiratório	Esforço respiratório ineficaz	Paciente faz esforço respiratório não detectado pelo ventilador	Ajustar sensibilidade do disparo Avaliar presença de auto-PEEP
	Autodisparo	Aparelho inicia respiração sem paciente fazer esforço respiratório em frequência acima da programada	Avaliar escape e/ou água no circuito do ventilador Ajustar sensibilidade do disparo
	Contração da musculatura expiratória	Observa-se contração da musculatura expiratória durante a expiração	Avaliar se o suporte ventilatório não está excessivo Avaliar presença de auto-PEEP e/ou aprisionamento de ar

COT: cânula orotraqueal.

muito comuns em pacientes com doenças pulmonares como bronquiolite, pneumonia e asma. As áreas de *shunt* são responsáveis por não oxigenar o sangue que passa por essa região do pulmão, sendo o principal parâmetro a ser monitorado o conteúdo arterial de O_2 (PaO_2) e a saturação de O_2. Diferentemente dos pacientes que apresentam aumento no espaço morto, os com aumento no *shunt* pulmonar se beneficiam com aumento nas pressões inicialmente programadas no ventilador[5,14].

Tendo em vista as trocas gasosas, a meta é manter o paciente em VM com uma PaO_2 acima de 60 mmHg na gasometria, o que corresponde normalmente à saturação em torno de 90%, e a $PaCO_2$ elevada pode ser tolerada contanto que o pH da gasometria esteja abaixo de 7,2 (hipercapnia permissiva).

COMPLICAÇÕES RELACIONADAS AO SUPORTE VENTILATÓRIO

Barotrauma

Barotrauma em pacientes em VM são decorrentes de ruptura de alvéolos, em razão de pressões transpulmonares elevadas, com escape de ar no espaço extra-alveolar e resultando em situações que incluem pneumotórax, pneumomediastino, pneumoperitônio e enfisema de subcutâneo[23].

O parâmetro ventilatório relacionado a essa complicação, como diz o próprio nome, é a pressão positiva aplicada no pulmão. Alguns fatores podem contribuir e devem ser monitorados:

- Entubação seletiva: toda pressão positiva é aplicada em um único pulmão, com isso o risco de barotrauma aumenta, principalmente se paciente ventilado ao volume e durante ventilação com bolsa-valva.
- Doença que levou à falência respiratória: as doenças com componente obstrutivo (asma/bronquiolite/síndrome de angústia respiratória do adulto) apresentam um grau de hiperinsuflação pulmonar, com aumento da pressão alveolar, levando ao maior risco de barotrauma. Evitar e/ou tratar essa hiperinsuflação dinâmica pode reduzir o risco de barotrauma nesses pacientes[24].
- Pressão inspiratória elevada – principal fator relacionado ao barotrauma.

Uma radiografia de tórax após o procedimento de entubação é importante para verificar o posicionamento do tubo orotraqueal, assim como avaliar a hiperdistensão pulmonar que pode estar presente nos pacientes em VM. Vale lembrar que a radiografia de tórax é importante na avaliação de descompensação aguda inesperada (deslocamento do tubo obstrução do tubo pneumotórax falha de equipamento [DOPE])[25].

Outro parâmetro que deve ser sempre monitorado são os alarmes definidos no ventilador mecânico. Os alarmes existem para proporcionar maior segurança para o paciente e, para reduzir o risco de barotrauma, devem ser mantidos em níveis de pressão seguros, evitando-se pressões inspiratórias acima de 35 cmH_2O.

Lesão Pulmonar Associada à Ventilação

Trata-se de uma lesão pulmonar aguda causada ou exacerbada pela VM. Existem três mecanismos principais relacionados à lesão pulmonar associada à ventilação: volutrauma (hiperdistensão alveolar), atelectrauma (abertura e fechamento cíclico dos alvéolos) e biotrauma (inflamação causada pela ventilação com pressão positiva)[26]. Trata-se de uma complicação mais tardia da VM, porém deve ser prevenida à medida do possível. As principais medidas na prevenção dessa complicação são[14]:

- Utilizar volume corrente em torno de 6 mL/kg.
- Evitar pico de pressão inspiratória acima de 35 cmH_2O.
- Utilizar PEEP adequado para evitar atelectrauma.

Efeitos Sistêmicos

A VM com pressão positiva pode causar efeitos em outros órgãos, que não o próprio pulmão. Com isso a monitoração deve ser limitada aos parâmetros relacionados apenas ao pulmão. Os principais sistemas afetados pela ventilação são:

- Hemodinâmico[27]:
  - Redução do retorno venoso.
  - Redução do volume sistólico do ventrículo direito.
  - Redução do volume sistólico do ventrículo esquerdo.

Esses três fatores associados podem acarretar hipotensão arterial e sinais de hipoperfusão sistêmica. Deve-se otimizar a volemia do paciente para minimizar os efeitos da ventilação no sistema cardiovascular.

- Gastrointestinal[28]: VM por um período superior a 48 horas está relacionada ao maior risco de hemorragia digestiva por úlcera de estresse, sendo indicada utilização de protetor gástrico nos pacientes nessa condição.
- Musculoesquelético[29,30]: fraqueza muscular é uma complicação comum em pacientes submetidos à VM, mecanismos possivelmente associados incluem a imobilização, uso de sedativos e bloqueadores neuromusculares e doença grave. Pacientes com mobilização precoce e menor uso de sedativos têm recuperação mais rápida.

CONCLUSÕES

A principal causa de internação em UTI pediátrica são doenças respiratórias, o que torna o conhecimento dos princípios da VM e o manejo prático muito importantes para os intensivistas pediátricos. O ajuste adequado dos parâmetros ventilatórios quando a entubação é necessária proporciona um tratamento eficaz e com mínimo risco.

REFERÊNCIAS BIBLIOGRÁFICAS

1. Matsumoto T, de Carvalho WB. Ventilação Pulmonar Mecânica Convencional em Pediatria. In: Hirscheimer MR, de Carvalho WB, Matsumoto T. Terapia Intensiva Pediátrica e Neonatal. 4ª ed. Rio de Janeiro: Atheneu; 2018.
2. Turner DA, Arnold JH. Insights in pediatric ventilation: timing of intubation, ventilatory strategies, and weaning. Curr Opin Crit Care. 2007;13(1):57-63.
3. Ruzic A. Contemporary ventilatory strategies for surgical patients. Semin Pediatr Surg. 2019;28(1):18-25.
4. Farias JA, Frutos F, Esteban A, Flores JC, Retta A, Baltodano A, et al. What is the daily practice of mechanical ventilation in pediatric intensive care units? A multicenter study. Intensive Care Med. 2004;30(5):918-25.
5. Donn SM, Sinha SK. Mechanical Ventilation. In: Rimensberger PC, editor. Pediatric and Neonatal Mechanical Ventilation – From Basics to Clinical Practice. Springer; 2015.
6. Carvalho CRR, Junior CT, Franca SA. Ventilação mecânica: princípios, análise gráfica e modalidades ventilatórias. In: III Consenso Brasileiro de Ventilação Mecânica. J Bras Pneumol. 2007;33(Suppl 2):S 54-S 70III.
7. Nardi N, Mortamet G, Ducharme-Crevier L, Emeriaud G, Jouvet P. Recent advances in pediatric ventilatory assistance. F1000Res. 2017;6:290.
8. Gupta R, Rosen D. Paediatric mechanical ventilation in the intensive care unit. BJA Education. 2016;1-5.
9. Carmona F. Ventilação mecânica em crianças. Medicina (Ribeirão Preto). 2012;45(2):185-96.
10. Belli LA, Oliveira NF. Princípios Físicos e Funcionais de Ventilação Mecânica. In: de Carvalho WB, editor. Ventilação Pulmonar Mecânica em Pediatria e Neonatologia. 2ª ed. São Paulo: Atheneu; 2004.
11. Kneyber MCJ, de Luca D, Calderini E, Jarreau PH, Javouhey E, Lopez-Herce J, et al. Recommendations for mechanical ventilation of critically ill children from the Paediatric Mechanical Ventilation Consensus Conference (PEMVECC). Intensive Care Med. 2017;43(12):1764-80.
12. Pádua AI, Martinez JAB. Modos de Assistência Ventilatória. Medicina, Ribeirão Preto. 2001;34:133-42.
13. Conti G, Piastra M. Mechanical ventilation for children. Curr Opin Crit Care. 2016;22(1):60-6.
14. Rimensberger PC, Cheifetz IM. Pediatric Acute Lung Injury Consensus Conference G (2015) Ventilatory support in children with pediatric acute respiratory distress syndrome: proceedings from the Pediatric Acute Lung Injury Consensus Conference. Pediatr Crit Care Med. 2015;16:S51-S60.
15. Duyndam A, Ista E, Houmes RJ, Driel B, Reiss I, Tibboel D. Invasive ventilation modes in children: a systematic review and meta-analysis. Critical Care. 2011;15(1):R24.
16. Tume LN, Kneyber MCJ, Blackwood B, Rose L. Mechanical ventilation, weaning practices, and decision making in European PICUs. Pediatr Crit Care Med. 2017;18(4):e182-8.
17. Bousso A, Fernandes ICF. Ventilação Controlada. In: de Carvalho WB, editor. Ventilação Pulmonar Mecânica em Pediatria e Neonatologia. 2ª ed. São Paulo: Atheneu; 2004.
18. Carvalho W. B, Proença Filho JO. Ventilação Assistida. In: de Carvalho WB, editor. Ventilação Pulmonar Mecânica em Pediatria e Neonatologia. 2ª ed. São Paulo: Atheneu; 2004.
19. Subira C, Haro C, Magrans R, Fernandez R, Blanch L. Minimizing Asynchronies in Mechanical Ventilation: Current and Future Trends. Resp Care. 2018;63(4):464-78.
20. Murias G, Villagra A, Blanch L. Patient-ventilator dyssynchrony during assisted invasive mechanical ventilation. Minerva Anestesiol. 2013;79(4):434-44.
21. Pham T, Brochard LJ, Slutsky AS. Mechanical Ventilation: State of the Art. Mayo Clin Proc. 2017;92(9):1382-400.
22. Petersson J, Glenny RW. Gas exchange and ventilation-perfusion relationships in the lung. Eur Respir J. 2014;44(4):1023-41.

23. Anzueto A, Frutos VF, Esteban A, Alía I, Brochard L, Stewart T, et al. Incidence, risk factors and outcome of barotrauma in mechanically ventilated patients. Intensive Care Med. 2004;30(4):612-9.
24. Valta P, Corbeil C, Chassé M, Braidy J, Milic-Emili J. Mean airway pressure as an index of mean alveolar pressure. Am J Respir Crit Care Med. 1996;153(4 Pt 1):1825-30.
25. Postresuscitation management. In: Chameides L, Samson RA, Schexnayder SM, Hazinski MF, editors. Pediatric Advanced Life Support Provider Manual. Dallas: American Heart Association; 2011.
26. Slutsky AS, Ranieri VM. Ventilator-induced lung injury. N Engl J Med. 2013;369(22):2126-36.
27. Fougères E, Teboul JL, Richard C, Osman D, Chemla D, Monnet X. Hemodynamic impact of a positive endexpiratory pressure setting in acute respiratory distress syndrome: importance of the volume status. Crit Care Med. 2010;38(3):802-7.
28. Cook DJ, Fuller HD, Guyatt GH, Marshall JC, Leasa D, Hall R, et al. Risk factors for gastrointestinal bleeding in critically ill patients. N Engl J Med. 1994;330(6):377-81.
29. Schweickert WD, Hall J. ICU-acquired weakness. Chest. 2007;131(5):1541-9.
30. Schweickert WD, Pohlman MC, Pohlman AS, Nigos C, Pawlik AJ, Esbrook CL, et al. Early physical and occupational therapy in mechanically ventilated, critically ill patients: a randomised controlled trial. Lancet. 2009;373(9678):1874-82.

11 Desmame de ventilação mecânica em pediatria

Flávia Andrea Krepel Foronda
Ana Lúcia Capelari Lahoz

APÓS LER ESTE CAPÍTULO, VOCÊ ESTARÁ APTO A:
• Reconhecer os critérios clínicos e laboratoriais necessários para iniciar o desmame da ventilação mecânica invasiva.
• Compreender os diferentes modos de ventilação disponíveis para o desmame ventilatório.
• Identificar as formas de realização do teste de respiração espontânea em pediatria.
• Determinar as principais causas de falha de extubação.
• Conhecer um protocolo prático para o desmame da ventilação mecânica invasiva na população pediátrica.

INTRODUÇÃO

A insuficiência respiratória aguda é muito frequente na faixa etária pediátrica sendo responsável por cerca de 18% da mortalidade de crianças com menos de 5 anos no mundo[1]. A insuficiência respiratória pode rapidamente progredir para falência respiratória e posteriormente parada cardíaca e essa progressão pode ser evitada por meio do reconhecimento e do tratamento precoces[2]. Nesse contexto, surge a ventilação mecânica como importante coadjuvante. O suporte ventilatório é, portanto, muito utilizado, sendo que aproximadamente 55% das crianças admitidas em unidades de terapia intensiva pediátrica (UTIP) necessitam de ventilação mecânica em algum momento da internação[3].

Qualquer que seja a indicação, iniciar a ventilação mecânica é tarefa relativamente fácil. No entanto, permanece um grande desafio, na prática clínica, predizer quando um paciente estará apto a sustentar a própria respiração de forma independente e confiável e, portanto, garantir que o suporte ventilatório seja removido com sucesso. Essa dificuldade fica evidente quando se observam os índices de falha de extubação, que variam em torno de 16 a 19% na faixa etária pediátrica[4-8].

A falha de extubação, definida como a necessidade de reentubação e a reinstituição da ventilação mecânica no período de 48 a 72 horas após a remoção da cânula traqueal[4-8], está associada ao pior prognóstico, já que foi demonstrado aumento de mortalidade tanto dentro da UTIP como hospitalar nesse grupo de pacientes[9,10].

Por outro lado, quando se observam dados do trabalho de Kurachek em que 62,5% das 136 crianças que apresentaram extubação acidental não precisaram ser reintubadas, tem-se um indício de que muitas vezes é prolongado desnecessariamente o tempo de ventilação[10].

Prolongar tempo de ventilação mecânica significa aumentar o risco de alguma das inúmeras complicações associadas à ventilação mecânica. A entubação aumenta o risco de desenvolvimento de infecção nosocomial, principalmente pneumonia e as sinusopatias. A pneumonia associada à ventilação mecânica é a segunda causa mais comum de infecção nosocomial em terapia intensiva pediátrica (mais de 20% das infecções hospitalares) e está associada ao maior tempo de internação e aumento de mortalidade[11]. Lesão de via aérea superior pode ocorrer no ponto de contato do tubo endotraqueal e a mucosa e resultar em ulceração, edema, hemorragia com potencial para desenvolvimento de estenose subglótica[12]. Além disso, a entubação e a aspiração de via aérea causam desconforto e consequente aumento da necessidade de sedação e analgesia. Portanto, é imperativo que o suporte ventilatório seja descontinuado o mais precocemente possível.

Extubar precocemente, porém com sucesso, é uma combinação difícil já que os critérios para indicar extubação são muitas vezes subjetivos e pouco definidos. Vários estudos procurando determinar qual seria o melhor preditor de extubação bem-sucedida para crianças[4-7] falharam em determinar um único parâmetro que isoladamente pudesse prever, de forma acurada, o sucesso ou a falha de extubação. Recentemente, Khemani et al. demonstraram que aproximadamente 35% das crianças com força muscular respiratória diminuída no momento da extubação tinham 3 vezes maior chance de reentubação. A força muscular foi aferida por meio de avaliação da pressão inspiratória máxima durante oclusão da via aérea ($PI_{máx}$). Uma $PI_{máx} \leq 30$ cmH_2O foi associada a 14% de falha de extubação com necessidade de reentubação *versus* 5,5% nos pacientes com $PI_{máx} > 30$ cmH_2O ($p = 0,006$)[13].

Alguns critérios clínicos e laboratoriais utilizados para iniciar desmame se encontram listados na Tabela 11.1.

MÉTODOS DE DESMAME

Desmame de ventilação mecânica pode ser definido como a liberação da ventilação enquanto a respiração espontânea assume a responsabilidade pela troca gasosa.

TABELA 11.1 Critérios necessários para o desmame

Parâmetros	Níveis requeridos
Evento agudo que motivou a ventilação	Reversibilidade ou controle do processo
Presença de *drive* respiratório	Sim
Avaliação hemodinâmica	Correção ou estabilização do DC
Drogas vasoativas ou agentes sedativos	Com doses mínimas
Equilíbrio acidobásico	$7{,}3 < pH < 7{,}6$
Troca gasosa pulmonar	$FiO_2 \leq 0{,}5$ e $PEEP \leq 8$ $PaO_2/FiO_2 > 200$
Balanço hídrico	Correção de sobrecarga hídrica
Eletrólitos séricos (Na, K, cálcio, Mg, fósforo)	Valores normais
Intervenção cirúrgica próxima	Não
Bloqueador neuromuscular	Ausente nas últimas 24 h

DC: débito cardíaco; FiO_2: fração inspirada de oxigênio; K: potássio; Mg: magnésio; Na: sódio; PaO_2: pressão arterial de oxigênio; PEEP: pressão expiratória final positiva; pH: potencial hidrogeniônico.

O desmame pode ser realizado pela redução gradual dos parâmetros ventilatórios até atingir um mínimo aceitável quando então o paciente é extubado, porém estudo realizado por Randolph et al.[14] mostrou que os modos de ventilação não parecem fazer diferença no tempo de desmame em pediatria. Por outro lado, estudos em que foram realizadas avaliações diárias seguidas de um teste de respiração espontânea (TRE), logo que fossem atingidos critérios de desmame (Tabela 11.1), conseguiram reduzir tempo de ventilação mecânica. Esse método é baseado no conceito de que nem todos os pacientes necessitam da redução gradual dos parâmetros. A ideia é avaliar se o paciente está apto a ser extubado e assim que possível proceder a desconexão.

Modos de Ventilação

Existem vários modos de ventilação utilizados no período de desmame. Independentemente da modalidade escolhida, ocorre a redução gradual dos parâmetros ventilatórios, sendo que o modo ventilação mandatária intermitente (IMV) ou a versão sincronizada (SIMV) ainda são os mais utilizados em pediatria associados ou não ao modo pressão de suporte (PS).

Ventilação mandatária intermitente

O IMV é um modo ventilatório descrito pela primeira vez em 1955 e ainda muito utilizado hoje para suporte ventilatório de crianças com insuficiência respiratória aguda. Caracteriza-se por ciclos respiratórios determinados, liberados em intervalos constantes enquanto o paciente respira espontaneamente por meio de um fluxo de gás contínuo no circuito. Como o paciente não interage com o ventilador, pode haver discordância entre as respirações espontâneas e as mandatórias, gerando desconforto. O desmame nessa modalidade acontece com a redução gradual da frequência respiratória e do nível de pressão das ventilações mandatórias[15].

Ventilação mandatária intermitente sincronizada

Em razão dessas dificuldades, procurou-se aprimorar os aparelhos de tal forma que os ciclos mecânicos, antes disparados por tempo, fossem agora disparados pelo esforço do paciente, melhorando a sincronia entre a criança e o aparelho. Assim, surge o modo SIMV. O desmame ocorre da mesma forma que no IMV com redução progressiva da frequência e das pressões das ventilações mandatórias[15]. Estudo comparando os dois modos, em crianças, não demonstrou diferença quanto às medianas do tempo de ventilação mecânica, tempo de desmame ou tempo de internação em UTIP[15]. Em adultos, já ficou bem demonstrado que o modo SIMV é aquele que mais prolonga o tempo de ventilação mecânica[16].

Pressão de suporte

Outro modo de ventilação bastante utilizado é a PS. É uma forma de ventilação assistida, ciclada a fluxo, idealizada para fornecer ajuda no esforço inspiratório. O objetivo é diminuir o trabalho respiratório das respirações espontâneas[15]. O desmame nesse modo ocorre com a redução progressiva da pressão fornecida pelo aparelho até atingir níveis mínimos, quando, então, a ventilação pode ser descontinuada.

Volume suporte

O modo volume suporte (VS) seria uma forma de autodesmame em que o nível de suporte de pressão é continuamente ajustado pelo aparelho para manter um volume-minuto constante. Conforme a mecânica pulmonar vai melhorando, o paciente consegue fazer o mesmo volume com menor quantidade de pressão. Uma vez atingido suporte mínimo de pressão a ventilação pode ser descontinuada[14]. Randolph et al.[14] desenvolveram um estudo comparando VS, PS e desmame sem um protocolo definido (parâmetros clínicos e gasométricos). O principal achado do estudo foi a ausência de diferença significativa entre os 3 grupos, tanto na mediana do tempo de desmame como na porcentagem de falha de extubação. A conclusão desse estudo foi que, como o tempo de desmame para crianças é relativamente curto, o modo utilizado não consegue reduzir, ainda mais, esse tempo já tão baixo.

Neurally adjusted ventilatory assist

O *neurally adjusted ventilatory assist* (NAVA) é um modo ventilatório que preconiza a melhora da sincronia entre o aparelho e o paciente. As ventilações mandatórias são desencadeadas pelo esforço inspiratório neural[17]. O esforço inspiratório neural pode ser detectado pela passagem de uma sonda com eletrodos que captam a excitação diafragmática. Essa informação é que vai fazer disparar as ventilações do aparelho. A melhora da sincronia possibilita menor emprego de agentes sedativos e, portanto, redução do tempo de ventilação. Estudo anterior mostrou correlação direta entre maior emprego de agentes sedativos e duração da ventilação em crianças[14]. Estudos demonstraram que ocorre melhor sincronia entre a criança e o ventilador durante o modo NAVA[18]. Estudo recente demonstrou que para crianças no pós-operatório de cirurgia cardíaca, o NAVA pode ser benéfico, reduzindo tempo de ventilação mecânica (Figura 11.1)[19].

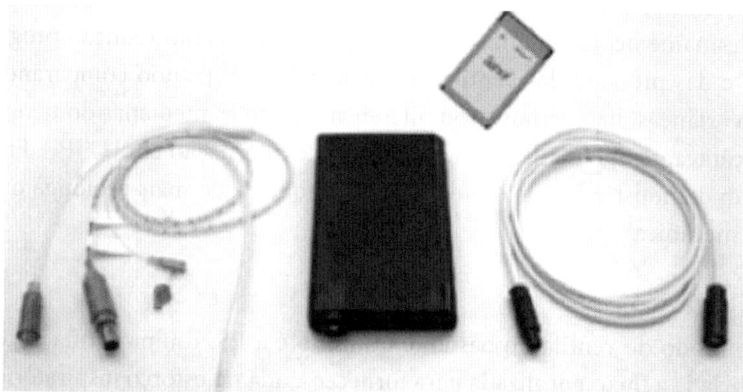

FIGURA 11.1 *Neurally adjusted ventilatory assist* (NAVA). Sonda do NAVA com duas vias: uma para alimentação e outra para monitoração da excitação diafragmática. Módulo do NAVA que pode ser acoplado no ventilador Servoi.

Teste de Respiração Espontânea

O TRE seria uma tentativa de identificar os pacientes aptos para a retirada do ventilador. A intenção do teste é reconstituir da melhor forma possível, enquanto o paciente ainda está intubado, o trabalho respiratório que terá após extubação e monitorar qualquer evidência de fadiga muscular. Estudo publicado por Farias et al.[20] demonstraram que o TRE com tubo T foi capaz de predizer extubação com sucesso em cerca de 70% das crianças submetidas.

Já foram descritas, em pediatria, várias formas de realizar esse teste, que variam tanto no modo utilizado como na duração. Quanto à duração, já foi descrito teste com tempo de 15 minutos até 2 horas. Em trabalho realizado por Farias, a mediana de falha no teste foi em torno de 35 minutos, portanto, existe a sugestão de que o teste deva durar pelo menos 1 hora. O clássico é a utilização do teste pelo período de 2 horas. Até o momento, esse teste já foi realizado em crianças usando diferentes modos, tubo T, PS e pressão positiva na via aérea (CPAP) são os mais descritos. No teste com tubo T, o paciente é desconectado do aparelho e é fornecida uma suplementação de oxigênio umidificado (Figura 11.2).

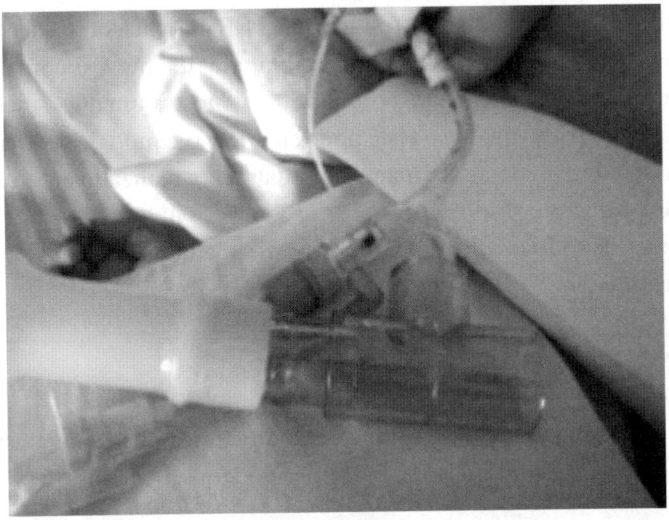

FIGURA 11.2 Teste de respiração espontânea com tubo T. (Veja imagem colorida no encarte.)

No teste com PS e CPAP, o paciente permanece conectado ao ventilador, porém, com parâmetros mínimos, que seriam o suficiente para compensar o trabalho respiratório imposto pela cânula e pelo circuito respiratório. Randolph et al.[14] descreveram o teste com PS variando a pressão conforme o diâmetro da cânula: PS de 10 cmH_2O para cânulas de 3 a 3,5; PS de 8 cmH_2O para cânula de 4 a 4,5 e PS de 6 cmH_2O para cânulas maiores que 5. No entanto, Farias et al.[14]) utilizou uma PS de 10 cmH_2O para todas as crianças independente da cânula utilizada. A CPAP utilizada nos trabalhos foi em torno de 5 cmH_2O.

Não se sabe qual seria o melhor modo de realizar o teste, porém, em trabalho desenvolvido por Farias et al.[20] ficou demonstrado que o TRE realizado com tubo T ou com PS apresentou resultados semelhantes, tanto na identificação de pacientes aptos a serem extubados como na porcentagem de falha de extubação. Trabalho desenvolvido por Willis et al., em que foram feitas medidas do trabalho respiratório em 17 crianças quando respiravam em tubo T, tubo T com heliox, PS, CPAP e comparados com o trabalho respiratório após 1 hora da extubação, mostrou que o trabalho respiratório que mais se aproxima do que a criança terá após extubação é quando ela está respirando em tubo T[21].

Independentemente do modo utilizado, o TRE parece estar associado com a maior chance de sucesso de extubação. Chavez, dela Cruz e Zaritsky[22] realizaram um TRE com uma *bag* de anestesia mantendo a CPAP de 5 cmH_2O pelo período de 15 minutos e observaram que 91% das crianças que passaram no teste e foram extubadas tiveram a porcentagem de falha de extubação de 7,8%, enquanto as crianças que não passaram no teste e foram mesmo assim extubadas tiveram a porcentagem de falha de extubação de 50%.

Em adultos, Ely et al.[23] demonstraram que TRE em pacientes selecionados pode reduzir o tempo de ventilação mecânica, o custo do tratamento e as complicações associadas ao tratamento. Recentemente, Foronda et al.[24] mostraram que o mesmo acontece na faixa etária pediátrica, em que o teste pode encurtar o tempo de ventilação em cerca de 1 dia quando comparado ao desmame habitualmente realizado em pediatria baseado em critérios clínicos e gasométricos.

Mas, apesar de todo o cuidado, sempre existirão algumas crianças que apresentarão falha de extubação.

DETERMINANTES DA FALHA DE EXTUBAÇÃO

A falha da extubação se deve a uma série de fatores que podem estar presentes simultaneamente no mesmo paciente. Entre eles podem ser citados:

- Depressão do *drive* respiratório: pode ocorrer tanto pela disfunção do sistema nervoso central (meningite, encefalite, trauma etc.) como por efeito de drogas (sedativos ou narcóticos).
- Fraqueza de músculos respiratórios: acontece nas doenças neuromusculares, como poliomielite, Guillain-Barré ou miastenia grave; na desnutrição; nos distúrbios metabólicos como hipofosfatemia, hipocalemia, hipocalcemia e hipomagnesemia; na fadiga muscular ou na miopatia do paciente crítico que está relacionada ao uso de corticoide e curares. Recentemente, muitos trabalhos têm mostrado a importância do músculo diafragmático. Observou-se que a atrofia dessa musculatura ocorre frequentemente e de forma muito rápida durante a ventilação controlada. Levine et al. mostraram que adultos em morte encefálica desenvolvem atrofia de mais de 50% das fibras diafragmáticas em apenas alguns dias de ventilação controlada enquanto nos músculos não respiratórios o mesmo não aconteceu[25]. Recente estudo mostrou atrofia diafragmática em crianças com insuficiência respiratória aguda e que a combinação de bloqueador neuromuscular com menor exposição à ventilação espontânea são fatores associados à maior intensidade de atrofia[26].
- Aumento do trabalho respiratório: ocorre quando ainda não houve a completa resolução do quadro que levou à insuficiência respiratória. A complacência pulmonar ou a resistência da via aérea ainda está alterada.
- Aumento da produção de CO_2: ocorre na febre, sepse, calafrios e outros estados catabólicos como grandes queimados e politraumatismo. A administração de alimentação hipercalórica também aumenta a produção de CO_2.
- Insuficiência cardíaca: a ventilação mecânica tem a capacidade de melhorar o desempenho do ventrículo esquerdo, assim os pacientes com disfunção cardíaca podem evoluir com diminuição do débito cardíaco após a extubação.

- Obstrução de vias aéreas superiores: é uma das causas mais frequentes de falha de extubação em crianças. Uma forma mais objetiva de avaliar a gravidade da obstrução da via aérea superior é a utilização do escore de Downes e Raphaely[27] (Tabela 11.2).

TABELA 11.2 Escore de Downes e Raphaely[27]

	0	1	2
Som inspiratório	Normais	Ruidoso com roncos	Diminuídos
Estridor	Ausente	Inspiratório	Inspiratório e expiratório
Tosse	Ausente	Choro rouco	Tosse ladrante
Retração e BAN	Ausente	BAN e supraesternal	BAN, supraesternal, subcostal e intercostal
Cianose	Ausente	Presente em ar ambiente	Presente c/ $FiO_2 \geq 40\%$

BAN: batimento de asas do nariz.

AVALIAÇÃO DA VIA AÉREA SUPERIOR

A obstrução de via aérea superior (OVAS) é a principal causa de falha de extubação em crianças. Num estudo multicêntrico, OVAS foi a causa de falha de extubação em 55% das crianças[8]. Esse achado enfatiza a necessidade de encontrar formas de prever e diminuir a frequência dessa afecção. A medida do escape presente ao redor da cânula (*leak test*) preconizado como indicador de edema de via aérea e alto risco de OVAS não trouxe grande auxílio às crianças. Wratney et al.[28], em um estudo de coorte para avaliar o poder preditivo do teste em identificar as crianças de maior risco a apresentar OVAS, observaram que o teste não foi sensível em detectar aqueles pacientes que não tolerariam a extubação. Estudo recente sugere que a ultrassonografia pode ser utilizada como uma forma não invasiva para predizer estridor pós-extubação em crianças[29].

Algumas medidas como uso de misturas gasosas, por exemplo, heliox (menor densidade e, portanto, menor resistência ao fluxo), inalação com adrenalina e ventilação não invasiva[30] devem ser considerados para tentar reduzir a necessidade de reentubação nesses casos. Recentemente alguns estudos têm mostrado benefício no uso da cânula nasal de alto fluxo para crianças com OVAS após extubação[31]. Os estudos com corticosteroides vêm mostrando resultados ainda não conclusivos nas faixas etárias pediátrica e neonatal, porém, mostram tendência ao benefício quando utilizado profilaticamente antes da extubação[32].

PROTOCOLO DE DESMAME

Protocolos de desmame estão associados ao menor tempo de ventilação mecânica em adultos. Em crianças, estudo recente foi capaz de demonstrar redução do tempo total de ventilação mecânica com a aplicação de um protocolo de desmame[24].

Como na faixa pediátrica existe ausência de índices preditivos de desmame confiáveis e indefinição sobre o melhor modo de ventilação a ser utilizado, a forma de diminuir o tempo de ventilação parece ser a busca diária por pacientes aptos a serem extubados e a realização de um TRE para identificar aqueles com maior chance de sucesso. Estudo randomizado e controlado aplicando esse conceito pode mostrar redução de 1 dia no tempo de ventilação mecânica[24]. Baseado nessas considerações sugere-se o seguinte protocolo de desmame:

- Avaliação diária pela manhã de todos os pacientes em ventilação mecânica na busca daqueles em condições de serem descontinuados do suporte ventilatório.
- Os pacientes que preencherem os critérios de reversão da insuficiência respiratória (Tabela 11.1) devem ser submetidos ao TRE em tubo T ou no modo PS com PEEP de 5 cmH_2O e PS de 10 cmH_2O pelo período de 1 hora.
- Os pacientes que não apresentarem sinais de intolerância poderão ser extubados (Figura 11.3).

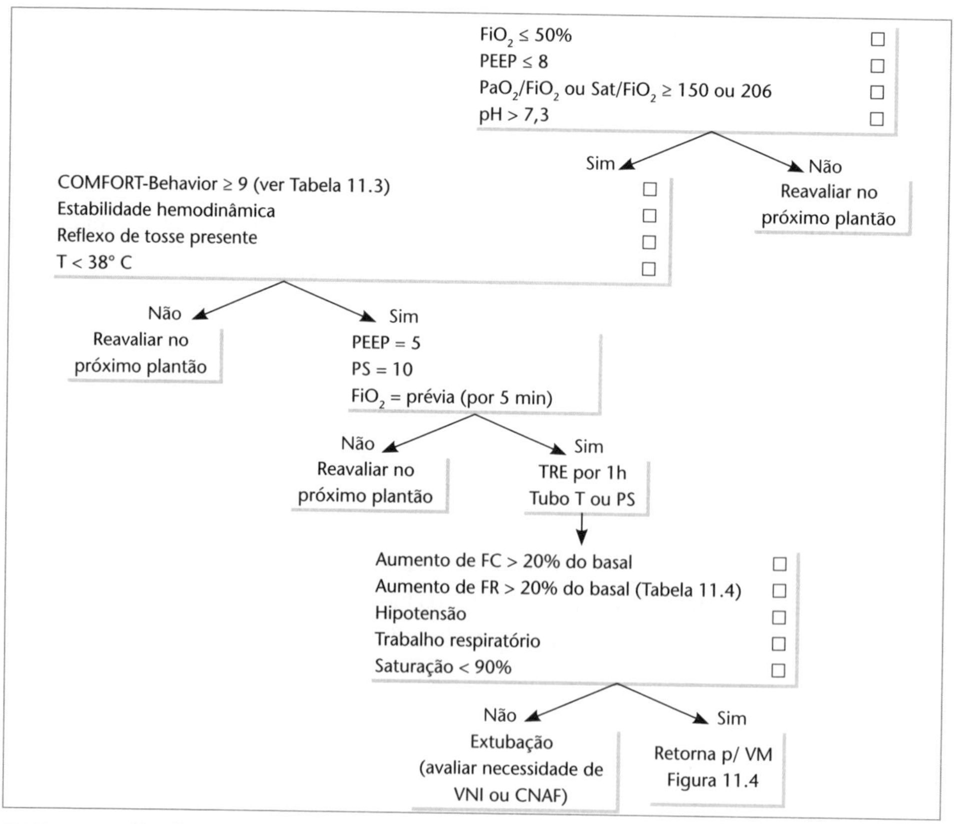

FIGURA 11.3 Extubação.

CNAF: cânula nasal de alto fluxo; FR: frequência respiratória; FiO_2: fração inspirada de oxigênio; FC: frequência cardíaca; PaO_2: pressão arterial de oxigênio; PEEP: pressão expiratória final positiva; PS: pressão de suporte; TRE: teste de respiração espontânea; VM: ventilação mecânica; VNI: ventilação não invasiva.

- São considerados sinais de intolerância: aumento do trabalho respiratório com uso de musculatura respiratória acessória, taquicardia ou taquipneia significativa, apneia, queda de saturação ou retenção de CO_2, depressão do nível de consciência e instabilidade hemodinâmica.
- Caso a criança demonstre algum sinal de intolerância deverá ser reavaliada a função cardíaca, se possui anemia, a intensidade da sedação, a capacidade ventilatória e a mecânica pulmonar. Nova tentativa deve ser procedida após estabilização clínica ou 24 horas após primeira tentativa (Figura 11.4).

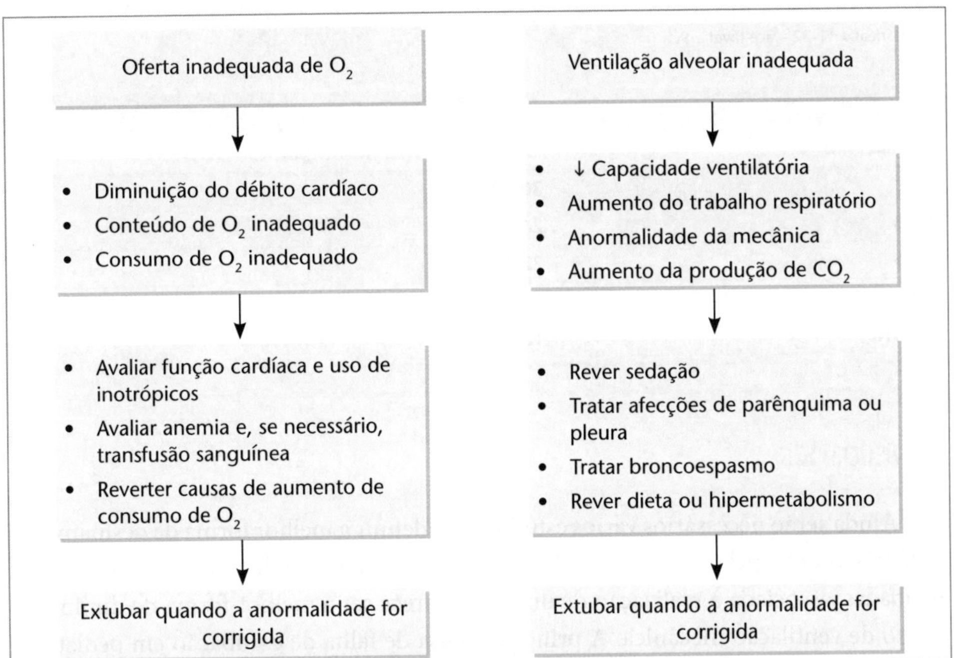

FIGURA 11.4 Falha no desmame.

TABELA 11.3 Escala de COMFORT-Behavior[33]

Nota	1	2	3	4	5
Movimento físico	Sem movimentos	Movimentos leves ocasionais	Movimentos leves frequentes	Movimentos vigorosos em extremidades	Movimentos vigorosos em dorso e cabeça
Tônus muscular	Totalmente relaxado	↑ Tônus muscular	Tônus muscular normal	↓ Tônus com flexão de dedos	Rigidez muscular
Prontidão	Profundamente adormecido	Levemente adormecido	Sonolento	Acordado e alerta	Hiper-reativo

(continua)

TABELA 11.3 Escala de COMFORT-Behavior[33] *(continuação)*

Nota	1	2	3	4	5
Tranquilidade ou agitação	Calmo	Pouco ansioso	Ansioso	Muito ansioso	Pânico
Respiração	Sem tosse e sem respiração espontânea	Respiração espontânea sem resistência ao ventilador	Tosse ocasional ou resistência ao ventilador	Tosse regular ou respiração ativa contra o ventilador	Briga com o ventilador
Tensão facial	Músculos faciais relaxados	Tônus facial normal	Tensão evidente em alguns músculos	Tensão evidente em todos os músculos	Músculos faciais contorcidos – "careta"
Final					

Valor: ideal = 11-22 – aceitável ≥ 9.

TABELA 11.4 Frequência respiratória normal em crianças[34]

Idade (anos)	Frequência (respiração por minuto)
< 1	30-60
1 a 3	24-40
4 a 5	22-34
6 a 12	18-30
13 a 18	12-18

CONCLUSÕES

Ainda serão necessários vários estudos para definir a melhor forma de desmame em pediatria, porém, pela literatura atual, a avaliação diária buscando crianças aptas a serem extubadas, associada à realização de um TRE, parece ser a melhor forma de diminuir o tempo de ventilação mecânica. A principal causa de falha de extubação em pediatria é a OVAS e, talvez, os corticosteroides possam reduzir as taxas de reentubação desde que sejam usados de forma preventiva.

REFERÊNCIAS BIBLIOGRÁFICAS

1. Schneider J, Sweberg T. Acute respiratory failure. Crit Care Clin. 2013;29(2):167-83.
2. Loughlin GM, Moscona A. The cell biology of acute childhood respiratory disease: therapeutic implications. Pediatr Clin North Am. 2006;53(5):929-59.
3. Farias JA, Fernández A, Monteverde E, Flores JC, Baltodano A, Menchaca A, et al. Mechanical ventilation in pediatric intensive care units during the season for acute lower respiratory infection: a multicenter study. Pediatr Crit Care Med. 2012;13(2):158-64.
4. Toida C, Muguruma T, Miyamoto M. Detection and validation of predictors of successful extubation in critically ill children. PLoS One. 2017;12(12):e0189787.

5. Farias JA, Alía I, Retta A, Olazarri F, Fernández A, Esteban A, et al. An evaluation of extubation failure predictors in mechanically ventilated infants and children. Intensive Care Med. 2002;28(6):752-7.
6. Thiagarajan RR, Bratton SL, Martin LD, Brogan TV, Taylor D. Predictors of successful extubation in children. Am J Respir Crit Care Med. 1999;160(5 Pt 1):1562-6.
7. Venkataraman ST, Khan N, Brown A. Validation of predictors of extubation success and failure in mechanically ventilated infants and children. Crit Care Med. 2000;28(8):2991-6.
8. Edmunds S, Weiss I, Harrison R. Extubation failure in a large pediatric ICU population. Chest. 2001;119(3):897-900.
9. Farias JA, Alía I, Esteban A, Golubicki AN, Olazarri FA. Weaning from mechanical ventilation in pediatric intensive care patients. Intensive Care Med. 1998;24(10):1070-5.
10. Kurachek SC, Newth CJ, Quasney MW, Rice T, Sachdeva RC, Patel NR, et al. Extubation failure in pediatric intensive care: a multiple-center study of risk factors and outcomes. Crit Care Med. 2003;31(11):2657-64.
11. Rowin ME, Patel VV, Christenson JC. Pediatric intensive care unit nosocomial infections: epidemiology, sources and solutions. Crit Care Clin. 2003;19(3):473-87.
12. Gomes Cordeiro AM, Fernandes JC, Troster EJ. Possible risk factors associated with moderate or severe airway injuries in children who underwent endotracheal intubation. Pediatr Crit Care Med. 2004;5(4):364-8.
13. Khemani RG, Sekayan T, Hotz J, Flink RC, Rafferty GF, Iyer N, et al. Risk Factors for Pediatric Extubation Failure: The Importance of Respiratory Muscle Strength. Crit Care Med. 2017;45(8):e798-e805.
14. Randolph AG, Wypij D, Venkataraman ST, Hanson JH, Gedeit RG, Meert KL, et al. Effect of mechanical ventilator weaning protocols on respiratory outcomes in infants and children: a randomized controlled trial. JAMA. 2002;288(20):2561-8.
15. Moraes MA, Bonatto RC, Carpi MF, Ricchetti SM, Padovani CR, Fioretto JR. Comparison between intermittent mandatory ventilation and synchronized intermittent mandatory ventilation with pressure support in children. J Pediatr (Rio J). 2009;85(1):15-20.
16. Esteban A, Frutos F, Tobin MJ, Alía I, Solsona JF, Valverdú I, et al. A comparison of four methods of weaning patients from mechanical ventilation. Spanish Lung Failure Collaborative Group. N Engl J Med. 1995;332(6):345-50.
17. Vitale V, Ricci Z, Morelli S, Giorni C, Testa G, Di Chiara L, et al. Neurally adjusted ventilatory assist and lung transplant in a child: A case report. Pediatr Crit Care Med. 2010;11(5):e48-51.
18. Clement KC, Thurman TL, Holt SJ, Heulitt MJ. Neurally triggered breaths reduce trigger delay and improve ventilator response times in ventilated infants with bronchiolitis. Intensive Care Med. 2011;37(11):1826-32.
19. Sood SB, Mushtaq N, Brown K, Littlefield V, Barton RP. Neurally Adjusted Ventilatory Assist Is Associated with Greater Initial Extubation Success in Postoperative Congenital Heart Disease Patients when Compared to Conventional Mechanical Ventilation. J Pediatr Intensive Care. 2018;7(3):147-58.
20. Farias JA, Retta A, Alía I, Olazarri F, Esteban A, Golubicki A, et al. A comparison of two methods to perform a breathing trial before extubation in pediatric intensive care patients. Intensive Care Med. 2001;27(10):1649-54.
21. Willis BC, Graham AS, Yoon E, Wetzel RC, Newth CJ. Pressure-rate products and phase angles in children on minimal support ventilation and after extubation. Intensive Care Med. 2005;31(12):1700-5.
22. Chavez A, dela Cruz R, Zaritsky A. Spontaneous breathing trial predicts successful extubation in infants and children. Pediatr Crit Care Med. 2006;7(4):324-8.
23. Ely EW, Baker AM, Dunagan DP, Burke HL, Smith AC, Kelly PT, et al. Effect on the duration of mechanical ventilation of identifying patients capable of breathing spontaneously. N Engl J Med. 1996;335(25):1864-9.
24. Foronda FK, Troster EJ, Farias JA, Barbas CS, Ferraro AA, Faria LS, et al. The impact of daily evaluation and spontaneous breathing test on the duration of pediatric mechanical ventilation: a randomized controlled trial. Crit Care Med. 2011;39(11):2526-33.

25. Levine S, Nguyen T, Taylor N, Friscia ME, Budak MT, Rothenberg P, et al. Rapid disuse atrophy of diaphragm fibers in mechanically ventilated humans. N Engl J Med. 2008;358(13):1327-35.
26. Glau CL, Conlon TW, Himebauch AS, Yehya N, Weiss SL, Berg RA, et al. Progressive Diaphragm Atrophy in Pediatric Acute Respiratory Failure. Pediatr Crit Care Med. 2018;19(5):406-11.
27. Downes JJ, Raphaely RC. Pediatric intensive care. Anesthesiology. 1975;43(2):238-50.
28. Wratney AT, Benjamin DK, Slonim AD, He J, Hamel DS, Cheifetz IM. The endotracheal tube air leak test does not predict extubation outcome in critically ill pediatric patients. Pediatr Crit Care Med. 2008;9(5):490-6.
29. El Amrousy D, Elkashlan M, Elshmaa N, Ragab A. Ultrasound-Guided Laryngeal Air Column Width Difference as a New Predictor for Postextubation Stridor in Children. Crit Care Med. 2018;46(6):e496-e501.
30. Essouri S, Nicot F, Clément A, Garabedian EN, Roger G, Lofaso F, et al. Noninvasive positive pressure ventilation in infants with upper airway obstruction: comparison of continuous and bilevel positive pressure. Intensive Care Med. 2005;31(4):574-80.
31. Colleti Junior J, Longui TE, Carvalho WB. High-flow nasal cannula post-tracheal extubation in a child with upper airway obstruction: case report. Rev Paul Pediatr. 2018;36(3):372-5.
32. Khemani RG, Randolph A, Markovitz B. Corticosteroids for the prevention and treatment of post-extubation stridor in neonates, children and adults. Cochrane Database Syst Rev. 2009(3):CD001000.
33. Ista E, van Dijk M, Tibboel D, de Hoog M. Assessment of sedation levels in pediatric intensive care patients can be improved by using the COMFORT "behavior" scale. Pediatr Crit Care Med. 2005;6(1):58-63.
34. American Heart Association, editor. Pediatric advanced life support instructor's manual. 1997. Available from: https://shopcpr.heart.org/pals-instructor-manual.

12 Modos de ventilação não invasiva

Michele Luglio
Patrícia Freitas Góes

APÓS LER ESTE CAPÍTULO, VOCÊ ESTARÁ APTO A:
• Reconhecer os principais modos de ventilação não invasiva utilizados em terapia intensiva pediátrica.
• Entender os princípios gerais que regem os diferentes modos de ventilação não invasiva.
• Entender princípios básicos de ventilação não invasiva e cateter nasal de alto fluxo.
• Conhecer algumas das novas tendências em ventilação não invasiva.

INTRODUÇÃO

Ventilação não invasiva (VNI) é uma técnica de suporte respiratório que não utiliza vias aéreas artificiais (cânula orotraqueal, nasotraqueal ou traqueostomia)[1]. A sua aplicação é bastante difundida em unidades de terapia intensiva, tendo como principais objetivos o tratamento da insuficiência respiratória, prevenindo muitas vezes a necessidade de ventilação invasiva e facilitando o desmame de ventilação, por meio da sua utilização logo após a extubação. Consequentemente, minimiza as complicações associadas à ventilação, como lesão pulmonar, infecção e sedação excessiva. Possibilita o desmame mais precoce da ventilação e previne falhas de extubação[1,2].

A VNI por pressão positiva depende de uma interface que permite administrar o aumento de pressão nas vias aéreas proximais que acaba sendo transmitida às vias aéreas terminais[1,2]. Na CPAP (*continuous positive airway pressure*), o aparelho fornece uma pressão positiva constante durante todo o ciclo respiratório, enquanto o paciente está respirando espontaneamente. Na BiPAP (*bi-level positive airway pressure ventilation*), modo de ventilação com 2 níveis de pressão, o ventilador fornece uma pressão positiva pré-ajustada na inspiração, bem como uma pressão expiratória positiva (EPAP) em segundo plano[2].

A VNI por pressão negativa, também chamada *curiass-ventilation*, baseia-se na geração de um gradiente negativo de pressão ao redor da caixa torácica[1,2].

Embora não seja considerado classicamente como VNI com pressão positiva, o oxigênio nasal umidificado de alto fluxo (administrado via cânulas nasais) é outra modalidade de VNI que vem ganhando destaque na prática pediátrica[1].

INTERFACES PARA VENTILAÇÃO NÃO INVASIVA

Existem atualmente uma série de diferentes interfaces para a administração de VNI. Mesmo com a grande variabilidade de modelos, podem ser agrupadas, as diferentes interfaces, em: (1) máscaras oronasais; (2) máscaras nasais; (3) máscaras *full-face*; (4) *prongs* nasais; e (5) coxins nasais[1-3].

As máscaras oronasais são as interfaces mais disponíveis nas unidades de terapia intensiva (UTI) pediátricas. A conformação ideal deve ser de material plástico transparente, envolvendo adequadamente o nariz (ponte) e a boca (porção abaixo do lábio inferior) do paciente, sem permitir escapes de ar e sem produzir pressão excessiva sobre a face[1].

Em relação às máscaras nasais, devem envolver da ponte nasal ao lábio superior. Apresentam a desvantagem de não serem efetivas para pacientes que não mantêm a boca fechada[1,2].

As máscaras *full-face* devem cobrir todo o rosto, tendo a vantagem de não necessitar se "ajustar" ao relevo deste. São utilizadas habitualmente como intervalo de uso de máscaras orofaciais, de maneira a minimizar a chance de lesão facial por pressão, em alternância. Apresentam a desvantagem de aumentar o espaço morto e, logo, dificultar a eliminação de dióxido de carbono[1,3].

VENTILAÇÃO NÃO INVASIVA POR PRESSÃO POSITIVA

Existem 2 tipos básicos de VNI: CPAP e NIPPV (*non-invasive positive pressure ventilation* – algumas vezes referido como BiPAP)[2].

CPAP

A CPAP promove pressão constante em vias aéreas durante todo o ciclo respiratório, enquanto o paciente respira de maneira espontânea. Um fluxo constante de ar é administrado durante todo o ciclo respiratório, elevando as pressões inspiratória e expiratória acima da pressão atmosférica. Esse método não gera fluxo e, em essência, não eleva o volume corrente (VC)[1].

Esse modo de VNI aumenta a capacidade residual funcional (CRF) ao suplantar as forças elásticas responsáveis por obstrução dinâmica de vias aéreas, o que auxilia a prevenir ou reverter atelectasias, auxiliando a manter uma boa relação ventilação/perfusão (relação V/Q)[1,2].

A expiração contra uma pressão aumentada pode auxiliar na abertura de pequenas vias aéreas, tendo especial efeito nas vias aéreas de lactentes, diminuindo o trabalho respiratório e permitindo a manutenção de VC adequado[1,2].

No entanto, o aumento excessivo da CRF, gerado pelo CPAP, pode ocasionar hiperinsuflação pulmonar, aumento do espaço morto e piora da relação V/Q, colocando a musculatura pulmonar em prejuízo, retificando o diafragma e gerando auto-PEEP. Dessa maneira, cabe ao intensivista manter a avaliação constante do paciente em VNI de modo a evitar esses efeitos deletérios[1,2].

A CPAP é particularmente indicada para neonatos, lactentes e pré-escolares, os quais possuem baixa CRF e alto grau de recolhimento elástico com pior complacência da caixa torácica. Dessa maneira, é bom método de suporte respiratório a pacientes com quadros de bronquiolite e algumas afecções do período neonatal, como a deficiência de surfactante[1,3].

NIPPV

A NIPPV pode ser administrada com uma série de modos específicos que variam conforme as determinações dos diferentes aparelhos. Normalmente os aparelhos permitem a determinação de dois níveis de pressão: inspiratório e expiratório. Os dois níveis são ofertados ao paciente de maneiras diversas[2,3].

O objetivo da NIPPV é manter o suporte ao VC e à CRF e melhorar a ventilação e as trocas gasosas de maneira mais efetiva que os modos CPAP. As respirações podem ser fornecidas de maneira mandatória (modos similares ao assistidos-controlados e SIMV da ventilação invasiva), com frequências previamente estabelecidas pela equipe médica, ou serem deflagradas pela respiração espontânea (chamados modos espontâneos, CPAP com pressão de suporte ou modos de suporte)[1,2].

No caso de modos espontâneos, deve-se garantir um *drive* respiratório adequado por parte do paciente. Por outro lado, nos modos mandatórios, uma vez que pressão e volumes predefinidos são liberados conforme os parâmetros determinados pela equipe médica, uma preocupação frequente é a ocorrência de assincronia[1-3].

A depender do aparelho disponível, é possível determinar modos controlados ao volume ou à pressão. Modos ao volume garantem um volume corrente constante, ao passo que os modos à pressão têm a vantagem de fornecer volume de maneira mais adequada em situações de escape de ar e de melhorar o conforto do paciente em modos que este controle o fluxo inspiratório[1,2].

No NIPPV, o fornecimento da pressão inspiratória ou IPAP é, normalmente, deflagrada pelo paciente ou por meio de um tempo preestabelecido no aparelho (composição com a frequência respiratória e tempo inspiratório escolhidos)[3-5].

A pressão inspiratória fornecida auxilia a manter a ventilação, auxiliando a musculatura respiratória fadigada. Para a melhor ação dos modos NIPPV é fundamental haver boa sincronia entre o paciente e o aparelho, o que pode necessitar de sedação[3-5].

NIPPV é particularmente indicada em situações de pior resposta com uso de CPAP, em pacientes com maior fadiga de musculatura respiratória (que necessitem de um suporte maior para manter o VC) ou com insuficiência respiratória hipoxêmica e hipercárbica[3-5].

Os efeitos cardiovasculares da NIPPV são importantes de serem ressaltados, particularmente em pacientes com cardiopatias congênitas ou insuficiência cardíaca. Podem incluir diminuição do retorno venoso por conta dos aumentos da pressão intratorácica, o que pode comprometer pacientes com disfunções de ventrículo direito. Por outro lado, a manutenção de uma pressão pleural mais estável pode reduzir a pós-carga do ventrículo esquerdo, dando suporte em casos de insuficiência cardíaca esquerda[5].

A NIPPV pode ser efetiva, também, em casos de edema agudo de pulmão, auxiliando a eliminar fluido do interior dos alvéolos, melhorando a troca gasosa, sendo particularmente interessante nessa situação clínica[5,6].

CATETER NASAL DE ALTO FLUXO

O fornecimento de oxigênio por cateter nasal de oxigênio era limitado a cerca de 2 L/minuto, por conta dos efeitos deletérios do fluxo de ar frio e não umidificado. Nas últimas décadas, tem crescido em popularidade e uso aparelhos capazes de fornecer oxigênio por cateteres nasais em alto fluxo (CNAF), com possibilidade de titular fração inspirada de oxigênio (FiO_2) e com boa umidificação e aquecimento do ar fornecido[7].

Esses dispositivos são compostos por um misturador de ar e oxigênio, uma câmara de umidificação e aquecimento ligada a um circuito com aquecimento ativo e um dispositivo nasal de silicone ou PVC, em diferentes tamanhos, para ajuste nas narinas[7].

Apresenta como efeitos terapêuticos: aumento da fração inspirada de oxigênio, lavagem de ar expirado no espaço morto anatômico (vias aéreas superiores), efeito CPAP (diminuição de atelectasias, melhora da relação V/Q, diminuição do trabalho respiratório), melhora do conforto[2,7].

Vários autores têm sugerido que o CNAF possa propiciar pressão positiva em vias aéreas em baixos níveis, podendo atingir cerca de 4 cmH_2O em fluxos acima de 2 L/

minuto (no entanto, apenas fluxos acima de 6 L/minuto garantem a manutenção da pressão em todo o ciclo respiratório)[2,7].

O CNAF também permite melhor *clearance* mucociliar e diminuição da formação de *plugs* mucosos nas vias aéreas. O benefício mais importante do CNAF, no entanto, é a maior tolerância pelo paciente, permitindo melhor suporte mesmo para neonatos e lactentes agitados. Estudos têm apontado que o CNAF é considerado, pelos próprios pacientes, um método de fornecimento de oxigênio mais confortável até mesmo que máscaras de oxigênio[2].

Ventilação não Invasiva por Pressão Negativa

Estruturalmente, os aparelhos passíveis de realizar VNI por pressão negativa são compostos por uma bomba que gera um gradiente negativo de pressão (em relação à pressão atmosférica) dentro de uma câmara, chamada *cuirass* (em razão do formato similar a uma armadura romana antiga, a couraça ou *coriacia*). A maioria dos aparelhos ainda em uso atualmente é ciclado à pressão, com algum grau de compensação para possíveis vazamentos (Figura 12.1)[2,5].

Existem quatro modos de ventilação à pressão negativa atualmente: pressão negativa cíclica (inspiração em pressão negativa, alternando com pressão atmosférica para expiração passiva), alternância de pressão negativa/positiva (gerando pressão positiva durante a expiração), pressão extratorácica negativa contínua (CNEP) e alternância

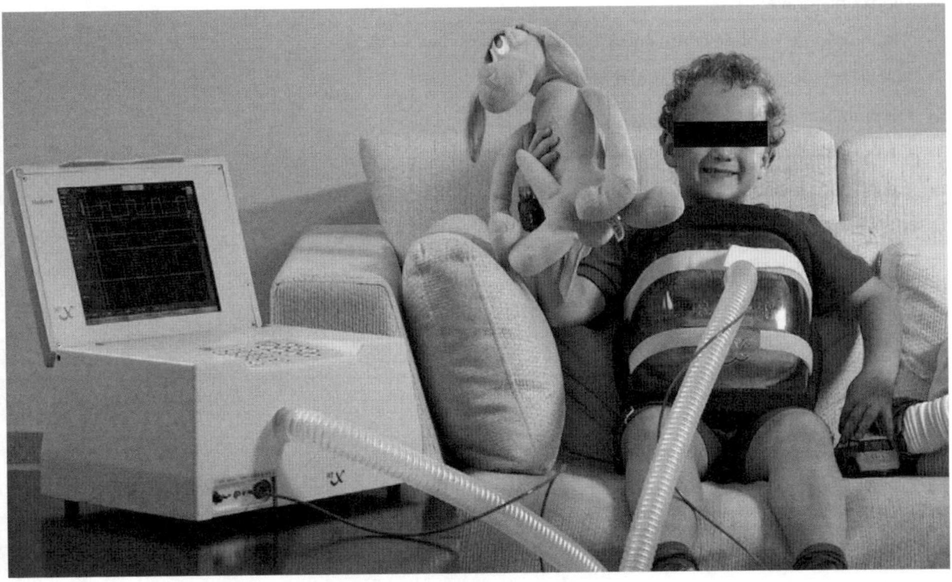

FIGURA 12.1 Ventilação por pressão negativa (*cuirass ventilation*).
Fonte: Hayek Medical. Disponível em: http://www.hayekmedical.com

pressão negativa/CNEP (aumento da pressão negativa durante a inspiração, retornando à pressão basal na expiração)[2-4].

Apesar de atualmente pouco utilizado, trata-se de uma modalidade de VNI indicada para quadros de insuficiência respiratória crônica e aguda, tendo aplicações interessantes para pacientes com cardiopatias congênitas de hipofluxo pulmonar ou em pós-operatórios de Fontan ou similares. Apresenta vantagens como preservar as funções fisiológicas como fala e tosse e permitir um retorno venoso adequado ao criar pressão intratorácica negativa[2].

Apresenta as desvantagens de dificultar acesso adequado ao paciente quando ocorrem complicações como paradas cardiorrespiratórias, dificuldade na regulação da relação inspiração/expiração, falta de proteção da via aérea superior, desconforto com a vedação torácica. É contraindicada em fraturas de caixa torácica, em pós-operatórios abdominais, em pacientes com apneia do sono e com disfunção de tronco cerebral (bulbar)[2-4].

CONTRAINDICAÇÕES E COMPLICAÇÕES DA VNI

QUADRO 12.1 Contraindicações e complicações da VNI[8]
Contraindicações absolutas
▪ Apneia
▪ Choque
▪ Parada cardiorrespiratória
▪ Hipoxemia grave
▪ Diminuição do nível de consciência
▪ Inabilidade de proteger as vias aéreas
▪ Pneumotórax não drenado
▪ Cirurgia facial recente, fratura facial importante
▪ Equipe não treinada
Contraindicações relativas
▪ Vômitos excessivos
▪ Agitação, confusão
▪ Trauma torácico importante
▪ Instabilidade hemodinâmica
▪ Queimadura facial e de vias aéreas
▪ Cirurgia gastrointestinal alta recente
▪ Secreção excessiva
▪ Obstrução nasal, atresia, epistaxe

(continua)

QUADRO 12.1 Contraindicações e complicações da VNI[8] *(continuação)*
Complicações
▪ Troca gasosa inadequada
▪ Pneumotórax
▪ Diminuição do débito cardíaco
▪ Distensão abdominal
▪ Aspiração
▪ Áreas de pressão
▪ Agitação
▪ Irritação nos olhos

PERSPECTIVAS FUTURAS E NOVAS TECNOLOGIAS

Entre as novas perspectivas disponíveis e/ou em estudo para VNI podem ser citados os modos híbridos de VNI, que usam algoritmos de inteligência artificial para ajuste automático de um ou mais parâmetros para atingir o alvo determinado. Na Tabela 12.1, encontram-se listadas as principais características desses modos[6].

No entanto, mais estudos são necessários para se determinar a melhor aplicabilidade e o real benefício dos modos híbridos[3].

Outra nova possibilidade de VNI atualmente disponível é o ASV (*assisted servoventilation*). O principal alvo da ASV é contrabalançar instabilidades ventilatórias relacionadas a apneias centrais (como a respiração de Cheyne-Stokes). Os aparelhos com essa modalidade analisam respiração a respiração as pressões geradas, de modo a ajustar automaticamente a pressão de suporte necessária para estabilizar a ventilação do paciente. Esse modo também fornece uma EPAP para suprimir potenciais componentes obstrutivos[3,6].

TABELA 12.1 Modos híbridos de ventilação não invasiva

Modo	Características	Aparelhos
Volume-alvo com pressão de suporte variável	Ajuste automático dos níveis de IPAP para atingir um VC predeterminado e estável	AVPS™ (A40™, Trilogy 100™ e 200™); Vivo™, Monnal T50™
Volume-alvo com pressão de suporte variável e FR *backup*	Ajuste automático dos níveis de IPAP e FR *backup* para atingir um alvo predeterminado de volume-minuto	IVAPS™ (VPAP S9™, Stellar™, Lumis™, Astral™)
Volume-alvo com pressão de suporte variável e FR *backup* e EPAP autoajustável	Ajuste automático de IPAP para atingir um VC estável e de EPAP para manter patência de vias aéreas. Proporciona FR *backup*	Avaps AE™ (A40™, Trilogy™ 100 e 200)

FR: frequência respiratória; IPAP: pressão positiva inspiratória nas vias respiratórias; VC: volume corrente.
Fonte: modificado de Rabec et al.[3]

Para melhor abordar os problemas de sincronia entre aparelho e paciente (crucial no uso de VNI), foram desenvolvidos modos ajustados neuralmente ou NAVA-NIV (*neurally adjusted ventilatory assist non-invasive ventilation*). Durante o NAVA, a assistência do aparelho é automaticamente ajustada de maneira sincronizada com a atividade elétrica diafragmática (detectada por meio de uma sonda esofágica especial)[6].

A maior vantagem do NAVA-NIV é melhorar a sincronia de pacientes e ventiladores, pelo fato de a atividade elétrica diafragmática anteceder a contração muscular e a modificação de pressão em vias aéreas ou fluxo de ar. Além disso, o suporte pode ser ajustado conforme o nível de esforço detectado pela monitoração, fornecendo suporte ou assistência proporcional[6].

No entanto, a disponibilidade desse modo ainda não é ubíqua e a necessidade de sondas esofágicas especiais torna o uso mais dispendioso. Além disso, apesar de propiciar maior sincronia, nenhum dos estudos disponíveis até o momento determinou o papel do NAVA-NIV no sucesso das estratégias de VNI. Mais estudos são necessários para avaliar esses quesitos[3,6].

CONCLUSÕES

VNI e cateter nasal de alto fluxo são métodos de suporte ventilatório muito utilizados em terapia intensiva pediátrica. Em geral, são iniciados com o objetivo de tornar a entubação menos provável e, dessa maneira, reduzir as complicações associadas à ventilação mecânica invasiva.

Os princípios que regem os diferentes modos e a subdivisão são de conhecimento fundamental para o pediatra generalista, o qual terá contato inevitável com tais modalidades de suporte ao longo da prática clínica.

Novas modalidades como cateter nasal de alto fluxo, modos híbridos de VNI e suporte neuralmente assistido encontram-se cada vez mais disponíveis na prática diária, tornando-se paulatinamente mais usuais em nosso meio.

REFERÊNCIAS BIBLIOGRÁFICAS

1. Morley SL. Non-invasive ventilation in pediatric critical care. Ped Respiratory Rev. 2016;20:24-31.
2. Venkataraman ST. Noninvasive ventilation – concepts and practice. In: Fuhrman BP, Zimmerman JJ, Carcillo JA, et al. Fuhrman and Zimmerman pediatric critical care. 4th ed. Philadelphia: Elsevier Saunders; 2011.
3. Rabec C, Emeriaud G, Amadeo A, Fauroux B, Georges M. New modes in non-invasive ventilation. Ped Respiratory Rev. 2016;18:73-84.
4. Bello G, Maddalena AI, Giammatteo V, Antonelli M. Nonivasive options. Crit Care Clin. 2018;34(3):395-412.
5. Bello G, De Pascale G, Antonelli M. Nonivasive ventilation. Clin Chest Med. 2016;37(4):711-21.
6. Navalesi P, Longhini F. Neurally Adjusted ventilatory Assist. Curr Opin Crit Care. 2015;21(1):58-64.

7. Jeon GW. Respiratory support with heated humidified high flow nasal cannula in preterm infants. Korean J Pediatr. 2016;59(10):389-94.
8. Fedor KL. Noninvasive respiratory suport in infants and children. Resp Care. 2017;62(6):699-717.

13 Síndrome do desconforto respiratório agudo e ventilação protetora em pediatria

Lucília Santana Faria
Christiane Finardi Pancera
Natália Viu Degaspare

APÓS LER ESTE CAPÍTULO, VOCÊ ESTARÁ APTO A:
• Diagnosticar a síndrome do desconforto respiratório agudo com base em critérios bem estabelecidos.
• Conhecer as formas de tratamento e as novas tendências em ventilação mecânica protetora.

INTRODUÇÃO

A síndrome do desconforto respiratório agudo (SDRA) é uma doença grave, que afeta pacientes admitidos em unidades de terapia intensiva (UTI) e relaciona-se à elevada morbimortalidade. Há mais de 50 anos a comunidade médica vem estudando casos de síndrome respiratória caracterizada por taquipneia, hipoxemia e diminuição da complacência pulmonar. No entanto, apenas em 1994 a primeira Conferência do Consenso Americano Europeu (AECC) classificou que crianças poderiam desenvolver SDRA ou lesão pulmonar aguda (LPA) de acordo com o grau de lesão pulmonar. Os critérios para adultos foram revisados em 2012 por um Consenso em Berlim, porém apenas em 2015 foi realizada uma conferência para definir os critérios pediátricos de SDRA conhecido como Conferência do Consenso da Lesão Pulmonar Aguda Pediátrica (PALICC)[1-3].

EPIDEMIOLOGIA

Como apenas recentemente foram estabelecidos critérios pediátricos para definir SDRA, diversos estudos epidemiológicos realizados em UTI pediátricas envolviam as definições para adultos. Dados pediátricos são escassos, sendo descrita a incidência de 2,9 a 12,8 casos/100 mil crianças por ano antes da nova definição[4]. Em 2019, foi publicado um grande estudo epidemiológico multicêntrico com a incidência de 3,2% e a mortalidade de 17%[5]. No Brasil, um estudo publicado em 2015 envolvendo 8 UTI pediátricas mostrou a incidência de 10% pelos critérios de Berlim, com mortalidade de 41% para os pacientes com SDRA grave[6].

PATOGÊNESE

A SDRA é caracterizada como uma inflamação da membrana alveolocapilar em resposta a fatores de risco pulmonares e extrapulmonares já descritos (Tabela 13.1)[7]. Ocorre uma lesão alveolar, com liberação de citocinas pró-inflamatórias que recrutam neutrófilos para os pulmões, liberando mediadores tóxicos e lesionando o endotélio e epitélio capilares. A lesão endotelial libera proteínas para o espaço intersticial, aumento da pressão oncótica local e absorção de mais líquido para o interstício. O surfactante endógeno é degradado, resultando em colapso alveolar[8]. Após a lesão alveolar inicial, ocorrem remodelamento e alveolite fibrosante[7].

TABELA 13.1 Fatores de risco para síndrome do desconforto respiratório agudo (SDRA)

Pulmonares	Pneumonia, aspiração de conteúdo gástrico, lesão inalatória, contusão pulmonar, afogamento
Extrapulmonares	Sepse, politraumatismo, pancreatite, politransfusão, queimadura extensa, grande cirurgia, choque hemorrágico, *bypass* cardiopulmonar

DIAGNÓSTICO

Apesar de descrita desde a década de 1960, os primeiros critérios que definiram a SDRA foram descritos em 1994, na AECC, que introduziu ainda o conceito de LPA, uma síndrome clínica que representa um espectro de menor gravidade em relação à SDRA, cujos critérios diagnósticos diferem apenas na relação PaO_2/FiO_2, que deve ser < 300[1,2].

Após 17 anos, em 2012, um novo consenso foi publicado na tentativa de validar e melhor caracterizar essas lesões pulmonares (LPA/SDRA). Conhecido como as definições de Berlim, esse consenso tinha a proposta de eliminar o termo LPA e estratificar a SDRA de acordo com a gravidade (leve, moderada ou grave)[9].

A estratificação da SDRA em leve, moderada ou grave era baseada na capacidade de oxigenação de cada indivíduo, na necessidade mínima de uma pressão expiratória final positiva (PEEP) de 5 cmH_2O e na presença ou não de falência cardíaca. No entanto, assim como nos consensos anteriores, o consenso de Berlim priorizava a população adulta e falhava quando extrapolado para a população pediátrica (Tabela 13.2)[1,2].

Quando aplicada para a população pediátrica, a definição de Berlim subestimava a prevalência de SDRA pois, na tentativa de ser minimamente invasiva, a medida da oxigenação (PaO_2) obtida pela gasometria arterial era substituída pela oximetria de pulso (SpO_2/FiO_2)[10]. Além disso, a utilização de variações da PEEP em dispositivos que fornecem pressão positiva poderiam alterar a PaO_2/FiO_2 e consequentemente influenciar no diagnóstico das crianças com SDRA, principalmente nas que eram admitidas no setor de UTI[10].

Em 2015, um novo consenso para definição de SDRA em pediatria foi realizado e denominado PALICC (*Pediatric Acute Lung Injury Consensus Conference*) e definiu uma nova nomenclatura para a SDRA em pediatria, a PARDS[1] (Tabela 13.3).

TABELA 13.2 Comparação entre o AECC e as definições de Berlim da SDRA

	AECC	Definições de Berlim
	Definição	Definição
Tempo	Início agudo	Presença de um novo infiltrado com menos de 1 semana ou presença/piora de sintomas respiratórios
Classificação ALI	$PaO_2/FiO_2 \leq 300$ mmHg	Leve: 200 mmHg < $PaO_2/FiO_2 \leq 300$ mmHg com PEEP/CPAP ≥ 5 cmH_2O Moderada: 100 mmHg < $PaO_2/FiO_2 \leq 200$ mmHg Grave: $PaO_2/FiO_2 \leq 100$ mmHg
Oxigenação	$PaO_2/FiO_2 \leq 300$ mmHg (independente da PEEP)	Leve: PEEP/CPAP ≥ 5 cmH_2O Moderada/grave: PEEP ≥ 5 cmH_2O
Radiografia de tórax	Infiltrado bilateral	Opacidade bilateral não explicada por edema, presença de atelectasia ou nódulos
Pressão média de via aérea	≤ 18 mmHg	Falência respiratória não relacionada com falência cardíaca ou sobrecarga hídrica
Fator de risco	------	Necessária avaliação objetiva (p. ex, ECO) para excluir edema pulmonar

TABELA 13.3 PALLIC definição para síndrome do desconforto respiratório agudo (SDRA)

Idade	Excluir pacientes com doença pulmonar perinatal			
Tempo	Doença aguda com evolução de até 7 dias			
Origem do edema	Insuficiência respiratória não relacionada com falência cardíaca ou sobrecarga hídrica			
Radiografia de tórax	Presença de um novo infiltrado pulmonar compatível com doença aguda do parênquim[a]			
Oxigenação	Ventilação não invasiva	Ventilação mecânica invasiva		
	PARDS	Leve	Moderada	Grave
	(Classificação não grave)			
	Ventilação *bi-level* ou CPAP ≥ 5 cmH_2O[b]	4 ≤ OI < 8 5 ≤ OSI < 7,5[a]	8 ≤ OI < 16 7,5 ≤ OSI < 12,3[a]	OI > 16 OSI > 12,3[a]
	PF ≤ 300 SF ≤ 264[a]			

(continu

TABELA 13.3 PALLIC definição para síndrome do desconforto respiratório agudo (SDRA) (*continuação*)

Populações especiais	
Cardiopatia congênita cianótica	Presença dos critérios acima (idade, tempo, origem do edema e imagem radiológica) com progressiva deterioração da oxigenação e não atribuída à doença cardíaca de base[c]
Doença pulmonar crônica	Presença dos critérios acima (idade, tempo, origem do edema e surgimento de uma nova imagem radiológica) associada à deterioração aguda da oxigenação se comparada ao basal do paciente e que preencha os valores para oxigenação descritos acima[c]
Disfunção do ventrículo esquerdo	Presença dos critérios acima (idade, tempo, origem do edema e surgimento de uma nova imagem radiológica) associada à deterioração aguda da oxigenação e não atribuída à disfunção ventricular esquerda[c]

[a] Usar valores de PaO_2. Se não for possível, reduzir a FiO_2 até $SpO_2 \leq 97\%$ para calcular OSI ou SF.
[b] Usar em pacientes não intubados e que usam oxigênio suplementar ou ventilação não invasiva.
[c] Não aplicar a classificação para pacientes com doença pulmonar crônica e dependentes de ventilação mecânica invasiva ou crianças com cardiopatia congênita cianótica.
CPAP: pressão positiva contínua de via aérea; FiO_2: fração inspirada de oxigênio; OI: índice de oxigenação; OSI: índice de saturação de oxigenação; PARDS: síndrome do desconforto respiratório agudo pediátrico; SDRA: síndrome do desconforto respiratório agudo; SF: SpO_2/FiO_2; PF: PaO_2/FiO_2 PaO_2: pressão de oxigenação arterial; SpO_2: saturação transcutânea de oxigênio.

A partir desse consenso, que difere daquele estabelecido para a população adulta, ficou definido que a presença de um novo infiltrado uni ou bilateral seria suficiente para definir PARDS. A necessidade de infiltrado bilateral foi removido da nova definição[1]. No entanto, em achados de autópsia, a presença de infiltrado unilateral não define com clareza a presença de lesão alveolar difusa característica da SDRA[2].

Outro aspecto que merece destaque e discussão é a utilização do índice de oxigenação (IO): $(FiO_2 \times MAP \times 100)/PaO_2$) e o índice de saturação de oxigênio (IOS): $(FiO_2 \times MAP \times 100)/100$ para estimar a gravidade dos pacientes com SDRA, o que difere das definições de Berlim, que utilizam a variável PaO_2/FiO_2.

Outra mudança apontada no Consenso de 2015 foi a inclusão de crianças não intubadas. A ideia era abranger as crianças com lesão pulmonar em uso de ventilação não invasiva e com pressão positiva. O diagnóstico precoce possibilitaria a monitoração e intervenção precoce. Também foram incluídas as crianças com doença cardíaca congênita e lesão pulmonar crônica[5].

TRATAMENTO

Ventilação Mecânica

Ventilação protetora

A estratégia ventilatória protetora tem por objetivo evitar ou atenuar os danos pulmonares induzidos pelo ventilador. Fazem parte da ventilação protetora a aplicação de volumes correntes reduzidos, recrutamento alveolar eficaz, PEEP adequada a fim de evitar colapso alveolar, hipóxia e hipercapnia permissiva (Tabela 13.4).

TABELA 13.4 Parâmetros utilizados para pacientes pediátricos durante a ventilação protetora

Modo de ventilação	Limitado a pressão, em geral (p. ex., PRVC)
Volume corrente	5-8 mL/kg
Pressão de platô/*drive pressure*	≤ 28 cmH_2O /15 cmH_2O
Pressão expiratória final positiva (PEEP)	PEEP ideal (acima do ponto de inflexão inferior na curva estática P-V) – 10-15 cmH_2O em geral
Tempo inspiratório	0,4 – recém-nascido 0,6 – crianças pequenas 0,8 – crianças grandes 1 – adolescentes
Frequência respiratória	Hipercapnia permissiva (manter pH > 7,15-7,3)
pO_2/saturação	pO_2 > 60 mmHg/saturação 88-92%

Volumes correntes em torno de 5 a 8 mL/kg são orientados a fim de evitar o volutrauma, a pressão de platô deve ser limitada a ≤ 28 cmH_2O preservando um *drive pressure* menor igual a 15 cmH_2O, e a PEEP ideal deve ser aquela que evite o atelectrauma[11,12]. Nesses casos, deve-se manter a PEEP acima do ponto de inflexão inferior na curva estática pressão-volume (P-V). Nos serviços em que, por motivos técnicos, não é possível a realização da curva P-V à beira do leito, uma alternativa para a escolha da PEEP ideal seria a técnica da melhor complacência, deixando a PEEP no menor valor que propicie a saturação > 90%. A orientação é elevar a PEEP de 2 em 2 cmH_2O e optar pelo último valor de PEEP antes da complacência estática começar a cair. Nos casos de SDRA grave, a recomendação é a utilização de PEEP mais elevado que pode variar entre 10 e 15 cmH_2O. A hipercapnia permissiva definida como a elevada pCO_2, que pode atingir valores 2 vezes acima do normal, é aceitável desde que o pH sanguíneo não seja inferior a 7,15 a 7,3[11-13]. No entanto, é contraindicada para pacientes com aumento da pressão intracraniana, instabilidade hemodinâmica, hipertensão pulmonar grave, disfunção ventricular e determinadas cardiopatias congênitas. Valores aceitáveis de saturação incluem medidas entre 88 e 92%[12,14]. Valores acima devem ser evitados por acarretar risco de atelectasia de absorção e toxicidade por oxigênio[7].

Variações no modo de ventilação, capazes de limitar a pressão nas vias aéreas, também são opções adequadas de evitar um desfecho desfavorável. Um exemplo é a utilização do modo pressão regulada com volume controlado (PRVC) disponível em alguns ventiladores. Essa modalidade combina as vantagens da pressão limitada com a garantia de que a criança receberá o volume corrente preestabelecido. E, apesar das variações nas modalidades de ventilação, os estudos não mostram qualquer preferência. Sendo assim, o pediatra deve utilizar a modalidade que melhor lhe trouxer maior segurança[1,12,13,15].

Posição prona

A mudança de decúbito da criança em VPMI para a posição prona constitui em uma técnica simples capaz de reduzir o colapso alveolar e otimizar a oxigenação em regiões pulmonares dependentes (região posterior pulmonar), pois promove recrutamento pulmonar. Essa técnica permite distribuição mais homogênea da pressão transpulmonar entre as regiões dependentes e não dependentes do pulmão, além de reduzir o peso do pulmão e da massa cardíaca sobre a região dorsal. Também permite maior mobilidade da região dorsal durante as fases respiratórias. É capaz de reduzir o *shunt* pulmonar e otimizar a ventilação e a perfusão nas regiões dependentes. Estudos mostram tendência de melhora na sobrevida de pacientes com SDRA e hipoxemia graves[10,16-18].

As complicações podem variar sendo as mais comuns o edema facial e/ou as lesões cutâneas, a extubação acidental, a perda de acessos venosos e sondas, além de maior necessidade de sedação/analgesia.

Recrutamento pulmonar

A manobra de recrutamento é outra estratégia ventilatória utilizada associada aos baixos volumes correntes e à mudança para a posição prona. São várias as formas de aplicação e têm por finalidade o uso de altos PEEP na tentativa de expansão alveolar e melhora da oxigenação. Recomenda-se o uso de PEEP entre 10 e 15 cmH_2O titulados de acordo com a oxigenação e o efeito hemodinâmico. No entanto, ainda não há evidência de melhora no desfecho clínico[7,16,19,20].

Ventilação oscilatória de alta frequência

Nesta modalidade não convencional de ventilação (ver Capítulo 15 – "Modos não convencionais de ventilação mecânica") são utilizados baixos volumes correntes (1 a 3 mL/kg) associado a baixas pressões nas vias aéreas[21]. Na ventilação oscilatória de alta frequência (VOAF), a pressão média das vias aéreas é obtida pela pressão de distensão contínua, o que assegura o recrutamento alveolar e a oxigenação. Outra diferença é com relação à frequência respiratória aplicada, que fica bem acima da fisiológica (300 a 600 ciclos/minuto). Está indicada nos casos de SDRA, síndrome de escape de ar (pneumotórax, enfisema de mediastino e ar intersticial pulmonar) e doença pulmonar obstrutiva (mal asmático e bronquiolite) em crianças maiores. Na SDRA, o uso da VOAF pode melhorar a oxigenação e reduzir a incidência de barotrauma sem, no entanto, reduzir a mortalidade[7,22].

Após a publicação de 2 estudos realizados com a população adulta em 2013 (OSCAR e OSCILLATE) houve a tendência ao não uso da VOAF para o tratamento da SDRA. No entanto, quando relacionado à população pediátrica, os resultados ainda são controversos e o PALICC recomenda o uso em PARDS moderada a grave, quando a ventilação mecânica convencional excedeu a pressão de platô de 28 cmH_2O[16].

Terapias Medicamentosas

Corticosteroides

O uso do corticosteroide para tratamento da PARDS ainda é controverso e não há clara evidência científica do benefício, apesar de ser amplamente utilizado[10,16].

Surfactante exógeno

O surfactante que é um complexo lipoproteico produzido pelos pneumócitos tipo II, tem ação reduzindo a tensão superficial dos alvéolos e aumentando a complacência pulmonar. Nos pacientes que desenvolvem SDRA, foi observada destruição destes pneumócitos com redução na produção do surfactante. No entanto, não foi observado qualquer benefício na mortalidade ou nos dias livres de VPMI[7,16,23,24].

Óxido nítrico inalatório

O óxido nítrico inalatório está indicado nos casos de SDRA com hipertensão pulmonar documentada e/ou falência de ventrículo direito associado à hipoxemia não responsiva a medidas convencionais. Melhora provisoriamente a oxigenação pulmonar sem otimizar, no entanto, o prognóstico do paciente. A ação é mais bem descrita naqueles com hipoxemia grave e imunossuprimidos[10,16].

A melhora da oxigenação observada nos pacientes em VPMI se deve aos efeitos macro e microsseletivos sobre a vasculatura pulmonar. Há vasodilatação direta das artérias pulmonares e dos vasos localizados em regiões pulmonares bem ventiladas. Dessa maneira, há um redirecionamento do fluxo sanguíneo de áreas mal ventiladas para áreas bem ventiladas e com perfusão diminuída. Ocorre diminuição da resistência vascular pulmonar com posterior melhora da relação ventilação/perfusão e da oxigenação secundária à correção desta hipertensão pulmonar. Outro efeito associado ao óxido nítrico é a ação benéfica sobre a inflamação, o edema e a permeabilidade capilar. Destaca-se ainda que é inativado quando em contato com a hemoglobina, não causando efeito na vasculatura sistêmica[7]. Deve ser iniciado precocemente (< 24 horas), principalmente os pacientes que evoluíram com SDRA.

Valores iniciais de 10 a 20 ppm de óxido nítrico devem ser oferecidos ao paciente e aumentados progressivamente sem ultrapassar 40 ppm. Valores superiores a este, além de não evidenciar benefício, pode aumentar os riscos de intoxicação por NO_2 e/ou por metemoglobina. No entanto, apesar dos benefícios do uso do óxido nítrico, não há evidência de aumento na sobrevida[7].

Terapias Adjuvantes

Sedação

A sedação deve ser mínima, porém efetiva para o paciente tolerar a ventilação mecânica e otimizar oferta e consumo de oxigênio. A sedação deve ser monitorada, titulada e retirada de acordo com um protocolo multiprofissional[1].

Bloqueio neuromuscular

O bloqueio neuromuscular deve ser considerado se a sedação por si só não for suficiente para atingir a ventilação mecânica efetiva. Deve ser monitorizado diariamente por uma equipe multiprofissional e, se uso contínuo, deve-se realizar a retirada 1 vez ao dia para avaliar o nível de sedação e bloqueio neuromuscular[1].

Nutrição

O paciente pediátrico deve receber um plano nutricional de forma a facilitar recuperação, crescimento e necessidades metabólicas. A via enteral deve ser priorizada em relação a parenteral quando bem tolerada[1].

Manejo volêmico

Diversos pacientes com SDRA apresentam inicialmente quadro de choque associado, o que leva ao uso de volume para fase de ressuscitação e estabilização. Após essa fase inicial, deve-se titulá-lo de acordo com metas para manter o volume intravascular adequado e perfusão tecidual[1]. Últimos estudos vêm demonstrando melhora do tempo de ventilação e sobrevida de pacientes com estratégia mais restritiva do uso de fluidos[25].

Transfusão de concentrado de hemácias

Em crianças hemodinamicamente estáveis com sinais de boa oferta de oxigênio, recomenda-se a transfusão de concentrado de hemácias quando hemoglobina for menor do que 7,0 g/dL. Excluem-se pacientes com cardiopatias cianogênicas, sangramento e hipoxemia grave[1].

Oxigenação Extracorpórea por Membrana

A oxigenação extracorpórea por membrana (ECMO) ou *extracorporeal life support* (ECLS) é capaz de fornecer suporte para os pacientes com falência cardiorrespiratória refratária a tratamentos convencionais (ver Capítulo 16 - "Oxigenação por membrana extracorpórea"). A ECMO deve ser considerada em PARDS quando as estratégias de proteção pulmonares resultarem em uma troca gasosa ineficaz. Não existem critérios estritos para indicar a ECMO, mas deve-se selecionar os pacientes com capacidade de recuperação pulmonar ou que sejam elegíveis para transplante. Tem-se descrito maior sobrevida quando a ECMO foi indicada para pacientes mais jovens, principalmente neonatos e crianças e para aqueles cuja doença pulmonar foi causada por pneumonias virais ou bacterianas. Os pacientes em disfunção de múltiplos órgãos (DMOS) ou que foram submetidos por um tempo prolongado em ventilação pulmonar mecânica invasiva (VPMI) apresentaram pior taxa de mortalidade[26].

CONCLUSÕES

Apesar do avanço no diagnóstico precoce e das novas orientações terapêuticas para os pacientes pediátricos com SDRA, a mortalidade descrita ainda é alta.

Os estudos apresentam resultados conflitantes com relação ao melhor tratamento a ser abordado e, portanto, os consensos seguem orientações extrapoladas da população adulta ou neonatal.

O PALICC trouxe uma nova perspectiva de definição e classificação para as crianças que evoluem com SDRA, mas novos estudos devem surgir na tentativa de validar essas orientações.

REFERÊNCIAS BIBLIOGRÁFICAS

1. Pediatric Acute Lung Injury Consensus Conference Group. Pediatric Acute Respiratory Distress Syndrome: Consensus Recommendations From the Pediatric Acute Lung Injury Consensus Conference. Pediatr Crit Care Med. 2015;16(5):428-39.
2. Medina A, Modesto I Alapont V, Del Villar-Guerra P. PALICC definition of ARDS. Don't remove that brick from the wall and keep it smart and simple. Med Intensiva. 2016;40(5):311-4.
3. Bernard GR, Artigas A, Brigham KL, Carlet J, Falke K, Hudson L, et al. The American European Consensus Conference on ARDS. Definitions, mechanisms, relevant outcomes, and clinical trial coordination. Am J Respir Crit Care Med. 1994;149(3):818-24.
4. Mehta NM, Arnold JH. Mechanical ventilation in children with acute respiratory failure. Curr Opin Crit Care. 2004;10(1):7-12.
5. Khemani RG, Smith L, Lopez-Fernandez YM, Kwok J, Morzov R, Klein MJ, et al.; Pediatric Acute Respiratory Distress syndrome Incidence and Epidemiology (PARDIE) Investigators; Pediatric Acute Lung Injury and Sepsis Investigators (PALISI) Network. Paediatric acute respiratory distress syndrome incidence and epidemiology (PARDIE): an international observational study. Lancet Respir Med. 2019;7(2):115-28.
6. Barreira ER, Munoz GO, Cavalheiro PO, Suzuki AS, Degaspare NV, Shieh HH, et al.; Brazilian Pediatric Acute Respiratory Distress Syndrome Study Group. Epidemiology and outcomes of acute respiratory distress syndrome in children according to the Berlin definition: a multicenter prospective study. Crit Care Med. 2015;43(5):947-53.
7. Carvalho CRR. Ventilação mecânica na lesão pulmonar aguda (LPA)/Síndrome do desconforto respiratório agudo (SDRA). J Bras Pneumol. 2007;33(Suppl. 2): S119-27.
8. Ware LB. Pathophysiology of acute lung injury and the acute respiratory distress syndrome. Semin Respir Crit Care Med. 2006;27(4):337-49.

9. De Luca D, Piastra M, Chidini G, Tissieres P, Calderini E, Essouri S, et al.; Respiratory Section of the European Society for Pediatric Neonatal Intensive Care (ESPNIC). The use of the Berlin definition for acute respiratory distress syndrome during infancy and early childhood: multicenter evaluation and expert consensus. Intensive Care Med. 2013;39(12):2083-91.
10. Hermon M, Dotzler S, Brandt JB, Strohmaier W, Golej J. Extended use of the modified Berlin Definition based in age-related subgroup analysis in pediatric ARDS. Wien Med Wochenschr. 2019;169(3):93-8.
11. Amato MB, Barbas CV, Medeiros DM, Magaldi RB, Schettino GP, Lorenzi-Filho G, et al. Effect of a protective-ventilation strategy on mortality in the ARDS. N Engl J Med. 1998;338(6):347-54.
12. Fioretto JR,Carpi MF, Bonatto RC, Ricchetti SMQ, Moraes MA. Óxido nítrico inalatório para crianças com síndrome do desconforto respiratório agudo. RBTI. 2006;18(4):407-11.
13. Machado M. Síndrome da angústia respiratória aguda (SARA). In: Carvalho CRR, editor. Ventilação Mecânica. São Paulo: Atheneu; 2000.
14. Carvalho WB. Hipercapnia e hypoxemia permissive. In: Troster EJ, Carvalho WB, editores. Ventilação pulmonar mecânica em pediatria e neonatologia. 2. ed. São Paulo: Atheneu; 2005.
15. Yehya N, Thomas NJ. Sepsis and pediatric acute respiratory distress syndrome. J Pediatr Intensive Care. 2019;8(1):32-41.
16. Cheifetz IM. Pediatric ARDS. Respir Care. 2017;62(6):718-31.
17. Gattinoni L, Tognoni G, Pesenti A, Taccone P, Mascheroni D, Labarta V, et al. Effect of prone positioning on the survival of patients with acute respiratory failure. N Engl J Med. 2001;345(8):568-73.
18. Paiva KCA, Beppu S. Posição PRONA. J Bras Pneumol. 2005;31(4):332-40.
19. Barbas CV, de Matos GF, Pincelli MP, da Rosa Borges E, Antunes T, de Barros JM, et al. Mechanical ventilation in acute respiratory failure: recruitment and high PEEP are necessary. Curr Opin Crit Care. 2005;11(1):18-28.
20. Moran I, Zavala E, Fernández R, Blanch L, Mancebo J. Recruitment maneuvers in acute lung injury/acute respiratory distress syndrome. Eur Respir J. 2003;22:37s-42s.
21. Rimensberger PC, Beghetti M, Hanquinet S, Bemer M. First intention high frequency oscillation with early lung volume optimization improves pulmonary outcome in very low birth weight infants with respiratory distress syndrome. Pediatrics. 2000;105(6):1202-8.
22. Fioretto JR, Rebello CM. Ventilação oscilatória de alta freqüência em pediatria e neonatologia. Rev Brás Ter Intensiva. 2009;21(1):96-103.
23. Wilson DF, Thomas NJ, Markovitz BP, Bauman LA, DiCarlo JV, Pon S, et al. Effect of exogenous surfactant (calfactant) in pediatric acute lung injury. JAMA. 2005;293(4):470-6.
24. Wilson DF, Zaritsky A, Bauman LA, Dockery K, James RL, Conrad D, et al. Instillation of calf lung surfactant extract (calfactant) is beneficial in pediatric acute hypoxemic respiratory failure. Members of the Mid-Atlantic Pediatric Critical Care Nerwork. Crit Care Med. 1999;27(1):188-95.
25. Gattinoni L, Cressoni M, Brazzi L. Fluids in ARDS: from onset through recovery. Curr Opin Crit Care. 2014;20(4):373-7.
26. Nehra D, Goldstein AM, Doody DP, Ryan DP, Chang Y, Masiakos PT. Extracorporeal membrane oxygenation for nonneonatal acute respiratory failure. Arch Surg. 2009;144(5):427-32.

14 Bronquiolite aguda e asma grave

Rayssa Zago de Gouveia Arcoverde
Ricardo Silveira Yamaguchi

APÓS LER ESTE CAPÍTULO, VOCÊ ESTARÁ APTO A:
• Reconhecer os pacientes com risco de bronquiolite grave.
• Avaliar indicações de internação para pacientes com bronquiolite.
• Tratar de forma adequada o paciente internado por bronquiolite.
• Reconhecer os sinais de gravidade da crise asmática.
• Identificar pacientes com risco de crise asmática grave.
• Tratar de forma adequada o paciente internado com crise asmática grave.

BRONQUIOLITE AGUDA

Introdução

A bronquiolite é uma síndrome clínica secundária à infecção viral que acomete as vias aéreas inferiores do trato respiratório, sendo uma das doenças mais prevalentes na pediatria, principalmente em crianças com menos de 2 anos de vida[1-3]. Nos Estados Unidos estima-se que aproximadamente 20% das crianças apresentam um episódio de bronquiolite no 1º ano de vida, sendo que 2 a 3% de todas as crianças com menos de 12 meses são hospitalizadas com essa doença[3]. No mundo, no ano de 2005, estima-se que o número de casos de bronquiolite em crianças com menos de 5 anos, apenas pelo vírus sincicial respiratório (VSR), ficou em torno de 33,8 milhões. Desses casos, aproximadamente 3,4 milhões necessitaram internação e o número de óbitos pode ter chegado a 199 mil, sendo que 99% ocorreram em países em desenvolvimento, como o Brasil[4].

Epidemiologia

A bronquiolite acomete principalmente crianças com idade inferior a 2 anos e apresenta um padrão sazonal, com a maioria dos casos ocorrendo nos meses de outono e inverno. O principal agente etiológico associado à bronquiolite em crianças com menos de 1 ano de idade é o VSR[2,5].

Estima-se que a taxa global de internação dos casos de bronquiolite em crianças com menos de 5 anos esteja em torno de 4,4 internações para cada 1.000 casos, sendo mais alta em lactentes com menos de 6 meses (20 internações para cada 1.000 casos) e em prematuros com menos de 1 ano (63,9 internações para cada 1.000 casos)[6].

Os principais fatores de risco para doença grave são[3]:

- Prematuridade (< 35 semanas).
- Baixo peso ao nascimento.
- Idade menor que 3 meses.
- Doença pulmonar crônica, principalmente displasia broncopulmonar.
- Malformações congênitas de vias aéreas.
- Cardiopatias congênitas.
- Imunodeficiência.
- Síndrome de Down[7].

A mortalidade por bronquiolite é muito variável, os principais fatores a afetarem a mortalidade são o nível de desenvolvimento do país, a idade do paciente e a presença de fatores de risco. Mundialmente a mortalidade estimada da bronquiolite fica em torno de 2,3% em neonatos, 6,7% em crianças no 1º ano de vida e 1,6% em crianças entre 1 e 5 anos[8].

Patogênese

Após o contato com o vírus, tem início a replicação viral na nasofaringe, com posterior infecção do epitélio do trato respiratório até o acometimento dos pequenos bronquíolos, estendendo-se até os pneumócitos tipos 1 e 2, provavelmente por contaminação célula a célula ou aspiração de secreção. Essa infecção leva ao aumento na produção de secreção, edema celular e necrose do epitélio, com consequente obstrução de vias aéreas, aprisionamento de ar e aumento da resistência das vias aéreas. A resposta imune à infecção viral, especialmente pela liberação de citocinas, parece ter um papel importante tanto na patogênese quanto na gravidade da bronquiolite[3].

Manifestações Clínicas

Bronquiolite é uma síndrome clínica que acomete principalmente crianças com menos de 2 anos de idade, caracterizada por febre, tosse e desconforto respiratório (taquipneia, utilização de musculatura respiratória acessória, chiado e estertores). Essa tríade geralmente é precedida por um quadro clínico de infecção de vias aéreas superiores, com coriza e obstrução nasal no período de 1 a 3 dias do início do desconforto e da sibilância[2]. Trata-se de doença autolimitada, mas a duração é muito variável e depende principalmente da idade do paciente, da gravidade, da presença de fatores de risco e do agente causal. A evolução mais típica da bronquiolite não complicada tem início com sintomas de infecção de vias aéreas superiores seguido, após 2 a 3 dias, de dispneia e sibilos com piora progressiva, atingindo pico de piora em torno do 5º dia da doença, com melhora gradual. A maioria das crianças com doença ambulatorial costuma ter recuperação total do quadro em até 28 dias, já crianças que necessitarem de internação podem ter uma recuperação mais lenta[2].

Complicações

- Desidratação – pacientes com bronquiolite apresentam maior perda insensível secundária à taquipneia e à febre e podem apresentar dificuldade de manter a ingesta de dieta em razão do desconforto respiratório[9].
- Apneia – prematuros e lactentes com menos de 2 meses de vida têm maior risco de evoluir com essa complicação, independentemente do agente causador[10].
- Insuficiência respiratória – a necessidade de internação em unidade de terapia intensiva (UTI) pode chegar a 16% das crianças que necessitam de hospitalização por bronquiolite, principalmente os que apresentam algum fator de risco para doença grave[11].
- Infecção bacteriana secundária – com exceção da otite média aguda, a infecção bacteriana secundária não é uma complicação comum. A incidência de complicação infecciosa é maior para pacientes com doenças graves que necessitam de internação em UTI[12].

Diagnóstico

O diagnóstico da bronquiolite é clínico, baseado na história clínica de infecção de vias aéreas superiores, seguido por taquidispneia, tosse e sibilância. Exames radiológicos e laboratoriais não são necessários para o diagnóstico e não devem ser solicitados de rotina, podem ser necessários na suspeita de complicações da bronquiolite, como infecção bacteriana secundária, em pacientes com doença cardiopulmonar prévia ou em doentes que necessitem de investigação de possível diagnóstico diferencial[2,3].

A utilização de testes para identificação da etiologia viral não é recomendada de rotina por não alterar o tratamento, ter custo elevado e não ser necessária para o diagnóstico. Nos casos em que os testes possivelmente tenham impacto em decisão terapêutica (p. ex., suspensão de antibioticoterapia ou terapia anti-influenza), eles podem ser utilizados[1,2,13].

Tão importante quanto o diagnóstico é a avaliação da gravidade da doença. Nessa deve-se identificar fatores de risco para doença grave anteriormente mencionados, assim como avaliação clínica criteriosa da taquidispneia, saturação de oxigênio, apneia ou sinais de insuficiência respiratória. Está indicada internação caso o paciente apresente dificuldade de alimentar-se, desconforto respiratório moderado e grave, saturação de oxigênio em ar ambiente abaixo de 92%, taquipneia com frequência respiratória acima de 70 irpm e cianose. Internação em UTI pode ser necessária para os casos com maior gravidade com necessidade de suporte ventilatório invasivo ou não invasivo[1,13].

Os principais diagnósticos diferenciais são[2]:

- Sibilante recorrente – geralmente apresentam história de episódios recorrentes de sibilância associados à história familiar de asma e/ou atopia. Diagnóstico difícil de ser feito no primeiro episódio de sibilância.
- Pneumonia bacteriana – história clínica pode ser semelhante, porém geralmente a febre é mais elevada e o estado geral pode estar mais acometido. Exame radiológico e laboratorial são necessários na diferenciação.
- Doença pulmonar crônica – deve ser suspeitada em pacientes com episódios recorrentes que apresentem baixo ganho ponderal e infecções respiratórias recorrentes.
- Aspiração de corpo estranho – quadro geralmente de início agudo, pode haver história de engasgo no início do quadro. Na ausculta, a sibilância pode estar restrita a uma área do pulmão, com redução na entrada de ar. Radiografia de tórax pode auxiliar no diagnóstico.
- Descompensação de cardiopatia congênita.
- Anel vascular – a clínica de estridor é mais frequente, porém sibilância recorrente pode estar presente nessa doença.

Tratamento

Neste capítulo, o foco será o tratamento da bronquiolite no paciente internado, conforme os critérios de internação que seguem:

- Paciente toxemiado, letargia.
- Dificuldade de alimentação ou desidratação.

- Desconforto respiratório moderado/intenso – batimento de asa de nariz, tiragens intercostal, de fúrcula e subdiafragmática, frequência respiratória > 70 irpm, cianose.
- Apneia.
- $SatO_2$ < 72%.
- Pais sem condições de cuidar da criança em casa.

O tratamento do paciente com bronquiolite que preencheu algum critério de internação é basicamente de suporte, com hidratação e suporte respiratório conforme a necessidade. Além disso deve-se instituir precaução de contato para evitar transmissão cruzada do vírus no ambiente hospitalar.

Hidratação

Crianças com bronquiolite podem ter dificuldade de manter-se hidratadas, pois apresentam maior necessidade de ingesta hídrica, pela maior perda pela febre e taquipneia, e menor ingesta, pela dificuldade de alimentar-se em razão do desconforto respiratório.

Nos pacientes que toleram dieta enteral, pode-se tentar ofertar dieta via oral em alíquotas menores com intervalo reduzido entre as dietas, ou, a depender do desconforto respiratório, pode-se optar pela passagem de sonda enteral para infundir a dieta. Pacientes com desconforto respiratório moderado ou grave podem necessitar de hidratação endovenosa exclusiva até melhora dos sintomas, lembrando que a via enteral sempre deve ser a primeira opção quando possível. É muito importante a avaliação contínua da hidratação desses pacientes para evitar tanto a desidratação quanto a sobrecarga hídrica, que podem piorar o desconforto respiratório por congestão pulmonar[1-3,13].

Broncodilatador

A terapia com broncodilatador não é indicada de rotina no tratamento do paciente com diagnóstico de bronquiolite. Nenhum benefício foi demonstrado com essa terapêutica[1-3,13].

Inalação com epinefrina, assim como outros broncodilatadores, não é indicada no tratamento da bronquiolite[1-3,13].

Inalação com solução salina hipertônica

Não há indicação para utilização de inalação de solução salina hipertônica 3% para pacientes com bronquiolite no pronto-socorro, não há evidências de redução na taxa de internação. Para internados os resultados dessa terapêutica são inconsistentes, porém pode ser utilizada principalmente para pacientes com tempo de internação maior que 72 horas[2,3,13].

Corticosteroides sistêmicos

O uso de glicocorticoide sistêmico não é indicado no tratamento do paciente com bronquiolite[1-3,13].

Antibioticoterapia

Antibioticoterapia não deve ser instituída de rotina a menos que haja forte suspeita de infecção bacteriana secundária ou infecção bacteriana confirmada. O risco de coinfecção bacteriana é baixo nos pacientes com bronquiolite[2,3,13].

Suporte respiratório

- Oxigenoterapia: o limite tolerável da saturação de oxigênio a partir do qual está indicada o início da oxigenoterapia varia muito na literatura, mas a maioria dos estudos indica a suplementação de oxigênio apenas com saturação abaixo de 90 a 92%[1-3,13].
- Fisioterapia respiratória: fisioterapia respiratória com manobras de reexpansão pulmonar não mostra benefício e aumenta o risco de eventos adversos na bronquiolite, com isso não deve ser indicada de rotina nesses pacientes. Aspiração superficial das narinas, associada à lavagem nasal com solução fisiológica, pode levar à melhora do desconforto respiratório e facilitar a alimentação, devendo ser realizada nos pacientes que apresentem desconforto respiratório moderado a grave. Porém, a aspiração profunda não mostra benefícios e está associada ao aumento do tempo de internação, não devendo ser realizada de rotina[2,3,13,14].
- Suporte ventilatório não invasivo: nos pacientes que apresentam desconforto respiratório moderado ou grave, sem melhora com as medidas iniciais adotadas, o suporte ventilatório não invasivo está indicado com o objetivo de tentar evitar a entubação orotraqueal. Pode ser feito de duas formas: CPAP (*continuous positive airway pressure*) ou CNAF (cateter nasal de alto fluxo). Ambas podem auxiliar com a redução do trabalho respiratório e melhorar as trocas gasosas. As evidências para a escolha da terapia inicial a ser adotada são fracas, sendo uma vantagem descrita do CNAF a possibilidade de ser utilizado fora do ambiente de terapia intensiva, evitando uma internação em UTI[1,2,15,16].
- Suporte ventilatório invasivo: nos pacientes que apresentam piora progressiva do desconforto respiratório e/ou hipoxemia mantida apesar da suplementação de oxigênio e suporte ventilatório não invasivo deve-se avaliar a necessidade de entubação orotraqueal para iniciar suporte ventilatório invasivo. Outra indicação de suporte ventilatório invasivo é a presença de episódios repetidos de apneia.

Conclusões

A bronquiolite é uma importante causa de internação em UTI pediátrica, principalmente em crianças com menos de 1 ano. O diagnóstico é clínico, e a avaliação de fatores de risco para doença grave, assim como a avaliação clínica de sinais de desconforto respiratório, são essenciais. O tratamento dessa doença é basicamente terapia de suporte, com hidratação e suporte ventilatório conforme a necessidade. Deve-se evitar o tratamento com terapêuticas não recomendadas para pacientes internados com bronquiolite.

ASMA GRAVE

Introdução

Asma é definida como uma inflamação crônica e recorrente das vias respiratórias, resultando em hiper-responsividade da via aérea, aumento da produção de muco e obstrução ao fluxo de ar[17]. Esta obstrução ao fluxo varia em gravidade desde insuficiência respiratória até falência. É a principal causa de hospitalização de criança nos Estados Unidos, e é responsável por aproximadamente 500 mil admissões em unidades de terapia intensiva pediátricas (UTIP)[18].

A prevalência da asma infantil na América Latina é muito variável (4 a 30%), mas está acima de 10% em praticamente todos os países[19-22]. No entanto, há poucos dados sobre o impacto da asma em países em desenvolvimento. A mortalidade da asma no Brasil ainda é alta, aproximadamente 5 pessoas morrem em decorrência dela diariamente[23].

Fisiopatologia

A obstrução grave da via aérea resultante da inflamação, broncoconstrição e excesso na produção de muco são os principais responsáveis pelas anormalidades na troca gasosa e sintomatologia de crianças em mal asmático. O importante aumento da resistência na via aérea leva ao aumento substancial do trabalho respiratório (com redução importante do volume expiratório forçado em 1 segundo [VEF1])[24,25]. Com a progressão da obstrução ao fluxo, a expiração passa a ser ativa e não mais passiva. A inspiração frequentemente ocorre antes de terminar a expiração anterior, ocasionando aprisionamento de ar e hiperinsuflação pulmonar[26]. Esse mecanismo leva ao fenômeno dinâmico conhecido como auto-PEEP (nas crianças ventiladas) e PEEP intrínseco naquelas em respiração espontânea[27]. A hiperinsuflação dinâmica tem diversos efeitos colaterais nos sistemas respiratório e cardiovascular. Essa pode resultar em fechamento prematuro das vias respiratórias, aumentando assim a resistência e piorando a troca gasosa, desta forma, aumentando o trabalho respiratório e o espaço morto fisiológico, resultando em um distúrbio de ventilação-perfusão. Com a progressão da hiperinsuflação, os pacientes apresentam maior risco de pneumotórax.

Em relação à interação cardiopulmonar, há o aumento da pós-carga do ventrículo direito por mecanismos multifatoriais, como hiperinsuflação (aumento da resistência vascular pulmonar), vasoconstrição pulmonar por hipóxia e acidose. Durante a expiração, o aumento da pressão intratorácica secundária à hiperinsuflação dinâmica impede o retorno venoso sistêmico, piorando a pré-carga do ventrículo esquerdo. Durante a inspiração, a alta pressão negativa intratorácica necessária para superar a resistência das vias aéreas, aumenta a pós-carga do ventrículo esquerdo[28]. Essas mudanças são detectadas clinicamente com o aumento no pulso paradoxal.

Manifestações Clínicas

A avaliação clínica inicial da criança em mal asmático deve focar os principais sistemas e fornecer pistas importantes para a potencial progressão para a insuficiência respiratória. Uma avaliação rápida do estado neurológico da criança pode demonstrar sinais precoces de hipóxia, que podem incluir inquietação, irritabilidade, confusão, ansiedade e incapacidade de reconhecer os pais. Além disso, a criança com falência respiratória iminente frequentemente prefere uma posição sentada ou tripé, um esforço inconsciente para maximizar a excursão diafragmática[29]. Embora a taquipneia seja a resposta compensatória usual à hipóxia, a bradipneia no contexto do estado de mal asmático é um achado de maior gravidade. Gemência, batimento de asa nasal, retrações e uso dos músculos acessórios da respiração estão frequentemente presentes.

A descoordenação, como a respiração paradoxal, é frequentemente um prenúncio da insuficiência respiratória iminente. A criança mais velha pode ser capaz de comunicar as queixas de dispneia, mas se a obstrução das vias aéreas for grave a criança falará apenas em frases curtas ou mesmo em palavras isoladas.

A taquicardia é a resposta fisiológica usual no estado de mal asmático, que pode resultar na combinação de fatores, incluindo ansiedade, acidose, febre (se houver) e hipóxia. O pulso paradoxal está frequentemente presente na obstrução grave das vias aéreas e representa uma medida prognóstica útil do comprometimento respiratório.

A oximetria de pulso fornece determinação rápida da saturação arterial de oxigênio. A SaO_2 pode ser útil para diferenciar os pacientes que provavelmente melhoram com a terapia *versus* aqueles que provavelmente evoluem para insuficiência respiratória[30]. O grau de hipoxemia correlaciona-se significativamente com o grau de obstrução das vias aéreas, conforme determinado pelo VEF1[31].

A hipoxemia é de origem multifatorial, incluindo distúrbio da ventilação-perfusão, hipoventilação e hipercarbia. A hipoxemia grave, no entanto, é relativamente incomum em crianças com estado asmático. Portanto, se significativa deve alertar o médico a procurar alguma causa subjacente adicional, como atelectasia difusa secundária à obstrução por *plug* mucoso, pneumonia ou pneumotórax[32].

Embora a gasometria arterial não seja preditiva do desfecho, ela pode ser útil na avaliação inicial de crianças em mal asmático na UTIP. No entanto, análises seriadas são mais úteis para acompanhar a resposta ao tratamento em comparação com uma única medida. Enquanto a $PaCO_2$ inicial pode estar ligeiramente abaixo do normal, o aumento progressivo é considerado um sinal de alerta precoce de obstrução grave das vias aéreas e insuficiência respiratória iminente.

A acidose metabólica é frequente. A maioria dos estudos sugere que a acidose metabólica relatada nesses pacientes seja secundária ao acúmulo de ácido láctico, pelo aumento do trabalho dos músculos respiratórios. Fatores adicionais incluem hipóxia tecidual secundária ao desequilíbrio da oferta e demanda de oxigênio nos músculos respiratórios, desidratação (tanto pela ingestão oral deficiente quanto pelo aumento de perdas insensíveis), distúrbio ventilação-perfusão e redução do débito cardíaco associado à hiperinsuflação. Alternativamente, a estimulação dos receptores beta-adrenérgicos pelas catecolaminas endógenas e pelos beta-agonistas resulta no aumento da glicólise e da lipólise, levando potencialmente ao excesso de acidemia láctica pela utilização excessiva de substrato[33].

Assim, deve-se avaliar a gravidade da exacerbação e a presença de fatores de risco ao admitir um paciente na UTI com crise de asma. Para avaliação da gravidade há diversas tabelas e escores para estratificar a gravidade da crise asmática. Na Tabela 14.1, segue uma das mais comumente utilizadas (retirada da IV Diretrizes Brasileiras para o Manejo da Asma)[34].

TABELA 14.1 Avaliação da gravidade da crise asmática

Achado*	Muito grave	Grave	Moderada/leve
Gerais	Cianose, sudorese, exaustão	Sem alteração	Sem alteração
Estado mental	Agitação, confusão, sonolência	Normal	Normal
Dispneia	Grave	Moderada	Ausente/leve
Fala	Frases curtas/monossilábicas Lactente: maior dificuldade alimentar	Frases incompletas/parciais Lactente: choro curto, dificuldade de alimentar	Frases completas
Musculatura acessória	Retrações acentuadas ou em declínio (exaustão)	Retrações subcostais e/ou esternoclidomastóidicas acentuadas	Retração intercostal leve ou ausente
Sibilos	Ausentes com MV localizados ou difusos	Localizados ou difusos	Ausentes com MV normal/localizados ou difusos
FR (irpm)**	Aumentada	Aumentada	Normal ou aumentada
FC (bpm)	> 140 ou bradicardia	> 110	≤ 110
PFE (% melhora ou previsto)	< 30%	30-50%	> 50%
$SatO_2$ (ar ambiente)	< 90%	91-95%	> 95%
PaO_2 (ar ambiente)	< 60 mmHg	Ao redor de 60 mmHg	Normal
$PaCO_2$ (ar ambiente)	> 45 mmHg	< 40 mmHg	< 40 mmHg

* A presença de vários parâmetros, mas não necessariamente todos, indica a classificação geral da crise.
** FR em crianças normais: < 2 meses - < 60/min; 2-11 meses - < 50/min; 1-5 anos - < 40/min; 6-8 anos - < 30/min; > 8 anos = adulto.
MV: murmúrio vesicular; FR: frequência respiratória; FC: frequência cardíaca; PFE: pico de fluxo expiratório; $SatO_2$: saturação de oxigênio no sangue arterial; PaO_2: pressão parcial de oxigênio no sangue arterial; $PaCO_2$: pressão parcial de gás carbônico no sangue arterial.

Entre os fatores de risco há as crianças com história pregressa de[35]:

- Internações em UTI, ventilação mecânica ou rápida deterioração respiratória.
- Convulsão ou síncope durante crise.
- Exacerbação precipitada por alimentos.
- Uso de mais de 2 unidades de beta-2-agonista ao mês.
- Baixa adesão ao tratamento.
- Paciente ou familiar que não compreende ou não aceita a gravidade da doença.
- Depressão ou outros distúrbios psiquiátricos.

Lembrando que estas não são indicações para admissão na UTI.

Manejo na Unidade de Terapia Intensiva

Crianças com asma grave sem melhora com as medidas iniciais realizadas nos setores de emergência devem ser admitidas na UTIP. O objetivo do tratamento é assegurar a oxigenação adequada dos tecidos e a ventilação, além de reduzir o trabalho respiratório.

O manejo dessas crianças implica a administração de glicocorticoides, terapia agressiva com broncodilatador e monitoração[36]. A ventilação mecânica é reservada para pacientes que progridem para falência respiratória apesar da otimização da terapêutica medicamentosa. A ventilação dessas crianças é sempre um desafio pela obstrução ao fluxo e a dificuldade da expiração. Com o cuidado de que a manipulação traqueal frequentemente piora a exacerbação da asma, piorando o cenário atual. De maneira geral, 12% dos pacientes entubados por estado de mal asmático têm complicações durante a hospitalização, e 4% morrem[37].

A melhor maneira de evitar a entubação é escalonar rapidamente as terapias pré-entubação nos pacientes com evolução do quadro (piora do esforço respiratório ou hipercapnia).

Terapias pré-entubação

Consistem em suplementação de oxigênio, glicocorticoides, broncodilatadores, inalação com anticolinérgicos e sulfato de magnésio sistêmico.

Pode-se ainda evitar a entubação ao acoplar os pacientes, que apresentam fadiga da musculatura respiratória, à ventilação não invasiva (VNI) para reduzir o esforço respiratório, enquanto aguarda a resposta às medicações instituídas. Nesse momento, avaliar se é possível manter broncodilatadores inalatórios ou se deve ser iniciado broncodilatador intravenoso.

Se o paciente não recebeu inalação com ipratrópio e sulfato de magnésio no setor de emergência deve-se realizar neste momento.

- Sulfato de magnésio: esta medicação é normalmente realizada no setor de emergência, pois reduz o risco de internação. Não há estudo que comprove o benefício para os pacientes internados, porém não foi estudada a população de UTIP. Se não foi administrado previamente pode ser realizado à entrada na UTI. Dose: 25 a 75 mg/kg endovenoso, máximo 2 g, em 20 a 30 minutos. Monitorar hipotensão, se ocorrer, pausar a infusão e realizar expansão volêmica e após retornar com velocidade de infusão reduzida[38].
- Glicocorticoides: normalmente realizado por via endovenosa nos pacientes admitidos na UTI. Como opção e de fácil acesso há a metilprednisolona, que deve ser prescrita com dose de ataque de 2 mg/kg, seguida de manutenção 0,5 a 1 mg/kg/dose, a cada 6 horas; com dose máxima de 60 mg/dia[39].
- Broncodilatadores: a terapia inicial é comumente com salbutamol inalatório na seguinte dose: 1 *spray*/2 a 3 kg. Inicialmente a cada 20 minutos por 3 vezes e depois manter a cada 1 ou 4 horas. Dose máxima 8 puffs/dose. O salbutamol nebulizado pode ser usado continuamente. Embora os nebulizadores permitam a administração concomitante de oxigênio suplementar, alguns estudos sugerem que cerca de 90% da droga é perdida para a atmosfera, dando preferência aos inaladores dosimetrados com espaçador e máscara (para as crianças pequenas)[40]. A nebulização contínua fornece estimulação sustentada dos receptores beta-adrenérgicos nas vias aéreas, prevenindo assim o broncoespasmo de rebote que pode ocorrer com a nebulização intermitente. Além disso, a nebulização contínua pode melhorar a broncodilatação progressiva, facilitando a chegada do fármaco às vias aéreas distais. A absorção sistêmica resultante da nebulização contínua pode ser responsável por uma parte dos efeitos broncodilatadores[41]. Lembrar e monitorar os efeitos colaterais como câimbras, hipocalemia e hiperglicemia. Na falha das medicações inalatórias pela dificuldade de a medicação atingir o sítio de ação, pelo broncoespasmo ou acúmulo de secreção, deve ser instituído o beta-2-agonista parenteral.
- Broncodilatador endovenoso: uma opção é a terbutalina. Realizar bolo de 10 mcg/kg em 10 minutos, seguido de infusão contínua na dose de 0,1 a 10 mcg/kg/minuto. A infusão pode ser aumentada de 0,1 a 1 mcg/kg/minuto a cada 30 minutos, dependendo do desconforto respiratório, da frequência cardíaca, da aeração e da resposta clínica. Ao iniciar terbutalina deve-se suspender o beta-2 inalatório contínuo. A infusão de terbutalina causa taquicardia e pode estar associada à hipotensão, hiperglicemia, hipocalemia e arritmias, deve-se, portanto, monitorar essas alterações[42].

Suporte ventilatório não invasivo

A VNI e o cateter nasal de alto fluxo vem sendo mais utilizado nas diversas formas de insuficiência respiratória, incluindo asma grave. Por meio dos mecanismos já citados ocorre o aprisionamento aéreo e a hiperinsuflação dinâmica (auto-PEEP), e o paciente necessita realizar maior esforço inspiratório para gerar maior pressão negativa. A VNI auxilia mantendo abertas as áreas colapsadas ou estreitas, facilitando a expiração. A pressão positiva reduz o trabalho respiratório auxiliando os músculos respiratórios e melhoram a oxigenação por aumentar a pressão média das vias aéreas. Embora o grande benefício seja evitar a entubação, a VNI pediátrica é desafiadora pela necessidade de interfaces adequadas ao tamanho e à característica da criança, além da intolerância de algumas ao dispositivo. O mais utilizado é a *full-face*. Esses pacientes devem estar acordados, cooperativos, com via aérea patente e ter respiração espontânea. Pode ser necessária sedação leve, a depender da idade e da característica do paciente.

O uso da VNI em crianças com estado de mal asmático leva à redução da $PaCO_2$ e frequência respiratória com concomitante aumento do pH e PaO_2. Essas alterações são vistas dentro das primeiras horas de terapia e são sustentadas, com potencial melhora durante a manutenção. Esses pacientes devem ser constantemente avaliados para complicações, evolução da insuficiência respiratória ou a não melhora.

As complicações ao método são raras, mas incluem síndrome de escape de ar, como pneumotórax, pneumomediastino e enfisema de subcutâneo.

O cateter nasal de alto fluxo, definido como um fluxo de gás aquecido e umidificado, ofertado através de uma cânula nasal, na qual o fluxo excede a demanda inspiratória do paciente. Além de prover pressão positiva baixa, outro benefício é a lavagem contínua do espaço morto. Apesar de não ofertar o mesmo nível de pressão da VNI este é mais bem tolerado por crianças, pela interface ser mais confortável. Há poucos estudos com esta população específica, porém é seguro e aplicável durante a exacerbação asmática, com baixa taxa de falha ao método e complicações como pneumotórax[43].

Terapias alternativas

- Adrenalina: a adrenalina subcutânea foi usada por décadas para o tratamento do estado asmático e já foi considerada o tratamento padrão[44]. No entanto, caiu em desuso nos últimos anos, em grande parte pela ampla disponibilidade, facilidade de administração (aerossol indolor *versus* injeção dolorosa intramuscular) e eficácia dos agonistas beta-adrenérgicos como o salbutamol[45]. A administração IM de adrenalina (0,01 mg/kg ou 0,01 mL/kg de concentração 1:1.000 ou 1 mg/mL, dose máxima 0,3 a 0,5 mL) pode ser considerada para crianças que apresentam rápida deterioração apesar do uso de beta-2-agonistas inalatórios e nas que são incapazes de cooperar com a terapia inalatória (por ansiedade, alteração do nível de consciência ou apneia). A adrenalina IM pode ser administrada a cada 20 minutos, por 3 doses. A obstrução grave ao fluxo de ar pode ser aliviada a um grau suficiente para permitir a entrega adequada de agonistas beta-adrenérgicos em aerossol nas vias aéreas distais, possibilitando que esses agentes entrem em vigor.

- Heliox: a sibilância audível na asma é causada pelo fluxo turbulento nas pequenas vias aéreas, o que representa alta resistência. Durante o fluxo turbulento, gases de menores densidade têm menor resistência ao fluxo[46]. Heliox é a mistura gasosa de oxigênio (20 a 30%) e hélio (80 a 70%). Essa mistura resulta em um fluxo laminar, com menor viscosidade, o que facilita a respiração durante o turbilhonamento. O efeito dessa terapia é praticamente instantâneo, pois o nitrogênio deve ser lavado das vias aéreas dentro de algumas respirações. Como o peso do O_2 é semelhante ao do nitrogênio, o benefício da mistura reduz conforme a elevação da FiO_2. Porém não se sabe ao certo a partir de qual FiO_2 o benefício clínico é perdido. As evidências científicas são incertas em relação ao heliox, porém como não apresenta efeitos colaterais importantes é sugerido iniciar nos pacientes em insuficiência respiratória e avaliar a resposta precocemente, se não apresentar resposta deve ser suspensa a terapia.
- Cetamina: agente anestésico dissociativo que causa broncodilatação secundária a uma combinação de fatores, incluindo a liberação de catecolaminas endógenas induzida por drogas, inibição do tônus vagal e relaxamento muscular direto[47]. Por essas razões, é o agente de indução de escolha para a entubação traqueal de crianças com asma. Há controvérsias em torno do uso para pacientes não entubados pela propensão a aumentar as secreções pulmonares, causar ocasionalmente laringoespasmo e induzir alucinações. A cetamina deve ser usada apenas em ambiente monitorado.
- ECMO: quando não se consegue atingir os alvos clínicos com a ventilação invasiva, um suporte com a membrana de oxigenação extracorpórea pode ser usado para prover uma adequada troca gasosa. Pelos riscos associados, como sangramento e insulto neurológico, este método é reservado para as terapias de resgate na falência respiratória refratária[48]. Como a ventilação mecânica, a ECMO não cura ou reverte o processo de doença existente, mas permite que reduza os parâmetros ventilatórios e deixe o pulmão "descansar". Como o estado de mal asmático é uma doença autolimitada e de curta duração, conceitualmente é uma das doenças ideais para o suporte com ECMO. Mostra-se também benéfica aos pacientes asmáticos com complicações da ventilação mecânica, como lesão pulmonar, incluindo síndromes de escape de ar.

Conclusões

O estado de mal asmático é um dos diagnósticos de admissão mais comuns na UTIP. Embora os estudos sugiram que a prevalência geral de asma em crianças tenha se estabilizado nos últimos anos, esses mesmos estudos sugerem que a gravidade da asma está aumentando. Recomenda-se abordagem gradual, porém agressiva, para o tratamento desses pacientes.

REFERÊNCIAS BIBLIOGRÁFICAS

1. Kou M, Hwang V, Ramkellawan N. Bronchiolitis. Emerg Med Clin North Am. 2018;36(2):275-86.
2. Florin TA, Plint AC, Zorc JJ. Viral bronchiolitis. Lancet. 2017;389(10065):211-24.
3. Meissner HC. Viral Bronchiolitis in children. N Engl J Med. 2016;374(1):62-72.
4. Nair H, Nokes DJ, Gessner BD, Dherani M, Madhi SA, Singleton RJ, et al. Global burden of acute lower respiratory infections due to respiratory syncytial virus in young children: a systematic review and meta-analysis. Lancet. 2010;375(9725):1545-55.
5. Hall CB, Weinberg GA, Iwane MK, Blumkin AK, Edwards KM, Staat MA, et al. The Burden of respiratory syncytial virus infection in young children. N Engl J Med. 2009;360(6):588-98.
6. Stein RT, Bont LJ, Zar H, Polack FP, Park C, Claxton A, et al. Respiratory syncytial virus hospitalization and mortality: systematic review and meta-analysis: incidence of RSV hospitalization and mortality. Pediatr Pulmonol. 2017;52(4):556-569.
7. Beckhaus AA, Castro-Rodriguez JA. Down syndrome and the risk of severe RSV infection: a meta-analysis. Pediatrics. 2018;142(3). pii: e20180225.
8. Shi T, McAllister DA, O'Brien KL, Simoes EAF, Madhi SA, Gessner BD, et al.; RSV Global Epidemiology Network. Global, regional, and national disease burden estimates of acute lower respiratory infections due to respiratory syncytial virus in young children in 2015: a systematic review and modelling study. Lancet. 2017;390(10098):946-58.
9. Willson DF, Landrigan CP, Horn SD, Smout RJ. Complications in infants hospitalized for bronchiolitis or respiratory syncytial virus pneumonia. J Pediatr. 2003;143(5 Suppl):S142-9.
10. Schroeder AR, Mansbach JM, Stevenson M, Macias CG, Fisher ES, Barcega B, et al. Apnea in children hospitalized with bronchiolitis. Pediatrics. 2013;132(5):e1194-201.
11. Wang EEL, Law BJ, Stephens D. Pediatric Investigators Collaborative Network on Infections in Canada (PICNIC) prospective study of risk factors and outcomes in patients hospitalized with respiratory syncytial viral lower respiratory tract infection. J Pediatr. 1995;126(2):212-9.
12. Ralston S. Occult serious bacterial infection in infants younger than 60 to 90 days with bronchiolitis: a systematic review. Arch Pediatr Adolesc Med. 2011;165(10):951-6.
13. Ralston SL, Lieberthal AS, Meissner HC, Alverson BK, Baley JE, Gadomski AM, et al.; American Academy of Pediatrics. Clinical practice guideline: the diagnosis, management, and prevention of bronchiolitis. Pediatrics. 2014;134(5):e1474-502.
14. Roqué I, Figuls M, Giné-Garriga M, Granados Rugeles C, Perrotta C, Vilaró J. Chest physiotherapy for acute bronchiolitis in paediatric patients between 0 and 24 months old. Cochrane Database Syst Rev. 2016 Feb 1;2:CD004873.
15. Clayton JA, McKee B, Slain KN, Rotta AT, Shein SL. Outcomes of children with bronchiolitis treated with high-flow nasal cannula or noninvasive positive pressure ventilation. Pediatr Crit Care Med. 2019;20(2):128-35.
16. Franklin D, Babl FE, Schlapbach LJ, Oakley E, Craig S, Neutze J, et al. A randomized trial of high-flow oxygen therapy in infants with bronchiolitis. N Engl J Med. 2018;378(12):1121-31.
17. National Heart Lung, and Blood Institute, National Asthma Education Program. Expert panel report 3: guidelines for the diagnosis and management of asthma. Washington, DC; 2007.
18. Mannino DM, Homa DM, Akinbami LJ, Moorman JE, Gwynn C, Redd SC. Surveillance for asthma – United States, 1980-1999. MMWR Surveill Summ. 2002;51(1):1-13.
19. Solé D, Rosário Filho NA, Sarinho ES, Camelo-Nunes IC, Barreto BA, Medeiros ML, et al. Prevalence of asthma and allergic diseases in adolescents: nine-year follow-up study (2003-2012). J Pediatr (Rio J). 2015;91(1):30-5.
20. Kuschnir FC, Gurgel RQ, Solé D, Costa E, Felix MM, de Oliveira CL, et al. ERICA: prevalence of asthma in Brazilian adolescents. Rev Saude Publica. 2016;50(Suppl 1):13s.

21. Mancilla-Hernández EM, González-Solórzano EV, Medina-Ávalos MÁ, Barnica-Alvarado RH. Prevalence of asthma and its symptoms in schoolchildren from Cuernavaca, Morelos, Mexico. Rev Alerg Mex. 2016;63(4):351-7.
22. Mallol J, Crane J, von Mutius E, Odhiambo J, Keil U, Stewart A, et al. The International Study of Asthma and Allergies in Childhood (ISAAC) Phase Three: a global synthesis. Allergol Immunopathol (Madr).2013;41(2):73-85.
23. Cardoso TA, Roncada C, Silva ER, Pinto LA, Jones MH, Stein RT, Pitrez PM. Impacto da asma no Brasil: análise longitudinal de dados extraídos de um banco de dados governamental brasileiro. J Bras Pneumol. 2017;43(3):163-8.
24. Respiratory mechanics in infants: physiologic evaluation in health and disease. Am Rev Respir Dis. 1993;147(2):474-96.
25. Ducharme FM, Davis GM. Measurement of respiratory resistance in the emergency department: feasibility in young children with acute asthma. Chest. 1997;111(6):1519-25.
26. Cormier Y, Lecours R, Legris C. Mechanisms of hyperinflation in asthma. Eur Respir J. 1990;3(6):619-24.
27. Aldrich TK, Hendler JM, Vizioli LD, Park M, Multz AS, Shapiro SM. Intrinsic positive end-expiratory pressure in ambulatory patients with airways obstruction. Am Rev Respir Dis. 1993;147(4):845-9.
28. Papiris S, Kotanidou A, Malagari K, Roussols C. Clinical review: severe asthma. Crit Care. 2002;6(1):30-44.
29. Wade OL, Gilson JC. Effect of posture on diaphragmatic movement and vital capacity in normal subjects. Thorax. 1951;6(2):103-26.
30. Cook T, Stone G. Pediatric asthma: a correlation of clinical treatment and oxygen saturation. Hawaii Med J. 1995;54(7):665-8.
31. Sole D, Komatsu MK, Carvalho KV, Naspitz CK. Pulse oximetry in the evaluation of the severity of acute asthma and/or wheezing in children. J Asthma. 1999;36(4):327-33.
32. Tsai S-L, Crain EF, Silver EJ, Goldman HS. What can we learn from chest radiographs in hypoxemic asthmatics? Pediatr Radiol. 2002;32(7):498-504.
33. Meert KL, McCaulley L, Sarnaik AP. Mechanism of lactic acidosis in children with acute severe asthma. Pediatr Crit Care Med. 2012;13(1):28-31.
34. IV Diretrizes Brasileiras para o Manejo da Asma. J Bras Pneumol. 2006;32(Suppl 7):S447-74.
35. Rotta AT. Asthma. In: Fuhrman BP, Zimmerman JJ, eds. Pediatric critical care. 3rd ed. Philadelphia: Mosby; 2006.
36. Nievas IF, Anand KJ. Severe acute asthma exacerbation in children: a stepwise approach for escalating therapy in a pediatric intensive care unit. J Pediatr Pharmacol Ther. 2013;18(2):88-104.
37. Roberts JS, Bratton SL, Brogan TV. Acute severe asthma: differences in therapies and outcomes among pediatric intensive care units. Crit Care Med. 2002;30(3):581-5.
38. Pardue Jones B, Fleming GM, Otillio JK, Asokan I, Arnold DH. Pediatric acute asthma exacerbations: Evaluation and management from emergency department to intensive care unit. J Asthma. 2016;53(6):607-17.
39. Giuliano JS Jr, Faustino EV, Li S, Pinto MG, Canarie MF, Carroll CL; Northeast Pediatric Critical Care Research Consortium (NEPCCRC). Corticosteroid therapy in critically ill pediatric asthmatic patients. Pediatr Crit Care Med. 2013;14(5):467-70.
40. Rubilar L, Castro-Rodriguez JA, Girardi G. Randomized trial of salbutamol via metered-dose inhaler with spacer versus nebulizer for acute wheezing in children less than 2 years of age. Pediatr Pulmonol. 2000;29(4):264-9.
41. Penna AC, Dawson KP, Manglick P, Tam J. Systemic absorption following nebuliser delivery in acute asthma. Acta Paediatr. 1993;82(11):963-6.

42. Wheeler DS, Jacobs BR, Kenreigh CA, Bean JA, Hutson TK, Brilli RJ. Theophylline versus terbutaline in treating critically ill children with status asthmaticus: a prospective, randomized, controlled trial. Pediatr Crit Care Med. 2005;6(2):142-7.
43. Baudin F, Buisson A, Vanel B, Massenavette B, Pouyau R, Javouhey E. Nasal high flow in management of children with status asthmaticus: a retrospective observational study. Ann Intensive Care. 2017;791):55.
44. Siegel SC, Richards W. Status asthmaticus in children. Int Anesthesiol Clin. 1971;9(1):99-115.
45. Victoria MS, Battista CJ, Nangia BS. Comparison between epinephrine and terbutaline injections in the acute management of asthma. J Asthma. 1989;26(5):287-90.
46. Hess DR, Fink JB, Venkataraman ST, Kim IK, Myers TR, Tano BD. The history and physics of heliox. Respir Care. 2006;51(6):608-12.
47. Fischer MM. Ketamine hydrochloride in severe bronchospasm. Anaesthesia. 1977;32(8):771-2.
48. Rehder KJ, Turner DA, Cheifetz IM. Extracorporeal membrane oxygenation for neonatal and pediatric respiratory failure: an evidence-based review of the past decade (2002-2012). Pediatr Crit Care Med. 2013;14(9):851-61.

15 Modos não convencionais de ventilação mecânica

Juliana Ferreira Ferranti
Ana Lúcia Capelari Lahoz

APÓS LER ESTE CAPÍTULO, VOCÊ ESTARÁ APTO A:
• Compreender alguns dos modos ventilatórios não convencionais.
• Reconhecer as indicações destes modos ventilatórios e suas aplicações clínicas.
• Conhecer os parâmetros ventilatórios a serem ajustados nestes modos ventilatórios.

INTRODUÇÃO

O uso da ventilação mecânica convencional (VMC) é uma terapêutica rotineira e frequente no ambiente da terapia intensiva pediátrica[1,2]. Com o contínuo desenvolvimento tecnológico, novos modos de ventilação mecânica (VM) estão disponíveis para o tratamento do paciente criticamente doente. A ventilação de alta frequência (VAF), a ventilação assistida ajustada neuralmente (NAVA) e a ventilação com liberação de pressão nas vias aéreas (APRV) são 3 modos ventilatórios que surgiram na tentativa de otimizar a troca gasosa, a sincronia paciente-ventilador minimizando a lesão pulmonar induzida pela VM[2,3].

VENTILAÇÃO DE ALTA FREQUÊNCIA

Sabe-se que a VM pulmonar está associada ao risco de barotrauma, volutrauma, atelectrauma e biotrauma e evitar a lesão pulmonar induzida por ventilação é preocupação diária no ambiente de terapia intensiva[1,4-6]. Por isso, deve-se levar atenção especial ao considerar qual estratégia ventilatória será utilizada. O uso da VAF ganha força nesse contexto, uma vez que, pelo menos teoricamente, é um modo que protege o pulmão e garante o recrutamento alveolar e o volume pulmonar ideais[5,6]. Contudo, ainda é motivo de debate e não há consenso quanto a valores para a indicação. Apesar de todos os questionamentos, na pediatria ainda exerce importante papel como possibilidade terapêutica em algumas situações clínicas.

A VAF em pediatria foi aprovada pela Food and Drug Administration (FDA), em 1995. Entretanto, o uso iniciou nos anos 1970 após experimentos realizados por Sjostrand e Oberg que utilizaram frequências mais altas e volumes correntes (VC) menores para tentar eliminar as variações respiratórias sobre os reflexos dos seios carotídeos[7]. A partir de então, muitos trabalhos têm sido realizados, na maior parte como terapia de resgate na falência da VMC. A VAF não é isenta de complicações. As taxas de mortalidade para pacientes pediátricos em VAF variam amplamente[7]. Em 2012, Babbitt et al. publicaram um estudo restrospectivo com pacientes com falência respiratória hipoxêmica aguda que demonstrou 66% de sobrevida de pacientes submetidos à VAF oscilatória (VAFO)[6]. Um estudo conduzido por Arnold et al. com 70 pacientes pediátricos randomizados para uso de VAF ou VMC mostrou redução na dependência de oxigênio após 30 dias nos pacientes do grupo da VAF, mas esse estudo não conseguiu evidenciar diferença no tempo de VM e na sobrevida[8]. Muitos estudos mostram melhora da oxigenação e da hipercapnia, mas não analisam desfechos como mortalidade[9-11].

Recentemente, Ferguson et al. publicaram um estudo multicêntrico, randomizado e controlado, com adultos, comparando VMC com estratégia protetora e VAF, precocemente em síndrome do desconforto respiratório agudo (SDRA) moderada-grave. O estudo foi encerrado precocemente pelo comitê de ética por mortalidade aumentada no grupo da intervenção (VAF) comparado ao controle (VMC), a despeito da melhora da hipoxemia. Pacientes em VAF receberam mais vasopressores e bloqueadores neuromusculares e foram submetidos a maior pressão média das vias aéreas (MAP), possivelmente influenciando os resultados do estudo[12]. Assim, após esta publicação, foi recomendado evitar a VAF como terapia adjuvante na SDRA para adultos nas novas diretrizes brasileiras de VM de 2013[13]. Um novo trabalho de revisão conduzido por Goligher et al. também mostrou que a VAFO em adultos com SDRA não teve benefício na diminuição de mortalidade[14].

Após esses estudos, outros vêm sendo desenvolvidos a fim de tentar avaliar se há ou não benefício do uso da VAF em pediatria. Em 2014, Gupta et al. conduziram um estudo pediátrico multicêntrico e retrospectivo com dados de 98 hospitais, com o número de 9.177 de pacientes submetidos à VM[15]. Após ajuste, 1.764 pacientes foram comparados quanto à VMC e VFA oscilatória (VAFO). Esses pacientes foram divididos em dois grupos: o da VMC e o da VAFO. Posteriormente, o grupo da VAFO foi dividido em introdução precoce – até 24 horas – ou tardia. Observou-se que o grupo da VAFO teve maior mortalidade, maior tempo em VM e maior tempo de estada em unidade de terapia intensiva (UTI). Outro trabalho, publicado em 2016, com dados de 31 UTI pediátricas demonstrou que o uso precoce de VAFO está ligado ao maior tempo em VM[16].

CONCEITOS

A VAF tem como objetivo proteger o pulmão e garantir o recrutamento alveolar com volume pulmonar ideal[5,6,17,18].

A VAF caracteriza-se por VC mínimo que se aproxima do espaço morto anatômico, com frequências respiratórias supranormais. VC de 1 a 3 mL/kg são fornecidos sob frequências de 3 a 20 hz (180 a 1.200 irpm). A limitação do Vc e a otimização do recrutamento alveolar, com recrutamento de unidades alveolares colapsadas, é capaz de minimizar os riscos de atelectrauma e volutrauma e consiste em uma das estratégias utilizadas atualmente em pacientes com diagnóstico de SDRA. Ao menos em teoria, a VAF pode prover uma ventilação protetora aplicando a máxima MAP e recrutamento com o menor VC[5,6,17,18].

Durante a VAF uma onda é gerada pela rápida alteração do fluxo de gás. A inspiração é sempre ativa, já a expiração pode ser tanto ativa quanto passiva, a depender do aparelho utilizado. Na expiração ativa, o ar é retirado dos pulmões pela oscilação de um pistão ou diafragma no circuito do ventilador[6] (Figura 15.1).

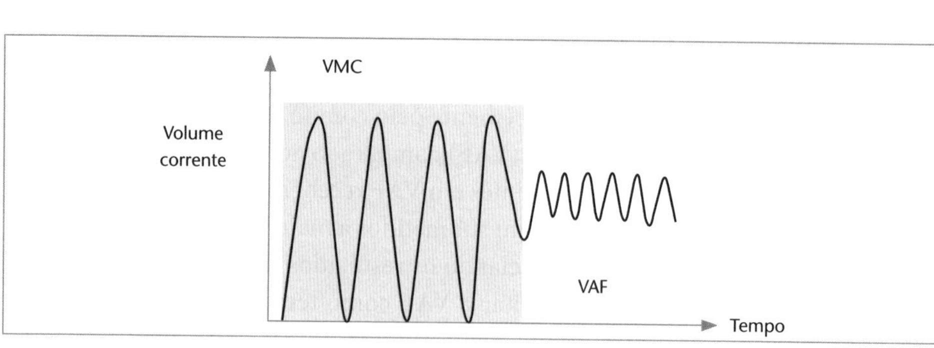

FIGURA 15.1 Gráfico volume *versus* tempo. Na VAF, pequenos volumes são administrados, com uma MAP adequada, mantendo o pulmão "recrutado".
MAP: pressão média das vias aéreas; VMC: ventilação mecânica convencional; VAF: ventilação de alta frequência.

FISIOLOGIA NA VENTILAÇÃO DE ALTA FREQUÊNCIA

A fisiologia respiratória completa será abordada em capítulo próprio, mas alguns conceitos devem ser relembrados:

- Oxigenação: na respiração, a oxigenação é dependente da MAP e da fração inspirada de oxigênio (FiO_2). Aumentos da MAP resultam em aumento do volume pulmonar com recrutamento e melhora da oxigenação. Na VAF, incrementos diretos na MAP e FiO_2 levam à melhor oxigenação, assim como na VMC.[6,17,18]
- Ventilação (CO_2): sabe-se que na VMC a ventilação alveolar (Va) é dependente do volume minuto e, consequentemente, um produto da frequência respiratória (FR) e do VC. Portanto, uma manobra que altere o Vc, modifica a remoção de CO_2. Então, aumentando a amplitude ocorre aumento de Vc e aumento da eliminação de CO_2[17].

$$\text{VM: FR } \textit{versus} \text{ VC}$$

O aumento da FR, por outro lado, reduz o tempo inspiratório (T_{insp}) resultando em redução do Vc. Já foi proposto por alguns autores uma nova equação a fim de tentar explicar a Va na VAF e a maior importância do Vc, quando comparado com a VMC:

$$\text{Va: FR } \textit{versus} \text{ (VC)}^2$$

Como o VC é mais importante que a FR, ocorre paradoxalmente redução da depuração de CO_2. Então, se houver hipercapnia, deve-se diminuir a FR, ao contrário da ventilação convencional. Modificação direta no Tinsp e aumento do fluxo são outras manobras que podem melhorar a ventilação[6,17].

TROCA GASOSA NA VENTILAÇÃO DE ALTA FREQUÊNCIA

Várias teorias tentam explicar como ocorre a troca gasosa no paciente submetido à VAF, porém nenhuma delas é estabelecida como a única responsável. São algumas delas[1,6,19]:

- Ventilação alveolar direta (alvéolos proximais): o VC de cada ciclo respiratório pode alcançar unidades alveolares próximas de forma direta, porém neste modo há ventilação apenas dos alvéolos mais complacentes e proximais. A troca gasosa ocorre como na ventilação convencional.
- Dispersão de Taylor: quando a velocidade do fluxo aumenta, a coluna de gás toma uma forma parabólica, permitindo maiores mistura e dispersão. O centro da colu-

na tem uma velocidade maior do que as áreas mais periféricas, permitindo difusão e mistura dos gases.

- Efeito Pendelluft e ventilação colateral: áreas menos complacentes se enchem e esvaziam de ar de forma mais rápida que aquelas menos complacentes, portanto com diferentes constantes de tempo. Assim, o ar se equilibra entre essas áreas, resultando em uma mistura regional de gás. Ao final da expiração, o ar se move da área mais complacente para a menos complacente. Ao final da inspiração, ocorre o oposto. A ventilação colateral também pode ocorrer entre alvéolos vizinhos por meio da circulação colateral como os poros de Kohn.
- Difusão molecular: como em outros modos ventilatórios, este mecanismo pode ter papel importante na mistura dos gases nos alvéolos e bronquíolos terminais, em nível da membrana alvéolo capilar, especialmente nas unidades mais próximas ao coração.
- Mistura cardiogênica (alvéolos): a agitação mecânica cardíaca contribui para a mistura dos gases, especialmente nas unidades do pulmão periféricas ao coração. A difusão gasosa é influenciada pelas mudanças de pressão no leito vascular pulmonar, contribuindo para a mistura de gás em nível alveolar.
- Dispersão convectiva (perfil de velocidade assimétrica dos gases): ocorre pela assimetria na velocidade do ar entre a inspiração e a expiração. O ar inalado e transportado para direita por velocidade acelerada e na expiração retorna para esquerda, com velocidade uniforme, dessa maneira, ao final do ciclo há dispersão das partículas dos gases na via aérea.

PRINCIPAIS MODOS DE VENTILAÇÃO DE ALTA FREQUÊNCIA

Existem quatro modos principais de VAF, que são definidos de acordo com a forma como é criada a pressão da alta frequência, alterações no fluxo na via aérea e se usam exalação passiva ou ativa[6]:

1. VAFO: caracteriza-se por uma onda gerada por um pistão ou diafragma, sendo a expiração e a inspiração ativas. A magnitude das oscilações é controlada pela distância percorrida pelo pistão ou diafragma.
2. VAF com pressão positiva: fornece pequenos VC de gás em alto fluxo e alta frequência. A expiração é passiva e depende das complacências pulmonar e torácica. Há também interruptores de fluxo de alta frequência, que consistem em aplicar um mecanismo de válvula no ramo expiratório do ventilador gerando um fluxo pulsátil de gás.
3. VAF a jato: saída dupla de gás – o ventilador a jato fornece baixos VC e um ventilador convencional fornece o fluxo aéreo. A inspiração é ativa, mas a expiração é passiva.

4. VAF por interrupção de fluxo: nesse caso o fluxo do gás é interrompido por um dispositivo colocado no sistema e a cada ciclo, um pulso de gás entra na via aérea. A expiração é passiva.

INDICAÇÕES DE VAF

O uso da VAFO é bastante estudado na síndrome da angústia respiratória aguda (SARA). Porém as indicações de VAF ainda não estão totalmente estabelecidas e dependem muito de preferências pessoais e da disponibilidade do ventilador[5,6,17]. Entretanto, podem ser divididas as indicações nos seguintes grupos:

- Falha da VM convencional: complacência reduzida; SDRA; hipoxemia refratária, apesar de VMC otimizada.
- Síndromes de escape de ar: pneumotórax e pneumomediastino; enfisema intersticial pulmonar e fístulas broncopleurais.
- Outros: cirurgias em região de laringe e traqueia, pós-operatório de cirurgia cardíaca.

No ambiente de UTI neonatal, a VAF também foi introduzida com objetivo de diminuir a incidência de lesão pulmonar induzida pela ventilação, uma vez que o pulmão prematuro é altamente suscetível à lesão. Algumas das indicações do uso de VAF em pacientes neonatais são[6,17,20]:

- Hipertensão pulmonar primária do neonato.
- Displasia broncopulmonar.
- Hérnia diafragmática congênita.
- Síndrome de aspiração de mecônio.

CONTRAINDICAÇÕES DE VAF

Em pacientes com lesão cerebral aguda grave, há dúvida quanto à segurança do uso. Além disso há uma contraindicação relativa em doenças com aumento de resistência nas vias aéreas, como asma e bronquiolite, pelo risco de aprisionamento de ar e consequente barotrauma[6,17,18].

VENTILADORES PARA VAF

Muitos ventiladores são capazes de realizar VAF[6,17]. Em UTI pediátrica, é basicamente realizada com o aparelho SensorMedics 3100, sendo o "A" usado em neonatos e lactentes, com fluxo aéreo variando de 0 a 40 L/minuto e MAP de 3 a 45 cmH_2O e o

3100 B em pacientes com mais de 35 kg, com um diafragma mais potente com fluxo aéreo de até 60 L/minuto e MAP de até 55 cmH_2O, porém não há no Brasil liberação para a comercialização deste último modelo pela Agência Nacional de Vigilância Sanitária (Anvisa), o que restringe o uso deste equipamento para pacientes com peso corpóreo maior. Alguns exemplos de aparelhos são o Babylog 8000, Stefan SHF 3000, Infant Star HFV e outros, sendo esses últimos limitados ao período neonatal (Figuras 15.2 e 15.3).

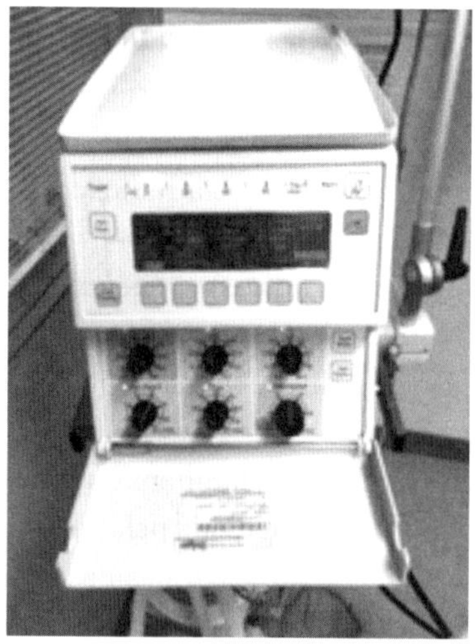

FIGURA 15.2 Ventilador de alta frequência Babylog 8000.

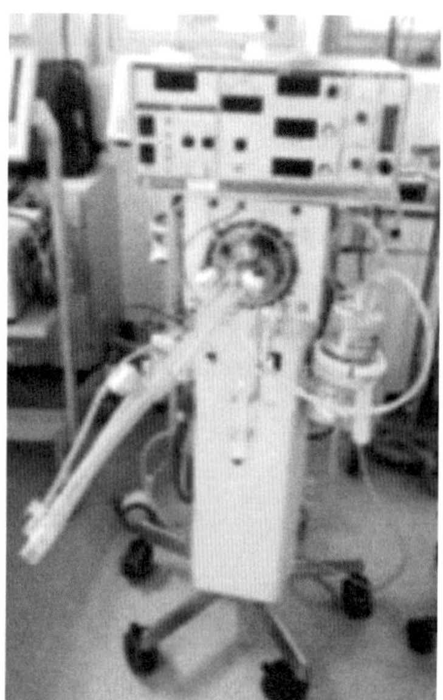

FIGURA 15.3 Ventilador de alta frequência SensorMedics 3100A.

COMO INICIAR A VAF

Existem várias formas descritas de como realizar a transição do paciente da ventilação convencional para a VAF, mas sistematicamente os passos a serem seguidos para definir os parâmetros iniciais no aparelho são (Figura 15.4)[5,6,8,18]:

1. Para se iniciar, é necessário saber a MAP da ventilação convencional, e a MAP usada da VAF deve ser aproximadamente 2 a 4 cmH_2O acima, e então aumentos progressivos podem ser feitos até o melhor recrutamento pulmonar, evitando hiperdistensão e atelectasia.
2. A amplitude de pressão deve ser suficiente para atingir movimentação perceptível da parede torácica, com ideal de vibração até a raiz da coxa.
3. O fluxo deve ser mantido em 15 a 20 dependendo do tamanho do paciente e da MAP requerida.
4. O T_{insp} deve ser de 33% do ciclo respiratório.
5. A FiO_2 deve ser suficiente para obter o nível de saturação do oxigênio ($SatO_2$) maior ou igual a 90%. Iniciar com 100% e diminuir progressivamente.
6. A FR varia de acordo com a faixa etária:

- Lactentes 10 a 15 Hz.
- Escolares 8 a 10 Hz.
- Adolescentes 5 a 8 Hz.

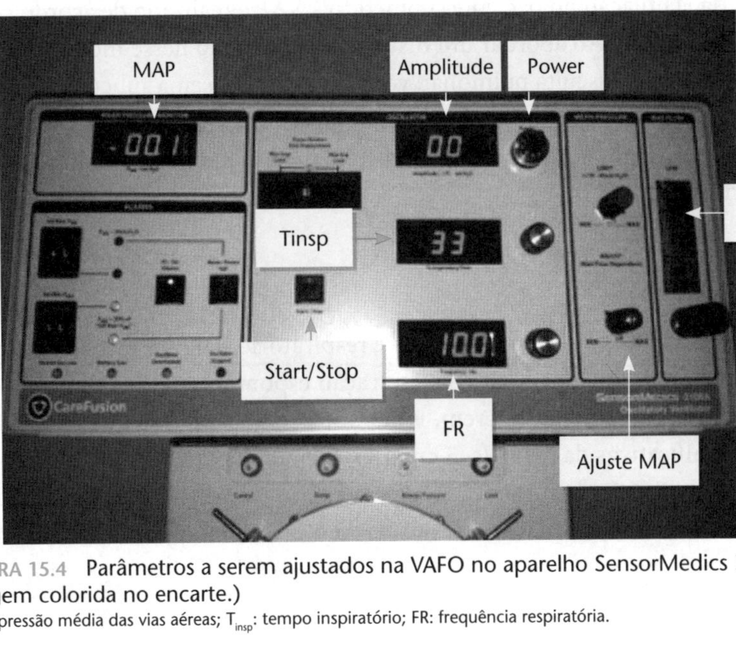

FIGURA 15.4 Parâmetros a serem ajustados na VAFO no aparelho SensorMedics 3100A. (Veja imagem colorida no encarte.)
MAP: pressão média das vias aéreas; T_{insp}: tempo inspiratório; FR: frequência respiratória.

Após a instalação do paciente na VAF, deve-se evitar aspiração e desconexão do tubo endotraqueal com frequência, o que faz com que a utilização do sistema fechado de aspiração seja necessário. Além disso, para a umidificação das vias aéreas, os umidificadores artificiais (HME) são contraindicados sendo obrigatório o da base aquecida para umidificação ativa do circuito de VM, mantendo o circuito sempre umidificado, evitando assim a formação de rolhas.

MONITORAÇÃO NA VAF

Após iniciada a VAF[5,6,17,18]:

- Radiografia de tórax 1 a 2 horas após e diária para observar a expansibilidade pulmonar já que não é possível monitorar o VC expirado. Deve-se, portanto, observar 8 a 9 espaços intercostais, indicando adequada expansibilidade pulmonar para reajustes da MAP, se necessário.
- Coleta diária de gasometria arterial ou mais frequente, se necessário.
- Exame clínico a fim de observar alterações no padrão de ausculta e expansibilidade. Para a realização do exame, pode-se pausar a VAF no botão "stop".
- Se disponível, uso de CO_2 transcutâneo pode ser utilizado[5].

MANEJO DA VAF

O manejo da ventilação no paciente submetido à VAF é realizado de acordo com a oxigenação e a ventilação. Ao abordar um distúrbio respiratório nesse modo ventilatório, antes deve-se checar ausculta pulmonar, verificar se há enfisema subcutâneo e se há possibilidade de obstrução da cânula orotraqueal (COT)[6,12,17].

Na Tabela 15.1, segue uma abordagem sistematizada para os principais distúrbios respiratórios.

SEDAÇÃO NA VAF

O paciente na VAFO pode apresentar drive respiratório e alguns estudos inclusive demonstram que o paciente que mantém respiração espontânea tem melhora da oxigenação e da ventilação regional[4]. Porém, isso pode acontecer desde que não incorra em alterações significativas da MAP (> 5 cmH_2O) e em aumento do trabalho respiratório. Entretanto, no início da instalação, os pacientes devem estar bem sedados. Em alguns casos, deve-se utilizar sedativos e considerar o uso de bloqueadores neuromusculares [12,17].

TABELA 15.1 Sistematização dos ajustes necessários para adequar oxigenação e ventilação na VAFO

Oxigenação	
Baixa (pO_2 e $SatO_2$): - Radiografia de tórax - Aumentar MAP - Aumentar FiO_2	Alta (pO_2 e $SatO_2$): - Diminuir FiO_2 até 40% - Diminuir MAP (1 a 2 cmH_2O)
Ventilação (CO_2)	
pCO_2 alta: - Diminuir frequência respiratória - Aumentar amplitude (até 2x MAP) - Aumentar fluxo/bias, considerar desinsuflar o *cuff*	pCO_2 baixa: - Aumentar frequência respiratória - Diminuir amplitude

COMO RETIRAR O PACIENTE DA VAF

Para desmame da VAF deve-se reduzir a MAP até valores em torno de 15 a 20 cmH_2O, conforme a gasometria e o quadro clínico do paciente permitirem. Se possível, fração inspirada de oxigênio < 40%[6,12,17]. O paciente deve tolerar ser aspirado sem queda de saturação significativa.

Normalmente não extuba-se o paciente diretamente da VAF devendo este retornar à VMC prosseguindo o desmame até a retirada da VM.

COMPLICAÇÕES

O uso da VAF, assim como a VMC, pode levar a algumas complicações, sendo as principais[6,17-20]:

- Aprisionamento aéreo e auto-PEEP (pressão positiva expiratória final).
- Barotraumas.
- Traqueobronquite necrotizante e outras lesões traqueais.
- Alterações da interação cardiopulmonar.
- Sangramento em sistema nervoso central (SNC) de prematuros.

Algumas dessas complicações, no entanto, foram observadas em estudos mais antigos, e os trabalhos mais recentes mostram melhor evolução pulmonar, sem aumento da incidência de sangramento de SNC.

VENTILAÇÃO ASSISTIDA AJUSTADA NEURALMENTE

O modo NAVA é ventilatório assistido, em que a atividade elétrica do diafragma (EAdi) é utilizada para identificar o esforço inspiratório do paciente gerando liberação do fluxo inspiratório. O nível de assistência ventilatória é variável de acordo com a amplitude do EAdi e, portanto, é proporcional à demanda do paciente[21].

Sabe-se que durante a respiração espontânea, o impulso elétrico é gerado no centro respiratório localizado no tronco cerebral e este impulso eferente é conduzido pelos neurônios motores do nervo frênico, que excitará as unidades motoras do diafragma gerando a contração. Na NAVA, essa atividade elétrica será captada e transmitida para o ventilador sendo utilizada como critério para determinar o ciclo respiratório, o tempo e a intensidade da assistência (Figura 15.5)[21].

O EAdi é mensurado e captado por um cateter esofágico, similar a um cateter nasogástrico com 8 microeletrodos localizados no seu final, próximo ao diafragma (porção crural), que farão a captação do estímulo elétrico (EAdi), expresso em microvolts (mcv). Esse cateter é passado utilizando como medida inicial a distância da base do nariz, passando pelo lóbulo da orelha até o processo xifoide[23].

É necessário que o conjunto de eletrodos esteja posicionado no local correto para conseguir obter o registro da atividade elétrica do diafragma. Esse registro mede a amplitude, a duração e a frequência do EAdi, e estas informações serão transmitidas para o ventilador mecânico que responderá rapidamente com o nível proporcional de suporte para cada respiração do paciente (Figura 15.6)[23].

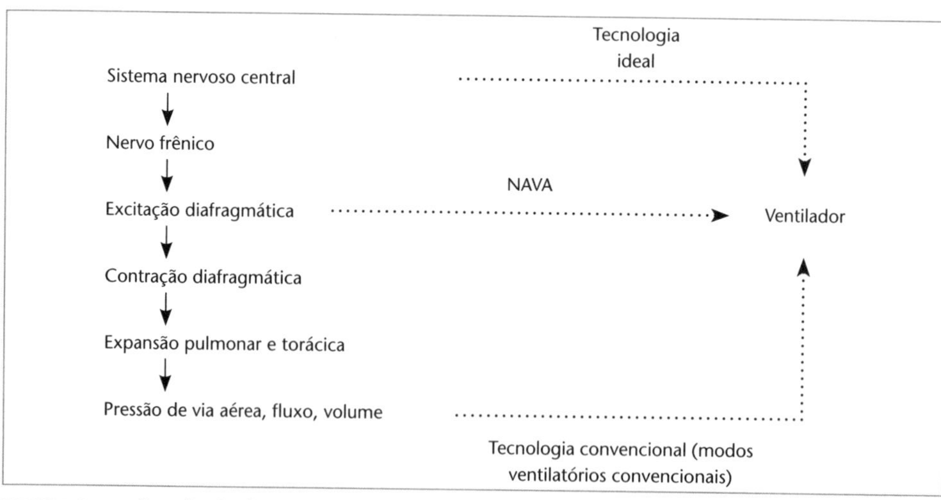

FIGURA 15.5 Sequência de controle neuroventilatório, sinalizando a inspiração neural para a liberação da inspiração do ventilador durante o modo NAVA e os modos convencionais de VM.
Fonte: adaptada de Sinderby et al.[22].

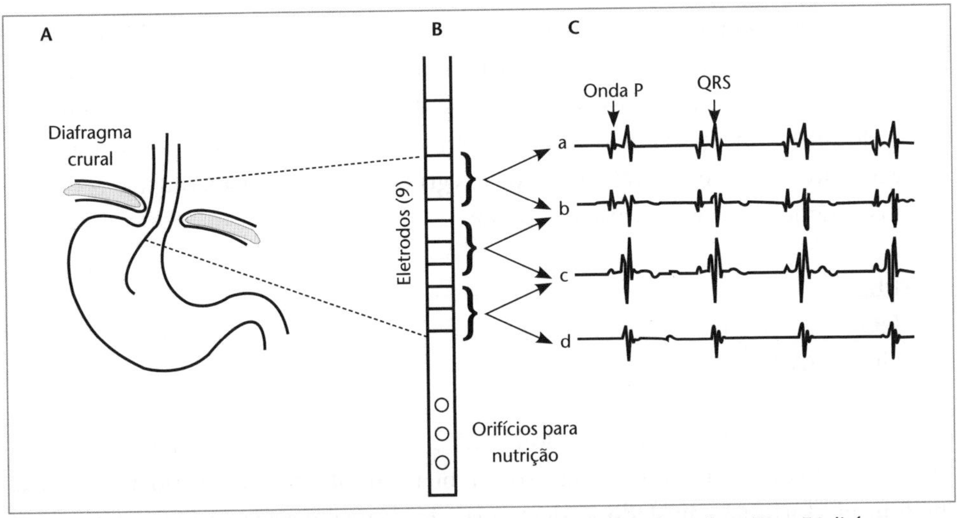

FIGURA 15.6 Sistema NAVA. (A) posicionamento anatômico dos eletrodos; (B) o EAdi é um cateter nasogástrico convencional modificado com eletrodos em série na parede da sonda; (C) registro eletrocardiográfico esofágico do sistema que é visualizado no ventilador para confirmar o correto posicionamento da sonda.

Fonte: adaptada de Suarez-Spimann et al.[24].

Atualmente o único ventilador disponível para a realização do modo NAVA é o Servo-i (Maquet Critical Care®), fator este que pode limitar o uso se a UTI não tiver este tipo de ventilador mecânico disponível.

A fase inspiratória se iniciará com a detecção do EAdi (em torno de 0,5 mcv). Durante a fase inspiratória do ciclo respiratório, a assistência ventilatória ocorrerá de acordo com o EAdi que será mensurado a cada 16 ms, gerando uma pressão positiva e assistida proporcional ao esforço do paciente, acima da PEEP. A inspiração será mantida até que a atividade elétrica fique abaixo de 70% do estímulo elétrico máximo gerado, fase em que a inspiração será finalizada, iniciando a fase expiratória, coincidindo, portanto, com o mesmo momento em que cessa o estímulo do centro respiratório para a contração do diafragma[25].

O sinal do EAdi permite que o ventilador mecânico mensure diretamente o T_{insp} e o tempo expiratório (T_{exp}) neural diferentemente da VM convencional, em que estes tempos podem ser estimados somente de modo indireto pelas variações do fluxo e da pressão nas vias aéreas[21,25].

Se esse cateter estiver mal posicionado ou for deslocado acidentalmente, o EAdi não será detectado e o ventilador passa primeiramente para o modo de ventilação pressão de suporte (PSV) automaticamente, e caso o paciente permaneça sem respiração espontânea por um período predeterminado (apneia), o ventilador automaticamente entrará no modo de ventilação pressão controlada (PCV) até que o sinal seja reestabelecido, retornando o paciente para o modo NAVA[21,25].

Porém, há algumas situações como no uso excessivo de sedativos ou bloqueadores neuromusculares, na hérnia diafragmática, na apneia de causa central ou na lesão do nervo frênico, em que não será possível a utilização desse modo ventilatório, pois conforme explicado anteriormente, o modo NAVA necessita da existência de um impulso respiratório adequado, de transmissão eferente e da integridade do músculo diafragma[25].

Os parâmetros a serem ajustados serão:

- PEEP.
- FiO_2.
- Nível NAVA.

Uma das principais vantagens do NAVA é a melhora na sincronia paciente ventilador. Em pediatria pode-se ter atrasos na oferta do fluxo inspiratório ao paciente, fluxo inspiratório não ajustado às demandas da criança e esforços respiratórios não detectados pelo ventilador, além do T_{insp} do ventilador não corresponder ao T_{insp} do paciente, são fatores que geram aumento do trabalho respiratório podendo prolongar o tempo de VM[24,25].

Estudo de Beck et al., em revisão sistemática, demonstrou que em 82 crianças, ao comparar NAVA com VMC e quantificar a assincronia no quesito de perda de esforço do paciente e autociclagem, redução de 44% nestas assincronias em NAVA quando comparada à VMC[26].

Em outro estudo, também comparando VMC com NAVA em pediatria, houve redução no pico de pressão inspiratória e menor FiO_2 no grupo NAVA, com redução do tempo de VM neste último grupo, apesar de este valor não ter tido diferença estatisticamente significante em relação a esta variável[27].

Em estudo de Kallio et al. com 175 crianças, comparando VMC com NAVA demonstrou-se menor uso de sedação, menor tempo de VM e de internação na UTI pediátrica com o NAVA. Houve diferença estatisticamente significante entre os grupos em relação a FiO_2, a $PaCO_2$ e o índice de oxigenação com valores menores no grupo NAVA. Houve o mesmo número de complicações em ambos os modos ventilatórios[28].

Também há relatos de desfechos favoráveis do NAVA no pós-operatório de cirurgia cardíaca descritos no estudo de coorte de Hernandez et al., com 81 pacientes pediátricos, em que comparando VMC com o NAVA houve redução do pico de pressão inspiratória, da pressão média de vias aéreas e da quantidade de sedação utilizada sem aumento de eventos adversos, fatores estes bastante favoráveis, levando maior conforto com menor alteração hemodinâmica que pode ocorrer nesta população com o uso de pressão positiva nas vias aéreas mais elevadas[29].

Dessa forma, o NAVA parece aumentar a sincronia paciente ventilador, com maior conforto, sendo necessárias menores doses de sedação com menor tempo de internação na UTI pediátrica, além de ser uma ferramenta útil a beira leito refletindo a função diafragmática e sendo um auxiliar na tomada de decisões clínicas pela monitoração da atividade elétrica do diafragma[25-29].

VENTILAÇÃO COM LIBERAÇÃO DE PRESSÃO NAS VIAS AÉREAS

Este modo ventilatório foi primeiramente descrito em 1987, por Stock et al., em adultos, como alternativa no tratamento da SDRA, gerando menores picos de pressão do que o modo ventilatório de ventilação com pressão positiva intermitente (IPPV)[30].

É definido como pressão controlada, ventilação mandatória intermitente ciclado ao tempo com relações inspiratória e expiratória invertida que combina dois níveis de pressão contínua nas vias aéreas com a finalidade de aumentar a Va. Os parâmetros utilizados são: P_{alta}, P_{baixa}, T_{alto}, T_{baixo} (Figura 15.7)[30].

Palta é o nível de pressão superior da linha de base da pressão das vias aéreas ou pressão de insuflação; a P_{baixa} é o menor nível de pressão nas vias aéreas, resultando na liberação da P_{alta} ou pressão de relaxamento[30,31].

O T_{alto} corresponde à duração que permanecerá em P_{alta} e o T_{baixo} é o tempo que ficará em P_{baixa}. A diferença entre a P_{alta} e a P_{baixa} é o driving pressure, portanto o Vc gerado dependerá da complacência e da resistência do pulmão do paciente, além da diferença entre os dois níveis de pressão ajustados no ventilador[31].

Pelo período maior na P_{alta}, há recrutamento do pulmão sem elevar a pressão ou o Vc. As respirações espontâneas sobrepostas podem fornecer distribuição mais uniforme da ventilação e com a transição da Palta para a P_{baixa} há eliminação de gás carbônico[30,31].

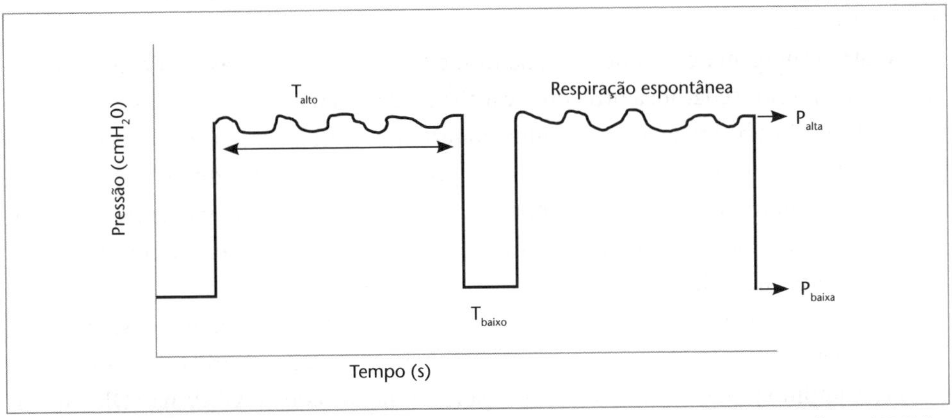

FIGURA 15.7 Modo ventilação com ventilação com liberação de pressão nas vias aéreas (APRV) demonstrando respirações espontâneas sem pressão de suporte durante o tempo alto, já que há um curto período no tempo baixo.

Fonte: adaptada de Stock et al.[32].

Os parâmetros a serem ajustados são:

- P_{alta}: iniciar com o valor de pressão média de vias aéreas, utilizando a fórmula $(P_{alta} \times T_{alto}) + (P_{baixa} \times T_{baixo})/T_{alto} + T_{baixo}$. Idealmente pode ser mantida entre 20 a 25 cmH_2O, não ultrapassando 35 cmH_2O.
- P_{baixa}: iniciar com 5 cmH_2O e verificar se a diferença com a P_{alta} está gerando um Vc adequado.
- T_{alto}: deve utilizar 90% de todo o ciclo respiratório, iniciar com 4 segundos e realizar de 8 a 2 respirações por minuto.
- T_{baixo}: utilizar de 0,5 a 0,8 segundo, para não perder o recrutamento alveolar.
- Compensação automática do tubo (ATC): utilizar quando for possível a realização de respirações espontâneas ou para paciente com COT sem balonete, não é exclusivo deste modo ventilatório podendo ser associado a outros modos ventilatórios[33].

A ventilação com liberação de pressão nas vias aéreas (APRV) não demonstrou até o momento efeito benéfico em relação à mortalidade, no entanto, parece reduzir o tempo de VM, o tempo de internação na UTI e redução da sedação e melhorar a hipoxemia nos pacientes com SDRA, mas até o momento não se mostrou mais benéfico do que utilizar ventilação protetora com VC, com pico de pressão inspiratório menor e PEEP otimizada, como na VAF ou durante a VM convencional[33].

Uma vantagem da APRV parece ser em relação à redução das alterações hemodinâmicas que podem ocorrer com pressões intratorácicas elevadas já que ele parece não interferir no débito cardíaco, nem na pressão intracraniana, o que poderia ser benéfico em algumas populações específicas, como para cardiopatas ou pacientes com hipertensão intracraniana, mas ainda com poucos estudos que comprovem este efeito na pediatria[33].

Outra vantagem deste modo ventilatório é que por estimular as respirações espontâneas com menor sedação, a proteólise e a atrofia diafragmática envolvidas nos pacientes que ficam intubados e muito sedados poderiam ser minimizadas evitando o tempo prolongado de VM por fraqueza muscular e, portanto, o desmame difícil[1].

Vale ressaltar que esse modo ventilatório deve ser evitado para pacientes com quadros obstrutivos que apresentem aumento da resistência das vias aéreas, como na asma aguda ou na bronquiolite[1].

Ainda há poucos estudos na pediatria com a APRV, sendo a maioria descrita como estudo de caso ou séries de casos, com um único estudo randomizado e controlado que foi interrompido por apresentar aumento da mortalidade com a APRV na SDRA quando comparado a VMC protetora com VC baixos e PEEP otimizada, conforme pode ser observado na Tabela 15.2.

TABELA 15.2 Estudos com APRV na população pediátrica

Autor (ano)	N	Características da população e desenho do estudo	Desfechos principais
Foland (2001)	1	Terapia de resgate na SDRA, estudo de caso (criança de 2 anos)	Melhora oxigenação e ventilação
Varpula (2001)	1	SDRA e posição prona num paciente politraumatizado, estudo de caso (adolescente de 13 anos)	Posição prona é segura com APRV
Hales (2002)	1	Terapia de resgate na pneumonite e SDRA, estudo de caso (criança de 9 meses)	Menor sedação e suspensão de bloqueador neuromuscular com o APRV
Krishnan (2007)	7	Terapia de resgate na SDRA – série de casos (1-16 anos)	Melhora da oxigenação, sem alteração em relação à sedação, mortalidade de 4/7 pacientes
Garcia (2007)	15	Tratamento precoce ou de resgate – série de casos (1 dia-7 meses)	Melhora da troca gasosa no APRV precoce, 56% mortalidade, 75% dos pacientes como resgate
Kelly (2010)	9	Terapia de resgate na displasia broncopulmonar – série de casos (lactentes)	Melhora na oxigenação, redução na dose de inotrópicos e no bloqueador neuromuscular, maior pressão média de vias aéreas com APRV
Kamath (2010)	14	Terapia de resgate – série de casos (1-15 anos)	Sem alteração hemodinâmica ou na dose de sedativos
Demirkol (2010)	3	Terapia de resgate para insuficiência respiratória aguda hipoxêmica – série de casos (lactentes)	Melhora na oxigenação, maior pressão média de vias aéreas no APRV do que na VMC
Walsh (2011)	20	Estudo prospectivo *crossover* em PO cirurgia cardíaca (6-48 meses)	Melhora no fluxo sanguíneo pulmonar e na oferta de oxigênio comparando com VMC
Jenkins (2013)	1	Terapia de resgate na síndrome hepatopulmonar e insuficiência respiratória hipoxêmica – estudo de caso (10 meses)	Melhora na oxigenação após 19 dias na VMC e VAFO sem sucesso
Yehya (2014)	60	Terapia de resgate em crianças imunodeprimidas com SDRA refratárias à VM convencional e VAFO – estudo de coorte retrospectivo	Efeitos benéficos similares à VMC e VAFO em relação ao índice de oxigenação e à taxa de mortalidade e à dose de drogas vasoativas
Kawaguchi (2015)	13	Crianças com SDRA – série de casos retrospectiva	Sem diferença nos parâmetros hemodinâmicos e na troca gasosa antes e depois do APRV
Ganesan (2018)	52	Crianças com SDRA – estudo controlado randomizado comparando APRV com VMC com ventilação protetora (10-127 meses)	Maior pressão média de vias aéreas, maior índice de oxigenação e menor relação PaO_2/FiO_2 no APRV com aumento da mortalidade

Fonte: adaptada de Ganesan[34].

No Brasil, este modo ventilatório está disponível nos ventiladores: Servo-I (Maquet, Suíça), Purittan – Benett 840 (Meditronic, Dublin Irlanda), Hamilton Galileo (Hamilton Medical, Suíça), todos os ventiladores da Dräger (Alemanha), o que pode também ser um fator limitante para o uso na UTI pediátrica quando estes ventiladores não estão disponíveis[31].

Além disso, informações importantes devem ser ressaltadas com APRV em pediatria e podem ser fatores limitantes para o uso nesta população. Em indivíduos jovens, não cooperativos, muitas vezes fica difícil estimular a respiração espontânea e sincronizar a VM com menor dose de sedação pelo risco de perdas de sondas e cateteres. Além disso, a criança tem maior resistência das vias aéreas e da complacência torácica, causando menor recolhimento pulmonar, o que poderia aumentar o risco de auto-PEEP, neste modo ventilatório. E, por último, em crianças jovens, a ventilação colateral não é bem desenvolvida e pode impedir o recrutamento e a redistribuição do volume alveolar, neste modo ventilatório, reforçando o fato da necessidade de mais estudos nesta população[31-35].

CONCLUSÕES

Apesar de promissores, a maior parte dos modos ventilatórios não convencionais necessita de maiores evidências de superioridade em relação aos modos ventilatórios convencionais na pediatria, demonstrando desfechos clínicos relevantes na mortalidade, duração da VM, necessidade de sedação do paciente.

REFERÊNCIAS BIBLIOGRÁFICAS

1. Ruzic A. Contemporary ventilatory strategies for surgical patients. Semin Pediatr Surg. 2019;28(1):18-25.
2. Turner DA, Rehder KJ, Cheifetz IM. Nontraditional modes of mechanical ventilation: progress or distraction? Expert Rev Respir Med. 2012;6(3):277-84.
3. Yehya N, Topijan AA, Lin R, Berg RA. Thomas NJ, Friess SH. High frequency oscillation and airway pressure release ventilation in pediatric respiratory failure. Pediatr Pulmonol. 2014;49(7):707-15.
4. Rossi FS, Mascaretti RS, Haddad LB, Freddi NA, Mauad T, Rebello CM. Utilization of the lower inflection point of the pressure-volume curve results in protective conventional ventilation comparable to high frequency oscillatory ventilation in an animal model of acute respiratory distress syndrome. Clinics. 2008;63(2):237-44.
5. Kneyber MCJ, Heerde MV, Markhorst DG. Reflections on pediatric high-frequency oscillatory ventilation from a physiologic perspective. Respir Care. 2012;57(9):1496-504.
6. Babbitt CJ, Cooper MC, Nussbaum E, Liao E, Levine GK, Randhawa IS. High-frequency oscillatory ventilation in pediatric acute hypoxemic respiratory failure: disease-specific morbidity survival analysis. Lung. 2012;190(6):685-90.
7. Raj SS, Slaven JE, Rigby MR. Factors associated with survival during high-frequency oscillatory ventilation in children. J Pediatr Intensive Care. 2015;4(3):146-55.
8. Arnold JH, Hanson JH, Toro-Figuero LO. Prospective, randomized comparison of high frequency oscillatory ventilation and conventional mechanical ventilation in pediatric respiratory failure. Crit Care Med. 1994;22(10):1530-39.
9. Moniza M, Silvestre C, Nunes P, Abadesso C, Matias E, Loureiro H, Almeida H. High-frequency oscillatory ventilation in children: a 10-year experience. J Pediatr (Rio J). 2013;89(1):48-55.

10. Pinzon AD, Rocha TS, Ricachinevsky C, Piva JP, Friedman G. Ventilação oscilatória de alta frequência em criancas com síndrome da angústia respiratória aguda: experiência de um centro de tratamento intensivo pediatrico. Rev Assoc Med Bras. 2013;59(4):368-74.
11. Bem Jaballah N, Khaldi A, Mnif K, Bouziri A, Belhadj S, Hamdi A, Kchaou W. High-frequency oscillatory ventilation in pediatric patients with acute respiratory failure. Pediatr Crit Care Med. 2006;7(4):362-7.
12. Ferguson ND, Cook DJ, Guyatt GH, Mehta S, Hand L, Austin P, et al.; OSCILLATE Trial Investigators; Canadian Critical Care Trials Group. High-frequency oscillation in early acute respiratory distress syndrome. N Engl J Med. 2013;368(9):795-805.
13. Associação de Medicina Intensiva Brasileira [AMIB], Sociedade Brasileira de Pneumologia e Tisiologia [SBPT]. Diretrizes Brasileiras de Ventilação Mecânica. 2013. Disponível em: https://www.amib.org.br/fileadmin/user_upload/amib/2018/junho/15/Diretrizes_Brasileiras_de_Ventilacao_Mecanica_2013_AMIB_SBPT_Arquivo_Eletronico_Oficial.pdf.
14. Goligher EC, Munshi L, Adhikari NKJ, Meade MO, Hodgson CL, Wunsch H, et al. High-frequency oscillation for adult patients with acute respiratory distress syndrome - a systematic review and meta-analysis. Ann Am Thorac Soc. 2017;14(Suppl. 4):S289-96.
15. Gupta, P, Green J, Tang X. Comparison of high-frequency oscillatory ventilation and conventional mechanical ventilation in pediatric respiratory failure. JAMA Pediatr. 2014;168(3):243-9.
16. Bateman ST, Borasino S, Asaro LA, Cheifetz IM, Shelley D, Wypij D, Curley MA. Early High-frequency oscillatory ventilation in pediatric acute respiratory failure a propensity score analysis. Am J Respir Crit Care Med. 2016;193(5):495-503.
17. Nguyen AP, Schmidt UH, MacIntyre NR. Should high-frequency ventilation in the adult be abandoned? Respir Care. 2016;61(6):791-800.
18. Ferreira ACP, de Oliveira MAJ, Filho OT. Ventilação de Alta Frequência. In: de Carvalho WB, editor. Ventilação Pulmonar Mecânica em Pediatria e Neonatologia. 2ª ed. São Paulo: Atheneu; 2004.
19. Fioretto JR, Rebello CM. Ventilação oscilatória de alta frequência em pediatria e neonatologia. RBTI. 2009;21(1):96-103.
20. Erdeve O, Okulu E, Tunc G, Celik Y, Kayacan U, et al. An observational, prospective, multicenter study on rescue high-frequency oscillatory ventilation in neonates failing with conventional ventilation. PLoS One. 2019;14(6):e0217768.
21. Verbrugghe W, Jorens PG. Neurally adjusted ventilatory assist: a ventilation tool or a ventilation toy? Respir Care. 2011;56(3):327-35.
22. Sinderby C, Navalesi P, Beck J, Skrobik Y, Comtois N, Friberg S, et al. Neural control of mechanical ventilation in respiratory failure. Nat Med. 1999;5(12):1433-6.
23. Cordioli RL, Akoumianaki E, Brochard L. Nonconventional ventilation techniques. Curr Opin Crit Care. 2013;19(1):31-7.
24. Suarez-Spirmann F, Marquez MP, Arenas PG. Nuevos modos de ventilation: NAVA. Med Intensiva. 2008;32(8):369-409.
25. Carvalho WB, Fonseca MCM. Neurally Adjusted Ventilatory Assist – NAVA. Curr Resp Med Rev. 2012;8(1):37-43.
26. Beck J, Emeriaud G, Liu Y, Sinderby C. Neurally adjusted ventilatory assist (NAVA) in children: a systematic review. Minerva Anestesiol. 2016;82(8):874-83.
27. Larouche A, Massicotte E, Constantin G, Ducharme-Crevier L, Essouri S, Sinderby C, et al. Tonic diaphragmatic activity in critically ill children with and without ventilatory support. Pediatr Pulmonol. 2015;50(12):1304-12.
28. Kallio M, Peltoniemi O, Anttila E, Pokka T, Kontiokari T. Neurally adjusted ventilatory assist (NAVA) in pediatric intensive care-A randomized controlled trial. Pediatr Pulmonol. 2015;50(1):55-62.
29. Baez Hernandez N, Milad A, Li Y, Van Bergen AH. Utilization of neurally adjusted ventilatory assist (nava) mode in infants and children undergoing congenital heart surgery: a retrospective review. Pediatr Cardiol. 2019;40(3):563-9.

30. Lalgusi Ganesan S. Airway pressure release ventilation in children. Curr Opin Crit Care. 2019;25(1):63-70.
31. Paula LCS, Siqueira FC. Novas modalidades ventilatórias: NAVA, APRV, PRVC. In: Associação Brasileira de Fisioterapia Cardiorrespiratória e Fisioterapia em Terapia Intensiva; Martins JA, Nicolau CM, Andrade LB. PROFISIO: ciclo 3. Porto Alegre: Artmed Panamericana; 2014.
32. Stock MC, Downs JB, Airway pressure release ventilation: a new concept in ventilator support. Crit Care Med. 1987;15(5):459-61.
33. Yehya N, Topijan AA, Lin R, Berg RA. Thomas NJ, Friess Sh. High frequency oscilation and airway pressure release ventilation in pediatric respiratory failure. Pediatr Pulmonol, 2014;49(7):707-15.
34. Ganesan SP. Airway pressure release ventilation in children. Curr Opin Crit Care. 2019;25(1):63-70.
35. Al-Hegelan M, MacIntyre NR. Novel modes of mechanical ventilation. Semin Respir Crit Care Med. 2013;34(4):499-507.
36. Silva PSL, Fonseca MCM. Ventilação de Alta Frequência. In: Hirscheimer MR, de Carvalho WB, Matsumoto T. Terapia Intensiva Pediátrica e Neonatal. 4ª ed. Rio de Janeiro: Atheneu; 2018.

16 Oxigenação por membrana extracorpórea

Flávia Andrea Krepel Foronda
Josiane de Carvalho Simas
Maria Augusta Bento Cicaroni Gibelli
Patrícia Leão Tuma

APÓS LER ESTE CAPÍTULO, VOCÊ ESTARÁ APTO A:

- Entender o funcionamento da oxigenação por membrana extracorpórea.
- Reconhecer as principais indicações e contraindicações.
- Diferenciar os suportes venovenoso e venoarterial.
- Saber as principais complicações, ajudando a tomar decisões baseadas na ponderação entre risco e benefício.

INTRODUÇÃO

A oxigenação por membrana extracorpórea, ou ECMO (*extracorporeal membrane oxygenation*) é um tipo de suporte de vida extracorpóreo (*extracorporeal life support* [ECLS]) que possibilita assistência cardíaca e/ou pulmonar durante o tempo necessário para a restauração das funções cardíacas e respiratórias nativas. Seu papel é manter a perfusão dos tecidos com sangue oxigenado enquanto se aguarda a recuperação do órgão primariamente acometido. A ECMO está indicada quando a insuficiência cardíaca ou respiratória é refratária ao suporte intensivo convencional. Além disso, a reversibilidade da doença é um ponto crucial para indicação desta técnica, tendo em vista que a ECMO não é capaz de curar nenhuma doença, apenas garantir assistência durante o período de tratamento, recuperação, ou até o transplante[1].

A primeira utilização de circulação extracorpórea (CEC) foi em 1953, pelo cirurgião John H. Gibbon, para correção de defeito do septo interatrial. Desde então, inúmeros esforços foram feitos para tentar prolongar o tempo do suporte e transpor a nova tecnologia do centro cirúrgico para as unidades de terapia intensiva. Isso foi acontecer na década de 1970, quando J. Donald Hill tratou um jovem de 24 anos, vítima de politraumatismo, que evoluiu com insuficiência respiratória aguda grave usando a membrana de Branson[2], na sequência, o Dr. Robert Bartlett conseguiu salvar um recém-nascido com síndrome de aspiração meconial, que chegou a atingir uma pressão arterial de oxigênio (PaO_2) de 12 mmHg, apesar de máximos parâmetros ventilatórios[3].

A partir de então, as indicações e a utilização de ECMO no ambiente de terapia intensiva vem aumentando aos poucos, especialmente após a pandemia de influenza A H1N1, em 2009. Atualmente, inúmeros centros estão aptos a empregar esse tipo de tecnologia nos doentes críticos[4] (Figuras 16.1 e 16.2).

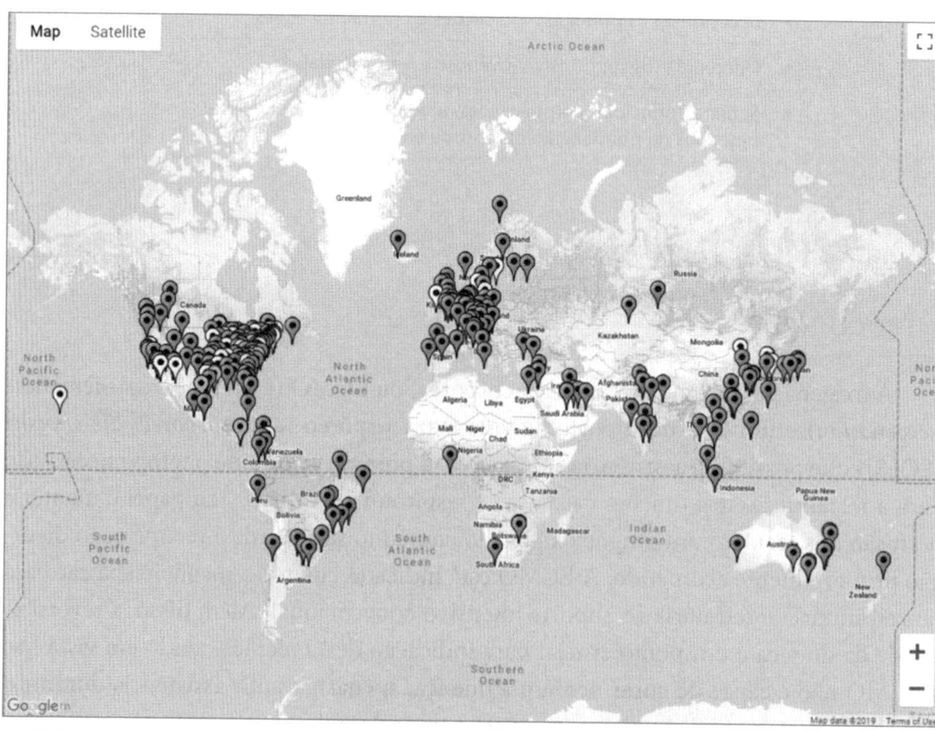

FIGURA 16.1 Localização dos centros de ECMO cadastrados na Extracorporeal Life Support Organization (ELSO), no ano de 2018[4]. (Veja imagem colorida no encarte.)

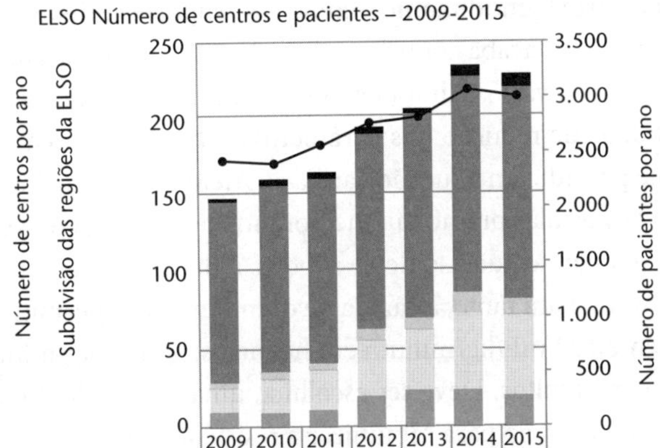

	2009	2010	2011	2012	2013	2014	2015
Centros no Sul e Oeste da Ásia	1	3	3	3	5	7	8
Centros da América do Norte	118	122	121	128	130	140	137
Centros na América Latina	3	4	4	6	8	12	10
Centros na Europa	15	22	25	35	39	51	52
Centros na Ásia-Pacífico	10	9	11	21	23	23	20
Número de pacientes	2409	2378	2546	2723	2792	3045	2992

FIGURA 16.2 Centros de ECMO por região e total de casos pediátricos por ano. Nota-se aumento no número dos casos a partir de 2009, em razão da pandemia de influenza A H1N1[5].

CLASSIFICAÇÃO

O conceito do suporte de vida extracorpóreo é relativamente simples. O sangue é drenado da circulação venosa para o circuito de suporte extracorpóreo, bombeado até uma membrana de oxigenação, na qual acontece a troca gasosa, e então devolvido ao paciente. Dependendo de qual parte o sangue é devolvido é que se classifica o tipo de assistência.

A insuficiência respiratória com estabilidade hemodinâmica pode ser tratada com suporte extracorpóreo venovenoso (VV), em que o sangue é retirado e devolvido ao sistema venoso (lado direito do coração). O colapso hemodinâmico indica a necessidade de suporte extracorpóreo venoarterial (VA). O sangue, nesse caso, é retirado do sistema venoso e devolvido a uma grande artéria[6].

Venovenoso

Esta modalidade promove as trocas gasosas no sangue venoso devolvendo-o, já oxigenado, ao sistema venoso. Está indicado na insuficiência respiratória refratária ao suporte convencional. Nenhum suporte hemodinâmico direto é oferecido nessa modalidade, uma vez que o sangue é drenado da circulação venosa central e devolvido, dependendo do coração para bombear o sangue para os tecidos. Apesar de não contribuir diretamente na parte hemodinâmica, como esse suporte aumenta o oxigênio (O_2) disponível para as coronárias, acaba contribuindo indiretamente para a melhora da função cardíaca. Outro fator que leva à melhora hemodinâmica indireta quando se utiliza a ECMO VV é a possibilidade de redução dos parâmetros ventilatórios, reduzindo as pressões intratorácicas que prejudicam a função cardíaca. Além disso, a melhora da oxigenação diminui a resistência vascular pulmonar, melhorando a pós-carga do ventrículo direito[6].

É crítico para o sucesso desse suporte a drenagem de sangue suficiente para prover troca dos gases. Para tanto, a cânula de drenagem deve permitir fluxo sanguíneo de aproximadamente 120 mL/kg/minuto em neonatos, 90 mL/kg/minuto em crianças e 60 mL/kg/minuto em adultos. Deve ser escolhida uma cânula de drenagem com comprimento curto e diâmetro largo para minimizar a resistência ao fluxo, um oxigenador com capacidade de troca gasosa adequada às necessidades metabólicas do paciente e uma cânula para devolução do sangue grande o suficiente para acomodar um grande fluxo, evitando altas pressões no circuito. Uma opção na modalidade VV é o uso de uma cânula duplo lúmen inserida através da veia jugular interna direita, com a ponta alojada no átrio direito[7]. Assim, o sangue é drenado para o circuito venoso e retorna através da via lateral da cânula, direcionando o fluxo para a valva tricúspide. O sangue que retorna mistura-se com o retorno venoso no átrio direito. Algumas marcas de cânulas duplo-lúmen têm na via venosa orifícios de drenagem em dois sítios (veias cavas superior e inferior) e um retorno diretamente na valva tricúspide, como é o caso da Avalon® (Figura 16.3). Este tipo de cânula diminui a recirculação e permite fluxos maiores, porém requer posicionamento guiado

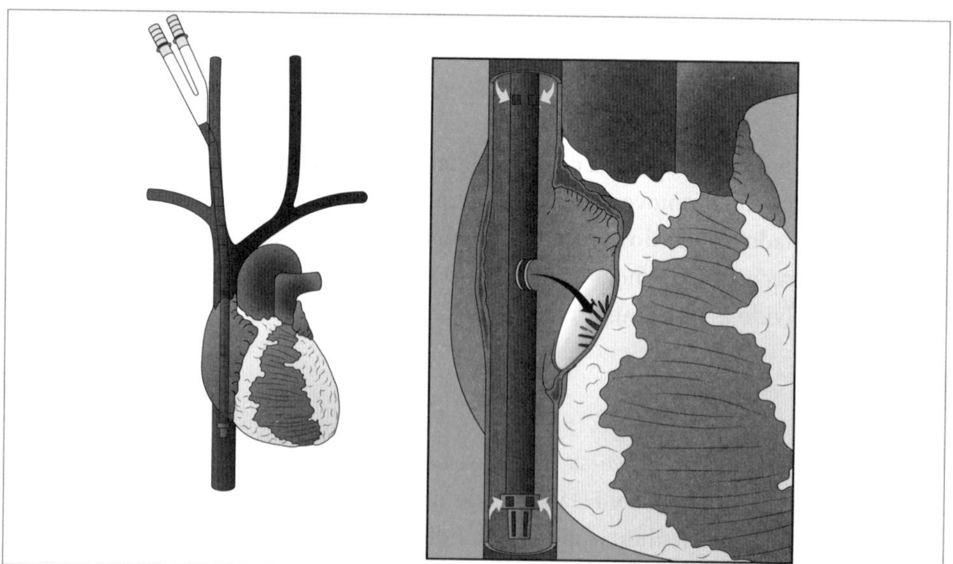

FIGURA 16.3 Cânula duplo lúmen para ECMO venovenosa. Orifícios de drenagem próximos às veias cavas superior e inferior (setas azuis) e retorno próximo à válvula tricúspide (seta)[8].

por ecocardiograma ou radioscopia. Em pacientes maiores, tradicionalmente utilizam-se duas cânulas em sítios diferentes (como veia jugular interna direita e veia femoral).

Uma complicação exclusiva do suporte VV é a recirculação. Este é um fenômeno comum que ocorre quando existe a drenagem inadvertida do sangue que acabou de ser oxigenado e devolvido ao corpo para o circuito. A recirculação limita a eficácia do suporte, pois o sangue oxigenado retorna ao circuito e não é entregue ao paciente. A recirculação pode ser detectada quando há aumento na saturação venosa de oxigênio (SvO_2), sem aumento na saturação arterial de O_2.

A avaliação da eficácia do suporte VV se dá com o aumento no conteúdo arterial de O_2, a restauração de uma $PaCO_2$ adequada e equilíbrio do pH e lactato. A saturação alvo é em torno de 80 a 90%, já que existe mistura de sangue oxigenado com não oxigenado no átrio direito.

Venoarterial

O suporte VA oferece assistência hemodinâmica, além de efetuar as trocas gasosas. A circulação venosa central serve de pré-carga para a bomba do circuito enquanto o retorno sanguíneo ocorre via cânula locada em artéria.

Diferentemente da CEC realizada no centro cirúrgico, o circuito do suporte VA não capta todo retorno venoso do coração direito. Apenas uma parte do retorno venoso é desviado para o circuito. Essa proporção dependerá de alguns fatores, como tamanho do átrio, velocidade da bomba e tamanho da cânula. O sangue venoso que resta no coração direito segue a via fisiológica através dos pulmões, para o coração esquerdo e então para a aorta. A troca gasosa nos pulmões depende da função pulmonar (ventilação e perfusão)[6].

O conteúdo arterial de O_2 e a $PaCO_2$ dependem então dos seguintes fatores:

- Fluxo de sangue no circuito.
- Débito cardíaco (DC) nativo.
- Fluxo e FiO_2 do gás de arraste no oxigenador.
- Função pulmonar.
- Hemoglobina.
- Sítio de convergência do sangue vindo do circuito e da circulação.

O sítio de canulação afeta como e em qual extensão as duas circulações se misturam. A canulação da artéria carótida comum ou canulação transtorácica da aorta permitem a mistura adequada das duas circulações e, portanto, resultam em melhor entrega sistêmica de O_2. A canulação de artéria femoral entrega menos O_2 ao arco aórtico e às coronárias (principalmente se houver insuficiência respiratória combinada ao DC preservado, pois compete com o fluxo retrógrado na aorta vindo da ECMO)[6].

O fluxo da ECMO é contínuo, ou seja, não pulsátil. Conforme o fluxo do suporte vai sendo aumentado, obriga-se mais sangue a ser drenado para o circuito, diminuindo o volume sistólico nativo. Quando o suporte pela ECMO é total, o traçado da onda de pressão arterial invasiva fica achatada ou até mesmo uma linha reta pelo predomínio do fluxo contínuo em relação ao fluxo pulsátil sendo, nesse contexto, a pressão arterial média, mais significativa para monitoração do suporte hemodinâmico (Figura 16.4). Geralmente, mantém-se o fluxo extracorpóreo entre 60 e 80% do DC estimado em repouso.

Na ausência de contratilidade ventricular esquerda (cardiomiopatia, por exemplo), qualquer drenagem para o átrio esquerdo (veia de Tebésio ou veia brônquica) resulta em aumento da pressão de enchimento no coração esquerdo. Assim, pode ser necessária septostomia atrial ou canulação do átrio esquerdo para o circuito extracorpóreo para alívio pressórico das câmaras esquerdas.

A avaliação da oferta de O_2 para os tecidos no paciente em suporte VA se dá pela saturação venosa central, que deve ser mantida entre 65 e 80%. Diferentemente do que acontece na ECMO VV, a PaO_2 reflete qual a contribuição do DC nativo. Se a PaO_2 estiver igual ou muito próxima à colhida logo após a membrana oxigenadora, significa que toda a oxigenação está vindo da membrana extracorpórea. Por outro lado, quando a PaO_2 estiver mais baixa que a colhida no circuito pós-membrana, significa que parte do sangue está sendo bombeado pelo DC do paciente para os pulmões, denotando melhora da função cardíaca. Isso acontece porque a capacidade de oxigenação da membrana é superior à pulmonar, desta forma, o sangue que passou pelos pulmões através do DC nativo sempre será menos oxigenado do que o sangue que passou pela membrana extracorpórea[6].

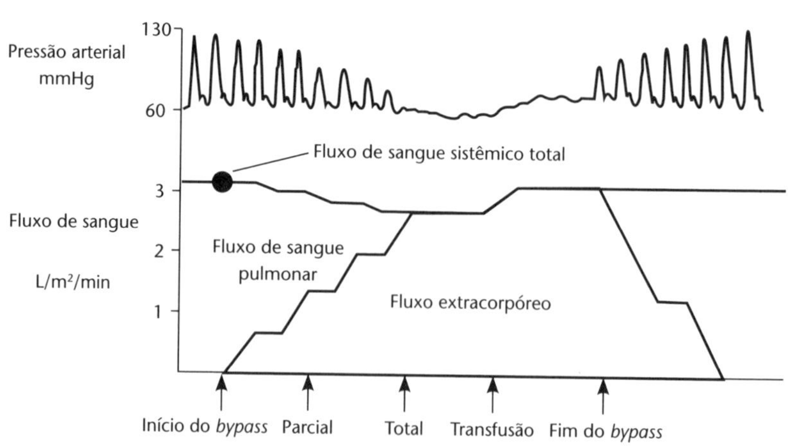

FIGURA 16.4 Curva de pressão arterial invasiva durante o suporte de ECMO VA[9].

Arteriovenoso

Trata-se de uma modalidade pouco utilizada, cuja vantagem seria não depender da utilização de bomba. O sangue arterial é desviado para a membrana, na qual ocorre a troca gasosa, e é devolvido à circulação do lado venoso, por meio da diferença de pressões. Essa modalidade depende da capacidade cardíaca do paciente em impulsionar o sangue arterial para o circuito, e não permite suporte total.

FISIOLOGIA

O entendimento profundo da fisiologia extracorpórea incluindo fluxo, pressão de circuito e transferência de gases é essencial para o manejo seguro e efetivo da terapêutica.

O objetivo fisiológico desse suporte é suprir com sangue oxigenado as necessidades metabólicas e facilitar a remoção do gás carbônico (CO_2).

Troca Gasosa Pulmonar

A respiração pulmonar é a troca de O_2 e CO_2 entre o sangue e o gás inalado nos alvéolos pulmonares. A respiração tecidual é a troca gasosa ao nível celular. Nos dois níveis, as trocas dependem do gradiente de difusão resultante das pressões parciais dos gases. O fluxo de movimentação gasosa ocorre do local com maior pressão parcial em direção ao de menor pressão parcial. A PO_2 do ar ambiente é aproximadamente 158 mmHg, enquanto em nível celular a PO_2 é 6 a 10 mmHg. Assim como ocorre com o O_2, o transporte de CO_2 é possível em razão do gradiente de difusão. O CO_2 é produzido nos tecidos periféricos e difunde-se pela parede capilar para dentro da corrente sanguínea. O sangue carrega o CO_2 até os pulmões para a eliminação. O transporte do CO_2 no sangue ocorre por 3 vias: 5% dissolvido no plasma, 10% quimicamente ligado à hemoglobina e 85% na forma de bicarbonato (HCO_3).

Troca Gasosa no Oxigenador

As pressões parciais de O_2 e CO_2 são as forças motoras para a movimentação destes gases através da membrana do oxigenador. A concentração de CO_2 em cada lado da membrana é um fator fundamental no funcionamento do oxigenador (Figura 16.5).

A taxa de transferência de CO_2 é 6 vezes maior que a do O_2 e independe do fluxo sanguíneo, mas depende diretamente da área de superfície da membrana. Outro fator importante na troca de CO_2 é o fluxo de gás. Aumentando o fluxo total de gás de arraste haverá diminuição na concentração de CO_2 no gás que passa pela membrana do oxigenador, o que acarreta maior eliminação de CO_2.

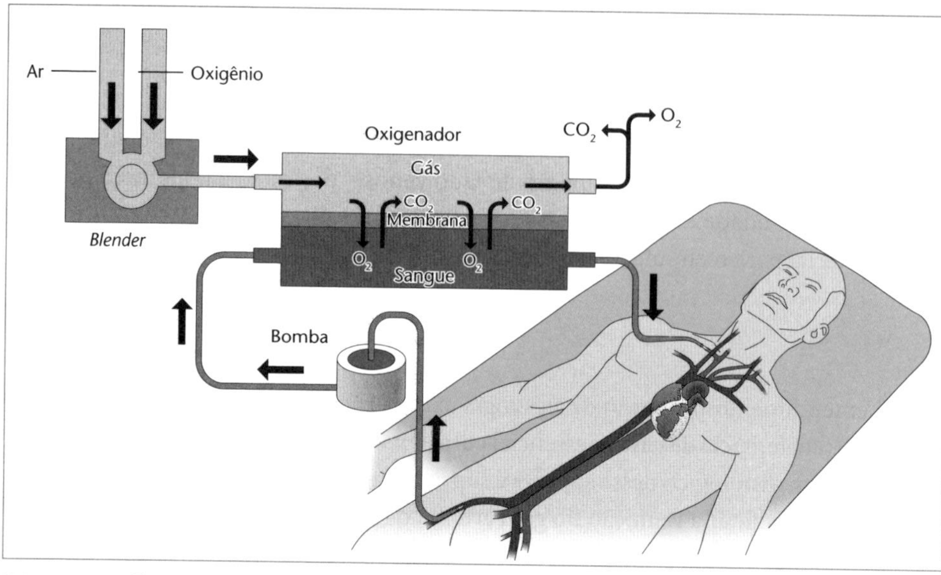

FIGURA 16.5 Troca gasosa no oxigenador[10].

Usam-se fluxômetro e *blender* para regulação do fluxo de gases na membrana. As características da membrana limitam o fluxo de gases, portanto se a pressão da fase gasosa exceder a pressão da fase sanguínea pode ocorrer formação de êmbolo gasoso.

A pressão parcial de O_2 é alta no gás de arraste, causando grande força motriz para o O_2 atravessar a membrana rapidamente. Em termos de O_2, a membrana funciona no potencial máximo e, portanto, o aumento, acima do recomendado pelo fabricante, na taxa de fluxo do gás de arraste não aumenta o conteúdo de O_2 no sangue.

Quanto maior a área de superfície da membrana do oxigenador, mais sangue será exposto ao O_2. As células vermelhas que entram no oxigenador próximas à membrana tornam-se saturadas com O_2. Este difunde-se no fluxo sanguíneo aumentando a PO_2. O aumento da taxa de fluxo sanguíneo levará maior volume de sangue a passar pela superfície da membrana do oxigenador, melhorando a oxigenação. A partir de um certo ponto, resta muito pouco tempo para o O_2 se difundir no fluxo sanguíneo e então, aumentos na taxa de fluxo sanguíneo não levarão a incrementos na oxigenação.

Fisiopatologia do Pulmão de Membrana

O entendimento das características das trocas gasosas é importante para diagnosticar possíveis problemas no funcionamento do oxigenador. Oxigenadores de membrana podem apresentar diversas disfunções, como: edema pulmonar, distúrbio ventilação/perfusão, êmbolo pulmonar, entre outras.

A perfusão da membrana pode ser afetada por trombos no circuito ou por vazamento de sangue para a fase gasosa da membrana. Isso não diminui somente a difusão de O_2 e CO_2 como também aumenta a resistência ao fluxo sanguíneo.

Condensação de vapor de água dentro do oxigenador, derivada da interação entre sangue aquecido e gás de arraste frio, pode diminuir a performance do oxigenador, tanto na ventilação quanto na oxigenação. O fluxo do gás de arraste pode ser aumentado para ajudar a limpar o fluido condensado e eliminar mais CO_2, semelhante ao que acontece quando se aumenta o volume-minuto na ventilação pulmonar.

Respeitar a taxa de gás de arraste é importante para evitar formação de êmbolos de ar que vão da fase gasosa para a fase sanguínea. Se gás passar pela membrana em áreas pouco perfundidas ou o fluxo de sangue atravessar áreas pouco ventiladas, ocorre distúrbio ventilação/perfusão intraoxigenador.

INDICAÇÕES E CONTRAINDICAÇÕES

As indicações primárias de suporte extracorpóreo são insuficiência cardíaca ou respiratória aguda grave. Entretanto, um dos principais desafios dos serviços com disponibilidade de ECMO é identificar qual paciente pode se beneficiar do suporte, limitando a utilização do recurso aos casos em que os riscos de complicações justifiquem os potenciais benefícios. A partir desse conceito, estipula-se que a população-alvo sejam pacientes no quartil 50 a 75% de risco de mortalidade, sendo que o suporte extracorpóreo costuma ser considerado a partir do risco de morte de 50% e, na maior parte dos casos, é indicado em circunstâncias em que a mortalidade está próxima a 80%. Comumente utilizam-se escores como: índice de oxigenação (no caso de indicações respiratórias) e escore de risco de mortalidade pediátrico (PRISM). Apesar de já existirem alguns escores preditores de mortalidade específicos para ECMO pediátrico e neonatal, ainda não têm validação para definir indicação ou contraindicação. Os critérios de inclusão não são absolutos, mas devem servir como norteadores, devendo ser ponderado inclusive os custos[11].

Da mesma forma que as indicações não são totalmente precisas, as contraindicações também dependem de circunstâncias como doenças preexistentes e até indisponibilidade de acesso vascular adequado. A maioria das contraindicações é relativa, como condições incompatíveis com uma boa qualidade de vida, mesmo após recuperação plena, doenças prévias de difícil manejo, doença maligna terminal, impossibilidade de anticoagulação, idade e tamanho do paciente, dentre outros.

Neonatologia

Seguem indicações e contraindicações de ECMO neonatal (Tabela 16.1, Quadro 16.1 e Figuras 16.6 e 16.7).

TABELA 16.1 Indicações de ECMO neonatal para insuficiência respiratória ou choque[6]

Critérios	
Índice de oxigenação (IO)	> 40 por 1-6 h
Índice de oxigenação (IO)	> 20 sem melhora após tentativa prolongada (> 24 h) com terapia máxima ou episódios frequentes de descompensação
Descompensação (PaO_2 < 40 mmHg)	PaO_2 < 40 mmHg por 2-12 h sem resposta a intervenções
Acidose metabólica ou choque	pH < 7,25 por 2 h ou mais com hipotensão
Hipertensão pulmonar progressiva	Evidência de disfunção de ventrículo direito ou alta necessidade de inotrópicos

QUADRO 16.1 Contraindicações à ECMO neonatal[6]

Critérios
Malformações letais ou anomalias congênitas letais
Lesão cerebral grave irreversível
Hemorragia intracraniana grau II ou maior
Peso abaixo de 2 kg
Idade gestacional abaixo de 34 semanas
Lesão de órgão irreversível (exceto se for considerado transplante)
Doenças com alta probabilidade de mau prognóstico
Ventilação com oxigênio 100% por mais de 14 dias

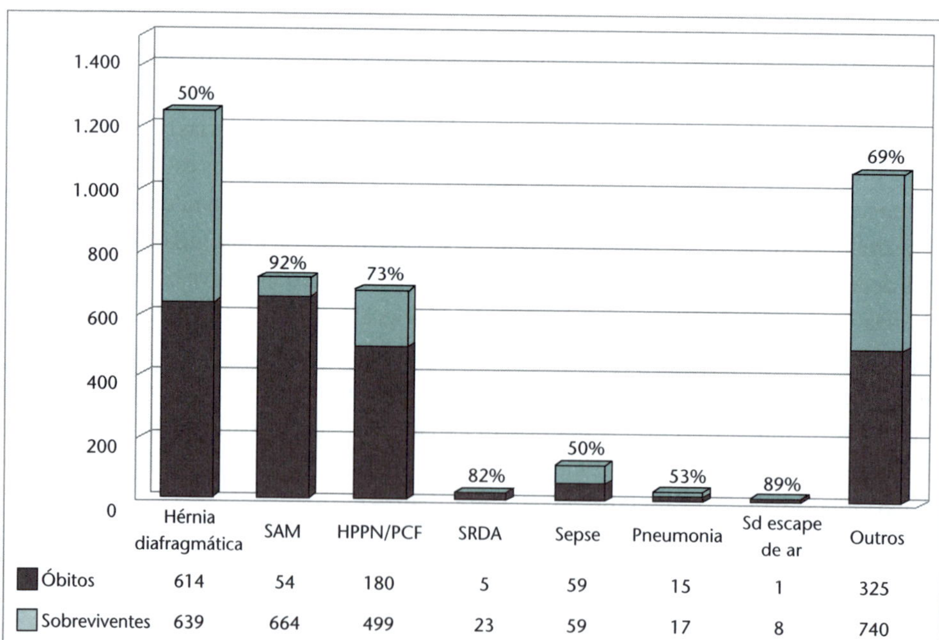

FIGURA 16.6 Número de casos com porcentagem de sobrevida e óbito separados por diagnóstico em ECMO neonatal respiratória – 2014-2018[4].

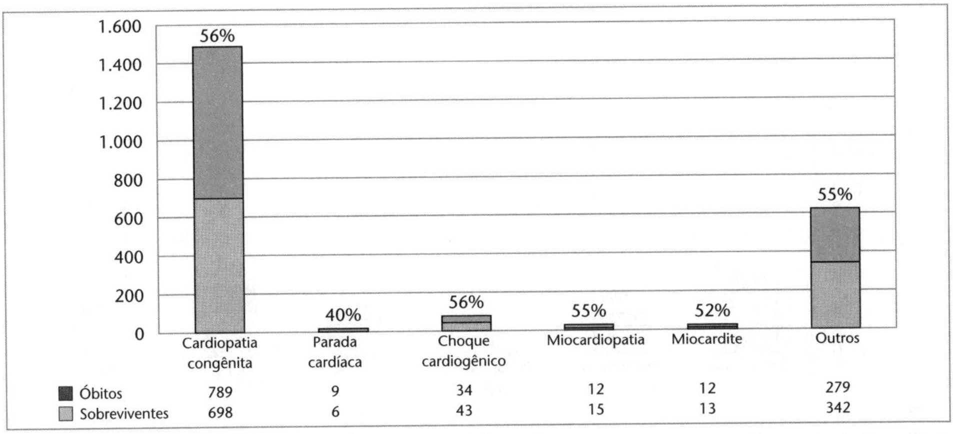

FIGURA 16.7 Número de casos com porcentagem de sobrevida e óbito separados por diagnóstico em ECMO neonatal cardíaca – 2014-2018[4].

Pediatria

Não existem critérios absolutos de indicação de ECMO para crianças e, usualmente, são utilizados critérios baseados na experiência com adultos.

Na insuficiência respiratória, deve-se levar em conta etiologia, troca gasosa, parâmetros ventilatórios e velocidade de deterioração. A reversibilidade da doença ou a possibilidade de transplante é imprescindível[6].

Os principais parâmetros utilizados para indicar ECMO VV são:

- Hipoxemia grave ($PaO_2/FiO_2 < 80$ mmHg) apesar de altos níveis de PEEP (usualmente entre 15 a 20 cmH_2O) e utilização de terapias de resgate (óxido nítrico, alta frequência, posição prona) em pacientes com insuficiência respiratória aguda potencialmente reversível[10,12].
- Índice de oxigenação (IO) > 40.
- $IO = MAP \times FiO_2 / PaO_2$ (em que MAP = pressão média de vias aéreas).
- Falha de resposta de terapias de resgate como: ventilação de alta frequência (VAFO), oxido nítrico inalatório e posição prona.
- Impossibilidade de manter ventilação mecânica protetora MAP > 25 cmH_2O em ventilação mecânica convencional ou MAP > 30 cmH_2O em VAFO ou evidência de barotrauma iatrogênico.
- Hipercapnia descompensada com pH < 7,1 após ajustes da ventilação mecânica.

As principais etiologias de insuficiência respiratória que levam à necessidade de ECMO para crianças são: pneumonias virais, bacterianas ou aspirativa e síndrome do desconforto respiratório agudo (Figura 16.8).

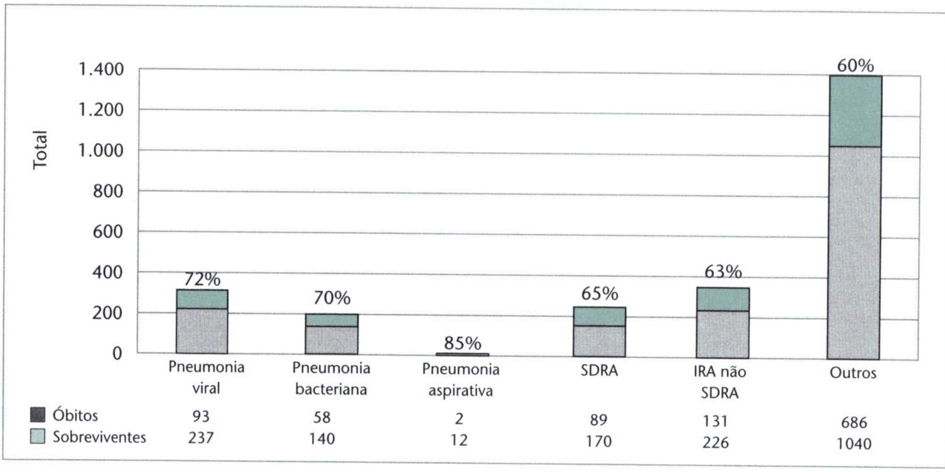

FIGURA 16.8 Número de casos com porcentagem de sobrevida e óbito separados por diagnóstico em ECMO pediátrica respiratória – 2014-2018[4].

Em relação às indicações de ECMO VA na falência circulatória grave, existem 4 objetivos básicos[6]:

1. Ponte para recuperação (doenças reversíveis como miocardites, choque séptico refratário, falência em sair de CEC após cirurgia cardíaca, parada cardíaca, hipertensão pulmonar ou arritmias intratáveis).
2. Ponte para ponte (transição para assistência ventricular e posteriormente transplante).
3. Ponte para transplante (p. ex., nas cardiomiopatias).
4. Ponte para tomada de decisão (objetivo de promover tempo para um diagnóstico mais preciso, decisão para tratamento alternativo ou indicação de transplante).

Em relação aos parâmetros hemodinâmicos, a ECMO VA deve ser indicada nos pacientes com oferta de O_2 inadequada, secundária ao baixo DC. Esses critérios são representados pela persistência dos seguintes parâmetros a despeito do uso de 2 inotrópicos e/ou vasopressores em altas doses:

- Hipotensão ou
- Baixo DC com evidência de má perfusão ou com saturação venosa central abaixo de 50% ou lactato persistente acima de 36 mg/dL.

As principais etiologias cardíacas que levam à necessidade de ECMO são:

- Cirurgia cardíaca: estabilização pré-operatória, falência em sair de CEC, suporte eletivo durante cateterização de alto risco ou baixo débito no pós-operatório.

- Falência cardiocirculatória de diversas etiologias: choque cardiogênico (miocardite, cardiomiopatia, arritmia intratável), choque distributivo (sepse, anafilaxia), choque obstrutivo (hipertensão pulmonar, embolia pulmonar).
- Parada cardiorrespiratória (PCR) intra-hospitalar não responsiva à ressuscitação e com rápido acesso ao time de ECMO, também chamada ECPR (*extracorporeal cardiopulmonary resuscitation*) (Figura 16.9).

Contraindicações

As contraindicações absolutas vêm mudando ao longo dos anos, ficando cada vez mais restritas. Já as contraindicações relativas devem ser discutidas entre a equipe e a escolha do candidato à ECMO deve se basear principalmente na reversibilidade da doença e na expectativa da qualidade de vida pós-ECMO[6].

As principais contraindicações referem-se à irreversibilidade da doença, ausência de terapêutica ou alta probabilidade de desfecho neurológico ruim.

São citadas como principais contraindicações as seguintes:

- Cromossomopatia incompatível com a vida (p. ex., trissomia 13 ou 18).
- Impossibilidade de anticoagulação, como nos casos de hemorragia incontrolável.
- Dano cerebral irreversível.
- Malignidade incurável.

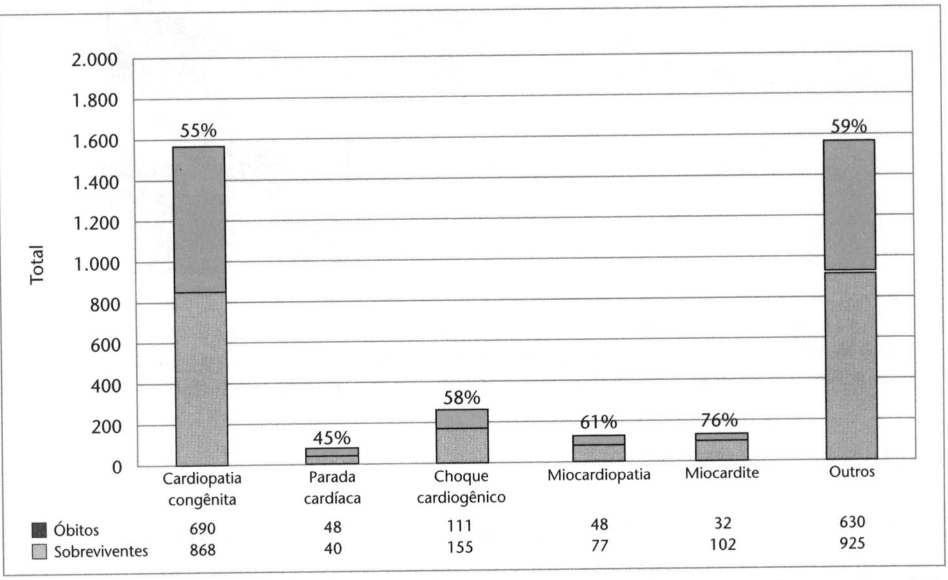

FIGURA 16.9 Número de casos com porcentagem de sobrevida e óbito separados por diagnóstico em ECMO pediátrica cardíaca – 2014-2018[4].

- Hemorragia intracraniana importante com efeito de massa ou pós-operatório recente de neurocirurgia.
- Falência de órgão irreversível sem possibilidade de transplante.
- Ventilação mecânica prolongada (> 2 semanas) antes da ECMO com altas pressões.
- Parada cardíaca sem ressuscitação adequada.
- Doença crônica preexistente com mau prognóstico.
- Transplante de medula óssea alogênico com infiltrado pulmonar.
- Disfunção de múltiplos órgãos.
- Cardiopatia congênita com fisiologia univentricular. Nos pacientes com hipoplasia do coração esquerdo, o suporte extracorpóreo costuma ser muito usado após estágio 1 com bons resultados. Já nos estágios 2 e 3 (Glenn e Fontan), o manejo da ECMO é de pior prognóstico (Figura 16.10).

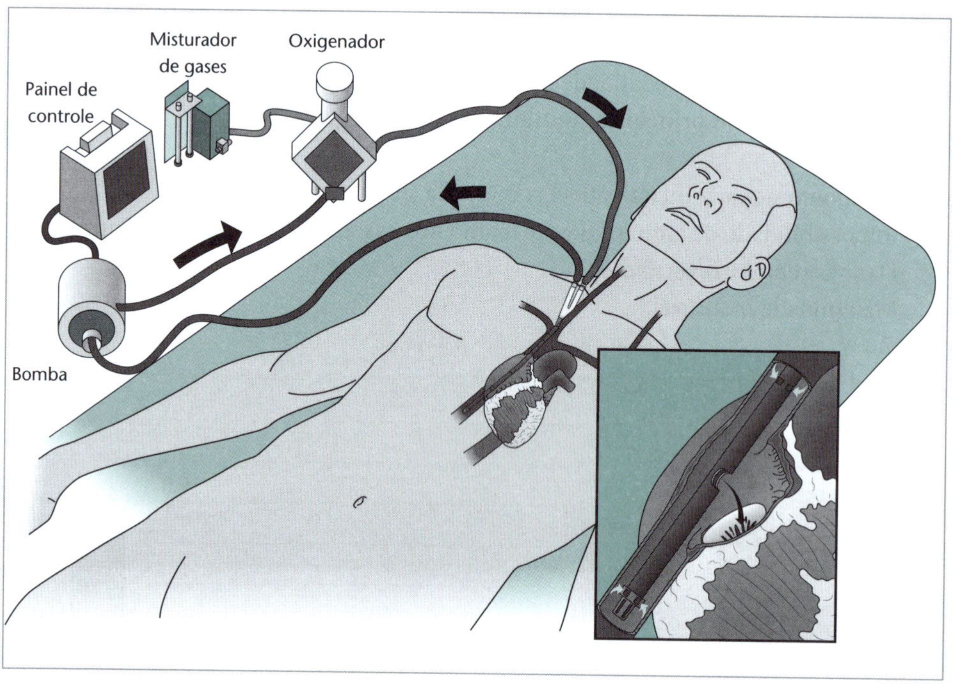

FIGURA 16.10 Circuito da ECMO – o sangue é drenado do paciente por uma cânula venosa e por meio de uma bomba é impulsionado até um oxigenador em que ocorre a troca gasosa. O sangue oxigenado é então devolvido para o paciente (©Lara Durrant e Petr Kuempel).

CIRCUITOS E COMPONENTES

Para entender o funcionamento do suporte de vida extracorpóreo é importante conhecer todos os componentes utilizados, se atentando para algumas regras básicas que devem ser consideradas quando se monta um circuito de ECMO[6].

- Quanto mais curto, melhor. A resistência aumenta com o comprimento do circuito e isso pode levar ao excesso de turbulência e à *lise* de células sanguíneas. Além disso, aumenta a exposição do sangue a uma superfície externa com maior risco de ativação da inflamação. O circuito grande também demanda maior volume de enchimento e maior perda de calor. Por outro lado, um circuito muito pequeno pode dificultar a manipulação do paciente por não permitir espaço suficiente.
- Quanto menos conectores, melhor. Os conectores levam ao aumento de turbulência, além de promover áreas de estagnação com formação de trombos. E ainda aumentam o risco de desconexões e rupturas de circuito.
- Quanto mais simples, melhor. Um circuito simples tem menor risco de complicações e é mais seguro.

Cânulas Vasculares

As cânulas são a interface entre o circuito e o paciente. A escolha do tamanho adequado é essencial para gerar fluxo suficiente para o suporte. O fluxo é diretamente proporcional ao raio e ao gradiente de pressão e inversamente proporcional à viscosidade sanguínea e ao comprimento da cânula (Lei de Poiseuille: fluxo = $\pi\ \Delta\text{-P}\ r^4\ 8/\eta\ L$), em que: delta-P é gradiente de pressão; r é raio; η é viscosidade e L é comprimento.

Portanto, o tamanho e o posicionamento das cânulas são críticos para o bom funcionamento do ECMO. As cânulas são aramadas e com marcador radiopaco. A cânula que vai desviar o sangue do paciente para o circuito é denominada venosa. O acesso mais utilizado para a canulação venosa é a veia jugular interna. Deve ser posicionada no átrio direito. A cânula arterial é aquela que devolve o sangue oxigenado para o paciente. Pode ser posicionada em uma veia (ECMO VV) ou em uma artéria (ECMO VA). Normalmente a artéria utilizada para canulação pediátrica é a carótida. Também pode ser utilizada como opção a artéria femoral. No caso do ECMO VV, são também disponíveis cateteres de duplo lúmen que são vantajosos uma vez que é necessário apenas um acesso. As cânulas são medidas pelo diâmetro externo em *French* (1 mm = 3 *French*)[6].

Tubos

O comprimento e o diâmetro dos tubos contribuem para a resistência ao fluxo sanguíneo. O tamanho é selecionado conforme o peso. Habitualmente existem 2 tamanhos padrões disponíveis: 1/4 polegadas: utilizado em crianças com menos de 10 kg, cuja vantagem é ter um volume *prime* menor, e o circuito 3/8 polegadas: utilizado em crianças maiores e adultos. Os tubos são normalmente de polivinil cloreto (PVC). Recentemente várias marcas têm disponibilizados circuitos revestidos por substâncias (às vezes com adição de heparina) para melhorar a biocompatibilidade e diminuir a formação de trombos, a ativação do complemento e da cascata inflamatória.

Para crianças pequenas, existe a possibilidade de incluir no circuito uma ponte, que é uma conexão entre as vias venosas e arteriais, localizada próxima ao paciente. A presença da ponte é muito útil na fase de desmame, principalmente quando são realizados testes de autonomia. Outra função da ponte é manter um fluxo maior no circuito do que aquele que vai para o paciente. Isso é importante para crianças pequenas para as quais o fluxo necessário é baixo, o que poderia levar à coagulação do sistema[6].

Bomba de ECMO

Existem 2 tipos principais de bomba: rolete e a centrífuga.

1. Bomba rolete: gera fluxo constante dependendo do tamanho do circuito e da velocidade da bomba. Esse tipo de bomba deve ser constantemente monitorada para não gerar grandes pressões negativas pré-bomba ou grandes pressões positivas pós-bomba. Existe o risco de ruptura do circuito com perda de sangue se existir qualquer dificuldade ao retorno sanguíneo[6].
2. Bomba centrífuga: funciona por magnetismo. Quando colocada em contato com o motor existe uma atração magnética de tal forma que a bomba gira na mesma rotação por minuto (RPM) que o motor. Existe um tipo especial de bomba centrífuga em que não existe nenhum tipo de contato entre a bomba e o motor e com isso diminuem algumas complicações, como aquecimento no local de contato com potencial para hemólise, bem como estagnação de sangue na região de contato. Essa bomba funciona levitando com rotação apenas por mecanismo magnético. Tem uma durabilidade maior, porém com custo superior. Nas bombas centrífugas, o fluxo será variável de acordo com a resistência do sistema. É, portanto, necessário um fluxômetro para medir qual fluxo de sangue a bomba gera em cada momento[6].

Oxigenadores de Membrana

Os oxigenadores são um componente crítico do circuito, uma vez que são os responsáveis pelas trocas gasosas. Possuem uma membrana que separa o sangue do gás utilizado para as trocas gasosas (Figura 16.11). Essa membrana permite a passagem de gases por difusão, das áreas de maior concentração para as áreas de menor concentração, objetivando o equilíbrio. Os oxigenadores de membrana possuem um misturador de gases (*blender*) que recebe, separadamente, O_2 e ar comprimido e liberam uma mistura gasosa com concentrações ajustáveis de O_2 entre 21% (ar ambiente) e 100% (O_2 puro).

Existem alguns tipos de oxigenadores, os em espiral utilizam membranas verdadeiras de silicone, enroladas em torno de um eixo central, como em um novelo. Outro tipo de oxigenador é o de membrana capilar. É o mais utilizado na atualidade pela simplicidade e eficácia. Ele utiliza membranas microporosas de polipropileno ou polimetilpenteno, formadas por capilares finos dispostos em feixes paralelos, e por isso é também conhecido como oxigenador de fibras ocas. Em geral, o gás flui no interior dos capilares e fluxo de sangue entre os capilares, e com isso o trauma sofrido pelo sangue é menor. Como a eficácia das trocas gasosas é maior, os oxigenadores de membranas capilares são menores[7].

Aquecedor

Durante a extracorpórea o sangue é constantemente exposto à temperatura ambiente. Além disso, o fluxo de gás em contato com o sangue também é frio. Por isso é necessário aquecimento ativo para manter a temperatura corpórea normal. Por meio do aquecedor pode-se regular a temperatura ideal para o paciente. A temperatura do aquecedor também pode ser reduzida para aqueles que estão em protocolo de hipotermia[6].

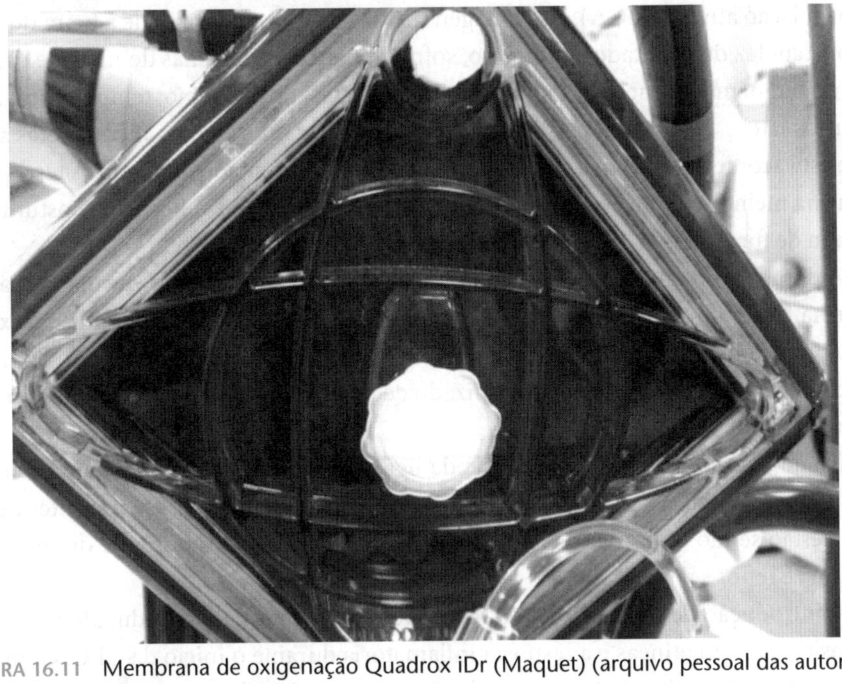

FIGURA 16.11 Membrana de oxigenação Quadrox iDr (Maquet) (arquivo pessoal das autoras). (Veja imagem colorida no encarte.)

ANTICOAGULAÇÃO

Durante o ECMO existe o constante contato entre o sangue circulante e a superfície do circuito. Quando o sangue entra em contato com uma superfície não endotelizada, a cascata da coagulação é ativada. Para prevenir uma trombose no circuito e no paciente é necessária a introdução de um anticoagulante. Ainda se procura uma estratégia de anticoagulação ideal, no entanto, complicações trombóticas e sangramento são muito frequentes na população submetida ao ECMO e são um importante fator de risco para mortalidade[11].

Os trombos podem iniciar em qualquer superfície do circuito, sendo de maior risco os locais com fluxo mais turbulento ou com estase (como em região de conectores ou na ponte). Outro fator de risco importante para a formação de trombos são as situações de baixo fluxo, como no desmame.

O anticoagulante mais utilizado nos pacientes em ECMO é a heparina não fracionada contínua. Durante a canulação, é administrada uma dose de ataque entre 50 e 100 U/kg. Em seguida, dependendo dos exames de controle da anticoagulação, inicia-se uma infusão contínua com doses variando entre 10 e 50 U/kg/hora[13].

A monitoração deve ser feita de forma frequente, por exames laboratoriais e inspeção cuidadosa do circuito e do paciente a procura de fibrina, trombos ou sinais de sangramento. Um dos exames mais populares para auxílio da anticoagulação é o tempo de coagulação ativado (TCA). As vantagens do TCA é a disponibilidade à beira do leito, custo e rapidez do resultado, entretanto, sofre influência não apenas do nível de heparina, mas também da função e do número de plaquetas, fibrinogênio, temperatura, além de outros fatores. Assim o TCA isoladamente pode dar informações incompletas sobre o que está acontecendo com a criança e deve ser complementado com outros testes para ajudar na melhor condução da anticoagulação. De forma geral, a heparina costuma ser ajustada de forma que o TCA fique entre 180 a 220 segundos.

A dosagem do fator anti-X ativado é o exame mais específico para avaliar a ação da heparina, devendo ser mantido entre 0,3 a 0,6 u/mL. Já o tromboelastograma é o exame mais completo para estudar a anticoagulação nas diferentes fases da formação do trombo, com a vantagem de também ser realizado de forma rápida e a beira leito, porém com um custo maior em relação ao TCA.

Como a ação da heparina depende da ligação com a antitrombina, valores baixos desta última prejudicam a anticoagulação. Dessa forma, quando doses crescentes de heparina estão sendo utilizadas na tentativa de anticoagulação, é importante dosar a antitrombina e repor se necessário.

A introdução de novos circuitos revestidos com heparina tem reduzido a destruição das células sanguíneas e a resposta inflamatória durante o início da CEC. Com isso a necessidade de anticoagulação vem diminuindo, principalmente nos primeiros dias quando o risco de sangramento é maior[14].

COMPLICAÇÕES

Diante de uma terapia indicada para pacientes extremamente graves e complexos, com desvio da circulação sistêmica para um circuito extracorpóreo, uso de anticoagulação e necessidade de cânulas calibrosas, é de se esperar que as complicações possam ser frequentes. Inúmeras situações adversas podem decorrer do suporte extracorpóreo, relacionadas ou não ao circuito (Tabela 16.2). O avanço da tecnologia associada ao ECMO e das técnicas de realização tem diminuído muito o risco de complicações[6]. A vigilância e o relato das complicações são de extrema importância para que se possa melhorar o suporte ao paciente em ECMO.

A Extracorporeal Life Support Organization (ELSO) disponibiliza um banco de dados coletados pelos centros cadastrados, subdivididos por idade (neonatal, pediátrica e adulto) e tipo de suporte (cardíaco ou respiratório). Além da porcentagem de cada complicação, é interessante observar também a mortalidade associada ao evento. Por exemplo, o sangramento em local de inserção da cânula é a complicação hemorrágica mais frequente, porém, a despeito da complicação, 59% dos pacientes sobrevivem. Já a hemorragia de sistema nervoso central (SNC), apesar de mais rara, leva à sobrevida de apenas 25%[4]. Trombos no circuito são a complicação mecânica mais frequente durante o ECMO. Normalmente esses coágulos são pequenos e não causam malefício desde que sejam reconhecidos precocemente. Para isso é importante uma inspeção atenta do circuito, normalmente com ajuda de uma lanterna, para observar a progressão da formação de trombos. A monitoração das pressões pré e pós-membrana também ajudam a identificar coágulos no oxigenador, quando se percebe o aumento da pressão transmembrana. Coágulos no circuito podem causar hemólise ou consumo de plaquetas, enquanto no oxigenador prejudicam a troca gasosa.

Por outro lado, sangramento continua sendo uma complicação muito grave e o cuidado com o circuito e com protocolos de anticoagulação são essenciais para minimizar os riscos. As cânulas são colocadas de forma estéril para evitar infecções e um cuidado especial deve ser tomado para evitar lesões vasculares, uma vez que normalmente as cânulas têm diâmetro grande. Podem ocorrer dobra nas cânulas prejudicando o fluxo, perda de cânulas acidentalmente e mau posicionamento. A posição da cânula deve ser sempre checada com uma radiografia de tórax ou com ecocardiograma. A Tabela 16.2 mostra os principais eventos adversos associados ao ECMO[4].

DESMAME

Desde o primeiro momento na indicação do suporte extracorpóreo, alguns objetivos terapêuticos são determinados para cada paciente, que devem ser avaliados continuamente pela equipe assistencial, ponderando a manutenção ou a retirada do suporte na medida em que os objetivos vão sendo alcançados.

TABELA 16.2 Eventos adversos associados à ECMO respiratória em pediatria – 2014-2019[4]

Evento	Taxa (%)
Relacionados ao circuito	
Falência do oxigenador	5,3
Coágulos no circuito	28,6
Problemas com as cânulas	13
Não relacionados ao circuito	
Sangramento na incisão cirúrgica	7,8
Sangramento na inserção da cânula	16,4
Sangramento gastrointestinal	4,5
Sangramento do sistema nervoso	5,1
Infarto do sistema nervoso central	4,8
Hemólise	12,6
Coagulação intravascular disseminada	3,4
Infecção	10,3
Diálise	36,9

Com a melhora clínica dos diversos sistemas do paciente existe a necessidade de se avaliar se a melhora foi suficiente para permitir que o paciente se mantenha sem o suporte, iniciando o processo de desmame. Os ECMO VV e VA têm uma abordagem diferente de desmame. Após a restauração das funções nativas (pulmonar e/ou cardíaca), o desmame do suporte VV é mais rápido e fácil, já o VA deve ser reduzido progressivamente em razão do suporte cardíaco associado. Quando for reduzido, o fluxo de bomba deve ser levado em consideração o mínimo para o circuito, pois fluxos muito baixos levam à coagulação do sangue no sistema. No circuito 1/4", o fluxo mínimo deve ser de 100 mL/minuto e no 3/8" de 200 mL/minuto.

Métodos de Desmame

Desmame VA

1. Otimizar a ventilação mecânica.
2. Iniciar dose baixa de inotrópicos se necessário.
3. Diminuir o fluxo da bomba em 10 a 20 mL/kg/minuto a cada hora até alcançar o mínimo de 40 a 50 mL/kg/minuto (respeitando o fluxo mínimo do sistema de 100 a 200 mL/minuto).
4. Abrir a ponte.
5. Avaliar continuamente por 1 a 3 horas o paciente após cada mudança.

6. Controle clínico com avaliação de pressão arterial, saturação venosa, frequência cardíaca, equilíbrio acidobásico, nível de lactato, débito urinário e ecocardiograma.

Desmame VV

1. Otimizar ventilação mecânica protetora.
2. Diminuir fluxo de gás de arraste até mínimo 0,05 L/minuto.
3. Manter oxigenação adequada.

Se o paciente se mantém estável realiza-se o teste de autonomia, com intuito de saber se mantém adequadamente as funções sem o suporte extracorpóreo.

Teste de Autonomia

Na ECMO VV, não há necessidade de redução de fluxo sanguíneo, uma vez que o sangue está sendo retirado e devolvido no átrio direito. Durante o teste de autonomia deve-se testar como o paciente fica sem que ocorra nenhuma troca gasosa no oxigenador, para isso, o fluxo de gás para a membrana oxigenadora deve ser desligado. Esse teste é realizado por período de aproximadamente 1 hora, durante a qual se observa o padrão respiratório e o grau de desconforto, necessidade de aumento de parâmetros ventilatórios e troca gasosa.

Na ECMO VA, após redução do fluxo de sangue para valores baixos, a autonomia é realizada com a retirada do paciente do suporte extracorpóreo. Com um fluxo mínimo, de 5 a 10 mL/kg/minuto, mantendo fluxo no circuito preferencialmente através da ponte, observa-se o paciente pelo período de 30 a 60 minutos. Idealmente deve-se manter um fluxo de 25 a 50 mL/minuto nas cânulas. Devem-se observar os parâmetros hemodinâmicos, necessidade de drogas vasoativas, pressão arterial, pulso, perfusão, frequência cardíaca, saturação venosa central, saturação arterial, e, idealmente o acompanhamento do DC com ecocardiograma. O clampeamento total das linhas de drenagem e retorno do sangue para o paciente pode ser feito somente por período muito curto para evitar trombos nas cânulas. Caso ocorra falha no teste de autonomia, o fluxo pode ser retornado. Se o paciente ficar bem, ele pode ser retirado de ECMO e então é realizada a decanulação (retirada das cânulas)[6].

CONCLUSÕES

O suporte extracorpóreo de vida é uma opção terapêutica para casos de insuficiência respiratória ou cardíaca em que se esgotaram as terapias convencionais. A escolha da modalidade entre VV ou VA deve ser realizada a depender da condição hemodinâmica e dos acessos vasculares. O entendimento dos conceitos de oxigenação tecidual, recirculação (na modalidade VV) e a monitoração adequada são cruciais para a aplicação desse tipo de suporte. As indicações, contraindicações, o manejo do suporte, anticoagulação e monitoração devem ser acompanhados com equipe multidisciplinar, minimizando as complicações. O princípio da não maleficência deve ser sempre lembrado, especialmente em situações de prognostico ruim e quando se usa uma terapia/suporte que traz riscos em potencial.

REFERÊNCIAS BIBLIOGRÁFICAS

1. Bartlett RH. Extracorporeal life support: history and new directions. ASAIO J. 2005;51(5):487-9.
2. Hill JD, O'Brien TG, Murray JJ, Dontigny L, Bramson ML, Osborn JJ, et al. Prolonged extracorporeal oxygenation for acute post-traumatic respiratory failure (shock-lung syndrome). Use of the Bramson membrane lung. N Engl J Med. 1972;286(12):629-34.
3. Wolfson PJ. The development and use of extracorporeal membrane oxygenation in neonates. Ann Thorac Surg. 2003;76(6):S2224-9.
4. ECLS Registry Report. ELSO Extracorporeal Life Support Organization International Summary 2019. Available from: www.elso.org.
5. Barbaro RP, Paden ML, Guner YS, Raman L, Ryerson LM, Alexander P, et al. Pediatric Extracorporeal Life Support Organization Registry International Report 2016. ASAIO J. 2017;63(4):456-63.
6. Brogan TV, Lequier L, Lorusso R, MacLaren G, Peek G. Extracorporeal Life Support: The ELSO Red Book. 5th ed. 2017. Available from: https://www.elso.org/Portals/0/ELSO%20Guidelines%20General%20All%20ECLS%20Version%201_4.pdf.
7. Maslach-Hubbard A, Bratton SL. Extracorporeal membrane oxygenation for pediatric respiratory failure: History, development and current status. World J Crit Care Med. 2013;2(4):29-39.
8. Getinge. Available from: https://www.getinge.com/int/product-catalog/avalon-elite-bi-caval-dual-lumen-catheter/.
9. Bartlett RH. Physiology of Extracorporeal Life Support. In: Annich GM, et al, editors ECMO: Extracorporeal Cardiopulmonary Support in Critical Care. 4th ed. 2012.
10. Brodie D, Bacchetta M. Extracorporeal membrane oxygenation for ARDS in adults. N Engl J Med. 2011;365(20):1905-14.
11. Roeleveld PP. What is new in pediatric ECMO? 2016, a year in review. Eur J Heart Fail. 2017;19(Suppl 2):92-6.
12. Peek GJ, Mugford M, Tiruvoipati R, Wilson A, Allen E, Thalanany MM, et al. Efficacy and economic assessment of conventional ventilatory support versus extracorporeal membrane oxygenation for severe adult respiratory failure (CESAR): a multicentre randomised controlled trial. Lancet. 2009;374(9698):1351-63.
13. Lequier L GA, Al-Ibrahim O, et al. ELSO Anticoagulation Guideline. The Extracorporeal Life Support Organization. Michigan: Ann Arbor; 2014.
14. Doymaz S. Anticoagulation during ECMO: the past, present and future. J Intens Crit Care. 2018;4(2):12.

17 Hipertensão pulmonar persistente neonatal

Maria Esther Jurfest Ceccon

APÓS LER ESTE CAPÍTULO, VOCÊ ESTARÁ APTO A:
• Conhecer as principais doenças associadas com a hipertensão pulmonar persistente neonatal (HPPN).
• Compreender os mecanismos fisiopatológicos que desencadeiam a HPPN em cada grupo de doenças.
• Conhecer os exames complementares utilizados para confirmação do diagnóstico clínico.
• Conhecer as várias estratégias de tratamento da HPPN.

INTRODUÇÃO

A hipertensão pulmonar persistente neonatal (HPPN) é uma síndrome associada a várias doenças cardiopulmonares, caracterizada por hipertensão vascular pulmonar e alteração na vasorreatividade levando ao *shunt* direita-esquerda (D-E) do fluxo sanguíneo pelo canal arterial (CA) e/ou do forame oval (FO)[1].

EPIDEMIOLOGIA

A incidência da HPPN na literatura é de 1,9:1000 nascidos vivos e ocorre em 1 a 4% dos recém-nascidos (RN) internados nas unidades de terapia intensiva neonatais (UTIN).

Acomete particularmente o RN a termo (RNT) ou pós-termo, podendo também estar presente no RN pré-termo (RNPT) com insuficiência respiratória grave. A letalidade está ao redor de 40%, e quando o índice de oxigenação é de 40, a mortalidade aumenta para 80%[1,2].

ETIOLOGIA

Várias doenças pulmonares e/ou cardíacas, além de alguns fármacos, podem causar aumento da resistência vascular pulmonar na vida intrauterina, no período perinatal ou pós-natal levando à HPPN e estas são classificadas a seguir[3,4].

- Doenças que cursam com hipoxemia aguda e levam à HPPN por vasoconstrição pulmonar funcional, sem alteração anatômica da musculatura dos vasos:
  - Asfixia perinatal grave.
  - Síndrome de aspiração de mecônio.
  - Sepse, pneumonia por estreptococo do grupo B.
  - Doença das membranas hialinas.
  - Depressão do sistema nervoso central.
  - Hipotermia.
  - Hipoglicemia.
- Doenças que cursam com hipóxia crônica e levam à HPPN por hipertrofia da camada muscular média das arteríolas pulmonares, com vasoconstrição anatômica dos vasos:
  - Sofrimento fetal crônico.
  - Fechamento precoce do canal arterial por anti-inflamatórios administrados para a gestante (ácido acetilsalicílico, indometacina).
  - Cardiopatias congênitas: ventrículo único, fístula arteriovenosa.
- Malformações congênitas que cursam com diminuição do leito vascular pulmonar e hipoplasia pulmonar (alteração anatômica):
  - Hérnia diafragmática.
  - Derrame pulmonar.
  - Síndrome de Potter.
  - Displasia alveolocapilar (DAC).

A DAC é uma doença arterial restritiva e pode ser observada em RN sem história de doenças que levam à HPPN. É de difícil tratamento e na maior parte das vezes leva ao óbito. Ao exame anatomopatológico observa-se, nos pulmões, leito arterial e capilar diminuído e alvéolos com septos e interstício alargado.

- Doenças que levam à obstrução funcional do fluxo sanguíneo (sem alteração anatômica):

- Policitemia.
- Hipertensão venosa pulmonar.
- Coartação da aorta.

Na literatura são relatadas as seguintes condições associadas a HPPN: síndrome de aspiração de mecônio em 41%, pneumonia em 14%, síndrome do desconforto respiratório (SDR) em 13%, pneumonia ou SDR em 14%, hérnia diafragmática em 10%, hipoplasia pulmonar em 3%%, idiopática em 17%.

Em geral, as doenças com alteração funcional dos vasos pulmonares têm evolução favorável e aquelas com alteração anatômica têm evolução difícil com necessidade de tratamento específico.

FISIOPATOLOGIA

Durante a vida fetal, a maior parte do sangue que chega à artéria pulmonar vindo do ventrículo direito é desviado para a aorta através do canal arterial. Apenas 5 a 10% do débito cardíaco atinge a circulação pulmonar, em razão da intensa vasoconstrição pulmonar. O sangue que desce pela aorta e o proveniente do ventrículo esquerdo suprem o feto e vão para a placenta para serem oxigenados e depurados.

Ao nascimento, após o clampeamento do cordão umbilical, o fluxo placentário cessa e com isto aumenta a resistência vascular sistêmica (RVS), ao mesmo tempo, com a primeira respiração do RN os alvéolos que se encontravam preenchidos por líquido ficam preenchidos com ar, diminuindo a tensão superficial e levando à diminuição da RVP. Dessa maneira, as trocas gasosas ficam sobre total responsabilidade do pulmão.

Assim a vasodilatação pulmonar associada ao aumento da pressão sistêmica e a melhora na oxigenação no sangue causam diminuição do fluxo pelo CA e o fechamento ao redor das 24 horas de vida. O aumento do retorno sanguíneo dos pulmões para o átrio esquerdo leva ao aumento da pressão em relação ao átrio direito e isto faz com que ocorra fechamento do FO.

Substâncias vasoativas, como adenosina, bradicinina, catecolaminas, acetilcolina, histamina, angiotensina, serotonina, prostaglandinas e óxido nítrico (NO) endógeno, também contribuem com a diminuição da RVP na transição da circulação fetal para a neonatal. No final da gestação, ocorre o predomínio da síntese de prostaglandinas vasodilatadoras (PGI_2), assim como liberação de NO.

Qualquer condição que impeça a transição da circulação fetal para neonatal pode levar ao quando de HPPN, fazendo com que a pressão na artéria pulmonar, que com 24 horas de vida deveria estar em valores considerados normais para o RN (18 a 20 mmHg), se mantenha elevada como na vida fetal (60 a 80 mmHg)[5-7].

QUADRO CLÍNICO

O RN portador de HPPN apresenta quadro de desconforto respiratório com taquipneia e cianose progressiva, na maior parte das vezes desproporcional ao comprometimento pulmonar (exceto nos casos de aspiração meconial e/ou hérnia diafragmática). A característica principal e que deve ser levada sempre em conta para o diagnóstico de HPPN é a acentuada labilidade de oxigenação que estes pacientes mostram principalmente à manipulação ou choro.

A ausculta pulmonar pode ser desde normal ou apresentar ruídos típicos de cada doença associada. Na ausculta cardíaca, é frequente a presença de segunda bulha hiperfonética e sopro sistólico, causado por insuficiência tricúspide[6,7].

EXAMES COMPLEMENTARES[7,8]

Nos pacientes com suspeita de HPPN, pode-se confirmar a existência de *shunt* D-E pela diferença da PaO_2 entre o sangue colhido simultaneamente da artéria radial direita ou temporal (pré-ductal) e de alguma artéria dos membros inferiores ou umbilical (pós-ductal). A diferença de PaO_2 pré-ductal superior a 15 ou 20 mmHg comparada com a pós-ductal é considerada significativa para *shunt* através do CA. Quando o *shunt* é através do FO esta diferença não é observada e, portanto, este exame não afasta a existência de HPPN. Assim a diferença de oxigenação pré e pós-ductal é mais útil para analisar a resposta a intervenção terapêutica do que para o diagnóstico.

Outra maneira menos invasiva de observar o *shunt* D-E é instalar 2 oxímetros de pulso, colocando um sensor na extremidade pré-ductal e o outro na pós-ductal. Se a saturação de O_2 pré-ductal for maior que a pós-ductal em 5% pode-se suspeitar de *shunt* D-E pelo CA. Para ajuste ventilatório deve-se valorizar o valor indicado na oximetria pré-ductal, procurando mantê-lo entre 93 e 95%. Para avaliar a terapia com vasodilatadores, monitorar a oximetria pós-ductal.

À radiografia de tórax, o parênquima pulmonar pode apresentar imagens compatíveis com a doença de base, como síndrome de aspiração meconial ou broncopneumonia, e naqueles RN que sofreram asfixia aguda sem outra doença, pode apenas mostrar hipofluxo pulmonar secundário à vasoconstrição arterial pulmonar.

Para confirmar a HPPN, o ecocardiograma bidimensional com Doppler colorido é o padrão-ouro, neste exame são analisados os seguintes parâmetros: pressão média da artéria pulmonar, pressão sistólica do ventrículo direito, *shunt* D-E ou bidirecional através do FO e/ou CA[9,10].

Além dos exames citados, alguns índices têm sido utilizados no sentido de observar a gravidade e direcionar o tratamento do RN com HPPN.

O índice de oxigenação (IO) pode ser calculado pela fórmula a seguir:

$$IO = \frac{MAP \times FIO_2}{PO_2 \text{ pós-ductal}} \times 100$$

$$MAP = \frac{(PIP \times T_{insp}) + (PEEP \times T_{exp})}{(T_{insp} + T_{exp})}$$

Em que: MAP: pressão média na via aérea; FiO_2: fluxo de oxigênio inspirado; PaO_2: pressão arterial de O_2; $PaCO_2$: pressão arterial de CO_2; PIP: pressão inspiratória; T_{insp}: tempo inspiratório; T_{exp}: tempo expiratório; PEEP: pressão expiratória final positiva.

Quando o IO for ≥ 20: a oxigenação está deficiente e é um dos parâmetros utilizados para indicação de NO inalatório. Valores ≥ 40 indicam um índice de mortalidade de 80% e é utilizado como um dos parâmetros para indicação de oxigenação extracorpórea através de membrana (ECMO).

O gradiente alveolar arterial de O_2 ($AaDO_2$) é outro índice utilizado e mede a difusão de oxigênio pela barreira alveolocapilar, está relacionado com o gravidade da doença:

$$AaDO_2 = PAO_2 - PaO_2$$

Em que: PAO_2: pressão alveolar de O_2

$$PAO_2 = PiO_2 - \frac{PACO_2}{R} + PACO_2 \times \frac{FiO_2(1-R)}{R}$$

$$PiO_2 = \text{pressão parcial de } O_2 \text{ inspirado} = FiO_2 \times (P_{atm} - PH_2O)$$

Em que: P_{atm}: pressão atmosférica; PH_2O: pressão parcial de vapor d'água; R: relação de troca respiratória.

Considerando $FiO_2 = 1$ (ventilação máxima), $PACO_2 = PaCO_2$ e R = 1, a equação pode ser simplificada:

$$PAO_2 = (P_{atm} - PH_2O) - PaCO_2$$

Um gradiente alveoloarterial de O_2 superior a 610 mmHg durante 8 horas consecutivas está associado à mortalidade em 78% e é outro parâmetro para indicação de ECMO.

DIAGNÓSTICO DIFERENCIAL

Quando diante de um paciente com quadro clínico suspeito de HPPN devem ser afastados outros diagnósticos, como uma doença parenquimatosa pulmonar grave ou uma cardiopatia congênita.

TRATAMENTO

O tratamento da HPPN deve incluir cuidados gerais que minimizem o consumo de oxigênio como manipulação mínima do RN, cateterização da artéria umbilical para coleta de exames, correção de policitemia, hipoglicemia, hipotermia, acidose metabólica, hipotensão arterial, se existentes. A utilização de antibióticos se faz necessária quando o paciente apresenta quadro infeccioso associado[11-13].

Estratégia de Tratamento Ventilatório

Atualmente recomenda-se iniciar a ventilação no modo convencional e manter a oxigenação adequada, PaO_2 entre 80 a 100 mmHg inicialmente e de 50 a 70 mmHg após estabilização. Pode-se induzir discreta hiperventilação, deixando a $PaCO_2$ entre 30 a 35 mmHg inicialmente, evitando exposição prolongada. Evitar acidose, podendo-se induzir discreta alcalose metabólica.

Alcalinização

Como a resistência vascular pulmonar é inversamente proporcional ao pH sérico, a infusão contínua de bicarbonato de sódio endovenosa pode ser utilizada para provocar alcalose metabólica e elevar o pH até valores máximos de 7,50, causando diminuição da pressão da artéria pulmonar. No entanto, esse tipo de tratamento deve ser utilizado com cautela, pois pode causar hipernatremia com risco de hemorragia intracraniana.

Ventilação de Alta Frequência

Este modo de ventilação está indicada na HPPN quando o paciente estiver em ventilação convencional e NO ainda em valores de 20 ppm e mantiver $PaO_2 <$ a 50 mmHg e IO > 20. Apesar de alguns trabalhos isolados indicarem benefício deste tratamento na HPPN em razão do maior recrutamento alveolar, não existem trabalhos randomizados ou ensaios clínicos que mostrem diminuição significativa da mortalidade ou da necessidade de ECMO.

Fármacos Vasodilatadores

A tolazolina é um fármaco vasodilatador sistêmico, que foi usado inicialmente na década de 1970 em estudos experimentais e posteriormente em humanos, e foi um dos fármacos mais utilizados no tratamento do RN com HPPN. No entanto, em razão de efeitos colaterais, como hipotensão arterial, sangramento gástrico, alcalose metabólica hipoclorêmica e insuficiência renal aguda, o uso ficou muito restrito.

A dose de ataque recomendada é de 1 a 2 mg/kg EV, infundida durante 10 minutos, seguida de infusão contínua na dose de 0,25 mg/kg/hora, via endovenosa. Os critérios de exclusão incluem RN com hipotensão arterial, insuficiência renal aguda, com débito urinário < a 1 mL/kg/hora ou distúrbios hemorrágicos.

Em razão do efeito sistêmico da tolazolina, em relação à pressão arterial, recomenda-se a utilização de drogas vasoativas associadas como a dopamina, na dose de 3 até 8 mcg/kg/minuto e a dobutamina, na dose de 5 até 15 mcg/kg/minuto. Sempre se devem monitorar o hemograma, as plaquetas, a função renal e sangramentos.

Surfactante

O surfactante exógeno pode ser usado em RN com síndrome de aspiração meconial associada à HPPN, constatando-se aumento da PaO_2 nas primeiras 12 horas após a administração. A dose recomendada é de 100 mg/kg, podendo ser repetida após 8 a 12 horas da dose inicial.

Ventilação com Óxido Nítrico[11-18]

O óxido nítrico (NO) é um gás que se difunde pela musculatura lisa do endotélio vascular, ativa a guanil ciclase, elevando o nível intracelular de GMP cíclico, causando o relaxamento da musculatura dos vasos pulmonares. É um vasodilatador seletivo da circulação pulmonar, com praticamente nenhum efeito sobre a circulação sistêmica, em razão da rápida ligação, a hemoglobina reduzida e consequente desativação[11-18].

Parâmetros de indicação

- RN com idade gestacional ≥ 34 semanas de gestação; peso ≥ 1.500 g.
- PO_2 pós-ductal ≤ 55 mmHg em 2 medidas consecutivas em ventilação mecânica com FiO_2 =100%.
- IO ≥ 20 e/ou de acordo com o grau de hipertensão pulmonar (pressão da artéria pulmonar > 30 mmHg) avaliando caso a caso.

Parâmetros de exclusão

- RN com idade gestacional inferior a 34 semanas, evidência clínica de sangramento ativo, plaquetas em número abaixo de 70.000 mm^3, ultrassonografia de crânio mostrando hemorragia.

Modo de administrar

Iniciar o tratamento com 20 ppm de NO e colher uma gasometria arterial 30 minutos após:

- Aumento da $PaO_2 \geq 20$ mmHg em relação a PaO_2 anterior ao tratamento mostra que o RN é responsivo ao NO.
- Aumento da PaO_2 entre 10 e 15 mmHg em relação a PaO_2 anterior ao tratamento mostra que o RN é parcialmente responsivo.
- Se não houver aumento da PaO_2 ou for < que 10 mmHg em relação à gasometria anterior, o RN não é responsivo e recomenda-se aumentar o NO para 40 ppm.

A cada 12 horas tentar o desmame e avaliar com gasometria ou toda vez que PO_2 estiver acima de 55 mmHg, neste caso, ir reduzindo progressivamente até atingir 5 ppm e após de 2 em 2 ppm.

Monitoração do recém-nascido durante a utilização de óxido nítrico

- Dosagem da meta-hemoglobina: deve ser feita a cada 24 horas e até 24 horas após a suspensão do NO. Se os níveis subirem 5 a 7%, reduzir a concentração de NO à metade até que o nível caia abaixo de 5%. Suspender o NO caso a meta-hemoglobina esteja acima de 7%. Valor normal: 1,0 a 2,0%.
- Manter o NO abaixo de 2 ppm, suspender com nível ≥ 5ppm, quando os valores estiverem entre 2 e 5 ppm diminuir o NO pela metade.
- Ultrassonografia de crânio antes e 24 horas após o término do tratamento.
- Radiografia de tórax antes e após o NO.
- Ecocardiograma com Doppler - com estimativa da pressão arterial pulmonar, do *shunt* intrapulmonar e intracardíaco (antes de iniciar o NO, 24 horas após e na alta).
- Monitorar sangramentos, plaquetopenia (manter número de plaquetas > 70.000 mm^3).
- Saturação = pré e pós-ductal.

Em relação aos tratamentos abordados até o momento, é citado na literatura que 40% dos RN com HPP respondem bem ao NO e à ventilação convencional, 65% ao NO e à ventilação de alta frequência, um terço dos RN tem resposta parcial e ficam dependentes de NO (5 ppm), por vezes, mais de 1 semana.

Outros Tratamentos

Inibidores da fosfodiesterase

As fosfodiesterases são enzimas que catalisam a divisão hidrolítica do AMPc e do GMPc, controlando seus níveis intracelulares. A inibição destas substâncias resulta em níveis intracelulares aumentados de APMc e GMPc, o que leva à vasodilatação. Existem 11 tipos de fosfodiesterases distribuídas por diferentes tecidos no organismo. A fosfodiesterase 5 encontra-se principalmente nos pulmões. Entre os inibidores da fosfodiesterase 5, a sildenafila (Viagra®) tem efeito vasodilatador pulmonar com menos efeito sistêmico que outros. Estudos da literatura evidenciaram efeito sinérgico quando se associa a sildenafila com o NO, para conseguir diminuição da pressão arterial pulmonar. Esse medicamento em alguns trabalhos também tem sido utilizado quando o RN fica dependente de NO. O uso de este medicamento ainda não é rotineiro no RN, aguarda mais pesquisas para utilizá-lo com segurança nesta faixa etária[19,20].

Oxigenação extracorpórea através de membrana

Este tipo de tratamento está indicado em casos graves de HPPN, quando o IO é de 40 e/ou quando ocorra resposta inadequada aos tratamentos anteriormente oferecidos. A RCMO permite aos pulmões um repouso funcional e posterior recuperação[21,22].

Os resultados obtidos em RN tratados com ECMO encontram-se na Tabela 17.1 e os dos tratamentos utilizados até o momento para tratar a HPPN encontram-se na Tabela 17.2.

TABELA 17.1 ECMO em recém-nascidos com insuficiência respiratória: resultados por diagnóstico[22]. Neonatal ECMO Registry (ELSO), EUA, 1980-1998

Diagnóstico	Casos	Sobrevida (%)
SAM	4.860	94
HCD	2.899	58
DMH	1.240	84
HPPN	1.882	82
Sepse/pneumonia	1.611	76
Pneumotórax	62	66
Outros	641	75
Total	13.708	80

DMH: doença das membranas hialinas; HDC: hérnia diafragmática congênita; HPPN: hipertensão pulmonar persistente neonatal; SAM: síndrome de aspiração meconial.

TABELA 17.2 Estado atual dos tratamentos para HPPN[18]

Eficácia	Comprovada	Não comprovada
Hiperventilação		X
Ventilação convencional		X
Alcalinização		X
Vasodilatadores		X
Surfactante	Como coadjuvante	
Ventilação de alta frequência		X
Óxido nítrico	X	
ECMO	X	

PROGNÓSTICO

Está relacionado com os antecedentes que causaram a HPPN, o grau de comprometimento neurológico causado por asfixia perinatal ou a hipóxia ocorrida durante a evolução do paciente. É citado também que pacientes submetidos à ECMO podem evoluir com anormalidades motoras, convulsões e alterações de eletroencefalograma. Os portadores de hipoplasia pulmonar grave são os que apresentam mais episódios de hipoxia e podem evoluir com alterações do desenvolvimento neuropsicomotor (DNPM)[23,24].

REFERÊNCIAS BIBLIOGRÁFICAS

1. Gersony WM. Neonatal pulmonary hypertension: phathophysiology, classification and etiology. Clin Perinatol. 1984;11(3):517-24.
2. Morin FC, Davis JM. Persistent pulmonary hypertension. in: Spitzer AR (ed.) intensive care of the fetus and neonate. Philadelphia: Mosby; 1996.
3. Kinsella JP, Abaman SH. Recent developments in the pathophisiology and treatment of persistent pulmonary hypertension of the newborns. J. Pediatr. 1995;126(6):853-64.
4. Abman SH. New developments in the pathogenesis and treatment of neonatal pulmonary hypertension. Ped Pulmonol. 1999;18:201-4.
5. Walsh MC, Stork EK. Persistent pulmonary hypertension of the newborn. Clin Perinatol. 2001;28(3):609-28.
6. Dakshinamurti S. Pathophysiologic mechanisms of persistent pulmonary hypertension of the newborn. Ped Pulmonol. 2005;39(6):492-503.
7. Sukys MCW. Persistent pulmonary hypertension of the newborn. The black box revisited. Clin Perinatol. 1993;20(1):127-43.
8. Weigel TJ, Hageman JR. National survey of diagnosis and management of persistent pulmonary hypertension of the newborn. J Perinatol. 1990;10(4):369-75.
9. Sweet DG, Carnielli V, Greisen G, Hallman M, Ozek E, Plavka R, et al; European Association of Perinatal Medicine. European Consensus Guidelines on the Management of Neonatal Respiratory Distress Syndrome in Preterm Infants – 2013 Update. Neonatology. 2013;103(4):353-68.
10. Galiè N, Humbert M, Vachiery JL, Gibbs S, Lang I, Torbicki A, et al.; ESC Scientific Document Group. 2015 ESC/ERS Guidelines for the diagnosis and treatment of pulmonary hypertension: The Joint Task Force for the Diagnosis and Treatment of Pulmonary Hypertension of the European Society of Cardiology (ESC) and the European Respiratory Society (ERS): Endorsed by: Association for European Paediatric and Congenital Cardiology (AEPC), International Society for Heart and Lung Transplantation (ISHLT). Eur Heart J. 2016;37(1):67-119.
11. Oliveira CA, Troster EJ, Pereira CR. Inhaled nitric oxide in the management of persistent pulmonary hypertension of the newborn: a meta-analysis. Rev Hosp Clin Fac Med São Paulo. 2000;55(4):145-54.
12. Clark RH. High-frequency ventilation. J Pediatr. 1994;124(5 Pt 1):661-70.
13. Roberts JD, Polaner DM, Lang P, Zapol VM. Inhaled nitric oxide in persistent pulmonary hypertension of the newborn. Lancet. 1992;340(8823):818-9.
14. Goldman AP, Tasker RC, Haworth SG. Four patterns of response to inhaled nitric oxide for persistent pulmonary hypertension of the newborn. Pediatrics. 1996;98(4 Pt 1):706-13.
15. Skimming, VN, Bender KA, Hutchison AA, Drummond WH. Nitric oxide inhalation in infants with respiratory distress syndrome. J Pediatr. 1997;130(2):225-30.
16. Neonatal Inhaled Nitric Oxide Study Group. Inhaled nitric oxide in full term and nearly full - term infants with hypoxic respiratory failure. N Engl J Med. 1997;336(9):597-604.

17. Davidson D, Berefield E, Kattwinkel J, Dudell G, Damask M, Straube R, et al. Safety of withdrawing inhaled nitric oxide therapy in persistent pulmonary hypertension of the newborn. Pediatrics. 1999;104(2 Pt 1):231-6.
18. Cristou H, VAN Marter LJ, Wessell DL, Allred EN, Kane JW, Thompson JE, et al. Inhaled nitric oxide reduces the need for extracorporeal membrane oxygenation in infants with persistent pulmonary hypertension of the newborn. Crit Care Med. 2000;28(11):3722-7.
19. Gupta A, Rastogi S, Sahni R, Bhutada A, Bateman D, Rastogi D, et al. Inhaled nitric oxide and gentle ventilation in the treatment of pulmonary hypertension of the newborn – a single-center, 5 year experience. J Perinatol. 2002;22(6):435-41.
20. Kinsella JP, Abman SH. Inhaled nitric oxide therapy in children. Paed Respir Rev. 2005;6(3):190-8.
21. Hon KL, Cheung KL, Siu KL, Leung TF, Yam MC, Fok TF, Ng PC. Oral Sildenafil for treatment of severe pulmonary hypertension in an infant. Biol Neonate. 2005;88(2):109-12.
22. Keller RL, Hamrick SE, Kitterman já, Fineman JR, Hawgood S. Treatment of rebound and chronic pulmonary hypertension with oral sildenafil in an infant with congenital diaphragmatic hernia. Pediatr Crit Care Med. 2004;5(2):184-7.
23. Fakioglu H, Totapally BR, Torbat D, Raszynski A, Sussmane JB, Wolfsdorf J. Hypoxic respiratory failure in term newborns: clinical indicators for inhaled nitric oxide and extracorporeal membrane oxygenation therapy. J Crit Care. 2005;20(3):288-93.
24. Extracorporeal Life Support Organization. ECMO. Registry of the extracorporeal Life Support Organization (ELSO). Ann Arbor, MI: Extracorporeal Life Support Organization; 2002.
25. Brian JF, Marilyn WN, Charlotte HM, Henry AF, Dwight TJ. Factors associated with sensorioneural hearing loss among survivivors of extracorporeal membrane oxygenation therapy. Available from: www.pediatrics.org.
26. Hardart GE, Hardart MK, Arnold JH. Intracranial hemorrhage in premature neonates treated with extracorporeal membrane oxygenation correlates with concept ional age. J Pediatr. 2004;145(2):184-9.

18 Hipertensão pulmonar em pediatria

Werther Brunow de Carvalho

APÓS LER ESTE CAPÍTULO, VOCÊ ESTARÁ APTO A:

- Conhecer a classificação clínica e a etiologia da hipertensão pulmonar (HP).
- Estabelecer o diagnóstico da HP.
- Conhecer as condutas iniciais para o manejo clínico da HP.
- Identificar as estratégias terapêuticas para o tratamento farmacológico dos episódios de HP.
- Programar passo a passo por meio de um fluxograma a abordagem terapêutica das crianças graves na UTI com HP.

INTRODUÇÃO

Em razão das várias causas possíveis de hipertensão pulmonar (HP), o diagnóstico tem aumentado. A prevalência atual é desconhecida, mas provavelmente excede 100/milhão, quando se consideram todas as causas. Adicionalmente, o avanço na eficácia da terapêutica tem melhorado as taxas de sobrevida.

FISIOLOGIA

A pressão sistólica normal da artéria pulmonar em crianças é de ≤ 30 mmHg e a pressão média da artéria pulmonar ao nível do mar é de ≤ 25 mmHg, portanto, com qualquer valor superior a estes, pode-se estabelecer o diagnóstico de HP. Quando se utiliza o Doppler não invasivo, pode-se ocasionalmente superestimar a pressão da artéria pulmonar, sugerindo-se hipertensão arterial pulmonar (HAP) em crianças hígidas.

A pressão (P) tem relação com o fluxo (F) e com a resistência (R) vascular, representando-se pela seguinte fórmula:

$$P = F \times R$$

O aumento do fluxo, da resistência vascular ou de ambos (Tabela 18.1), pode ocasionar HP. Independentemente da causa, a HP determina constrição das arteríolas pulmonares, aumento da resistência vascular pulmonar (RVP) e hipertrofia do ventrículo direito (VD).

A HP possui amplo espectro de causas, assim como a patogenia e o tratamento, diferentes de acordo com a causa. A Figura 18.1 sintetiza a classificação da HP de acordo com o simpósio em Nice e Dana Point[1].

TABELA 18.1 Classificação da hipertensão pulmonar de acordo com a patogenia

Tipo	Classificação
Hipercinética	P = F x r
Obstrução vascular pulmonar ou hipertensão venosa pulmonar	P = f x R

F: fluxo sanguíneo pulmonar aumentado; f: fluxo sanguíneo pulmonar normal; P: pressão de artéria pulmonar aumentada; R: resistência pulmonar total aumentada; r: resistência pulmonar total normal.

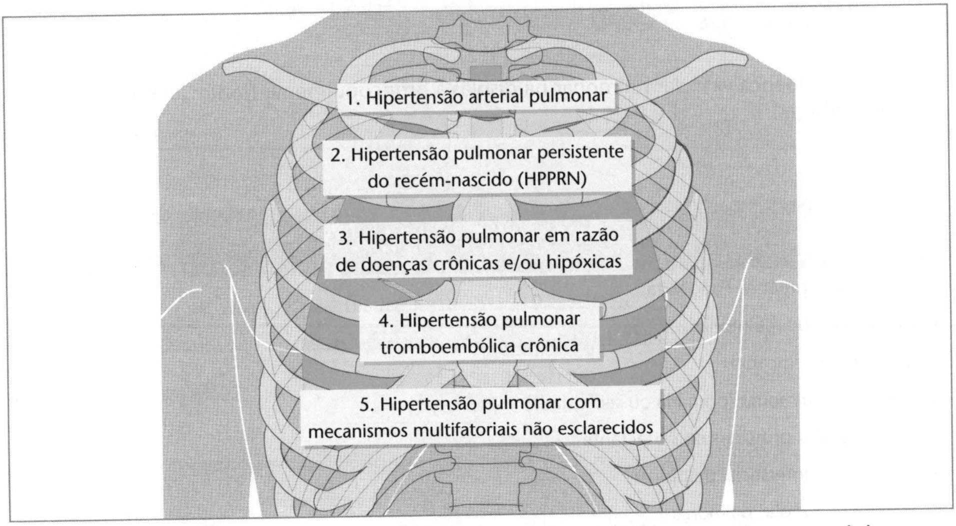

FIGURA 18.1 Classificação atualizada da hipertensão pulmonar (fonte: arquivo pessoal do autor).

A hipertensão pulmonar persistente do recém-nascido (HPPRN) ocorre em razão de condições anatômicas e fisiológicas particulares e foi removida do grupo 1 para poder enfatizar os aspectos únicos do início logo após o nascimento, evolução temporal e estratégias terapêuticas. Foram adicionadas ao grupo 2 as obstruções congênitas adquiridas das vias de saída e entrada do coração esquerdo. Do grupo 3 foram enfatizadas as doenças pulmonares relacionadas ao desenvolvimento (Quadro 18.1).

Em neonatologia, a displasia broncopulmonar tem um papel importante em termos de frequência e na evolução de longo prazo, além da presença de doença vascular pulmonar (Figura 18.2) em que a HP tem um papel central.

No grupo 5, foram adicionados mecanismos multifatoriais não totalmente esclarecidos. A classificação de Nice também foi modificada em relação à HAP associada com doença cardíaca congênita (Quadro 18.2).

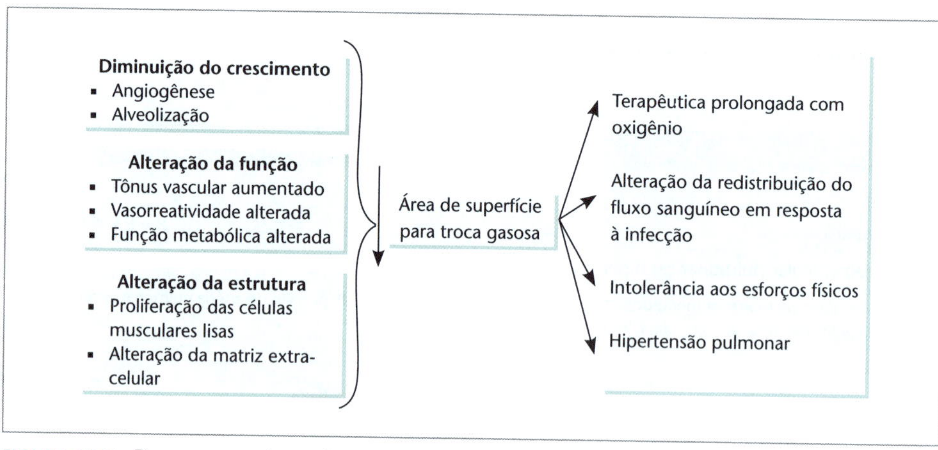

FIGURA 18.2 Doença vascular pulmonar na displasia broncopulmonar (fonte: adaptada de Mourani e Abman[3]).

QUADRO 18.1 Doenças pulmonares relacionadas ao desenvolvimento associadas com HP (adaptado de Ivy et al.[2])
▪ Hérnia diafragmática congênita
▪ Displasia broncopulmonar
▪ Displasia alveolocapilar
▪ Hipoplasia pulmonar (primária ou secundária)
▪ Alterações das proteínas do surfactante
▪ Glicogenose intersticial pulmonar
▪ Proteinose alveolar pulmonar
▪ Linfangectasia pulmonar

QUADRO 18.2 Classificação clínica das doenças cardíacas congênitas associadas com a HAP (Simonneau et al.[1])

- Síndrome de Eisenmenger
- *Shunt* esquerda-direita
  - Passíveis de correção cirúrgica
  - Não cirúrgicos
- HAP com associação de doença cardíaca congênita
- HAP no pós-operatório

Definição da HAP baseada na PAP média > 25 mmHg e RVP > 3 unidades Wood x m^2.

Na síndrome de Eisenmenger, existe um *shunt* direita-esquerda ocasionando dessaturação sistêmica, no *shunt* esquerda-direita, incluem-se os pacientes com doença vascular hipertensiva pulmonar e a saturação em repouso normal, sendo este grupo caracterizado pelo aumento da RVP. Nos pacientes com pequenos defeitos atrial e ventricular, não ocorre HAP grave e têm evolução semelhante à HAP idiopática (grupo HAP associado à doença cardíaca congênita). As crianças em pós-operatório que necessitam de correção cirúrgica e apresentam HAP são aquelas que desenvolvem qualquer tipo de doença vascular hipertensiva pulmonar.

A Figura 18.3 é uma representação clássica da história natural da HAP e como se inicia a falência de VD, conforme haja progressão da doença.

Conforme haja progressão da doença vascular, existe diminuição do diâmetro dos vasos sanguíneos, determinando aumento progressivo e irreversível da RVP. Enquanto o VD mantém a função sistólica e o débito cardíaco, existe o aumento progressivo da pressão média da artéria pulmonar (PAPm). Durante o episódio de descompensação aguda com falência do VD e queda do débito cardíaco, a PAPm pode paradoxalmente diminuir de acordo com o cálculo da lei de Ohm com um débito cardíaco muito baixo e uma RVP fixa elevada.

A diminuição da RVP pode ocorrer apenas se existir aumento no diâmetro dos vasos sanguíneos ou por aumento no número de vasos sanguíneos. Esse conceito é a chave para melhor entendimento da habilidade da vasculatura pulmonar diminuir a resistência em resposta ao aumento da pressão arterial ou venosa (Figura 18.4).

Durante os períodos de aumento do fluxo sanguíneo, o mecanismo inicial para diminuir a resistência acontece pelo recrutamento de capilares sem fluxo sanguíneo ou com fluxo baixo. Se este mecanismo não for suficiente e a pressão continuar a aumentar, ocorre distensão dos capilares pulmonares, o qual aumenta a área de secção transversal total para a passagem do fluxo sanguíneo, diminuindo deste modo a pressão.

O mecanismo adicional que influencia na RVP é o volume do pulmão e a relação entre eles é complexa, desde que uma alteração no volume pulmonar tenha efeitos compostos nas resistências dos vasos extra-alveolares *versus* alveolares. Durante a insuflação

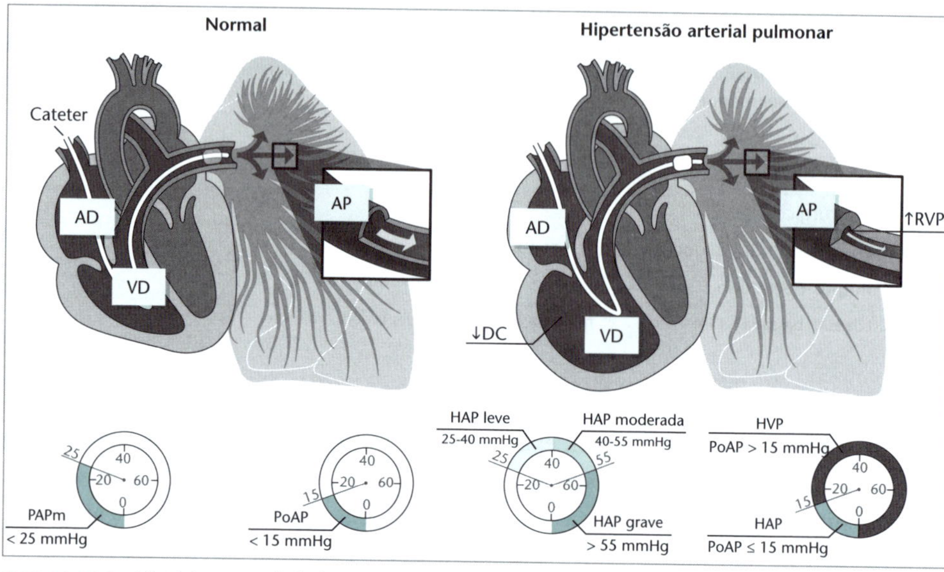

FIGURA 18.3 História natural da hipertensão arterial pulmonar (HAP) e da falência de VD. (fonte: adaptada de Lai et al.[4]).

HVP: hipertensão venosa pulmonar; PAPm: pressão média da artéria pulmonar; PoAP: pressão de oclusão da artéria pulmonar.

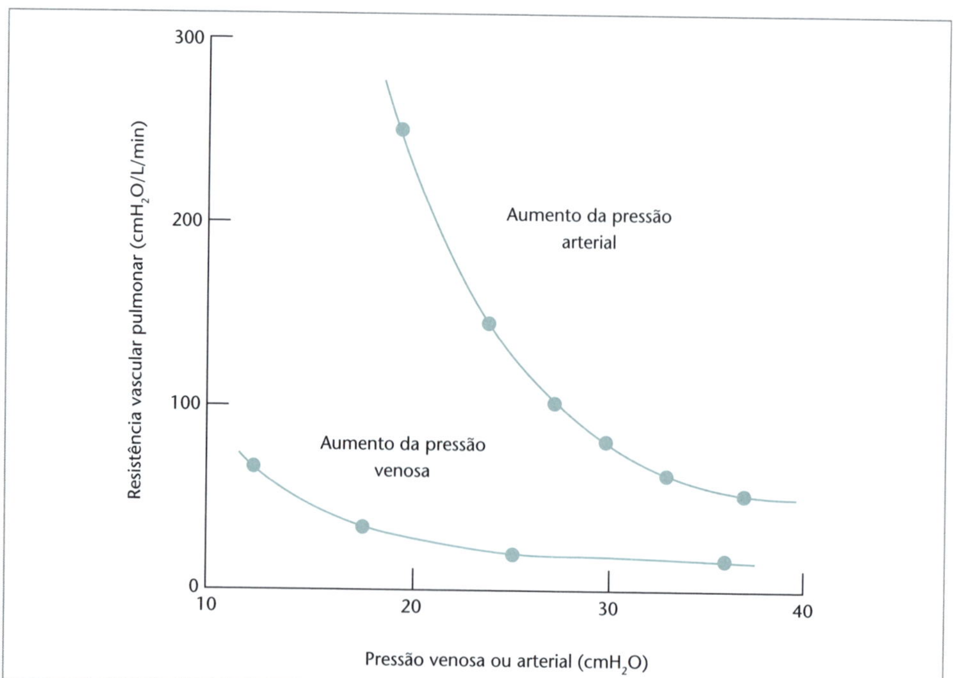

FIGURA 18.4 RVP diminui com o aumento da pressão venosa ou arterial pulmonar. Quando ocorre a diminuição na pressão arterial, a pressão venosa permanece constante e vice-versa (fonte: adaptada de West[5]).

pulmonar com volume alto, os capilares pulmonares são comprimidos e os vasos entre os alvéolos aumentam o diâmetro, criando uma área de menor pressão e a possibilidade de edema local. Durante a utilização de volume baixo, a maioria dos capilares pulmonares está aberta e os vasos entre os alvéolos estreitados (Figura 18.5).

Portanto, conforme existam alterações no volume pulmonar este vai determinar efeitos na RVP. Observa-se que existe um volume pulmonar em que a RVP é mínima. Esse volume ocorre na capacidade residual funcional (CRF)[6] (Figura 18.6).

Os recém-nascidos (RN) parecem responder à grande variedade de agentes vasodilatadores: acetilcolina, agonistas-beta-adrenérgicos, bradicinina, prostaglandina E_{-1}, prostaciclina, bloqueadores dos canais de cálcio, óxido nítrico, bosentana[8]. As habilidades de constrição e vasodilatação não são dependentes da idade e mesmo RN com pequena quantidade de muscularização arterial têm condições de induzir vasoconstrição pulmonar significativa, como ocorre na HPPRN. Existe um número muito grande de vasoconstritores, incluindo hipóxia, dióxido de carbono, acidemia, endotelina e leucotrienos[9].

Adicionalmente ao desbalanço dos mediadores vasoativos que ocorrem na HP, a disfunção do endotélio também libera fatores (serotonina, fator 2 de crescimento do fibroblasto) que iniciam uma proliferação anormal vascular e remodelação nas artérias pulmonares. A proliferação celular muscular lisa alterada é um achado patobiológico precoce da remodelação vascular, o qual ocasiona muscularização das artérias pulmonares periféricas e hipertrofia muscular nas artérias musculares pulmonares[10] (Figura 18.7).

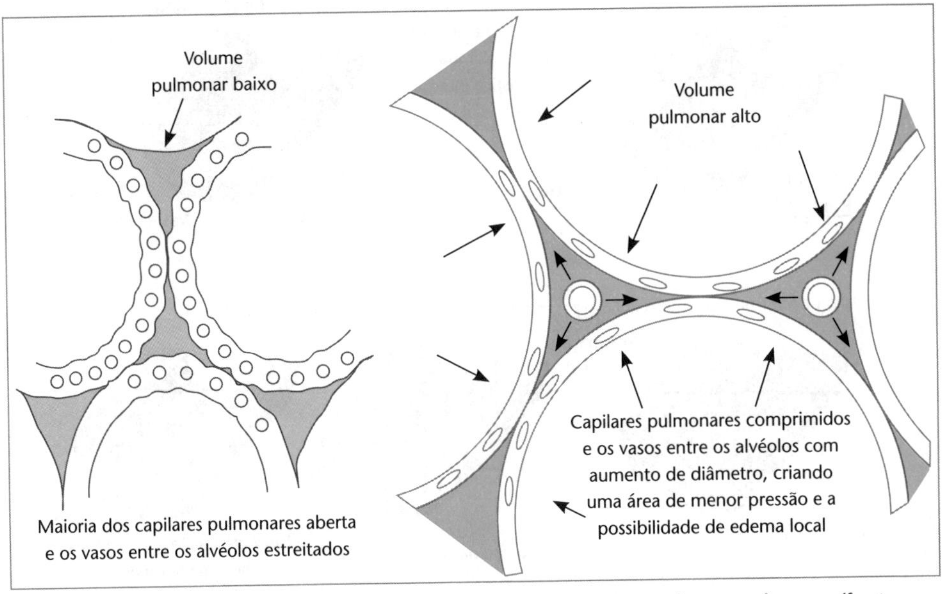

FIGURA 18.5 Efeitos do volume pulmonar baixo e alto na microvasculatura pulmonar (fonte: arquivo pessoal do autor).

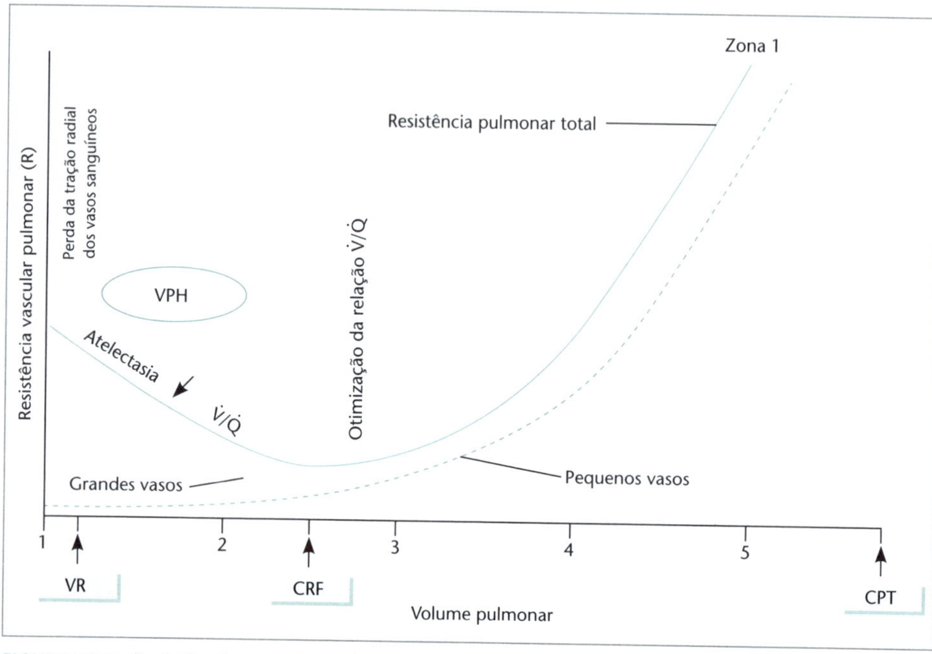

FIGURA 18.6 Resistência vascular pulmonar total em relação ao volume pulmonar como uma curva assimétrica em forma da letra U (fonte: adaptada de Pinsk e Gomez[7]).
CRF: capacidade residual funcional; CPT: capacidade pulmonar total; VPH: vasoconstrição pulmonar hipóxica; VR: volume residual.

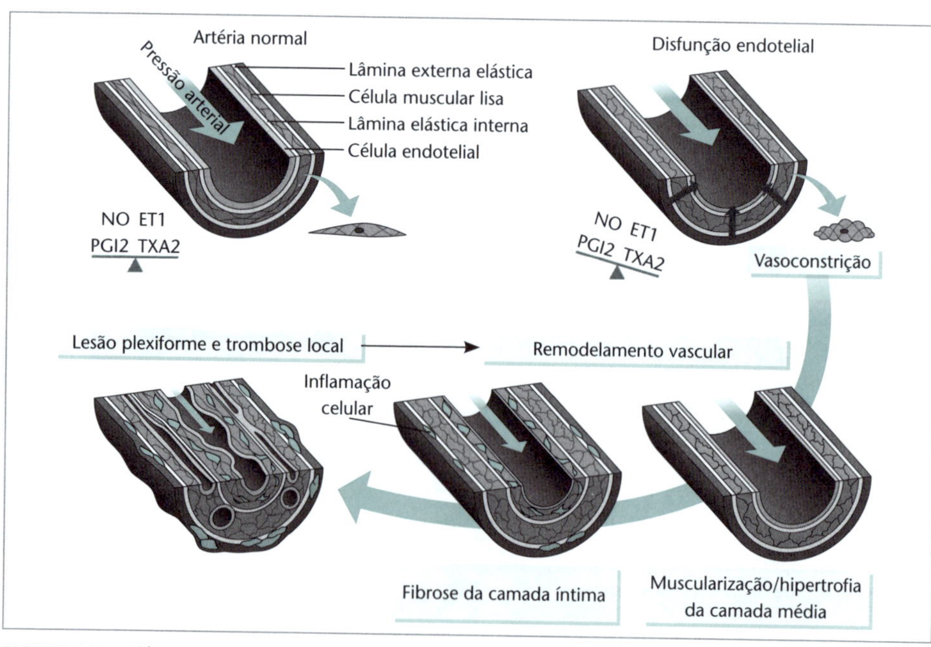

FIGURA 18.7 Alterações celulares na HAP (fonte: adaptada de Lai et al.[4]).
ET-1: endotelina 1; NO: óxido nítrico; PGI2: prostaciclina; TXA-2: tromboxano A2.

O endotélio normal regula o balanço entre vasodilatação e vasoconstrição e inibe a proliferação de células musculares lisas para manter a RVP baixa. Na HAP, a disfunção do endotélio altera o balanço vasodilatação/vasoconstrição, aumentando a contratilidade das artérias pulmonares. Adicionalmente, ocorre proliferação anormal das células musculares lisas, que é um achado patobiológico precoce da remodelação vascular, ocasionando muscularização das artérias pulmonares periféricas e hipertrofia medial nas artérias musculares pulmonares. O aumento da proliferação e da migração progressiva das células musculares lisas determina uma fibrose da íntima. No estágio tardio de progressão da doença, a formação de lesões plexiformes e a presença de trombos, ocluem o vaso pulmonar. Esses eventos ocasionam redução progressiva do fluxo sanguíneo pulmonar.

MANEJO DA HIPERTENSÃO ARTERIAL PULMONAR

O manejo da criança com HP deve ser multidisciplinar e realizado em centros especializados. Deve-se evitar qualquer fator precipitante (fumaça de cigarro) e vacinar os pacientes contra o vírus influenza e com a vacina pneumococo.

TERAPÊUTICA DE SUPORTE

As medidas gerais têm o objetivo de prevenir a elevação adicional da PAP ou tratar as complicações.

Os diuréticos são utilizados para tratar a sobrecarga de volume causada pela HP associada com falência de VD e são utilizados habitualmente na doença mais avançada. O papel da digoxina na HP não é muito bem estabelecido, podendo ser utilizado em pacientes com débito cardíaco baixo.

Os anticoagulantes orais são empregados, pois vários estudos indicam a trombose como um fator contribuinte para a progressão da doença. Anticoagulação com varfarina é recomendada em crianças com doença tromboembólica, podendo ser benéfica para outros pacientes com HP de outras etiologias. Objetiva-se manter o INR (*international normalized ratio*) de 2,0 a 2,5.

Como a hipóxia é um vasoconstritor pulmonar potente, deve se utilizar a suplementação de oxigênio para a correção em pacientes com HP.

Evitar a utilização de medicações vasoconstritoras, incluindo descongestionantes nasais ou por via oral que possuam propriedades alfa-adrenérgicas.

Tratar a insuficiência cardíaca e as arritmias com digoxina (melhora a contratilidade) e antiarrítmicos.

MANEJO FARMACOLÓGICO (ÊNFASE NA HP DE CRIANÇAS COM CARDIOPATIA CONGÊNITA)

As crianças que apresentam episódios de HP no pós-operatório de cirurgia cardíaca têm a frequência mais elevada em razão da circulação extracorpórea[11]. O mecanismo mais provável é a vasoconstrição pulmonar aguda, ocasionando falência de VD e hipotensão sistêmica, o qual pode determinar a morte, por hipóxia tecidual grave (Figura 18.8).

É fundamental no manejo dos episódios de HP, após cirurgia cardíaca, realizar uma avaliação adequada e o tratamento da falência de VD, além de realizar intervenções para compensar a acidose grave e a hipóxia tecidual. Os episódios de HP necessitam da combinação agressiva de terapêuticas, objetivando a falência de VD e devem incluir a utilização de inotrópicos, vasopressores, um balanço fluídico cauteloso, além da manutenção do ritmo sinusal e da sincronia atrioventricular. Um dos grandes desafios é a otimização da pré-carga para se evitar os efeitos adversos da interdependência ventricular[13] (Figura 18.9).

O tratamento geral da acidose e da hipóxia incluem a oxigenação, alcalinização, hipocapnia leve e a possibilidade de utilização de musculorrelaxante, ressaltando-se

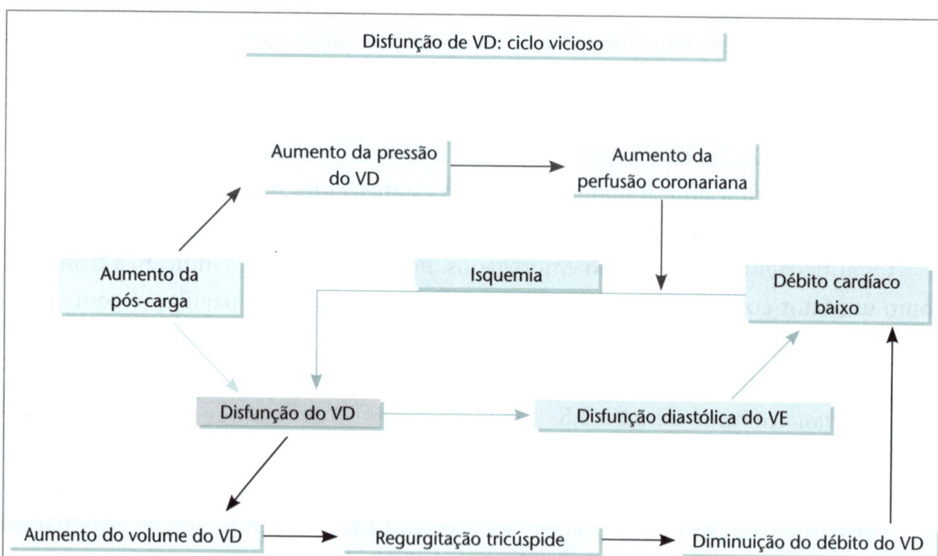

FIGURA 18.8 Fisiopatologia da disfunção do ventrículo direito na hipertensão arterial pulmonar (fonte: adaptada de Bronicki e Baden[12]).
VD: ventrículo direito; VE: ventrículo esquerdo.

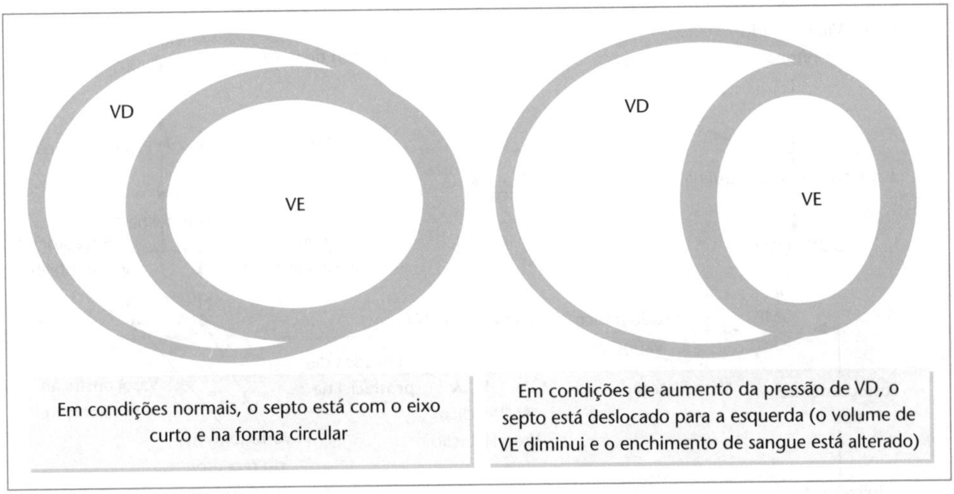

FIGURA 18.9 Interdependência ventricular (fonte: adaptada de Bronicki e Penny[14]).

que o oxigênio não é componente central na terapêutica das crises de HP. Quando não existe melhora da condição hemodinâmica, tem que se considerar a utilização de vasodilatadores específicos para HAP. Esses agentes (análogos da prostaciclina, antagonistas do receptor de endotelina e inibidores da fosfodiesterase 5) determinam o aumento significativo da expectativa de vida das crianças com cardiopatia congênita com HAP submetidas a cirurgias corretivas ou paliativas. Entretanto, a mortalidade dos que apresentam crises de HP permanece elevada varia entre 22,2 e 55,4%[11]. Não existe um consenso relacionado à estratégia terapêutica ótima para o manejo desses pacientes em pediatria, visto que a aplicabilidade de várias medicações nestes pacientes cirúrgicos é apenas especulativa.

Óxido Nítrico Inalatório

O óxido nítrico inalatório (NOi) atua ativando o GMP cíclico nas células musculares lisas da vasculatura pulmonar, determinando uma vasodilatação pulmonar seletiva. A Figura 18.10 demonstra além da via do NO, a via da prostaciclina e da endotelina e as ações ao nível da musculatura lisa vascular.

Vários estudos clínicos têm sugerido um papel profilático e de tratamento dos episódios de HP para as crianças após cirurgia cardíaca com o uso do NOi. O efeito exato da utilização profilática na mortalidade ainda está sujeito a debate[15]. Geralmente, o NOi deve ser considerado como terapêutica de primeira linha para a HAP refratária no pós-operatório. Habitualmente, iniciar com doses de 5 a 20 ppm, podendo-se aumentar até o máximo de 80 ppm, sendo importante administrar a menor dose efetiva para mini-

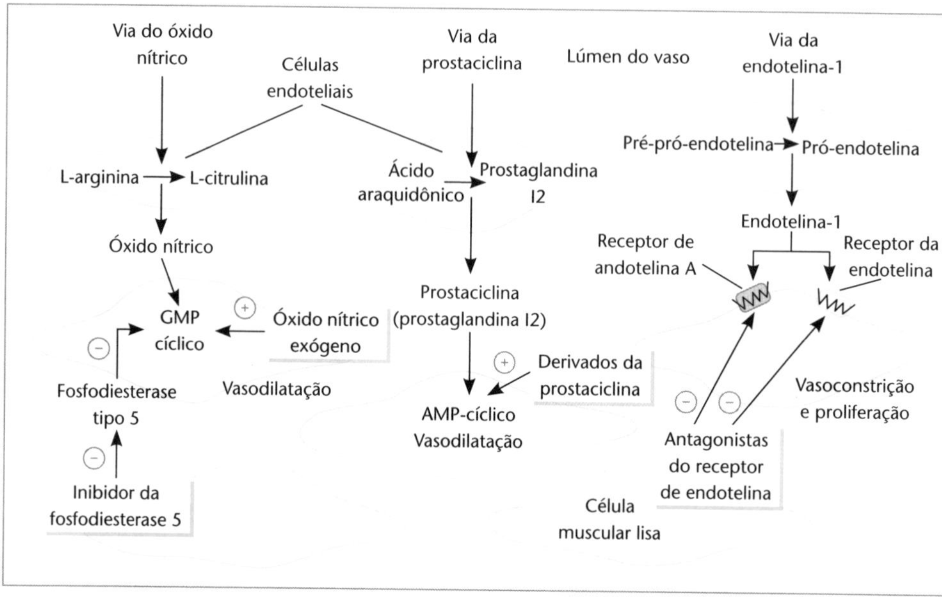

FIGURA 18.10 Ilustração esquemática das vias do óxido nítrico, prostaciclina e endotelina (fonte: adaptada de Lai et al.[4]).

mizar a toxicidade[16]. A maioria dos estudos demonstra que baixas doses de NOi (2 a 20 ppm) são tão efetivas quanto a utilização de doses elevadas (40 a 80 ppm).

Análogos da Prostaciclina

Quando existe falha da terapêutica convencional, a de longo prazo com prostaciclina tem demonstrado melhora na qualidade de vida e nos parâmetros hemodinâmicos para crianças com doença cardíaca congênita e HAP[17]. Até o momento, existem 4 medicações análogas da prostaciclina: alprostadil (prostaglandina E_1), epoprostenol, treprostinil e iloprosta.

A ausência de especificidade pulmonar do alprostadil intravenoso limita a utilização mais ampla como terapêutica da HAP no perioperatório de doença cardíaca congênita.

Epoprostenol

A utilização em longo prazo do epoprostenol intravenoso determina melhora das medidas hemodinâmicas, da capacidade ao exercício e da qualidade de vida de pacientes com HAP e doença cardíaca congênita[18].

Os estudos clínicos têm demonstrado que o epoprostenol por via inalatória possui potencial utilidade como terapêutica alternativa à utilização intravenosa no manejo perioperatório de crianças com HAP e doença cardíaca congênita[19].

Treprostinil

Ainda permanece uma questão se este medicamento pode ser incorporado com segurança para a aplicação no cenário cirúrgico como alternativa à utilização do epoprostenol intravenoso.

Iloprosta

Pesquisas demonstram diminuição na PAPm e RVP em segmentos pulmonares ventilados e diminuição do risco de vasodilatação sistêmica[20,21].

A utilização de iloprosta por aerossol tem um perfil de segurança favorável relacionado ao NOi, pelo fato de não estar associado com reações tóxicas e poder ser facilmente administrado por nebulizador e não com o emprego de um sistema de fornecimento complexo, como ocorre com o NOi[22].

Antagonista do Receptor da Endotelina

A utilização deve ser cautelosa em razão de reações adversas associadas com estas medicações, tais como: hepatotoxicidade, anemia, teratogenicidade, retenção fluídica, edema periférico, atrofia testicular e infertilidade[23]. Fazem parte deste grupo o bosentana, sitaxsentan e ambrisentan.

Inibidores da Fosfodiesterase

As fosfodiesterases, especialmente as isoenzimas PDE-3 e PDE-5, podem inativar o AMP-cíclico e o GMP cíclico aumentando a sinalização do NO. A utilização de inibidores de PDE-3 (milrinona e enoximona) e os inibidores de PDE-5 (sildenafila e tadalafila) podem diminuir a RVP e aumentar o índice cardíaco, pelo aumento dos níveis endógenos de GMP cíclico.

A milrinona por via intravenosa possui um inotropismo positivo e diminui a PAPm na cirurgia cardíaca, mas está associada com hipotensão sistêmica[24]. O perfil hemodinâmico e a oxigenação obtidos com a milrinona por via inalatória demonstram um perfil de segurança maior do que com a utilização da via intravenosa após a circulação extracorpórea[25]. Comparativamente à utilização de NOi e epoprostenol, necessita de um sistema de fornecimento menos complexo e tem um custo menor.

A sildenafila é um inibidor da PDE-5 com uma ação que induz respostas hemodinâmicas favoráveis, melhora os sintomas e a capacidade ao exercício e a oxigenação arterial em pacientes com HAP idiopática e síndrome de Eisenmenger[26]. Tem meia-vida de 4 horas, atingindo 40% de biodisponibilidade em 30 a 90 minutos. O metabólito é parcialmente ativo, especialmente em RN. A sildenafila não interage com CYPA4 e aumenta os níveis de bosentana.

As evidências atuais demonstram que é um medicamento efetivo para o tratamento da HAP no pós-operatório, sendo uma terapêutica adjunta útil para facilitar na retirada gradual de vasodilatadores pulmonares intravenosos e inalatórios, como, nitroprussiato de sódio, NOi, milrinona[27]. A utilização da sildenafila por via oral é um tratamento atualmente bem estabelecido para as crianças com HAP e doença cardíaca congênita, podendo atenuar o rebote relacionado à HP após a retirada do NOi durante o período pós-operatório precoce[28]. Entretanto, a farmacocinética e a dose ótima de sildenafila em pediatria não está esclarecida, recomenda-se a dose inicial de 0,5 mg/kg, 3 a 4 vezes ao dia, aumentando-se a dose até o máximo de 2 mg/kg, na tentativa de se obter uma resposta clínica adequada. Tem-se utilizado sildenafila por via intravenosa com o objetivo de prevenir os episódios de HP[29], observando-se melhora na PAP, RVP, tempo para extubação e no tempo de permanência na UTI de crianças após a realização de cirurgia cardíaca.

Efeitos adversos associados com o sildenafila incluem a piora da hipóxia por alteração na relação ventilação-perfusão, dor de cabeça, dispepsia, epistaxe, vermelhidão e raramente hipotensão sistêmica.

Existem vários agentes e situações que interagem com a utilização do sildenafila na HAP, tais como:

- Alfabloqueadores: risco de hipotensão.
- Betabloqueadores: diminuição da depuração de sildenafila.
- Bloqueadores dos canais de cálcio: risco de hipotensão.
- Inibidores do citocromo P450: diminuição da depuração com aumento do risco de toxicidade; não se recomendados.
- Indutores do citocromo P450: aumento da depuração, determinando níveis subterapêuticos; necessita monitoração estrita.
- Antagonistas do receptor da endotelina: existem dados insuficientes relacionados ao uso prolongado do sildenafila em conjunto com bosentana.
- Alteração hepática: nas alterações leves/moderadas diminuir as doses de sildenafila apenas se não for bem tolerado; nas alterações hepáticas graves evitar a utilização do sildenafila.
- Nitratos/inibidor da fosfodiesterase 5: mecanismo similar de ação; aumento do risco da toxicidade.
- Alteração da função renal: diminuir a dose de sildenafila se não existir boa tolerância.

A tadalafila é também um inibidor da PDE-5 que possui ação longa. Existe alguma evidência atual de segurança na utilização em pacientes com HAP e doença cardíaca congênita, mas são necessários mais dados para recomendar a utilização neste cenário clínico.

COMBINAÇÃO TERAPÊUTICA

A combinação terapêutica tem o atrativo teórico no período perioperatório de crianças com doença cardíaca congênita e HAP, pois os vasodilatadores pulmonares de diferentes classes podem ter efeitos aditivos ou sinérgicos na vasculatura pulmonar por agirem em 2 ou 3 vias terapêuticas (Figura 18.11).

O objetivo da associação terapêutica é maximizar a eficácia com uma toxicidade mínima. As recentes recomendações sugerem a combinação terapêutica para pacientes que não melhoram com a monoterapia, mesmo com a ausência de uma evidência definida a partir de pesquisas controladas randomizadas[31].

MANEJO DAS CRIANÇAS NA UTI

No cenário de cuidados intensivos, é fundamental evitar, reconhecer e tratar os episódios de HP, de acordo com o Quadro 18.3, que resume as estratégias que são encorajadas e aquelas que devem ser evitadas quando frente a uma criança com HAP.

As crianças com HP podem ser problemáticas durante o manejo anestésico para a correção da cardiopatia congênita, necessitando monitoração e titulação anestésica

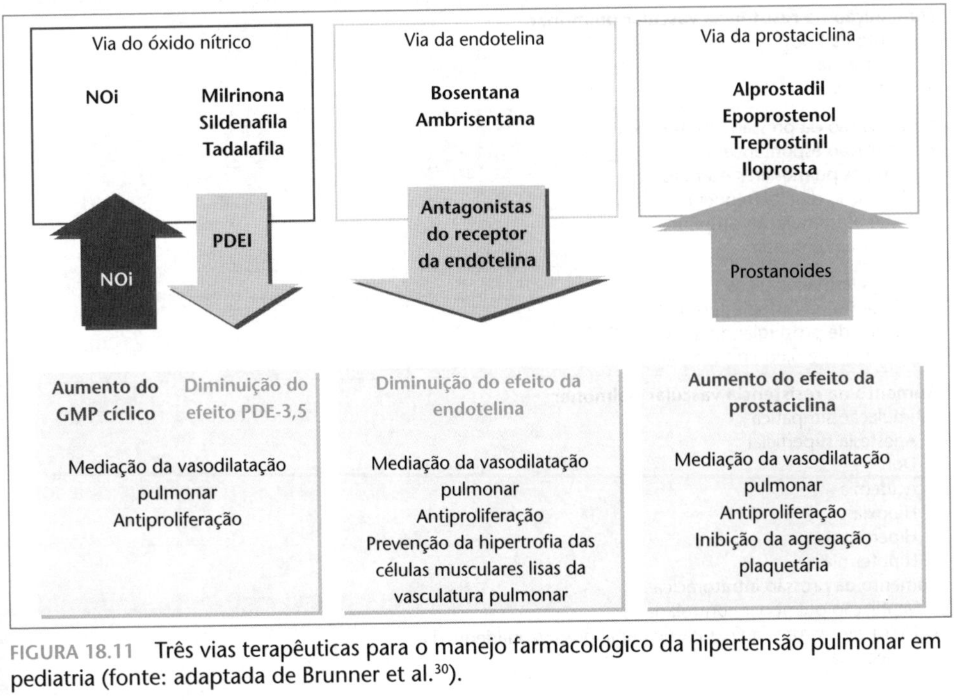

FIGURA 18.11 Três vias terapêuticas para o manejo farmacológico da hipertensão pulmonar em pediatria (fonte: adaptada de Brunner et al.[30]).

cuidadosa. Esses pacientes são muito sensíveis à pré-carga e, portanto, aqueles que apresentam hipovolemia por perda primária de sangue ou por vasodilatação devem ser tratados imediatamente de modo agressivo. Os fatores associados com diminuição da RVP e consequentemente com diminuição da pressão da artéria pulmonar (PAP) estão listados no Quadro 18.4.

QUADRO 18.3 Estratégias para o tratamento da hipertensão pulmonar

Encorajar	Evitar
▪ Investigação anatômica	▪ Doença anatômica residual
▪ Utilização para *shunt* direita-esquerda como *pop-off*	▪ Septo atual intacto na falência de VD
▪ Sedação/analgesia	▪ Agitação/dor
▪ Hiperventilação moderada	▪ Acidose respiratória
▪ Alcalose moderada	▪ Acidose metabólica
▪ FiO_2 adequada	▪ Hipóxia alveolar
▪ Volumes pulmonares normais	▪ Atelectasia ou hiperdistensão
▪ Hematócrito ótimo	▪ Hematócrito muito alto
▪ Suporte inotrópico	▪ DC baixo e perfusão coronariana inadequada
▪ Vasodilatadores	▪ Vasoconstritores/aumento da pós-carga

QUADRO 18.4 Fatores associados com a diminuição da resistência vascular pulmonar e a redução da pressão da artéria pulmonar

Diminuição na resistência vascular pulmonar Aumento da PaO_2 ▪ Hipocapnia ▪ Alcalemia
Minimização da pressão intratorácica ▪ Ventilação espontânea ▪ Volumes pulmonares normais ▪ Ventilação de alta frequência ▪ Evitar a estimulação simpática ▪ Anestesia profunda
Métodos farmacológicos ▪ Inibidores da fosfodiesterase III ▪ Infusão de prostaglandina (PGE_1 e PGE_2) ▪ Utilização de óxido nítrico inalatório
Aumento na resistência vascular pulmonar Estimulação simpática ▪ Anestesia superficial ▪ Dor ▪ Acidemia ▪ Hipóxia ▪ Hipercapnia ▪ Hipotermia Aumento da pressão intratorácica ▪ Ventilação pulmonar controlada ▪ Utilização de pressão expiratória final positiva inadequada ▪ Atelectasia

A avaliação da função cardíaca, bem como de outros órgãos, é fundamental no manejo dos pacientes que se apresentam com HP grave e falência de VD. Realizar as mensurações e monitoração para a avaliação da função renal (creatinina sérica, cateter urinário para controle da diurese, sendo necessário em geral um balanço fluídico negativo), da função hepática (TGO, TGP, bilirrubinas – objetivar manter perfusão hepática adequada), da função cardíaca (monitoração com PVC, SvO_2 – manter > 65%, ecocardiografia – pode-se avaliar a influência do VD no tamanho do VE, com desvio do septo, da perfusão/oxigenação tecidual, monitorando-se os níveis de lactato, visto que o aumento progressivo pode significar um incremento da falência de VD.

É um grande desafio, necessitando a avaliação hemodinâmica imediata, quando a criança apresenta uma doença grave em um cenário de falência de VD com HP necessita-se manter a RVS maior que RVP. Como a perfusão coronariana ventricular direita ocorre durante e sístole e a diástole, caso a RVP exceda a RVS, pode-se ter como resultado uma isquemia de VD[32]. Os inotrópicos que têm efeito neutro ou benéfico na RVP incluem dobutamina, milrinona e epinefrina[13,33].

A entubação traqueal deve ser realizada por um intensivista experiente e com o paciente com monitoração arterial, evitando-se hiperestimulação simpática que pode determinar aumento agudo da RVP. Após a intubação traqueal, inicia-se a VPM utilizando uma estratégia com volume-corrente baixo, para minimizar aumento da pós-carga de VD, utilizando pico de pressão inspiratória menor que 30 cmH_2O. Deve se evitar a utilização de hipercapnia permissiva, assim como a acidemia (metabólica e respiratória) que pode aumentar de modo agudo a RVP. Manter a saturação sistêmica de oxigênio acima de 90%, pois a hipóxia pode também aumentar agudamente a RVP[34]. Manter sedação e analgesia adequadas, particularmente quando da realização da fisioterapia respiratória e aspiração traqueal. A indução de alcalose respiratória pode ser útil nos episódios agudos de HP, mas a manutenção do pH acima de 7,5, por períodos prolongados, pode ter como consequência adversa a alteração da perfusão cerebral, portanto, manter o pH entre 7,4 e 7,5. A manutenção da HP por mais de 4 a 7 dias sugere a possibilidade de lesões residuais importantes ou doença vascular pulmonar mais crônica. Quando a terapêutica profilática falha tem-se que utilizar um tratamento mais agressivo com NOi, sildenafila.

Nos pacientes com RVP fixa e hipertensão pulmonar grave, pode-se realizar as seguintes medidas:

- Óxido nítrico inalatório e prostaciclina (PGI_2) podem agir determinando a vasodilatação pulmonar seletiva.
- Septostomia atrial ou sepectomia (pela utilização de cateter ou cirúrgia) melhora as taxas de sobrevida, fornecendo um *shunt* atrial direita-esquerda, auxiliando na manutenção do débito cardíaco, mas com aumento da hipoxemia.

- Transplante pulmonar ou coração-pulmão é o único tratamento disponível para os pacientes que não respondem ao tratamento com medicações vasodilatadoras.

O NOi diminui a RVP e melhora o débito cardíaco na HP, sendo que as vantagens são a meia-vida curta, início de ação rápida, melhora da oxigenação aumentando a relação ventilação/perfusão e a capacidade de diminuir a sobrecarga do VD. Não tem efeito adverso na RVS, sendo as suas principais limitações:

- Resposta incompleta.
- Rebote após a suspensão.
- Doses elevadas limitadas pela meta-hemoglobinemia.
- Administração do gás.
- Custo significativo.
- Potencial para taquifilaxia.

Habitualmente utilizam-se até 20 partes por milhão de NOi nos pacientes com HP que estão com hipotensão e quando da retirada gradual (desmame) inicia-se de rotina uma medicação inibidora da fosfodiesterase (sildenafila) como terapêutica de reposição.

A utilização de vasodilatadores pulmonares pode estar contraindicada quando existir obstrução venosa pulmonar residual significativa ou hipertensão atrial esquerda, assim como diminuição aguda da resistência arteriolar pode determinar evolução para edema pulmonar agudo.

O tratamento da doença aguda grave pode ter efeitos adversos paradoxais na função do VD e na doença vascular pulmonar subjacente (Figura 18.12).

O fornecimento de O_2 é uma conduta evidente, devendo-se manter a saturação de O_2 periférica acima de 90%, corrigindo a anemia caso esteja presente, sugerindo-se valores maiores do que 10 g/dL[35]. Deve-se tentar ao máximo evitar a entubação traqueal das crianças com falência de VD, devendo-se considerar a utilização de ventilação não invasiva, objetivando-se utilizar o mínimo de pressão em vias aéreas.

O manejo fluídico nestes pacientes é frequentemente um desafio e na maioria dos casos (mas não todos), a falência de VD está associada com uma sobrecarga fluídica, sendo necessário um balanço fluídico negativo. Entretanto, a remoção de líquidos pode diminuir o débito cardíaco e alterar a função de órgãos à distância. Habitualmente, maneja-se o equilíbrio fluídico com a utilização de diuréticos.

O débito cardíaco baixo e a hipotensão são difíceis de tratar e pode necessitar de catecolaminas para a estabilização. A dobutamina aumenta a contratilidade miocárdica e diminui a pós-carga de VD e VE, tornando-se a medicação de primeira linha para os pacientes com falência de VD[13]. Entretanto, a utilização de medicações beta-adrenérgicas pode determinar a ocorrência de taquicardia com diminuição do tempo de

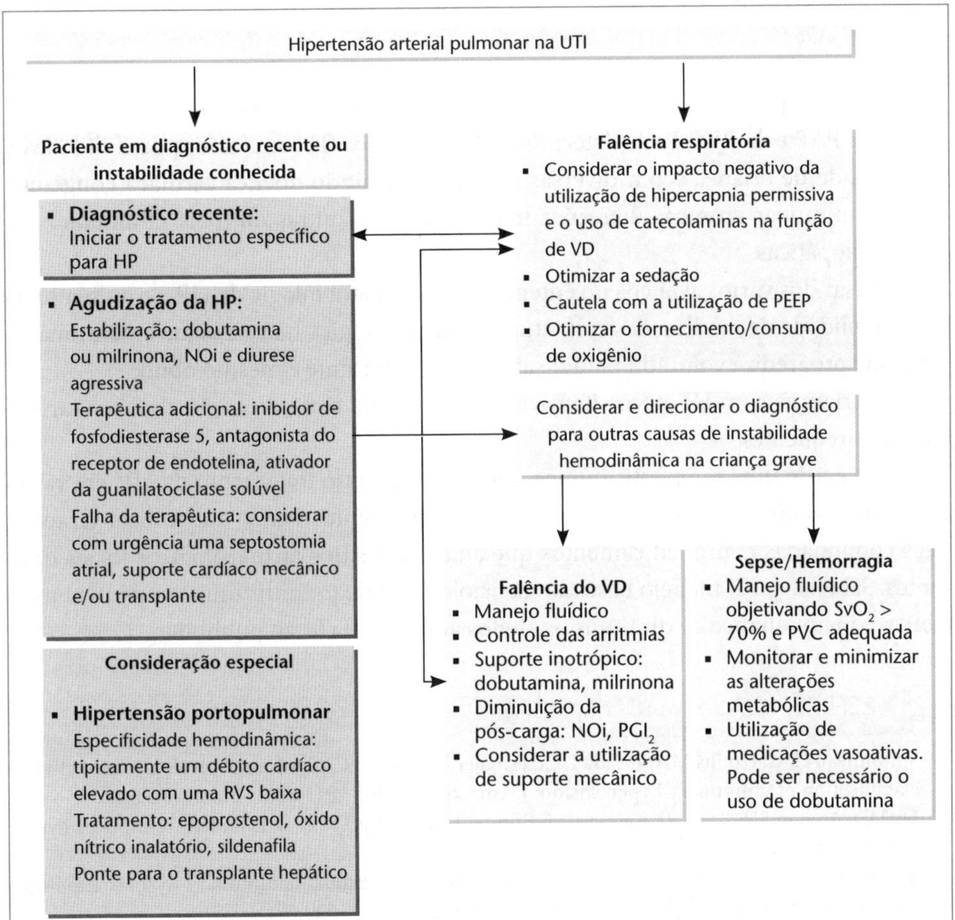

FIGURA 18.12 Fluxograma com uma sugestão de avaliação e tratamento da HP na UTI (fonte: adaptada de Zamanian et al.[37]).

HP: hipertensão pulmonar; PVC: pressão venosa central; SvO_2: saturação venosa mista de oxigênio; UTI: unidade de terapia intensiva; VD: ventrículo direito.

enchimento diastólico. Nesse caso, pode ser preferível utilizar os inibidores de PDE-3 em alguns pacientes, pois têm efeitos inotrópicos diretos e melhoram a função cardíaca por diminuir a pós-carga. A vasodilatação sistêmica pode limitar o uso ou necessitar da administração concomitante de um vasoconstritor sistêmico, como a norepinefrina. O levosimendan, um agente sensibilizador dos canais de cálcio com efeito inotrópico positivo e de vasodilatação, é uma indicação promissora para pacientes com HP e falência de VD, mas não foi até o momento investigado neste tipo de paciente.

A atriosseptostomia com balão é utilizada em alguns casos de HP para o tratamento da HP grave, entretanto, não é recomendada como um procedimento de emergência para os pacientes com falência de VD, sendo o risco de complicação fatal alto[31].

CONCLUSÕES

A HP em pediatria é uma síndrome clínica hemodinâmica caracterizada pelo aumento da PAP e da RVP. Pode determinar a falência do VD com maior possibilidade de mortalidade de crianças com diversas doenças, incluindo doença cardíaca congênita, doença pulmonar crônica, alterações hematológicas e outras ou mais raramente, por causas idiopáticas.

Apesar dos vários avanços no entendimento da patobiologia da HP e o aumento da disponibilidade de medicações com atuação farmacológica na vasculatura pulmonar, a HP pode progredir evoluindo para disabilidade importante e mesmo óbito.

As crianças com HP necessitam vigilância estreita e monitoração clínica e farmacológica frequentes.

Não existe uma terapêutica única que seja efetiva no tratamento da HP, em razão da complexidade das vias de sinalização. Frequentemente, tem-se que utilizar terapêuticas combinadas com medicamentos que atuam em sítios farmacológicos locais diferentes. Sabe-se que o manejo baseado na fisiologia pode permitir uma terapêutica mais efetiva e maior chance de diminuir os efeitos adversos e a lesão pulmonar.

REFERÊNCIAS BIBLIOGRÁFICAS

1. Simonneau G, Gatzoulis MA, Adatia I, Celermajer D, Denton C, Ghofrani A, et al. Updated clinical classification of pulmonary hypertension. J Am Coll Cardiol. 2013;62(25 Suppl):D34-41.
2. Ivy DD, Abman SH, Barst RJ, Berger RM, Bonnet D, Fleming TR, et al. Pediatric pulmonary hypertension. J Am Coll Cardiol. 2013;62(25 Suppl):D117-26.
3. Mourani PM, Abman SH. Pulmonary vascular disease in bronchopulmonary dysplasia: pulmonary hypertension and beyond. Curr Opin Pediatr. 2013;25(3):329-37.
4. Lai YC, Potoka KC, Champion HC, Mora AL, Gladwin MT. Pulmonary arterial hypertension. The clinical syndrome. Circ Res 2014;115(1):115-30.
5. West JB. Respiratory physiology – the essentials. Philadelphia: Lippincott Williams & Wilkins; 2000.
6. O'Brodovich HM, Haddad GG. The functional basis of respiratory pathology and disease. In: Chernick V, Boat TF, editors. Kending's disorders of the respiratory tract in children. 6th ed. Philadelphia: W. B. Saunders; 1998.
7. Pinsk MR, Gomez H. Heart-lung interactions. In: Vicent JL, Abraham E, Moore FA, Kochanek PM, Fink MP, editors. Textbook of Critical Care. 6th ed. Elsevier; 2011.
8. Rudolph AM. Congenital diseases of the heart. 3rd ed. West Sussex: Blackwell; 2009.
9. Gao Y, Raj JU. Regulation of the pulmonary circulation in the fetus and newborn. Physiol Rev. 2010;90(4):1291-35.
10. Rabinovitch M. Molecular pathogenesis of pulmonary arterial hypertension. J Clin Invest. 2008;118(7):2372-9.
11. Lindberg L, Olsson AK, Jögi P, Jonmarker C. How common is severe pulmonary hypertension after pediatric cardiac surgery? J Thorac Cardiovasc Surg. 2002;123(6):1155-63.
12. Bronicki RA, Baden HP. Pathophysiology of right ventricular failure in pulmonary hypertension. Pediatr Crit Care Med. 2010;11(2 Suppl):S15-22.

13. Zamanian RT, Haddad F, Doyle RL, Weinacker AB. Management strategies for patients with pulmonary hypertension in the intensive care unit. Crit Care Med. 2007;35(9):2037-50.
14. Bronicki RA, Penny DJ. Cardiopulmonary interacions. In: Cruz EM, Jaggers FIJ, editors. Pediatric and congenital cardiology, cardiac surgery and intensive care. 6th ed. Springer London Heidelberg New York Dordrecht; 2013.
15. Bizzarro M, Gross I. Inhaled nitric oxide for the postoperative management of pulmonary hypertension in infants and children with congenital heart disease. Cochrane Database Syst Rev 2005 Oct 19;(4):CD005055.
16. Napoli C, Loscalzo J. Nitric oxide and other novel therapies for pulmonary hypertension. J Cardiovasc Phamarcol Ther. 2004;9(1):1-8.
17. Rosenzweig EB, Kerstein D, Barst RJ. Long-term prostacyclin for pulmonary hypertension with associated congenital heart defects. Circulation. 1999;99(14):1858-65.
18. Fernandes SM, Newburger JW, Lang P, Pearson DD, Feinstein JA, Gauvreau K, Landzberg MJ. Usefulness of epoprostenol therapy in the severely ill adolescent/adult with Eisenmenger physiology. Am J Cardiol. 2003;91(5):632-5.
19. Brown AT, Gillespie JV, Miquel-Verges F, Holmes K, Ravekes W, Spevak P, et al. Inhaled epoprostenol therapy for pulmonary hypertension: Improves oxygenation index more consistently in neonates than in older children. Pulm Circ. 2012;2(1):61-6.
20. Olschewski H, Rohde B, Behr J, Ewert R, Gessler T, Ghofrani HA, Schmehl T. Pharmacodynamics and pharmacokinetics of inhaled iloprost, aerosolized by three different devices, in severe pulmonary hypertension. Chest. 2003;124(4):1294-304.
21. Rimensberger PC, Spahr-Schopfer I, Berner M, Jaeggi E, Kalangos A, Friedli B, Beghetti M. Inhaled nitric oxide versus aerosolized iloprost in secondary pulmonary hypertension in children with congenital heart disease: vasodilator capacity and cellular mechanisms. Circulation. 2001;103(4):544-8.
22. Kirbas A, Yalcin Y, Tanrikulu N, Gürer O, Isik O. Comparison of inhaled nitric oxide and aerosolized iloprost in pulmonary hypertension in children with congenital heart surgery. Cardiol J. 2012;19(4):387-94.
23. Dhillon S, Keating GM. Bosentan: a review of its use in the management of mildly symptomatic pulmonary arterial hypertension. Am J Cardiovasc Drugs. 2009;9(5):331-50.
24. Majure DT, Greco T, Greco M, Ponschab M, Biondi-Zoccai G, Zangrillo A, Landoni G. Meta-analysis of randomized trials of effect of milrinone on mortality in cardiac surgery: an update. J Cardiothorac Vasc Anesth. 2013;27(2):220-9.
25. Lamarche Y, Malo O, Thorin E, Denault A, Carrier M, Roy J, Perrault LP. Inhaled but not intravenous milrinone prevents pulmonary endothelial dysfunction after cardiopulmonary bypass. J Thorac Cardiovasc Surg. 2005;130(1):83-92.
26. D'Alto M, Romeo E, Argiento P, Sarubbi B, Santoro G, Grimaldi N, et al. Bosentan-sildenafil association in patients with congenital heart disease-related pulmonary arterial hypertension and Eisenmenger physiology. Int J Cardiol. 2012;155(3):378-82.
27. Zakliczynski M, Maruszewski M, Pyka L, Trybunia D, Nadziakiewicz P, Przybylski R, Zembala M. Effectiveness and safety of treatment with sildenafil for secondary pulmonary hypertension in heart transplant candidates. Transplant Proc. 2007;39(9):2856-8.
28. Lee JE, Hillier SC, Knoderer CA. Use of sildenafil to facilitate weaning from inhaled nitric oxide in children with pulmonary hypertension following surgery for congenital heart disease. J Intensive Care Med. 2008;23(5):329-34.
29. Schulze-Neick I, Hartenstein P, Li J, Stiller B, Nagdyman N, Hübler M, et al. Intravenous sildenafil is a potent pulmonary vasodilator in children with congenital heart disease. Circulation. 2003;108(Suppl. 1):II167-73.

30. Brunner N, de Jesus Perez VA, Richter A, Haddad F, Denault A, Rojas V, et al. Perioperative pharmacological management of pulmonary hypertensive crisis during congenital heart surgery. Pulm Circ. 2014;4(1):10-24.
31. Task Force for Diagnosis and Treatment of Pulmonary Hypertension of European Society of Cardiology (ESC); European Respiratory Society (ERS); International Society of Heart and Lung Transplantation (ISHLT), Galiè N, Hoeper MM, Humbert M, Torbicki A, Vachiery JL, Barbera JA, et al. Guidelines for the diagnosis and treatment of pulmonary hypertension. Eur Respir J. 2009;34(6):1219-63.
32. Lovell AT. Anaesthetic implications of grown-up congenital heart disease. Br J Anaesth. 2004;93(1):129-39.
33. Price LC, Wort SJ, Finney SJ, Marino PS, Brett SJ. Pulmonary vascular and right ventricular dysfunction in adult critical care: current and emerging options for management: a systematic literature review. Crit Care. 2010;14(5):R169.
34. Lahm T, McCaslin CA, Wozniak TC, Ghumman W, Fadl YY, Obeidat OS, et al. Medical and surgical treatment of acute right ventricular failure. J Am Coll Cardiol. 2010;56(18):1435-46.
35. Ruiter G, Lankhorst S, Boonstra A, Postmus PE, Zweegman S, Westerhof N, et al. Iron deficiency is common in idiopathic pulmonary arterial hypertension. Eur Respir J. 2011;37(6):1386-91.
36. Goldstein JA. Pathophysiology and clinical management of right heart ischemia. Curr Opin Cardiol. 1999;14(4):329-39.
37. Zamanian RT, Kudelko KT, Sung YK, Perez VJ, Liu J, Spiekerkoetter E. Current clinical management of pulmonary arterial hypertension. Circ Res. 2014;115(1):131-47.

Seção III

Alterações Hemodinâmicas

19 Anatomia e fisiologia do sistema cardiovascular

Michele Luglio
Leonardo Calil Vicente Franco de Souza

APÓS LER ESTE CAPÍTULO, VOCÊ ESTARÁ APTO A:

- Conhecer os princípios anatômicos e fisiológicos do sistema cardiovascular.
- Aplicar o conhecimento na prática clínica, no cuidado do paciente criticamente doente.

INTRODUÇÃO

O sistema cardiovascular é uma consequência evolutiva do tamanho corporal e do aumento da complexidade dos sistemas biológicos. O primeiro papel do sistema circulatório é a distribuição de gases dissolvidos, moléculas de nutrientes, permitindo crescimento, reparo e funcionamento adequado dos órgãos[1-4].

Papéis secundários se desenvolveram como: sinalização rápida por meio de hormônios e neurotransmissores, dissipação de calor e controle térmico, mediação das respostas inflamatórias e de defesa dos órgãos[1-3].

O conhecimento da anatomia e, principalmente, da fisiologia cardiovascular é de extrema importância para o cuidado do paciente gravemente doente.

COMPOSIÇÃO E CARACTERÍSTICAS

O sistema circulatório é composto por 3 partes funcionais distintas ou órgãos: uma bomba (coração), responsável pela circulação de um meio líquido (volume sanguíneo) por meio de um conjunto de continentes (vasos). O sistema em conjunto é capaz de responder a aumentos e diminuições das demandas ao longo do dia e de diferentes situações de estresse e repouso, por meio de um avançado sistema de regulação, o qual envolve hormônios e neurotransmissores[1].

Coração e Sistema Vascular

O coração humano consiste, anatômica e fisiologicamente, em duas bombas, chamadas coração esquerdo (átrio e ventrículo esquerdos) e coração direito (átrio e ventrículo direitos), que operam em série com o débito estimado em cerca de 5 L/min em indivíduos adultos (índice cardíaco de 2,5 a 3 L/min/m^2)[2,3].

A cada ciclo cardíaco, durante a sístole ou a contração, o coração gera a pressão necessária para bombear o sangue gerando fluxo pelo sistema vascular[1].

O sistema vascular, por sua vez, é dividido em 2 sistemas ou circuitos: pulmonar e sistêmico. Outra divisão possível é em sistema de alta pressão, estendendo-se do ventrículo esquerdo aos capilares sistêmicos, e um sistema de baixa pressão estendendo-se dos capilares sistêmicos, através do coração direito até o átrio esquerdo[1,2].

O sistema vascular não é um sistema de continentes rígidos, com segmentos que apresentam propriedades altamente variáveis entre as diferentes partes. O sistema vascular, dessa maneira, dada à função de transporte de substância e distribuição aos órgãos e sistemas, ramifica-se em uma rede ampla. Divide-se anatomicamente em artérias (sistema de distribuição), capilares (sistema de difusão e filtração) e veias (sistema de coleta)[1-3].

A artéria aorta, partindo do ventrículo esquerdo, ramifica-se progressivamente em bilhões de capilares, os quais se reagrupam, também progressivamente, até formar a veia cava. Na Figura 19.1, estão apresentadas as propriedades e características diversas dos segmentos do sistema cardiovascular[1].

Volume Sanguíneo

O volume sanguíneo não é uniformemente distribuído nos diferentes compartimentos vasculares. Em cada nível de ramificação, o volume sanguíneo total é a soma dos volumes em ramos paralelos[1].

Inicialmente, o volume sanguíneo é dividido entre sistêmico (cerca de 85% do total) e pulmonar (cerca de 10% do total). Os 5% remanescentes ficam contidos no inte-

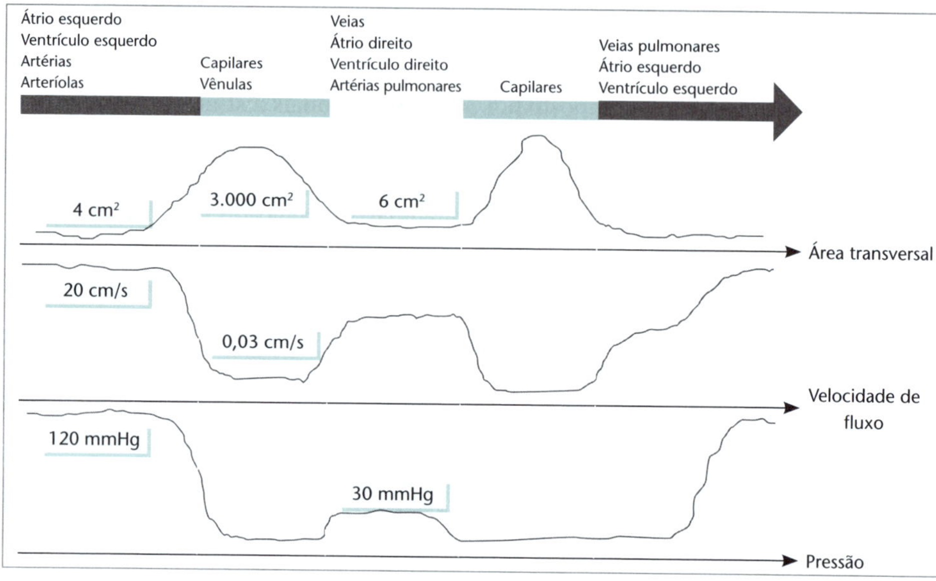

FIGURA 19.1 Propriedades do sistema vascular (fonte: modificada de Boron e Boulpaep, 2016[1]).

rior das câmaras cardíacas. Além disso, como visto anteriormente, pode-se dividir o sangue entre aquele presente em sistema de alta pressão (aproximadamente 15%) e de baixa pressão (cerca de 80%)[1,2].

Por fim, com os diferentes vasos sanguíneos agrupados em sistema venoso sistêmico e restante da circulação, tem-se que o primeiro concentra cerca de 65% do volume sanguíneo total, sendo a maior parte desse percentual em pequenas veias. Dessa maneira, pode-se assumir que o sistema venoso sistêmico funciona como um "reservatório" de sangue[1,3].

PRINCÍPIOS HEMODINÂMICOS

Fluxo e Resistência

De maneira simplificada, pode-se pensar no coração esquerdo como um gerador constante de pressão, o qual mantém uma pressão arterial média constante na saída da aorta. Assumindo a simplificação de que o fluxo seria constante (e não pulsátil, como realmente o é), e outra de que o sistema vascular pode-se resumir a um tubo único e reto, pode-se entender o fluxo como dependente das leis clássicas da hidrodinâmica, como a lei de Ohm[1,2]:

$$\Delta\text{pressão} = \text{fluxo} \times \text{resistência}$$

Assim, o gradiente de pressão entre dois pontos é igual ao produto do fluxo de sangue pela resistência do vaso entre os dois pontos[2].

Na realidade, o gradiente de pressão entre o ponto inicial (artéria aorta) e o final (veia cava), na circulação humana apresenta-se relativamente constante em situações fisiológicas. Assim sendo, o coração se comporta como um gerador de gradiente de pressão, dentro de limites fisiológicos. Dessa maneira, o fluxo sanguíneo varia conforme a situação fisiológica, ao mesmo tempo que a resistência vascular varia com o tempo e a localidade da árvore circulatória[1,2].

A resistência vascular total resulta de arranjos em série e em paralelo, sendo governada pelas mesmas leis físicas que regem as resistências elétricas[1-3]:

$$\text{Resistência em série} = R1 + R2 + R3 + \ldots + Rn$$

$$\frac{1}{\text{Resistência em paralelo}} = \frac{1}{R1} + \frac{1}{R2} + \frac{1}{R3} + \ldots + \frac{1}{Rn}$$

Pressão Arterial

Usualmente expressa em milímetros de mercúrio ou centímetros de água, a pressão normalmente é descrita como a diferença de pressão ou Δ-P, relativo a algum referencial[1-3].

Com isso, podem-se definir três tipos de diferença de pressão no sistema cardiovascular (Figura 19.2):

1. *Driving pressure* ou diferença de pressão entre os pontos A e B ao longo do eixo de um vaso (diferença de pressão axial), normalmente fixada como a diferença de pressão entre as extremidades arterial e venosa do sistema vascular, governando o fluxo sanguíneo[1].
2. Pressão transmural: diferença de pressão entre dois pontos A_1 (dentro do vaso) e A_2 (fora do vaso), formando o gradiente de pressão entre o intravascular e o tecido ao redor – trata-se do principal determinante do diâmetro vascular, sendo o maior responsável por definir a resistência[1].
3. Pressão hidrostática: existente mesmo na ausência de fluxo de sangue, formada pela diferença na altura de coluna líquida existente. Pode ser expressa matematicamente pela fórmula: $\Delta\text{-P} = (\text{viscosidade}) \times (\text{constante g}) \times (h1 - h2)$, em que h1 – h2 expressa a diferença de altura entre dois pontos de um vaso[1].

A bomba cardíaca funciona como uma bomba de duas fases: uma de enchimento e uma de esvaziamento, cíclicas. Com isso, o fluxo é pulsátil nas circulações pulmonar e sistêmica[3].

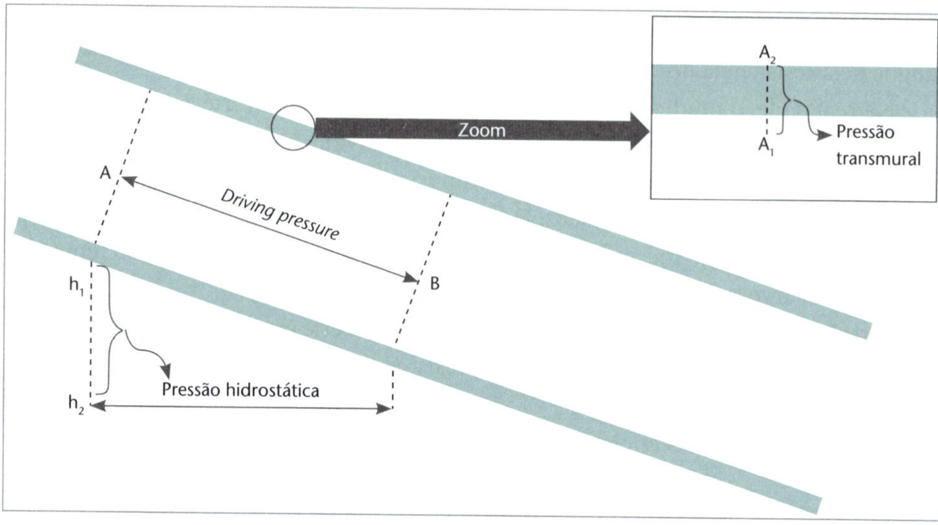

FIGURA 19.2 Diferentes pressões do sistema cardiovascular (fonte: modificada de Boron e Boulpaep, 2016[1]).

A pressão arterial oscila entre valores máximos ou sistólicos e valores mínimos ou diastólicos. A diferença entre as pressões é chamada pressão de pulso. O fluxo no interior dos vasos oscila junto com a pressão, de maneira pulsátil[3].

Quatro fatores contribuem para gerar pressão no sistema circulatório: gravidade, complacência dos vasos, resistência viscosa e inércia[1,3].

A gravidade produzirá a diferença de pressão hidrostática entre dois pontos quando houver diferença de altura entre eles (em relação a um referencial). Na fisiologia cardiovascular, considera-se a referência ou zero na altura do coração. No entanto, a gravidade não influencia a *driving pressure* que determina o fluxo de sangue para os membros[1,4].

Os vasos sanguíneos são distensíveis, porém com complacência finita. Nessa situação, aumentos de volume sanguíneo no interior do vaso levam tanto à distensão das paredes quanto ao aumento de pressão no interior. Esse aumento de pressão será tanto maior quanto menor for a complacência do vaso[1,4].

A resistência viscosa do sangue, por sua vez, causa diferença axial de pressão quando existe fluxo no interior de um vaso. Esse componente de viscosidade aparece incluído na lei de Poiseuille, já descrita[1].

O fluxo sanguíneo, como visto, não é constante no interior dos vasos. A velocidade de fluxo aumenta para o máximo durante a sístole e cai durante a diástole. Essas mudanças de velocidade levam a mudanças compensatórias na pressão intravascular. Isso representa a conversão entre duas formas de energia (energias potencial e cinética). Em última análise, pode-se dizer que o fluxo de sangue se dá segundo o gradiente decrescente de energia total (somatória de energias cinética e potencial – ou de fluxo e pressão, respectivamente)[1-3].

Fluxo de Sangue e Débito Cardíaco

O fluxo total de sangue promovido pela bomba cardíaca representa o débito cardíaco (DC). O volume ejetado em um único batimento ou sístole é chamado volume sistólico (VS). Assim, há que o DC pode ser expresso segundo a fórmula[2,3]:

$$DC = FC \times VS$$

O DC é usualmente expresso em unidade de L/minuto, sendo dependente do tamanho do indivíduo ou da área de superfície corporal. O chamado índice cardíaco (IC), cujo valor normal é de 2,5 a 3 L/minuto/m^2, é dado quando o DC é expresso em função da superfície corporal[2,3].

O volume sistólico é afetado, principalmente pela pré-carga (retorno venoso), pela contratilidade (função miocárdica) e pela pós-carga (resistência vascular) dos ventrículos[3].

Nos sistemas físicos, pode-se predizer o fluxo presente no interior de um continente ou tubo (ou vaso) por meio das propriedades desse fluido e por meio das características geométricas do tubo. A equação de Hagen-Poiseuille, a seguir, apresenta algumas implicações[1,3]:

$$\text{Fluxo} = \Delta P \times \frac{\pi \times (\text{raio})^4}{8 \times (\text{viscosidade}) \times (\text{comprimento})}$$

- Fluxo é diretamente proporcional à diferença de pressão axial ou ΔP[1].
- Fluxo é diretamente proporcional à quarta potência do raio da seção transversal do vaso[1].
- Fluxo é inversamente proporcional ao comprimento do vaso e à viscosidade do sangue[1].

Viscosidade Sanguínea e Resistência ao Fluxo

A viscosidade é a medida do grau de deslizamento entre duas camadas de fluidos. Assim, a viscosidade mede a resistência ao deslizamento, quando duas camadas de líquido se encontram em atrito uma com a outra[1].

No interior do vaso sanguíneo, dado um fluxo laminar, as diferentes camadas de sangue se comportam como cilindros concêntricos. Para fins de estudo, pode-se afirmar a existência de uma infinitesimalmente fina camada de sangue aderida à parede vascular cuja velocidade é zero. Conforme se movimenta em direção ao centro do vaso, a cada camada que se atravessa, pode-se observar o aumento progressivo de velocidade de fluxo, atingindo-se velocidade máxima no centro[1].

Nessa circunstância, quanto menor a viscosidade, mais altas as velocidades das camadas centrais de líquido em fluxo[2,3]. Na Figura 19.3, está exemplificado como se dá o fluxo laminar de sangue no interior do vaso.

No entanto, conforme se supera uma dada velocidade limite, o fluxo passa a se dar de maneira turbilhonada. Além dos aumentos de velocidade, pontos de estenose, os quais podem levar a reduções significativas do raio dos vasos (com consequente aumento de velocidade à montante), também podem levar ao turbilhonamento do fluxo sanguíneo[1,2].

A distinção de fluxo laminar para turbulento é clinicamente muito significativa. O fluxo laminar é silencioso, ao passo que os fluxos turbulentos formam vórtices, capazes de gerar sopros. Como exemplos há os sons de Korotkoff (usados para determinar a pressão arterial pelo método auscultatório), sopros de estenoses vasculares e lesões valvares cardíacas[1].

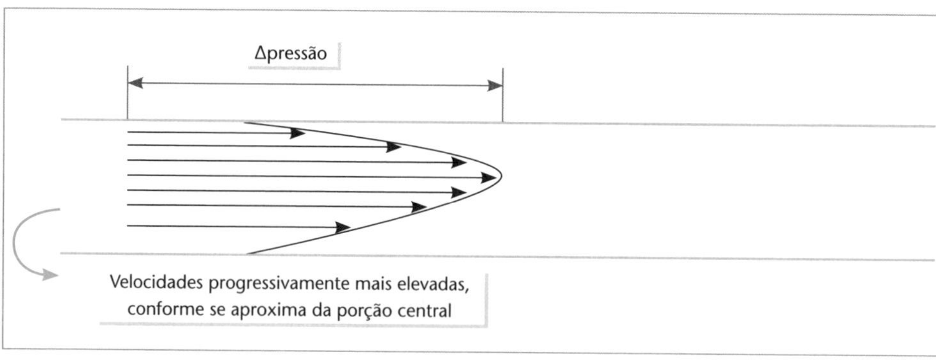

FIGURA 19.3 Características do fluxo laminar de sangue nos vasos.

REGULAÇÃO DA RESISTÊNCIA VASCULAR SISTÊMICA

A resistência vascular sistêmica é afetada, principalmente, pela contratilidade da musculatura lisa presente na parede dos vasos do leito arterial. A regulação é de extrema importância, afetando o DC (por influenciar a pós-carga) e a pressão arterial (por estar diretamente ligada à complacência vascular)[3].

Existe a tendência de o organismo tentar manter um fluxo sanguíneo constante para os diferentes órgãos, mesmo havendo variação da pressão arterial, por meio da modificação do estado contrátil dos miócitos vasculares. Esse fenômeno, denominado autorregulação, envolve diferentes mecanismos que atuam na resistência vascular sistêmica, principalmente o controle neuronal, o controle hormonal, os fatores derivados do endotélio, os processos miogênicos e os produtos metabólicos locais[3].

Controle Neuronal

O controle neuronal da resistência vascular tem início em barorreceptores e receptores de estiramento, que consistem na via aferente. Os primeiros localizam-se na parede de algumas artérias enquanto os últimos estão presentes na parede das câmaras cardíacas. A via eferente é formada pelo sistema nervoso autonômico, dividido em simpático e parassimpático[3].

A principal ação desse mecanismo é a manutenção do tônus vascular basal pelas fibras vasoconstritoras do sistema simpático, além de possibilitar rápida resposta a alterações detectadas pelos receptores[3].

Controle Hormonal

A constrição e a dilatação vascular dos vasos sanguíneos em resposta aos níveis de diferentes substâncias são a base do controle hormonal[3].

Os principais hormônios envolvidos nessa forma de regulação são as catecolaminas, que atuam em receptores alfa-1-adrenérgicos (efeito de vasoconstrição) e beta-2-adrenérgicos (efeito de vasodilatação) na parede dos vasos; em doses fisiológicas, a noradrenalina atua como alfa-1-agonista e a adrenalina como beta-2-agonista[3].

O sistema renina-angiotensina-aldosterona também desempenha importante papel na regulação da resistência vascular sistêmica. Em resposta à menor pressão de perfusão renal ou à redução do volume de líquido extracelular, há produção e liberação de renina pelas células justaglomerulares dos rins. A renina promove a clivagem de angiotensinogênio em angiotensina I, que é convertida em angiotensina II pela enzima conversora de angiotensina. A angiotensina II tem diversos efeitos na resistência vascular periférica: ação vasoconstritora direta, estímulo dos centros vasoconstritores cerebrais e aumento da secreção de hormônio antidiurético (que também promove constrição vascular)[3].

Em resposta ao estiramento da parede das câmaras cardíacas, tanto o fator natriurético atrial quanto o peptídeo natriurético tipo B têm efeito no tônus vascular, promovendo o relaxamento da musculatura lisa[3].

Fatores Derivados do Endotélio

As células endoteliais dos vasos estão diretamente envolvidas na vasoconstrição e na vasodilatação, por meio da produção de diferentes substâncias, como o óxido nítrico, a endotelina-1, entre outros. Eles desempenham a função de regulação da resistência vascular e do fluxo sanguíneo localmente[3].

O óxido nítrico, produzido nas células endoteliais pelo óxido nítrico sintase, promove o relaxamento das células de músculo liso dos vasos. Diversos são os estímulos para o aumento da produção desse produto, como o aumento da velocidade do fluxo sanguíneo e a presença de substâncias vasodilatadoras (p. ex., acetilcolina, bradicinina)[3].

Já a endotelina-1 consiste na substância com a maior capacidade vasoconstritora já descoberta, tendo ação em receptores específicos da endotelina. A ação é predominantemente local, não se apresentando em níveis elevados na corrente sanguínea. Sistemicamente, promove a potencialização dos efeitos vasoconstritores de outras substâncias[3].

Processo Miogênico

Em resposta à pressão arterial elevada, ocorre aumento do tônus vascular basal, principalmente nas arteríolas. Dessa maneira, há limitação do fluxo sanguíneo, sendo um mecanismo de autorregulação[3].

Produtos Metabólicos Locais

Os diferentes tecidos apresentam a capacidade de regular o próprio fluxo sanguíneo. Esse mecanismo ocorre por alterações no ambiente químico das arteríolas, levando à vasodilatação ou à vasoconstrição[3].

CICLO CARDÍACO

O ciclo cardíaco é composto pela sístole e pela diástole dos ventrículos. Quando se analisa o ventrículo esquerdo, podem-se dividir em quatro fases[3,4]:

1. Contração isovolumétrica: determina o início da sístole, quando o ventrículo está repleto e há fechamento da valva atrioventricular (mitral). Durante essa fase, há aumento de pressão intraventricular, sem variação de volume sanguíneo. É afetada, principalmente pela contratilidade miocárdica.
2. Ejeção: iniciada com a abertura da valva aórtica, há saída de sangue para o compartimento arterial sistêmico. Durante esse período, há redução do volume de sangue com pouca variação da pressão intraventricular. A pós-carga pode alterar a efetividade dessa fase.
3. Relaxamento isovolumétrico: consiste no início da fase diastólica, começando com o fechamento da valva aórtica. Há relaxamento miocárdico, com redução da pressão dos ventrículos.
4. Enchimento: a abertura da valva mitral define o momento em que o ventrículo esquerdo começa a receber o sangue proveniente do átrio, determinando a pré-carga ventricular. A fase de enchimento ventricular pode ser dividida em três terços: enchimento rápido, enchimento lento e contração atrial (responsável por cerca de 20% do volume sanguíneo do ventrículo ao final da diástole).

O ciclo cardíaco do ventrículo direito tem como principal diferença a ausência das fases de enchimento e relaxamento isovolumétricos[3].

Durante as fases de sístole e diástole, há o sincronismo da condução do estímulo elétrico, das contrações atrial e ventricular, da abertura e do fechamento das valvas cardíacas, visando à maior eficácia no mecanismo de bomba[4]. Essa complexa integração entre os mecanismos pode ser visualizada na Figura 19.4.

SISTEMA DE CONDUÇÃO DO IMPULSO ELÉTRICO

A via normal de excitação miocárdica tem início no nodo sinusal, localizado no átrio direito, imediatamente abaixo e lateralmente à desembocadura da veia cava superior. É formado por fibras especializadas, com capacidade de autoexcitação. Normalmente, é a frequência de despolarização das células do nodo sinusal que determina o ritmo cardíaco normal[4].

Partindo do nodo sinusal, o impulso elétrico é propagado através das células dos átrios, na velocidade de 0,3 m/segundo, distribuindo-se por toda a massa muscular atrial. Existem, porém, algumas áreas das paredes atriais com fibras mais especializadas na con-

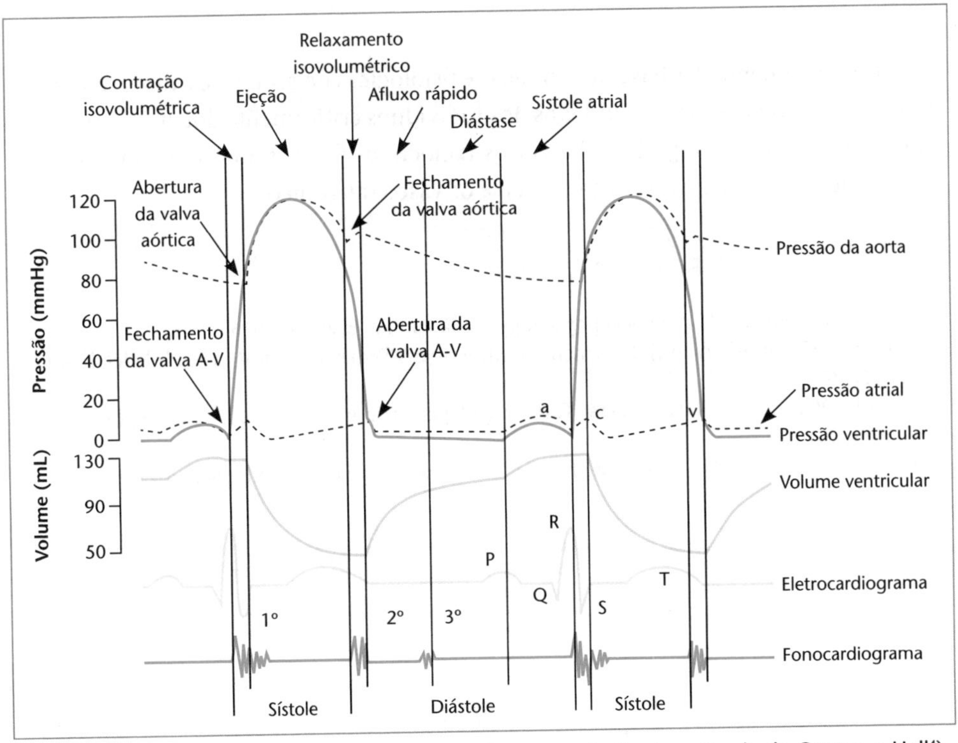

FIGURA 19.4 Eventos do ciclo cardíaco do coração esquerdo (fonte: retirada de Guyton e Hall[4]).

dução elétrica, capazes de realizar a condução do impulso a 1 m/segundo. Essas faixas interligam o átrio direito ao átrio esquerdo (denominada banda interatrial anterior), e o nodo sinusal ao nodo atrioventricular (vias intermodais anterior, média e posterior)[4].

Ao atingir o nodo atrioventricular, localizado na parede do átrio direito posteriormente à valva tricúspide, o impulso elétrico sofre atraso, evitando que a contração atrial e a contração ventricular ocorram praticamente de maneira simultânea. O nodo atrioventricular retarda a condução do impulso elétrico em 0,09 segundo, transmitindo-o ao feixe atrioventricular, cuja porção penetrante é capaz de atrasar o impulso por mais 0,04 segundo. Somando-se o tempo de propagação do impulso pelas paredes atriais, o retardo ocorrido no nodo atrioventricular e o retardo promovido pela porção penetrante do feixe atrioventricular, o estímulo gerado no nodo sinusal demora 0,16 segundo para chegar às vias de transmissão ventriculares[4].

O impulso elétrico nos ventrículos é realizado por células altamente especializadas na transmissão, denominadas fibras de Purkinje. A capacidade de conduzir os potenciais de ação à velocidade de 1,5 a 4 m/segundo determina a propagação quase imediata do estímulo do feixe atrioventricular para toda a musculatura ventricular[4].

CONCLUSÕES

O conhecimento das bases anatômicas e fisiológicas do sistema cardiovascular é de extrema importância para os cuidados dos indivíduos criticamente doentes. A partir do funcionamento normal, pode-se basear os raciocínios fisiopatológico e terapêutico de diversas doenças que envolvem o coração e os vasos sanguíneos.

REFERÊNCIAS BIBLIOGRÁFICAS

1. Boron WF, Boulpaep EL. Medical physiology. Philadelphia: Elsevier; 2016.
2. Fuhrman BP, Zimmerman JJ. Fuhrman e Zimmerman's Pediatric critical care. Philadelphia: Elsevier; 2016.
3. Nichols DG, Shaffner DH. Rogers' Textbook of pediatric intensive care. Philadelphia: Wolters Kluwer; 2016.
4. Hall JE. Guyton & Hall – Tratado de fisiologia médica. Rio de Janeiro: Elsevier; 2011.

20 Monitoração hemodinâmica invasiva *versus* não invasiva

Hélio Massaharo Kimura
Ligia Sakai
Patrícia Resende Areias de Araújo

APÓS LER ESTE CAPÍTULO, VOCÊ ESTARÁ APTO A:
• Descrever as técnicas de monitoração não invasiva e invasiva.
• Identificar as limitações de cada técnica.
• Indicar os métodos de monitoração de forma individualizada.

INTRODUÇÃO

A monitoração hemodinâmica é a avaliação da performance do sistema cardiovascular e tem como objetivo avaliar se a perfusão tecidual e a oferta de oxigênio (O_2) estão adequadas para suprir a demanda metabólica celular.

É um dos pilares do manejo do paciente crítico e consiste na observação de parâmetros fisiológicos, que incluem desde o exame físico até outras medidas mais complexas e invasivas, visando à detecção precoce de alterações na perfusão tecidual e oferta de O_2, permitindo, assim, intervenções terapêuticas guiadas e a avaliação da resposta a tais terapêuticas[1,2].

A oferta de oxigênio (DO_2) depende primariamente do débito cardíaco (DC) e do conteúdo de O_2 no sangue arterial (CaO_2). O DC, por sua vez, depende da interação da pré-carga, contratilidade miocárdica e da pós-carga. A alteração de um ou mais desses componentes desencadeia uma resposta fisiológica com o objetivo de preservar a oferta de O_2, evitando a hipoperfusão tecidual com disfunção celular progressiva, dano orgânico e morte (Figura 20.1).

As técnicas utilizadas para a monitoração hemodinâmica podem ser divididas em invasivas e não invasivas.

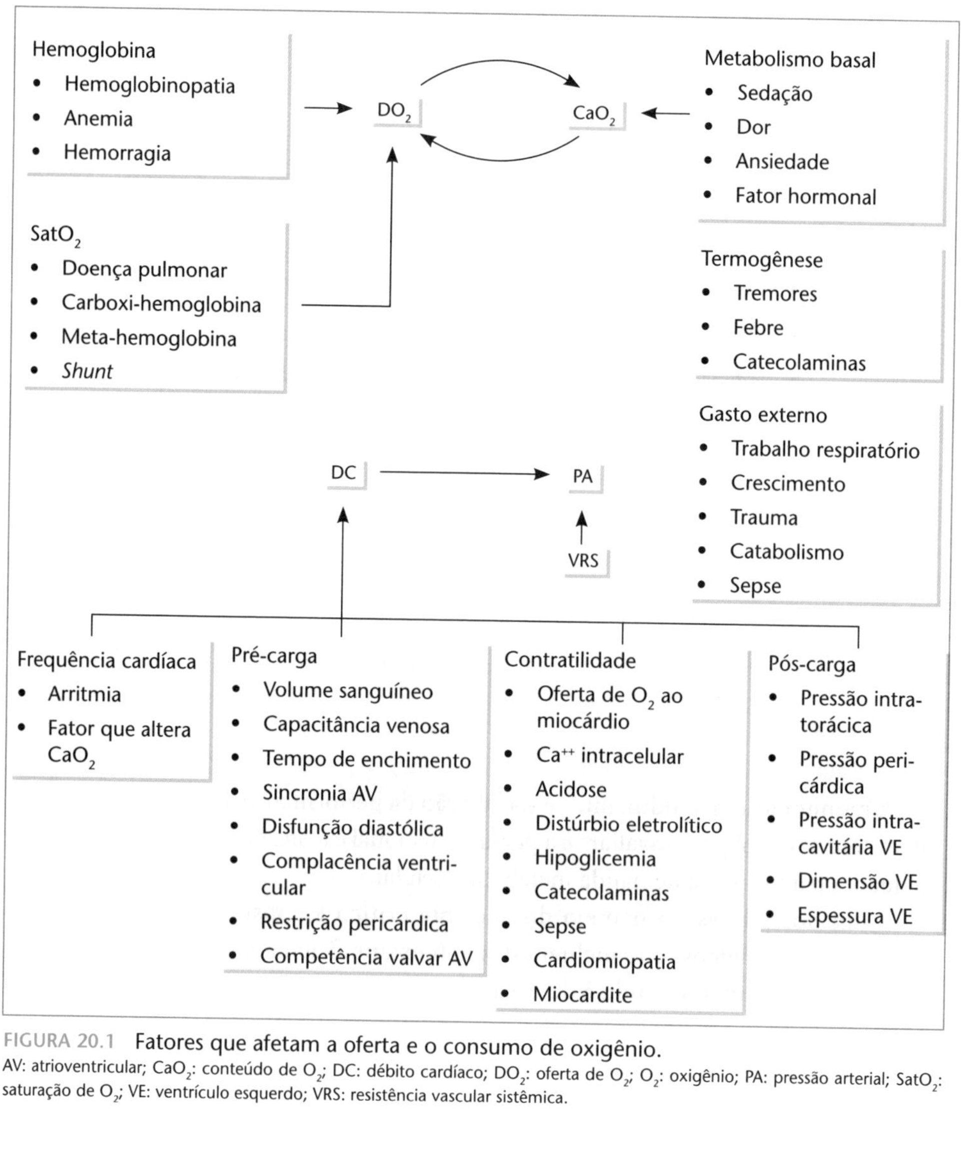

FIGURA 20.1 Fatores que afetam a oferta e o consumo de oxigênio.
AV: atrioventricular; CaO_2: conteúdo de O_2; DC: débito cardíaco; DO_2: oferta de O_2; O_2: oxigênio; PA: pressão arterial; $SatO_2$: saturação de O_2; VE: ventrículo esquerdo; VRS: resistência vascular sistêmica.

As variáveis obtidas por método não invasivo incluem aquelas baseadas na avaliação clínica, como *status* mental, temperatura corpórea, avaliação de pulsos centrais e periféricos, tempo de enchimento capilar, frequência cardíaca, pressão arterial (PA) não invasiva e débito urinário[1,3]; nas variáveis processadas, como oximetria transcutânea de oxigênio (SpO_2), CO_2 expirado ($EtCO_2$), lactato e ecocardiografia transtorácica; além de outras técnicas promissoras, mas ainda não muito disponíveis no nosso meio, como espectroscopia com luz infravermelha (*near-infrared spectroscopy* [NIRS]) e avaliação da microcirculação por videomicroscopia sublingual.

As técnicas invasivas englobam a utilização de cateter venoso central, cateter arterial, cateter de artéria pulmonar (CAP) e ecoDoppler esofágico[4,5].

A escolha da técnica a ser utilizada depende da condição clínica do paciente. É importante ressaltar que nenhuma técnica isoladamente é capaz de avaliar de modo adequado o sistema circulatório e, portanto, uma abordagem multimodal e individualizada, levando em consideração o perfil hemodinâmico de base de acordo com alterações fisiopatológicas crônicas e agudas, seria a maneira mais apropriada para direcionar o manejo do paciente crítico[4,6].

Para fins didáticos, serão abordadas separadamente a monitoração não invasiva e a invasiva.

MONITORAÇÃO HEMODINÂMICA NÃO INVASIVA

Perfusão Periférica – Tempo de Enchimento Capilar

A primeira abordagem para avaliar perfusão tecidual é a periférica. A pele é um território que não tem autorregulação e a ativação do sistema simpático como resposta compensatória no choque redistribui o fluxo sanguíneo para outros territórios. A avaliação da perfusão na pele, com o tempo de enchimento capilar (TEC) e o moteamento, é um método simples, disponível em locais com recursos limitados e evidências recentes sugerem que pode haver relação com a mudança de perfusão em territórios mais relevantes, como a circulação esplâncnica. Nas crianças, um TEC ≤ 2 segundos é considerado normal. O tempo prolongado (> 2 segundos) não é bem correlacionado isoladamente com outras medidas, como volume sistólico e lactato; no entanto, um TEC bastante prolongado (> 6 segundos) tem melhor correlação com volume sistólico reduzido.

É uma avaliação subjetiva e possui algumas limitações, pois pode ser afetado pela temperatura ambiente e da pele, pela luz ambiente e cor da pele, e pela quantidade, duração e local da pressão aplicada. Ainda assim, a avaliação da perfusão da pele exerce um papel fundamental na avaliação do paciente crítico e na população pediátrica a terapêutica direcionada para normalização hemodinâmica, incluindo tempo de enchimento capilar, está associado a melhores desfechos[3,5].

O moteamento da pele é um sinal clínico comum no paciente séptico e criticamente doente e é caracterizado pela descoloração desigual da pele, tipicamente na região do joelho e cotovelo, podendo acometer também os dedos e a orelha. Reflete a heterogeneidade da vasoconstrição na microcirculação periférica e está associado à maior gravidade[7].

Pulsos Centrais e Periféricos

A avaliação dos pulsos centrais (femoral, braquial, axilar e carotídeo nas crianças mais velhas) e periféricos (radial, pedioso e tibial posterior) é de grande importância na avaliação do estado hemodinâmico. Deve-se avaliar a frequência, a regularidade, a amplitude e a simetria dos pulsos, os centrais são mais fortes que os periféricos e em condições em que haja redução no DC, a redução da perfusão se inicia nas extremidades, portanto primeiramente haverá redução dos pulsos periféricos.

A amplitude do pulso reflete a pressão de pulso (diferença entre PA sistólica [PAS] e diastólica [PAD]). Pulsos de baixa amplitude e rápidos sugerem perfusão inadequada e baixo DC, por exemplo choque hipovolêmico ou cardiogênico, enquanto pulsos amplos e rápidos podem indicar estado hiperdinâmico (choque quente), insuficiência aórtica ou persistência do canal arterial. O pulso paradoxal (variação do volume do pulso com o ciclo respiratório-redução do pulso na inspiração) pode ocorrer na asma aguda e no tamponamento cardíaco. A diminuição dos pulsos periféricos também pode ocorrer por diminuição da temperatura ambiente, que leva à vasoconstrição periférica. A normalização dos pulsos periféricos é uma das metas da terapêutica no choque pediátrico[3,8,9].

Temperatura

A avaliação da temperatura corporal faz parte da avaliação hemodinâmica não invasiva e pode ser um marcador de perfusão periférica. Pode ser dividida em central (retal, esofágica e oral) e periférica (axilar e cutânea), e o aumento do gradiente da medida central-periférica, que em condições normais é de até 2º C, pode estar correlacionado a alterações hemodinâmicas. É um método acessível, mas com limitação nos casos de hipotermia, choque com vasodilatação e doses excessivas de vasoconstritores, tal gradiente é um parâmetro inadequado.

É importante ressaltar que as crianças apresentam superfície corporal proporcionalmente maior em relação aos adultos e, portanto, são mais suscetíveis a variações da temperatura ambiente[8,10].

A avaliação da temperatura das extremidades também pode auxiliar na identificação de parâmetros hemodinâmicos, porém deve ser usada criteriosamente e em conjunto com outros parâmetros, visto que pode sofrer influência de outros fatores (Tabela 20.1).

TABELA 20.1 Causas e variação da temperatura da pele

Extremidades frias com hipoperfusão – alteração da perfusão tecidual associada à vasoconstrição secundária a:	Extremidades quentes com hipoperfusão – alteração da perfusão tecidual associada à vesodilatação, secundária a:	Extremidades frias sem hipoperfusão – vasoconstrição sem alteração da perfusão tecidual, secundária a:
▪ Disfunção cardíaca	▪ Anafilaxia, choque neurogênico, choque séptico (fase hiperdinâmica)	▪ Temperatura ambiente baixa
▪ Choque hipovolêmico, cardiogênico, séptico (fase hipodinâmica)	▪ Medicações vasodilatadoras	▪ Doença vascular periférica
		▪ Vasopressores
		▪ Resposta do sistema nervoso simpatico à dor/ansiedade

Fonte: adaptada de Schey, Williams e Bucknall[10].

Débito Urinário

O rim recebe o segundo maior fluxo sanguíneo do organismo em relação à massa e o débito urinário é um marcador de perfusão tecidual[9]. A diminuição da diurese é um indicador precoce e fidedigno da diminuição da perfusão renal.

Em condições normais, o fluxo sanguíneo renal se mantém estável dentro de uma faixa ampla de variação de PA média (PAM) em razão dos mecanismos de autorregulação local. Nos pacientes em choque, esses mecanismos estão comprometidos e a oligúria reflete a redução do fluxo sanguíneo renal, o que pode ocorrer mesmo com valores adequados de PAM[8,11].

Em lactentes e crianças, considera-se um débito urinário reduzido < 1 mL/kg/hora e em adolescentes e adultos < 0,5 mL/kg/hora[9,12].

Pressão Arterial

A PA é determinada pelo DC e pela resistência vascular sistêmica[3] e a monitoração é essencial no ambiente de terapia intensiva, já que a normalização é uma das metas no manejo do paciente crítico. É constituída de um valor referente à PAS e à PAD, sendo a PAM = (PAS + 2 PAD)/3.

A PAM está relacionada à perfusão tecidual. No entanto, em razão de mecanismos compensatórios e autorregulação, órgãos críticos, como cérebro, coração e rins, podem ter a perfusão preservada em situações de hipotensão sistêmica até um valor-limite, a partir do qual a perfusão tecidual se torna linearmente dependente da PA[12]. Dessa maneira, pode-se concluir que a hipotensão não é somente um sinal tardio no choque, como já está associada à hipoperfusão tecidual e reflete a falha dos mecanismos compensatórios em manter a homeostase normal. Além disso, é importante ressaltar que, mesmo com valores normais de PA, pode haver oferta insuficiente de O_2 para suprir a demanda metabólica e, portanto, garantir uma perfusão adequada[1,13].

Em adultos considera-se hipotensão quando PAM < 70 mmHg ou PAS < 90 mmHg e, de acordo com as recomendações para tratamento de choque séptico indica-se o alvo de PAM ≥ 65 mmHg. Na faixa etária pediátrica, classifica-se hipotensão a partir da PAS abaixo do percentil 5 para idade[9]:

- RN a termo: PAS < 60 mmHg.
- Lactentes de 1 a 12 meses: PAS < 70 mmHg.
- Crianças de 1 a 10 anos: PAS < 70 + (2× a idade).
- Crianças com mais de 10 anos: PAS < 90 mmHg.

A avaliação da PA deve ser realizada em conjunto com outros parâmetros hemodinâmicos e a meta deve ser individualizada de acordo com a resposta clínica do paciente e suas condições de base (p. ex., um paciente hipertenso crônico necessita de valores mais altos de PAM para manter a adequada perfusão)[3,14].

A medida não invasiva de PA é aferida por meio de esfigmomanômetro. Em pacientes com instabilidade hemodinâmica, torna-se pouco confiável, pois sofre efeito de fenômenos da vasodilatação ou vasoconstrição periférica. Apresenta grande discrepância em pacientes hipotensos ou hipertensos graves quando comparada às medidas invasivas de PA[1].

Oximetria de Pulso

A oximetria de pulso (SpO_2) permite avaliar a oxigenação arterial de forma contínua e não invasiva. A maioria dos aparelhos apresenta acurácia elevada. Em pacientes criticamente doentes com SaO_2 > 90%, a discrepância entre SpO_2 e SaO_2 é menor que 3%, porém com SaO_2 < 70%, a confiabilidade da SpO_2 diminui. Algumas situações reduzem a acurácia da medida, como hipotensão, hipotermia, baixo DC, vasoconstrição, hipoxemia grave, presença de carboxi ou meta-hemoglobinemia e utilização de drogas vasoativas. O esmalte de unhas e a movimentação excessiva também interferem na leitura. A oximetria de pulso pode apresentar retardo no tempo de resposta a eventos hipóxicos. Apesar das limitações, continua sendo um dos componentes principais na monitoração do doente crítico[15].

Monitoração do CO_2 Expirado

A capnografia é um método utilizado para monitorar a ventilação de intubados, mas também tem utilidade como monitoração hemodinâmica. Em condições normais de ventilação e perfusão, o valor do CO_2 expirado, ou $EtCO_2$ (*end-tidal*), aproxima-se do

CO_2 arterial ($PaCO_2$), sendo normalmente o gradiente $PaCO_2$ – $EtCO_2$ < 2 a 3 mmHg. O gradiente aumenta em condições em que a perfusão pulmonar esteja reduzida em relação à ventilação. Assim, em situações em que o DC estiver comprometido e, portanto, o fluxo sanguíneo pulmonar também estará, haverá redução no $EtCO_2$ e aumento no gradiente $PaCO_2$ – $EtCO_2$[3].

O $EtCO_2$ também é útil para avaliar a efetividade das compressões torácicas e o retorno da circulação espontânea durante as manobras de ressuscitação cardiopulmonar.

Lactato

O lactato é considerado um marcador global de perfusão tecidual, constituindo forte preditor de mortalidade em diversas populações criticamente doentes. É produzido pelo metabolismo anaeróbio da glicose, resultante da inabilidade do piruvato em entrar no ciclo de Krebs. A hiperlactatemia pode ser hipóxica, secundária à hipoperfusão tecidual, ou não hipóxica, e ambos os tipos podem coexistir. As causas não hipóxicas são resultantes de outras alterações metabólicas, disfunção mitocondrial, disfunção da depuração hepática ou medicamentosa. É importante salientar que a epinefrina pode levar ao aumento do lactato não relacionado à hipoperfusão tecidual (aumenta a glicólise, glicogenólise e estimula a bomba de Na-K).

Com a terapêutica adequada, a redução dos níveis seriados de lactato pode ocorrer mais lentamente quando comparado a outros parâmetros, como saturação venosa central e tempo de enchimento capilar. Portanto, a rápida normalização dos níveis, como meta de ressuscitação, pode ter efeitos potencialmente negativos, como a hipervolemia.

Dessa maneira, não deve ser utilizado como única meta de ressuscitação. A diminuição do lactato após início da terapêutica é um bom marcador e o aumento ou não redução devem alertar a equipe para rever o diagnóstico e o tratamento[16].

Ecocardiografia Transtorácica

O ecocardiograma transtorácico é um método simples, não invasivo e isento de riscos, que pode ser realizado à beira-leito e já provou benefício como extensão do exame físico para iniciar terapias e avaliar respostas. Pode ser realizado pelo próprio intensivista, com o treinamento adequado. Permite avaliar além do DC, o tamanho das câmaras cardíacas, contratilidade ventricular, presença de derrame pericárdico, função valvar e, com o uso do Doppler, avaliar os fluxos. Na faixa etária pediátrica, tem sido o método de escolha para medida de DC.

Também tem sido utilizado como ferramenta para medida dinâmica do volume intravascular pela avaliação da variação respiratória do diâmetro da veia cava inferior. Em ventilação espontânea, o colapso > 50% da veia cava inferior indicaria que o paciente é responsivo ao volume; nesta situação são considerados volume responsivos aqueles que apresentam índice de distensibilidade da veia cava inferior > 18%.

Outra medida que tem se mostrado eficaz é a avaliação da variação respiratória da velocidade de pico do fluxo aórtico ao Doppler[17,18].

Bioimpedância Elétrica Transtorácica

A bioimpedância elétrica transtorácica é um método não invasivo que avalia a performance cardiovascular. É baseada na medida das alterações da impedância torácica à corrente elétrica produzida pela flutuação do volume sanguíneo com o ciclo cardíaco. A utilização para avaliar o DC é ainda controverso quanto à acurácia e à utilidade na prática clínica[19].

Espectroscopia com Luz Infravermelha (NIRS)

A saturação tecidual de oxigênio pode ser medida utilizando a espectroscopia infravermelha. Entretanto, o valor é limitado, pois podem permanecer normais durante a fase inicial do choque, vindo a se alterarem somente no choque avançado.

Videomicroscopia sublingual

A mucosa sublingual é o local preferido para avaliar a microcirculação, pois compartilha origem embrionária com a circulação esplâncnica e pode ser acessada com facilidade. A imagem da microcirculação é obtida pela utilização de técnicas de microscopia avançadas, tais como a espectroscopia infravermelha. Sua utilização ainda é experimental.

MONITORAÇÃO HEMODINÂMICA INVASIVA

Pressão Arterial Invasiva

A medida invasiva de PA é realizada através de cateter intra-arterial e permite monitorização contínua de PA, com aferição mais fidedigna. Além de facilitar a coleta de exames laboratoriais, possibilita a análise da onda de pressão, essencial para o cálculo da pressão de pulso, variação da pressão de pulso e DC[18], e a avaliação da resposta terapêutica (principalmente na titulação de drogas vasoativas). Por esses motivos, seu uso é recomendado nos pacientes com instabilidade hemodinâmica[1,12].

Saturação Venosa Central

Assim como o lactato, a saturação venosa central constitui um marcador global de perfusão tecidual. Corresponde à saturação de O_2 do sangue que retorna de todo o corpo para as câmaras direitas e é utilizada para mensurar a relação entre oferta e consumo de O_2. É influenciada pela saturação arterial de O_2, concentração de hemoglobina, DC e consumo tecidual de oxigênio.

A saturação venosa mista (SvO_2) é aferida na artéria pulmonar e, portanto, é necessária a instalação de um CAP. Já a saturação de veia cava superior ou saturação venosa central ($SvcO_2$) requer um cateter venoso central locado na junção da veia cava superior com o átrio direito ou no interior desta câmara; sendo assim, a aferição é mais prática e rotineira, e pode ser realizada de forma intermitente ou contínua. Em geral, a SvO_2 é de 5 a 7% mais baixa que a $SvcO_2$. Em condições fisiológicas, os valores normais de $SvcO_2$ estão entre 70 e 75%.

A $SvcO_2$ < 70% pode indicar a oferta inadequada de O_2 aos tecidos, a extração aumentada em nível celular ou a combinação de ambos. Em contrapartida, $SvcO_2$ normal ou alta não necessariamente indica oferta de O_2 adequada aos tecidos, pois pode ocorrer em situações de má distribuição de fluxo sanguíneo, por exemplo estados hiperdinâmicos, ou extração de O_2 inadequada decorrente da disfunção celular. Dessa maneira, a interpretação desse parâmetro deve ser realizada com cautela e levando em conta todos os fatores que a influenciam[1,11].

Gradiente Venoso-Arterial de CO_2

É um parâmetro que também constitui um marcador de perfusão tecidual e é obtido subtraindo a pCO_2 arterial da pCO_2 venosa (pCO_2 venosa - pCO_2 arterial). Como o CO_2 é mais solúvel no sangue que o O_2, essa medida detectaria disfunção microcirculatória com mais acurácia. Um gradiente < 6 mmHg está associado com maior índice cardíaco, melhor *clearance* de lactato e melhora da perfusão tecidual. Gradiente > 6 mmHg reflete hipoperfusão e necessidade de adequação terapêutica[11].

Medidas Estáticas do Volume Intravascular

As duas principais medidas estáticas utilizadas para avaliação do volume intravascular são a pressão venosa central (PVC) e a pressão de oclusão da artéria pulmonar (Poap), ambas adquiridas por meio de dispositivos invasivos.

Pressão venosa central

A PVC é a pressão aferida por cateter venoso central locado na junção da veia cava superior ou inferior com o átrio direito. É obtida no fim da expiração e medida em relação à pressão atmosférica. Na ausência de doenças cardíacas, principalmente de valva tricúspide, é compatível com a pressão do átrio direito e, consequentemente, é considerada uma estimativa da pressão diastólica final do ventrículo direito (pré-carga).

É um parâmetro bastante utilizado para guiar a ressuscitação fluídica em pacientes críticos, porém tem várias limitações, com diversos fatores que interferem na interpretação: doença de valva tricúspide, doença miocárdica, doença vascular pulmonar, arritmia cardíaca, tamponamento cardíaco, pericardite, alterações na pressão intratorácica (como ventilação mecânica) e na pressão intra-abdominal[1,3,20].

A análise da PVC depende fundamentalmente do entendimento da curva de Frank--Starling, que correlaciona pré-carga e DC. Demonstra que até determinado ponto, o aumento da pré-carga promove aumento de DC, porém, após atingir o platô da curva, o aumento da pressão de enchimento não promove aumento do DC e passa apenas a gerar os efeitos maléficos da congestão venosa orgânica e edema periférico[1,20,21].

O valor normal da PVC em respiração espontânea varia de –2 a 5 mmHg.[3] Valores baixos de PVC poderiam corresponder à hipovolemia, enquanto valores altos estariam relacionados à hipervolemia ou à falência ventricular. No entanto, a análise isolada da PVC não permite avaliar o volume intravascular e a responsividade a fluidos[21], principalmente com valores intermediários. Valores extremos de PVC podem ser mais úteis para guiar a administração de fluidos, assim como as mudanças da PVC durante a realização de prova de volume: um grande aumento na PVC com mínima mudança no DC indica baixa tolerância a fluidos (não respondedores), enquanto um aumento mínimo na PVC com aumento do DC indica responsividade a fluidos (respondedores)[20] (Figura 20.2).

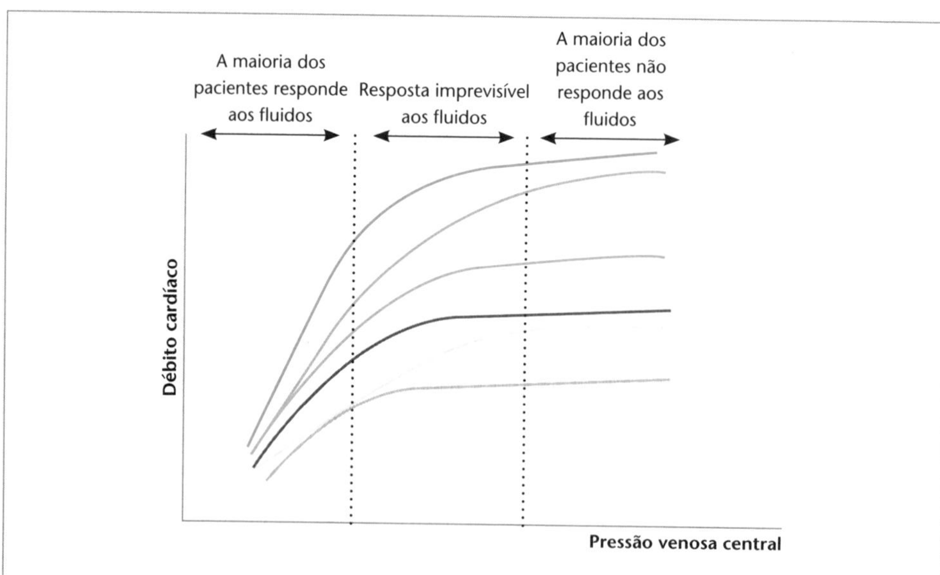

FIGURA 20.2 Curva de Frank-Starling em diferentes pacientes. Com valores baixos de PVC, a maioria dos pacientes responde ao volume. Com valores altos de PVC, a maioria dos pacientes não responde a fluidos. Entre as duas linhas tracejadas, não se pode prever a resposta aos fluidos pela medida isolada da PVC[20].

Assim, apesar das limitações, a PVC fornece informações importantes sobre o *status* cardiovascular.

Pressão de oclusão da artéria pulmonar

A medida da Poap requer a instalação de CAP, e fica possível aferir diretamente as seguintes variáveis: pressão venosa central, pressão de artéria pulmonar, Poap, saturação venosa central e, baseado no princípio da termodiluição, pode-se estimar o DC.

A Poap é obtida após insuflar o balão da ponta do CAP, quando está corretamente locado na artéria pulmonar, permite medir de forma indireta a pressão do átrio esquerdo, do ventrículo esquerdo e a pressão diastólica final do ventrículo esquerdo, sendo que esta última é proporcional ao seu volume. Dessa maneira, a Poap pode ser considerada um indicador de pré-carga[1,22].

Atualmente, não há evidências de que a utilização desse dispositivo cause redução da mortalidade ou do tempo de permanência em unidade de terapia intensiva (UTI). Além disso, a inserção, com o posicionamento correto, pode ser desafiador e exige treinamento, com risco de complicações, como arritmias cardíacas, infarto pulmonar, hemorragia pulmonar e ruptura do balão. Por esses motivos, o uso tem sido cada vez menos frequente[1,2,23].

Medidas Dinâmicas do Volume Intravascular

As variações dinâmicas de PA de acordo com o ciclo respiratório em ventilação mecânica apresentam importante correlação com a responsividade aos fluidos e são mais sensíveis e específicas em predizer fluido-responsividade em relação às medidas estáticas (PVC e Poap). Tais variáveis são obtidas por meio de PA invasiva e são elas: variação de PAS (delta-PS – diferença da PAS máxima na inspiração e mínima na expiração) e variação da pressão de pulso (delta-PP – diferença entre a pressão de pulso máxima na inspiração e mínima na expiração, sendo a pressão de pulso definida com a diferença entre a PAS e a PAD que a precede). Será dado mais destaque ao delta-PP, visto que a delta-PS tem menor evidência na pediatria[1,24].

Variação da pressão de pulso

A ventilação mecânica com pressão positiva promove aumento da pressão intratorácica na inspiração, o que prejudica o retorno venoso às câmaras direitas e resulta na diminuição do enchimento do ventrículo direito. A diminuição no débito do ventrículo direito na inspiração reduz a pré-carga e, portanto, o débito do ventrículo esquerdo nos batimentos cardíacos subsequentes durante a expiração. Resumindo, as alterações cíclicas que a ventilação mecânica promove no DC são aumento na inspiração e queda na expiração[25] (Figura 20.3).

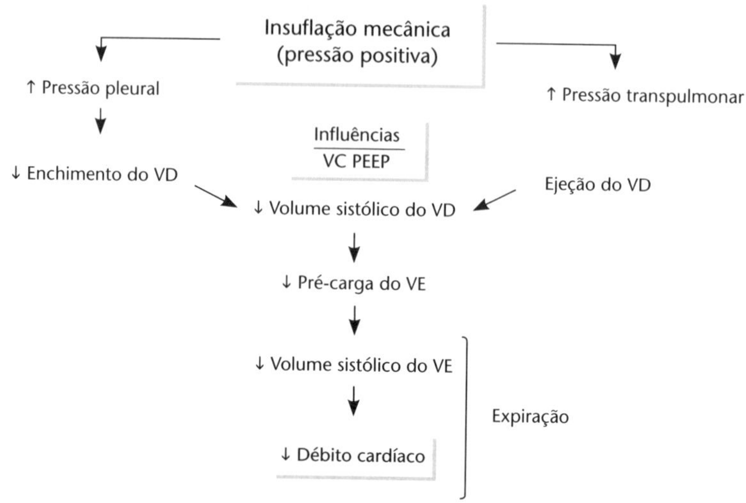

As variações cíclicas do débito cardíaco que ocorrem com a ventilação mecânica sofrem influência do volume corrente (VC) e da PEEP, e são mais acentuadas em indivíduos hipovolêmicos. A pressão de pulso é diretamente proporcional ao volume sistólico e irreversivelmente proporcional à elastância aórtica. Como esta última permanece constante entre um batimento e outro, a pressão de pulso pode ser utilizada como substituta para o volume sistólico. Consequentemente, as variações na pressão de pulso que ocorrem durante a ventilação mecânica refletem as variações no débito cardíaco

FIGURA 20.3 Variações cíclicas no débito cardíaco durante a ventilação mecânica[25].

Essa oscilação é intensificada no paciente hipovolêmico e o valor de delta-PP > 13% indica que o paciente se encontra na porção ascendente da curva de Frank-Starling e, portanto, seria responsivo à fluidoterapia. O valor de delta-PP é obtido pela diferença da pressão de pulso máxima menos a mínima dividida pela pressão de pulso média (Figura 20.4):

$$\Delta - PP\% = 100 \times \left\{ \frac{(PPmáx. - PPmín.)}{\left[\frac{(PPmáx. + PPmín.)}{2} \right]} \right\}$$

Apresenta algumas limitações. A maioria dos estudos foi realizada com pacientes em ventilação mecânica, sedados, paralisados, em modo volume controlado com volume corrente > 8 mL/kg, portanto tais condições teriam que ser aplicadas para uma medida válida; alguns fatores podem dificultar a interpretação, como arrit-

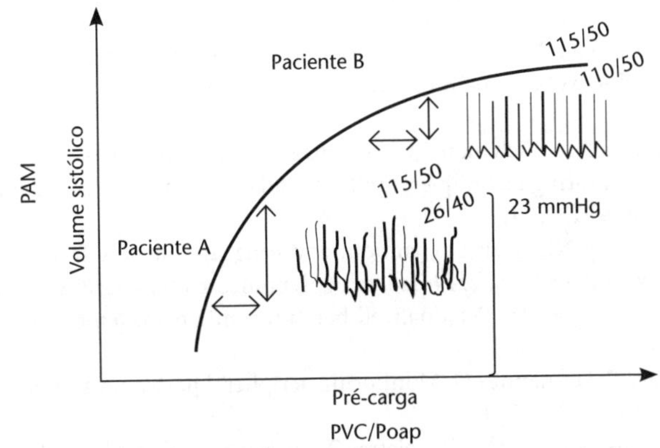

Delta-PP % = 100 x {(PPmáx. - PP mín.) ÷ [(PPmáx. + PPmín.) ÷ 2]}

Paciente A delta-PP % = 100 x {(65 - 50) ÷ [(65 + 50) ÷2]} = 26%

Paciente B delta-PP % = 100 x {(65 - 60) ÷ [(65 + 60) ÷2]} = 8%

FIGURA 20.4 Resposta ao volume e delta-PP[25].

mias, *shunt* intracardíaco, doença valvar significativa, falência de ventrículo direito e pressão intra-abdominal elevada; e, além disso, os resultados na pediatria ainda são controversos[1,25].

Existem alguns dispositivos que, por *softwares* específicos, fazem a análise contínua da variação da pressão de pulso e estimam o volume sistólico e o DC a cada batimento do coração. Requerem a instalação de um cateter venoso central e um arterial (em artéria periférica ou femoral). São exemplos o LiDCO (*lithium dilution cardiac output*), FloTrac/Vigileo, PiCCO (*pulse contour cardiac output*) e Volume View/EV 1000, sendo que os dois últimos necessitam de cateter arterial femoral. No entanto, nenhum dos dispositivos é validado para a pediatria[1,2].

CONCLUSÕES

A monitoração ideal do sistema cardiovascular deve ser não invasiva, de fácil utilização e baixo custo. Apesar dos avanços na monitoração hemodinâmica, principalmente por métodos invasivos, deve ser individualizada e multimodal, levando em consideração o perfil hemodinâmico de cada paciente.

REFERÊNCIAS BIBLIOGRÁFICAS

1. Tuma PL, Bermudes ACG, Yamaguchi RS. Monitorização hemodinâmica invasiva. In: Hirschheimer MR, De Carvalho WB, Matsumoto T, editor. Terapia Intensiva Pediátrica e Neonatal. São Paulo: Atheneu; 2017.
2. Laher AE, Watermeyer MJ, Buchanan SK, Dippenaar N, Simo NCT, Motara F, Moolla M. A review of hemodynamic monitoring techniques, methods and devices for the emergency physician. Am J Emerg Med. 2017;35(9):1335-47.
3. Bronicki RA, Spenceley NC. Hemodynamic monitoring. In: Nichols DG, Shaffner DH. Roger's textbook of pediatric intensive care. Philadelphia: Lippincott Williams & Wilkins; 2016.
4. Saugel B, Vincet JL, Wagner JY. Personalized hemodynamic management. Curr Opin Crit Care. 2017;23)4):334-41.
5. Dubin A, Henriquez E, Hernández G. Monitoring peripheral perfusion and microcirculation. Curr Opin Crit Care. 2018;24(3):173-80.
6. Ranjit S, Aram G, Kissoon N, Ali MK, Natraj R, Shresti S, et al. Multimodal monitoring for hemodynamic categorization and management of pediatric septic shock: a pilot observational study. Pediatr Crit Care Med. 2014;15(1):e17-26.
7. Postelnicu R, Evans L. Monitoring of the physical exam in sepsis. Curr Opin Crit Care. 2017;23(3):232-6.
8. Yamaguchi RS. Monitorização hemodinâmica não invasiva. In: Hirschheimer MR, De Carvalho WB, Matsumoto T, editors. Terapia Intensiva Pediátrica e Neonatal. São Paulo: Atheneu; 2017.
9. Davis AL, Carcillo JA, Aneja RK, Deymann AJ, Lin JC, Nguyen TC, et al. American College of Critical Care Medicine Clinical Practice Parameters for Hemodynamic Support of Pediatric and Neonatal Septic Shock. Crit Care Med. 2017;45(6):1061-93.
10. Schey BM, Williams DY, Bucknall T. Skin temperature and core-peripheral temperature gradient as markers of hemodynamic status in critically ill patients: A review. Heart Lung. 2010;39(1):27-40.
11. Greenwood JC, Orloski CJ. End Points of Sepsis Resuscitation Emerg Med Clin North Am. 2017;35(1):93-107.
12. Rhodes A, Evans LE, Alhazzani W, Levy MM, Antonelli M, Ferrer R, et al. Surviving Sepsis Campaign: International Guidelines for Management of Sepsis and Septic Shock: 2016. Intensive Care Med. 2017;43(3):304-77.
13. Pinsky MR. Functional hemodynamic monitoring. Crit Care Clin. 2015;31(1):89-111.
14. Kato R, Pinsky MR. Personalizing blood pressure management in septic shock. Ann Intensive Care. 2015;5(1):41.
15. Jubran A. Pulse oximetry. Crit Care. 2015;19:272.
16. Vink EE, Bakker J. Practical use of lactate levels in the intensive care. J Intens Care Med. 2018;33(3)159-65.
17. Gaspar HA, Morhy SS. The role of focused echocardiography in pediatric intensive care: a critical appraisal. 2015. BioMed Res Int. 2015;2015:596451.
18. McLean AS. Echocardiography in shock management. Crit Care. 2016;20:275.
19. Kenaan M, Gatera M, Goonewardena SN. Hemodynamic assessment in the contemporary intensive care unit – A review of circulatory monitoring devices. Crit Care Med. 2014;30(3)413-45.
20. De Backer D, Vincent JL. Should we measure the central venous pressure to guide fluid management? Ten answers to 10 questions. Crit Care. 2018;22:43.
21. Marik PE, Baram M, Vahid B. Does central venous pressure predict fluid responsiveness? Chest. 2008;134(1):172-8.
22. Summerhill EM, Baram M. Principles of pulmonary artery catheterization in the critically ill. Lung. 2005;183(3):209-19.

23. Rajaram SS, Desai NK, Kalra A, Gajera M, Cavanaugh SK, BramptonW, et al. Pulmonary artery catheters for adult patients in intensive care. Cochrane Database Syst Rev. 2013 Feb 28;(2):CD003408.
24. Gan H, Canneson M, Chandler JR. Predicting Fluid Responsiveness in Children: A Systematic Review. Anesth Analg. 2013;117(6):1380-92.
25. Rocha PN, De Menezes JAV, Suassuna JHR. Avaliação hemodinâmica em paciente criticamente enfermo. J Bras Nefrol. 2010;32(2):201-12.
26. Barbeito A, Mark JB. Arterial and central venous pressure monitoring. Anesthesiol Clin. 2006;24(4):717-35.

21 Monitoração hemodinâmica e adequação da perfusão tecidual

Daniela Carla de Souza
Flávia Andrea Krepel Foronda

APÓS LER ESTE CAPÍTULO, VOCÊ ESTARÁ APTO A:
• Conceituar choque e instabilidade hemodinâmica.
• Descrever a relação entre oferta e consumo de oxigênio na fisiopatologia do choque.
• Identificar dados de exame físico relevantes na monitorização do choque.
• Analisar as principais variáveis hemodinâmicas não invasivas na monitorização do choque.
• Descrever as variáveis relacionadas à microcirculação.

INTRODUÇÃO

Choque é um estado de falência circulatória aguda, potencialmente fatal, resultante da oferta inadequada de oxigênio (O_2) e/ou inadequada utilização do O_2 pelas células. Em outras palavras, o choque é um estado no qual a oferta de O_2 (DO_2) não atende à demanda tecidual, resultando em disfunção celular. O resultado é disóxia celular (perda da independência entre DO_2 e consumo de O_2 [VO_2]). O choque é uma condição bastante frequente em unidades de terapia intensiva pediátrica[1,2].

É sabido que a persistência do estado de choque e da hipoperfusão tecidual está associada com disfunção orgânica e aumento da mortalidade[3]. O objetivo primário no tratamento do choque é restaurar a perfusão tecidual. As Diretrizes de Diagnóstico e Tratamento do Choque Séptico Pediátrico da American College of Critical Care Medicine (ACCM) recomendam a normalização precoce das variáveis clínicas, hemodinâmicas, bioquímicas e laboratoriais de hipoperfusão tecidual, por meio da otimização da DO_2. Para esses pacientes, a primeira conduta na tentativa de restaurar a perfusão tissular é a DO_2[4].

O diagnóstico do choque é baseado em sinais clínicos, hemodinâmicos e variáveis de utilização de O_2. Em crianças, sinais clínicos de hipoperfusão tecidual e choque são: palidez cutânea, tempo de enchimento capilar (TEC) prolongado, pulsos finos, extremidades frias nos casos de choque hipodinâmico, ou pulsos amplos, com TEC rápido (*flush*) e extremidades quentes nos casos de choque hiperdinâmico; redução da diurese e alteração do nível de consciência, manifestada por sonolência, hipoatividade, irritabilidade, desorientação ou confusão[4].

Uma vez que o estado de choque é reconhecido, o objetivo da terapia é adequar a DO_2 às demandas metabólicas dos tecidos (VO_2). Esse objetivo deve ser alcançado o mais rapidamente possível (*golden hours*) para evitar disfunção orgânica e morte. A resposta terapêutica deve ser monitorada frequentemente por meio de exames clínicos e laboratoriais associados a ferramentas objetivas que permitam avaliar o perfil hemodinâmico e a perfusão tecidual no nível da microcirculação. Usar ferramentas, preferencialmente não invasivas, para avaliar o perfil hemodinâmico e a perfusão tecidual representa uma estratégia importante para completa resolução do estado de choque[4,5].

Neste capítulo, serão abordados os métodos de monitoração hemodinâmica, a avaliação e a adequação da perfusão tecidual, que influenciam diretamente o tratamento e o prognóstico dos pacientes em choque.

FISIOPATOLOGIA DO CHOQUE

O sistema circulatório tem como uma das funções primordiais o suprimento das necessidades metabólicas dos tecidos por meio de oferta adequada de O_2 e substratos, e remoção de gás carbônico (CO_2) e outros metabólitos. Para atingir a meta de oferta adequada de O_2 aos tecidos, são necessários a manutenção da adequada pressão de perfusão tecidual, que força o fluxo de sangue até o nível dos capilares, e débito cardíaco (DC) adequado. Quando ocorre desbalanço entre a DO_2 e o VO_2 ocorre o estado de choque[6].

A DO_2 aos tecidos representa a quantidade de O_2 ofertada pelo coração aos tecidos em 1 minuto. Pode ser também entendida como a quantidade de O_2 necessária para os tecidos funcionarem em metabolismo aeróbio. São determinantes da DO_2: o DC e o conteúdo arterial de O_2 (CaO_2). Pode-se otimizar a DO_2 por meio de dois mecanismos:

1. Aumento do DC (fluidos e/ou agentes inotrópicos).
2. Aumento do CaO_2 (aumento da fração inspirada de O_2 e/ou aumento da hemoglobina).

O VO_2 representa a quantidade de O_2 consumido pelos tecidos por minuto. Normalmente, o VO_2 é mantido constante, enquanto a oferta varia. Se a DO_2 cai, em função de redução do DC ou do CaO_2, mecanismos compensatórios mantêm o consumo constante até um ponto crítico (DO_2 crítica). Um dos mecanismos compensatórios para manter a VO_2 constante se dá por meio do aumento da extração de O_2 (EO_2). Abaixo do ponto crítico, quando o mecanismo de aumento da extração está saturado, a VO_2 passa a ser dependente da DO_2, e, a partir daí, ocorre metabolismo anaeróbio[6].

Tradicionalmente, o choque é classificado em quatro tipos: hipovolêmico, cardiogênico, obstrutivo e distributivo. Nos três primeiros, há essencialmente a diminuição da DO_2 aos tecidos pela diminuição do DC. No choque distributivo, há alteração da EO_2 em decorrência de diminuição da resistência vascular sistêmica. O choque tem fisiopatologia complexa e dinâmica: os mecanismos podem se sobrepor, e um mecanismo pode evoluir para outro, como no caso do choque séptico (Figura 21.1)[1,2].

MONITORAÇÃO HEMODINÂMICA

Diante de um paciente com sinais de alteração da perfusão e choque, a primeira pergunta que deve ser respondida é qual o perfil hemodinâmico do choque. A avaliação e o entendimento do perfil hemodinâmico do choque devem ser realizados por meio da monitoração de variáveis clínicas e hemodinâmicas. Essa avaliação deve fornecer informações a respeito da função miocárdica, do fluxo sanguíneo global, do estado volêmico e da responsividade ao volume, e da resistência vascular sistêmica.

Uma vez esclarecido o mecanismo fisiopatológico do choque, é recomendado que a otimização hemodinâmica (medidas terapêuticas) desses pacientes com hipoperfusão e choque seja baseada na monitoração de variáveis clínicas e hemodinâmicas após cada intervenção[5].

TABELA 21.1 Variáveis envolvidas na fisiopatologia do choque

Variáveis	Fórmulas
Oferta de oxigênio	DO_2 (mL/min) = DC x CaO_2
Oferta de oxigênio	DO_2 (mL/min) = FC x VS x [(SaO_2 x Hb x 1,34) + (0,003 x PaO_2)]
Débito cardíaco	DC (L/min) = FC x VS
Conteúdo arterial de oxigênio	CaO_2 (mL O_2/dL) = (1,34 x Hb x SaO_2) + (0,0031 x PaO_2)
Consumo de oxigênio	VO_2 (mL/min) = DC x (CaO_2 – CvO_2)
Extração de oxigênio	EO_2 = VO_2 / DO_2 ou (SaO_2 – SvO_2)/SaO_2

FC: frequência cardíaca; VS: volume sistólico; Hb: hemoglobina; SvO_2: saturação venosa central mista de O_2; PaO_2: pressão arterial de oxigênio.

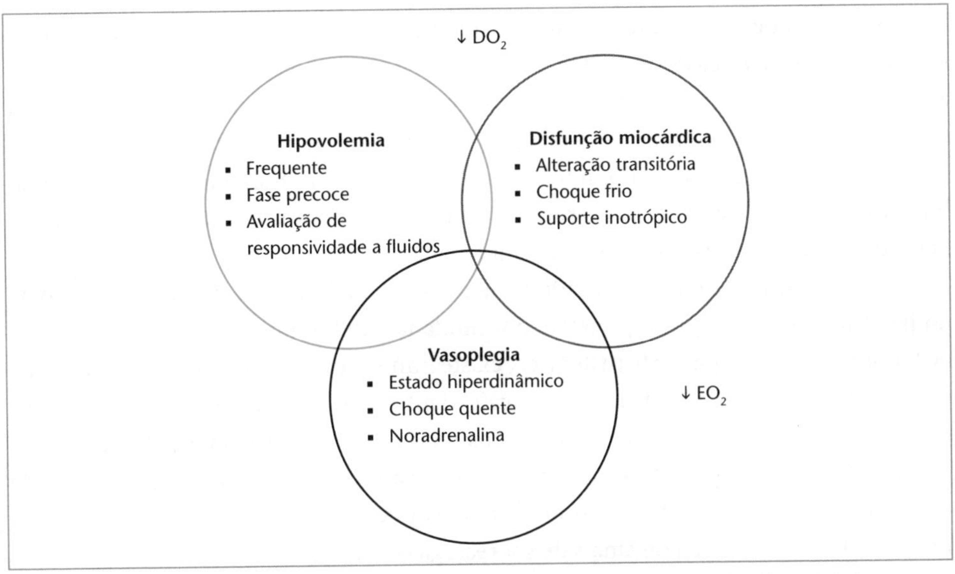

FIGURA 21.1 Fisiopatologia do choque: determinantes da oferta e consumo de oxigênio.

Variáveis Clínicas

A avaliação inicial de pacientes com choque e hipoperfusão deve ser baseada em parâmetros clínicos. Estudos já demonstraram que o diagnóstico e a classificação do choque com base no exame físico, embora essenciais, são propensas a erros, o que resulta em atraso na correção da hipoperfusão e aumento da morbidade e da mortalidade[7-9].

Essa abordagem é insuficiente para predizer o estado circulatório, tanto da macro quanto da microcirculação. Estudos já demonstraram que cerca de 90% das crianças com choque séptico refratário a fluidos apresentavam um perfil hemodinâmico diferente do baseado no exame físico após avaliação hemodinâmica por meio de monitoração invasiva ou minimamente invasiva (ecocardiograma e monitoração da pressão arterial invasiva), necessitando alteração do regime terapêutico inicialmente proposto. Os autores colocam que a avaliação clínica isolada não é suficiente para predizer o estado hemodinâmico de crianças com choque[7,9].

Variáveis Hemodinâmicas

A abordagem do estado de choque e da alteração da perfusão nos pacientes não responsivos à terapêutica inicial com fluidos deve ser complementada com a avaliação de variáveis hemodinâmicas, como a avaliação do DC, da pressão arterial e resistência vascular sistêmica. Essa avaliação tem como objetivo avaliar o *status* volêmico, a função miocárdica e a resistência vascular sistêmica.

O ecocardiograma é, atualmente, considerado uma ferramenta essencial na monitoração hemodinâmica dos pacientes em choque. Permite identificar o tipo de choque e a melhor caracterização do estado hemodinâmico, selecionar a melhor opção terapêutica e avaliar a resposta. Entre as vantagens do exame podem-se citar o fato de ser não invasivo, de realização rápida (em torno de 2 minutos), fácil aprendizado e com possibilidade de ser realizado de forma seriada, à beira leito, permitindo avaliação do estado hemodinâmico e da resposta à terapia empregada.

Vários estudos têm demonstrado o efeito benéfico do ecocardiograma no manejo do paciente crítico, sendo responsável por mudança no tratamento do choque em 30 a 60% dos casos[9-11]. No paciente pediátrico, existe importante limitação dos aparelhos disponíveis para monitoração hemodinâmica e, dentro desse contexto, o ecocardiograma ganha ainda maior destaque. Os parâmetros mais relevantes avaliados pelo ecocardiograma funcional em pediatria são: função sistólica ventricular esquerda, avaliação da volemia e resposta à ressuscitação fluídica, derrame pericárdico ou tamponamento e função ventricular direita ou sinais de sobrecarga de câmaras direitas.

Vários estudos demonstraram como o exame físico pode ser impreciso na avaliação da função cardíaca, mesmo quando realizado por médicos experientes[7,9]. A avaliação da função sistólica do ventrículo esquerdo (VE) pode ser analisada pelo ecocardiograma tanto de forma qualitativa como quantitativa. A avaliação qualitativa é realizada pela visualização da contração miocárdica levando em consideração a redução da câmara e o aumento da espessura miocárdica durante a sístole. A análise quantitativa pode ser feita pela medida da fração de ejeção (FE). A FE é considerada normal com valores acima de 55%; redução leve se FE for 41 a 55%, redução moderada se de 31 a 40% e grave quando menor ou igual a 30%.

A avaliação da volemia e da resposta à infusão de fluidos é feita, inicialmente, pela análise do diâmetro da veia cava inferior, no entanto, a medida estática da cava inferior tem baixa correlação com a resposta individual a fluidos, especialmente em crianças, em que o diâmetro é variável de acordo com o tamanho e o peso da criança. Outra forma de avaliação é por meio da medida da variação do diâmetro da veia cava com a respiração, em crianças em ventilação mecânica com pressão positiva. Quanto maior a variação do diâmetro maior seria a resposta a fluídos. A medida é realizada por meio do índice de distensibilidade da veia cava inferior calculado por meio da seguinte fórmula, com o valor de corte de 18%.

$$\frac{(\text{Diâmetro máx.} - \text{diâmetro mín.})}{\text{diâmetro mín.} \times 100}$$

Entretanto, os trabalhos com criança mostraram resultados controversos, uma vez que esse índice deveria ser realizado em crianças sedadas, sem respiração espontânea, em ventilação mecânica com volume corrente de 10 mL/kg e a utilização do índice fora dessas condições pode trazer resultados duvidosos. Recentemente, tem se usado a variação da velocidade do pico de fluxo na aorta durante a respiração como forma de avaliação de resposta à infusão de fluidos. Esse método vem se mostrando promissor em vários estudos pediátricos e pode ser calculado pela seguinte fórmula:

$$\frac{(\text{Velocidade pico máx.} - \text{velocidade pico mín.})}{\text{velocidade média de pico}}$$

A avaliação de derrame pericárdico é relativamente simples. Entre os sinais de tamponamento podem-se destacar colabamento do átrio direito na sístole e colapso diastólico do ventrículo direito (VD), além de dilatação fixa da cava inferior que não vai apresentar variações com a respiração.

Finalizando, pode-se avaliar o tamanho do VD comparando com o tamanho do VE. A relação entre VD e VE é considerada normal se VD for menor que VE (aproximadamente 60% do tamanho de VE). Se VD for somente um pouco menor que VE (maior que 60% do tamanho de VE) ocorreu leve aumento. A dilatação do VD é considerada moderada se o tamanho se igualar ao do VE e a dilatação de VD é considerada grave se a relação se inverter e o VD for maior que o VE. A função do VD é avaliada de forma qualitativa pela movimentação e pelo espessamento da fibra na sístole[12].

AVALIAÇÃO E ADEQUAÇÃO DA PERFUSÃO TECIDUAL

A avaliação da perfusão em pacientes em choque deve ser realizada por meio da monitoração frequente (intervalos de 30 minutos até 2 horas, nas primeiras 6 horas) de variáveis clínicas e variáveis de utilização de O_2. O TEC é a variável clínica que parece apresentar melhor correlação com alterações da perfusão. As variáveis de utilização de O_2 recomendadas para avaliação e adequação da perfusão em pacientes com choque e hipoperfusão são:

- Dosagem dos níveis de lactato.
- Mensuração da saturação venosa central ($SvcO_2$) ou mista de O_2 (SvO_2).
- Mensuração da diferença venoarterial de CO_2 (Gap-CO_2).

Essas variáveis são utilizadas para avaliar a perfusão tecidual global (macro-hemodinâmica), e não refletem a perfusão regional, nem permitem uma avaliação direta da perfusão da microcirculação. Sugere-se que o lactato e a $SvcO_2$ possam ser utilizados como marcadores diagnóstico, prognóstico e terapêutico para pacientes gravemente enfermos.

Tempo de Enchimento Capilar

Segundo Vincent et al.[13], o diagnóstico clínico de choque pode ser realizado por meio da avaliação de três "janelas", além da hipotensão: cutânea (alteração da perfusão periférica), renal (redução da diurese) e neurológica (alteração do nível de consciência). Alguns autores têm sugerido que a alteração da perfusão periférica (TEC anormal) têm valor diagnóstico, terapêutico e prognóstico para pacientes em choque[14-17].

O TEC pode ser avaliado facilmente à beira do leito e usado como disparo para ressuscitação volêmica de pacientes em choque. Dessa forma, o TEC tem se tornado um método fácil, útil e bastante acessível para avaliar a perfusão periférica de pacientes com disfunção circulatória, uma vez que não dependente de recursos.

A avaliação do TEC de pacientes em choque deve ser realizada por técnica correta: deve ser aplicada uma pressão firme sobre a face ventral da falange distal do dedo indicador direito com uma lâmina de vidro transparente. A pressão deve ser mantida até que a pele fique branca e após por mais 10 segundos. O tempo para retornar à coloração normal da pele deve ser registrado com auxílio de um cronômetro, e um TEC maior ou igual a 3 segundos é considerado anormal[15,17].

Lara et al.[14], em estudo com uma coorte prospectiva de adultos com sepse e hiperlactatemia, observaram que o TEC basal (< 4 segundos) não apresentou valor prognóstico. No entanto, a manutenção de TEC alterado após ressuscitação volêmica esteve associada com pior prognóstico: maior de morbidade (88 *vs.* 20%; $p < 0,001$) e mortalidade hospitalar (63 *vs.* 9%; $p < 0,001$) quando comparado com pacientes com TEC normal. Nesse estudo, o TEC normal apresentou boa correlação com redução dos níveis de lactato: os pacientes com TEC normal após ressuscitação volêmica tinham maior probabilidade de normalizar ou reduzir os níveis de lactato do que aqueles com TEC anormal (77 *vs.* 38%, $p = 0,01$).

Em crianças internadas em unidade de terapia intensiva pediátrica (UTIP), Bustos e Padilla[15] observaram boa correlação entre TEC > 2 segundos e $SvcO_2 < 70\%$. Em uma coorte de 48 crianças, em que foram realizadas 75 aferições concomitantes do TEC e da $SvcO_2$, os autores observaram excelente capacidade do TEC > 2 segundos para predizer $SvcO_2 < 70\%$, com AUC de 0,94 (IC95% 0,87-0,98, $p = 0,0001$). O TEC > 2 segundos apresentou sensibilidade de 87% (IC95% 69-100) e especificidade de 92% (IC95% 85,7-99,4) para detectar $SvcO_2 < 70\%$. Os autores colocam o TEC como uma boa alternativa para ser utilizada em crianças com suspeita de choque em unidades de emergência, antes da instalação de um cateter venoso central que permita a medida da $SvcO_2$.

Hernández et al.[17], em estudo clínico, randomizado, multicêntrico, compararam o TEC (avaliado a cada 30 minutos) e medidas seriadas de lactato (avaliadas a cada 2 horas – objetivo normalização ou queda de 20%, a cada 2 horas) de adultos com choque séptico como alvo terapêutico nas primeiras 8 horas de tratamento. Os autores não observaram diferença na mortalidade em 28 dias de pacientes sépticos quando ressuscitados por meio de estratégia baseada no TEC ou medidas seriadas de lactato (mortalidade: 34,9% *versus* 43,4%, p = 0,06). Entretanto, na estratégia de ressuscitação baseada no TEC, os pacientes apresentaram menos disfunção orgânica até 72 horas após randomização, quando comparado com ressuscitação baseada em medidas seriadas de lactato. Esses autores demonstraram que o TEC foi o primeiro parâmetro a normalizar após ressuscitação volêmica de pacientes sépticos admitidos em UTI, abrindo a janela para a utilização do TEC como um potencial alvo durante a ressuscitação.

Esses estudos sugerem que o TEC possa ser uma variável clínica útil para avaliar a perfusão tecidual de pacientes em choque, uma vez que é de fácil avaliação, não requer recursos, e apresenta boa correlação com alterações do lactato e da $SvcO_2$. No entanto, o TEC na prática clínica deve levar em consideração alguns fatores como idade, sexo, temperatura e luz ambiente, e pressão aplicada durante a manobra.

Lactato

Há décadas, a hiperlactatemia é considerada um marcador de hipoperfusão tecidual de pacientes gravemente enfermos. Em condições normais, mais 1.500 mmol de lactato são produzidos diariamente por vários órgãos (músculos, intestino, células sanguíneas, cérebro e pele). O lactato é metabolizado principalmente pelo fígado (60%). Vários mecanismos, além de metabolismo anaeróbio, podem levar à elevação sanguínea dos níveis de lactato: aumento da glicólise, estímulo de catecolaminas na atividade da bomba de Na-K, alterações na atividade da piruvato desidrogenase, redução da depuração de lactato. Dessa forma, a hiperlactatemia pode ser resultado de aumento da produção, da redução da depuração de lactato ou ambos.

Distúrbios na DO_2 aos tecidos ou no metabolismo celular de O_2 são situações frequentes em pacientes em estados de choque. Nos estados de homeostase, as células necessitam de O_2 para a produção de ATP (trifosfato adenosina), que é a principal fonte de energia. O ATP, em condições fisiológicas, é formado a partir do metabolismo da glicose, por meio de um processo de fosforilação oxidativa. Nesse processo, que ocorre inicialmente no citoplasma, a glicose é convertida em piruvato que, por sua vez, sofre processo de oxidação na mitocôndria (ciclo de Krebs), sendo convertido em acetil-CoA por meio da ação da piruvato desidrogenase. Dessa forma, o piruvato entra no ciclo do ácido tricarboxílico e, juntamente com o O_2, promove a síntese de ATP. O metabolismo de uma molécula de glicose resulta em 36 moléculas de ATP. A energia liberada é utilizada na manutenção da integridade das membranas celulares, funcionamento das bombas de íons, e outras funções, como contratilidade das células musculares e transmissão dos impulsos nervosos. Os estoques de ATP no organismo duram poucos minutos, sendo necessária a síntese contínua para o perfeito funcionamento do organismo[16,18-20].

Em estados de baixa DO_2 (hipóxia tecidual), ocorre redução do fluxo de piruvato para dentro da mitocôndria e, consequentemente, o piruvato é convertido em lactato, por meio da ação da enzima lactato desidrogenase.

O lactato formado pode ser usado localmente ou liberado na corrente sanguínea. Dessa forma, fica claro que em estados de choque, em que a DO_2 não atende às necessidades metabólicas, há aumento do produção de lactato. A produção de ATP pode ser mantida em situações de baixa DO_2 aos tecidos por meio de mecanismo adaptativos, como glicólise anaeróbia (via Embden-Meyerhof), que gera apenas 2 moléculas de ATP para cada molécula de glicose metabolizada. Alguns órgãos como cérebro, rins e fígado desenvolvem rapidamente depleção de ATP em condições de hipóxia. Em pacientes sépticos, mediadores inflamatórios promovem aumento da glicólise e redução da piruvato desidrogenase[16,18-20].

A hiperlactatemia na ausência de metabolismo anaeróbio sugere que os parâmetros de fluxo sistêmico não sejam os únicos fatores relacionados à presença ou à ausência de hiperlactatemia. Alguns autores sugerem que edema endotelial, ativação de leucócitos, alteração das células vermelhas, coagulação intravascular, alterações plaquetárias e *shunt*, mecanismos envolvidos na patogênese da sepse, possam levar à hipoperfusão microvascular e eventualmente à hiperlactatemia. Dessa forma, sugere-se que a ausência de hiperlactatemia em pacientes sépticos possa estar associada à menor lesão endotelial e disfunção na microcirculação[16].

Em adultos, hiperlactatemia tem evidente implicação prognóstica, sendo um preditor de mortalidade para os gravemente enfermos com sepse, vítimas de trauma internados em UTI. A mensuração do lactato é uma medida incorporada nas recomendações de Campanha Sobrevivendo à Sepse, devendo ser medido precocemente sempre que houver suspeita de sepse[5]. A obtenção de depuração de lactato > 10% nas primeiras

QUADRO 21.1 Produção de lactato em pacientes com instabilidade hemodinâmica e alteração da perfusão[21]
Aumento da glicólise aeróbica ▪ Aumento da atividade da Na+/K+ ATPase
Disfunção hepática ▪ Diminuição da depuração de lactato
Disfunção renal ▪ Diminuição da depuração de lactato
Disfunção mitocondrial ▪ Alteração da função mitocondrial na sepse
Lesão pulmonar ▪ Produção pulmonar mediada por mediadores inflamatórios
Alcalose ▪ Estímulo da enzima fosfofrutoquinase
Drogas ▪ Inibidores nucleotídeos da transcriptase reversa, metformina, intoxicação por metanol e cianeto, epinefrina

6 horas de ressuscitação hemodinâmica está relacionado ao melhor prognóstico[22]. Estudos demonstram que a aferição seriada do lactato durante a ressuscitação hemodinâmica tem maior importância prognóstica do que as medidas isoladas. Na fase inicial de ressuscitação de pacientes com instabilidade hemodinâmica e alteração da perfusão, qualquer redução dos níveis de lactato pode indicar resolução da hipóxia celular global e tem sido associada com menor mortalidade.

Hernandez et al.[23], em estudo observacional de adultos com choque séptico, observaram que pacientes sépticos e hipotensos, sem hiperlactatemia evoluíram com menos disfunção orgânica, necessitaram menos suporte intensivo, apresentaram menos anormalidades no nível da microcirculação (avaliada por meio de imagem da microcirculação sublingual, usando *sidestream dark field* [SDF]), maior contagem de plaquetas e menos mortalidade.

Em crianças gravemente enfermas, as evidências em relação à utilidade da mensuração precoce do lactato são limitadas. A avaliação do lactato sérico como marcador prognóstico e de reversão da hipoperfusão tecidual em crianças com choque séptico não é validada pelas diretrizes atuais de tratamento de sepse grave e choque séptico, uma vez que nenhum estudo clínico randomizado controlado tenha demonstrado associação entre hiperlactatemia e maior mortalidade em crianças sépticas[4].

Em um estudo de coorte observacional, que envolveu 1.299 crianças com sepse admitidas em serviço de emergência, Scott et al.[24] demonstraram que hiperlactatemia (lactato venoso > 36 mg/dL) apresentou associação com mortalidade em 30 dias. Nesse estudo, os níveis de lactato apresentaram sensibilidade de 20% e especificidade de 92% para predizer mortalidade, sendo uma importante ferramenta prognóstica para crianças sépticas em serviços de emergência. A hiperlactatemia também esteve associada a maiores taxas de admissão em UTIP, ventilação mecânica, necessidade de aminas vasoativas, maior tempo de internação na UTIP e hospitalar. Esse estudo estabeleceu uma associação entre hiperlactatemia nos serviços de emergência e mortalidade de crianças com sepse: uma única medida de lactato elevado na admissão em serviço de emergência de crianças com sepse esteve associada ao risco 5 vezes maior de disfunção orgânica, porém, nenhum estudo avaliou o papel da depuração de lactato ou a normalização nos estágios precoces da sepse na população pediátrica.

Em outro estudo, Scott et al.[25] avaliaram o papel da depuração de lactato > 10% nas primeiras 4 horas após a coleta inicial no serviço de emergência em uma coorte prospectiva que incluiu 77 crianças com infecção e disfunção orgânica. Os autores observaram que em 81% dos casos ocorreu normalização dos níveis de lactato e em 91% ocorreu depuração de lactato > 10%. Nessa coorte de crianças com sepse e disfunção orgânica, a normalização dos níveis de lactato nas primeiras 4 horas após a coleta inicial apresentou associação com redução de disfunção orgânica persistente. Por outro lado, a depuração de lactato > 10% nas primeiras 4 horas após coleta inicial não apresentou associação com melhora de disfunção orgânica persistente. Os autores colocam que medidas seriadas de lactato em crianças com sepse pode ser uma ferramenta prognóstica útil nas primeiras horas de ressuscitação. Esse estudo demonstrou que a normalização dos níveis de lactato nas primeiras 4 horas após coleta inicial pode estar associada com redução do risco de disfunção orgânica nas primeiras 48 horas no serviço de emergência em crianças com sepse e disfunção orgânica.

Em uma coorte de 74 crianças com sepse internadas em UTIP, Gorgis et al.[26] não observaram diferença nos níveis de lactato iniciais entre sobreviventes e não sobreviventes. Nesse estudo não foi observado associação entre hiperlactatemia em crianças com sepse internadas em UTIP e mortalidade hospitalar, tempo de internação na UTI e hospitalar. Os autores observaram significante correlação entre os níveis de lactato com o PRIMS-III, um escore de gravidade avaliado nas primeiras 24 horas de internação na UTIP, bem validado em crianças gravemente enfermas e usado com objetivos prognósticos.

Saturação Venosa Mista de Oxigênio e Saturação Venosa Central de Oxigênio

A SvO_2 tem sido utilizada como marcador indireto de oxigenação tecidual global, uma vez que reflete o balanço entre o oferta e o VO_2. A medida da SvO_2 também é útil na interpretação do DC. No choque hipodinâmico ou na anemia, a SvO_2 está reduzida, enquanto no choque distributivo a SvO_2 está normal ou aumentada. Uma SvO_2 baixa representa elevada extração, na tentativa de manter o metabolismo aeróbio e o consumo constante, em resposta à redução aguda da DO_2.

A $SvcO_2$ colhida por meio de amostra de sangue de cateter venoso central na veia cava superior, na entrada do átrio direito, pode ser utilizada com os mesmos objetivos da SvO_2, sendo de mais fácil coleta e menor risco. Reflete a saturação de O_2 do sangue venoso da metade superior do corpo. Em condições normais, a $SvcO_2$ é 2 a 5% menor do que a SvO_2. Porém, em pacientes gravemente enfermos, pode ser maior.

A normalização da $SvcO_2$ em pacientes com choque não é certeza de normalização do estado de hipoperfusão, uma vez que valores normais ou elevados em pacientes chocados não permitem distinção entre DO_2 adequada ou em excesso. Da mesma forma, como no estado de choque há alteração da perfusão que pode não ser homogênea, uma alteração da $SvcO_2$ em uma região pode ser mascarada por $SvcO_2$ normal de outras regiões que não estejam hipoperfundidas. Em pacientes sépticos, uma $SvcO_2$ normal ou elevada pode significar um estado de *shunt* ao nível da microcirculação ou lesão mitocondrial com alteração da EO_2 (hipóxia citopática). $SvcO_2$ normal, quando analisada isoladamente, pode dar uma ideia errônea de correção do estado de hipoperfusão, quando de fato não ocorreu.

A terapia precoce guiada por metas, baseada em alvos terapêuticos nas primeiras 6 horas de tratamento de pacientes com choque séptico em serviços de emergência, foi estabelecida por Rivers et al.[27], em 2001, ao demonstrarem redução da mortalidade por sepse grave e choque séptico de adultos admitidos em um serviço de emergência e nos quais a terapêutica foi otimizada nas primeiras 6 horas de atendimento por meio de um protocolo multimodal que tinha como alvo terapêutico PVC 8 a 12 mmHg (ressuscitação fluídica), PAM de 65 a 90 mmHg (aminas vasoativas) e $SvcO_2 \geq 70\%$ (transfusão de glóbulos ou administração de agentes inotrópicos). Esse estudo contribuiu fortemente para a noção de "otimização" hemodinâmica de pacientes sépticos nas primeiras 6 horas após o diagnóstico.

A terapia precoce guiada por metas foi recentemente colocada em "xeque" após a publicação de estudos multicêntricos e metanálises[28-32], que não demonstraram benefícios da abordagem quando comparada ao tratamento "usual" de adultos sépticos em termos de mortalidade. Vale ressaltar que nos estudos ProCESS[28], ARISE[29] e PROMISE[30] o diagnóstico de choque séptico foi feito precocemente, de acordo com as recomendações da Campanha Sobrevivendo à Sepse[5], sendo o tratamento iniciado prontamente. Nesses estudos, os pacientes apresentavam menor gravidade (menores níveis basais de lactato, níveis mais elevados de $SvcO_2$ no momento da randomização e menor escore APACHE II). Também, os pacientes do grupo-controle apresentaram mortalidade menor do que do estudo de Rivers et al.[27].

Em crianças, Oliveira et al.[33], demonstraram, em um estudo clínico randomizado controlado, que a reanimação de crianças com choque séptico de acordo com as diretrizes da ACCM/PALS pode resultar em menor morbimortalidade quando associada à monitoração contínua da $SvcO_2$. Nesse estudo, a ressuscitação guiada pela meta de $SvcO_2 \geq 70\%$ teve impacto significativo no desfecho de crianças com choque séptico. Em outro estudo de crianças sépticas, Sankar et al.[34] demonstraram que a terapia precoce guiada pela meta de monitoração intermitente da $SvcO_2$ parece reduzir a mortalidade no choque séptico pediátrico. Deep et al.[8] observaram boa correlação entre a $SvcO_2$ e o índice cardíaco em 36 crianças com choque séptico refratário a fluidos.

A partir desses estudos, desde 2009[35], a $SvcO_2$ é recomendada como alvo terapêutico no tratamento de crianças com sepse grave e choque séptico, sendo que o objetivo é atingir a $SvcO_2 > 70\%$ até 6 horas após o diagnóstico de sepse grave/choque séptico.

Diferença Venoarterial de CO_2

A diferença venoarterial de CO_2 é aquela entre a tensão de CO_2 no sangue venoso central misto (sangue colhido de um cateter de artéria pulmonar) e a tensão de CO_2 no sangue arterial. Depende do DC e da produção global de CO_2. Na prática clínica, pode-se utilizar a diferença entre a tensão de CO_2 no sangue venoso central (colhido de um cateter na veia cava superior) e a tensão de CO_2 no sangue arterial. O intervalo normal de CO_2, ou seja, o Gap-CO_2 < 6 mmHg, indica que o DC e o fluxo sanguíneo são suficientes para lavar o CO_2 do tecido periférico e, portanto, poderia ser usado para melhor compreensão de pacientes com instabilidade hemodinâmica e alteração da perfusão.

Não deve ser utilizado como marcador de hipóxia tissular, mas sim de adequação de fluxo e perfusão, que é suficiente para remover o CO_2 tecidual.

Como o CO_2 é aproximadamente 20 vezes mais solúvel no plasma do que o O_2, na vigência de hipoperfusão, a difusão do CO_2 do tecido isquêmico para os capilares é muito maior que o do O_2. Em situações de *shunt*, disfunção mitocondrial ou outra causa de baixa DO_2, ou quando existe uma barreira de difusão de O_2, como edema ou obstrução ao fluxo sanguíneo, que leva à taxa de EO_2 diminuída, o CO_2 é capaz de sair dos tecidos hipoperfundidos para os capilares venosos, não mascarando estados de hipoperfusão. Então, o Gap-CO_2 pode ser visto como marcador da adequação do fluxo sanguíneo para remover CO_2 dos tecidos, em vez de um marcador da adequação da oxigenação tecidual[36].

O Gap-CO_2 é um marcador sensível de hipoperfusão tecidual, com valor agregado quando associado a outros marcadores tradicionais de hipoperfusão, principalmente em situações em que exista uma barreira à difusão de O_2, como no edema tecidual ou obstrução de fluxo na microcirculação. É útil para avaliar a estratégia de ressuscitação de pacientes com alteração da perfusão, auxiliando na identificação dequeles que ainda permanecem inadequadamente ressuscitados, que apresentam $SvcO_2 > 70\%$ e lactato > 18 mg/dL[37].

Near-Infrared Spectroscopy

O *near-infrared spectroscopy* (NIRS), por meio da emissão de ondas de luz infravermelha de fácil penetração pela pele (região frontal, abdominal e perirrenal), permite de forma não invasiva avaliar a condição hemodinâmica e de perfusão dos órgãos. Ele monitora continuamente a saturação tissular regional e a EO_2, de forma independente de fluxo e pulso. O método é comparável à avaliação da saturação arterial de O_2. No entanto, o NIRS emite uma luz infravermelha contínua, que permite medir a saturação de O_2 principalmente no lado venoso dos capilares (70%). Dessa forma, o NIRS mede primariamente a saturação venosa e pode ser considerado uma alternativa não invasiva da $SvcO_2$. O método foi validado extensivamente e a utilização têm mostrado melhora dos resultados.

AVALIAÇÃO MULTIMODAL

A ressuscitação precoce de pacientes com instabilidade hemodinâmica e alteração da perfusão é fator fundamental para evitar progressão para disfunção orgânica e óbito. A terapêutica do choque séptico em adultos mudou de alvo terapêutico para otimização hemodinâmica, baseada na monitoração de variáveis hemodinâmicas que permitem melhor entendimento do mecanismo fisiopatológico do choque e, consequentemente, tratamento mais específico[5].

Uma vez que nenhuma variável clínica, de utilização de O_2 ou hemodinâmica, isoladamente, é capaz de predizer com precisão o perfil hemodinâmico do choque e o estado de perfusão tecidual e o DC não é distribuído uniformemente entre os órgãos e tecidos, e em razão da não homogeneidade da resistência vascular nos diferentes órgãos, vários autores sugerem que esta monitoração seja realizada por meio de uma avaliação multimodal. A recomendação é reforçada por estudos recentes que demonstraram que a ressuscitação de pacientes em choque, sem adequada monitoração, pode levar à hipervolemia e efeitos adversos, com piora do prognóstico.

Em crianças, Ranjit et al.[9] observaram que a avaliação multimodal, baseada em no exame clínico, ecocardiograma e monitoração contínua da pressão arterial invasiva, permitiu melhor entendimento do *status* hemodinâmico de crianças com choque séptico refratário a fluidos.

A normalização de algumas variáveis, como TEC, a $SvcO_2$, o Gap-CO_2 e o lactato são bons preditores prognóstico, mas eventualmente a tendência de normalização parece mais importante do que a normalização dos valores absolutos em determinados momentos. Hernandez et al., em estudo prospectivo, observacional, com adultos em choque séptico, demonstraram que as variáveis clínicas (TEC) e de utilização de O_2 (lactato, $SvcO_2$, Gap-CO_2) apresentam, diferentes tempos de normalização. Em geral, essas variáveis apresentam uma resposta bifásica, com uma resposta rápida inicial (primeiras horas), seguida de taxa de normalização mais lenta após a sexta hora de ressuscitação. O TEC, a $SvcO_2$ e o Gap-CO_2 (variáveis dependentes de fluxo) apresentam valores normais na maioria dos pacientes à admissão na UTI (normalização em 70% dos sobreviventes até a sexta hora de ressuscitação), após a administração prévia de volume, demonstrando que estas variáveis são responsivas às manobras terapêuticas que visam a otimizar a DO_2. Após a sexta hora de tratamento, alterações no TEC, a $SvcO_2$ e o Gap-CO_2 são mais lentas, e relacionadas a mecanismo não dependentes de fluxo. No estudo, os níveis de lactato apresentaram queda de cerca de 50% do nível basal durante as primeiras 6 horas de ressuscitação, enquanto as outras variáveis metabólicas e de perfusão periférica apresentaram rápida normalização. Quedas adicionais dos níveis de lactato ocorreram de forma mais lenta, sendo que em 48% dos pacientes, a normalização dos níveis de lactato ocorreu após o primeiro dia de admissão na UTI. Esse estudo coloca que anormalidades da perfusão no nível da microcirculação podem ser decorrentes de mecanismos não dependentes de fluxo, ou seja, não responsivos a manobras que tenham como objetivo a otimização da DO_2. Dessa forma, a decisão de interromper a ressuscitação é complexa e deve ser realizada após avaliação multimodal das variáveis de perfusão[16].

O tempo de ressuscitação varia consideravelmente em pacientes em choque, dependendo da variável selecionada como alvo, e a distinção entre os dois momentos da resposta bifásica no tratamento da hipoperfusão (responsivos à alteração de fluxo *versus* não responsivos) é fundamental. Insistir na otimização da DO_2 nestes pacientes, por meio de oferta de fluidos adicionais, representa um risco de hipervolemia e seus efeitos adversos[16].

TABELA 21.2 Avaliação multimodal: monitoração hemodinâmica e avaliação da perfusão

Variável	Valor de referência	Considerações
TEC	< 3 segundos	▪ Variável clínica útil para avaliar a perfusão tecidual de pacientes em choque, uma vez que é de fácil avaliação e não requer recursos ▪ Boa correlação com alterações do lactato e da $SvcO_2$
Ecocardiograma		▪ Método não invasivo, de realização rápida (em torno de 2 min), fácil aprendizado e com possibilidade de ser realizado de forma seriada, à beira do leito ▪ Permite avaliar o *status* volêmico do paciente, a função miocárdica e a resistência vascular sistêmica de forma indireta
Lactato	< 18 mg/dL	▪ Marcador de hipoperfusão tecidual global ▪ Utilizado como variável diagnóstica, terapêutica e prognóstica de pacientes sépticos ▪ Resposta bifásica (queda rápida após início da terapêutica – dependente de fluxo e queda mais lenta após a fase inicial de ressuscitação – não dependente de fluxo) ▪ Após a fase inicial de ressuscitação, tentativas de otimização da DO_2 para reverter hiperlactatemia podem não trazer benefícios, podendo levar a efeitos adversos ▪ Tendência de normalização parece mais importante do que a normalização dos valores absolutos
$SvcO_2$	≥ 70%	▪ Marcador de hipoperfusão tecidual global ▪ Utilizado como variável diagnóstica, terapêutica e prognóstica de pacientes sépticos ▪ Variável primordialmente dependente de fluxo
Gap-CO_2	< 6 mmHg	▪ Não deve ser utilizado como marcador de hipóxia tecidual, mas sim de adequação de fluxo e perfusão ▪ Variável primordialmente dependente de fluxo ▪ Útil para avaliar a estratégia de ressuscitação de pacientes com alteração da perfusão, auxiliando na identificação dos que ainda permanecem inadequadamente ressuscitados, que apresentam $SvcO_2$ > 70% e lactato > 18 mg/dL

CONCLUSÕES

- Os parâmetros clínicos permitem predizer o perfil hemodinâmico da criança em choque?
  - Parâmetros clínicos, embora essenciais, são insuficientes para avaliar o perfil hemodinâmico da criança em choque.
- Deve-se monitorar a função cardíaca? Quando e como?
  - Para avaliação do perfil hemodinâmico e da função cardíaca o ecocardiograma é hoje considerado uma monitoração essencial dos pacientes em choque não responsivos à ressuscitação inicial. Permite identificar o tipo de choque e a melhor caracterização do estado hemodinâmico, selecionar a melhor opção terapêutica e avaliar a resposta terapêutica.
- Qual é a melhor forma para avaliar e monitorar o perfil hemodinâmico e o estado de hipoperfusão em pacientes com choque?

- Avaliação multimodal, baseada em critérios clínicos (TEC), hemodinâmicos (ecocardiograma e monitoração contínua da pressão arterial) e de utilização de O_2 (lactato, $SvcO_2$, Gap-CO_2).

REFERÊNCIAS BIBLIOGRÁFICAS

1. Cecconi M, De Backer D, Antonelli M, Beale R, Bakker J, Hofer C, et al. Consensus on circulatory shock and hemodynamic monitoring. Task force of the European Society of Intensive Care Medicine. Intensive Care Med. 2014;40(12):1795-815.
2. Vincent JL, De Backer D. Circulatory shock. N Engl J Med. 2013;369(18):1726-34.
3. Kumar A, Roberts D, Wood KE, Light B, Parrillo JE, Sharma S, et al. Duration of hypotension before initiation of effective antimicrobial therapy is the critical determinant of survival in human septic shock. Crit Care Med. 2006;34(6):1589-96.
4. Davis AL, Carcillo JA, Aneja RK, Deymann AJ, Lin JC, Nguyen TC, et al. American College of Critical Care Medicine Clinical Practice Parameters for Hemodynamic Support of Pediatric and Neonatal Septic Shock. Crit Care Med. 2017;45(6):1061-93.
5. Rhodes A, Evans LE, Alhazzani W, Levy MM, Antonelli M, Ferrer R, et al. Surviving Sepsis Campaign: International Guidelines for Management of Sepsis and Septic Shock: 2016. Crit Care Med. 2017;45(3):486-552.
6. Joosten KF, Hulst JM. Malnutrition in pediatric hospital patients: current issues. Nutrition. 2011;27(2):133-7.
7. Ceneviva G, Paschall JA, Maffei F, Carcillo JA. Hemodynamic support in fluid-refractory pediatric septic shock. Pediatrics. 1998;102(2):e19.
8. Deep A, Goonasekera CD, Wang Y, Brierley J. Evolution of haemodynamics and outcome of fluid--refractory septic shock in children. Intensive Care Med. 2013;39(9):1602-9.
9. Ranjit S, Aram G, Kissoon N, Ali MK, Natraj R, Shresti S, et al. Multimodal monitoring for hemodynamic categorization and management of pediatric septic shock: a pilot observational study*. Pediatr Crit Care Med. 2014;15(1):e17-26.
10. Ranjit S, Natraj R, Kandath SK, Kissoon N, Ramakrishnan B, Marik PE. Early norepinephrine decreases fluid and ventilatory requirements in pediatric vasodilatory septic shock. Indian J Crit Care Med. 2016;20(10):561-9.
11. Ranjit S, Kissoon N. Bedside echocardiography is useful in assessing children with fluid and inotrope resistant septic shock. Indian J Crit Care Med. 2013;17(4):224-30.
12. Gaspar HA, Morhy SS. The role of focused echocardiography in pediatric intensive care: a critical appraisal. Biomed Res Int. 2015;2015:596451.
13. Vincent JL, Ince C, Bakker J. Clinical review: Circulatory shock – an update: a tribute to Professor Max Harry Weil. Crit Care. 2012;16(6):239.
14. Lara B, Enberg L, Ortega M, Leon P, Kripper C, Aguilera P, et al. Capillary refill time during fluid resuscitation in patients with sepsis-related hyperlactatemia at the emergency department is related to mortality. PLoS One. 2017;12(11):e0188548.
15. Bustos R, Padilla O. A prolonged capillary refill is predictor of low central venous oxygen saturation. Rev Chil Pediatr. 2014;85(5):539-45.
16. Hernandez G, Luengo C, Bruhn A, Kattan E, Friedman G, Ospina-Tascon GA, et al. When to stop septic shock resuscitation: clues from a dynamic perfusion monitoring. Ann Intensive Care. 2014;4:30.
17. Hernández G, Ospina-Tascón GA, Damiani LP, Estenssoro E, Dubin A, Hurtado J, et al. Effect of a resuscitation strategy targeting peripheral perfusion status vs serum lactate levels on 28-day mor-

tality among patients with septic shock: the ANDROMEDA-SHOCK Randomized Clinical Trial. JAMA. 2019;321(7):654-64.

18. Duke T. Dysoxia and lactate. Arch Dis Child. 1999;81(4):343-50.
19. Hernandez G, Bellomo R, Bakker J. The ten pitfalls of lactate clearance in sepsis. Intensive Care Med. 2019;45(1):82-5.
20. Bloos F, Zhang Z, Boulain T. Lactate-guided resuscitation saves lives: yes. Intensive Care Med. 2016;42(3):466-9.
21. Monnet X, Delaney A, Barnato A. Lactate-guided resuscitation saves lives: no. Intensive Care Med. 2016;42(3):470-1.
22. Nguyen HB, Loomba M, Yang JJ, Jacobsen G, Shah K, Otero RM, et al. Early lactate clearance is associated with biomarkers of inflammation, coagulation, apoptosis, organ dysfunction and mortality in severe sepsis and septic shock. J Inflamm (Lond). 2010;7:6.
23. Hernandez G, Bruhn A, Castro R, Pedreros C, Rovegno M, Kattan E, et al. Persistent sepsis-induced hypotension without hyperlactatemia: a distinct clinical and physiological profile within the spectrum of septic shock. Crit Care Res Pract. 2012;2012:536852.
24. Scott HF, Brou L, Deakyne SJ, Kempe A, Fairclough DL, Bajaj L. Association between early lactate levels and 30-day mortality in clinically suspected sepsis in children. JAMA Pediatr. 2017;171(3):249-55.
25. Scott HF, Brou L, Deakyne SJ, Fairclough DL, Kempe A, Bajaj L. Lactate clearance and normalization and prolonged organ dysfunction in pediatric sepsis. J Pediatr. 2016;170:149-55.e1-4.
26. Gorgis N, Asselin JM, Fontana C, Heidersbach RS, Flori HR, Ward SL. Evaluation of the association of early elevated lactate with outcomes in children with severe sepsis or septic shock. Pediatr Emerg Care. 2017 Jan 9. doi: 10.1097/PEC.0000000000001021. [Epub ahead of print].
27. Rivers E, Nguyen B, Havstad S, Ressler J, Muzzin A, Knoblich B, et al. Early goal-directed therapy in the treatment of severe sepsis and septic shock. N Engl J Med. 2001;345(19):1368-77.
28. Yealy DM, Kellum JA, Huang DT, Barnato AE, Weissfeld LA, Pike F, et al. A randomized trial of protocol-based care for early septic shock. N Engl J Med. 2014;370(18):1683-93.
29. Peake SL, Delaney A, Bailey M, Bellomo R, Cameron PA, Cooper DJ, et al. Goal-directed resuscitation for patients with early septic shock. N Engl J Med. 2014;371(16):1496-506.
30. Mouncey PR, Osborn TM, Power GS, Harrison DA, Sadique MZ, Grieve RD, et al. Trial of early, goal-directed resuscitation for septic shock. N Engl J Med. 2015;372(14):1301-11.
31. Angus DC, Barnato AE, Bell D, Bellomo R, Chong CR, Coats TJ, et al. A systematic review and meta-analysis of early goal-directed therapy for septic shock: the ARISE, ProCESS and ProMISe Investigators. Intensive Care Med. 2015;41(9):1549-60.
32. Angus DC. Early, goal-directed therapy for septic shock - a patient-level meta-analysis. N Engl J Med. 2017;377(10):995.
33. de Oliveira CF, de Oliveira DS, Gottschald AF, Moura JD, Costa GA, Ventura AC, et al. ACCM/PALS haemodynamic support guidelines for paediatric septic shock: an outcomes comparison with and without monitoring central venous oxygen saturation. Intensive Care Med. 2008;34(6):1065-75.
34. Sankar J, Sankar MJ, Suresh CP, Dubey NK, Singh A. Early goal-directed therapy in pediatric septic shock: comparison of outcomes "with" and "without" intermittent superior venacaval oxygen saturation monitoring: a prospective cohort study*. Pediatr Crit Care Med. 2014;15(4):e157-67.
35. Brierley J, Carcillo JA, Choong K, Cornell T, Decaen A, Deymann A, et al. Clinical practice parameters for hemodynamic support of pediatric and neonatal septic shock: 2007 update from the American College of Critical Care Medicine. Crit Care Med. 2009;37(2):666-88.
36. Scheeren TWL, Wicke JN, Teboul JL. Understanding the carbon dioxide gaps. Curr Opin Crit Care. 2018;24(3):181-9.
37. Mallat J, Lemyze M, Tronchon L, Vallet B, Thevenin D. Use of venous-to-arterial carbon dioxide tension difference to guide resuscitation therapy in septic shock. World J Crit Care Med. 2016;5(1):47-56.

22 Síndrome da resposta inflamatória sistêmica, sepse, choque séptico e sepse grave em pediatria

Nilcea de Moura Freire
Daniela Nasu Monteiro Medeiros
Eduardo Juan Troster

APÓS LER ESTE CAPÍTULO, VOCÊ ESTARÁ APTO A:
• Definir sepse, sepse grave e choque séptico.
• Compreender os mecanismos fisiopatológicos que levam à sepse.
• Tratar sepse, sepse grave e choque séptico.
• Compreender o que são *bundles* e sua importância.

INTRODUÇÃO

A sepse ocorre quando uma infecção resulta em inflamação sistêmica, e a denominação sepse grave é utilizada quando a sepse é acompanhado por disfunção orgânica, enquanto o termo choque séptico é definido quando a sepse é complicada por hipotensão que é refratária à ressuscitação fluídica ou por hiperlactatemia[1,2].

Deve-se suspeitar de sepse em todo o paciente com quadro infeccioso. Salientando que os critérios de síndrome da resposta inflamatória sistêmica (SIRS), tais como alteração de temperatura, taquicardia e taquipneia, são frequentes na pediatria, tanto em infecções de pouca gravidade como em outras doenças não infecciosas[3].

A taxa de mortalidade geral em 28 dias da sepse grave varia de 15 a 30%[3-6], com aumentos para 20 a 60% quando complicada por vasodilatação arterial e disfunção ventricular levando ao choque séptico[4]. O número de mortes por sepse grave e choque séptico em adultos é maior do que o número de mortes por infarto do miocárdio no mundo, e continua aumentando[5,6].

Enquanto na pediatria, a sepse permanece como o maior desafio na medicina clínica, sendo a causa líder de morte em lactentes e crianças ao redor do mundo com mortalidade anual de aproximadamente 1,6 milhões de indivíduos ao ano[3,7]. Nos Estados Unidos, aproximadamente 42 mil casos de sepse grave ocorrem anualmente, com mortalidade estimada de 10,3%[8,9]. A permanência hospitalar e o custo para as crianças com sepse grave nos EUA são previstos 31 dias e mais de 40 mil dólares, respectivamente.

A sepse permanece como um problema de saúde pública em países desenvolvidos e não desenvolvidos, consequentemente traz muitas oportunidades para pesquisas e esforços para melhorar a qualidade de assistência[3]. O tratamento efetivo da sepse grave pode levar à completa resolução com nenhuma sequela, enquanto o tratamento inefetivo é fatal ou leva a morbidades e aumenta as taxas de mortalidade. Logo, a terapia em tempo apropriado é crucial para redução da mortalidade[7].

A importância atual na implementação de protocolos gerenciados se deve às elevadas taxas de prevalência e morbimortalidade da sepse. Especialistas acreditam que a melhora do prognóstico pode ser alcançada por meio de educação e mudanças no processo de atendimento[10,11]. O atendimento gerenciado da sepse pediátrica visa a orientar a condução em unidades de urgência/emergência, internação e de terapia intensiva pediátrica.

O reconhecimento precoce do choque séptico em pediatria e a adesão às diretrizes, visando à estabilização rápida do paciente, reduziu a mortalidade de 4% para 2%[10]. Portanto, as recomendações baseadas em evidências sobre o manejo agudo da sepse e do choque séptico são requisitos para melhores resultados e práticas clínicas[10,12].

Neste capítulo, serão descritos as definições, a epidemiologia, a patogênese, o diagnóstico e o tratamento da sepse em pediatria visando ao esclarecimento de profissionais de saúde, bem como contribuir com o melhor atendimento e a redução da mortalidade na sepse pediátrica.

DEFINIÇÕES

Em 1992 o Internacional Consensus definiu os termos sepse, sepse grave e choque séptico para população adulta. Em 2002, os membros do Internacional Consensus Conference on Pediatric Sepsis and Organ Disfunction propuseram desenvolver definições específicas em pediatria. Porém, as definições foram revisadas e publicadas em 2005 pelos membros do International Consensus Conference[13], e permanecem as mesmas até os dias atuais. Foram baseadas nos conceitos de sepse da população adulta, nas definições de sepse pediátrica vigentes e nos escores de disfunção orgânica usados em adultos e crianças. As novas recomendações das diretrizes de suporte hemodinâmico pediátrico e neonatal publicadas em 2017[10] não incorporaram novas definições de sepse em pediatria, diferente dos adultos com mudanças nas definições publicadas em 2016.

Seguem as definições publicadas em 2005 e os termos utilizados[13].

Síndrome da Resposta Inflamatória Sistêmica

Definida como a presença de pelo menos 2 dos critérios listados a seguir, sendo que pelo menos 1 deve ser a alteração de temperatura ou do número de leucócitos:

- Alteração de temperatura corpórea: hipertermia ou hipotermia. A febre nas 4 horas que antecedem da apresentação do paciente ao hospital deve ser considerada e documentada como critério de SIRS.
- Taquicardia: frequência cardíaca (FC) > que 2 desvios-padrão acima do normal para idade na ausência de estímulos externos; ou elevação da FC inexplicável pelo período de 30 minutos a 4 horas ou para crianças com menos de 1 ano, bradicardia, definida como com FC < percentil 10 para a idade na ausência de estímulos externos, drogas betabloqueadoras ou doença cardíaca congênita; ou a redução inexplicável da FC por período de 30 minutos.
- Taquipneia: frequência respiratória maior que 2 desvios-padrão acima do normal para a idade ou necessidade de ventilação pulmonar mecânica (VPM) para um processo agudo não relacionado à doença neuromuscular de base ou necessidade de anestesia geral.
- Alteração leucocitária: leucocitose ou leucopenia não secundárias à quimioterapia, ou presença de formas jovens de neutrófilos no sangue periférico.

Nas situações em que a contagem leucocitária não possa ser realizada, considera-se para o diagnóstico de SIRS alteração da temperatura, frequências cardíaca e respiratória.

Infecção

Suspeitada ou confirmada por culturas positivas, anatomiapatológica, testes de amplificação de RNA ou ainda por exame clínico, de imagem ou testes laboratoriais; causada por qualquer patógeno infeccioso ou uma síndrome clínica associada à alta probabilidade de infecção.

Sepse

Caracterizada pela presença de 2 ou mais sinais de SIRS, sendo um deles hipertermia/hipotermia e/ou alteração de leucócitos, associado ao quadro infeccioso confirmado ou suspeito.

Sepse Grave

Caracteriza-se pela presença de sepse e disfunção cardiovascular ou disfunção respiratória ou 2 ou mais disfunções orgânicas.

Choque Séptico

Definido como sepse e disfunção cardiovascular.

A hipotensão no choque séptico em pediátrico é um sinal tardio. Na fase inicial do choque, a pressão arterial (PA) é mantida por mecanismos compensatórios e a hipotensão aparece na fase descompensada. Logo, o reconhecimento do choque séptico deve ser precoce, antes que a hipotensão ocorra[14,15]. Lembrando que na hipotensão, cada hora de atraso na restauração da perfusão tecidual e da PA normal há o aumento em 2 vezes o risco de morte[15] (Tabelas 22.1 e 22.2).

TABELA 22.1 Definições de idade para cada grupo

Recém-nascido	0 dia a 1 semana
Neonato	1 semana a 1 mês
Lactente	1 mês a 1 ano
Criança e pré-escolar	2 a 5 anos
Escolar	6 a 12 anos
Adolescente e adulto jovem	13 a menores de 18 anos

TABELA 22.2 Sinais vitais e limites laboratoriais específicos para idade

Idade	Taquicardia (batimentos/min)	Bradicardia (batimentos/min)	Frequência respiratória	Contagem de leucócitos x10 (percentil 95)	Pressão sistólica (mmHg, percentil 5)
0 dia a 1 semana	> 180	< 100	> 50	> 34	< 65
1 semana a 1 mês	> 180	< 100	> 40	> 19,5 ou < 5	< 75

(continua)

TABELA 22.2 Sinais vitais e limites laboratoriais específicos para idade *(continuação)*

Idade	Taquicardia (batimentos/min)	Bradicardia (batimentos/min)	Frequência respiratória	Contagem de leucócitos x10 (percentil 95)	Pressão sistólica (mmHg, percentil 5)
1 mês a 1 ano	> 180	< 90	> 34	> 17,5 ou < 5	< 100
2 a 5 anos	> 140	NA	> 22	> 15,5 ou < 6	< 94
6 a 12 anos	> 130	NA	> 18	> 13,5 ou < 4,5	< 105
13 a menores de 18 anos	> 110	NA	> 14	> 11 ou < 4,5	< 117

Critérios para Disfunção Orgânica

- Cardiovascular: apesar da administração de fluidos endovenosos > 40 mL/kg em 1 hora, presença de: hipotensão arterial, definida com PA sistólica (PAS) < percentil 5 para idade ou PAS < 2 desvios-padrão abaixo do normal para idade ou 2 dos parâmetros de perfusão orgânica inadequada: (1) TEC prolongado; (2) diferença entre temperatura central e periférica > 3° C; (3) oligúria (débito urinário < 0,5 mL/kg/hora); (4) acidose metabólica com déficit de base < 5 mEq/L; (5) lactato acima de 2 vezes o valor de referência.
- Respiratória: $PaCO_2$ > 20 mmHg acima do $PaCO_2$ basal ou PaO_2/FiO_2 < 300 na ausência de cardiopatia congênita cianótica ou doença pulmonar preexistente ou necessidade de FiO_2 > 50% para manter SO_2 > 92% ou necessidade de ventilação não invasiva (VNI) ou VPM.
- Neurológica: escala de coma de Glasgow < 11 ou alteração aguda do nível de consciência com queda de > 3 pontos do nível anormal da ECG basal.
- Hepática: aumento significativo das bilirrubinas totais (> 4 mg/dL) ou ALT/TGP > 2 vezes o limite superior para a idade.
- Renal: creatinina > 2 vezes o limite superior para a idade ou aumento da creatinina de 2 vezes em relação ao basal.
- Hematológica: plaquetas < 80.000 ou redução de 50% no número de plaquetas em relação ao maior valor registrado nos últimos 3 dias ou alteração significativa do INR (> 2).

EPIDEMIOLOGIA

A epidemiologia da sepse ainda é um grande desafio, especialmente na população pediátrica pela falta de conhecimento de dados epidemiológicos reais. A dificuldade ocorre pelas diferentes definições adotadas nas conferências pediátricas, consensos ou Classificação Internacional de Doenças (CID). Além disso, a prevalência é diferente ao se analisar pacientes de pronto-socorro, enfermaria e unidade de terapia intensiva (UTI).

Em março de 2018, foi publicada uma revisão sistemática que avaliou a incidência e a mortalidade por sepse de crianças, em que foram incluídos 15 artigos, a maioria de estudos em países desenvolvidos do hemisfério norte. A incidência de sepse em crianças foi de 48 casos/100 mil pessoas-ano e de 22 casos de sepse grave para 100 mil pessoas-ano. Os autores fizeram uma estimativa exploratória na qual deve ocorrer 1,2 milhões de casos de sepse em crianças/ano[16].

Estudos de prevalência em unidade de emergências pediátricas mostram dados de sepse de 0,6 a 14,9% e de choque séptico de 0,1 a 2%[17,18]. Estudos de prevalência em UTI pediátrica têm mostrado incidência de sepse 7,9 a 27%, sepse grave de 1,6 a 25% e de choque séptico 2,1 a 48%[19-21].

No Brasil, Mangia et al. realizaram o primeiro estudo epidemiológico brasileiro utilizando as informações da base de dados do Sistema Único de Saúde, em que foram avaliados os períodos de 1992 a 2006 e a prevalência de sepse foi de 2% das internações[22]. Enquanto, de Souza et al., em 2015, avaliaram informações de 14 UTI pediátricas da América do Sul, encontrando prevalências de sepse, sepse grave e choque séptico de 42,6, 25,9 e 19,8%, respectivamente[23].

A mortalidade relatada em estudos variou de 14 a 25%[19,21,23,24].

PATOGÊNESE

A patogênese da sepse ainda não é completamente conhecida. Atualmente acredita-se que haja três mecanismos distintos[25]:

1. Disfunção metabólica celular.
2. Falência da barreira epitelial.
3. Síndrome da quebra do endotélio capilar.

Disfunção Metabólica Celular e Falência da Barreira Epitelial

No processo da sepse, parece ocorrer a perda da função celular e de barreira tecidual, perda das ações especializadas e coordenadas dos tecidos, e aparece uma forma de hibernação celular[25]. Os tecidos param de gerar circuitos de comunicação entre si. São observadas formas de morte celular, como necrose, apoptose e necroptose. Há mudança no comportamento celular para um modo de sobrevivência unicelular com o objetivo de reduzir o consumo de energia. As células se tornam primitivas e não diferenciadas, levando à disfunção orgânica[26]. Como resultado, os miócitos param de se contrair adequadamente, levando à disfunção miocárdica. As células renais se tornam incapazes de gerar gradientes de sódio e potássio entre as membranas, levando à insuficiência renal[25].

Síndrome da Quebra do Endotélio Capilar

O endotélio é um órgão que cobre uma área de 1.000 m^2 e desempenha papel importante na regulação do tônus vasomotor, do movimento de células e nutrientes entre os tecidos, do sistema de coagulação e do equilíbrio entre a sinalização pró-inflamatória e anti-inflamatória[27]. Portanto, a disfunção endotelial leva a 4 vias patogênicas na sepse[28]: (1) geração de fator tissular mediado por trombina; (2) anticoagulação disfuncional; (3) prejuízo da fibrinólise; e (4) ativação plaquetária generalizada.

A coagulação é regulada por 3 principais mecanismos de anticoagulação: (1) inibição do fator tissular (FT); (2) antitrombina; e (3) proteína C ativada. Na sepse, o endotélio pode interferir em todas elas. A via de inibição do FT e a função da antitrombina estão reduzidas pela diminuição da síntese e degradação dos glicosaminoglicanas na superfície endotelial. A proteína C ativada é formada a partir da proteína C quando a trombina se liga ao receptor de trombomodulina, presente na célula endotelial. Na sepse, a expressão de trombomodulina está prejudicada, havendo redução da formação de PCA, com prejuízo da fibrinólise.

A adesão plaquetária ocorre porque na sepse há deficiência induzida de ADAMS-13, uma enzima responsável pela inativação do fator de von Willebrand, cuja formação molecular final ocorre no endotélio. O fator de von Willebrand liga-se à glicoproteína Ib-alfa presente nas plaquetas. Dessa forma, a ausência de clivagem do fator de von Willebrand leva à ativação plaquetária generalizada[29].

Nos seres humanos, há proteínas transmembranas conhecidas como receptores ativados por proteases (PAR) que podem proteger ou romper o endotélio, conforme a sinalização intracelular na qual estão envolvidas. Na fase inicial da sepse, é expresso o PAR-1. Quando a trombina se liga ao PAR-1, ocorre o desarranjo do citoesqueleto do endotélio, levando à contração celular e perda do contato célula-célula. Como consequência, há aumento da permeabilidade vascular e exposição do fator tissular. O aumento da permeabilidade vascular permite a passagem de grandes moléculas (como albumina e outras proteínas) e leucócitos do sangue para o espaço subendotelial. A exposição do fator tissular ativa o sistema de coagulação.

Sistema Imunológico

O sistema imune é composto principalmente por macrófagos, monócitos, granulócitos, células *natural killer* (NK) e células dendríticas. Esse sistema atua pelo reconhecimento de padrões moleculares associados a patógenos (PAMP) e dano associado a padrões moleculares (DAMP). Exemplos de PAMP são: componentes de bactérias, vírus, fungos, endotoxinas. Exemplos de DAMP: são moléculas liberadas de células danificadas do hospedeiro como ATP, DNA mitocondrial e grupo de caixa 1 de alta mobilidade (*high mobility group box 1* [HMGB1]). PAMP e DAMP ativam o sistema inato por receptores de membrana de padrões moleculares na superfície (*receptor toll-like* e de lecitina tipo C) e do citosol (receptor NOD-*like* e RIG-1-*like*), iniciando a transcrição de interferons tipo 1 e citocinas pró-inflamatórias como TNF-alfa, interleucina (IL)-1 e IL-6. As citocinas pró-inflamatórias levam a: (1) aumento do número e ativação de células do sistema imune inato; (2) aumento das moléculas de adesão de células endoteliais; (3) indução das proteínas de fase aguda; e (4) ativação plaquetária, ativação do FT e fator de von Willebrand[27].

Em razão da interação entre o sistema imunológico e de coagulação, atualmente o fenômeno é chamado imunotrombose[27]. Também são observadas na sepse: diminuição da expressão do HLA-2, diminuição da capacidade de proliferação e funcional dos linfócitos[30], bem como apoptose de linfócitos com redução dos linfócitos CD4 e CD8[27].

A disfunção orgânica gerada pela sepse frequentemente perpetua o estado crítico do paciente, reforçando outras vias de doença[27], como:

- Síndrome do desconforto respiratório agudo (SDRA), levando à necessidade de ventilação mecânica e aumentando o risco de lesão pulmonar, potencializando a inflamação sistêmica.
- Por sua vez, pacientes em ventilação mecânica necessitam de sedativos, podendo piorar a encefalopatia séptica ou o *delirium*.
- A disfunção imunológica deixa o hospedeiro suscetível a infecções secundárias ou oportunistas. Além desse paciente frequentemente necessitar de dispositivos (p. ex., tubo endotraqueal, cateteres de longa permanência, sonda vesical), aumentando o risco de infecções nosocomiais e utilização de antibióticos de amplo espectro.

O efeito combinado dos elementos desse ciclo explica a morbidade dos pacientes com sepse.

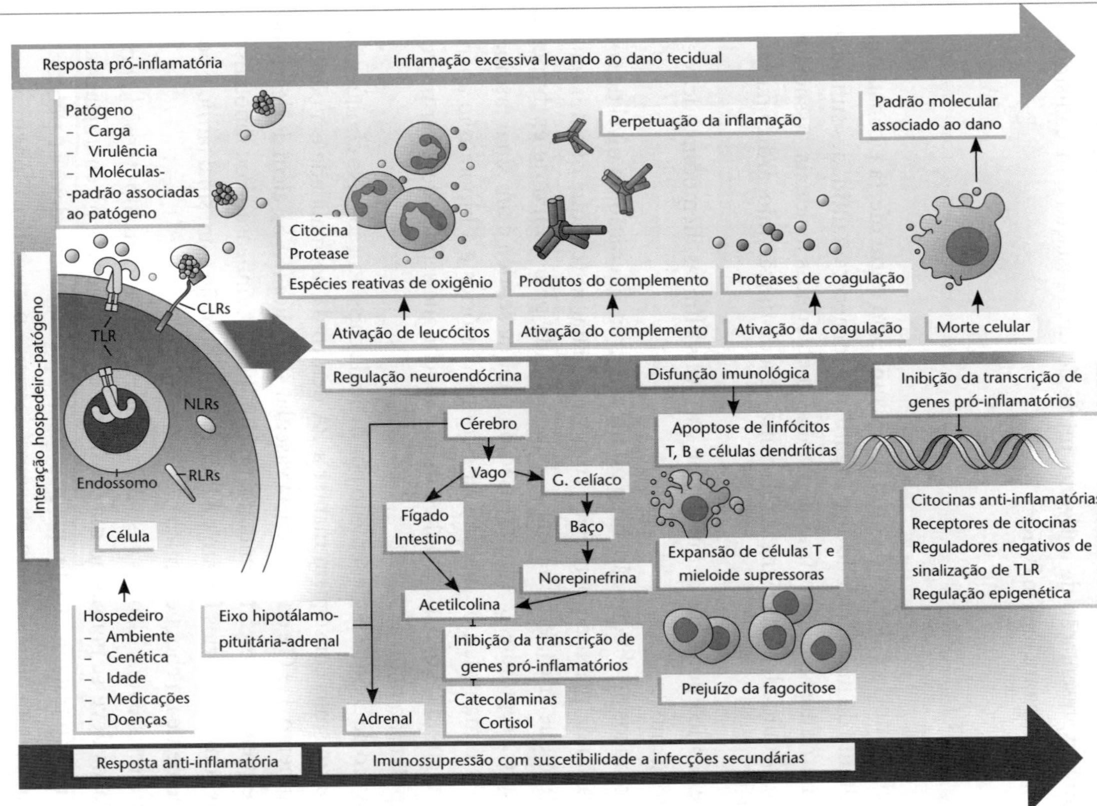

FIGURA 22.1 Resposta do hospedeiro na sepse. No hospedeiro há resposta pró-inflamatória (preto) e imunossupressora (azul). A direção, a extensão e a duração dessas reações são determinadas por fatores do hospedeiro, do patógeno e do tratamento. A resposta inflamatória é iniciada pela interação entre padrão molecular associado ao patógeno (expresso pelo patógeno) e receptores de padrão molecular: *toll-like receptor* (TLR), receptor de lecitina tipo C (CLR), NLR e RLR. A consequência é o dano tecidual e a morte celular, que resulta na liberação de padrão molecular associado ao dano, de forma semelhante à iniciada pelo patógeno (fonte: adaptada de Angus[31] e van der Poll[32]).

Resposta Genômica dos Leucócitos na Sepse

Tem sido observada variação na expressão genética de pacientes com sepse como: aumento da expressão de genes envolvidos em vias pró-inflamatórias, anti-inflamatórias e de mitocôndria; bem como redução na expressão de genes com função na reposta imune adaptativa, apresentação de antígeno, iniciação de translação e mecanismos de sinalização alvo de rapamicina (mTOR)[32].

MANIFESTAÇÕES CLÍNICAS

Choque circulatório é definido como o desequilíbrio entre oferta e consumo de oxigênio, resultante da incapacidade de o organismo fornecer quantidades suficientes de oxigênio e nutrientes para suprir as demandas metabólicas teciduais. Associado a altas taxas de mortalidade, em crianças relaciona-se à disfunção miocárdica na maioria dos casos[33,34].

O choque séptico pode ser definido por variáveis clínicas, hemodinâmicas e de utilização de oxigênio[10].

Os sinais clínicos de choque são: hipo ou hipertermia, alteração do nível de consciência e alteração da perfusão periférica com vasodilatação (choque quente) ou vasoconstrição (choque frio), esta última é diagnosticada pelo tempo de enchimento capilar maior que 2 segundos[10]. A hipotensão no choque séptico é um sinal tardio; na fase inicial, a PA é mantida por mecanismos compensatórios e a hipotensão aparece na fase descompensada. Logo, o reconhecimento do choque séptico deve ser precoce, antes que a hipotensão ocorra[14].

O diagnóstico de choque pode ser feito por meio da classificação[35]. No choque compensado, os mecanismos conseguem manter a PA dentro da normalidade e a perfusão orgânica por aumento da FC e da resistência vascular sistêmica (RVS), além de desvio do fluxo vascular esplênico e renal. No entanto, no choque descompensado ou hipotensivo, os mecanismos compensatórios falham e a PA cai. A hipotensão é um sinal tardio e pode ocorrer precocemente no choque séptico[35].

No choque resistente, a drogas vasoativas podem cursar com hipotensão persistente, nestes casos deve-se pensar no diagnóstico de insuficiência adrenal relativa ou absoluta descritas no tratamento. Enquanto, no choque refratário deve-se pensar em diagnósticos complementares, como efusões (derrame pericárdico), pneumotórax, empiemas, e afastar o diagnóstico de hipotireoidismo em razão da falha do eixo hipotálamo-hipofisário[10].

DIAGNÓSTICO/EXAMES COMPLEMENTARES

O diagnóstico da sepse é clínico, sendo importante diante de um paciente com quadro infeccioso pensar em sepse e buscar os sinais de SIRS. Em todo paciente com suspeita de sepse, deve-se coletar exames para diagnosticar infecção, bem como afastar disfunção orgânica.

Na primeira hora de atendimento, recomenda-se coleta de exames tais como: gasometria e lactato arterial, hemograma completo, creatinina, bilirrubina, coagulograma, hemocultura e cultura de sítio suspeito são sugeridos na fase inicial da sepse. Ficando a critério médico, a coleta de outros exames na 1ª hora como: ureia, troponina, glicemia, sódio, potássio, cálcio iônico, TGO/TGP[10,11].

Exames como radiografia de tórax, tomografia computadorizada e urocultura podem auxiliar na identificação do foco infeccioso[11].

Após a 1ª hora de atendimento da sepse grave, recomenda-se coletar exames para avaliar perfusão tissular e evolução da disfunção orgânica. Importante lembrar de realizar dosagem de hormônios tireoidianos no choque refratário.

Alguns biomarcadores ajudam no diagnóstico e servem como parâmetros de evolução da sepse, como: lactato, proteína C-reativa, procalcitonina, ferritina e BNP.

O lactato tem função na sinalização celular e na distribuição de substratos oxidativos e da gliconeogênese. É produzido no tecido musculoesquelético, pele, cérebro, intestino e fagócitos, que são ativados na sepse. A metabolização ocorre no fígado (na maior parte) e rins. Os níveis de lactato podem se elevar na sepse, na insuficiência hepática, em erros inatos do metabolismo ou por uso de medicações como propofol, nitroprussiato, adrenalina, paracetamol[36]. O lactato é produzido a partir do metabolismo da glicose, logo, na glicólise a glicose é metabolizada a piruvato. O metabolismo do piruvato pode seguir 2 caminhos: (1) em condições aeróbicas, piruvato é metabolizado na mitocôndria no ciclo de Krebs; e (2) em condições anaeróbicas, piruvato é metabolizado a lactato no citosol. Quando a oferta de oxigênio é reduzida, como ocorre no choque séptico, não é possível a metabolização do piruvato no ciclo de Krebs, então é gerado lactato, que servirá como fonte de energia para miócitos e células nervosas[36].

A presença de hiperlactatemia na admissão de pacientes críticos parece estar associada com mortalidade em UTI e morbidade em algumas análises retrospectivas. A significativa diferença entre sobreviventes e não sobreviventes na sepse, leva a concluir que o valor do lactato na admissão não pode ser considerado preditivo para os não sobreviventes[37]. Na sepse grave e choque séptico, a redução do valor do lactato durante o tratamento serve como marcador de evolução sendo indicativo de resposta à terapêutica empregada[10].

A proteína C-reativa é uma proteína hepática de fase aguda e pode ser usada para diagnosticar ou monitorar doenças inflamatórias ou infecciosas. Aumentando em 4 a 6 horas após estímulo inflamatório, o pico é atingido em 24 a 48 horas após o estímulo, com meia-vida de 19 horas. Podendo ser usada em crianças para diferenciar infecção de inflamação, porém a principal limitação é a falta de especificidade[25,37].

A procalcitonina (PTC) tem sido proposta como marcador específico de infecção bacteriana. Em indivíduos saudáveis, normalmente é produzida pelas células C da medula da tireoide e, às vezes, a PTC é clivada pela endopeptidase e convertida em calcitonina[37]. Os níveis de PTC no indivíduo saudável são muito baixos (< 0,05 ng/mL), entretanto durante estados pró-inflamatórios, endotoxinas e citocinas pró-inflamatórias (TNF-alfa, IL-1, IL-6) estimulam a produção da PTC nos pulmões, no fígado e no intestino, e estas células não podem clivar a PCT em calcitonina, elevando assim, os níveis séricos de PTC, tipicamente em 3 a 4 horas após liberação de endotoxinas[37]. Elevações e reduções rápidas da PTC podem ocorrer após estímulos, aumentando também na sepse, nas cirurgias ou parada cardíaca. Metanálises mostraram sensibilidade de 77% e especificidade de 79%[25]. Mandell el al., em um estudo prospectivo, cego, em um único centro, analisaram 144 crianças com suspeita de infecção bacteriana que tinham culturas bacterianas guiadas pela clínica, coletaram amostras de procalcitonina em 3 momentos (na coleta da cultura, 24 e 48 horas após), concluíram que níveis de procalcitonina foram altos em crianças com infecção bacteriana documentada e confirmada quando comparadas com aquelas com suspeita de infecção. Contudo, níveis de procalcitonina isolados ou seriados, não foram capazes de predizer a presença ou ausência de infecção[38].

Ferritina é uma proteína que estoca ferro e tem significativo papel na regulação do metabolismo. Também é considerada proteína de fase aguda e o aumento induz redução no ferro sérico disponível. Níveis de ferritina sérica estão aumentados na criança com choque séptico e são relacionados com pobre prognóstico. Hiperferritinemia é um dos critérios diagnósticos de linfo-histiocitose hemofagocítica (HLH) e pode alertar o pediatra para investigar HLH primária ou secundária e instituir terapia apropriada[37].

B-natriurético peptídeo (BNP) é sintetizado nos miocárdios atrial e ventricular. O estresse miocárdico resultante da pressão diastólica e ventricular esquerda tem sido citado como maior estímulo para transcrição do gene do BNP. As principais proriedades do BNP incluem efeitos natriurético e vasodilatador, levando a um decrescimo na pré e pós-carga. O BNP sérico é um marcador diagnóstico para crianças com insuficiência cardíaca congestiva. Também tem sido reportado aumento do BNP em pacientes com choque séptico e disfunção miocárdica. Entretanto, mais estudos são necessários para que os níveis séricos de BNP possam ser validados como *screening tool* para disfunção miocárdica no choque séptico[37].

TRATAMENTO

As recomendações atuais para hospitais e sistemas hospitalares, publicadas em 2017[10], abrange a criação de um programa de melhora de desempenho para sepse, incluindo pacotes de triagem para pacientes com doença aguda grave e de alto risco, com implementação de medidas *bundles*, pacotes de reconhecimento, ressuscitação, estabilização e desempenho, visando a orientar a condução em unidades de urgência/emergência, internação e de UTI pediátricas[10]. Estudos em que o tratamento da sepse foi guiado por *bundles* evidenciaram redução dos tempos de início do tratamento, internação hospitalar, redução de disfunção orgânica e redução de mortalidade[39-42].

Bundles

- *Bundles* de reconhecimento:
  - Ferramenta para o gatilho *triger tool* usada nas instituições: inclui sinais vitais, exame físico, população de risco.
  - Avaliação rápida em 15 minutos para pacientes identificados pelo *triger tool.*
  - Avaliação do *bundle* de ressuscitação em 15 minutos para pacientes com suspeita de choque séptico.
- *Bundles* de ressuscitação:
  - Obter acesso venoso periférico ou IO em 5 minutos.
  - Fluídos de ressuscitação iniciados em 30 minutos.
  - Iniciar antibioticoterapia de largo espectro em até 60 minutos.
  - Colher hemocultura se não atrasar antibiótico.
  - Iniciar infusão de inotrópico para choque refratário a volume em acesso periférico ou central dentro de 60 minutos.

- *Bundles* de estabilização:
  - Monitoração multimodal para guiar fluidos, terapêutica cardiovascular e hormonal objetivando atingir metas hemodinâmicas:
  - Pressão de perfusão (PP) = PAM – PVC para idade 55 + 1,5 × idade em anos.
    - $SCVO_2$ > 70% e ou IC 3,3 a 6 L/minuto/m^2.
    - Administração apropriada de antibiótico e controle do foco infeccioso.

- *Bundles* de desempenho:
  - Medidas de avaliação de adesão aos pacotes direcionados a tempo e objetivos terapêuticos alcançados.
  - Identificar barreiras que prejudiquem a adesão.
  - Prover planos de ação para resolução de falhas.
  - Recomenda-se que cada instituição desenvolva ou adote *bundles* de desempenho para identificar barreiras que impeçam os objetivos de reconhecimento, ressuscitação e estabilização.

Protocolo de Atendimento

O protocolo de sepse pediátrico deve ser aberto para toda criança com suspeita de sepse, sepse grave e choque séptico[11]. Deve ser iniciado idealmente no departamento de emergência e antes que ocorra hipotensão[13,15]. Portanto, cada instituição deve definir conforme as disponibilidades de recursos, e capacidade de triagem, se o protocolo de sepse será iniciado na presença de SIRS e na suspeita de infecção ou para pacientes com infecção grave com suspeita de disfunção orgânica[11]. Após a identificação do paciente pediátrico com suspeita de sepse, sepse grave ou choque séptico, os passos descritos a seguir devem ser realizados:

- Registrar o diagnóstico no prontuário ou na folha específica de triagem do protocolo institucional.
- Realizar exame físico com atenção ao sistema cardiovascular e respiratório, incluindo: SO_2, FR, FC, PA, TEC, amplitude de pulsos, nível de consciência e diurese.
- Classificar o paciente em uma das categorias: (1) sepse (necessita coleta de exames para descartar disfunção orgânica); (2) sepse grave ou choque séptico; (3) afastado sepse/sepse grave/choque séptico; (4) sepse/sepse grave/choque séptico em cuidados de fim de vida sem conduta no momento.
- Prescrever antimicrobianos e avaliar necessidade de coleta de *kit* sepse na presença de sepse sem disfunção orgânica.
- Encerrar protocolo nos casos em que o diagnóstico de sepse, sepse grave ou choque séptico seja afastado, e nas crianças com sepse grave/choque séptico em cuidados de fim de vida sem conduta no momento.
- Para as crianças com sepse grave e/ou choque séptico, seguem as condutas a serem rigorosamente realizadas.

Pacotes da Primeira Hora de Ressuscitação

Os objetivos terapêuticos (nível 1C) na 1ª hora de ressuscitação das crianças com sepse grave e choque séptico são: (1) manutenção ou restauração da via aérea; (2) manutenção e restauração da circulação definida como perfusão e PA normais; e (3) manutenção ou restauração da frequência cardíaca limite[10].

Os *endpoints* terapêuticos incluem: tempo de enchimento capilar menor que 2 segundos, PAS normal para faixa etária, ausência de diferença entre pulso central e periférico, extremidades aquecidas, presença de diurese (> 1 mL/kg/hora), estado mental normal, PA normal para a faixa etária, concentrações normais de glicose e cálcio ionizado[10].

O pacote da 1ª hora de ressuscitação inclui: monitoração, oxigenação, acesso venoso, coleta de exames, ressuscitação fluídica, uso de inotrópico e/ou vasopressor nas crianças com choque refratário a fluidos, correção hipoglicemia e hipocalcemia[10,11,15].

Monitoração (nível 1C)

Recomenda-se na criança com sepse grave e choque séptico monitoração hemodinâmica básica (oximetria de pulso, ECG contínuo, medida de PA não invasiva de 15 em 15 minutos, monitoração da temperatura e débito urinário (glicose e cálcio ionizado) na 1ª hora de atendimento[10,11].

Via aérea e ventilação (nível 1C)

Recomenda-se iniciar suporte ventilatório com máscara não reinalante, e se necessário escalonar terapia para cânula nasal de alto fluxo, com objetivo de manter saturação de oxigênio acima de 92%[10,11]. Na fase inicial da sepse, os pacientes às vezes apresentam alcalose respiratória mediada por hiperventilação de origem central. À medida que a sepse progride pode haver hipoxemia e acidose metabólica com alto risco de desenvolver acidose respiratória secundária à combinação de doença pulmonar parenquimatosa e/ou inadequado esforço respiratório em razão do estado mental alterado[10]. Nos casos mais graves, e principalmente nas crianças mais jovens, como lactentes e RN, que têm capacidade residual funcional reduzida, pode ser necessária intubação e ventilação mecânica[15]. Lembrando que a decisão de intubação é clínica, baseada principalmente no diagnóstico clínico, esforço respiratório, hipoventilação e alteração do nível de consciência. Se ventilação mecânica for requerida, instabilidade cardiovascular durante a intubação é menos provável após ressuscitação cardiovascular adequada (nível 2C)[10,15]. A droga de escolha para intubação no choque séptico é a cetamina por manter a integridade cardiovascular, associada ao bloqueador neuromuscular de curta duração. Não se recomenda etomidato, pelo risco de insuficiência adrenal no choque séptico[10].

Acesso venoso (nível 1C)

Acesso vascular deveria ser imediatamente providenciado, seja por visualização direta ou palpação ou com ajuda de ultrassonografia portátil. Acesso intraósseo deve ser obtido, se acesso periférico não estiver disponível em minutos; dispositivo intraósseo *powered* pode facilitar o sucesso da técnica, mas deveria ser reservado para crianças com mais de 3 kg[10]. Recomenda-se providenciar 2 acessos venosos periféricos e ou 1 via intraóssea para ressuscitação volêmica e administração de inotrópicos na fase inicial. Posteriormente, se necessário, providenciar acesso venoso central[10,14,15].

Pacotes de exames sugeridos para 1ª hora

Sugere-se coleta do *kit* sepse para confirmar ou afastar possíveis disfunções orgânicas associadas, exames tais como: gasometria e lactato arterial, hemograma completo, creatinina, bilirrubina, coagulograma, hemocultura e cultura de sítio suspeito. Ficando a critério médico, a coleta de outros exames na 1ª hora como: ureia, troponina, glicemia, sódio, potássio, cálcio iônico, TGO/TGP. O objetivo nesta fase é que os exames tenham resultados disponíveis em até 30 minutos[14]. Recomenda-se para as hemoculturas, coleta de 1 frasco para lactentes e escolares e 2 frascos para adolescentes e adultos jovens. Lembrando de coletar culturas de outros sítios suspeitos para investigação do foco infeccioso[14,15].

Antimicrobianos

A diretriz do Surviving Sepsis Campaign, de 2008, assina uma recomendação, nível 1B de evidência, para o uso de antibióticos intravenosos de largo espectro na 1ª hora do choque séptico[43]. Em um estudo prospectivo de coorte, incluindo 492 adultos criticamente doente com infecção de corrente sanguínea documentada, dentre eles, os pacientes não adequadamente tratados apresentavam taxa de mortalidade 61,9%, enquanto os que receberam antibiótico adequado, a taxa de mortalidade foi de 28,4%[44]. Um pequeno estudo retrospectivo envolvendo crianças com pneumonia comunitária e necessidade de VPM (n = 45) associou antibiótico em tempo e seguimento adequados[45].

O atraso na administração de antibiótico com um curto período de 2 a 4 horas foi independentemente associado com longa duração da VPM e aumento da permanência na UTI e hospitalar. Estes dados, promovem e suportam o conceito de que a administração adequada de antibiótico em tempo apropriado é um importante ponto para melhores esforços de qualidade na sepse clínica.

Cruz et al.[46] recentemente reportaram a implementação de protocolos para otimizar a administração de antibióticos para crianças com sinais de sepse admitidas no departamento de emergência de um hospital terciário. Antes da implementação do protocolo, a média de tempo para iniciar a administração de antibiótico era de 130 minutos. Enquanto a média decresceu para 38 minutos após implementação do protocolo. Recomenda-se, o controle precoce e agressivo do foco infeccioso pelo uso de antibióticos na 1ª hora de atendimento. O atraso no início do antibiótico adequado, bem como o controle inadequado do sítio de infecção e a não remoção dos dispositivos infectados estão associados ao aumento da mortalidade por sepse[15].

O tratamento antibiótico inicial deve ser reavaliado com os resultados de culturas e o uso racional deve ter como objetivos: reduzir efeitos colaterais, diminuir resistência bacteriana, minimizar toxicidade, evitar risco de superinfecção e reduzir custos do tratamento[47].

Passos importantes para antibioticoterapia na sepse

- Prescrever e administrar antibióticos de amplo espectro por via endovenosa dentro da 1ª hora de identificação da sepse, visando ao foco suspeito. Culturas de sangue podem ser obtidas, se possível, antes da administração de antibióticos, porém se não for atrasar a administração. A escolha de drogas empíricas deve ser modificada nas epidemias e endemias (H1N1, MRSA, malária resistente a cloroquina, pneumococos resistente à penicilina, recente internação em UTI, neutropenia) (grau de recomendação 1D)[15].

- Entregar prescrição ao enfermeiro responsável, que deverá administrar medicação em até 30 minutos.
- Na escolha de antibioticoterapia empírica, consultar protocolo da comissão de controle de infecção hospitalar (CCIH).
- Os antimicrobianos podem ser administrados por via oral ou intramuscular, até que acesso venoso esteja disponível.
- Remoção de sistemas potencialmente infectados, tais como cateter venoso central e cateter urinário.
- Drenagem de abcessos e empiemas.
- Reavaliação e descalonamento da antibioticoterapia após resultados de culturas.
- Acompanhamento em paralelo com infectologia e CCIH hospitalar.
- Clindamicina e terapia com antitoxina devem ser consideradas para síndrome do choque tóxico com hipotensão refratária (grau de recomendação 2D)[15].
- Colite induzida por *Clostridium difficile* deve ser tratada com antibióticos enterais, se tolerados. Vancomicina oral é preferida para doença grave (grau de recomendação 1A)[15].

Ressuscitação hemodinâmica

A ressuscitação hemodinâmica inclui a fluídica e o uso de drogas vasoativas. Considerando que na criança, a hipotensão é um sinal tardio, pois na fase inicial do choque séptico pediátrico a PA é mantida normal por mecanismos compensatórios, tais como vasoconstrição e taquicardia. Lembrando que cada hora de atraso na restauração da perfusão tecidual e da PA para idade aumenta em 2 vezes o risco de óbito[14]. O reconhecimento precoce da sepse grave e do choque séptico são fundamentais para sucesso terapêutico. Portanto, a ressuscitação hemodinâmica está indicada para crianças com sinais e sintomas de hipoperfusão tecidual, como: tempo de enchimento capilar lentificado e alteração do nível de consciência, independente da ocorrência de hipotensão, conforme recomendações descritas no fluxograma da Figura 22.2.

Ressuscitação volêmica (nível 1C)

Há mais de 20 anos, Carcillo, Davis e Zaritsky reportaram que a utilização de fluidos de ressuscitação (40 mL/kg) na 1ª hora da apresentação do choque séptico de crianças foi associada com melhora na sobrevida, sem aumento do risco de edema pulmonar cardiogênico ou SDRA[48]. Desde então, ressuscitação fluídica tem sido mantida nas diretrizes para adultos e crianças para o manejo do choque séptico[14,43].

A ressuscitação fluídica está indicada para as crianças em choque com ou sem hipotensão. Porém, na hipotensão, a ressuscitação fluídica deverá ser mais agressiva e o agente inotrópico deverá ser iniciado precocemente e muitas vezes concomitante com a reposição volêmica[15].

0 min

Reconhecer alteração do nível de consciência e perfusão. Iniciar oxigênio em alto fluxo e estabelecer acesso IO/IV de acordo com o PALS

5 min

Sem hepatomegalia ou crepitação, fazer 20 mL/kg de bolo de solução salina 0,9% e reavaliar cada bolo até 60 mL/kg até melhora da perfusão. Parar se evoluir para roncos, crepitações ou hepatomegalia. Corrigir hipoglicemia e hipocalcemia. Começar antibióticos

15 min

Choque refratário a volume?

Começar a infusão de inotrópico periférico IV/IO, de preferência epinefrina 0,05-0,3 ug/kg/min. Usar atropina/cetamina IV/IO/IM se for necessário para acesso à veia central ou à via aérea

Titular epinefrina 0,05-0,3 ug/kg/min para choque frio (titular dopamina central 5-9 ug/kg/min se a epinefrina não estiver disponível). Titular a norepinefrina central de 0,05 ug/kg/min e aumentar para reverter choque quente (titular dopamina central ≥ 10 ug/kg/min se a norepinefrina não estiver disponível)

60 min

Choque resistente à catecolamina?

Se estiver em risco de insuficiência adrenal absoluta, considerar hidrocortisona. Usar Doppler US, PICCO, FATO ou PAC para diferenciar fluido, agente inotrópico, agente vasopressor e agente vasodilatador. Objetivo é obter PAM-PVC normal, $ScvO_2$ > 70% e IC 3,3-6,0 L/min/m_2

Pressão sanguínea normal, choque frio, $ScvO_2$ < 70%/Hgb > 10 g/dL em uso de epinefrina?

Começar a infusão de milrinona. Adicionar vasodilatador se IC < 3,3 L/min/m_2 com alto IRVS e/ou se perfusão cutânea ruim. Considerar levosimendana se não revertido

Pressão sanguínea baixa, choque frio, $ScvO_2$ < 70%/Hgb > 10 g/dL em uso de epinefrina?

Adicionar norepinefrina à epinefrina para atingir pressão diastólica sanguínea normal. Se IC < 3,3 L/min/m_2, adicionar dobutamina, enoximona, levosimendana ou milrinona

Pressão sanguínea baixa, choque quente, $ScvO_2$ < 70%/Hgb > 10 g/dL em uso de epinefrina?

Se euvolêmico, adicionar vasopressina, terlipressina ou angiotensina. Mas, se IC diminuir < 3,3 L/min/m_2, adicionar epinefrina, dobutamina, enoximona, levosimendana

Choque persistente resistente à catecolamina?

Descartar derrame pericárdico ou pneumotórax. Manter pressão intra-abdominal < 12 mmHg

Choque refratário?

Oxigenação de membrana extracorpórea

Objetivos a serem alcançados na terapêutica pediátrica

- Perfusão capilar ≤ 2 segundos
- Pulsos normais, sem diferença entre os pulsos centrais e periféricos
- Débito urinário > 1 mL/kg/h
- 3,3 > IC < 6,0 L/min/m^2, com PP = PAM – PVC normal para a idade, $SvcO_2$ > 70%
- Frequência cardíaca dentro dos limites
- Extremidades quentes
- Nível de consciência normal
- Maximizar a pré-carga para maximizar IC e PP
- Hb > 10 g/dL
- Glicose e cálcio normais

FIGURA 22.2 Recomendações para manejo do choque séptico em crianças pelo ACCM/PALS.

Sankar et al., em uma triagem controlada randomizada publicada em 2017[49], realizada no departamento de emergência e em uma UTI pediátrica, em Nova Déli, incluíram 96 crianças randomizadas: 45 para receber fluidos em 15 a 20 minutos e 51 em 5 a 10 minutos. Concluíram que crianças que receberam bolo de ressuscitação de 5 a 10 minutos, tinham maior risco de intubação do que aquelas que receberam em 15 a 20 minutos. Não obstante, a larga diferença no risco de mortalidade e a possibilidade de baixo limite de intubação e ventilação mecânica ter sido usada na presença de excesso de líquido, os resultados desse estudo levantam a preocupação atual na recomendação da administração de bolo em 5 a 10 minutos nas crianças com choque séptico.

A escolha do fluido de ressuscitação continua sendo um tema de debate. Os resultados conflitantes de várias metanálises e triagens clínicas têm levado muitos clínicos a debaterem sobre os efeitos dos fluidos contendo albumina na sobrevivência de pacientes críticos. Uma das maiores triagens publicadas (SAFE-Salina versus Albumin Fluid Evaluation), estudo realizado em 16 UTI na Austrália e na Nova Zelândia. Os investigadores testaram albumina a 4% em comparação com salina a 0,9% para ressuscitação fluídica em pacientes críticos e não houve nenhuma diferença na mortalidade em 28 dias[50].

Recomenda-se iniciar imediatamente a ressuscitação fluídica com solução salina isotônica (SF a 0,9% ou ringer lactato) ou coloide (albumina humana) em bolo de 20 mL/kg, em 5 a 10 minutos nos pacientes com sepse grave e choque séptico. A infusão rápida de volume deverá ser mantida até normalização dos sinais de hipoperfusão tecidual e hipovolemia. Preconiza-se, reavaliações frequentes, após cada alíquota de volume, objetivando normalização dos sinais de hipoperfusão, bem como diagnosticar a presença de hipervolemia por meio de sinais, tais como: hepatomegalia, crepitações pulmonares e ganho de peso superior a 10% do peso corporal habitual[10,15]. Na ausência de sinais clínicos, as crianças podem requerer até 40 a 60 mL/kg na 1ª hora de ressuscitação. Na presença de hipervolemia, recomenda-se suspender a fluidoterapia, caso a perfusão tenha sido reestabelecida, ou substituir por agentes inotrópicos nos casos de choque persistentes refratário ao fluido[15] (grau recomendação 2C).

Importante salientar que nas crianças com diagnóstico de anemia hemolítica grave sem hipotensão, a transfusão de sangue é considerada superior à administração de cristaloide ou coloides[15].

Hipoglicemia e hipocalcemia devem ser corrigidas precocemente. Soluções isotônicas contendo glicose a 10% podem fornecer níveis de glicose para demanda apropriada à faixa etária.

Drogas vasoativas: inotrópicos/vasopressores/vasodilatadores (nível 1C)

O choque séptico resulta dos agentes infecciosos ou dos mediadores induzidos por estes agentes que circulam no sangue e produzem descompensação hemodinâmica. A patogênese envolve uma complexa interação entre vasodilatação patológica, hipovolemias relativa e absoluta, disfunção miocárdica e alteração na distribuição do fluxo sanguíneo causada pela resposta inflamatória à infecção. Ceneviva descreveu que o choque pediátrico na maioria (80%) acontece em razão da disfunção miocárdica. Desses, 58% cursam com débito cardíaco baixo e resistência vascular sistêmica aumentada, 22% tem débito cardíaco baixo e resistência vascular sistêmica diminuída e apenas 20% com débito cardíaco aumentado e resistência vascular sistêmica diminuída[12].

Após a restauração do volume intravascular, anormalidades circulatórias podem persistir, levando à má distribuição do fluxo sanguíneo e ao comprometimento do débito cardíaco[51]. Após infusão de 40 a 60 mL/kg de fluidos isotônicos, recomenda-se iniciar tratamento com inotrópicos (dopamina ou adrenalina), por via periférica até que acesso venoso central tenha sido providenciado, considerando que 80% das crianças com choque resistente ao fluido têm baixo débito cardíaco[11,12].

A droga vasoativa deverá ser iniciada até o final da primeira hora nos pacientes com choque refratário ao volume. A escolha da amina vasoativa nos casos de choque refratário ao fluido é guiada pela apresentação clínica do choque.

No choque frio ou hipodinâmico está indicado epinefrina (0,05 a 0,3 mcg/kg/minuto) ou dopamina (5 a 10 mcg/kg/minuto). A epinefrina pode ser usada como inotrópico de primeira escolha, idealmente administrada em acesso central. Porém, a utilização precoce em acesso periférico ou intraóssea está associado com aumento da sobrevida de pacientes pediátricos quando comparados com a dopamina[52]. A administração de drogas vasoativas em vias periféricas pode levar ao extravasamento com danos vasculares e teciduais. Salientando que o atraso na administração de inotrópicos está associado ao maior risco de mortalidade[10].

No choque quente ou hiperdinâmico que se caracteriza pela presença de vasodilatação, enchimento capilar diminuído com $SVO_2 > 70\%$, e representam 20% dos casos de choque na pediatria[11], está indicado uso de vasopressores, sendo a norepinefrina (0,1 a 1 mcg/kg/minuto) a droga de escolha para iniciar tratamento.

Terapia com hidrocortisona (nível 1C)

Estudos com adultos e crianças sugerem uma deterioração do eixo HPA nos pacientes com doenças graves e sepse. Insuficiência cortical relacionada à doença grave (CIRCI) é um termo recente para descrever um grupo de pacientes críticos, que tem inadequada resposta ao cortisol para o grau de gravidade da doença. Os mecanismos desta insuficiência adrenal relativa são por deficiência de produção do cortisol ou por resistência tissular ao cortisol[53].

A literatura pediátrica durante muito tempo consistiu de estudos de casos e triagens de investigação de terapia de altas doses de esteroides no choque relacionado à dengue. O primeiro destes estudos, uma triagem randomizada duplo-cega, placebo-controlada, envolvendo 98 crianças com choque relacionado à dengue, foi evidenciado melhora significativa da mortalidade (44 *vs* 19%) com administração de corticosteroide[54]. Contudo, triagens subsequentes falharam em confirmar o benefício[55,56].

Mais recentemente, os conceitos de CIRCI e insuficiência adrenal relativa têm renovado interesse na terapia coadjuvante com corticoide na sepse. Annane et al.[57] conduziram um estudo inicial suportando o conceito de insuficiência adrenal relativa, descrevendo 3 classes de choque séptico em adultos, baseados nos níveis randômicos de cortisol, resultantes do teste de estimulação com corticotropina. No coorte de 189 pacientes com alto cortisol basal (> 34 mcg/dL), e resposta pobre a baixas doses de corticotropina (mudanças no cortisol < 9 mcg/dL), apresentaram alta mortalidade entre as 3 classes. Esse estudo iniciou o conceito de que uma classe de pacientes indeterminada com choque séptico e insuficiência adrenal relativa pode existir e tem claros benefícios com a terapia de reposição com corticoide. A literatura sugere um fenômeno similar em crianças com choque séptico, mas as dificuldades para interpretar dados são pelo pequeno tamanho da coorte, alto grau de heterogeneidade no desenho do estudo, além das várias definições de insuficiência adrenal e dificuldades para estimulação com corticoide[58].

Menon et al.[59] conduziram um estudo prospectivo em insuficiência adrenal com 381 crianças em 7 UTI terciárias no CNA. Tendo como objetivo primário determinar a prevalência de insuficiência adrenal na população geral de crianças críticas. O estudo examinou várias definições de insuficiência adrenal, mas a análise de prevalência foi baseada em baixas doses de corticotropina que resultaram em aumento da dose do cortisol, sendo o aumento de 9 mcg/dL do cortisol após estimulação com corticotropina considerado diagnóstico de insuficiência adrenal relativa, com prevalência geral (30,2%), no trauma cranioencefálico (TCE) (62,5%) e paciente séptico (32,8%). O aumento da idade foi relacionado com aumento da insuficiência adrenal relativa. Este estudo evidenciou que a insuficiência adrenal relativa foi associada com o aumento da necessidade de catecolaminas e na duração do requerimento de aminas.

Annane et al.[60] conduziram uma triagem controlada, randomizada de administração simultânea de hidrocortisona (50 mg de 6/6 horas) e fludrocortisona (50 mcg/dia) durante 7 dias, para 300 adultos com choque séptico, sendo considerado não respondedores os pacientes com nível de cortisol < 9 mcg/dL, após estímulo com corticotropina. Houve benefício maior nos pacientes não respondedores, enquanto não houve benefícios nos pacientes respondedores. Em adição, a terapia com vasopressor foi encurtada nos não respondedores tratados com hidrocortisona ou fludrocortisona.

Recomenda-se o uso de hidrocortisona para crianças com choque refratário ao fluido e resistente à catecolamina (adrenalina ou noradrenalina > 0,6 mcg/kg/minuto); na presença de risco para insuficiência adrenal (uso prévio de corticoide para tratamento de doenças crônicas, doença pituitária ou adrenal conhecida, púrpura fulminas e suspeita de síndrome de Waterhouse-Friderichsen). As doses recomendadas são: ataque 10 mg/

kg (máximo de 200 mg/dose), manutenção 50 mg/m²/dia EV, de 6/6 horas, e para adolescentes, 50 mg de 6/6 horas.

O tratamento deve ser mantido enquanto houver instabilidade hemodinâmica, até suspensão do vasopressor ou caso haja algum procedimento cirúrgico programado. Podendo ser suspensa após 5 dias ou o desmame iniciado após 24 horas da suspensão do vasopressor ou após 24 horas do procedimento cirúrgico, e geralmente realizado de maneira gradual (D1:25 mg/m², D2:12,5 mg/m², D3:suspenso)[10,11] (grau de recomendação 1A).

Pacote após a Primeira Hora

Nas crianças com choque resistente a catecolaminas, está indicado internação em UTI pediátrica, e monitoração da PAI, PVC, $SVcO_2$, pressão de perfusão, ecocardiograma funcional e outras monitorações minimamente invasivas com objetivo de atingir o alvo terapêutico. Os objetivos terapêuticos nesta fase são: (1) perfusão normal; (2) tempo de enchimento capilar menor ou igual a 2 segundos; (3) pressão de perfusão apropriadas para faixa etária; e (4) $ScvO_2$ > 70%.

Os *endpoints* terapêuticos são (nível 1C): enchimento capilar menor ou igual a 2 segundos, FC adequada, pulsos normais sem gradiente, extremidades aquecidas, débito urinário maior que 1 mL/kg/hora, estado mental normal, índice cardíaco (IC entre 3,3 a 6 L/minuto), com pressão de perfusão normal (PAM-PVC ou PAM-PIA) de acordo com a idade ($ScvO_2$ > 70%)[10,11].

Reposição volêmica guiada pelo exame clínico e uso de inotrópicos, vasopressores e vasodilatadores conforme apresentação e evolução do choque descritas no fluxograma de atendimento da Figura 21.2[10,11].

Monitoração (nível 1C)

Considerando que crianças com choque refratário ao fluido têm indicação de acesso venoso central e cateter arterial. Nesta fase, está indicada a monitoração invasivo ou minimamente invasiva[10,11,15] e as sugestões são:

- Oxímetro de pulso.
- ECG contínuo.
- Temperatura.
- Monitoração da PA invasiva (PAI).
- Monitoração da pressão venosa central (PVC).
- Monitoração da saturação venosa central de oxigênio ($SVCO_2$) ou pressão da artéria pulmonar/saturação de oxigênio e CO.
- Ecocardiograma funcional com objetivo de avaliar débito cardíaco e complacência da veia cava inferior.

- Monitoração da pressão de perfusão (PPC = PAM - PVC ou PAM-PIA). Os valores médios descritos de PPC são: RN (VR: 55), lactentes até 2 anos (VR: 58) e crianças a partir 7 anos (VR: 65).
- Glicose e cálcio.
- INR.
- Lactato e ânion *gap*.

Pacotes de exames

Após a 1ª hora de ressuscitação, são sugeridas coletas de exames que auxiliem na avaliação da perfusão tissular e monitoração de novas disfunções orgânicas e seguimento[10,11]. Exames tais como: gasometria arterial, lactato, glicose, cálcio iônico, TGO/TGP, U/C, INR/TTPA, troponina, bilirrubinas, hemograma, PCR se disponível procalcitonina, podem auxiliar no controle da infecção e no diagnóstico de novas disfunções orgânicas e seguimento da disfunção orgânica atual, perfusão tecidual e do processo infeccioso. Sugere-se a dosagem de cálcio, glicose, INR; lactato seriado e ânion *gap* para seguimento.

Fluidos de ressuscitação (nível 1C)

A perda de fluidos e hipovolemia persistente por extravasamento capilar persistente pode continuar por dias. A reposição de fluidos nesta fase deveria ser direcionada aos *endpoints* clínicos, incluindo perfusão, PAOP/volume diastólico global (quando disponível) e débito cardíaco.

Cristaloide é o fluido de escolha para pacientes com HB > 10 g/dL. Elevada concentração de lactato e mensuração do ânion *gap* podem refletir a demanda apropriada de oxigênio e a utilização da glicose. Adequada demanda de oxigênio indicada pela $ScvO_2$ > 70% pode ser alcançada por manutenção da HB > 10 g/dL e do índice cardíaco maior que 3,3 L/minuto, usando adequado volume de ressuscitação e suporte inotrópicos/vasodilatador quando necessário. A utilização de plasma fresco está indicada para pacientes com INR prolongado[10,11].

Avaliação do perfil hemodinâmico após fase de ressuscitação (nível 1C)

As crianças com sepse grave e choque séptico refratário a fluidos de ressuscitação podem demonstrar perfis hemodinâmicos distintos, bem como mudanças rápidas na apresentação do choque durante as primeiras 48 horas. Portanto, a terapia inotrópica ou vasopressora deverá ser iniciada e modificada de acordo com a apresentação do choque no momento da avaliação[11]. Ceneviva descreveu que o choque pediátrico para a maioria (80%) acontece em decorrência da disfunção miocárdica. Desses, 58% cursam com débito cardíaco baixo e resistência vascular sistêmica aumentada; 22% têm débito cardíaco baixo e resistência vascular sistêmica diminuída e apenas 20% com débito cardíaco aumentado e resistência vascular sistêmica diminuída[12].

As diversas modalidades do choque séptico são:

- Débito cardíaco baixo e elevada resistência vascular sistêmica (choque frio com PA normal)(nível 1D): (1) recomenda-se titular volume e aminas vasoativas (dopamina ou epinefrina), com objetivo de atingir alvo terapêutico $SvcO_2$ > 70%. Se necessário transfundir concentrado de hemácias, se HB < 10 g/dL; (2) se mesmo depois a criança não normalizar $SvcO_2$, iniciar vasodilatador (milrinona 0,5 a 1 mcg/kg/minuto) e avaliar necessidade de bolo de fluidos. Considerar levosimendana[10-12,47].
- Débito cardíaco baixo e baixa resistência vascular sistêmica (choque frio com PA baixa (nível 1D): (1) recomenda-se titular volume e amina vasoativa (dopamina ou epinefrina) visando a atingir objetivo de $ScvO_2$ > 70%. Na presença de anemia (Hb < 10 g/dL), realizar transfusão de concentrado de hemácias; (2) considerar noradrenalina, caso hipotensão persista; (3) se $SvcO_2$ < 70% persistentemente, considerar dobutamina, milrinona ou levosimendana[10-12,47].
- Débito cardíaco elevado e baixa resistência vascular sistêmica (choque quente com PA baixa)(nível 2D): (1) aumentar a dose de adrenalina acima de 0,3 mcg/kg/minuto ou iniciar noradrenalina 0,1 a 2 mcg/kg/minuto; (2) iniciar vasopressina (0,0003 a 0,002 U/kg/minuto ou 0,18 U/kg/hora, com dose máxima de 0,008 U/kg/minuto) nos pacientes que persistem com hipotensão apesar de doses elevadas de noradrenalina (> 0,5 mcg/kg/minuto)[10-12,47].
- Choque refratário (nível 2C): crianças com choque refratário deve ser suspeitado de morbidades não reconhecidas, incluindo controle inapropriado de infecção, efusão pericárdica (periocardiocentese), pneumotórax (toracocentese), hipoadrenalismo (reposição de hormônio adrenal), hipotireoidismo (reposição de hormônio tireoidiano), perdas sanguineas (reposição de sangue) e aumento da PIA (remoção de cateter peritonial ou abdominal), necrose tissular (remoção tecidos necróticos), excessiva imunossupressão (transfusão de fator de crescimento de células brancas).

Outras recomendações

Hemoderivados

A concentração ótima de hemoglobina em crianças criticamente enfermas com sepse grave não é conhecida. Lacroix et al., em uma triagem multicêntrica, compararam estratégia de transfusão liberal (manutenção HB 10 a 12 g/dL, com limite para transfusão HB < 10 g/dL) com a estratégia restrita (manter HB: 7 a 9 g/dL, com limite para transfusão HB < 7 g/dL) em paciente pediátricos clínicos e cirúrgicos. Com a estratégia restritiva, estes investigadores reportaram redução de 96% no número de pacientes que receberam transfusão e 44% no número de administrações de hemácias. Não havendo diferenças na mortalidade em crianças críticas hemodinamicamente estáveis que receberam transfusão com HB: 7 g/dL, comparadas ao grupo que recebeu transfusão com Hb: 9,5 g/dL; contudo um subgrupo de sepse grave tinha aumento da sepse nosocomial e faltava clara evidência de seguimento com a estratégia restritiva[61,62].

Na RTC do Early Goal Directed Therapy para pacientes pediátricos com choque séptico utilizando limite para transfusão Hb < 10 g/dL para pacientes com $SvcO_2$ menor 70% nas primeiras 72 horas de admissão na UTI, foi evidenciando melhora na sobrevida no braço de intervenção multimodal[63].

Recomenda-se, na fase de ressuscitação, alvo terapêutico da hemoglobina acima 10 mg/dL nos pacientes com $SvcO_2$ < 70%. Após a estabilização, o alvo sugerido é manter Hb > 7 g/dL (grau de recomendação 1B)[10,15].

A recomendação para transfusão de plaquetas para criança é similar à do adulto (grau de recomendação 2C)[15].

A indicação de terapia com plasma para crianças com púrpura trombótica induzida pela sepse, inclui: a coagulação intravascular disseminada (CIVD), a microangiopatia trombótica secundária e púrpura trombolítica trombocitopênica (grau de recomendação 2C)[15].

Ventilação pulmonar mecânica

O objetivo da ventilação pulmonar mecânica (VPM) na sepse grave e no choque séptico pediátrico é diminuir o gasto metabólico e dar suporte quando a falência respiratória estiver presente. Nos pacientes com SDRA que requeiram pressão expiratória final positiva (PEEP) elevada, sugere-se a utilização de estratégia ventilatória protetora pulmonar (pressões de pico < 30 a 35 mmH_2O para obter volume-corrente efetivo de 6 a 8 mL/kg com a adequada remoção de CO_2, visando a minimizar os danos induzidos pela VPM[16]. Recomenda-se estratégia ventilatória protetora pulmonar (grau de recomendação 2C)[15].

Sedação e analgesia

Recomenda-se sedação para pacientes críticos com sepse ventilados mecanicamente (grau de recomendação 1D). A cetamina permanece como o sedativo de escolha no choque séptico associado a um bloqueador neuromuscular de curta duração na intubação, bem como é a droga de escolha para manutenção em infusão contínua no paciente pediátrico com sepse grave e choque séptico, por promover a integridade cardiovascular. Etomidato não é recomendado pelo risco aumentado de insuficiência adrenal[10,15].

Correção de distúrbios metabólicos e eletrolíticos

Recomenda-se correção da hipoglicemia e hipocalcemia, considerando que a manutenção destes distúrbios contribuem para disfunção miocárdica e resposta inadequada às medidas de ressuscitação[10,15]. Apropriados níveis de glicose podem ser alcançados com soluções isotônicas de manutenção contendo glicose a 10%.

Deve-se usar estratégias de controle da hiperglicemia, visando a manter níveis glicêmicos abaixo de 180 mg/dL[15].

Importante salientar a reposição de hormônio tireoidiano diante da suspeita documentada de hipotireoidismo no choque refratário.

Profilaxia da úlcera de estresse

Estudos têm evidenciado que sangramento gastrointestinal em crianças ocorrem com taxa similar à dos adultos. Profilaxia de úlcera de estresse é comumente usada em crianças em VPM, usualmente com bloqueadores H2 ou inibidores de bomba de prótons, entretanto os efeitos não são conhecidos[64,65].

Nutrição

Recomenda-se nutrição enteral precoce para crianças que possam tolerar, enquanto nutrição parenteral fica reservada para aquelas crianças graves que não se pode alimentar via enteral (grau de recomendação 2C)[10,15].

Profilaxia da trombose venosa profunda

Muitas tromboses venosas profundas (TVP) em crianças jovens são associadas a cateteres venosos centrais. Heparina ligada a cateteres pode decrescer o risco de TVP associada ao cateter. Nenhum dado existe sobre a eficácia da profilaxia com UFH ou LMWH para previnir TVP relacionada ao cateter em crianças na UTI pediátrica[66,67].

Diuréticos e terapia de substituição renal

Recomenda-se a utilização de diuréticos para reverter a sobrecarga hídrica nas crianças com choque séptico após a fase inicial de ressuscitação.

Na população pediátrica, estima-se que 40% dos pacientes com disfunção orgânica que necessitam de terapias de substituição renal contínua (CRRT) tenham sepse concomitante[3]. Um estudo retrospectivo de crianças com meningococcemia evidenciou o risco associado de mortalidade quando crianças receberam pouco ou muito fluido de ressuscitação[68,69]. Um estudo retrospectivo com 113 crianças criticamente enfermas com disfunção orgânica mostrou que pacientes que receberam menos fluido em excesso antes da hemofiltração venovenosa tinham melhor sobrevida[70-72]. Um estudo recente, retrospectivo, analisou 22 pacientes pediátricos durante a CRRT e estes tinham concomitante síndrome da resposta inflamatória sistêmica e múltiplas disfunções orgânicas; este estudo não evidenciou nenhuma melhora nos parâmetros hemodinâmicos e respiratórios explicados pela ausência de mudança de peso[73].

Recomenda-se avaliar a necessidade de diálise peritoneal ou hemodiálise precoce para remoção de líquidos nos pacientes com ganho de peso acima de 10% (grau de recomendação 2C)[10,15]. O uso de CRRT deveria ser considerado para manejar pacientes com potencial excesso de líquido e em pacientes com púrpura. CRRT com fluxos de (20 a 25 mL/kg/hora) é considerada adequada. Enquanto, altos fluxos de CRRT (> 30 mL/kg/hora) podem ser usados, mas os benefícios são teóricos[10].

Circulação extracorpórea

A circulação extracorpórea (ECMO) torna-se uma importante alternativa para promover suporte hemodinâmico, a ser considerada no choque refratário quando causas potenciais reversíveis são descartadas (controle inapropriado de infecção, efusão pericárdica, pneumotórax, hipoadrenalismo, perdas sanguínea e aumento da PIA, necrose tissular e excessiva imunossupressão); principalmente nos casos com disfunção miocárdica importante não responsivos ao suporte inotrópico e aos vasopressores, ainda que ressuscitação volêmica tenha sido adequada; e quando o foco inicial é respiratório também deve ser considerado.

A expectativa de sobrevida com ECMO no choque séptico refratário não ultrapassa mais do que 50% em crianças na maioria das citações, entretanto alguns centros têm frequentemente reportando taxas de sobrevida tão altas como 75% com a utilização fluxos altos (pelo menos 150 mL/kg/minuto), com objetivo direcionado ao ECMO central, quando átrio direito e aorta ascendente são canulados diretamente. Esse procedimento pode mitigar alguma cianose central diferencial, e permite uso de possíveis taxas de fluxos altas, que podem facilitar resolução do choque mais rapidamente[10]. Se altas taxas de fluxo são necessárias para resolver o choque, é importante monitorar para prevenção de hemólise, devendo-se manter plasma livre de hemoglobina na concentração (0,05 g/L), usando adequado cateter, além de circuito e oxigenador com tamanho apropriado para faixa etária[10].

Um estudo da Extracorporeal Life Support Organization (ELSO) registrou 682 pacientes menores de 18 anos que receberam reanimação cardiopulmonar extracorpórea (ECPR); doença cardíaca congênita estava presente em 73% dos casos, sepse em 8% e falência respiratória em 5%. A sobrevida neste coorte foi de 38%[74]. O seguimento neurológico destes pacientes não foi avaliado.

Outro registro da ELSO reportou que 40% dos pacientes canulados que tinham choque cardiogênico que sobreviveram à alta hospitalar; sendo que aproximadamente um terço dos sobreviventes tinham morbidades neurológicas, com significativo déficit em aproximadamente 10% dos casos[75].

No choque pós-parada cardiorrespiratória (PCR), canulação central tem sido sugerida como benéfica no choque cardiogênico e no choque séptico[76], estes dados suportam o uso da ECMO no choque. Esforços devem ser realizados para melhorar a sobrevida e o seguimento de longo prazo destes pacientes[53].

CONCLUSÕES

A sepse é uma doença de elevada morbimortalidade, permanecendo como um problema de saúde pública em países desenvolvidos e em desenvolvimento, consequentemente trazendo oportunidades para pesquisas e esforços para melhorar a qualidade de assistência[3].

Deve-se suspeitar de sepse em todos os pacientes com quadro infeccioso, salientando que os critérios de SIRS, tais como alteração de temperatura, taquicardia e taquipneia, são frequentes na pediatria, tanto em infecções de pouca gravidade como em outras doenças não infecciosas[3]. Logo, os sinais de SIRS e disfunção orgânica devem ser buscados ativamente ao se avaliar um paciente com quadro infeccioso.

O entendimento da fisiopatologia e da formas de apresentação, bem como o esclarecimento e a divulgação das definições que foram revisadas e publicadas em 2005 pelos membros do International Consensus Conference[13] e mantidas nos dias atuais[10], são fundamentais para o diagnóstico precoce da SIRS, sepse, sepse grave e choque séptico.

O reconhecimento precoce do choque séptico em pediatria e a adesão às diretrizes, visando à estabilização rápida do paciente, reduziu a mortalidade de 4 para 2%[10]. O tratamento efetivo da sepse grave pode levar à completa resolução com nenhuma sequela, enquanto o tratamento inefetivo leva a morbidades e aumenta as taxas de mortalidade.

As recomendações atuais para hospitais e sistemas hospitalares, publicadas em 2017, abrange a criação de um programa de melhora de desempenho para sepse, incluindo pacotes de triagem para pacientes com doença aguda grave e de alto risco, com implementação de medidas *bundles*, pacotes de reconhecimento, ressuscitação, estabilização e desempenho, visando a orientar a condução em unidades de urgência/emergência, internação e terapia intensiva pediátricas[10]. Estudos em que o tratamento da sepse foi guiado por *bundles* evidenciaram redução dos tempos de início do tratamento, internação hospitalar, redução de disfunção orgânica e redução de mortalidade[39-42].

Portanto, as recomendações baseadas em evidências sobre o manejo agudo da sepse e choque séptico são requisitos para melhores resultados e práticas clínicas[10,12] e a terapia em tempo apropriado é crucial para redução da mortalidade[7].

ENDPOINTS

- A sepse é uma doença de elevada mortalidade e morbidade.
- Para diagnosticar sepse, é importante não deixar de pensar na sepse.
- Os sinais de SIRS e disfunção orgânica devem ser buscados ativamente ao se avaliar um paciente com quadro infeccioso.
- As definições de sepse em pediatria permanecem as do Consenso de 2005.

- O desfecho favorável está relacionado ao diagnóstico e tratamento precoces.
- Recomendações atuais são baseadas em budles de reconhecimento, ressuscitação, estabilização e desempenho.

REFERÊNCIAS BIBLIOGRÁFICAS

1. Bone RC. The sepsis syndrome. Definition and general approach to management. Clin Chest Med. 1996;17(2):175-81.
2. Levy MM, Fink MP, Marshall JC, Abraham E, Angus D, Cook D, et al. 2001 SCCM/ESICM/ACCP/ATS/SIS International Sepsis Definitions Conference. Crit Care Med. 2003;31(4):1250-6.
3. Hanna W, Wong HR. Pediatric sepsis: challenges and adjunctive therapies. Crit Care Clin. 2013;29(2):203-22.
4. Russell JA, Walley KR, Singer J, Gordon AC, Hebert PC, Cooper DJ, et al. Vasopressin versus norepinephrine infusion in patients with septic shock. N Engl J Med. 2008;358(9):877-87.
5. Angus DC, Linde-Zwirble WT, Lidicker J, Clermont G, Carcillo J, Pinsky MR. Epidemiology of severe sepsis in the United States: analysis of incidence, outcome, and associated costs of care. Crit Care Med. 2001;29(7):1303-10.
6. Bentzer P, Russell JA, Walley KR. Advances in Sepsis Research. Clin Chest Med. 2015;36(3):521-30.
7. Marcin JP, Pollack MM. Review of the acuity scoring systems for the pediatric intensive care unit and their use in quality improvement. J Intensive Care Med. 2007;22(3):131-40.
8. Watson RS, Carcillo JA, Linde-Zwirble WT, Clermont G, Lidicker J, Angus DC. The epidemiology of severe sepsis in children in the United States. Am J Respir Crit Care Med. 2003;167(5):695-701.
9. Watson RS, Carcillo JA. Scope and epidemiology of pediatric sepsis. Pediatr Crit Care Med. 2005;6(3 Suppl.):S3-5.
10. Davis AL, Carcillo JA, Aneja RK, Deymann AJ, Lin JC, Nguyen TC, et al. American College of Critical Care Medicine Clinical Practice Parameters for Hemodynamic Support of Pediatric and Neonatal Septic Shock. Crit Care Med. 2017;45(6):1061-93.
11. Machado FR, Souza DC, Bossa AS. Campanha Sobrevivendo a Sepse Protocolo Clínico Pediátrico. ILAS, 2016.
12. Ceneviva G, Paschall JA, Maffei F, Carcillo JA. Hemodynamic support in fluid-refractory pediatric septic shock. Pediatrics. 1998;102(2):e19.
13. Goldstein B, Giroir B, Randolph A; International Consensus Conference on Pediatric Sepsis. International pediatric sepsis consensus conference: Definition for sepsis and organ dysfunction in pediatric. Pediatr Crit Care Med. 2005;6(1):2-8.
14. Brierley J, Carcillo JA, Choong K, Cornell T, Decaen A, Deymann A, et al. Clinical practice parameters for hemodynamic support of pediatric and neonatal septic shock: 2007 update from the American College of Critical Care Medicine. Crit Care Med. 2009;37(2):666-88.
15. Dellinger RP, Levy MM, Rhodes A, Annane D, Gerlach H, Opal SM, et al.; Surviving Sepsis Campaign Guidelines Committee including the Pediatric Subgroup. Surviving Sepsis Campaingn: Internacional Guidelines for Management of Severe Sepsis and Septic Shock: 2012. Crit Care Med. 2013;41(2):580-637.
16. Fleischmann-Struzek C, Goldfarb DM, Schlattmann P, Schlapbach LJ, Reinhart K, Kissoon N. The global burden of paediatric and neonatal sepsis: a systematic review. Lancet Respir Med. 2018;6(3):223-30.
17. Van de Voorde P, Emerson B, Gomez B, Willems J, Yildizdas D, Iglowstein I, et al. Paediatric community-acquired septic shock: results from the REPEM network study. Eur J Pediatr. 2013;172(5):667-74.
18. Ganjoo S, Ahmad K, Qureshi UA, Mir ZH. Clinical epidemiology of SIRS and sepsis in newly admitted children. Indian J Pediatr. 2015;82(8):698-702.

19. Jaramillo-Bustamante JC, Marin-Agudelo A, Fernandez-Laverde M, Bareno-Silva J. Epidemiology of sepsis in pediatric intensive care units: first Colombian multicenter study. Pediatr Crit Care Med. 2012;13(5):501-8.
20. Wolfler A, Silvani P, Musicco M, Antonelli M, Salvo I. Incidence of and mortality due to sepsis, severe sepsis and septic shock in Italian Pediatric Intensive Care Units: a prospective national survey. Intensive Care Med. 2008;34(9):1690-7.
21. Weiss SL, Fitzgerald JC, Pappachan J, Wheeler D, Jaramillo-Bustamante JC, Salloo A, et al. Global epidemiology of pediatric severe sepsis: the sepsis prevalence, outcomes, and therapies study. Am J Respir Crit Care Med. 2015;191(10):1147-57.
22. Mangia CM, Kissoon N, Branchini OA, Andrade MC, Kopelman BI, Carcillo J. Bacterial sepsis in Brazilian children: a trend analysis from 1992 to 2006. PLoS One. 2011;6(6):e14817.
23. de Souza DC, Shieh HH, Barreira ER, Ventura AM, Bousso A, Troster EJ. Epidemiology of Sepsis in Children Admitted to PICUs in South America. Pediatr Crit Care Med. 2016;17(8):727-34.
24. Khan MR, Maheshwari PK, Masood K, Qamar FN, Haque AU. Epidemiology and outcome of sepsis in a tertiary care PICU of Pakistan. Indian J Pediatr. 2012;79(11):1454-8.
25. Cohen J, Vincent JL, Adhikari NK, Machado FR, Angus DC, Calandra T, et al. Sepsis: a roadmap for future research. Lancet Infect Dis. 2015;15(5):581-614.
26. Deutschman CS, Tracey KJ. Sepsis: current dogma and new perspectives. Immunity. 2014;40(4):463-75.
27. Gotts JE, Matthay MA. Sepsis: pathophysiology and clinical management. BMJ. 2016;353:i1585.
28. Lee WL, Slutsky AS. Sepsis and endothelial permeability. N Engl J Med. 2010;363(7):689-91.
29. Bockmeyer CL, Claus RA, Budde U, Kentouche K, Schneppenheim R, Losche W, et al. Inflammation-associated ADAMTS13 deficiency promotes formation of ultra-large von Willebrand factor. Haematologica. 2008;93(1):137-40.
30. Hotchkiss RS, Monneret G, Payen D. Sepsis-induced immunosuppression: from cellular dysfunctions to immunotherapy. Nat Rev Immunol. 2013;13(12):862-74.
31. Angus DC, van der Poll T. Severe sepsis and septic shock. N Engl J Med. 2013;369(9):840-51.
32. Van der Poll T, Van de Veerdonk FL, Scicluna BP, Netea MG. The immunopathology of sepsis and potential therapeutic targets. Nat Rev Immunol. 2017;17(7):407-20.
33. Maloney PJ. Sepsis and sepsi shock. Emerg med Clin N Am. 2013;31(3):583-600.
34. Gonin MCL. Atualidades na sepses e choque septico pediátrico. ver Pediatr SOPERJ. 2012;13(2):77-89.
35. Ribeiro CF, Fioretto JR, Freddi N, PROTIPED, Programa de Atualização em Terapia Intensiva Pediátrica. Porto Alegre: Artemed Pan-Americana. 2017;3:37-62.
36. Suetrong B, Walley KR. Lactic acidosis in sepsis: it's not all anaerobic: implications for diagnosis and management. Chest. 2016;149(1):252-61.
37. Mtaweh H, Trakas EV, Su E, Carcillo JA, Aneja RK. Advances in monitoring and management of shock. Pediatr Clin N Am. 2013;60(3):641-54.
38. Mandell IM, Aghamohammadi S, Deakers T, Khemani RG. Procalcitonina to detecte suspected bacterial infections in PICU. Pedistr Crit Care Med. 2016;17(1):e4-12.
39. Paul R, Neuman MI, Monuteaux MC, Melendez E. Adherence to PALS sepsis guidelines and hospital length of stay. Pediatrics. 2012;130(2):e273-80.
40. Cruz AT, Perry AM, Williams EA, Graf JM, Wuestner ER, Patel B. Implementation of goal-directed therapy for children with suspected sepsis in the emergency department. Pediatrics. 2011;127(3):e758-66.
41. Balamuth F, Weiss SL, Fitzgerald JC, Hayes K, Centkowski S, Chilutti M, et al. Protocolized Treatment Is Associated With Decreased Organ Dysfunction in Pediatric Severe Sepsis. Pediatr Crit Care Med. 2016;17(9):817-22.
42. Evans IVR, Phillips GS, Alpern ER, Angus DC, Friedrich ME, Kissoon N, et al. Association Between the New York Sepsis Care Mandate and In-Hospital Mortality for Pediatric Sepsis. JAMA. 2018;320(4):358-67.

43. Levy MM, Dellinger RP, Townsend SR, Linde-Zwirble WT, Marshall JC, Bion J, et al. The Surviving Sepseis Campaign: results os an international guidelinbased performace improvement program targeting severe sepsis. Crit Care Med. 2010;38(2):367-74.
44. Ibrahin EH, Sherman G, Ward S, Fraser VJ, Kollef MH. The influence of inadequate antimicrobial tratment of bloodstream infections on patient outcome in the ICU setting. Chest. 2000;118(1):146-55.
45. Musszynski JA, Knatz NL, Sargel CL, Fernandez SA, Marquardt DJ, Hall MW. Timing of correct parenteral antibiotic initiation and outcomes from severe bacterial community-acquired pneumonia in chidren. Peditr Infect Dis J. 2011;30(4):295-301.
46. Cruz AT, Perry AM, Williams EA, Graf JM, Wuestner ER, Patel B. Implementation of goal-directed therapy for children with suspected sepsis in the emergency depatment. Pediatrics. 2011;127(3):758-66.
47. Sepse e Choque Séptico pediátrico baseado no Surviving Sepsis Campaign 2017. Manual de Orientação Sociedade Brasileira de Pediatria (SBP). 2019. Disponível em: https://www.sbp.com.br/imprensa/detalhe/nid/sepse-grave-e-choque-septico-pediatrico-surviving-sepsis-campaign-ssc-2017/.
48. Carcillo JA, Davis AL, Zaritsky A. Role of early fluid resuscitation in pediatric septic shock. JAMA. 1991;266(9):1242-5.
49. Sankar J, Isamail J, Sankar J, C P S, Meena RS. Fluid bolus over 15-20 minutes each in the firt hour of resuscitation in children with septic shock: a randomizes controlled trial. Pediatr Crit Care Med. 2017;18(10):e435-45.
50. Finfer S, Bellomo R, Boyce N, French J, Myburgh J, Norton R; SAFE Study Investigators. A comparison of albumina and saline for fluid resuscitation in the intensive care unit. N Engl J Med. 2004;350(22):2247-56.
51. Hollenberg SM. Inotrope and vasopressor Therapy of Septic Shock. Crit care Clin. 2009;25(4):781-802.
52. Ventura AM, Shieh HH, Bousso A, Góes PF, de Cássia F O Fernandes I, et al. Double-blind prospective randomized controlled trial of dopamine versus epinephrine as first-line vasoactive drugs in pediatric septic shock. Crit Care Med. 2015;43(11):2292-302.
53. Marik PE, Pastores SM, Annane D, Meduri GU, Sprung CL, Arlt W, et al.; American College of Critical Care Medicine. Recommendation for the diagnosis and management of corticosteroid insuficiency in critical ill adult patients:cosensus statements from an international task force by the American College of Critical Care Medicine. Crit Care Med. 2008;36(6):1937-49.
54. Cronin L, Cook DJ, Carlet J, Heyland DK, King D, Lansang MA, Fisher CJ Jr. Corticosteroid treatment for sepsis: a critical appraisal and meta-análise of the literature. Crit Care Med. 1995;23(8):1430-9.
55. Tassniyom S, Vasanawathana S, Chirawatkul A, Rojanasuphot S. Failure of high-dose methylprednisolone in established dengue shock syndrome: a placebo-controlled, double-blind study. Pediatrics. 1993;92(1):111-5.
56. Sumarmo, Talogo W, Asrin A, Isnuhandojo B, Sahudi A. Failure of hydrocortisone to affectoutcome in dengue shock syndrome. Peditrics. 1982;69(1):45-9.
57. Annane D, Sebille V, Troche G, Raphaël JC, Gajdos P, Bellissant E. A 3-level pronostic classification in septic shock based on cortisl levels and cortisol reponse to corticotropin. JAMA. 2000;283(8):1038-45.
58. Hebbar k, Rigby MR, Felner EL, Easley KA, Fortenberry JD. Neurondocrine dysfunction in pediatric critical illness. Pediatr Crit Care Med. 2009;10(1):35-40.
59. Menon K, Ward Re, Lawson ML, Gaboury I, Hutchison JS, Hébert PC; Canadian Critical Care Trials Group. A prospective multicenter study of adrenal function in critically ill children. Am J Respir Crit Care Med. 2010;182(2):246-51.
60. Annane D, Sebille v, Charpentier C; Ger-Inf-05 Study Group. Effect of treatment with low doses of hydrocortisone and fluidrocortisone on mortality in patients with septic shock. JAMA. 2002;288(1):862-71.

61. Lacroix J, Hebert PC, Hutchison JS, Hume HA, Tucci M, Ducruet T, et al; TRIPICU Investigators; Canadian Critical Trials Group; Pediatric Acute Lung Injury and Sepsis Investigators Network. Transfusion strategies for patients in pediatric intensive care units. N Engl J Med. 2007;356(16):1609-19.
62. Karam O, Tucci M, Ducruet T, Hume HA, Lacroix J, Gauvin F; Canadian Critical Care Trials Group; PALISI Network. Red blood cells transfusion thressholds in pediatric patients with sepsis. Pediatr Crit Care Med. 2011;12(5):512-8.
63. de Oliveira CF, de Oliveira DS, Gottschald AF, Moura JD, Costa GA, Ventura AC, et al. ACCM/PALS haemodynamic support guidelines for pediatric sptic shock: An outcomes comparison with and without monitoring central venous oxygen saturation. Intensive Care Med. 2008;34(6):1065-75.
64. Chaibou M, Tucci M, Dugas MA, Farrell CA, Proulx F, Lacroix J. Clinically significant upper gastrointestinal bleeding acquired in a pediatric intensive care unit: A prospective study. Pediatrics. 1998;102(4 Pt 1):933-8.
65. Gauvin F, Dugas MA, Chaibou M, Morneau S, Lebel D, Lacroix J. The impact of clinically significant upper gastrointestinal bleeding acqyuired in a pediatric intensive care unit. Pediatr Crit Care Med. 2001;2(4):212-216.
66. Krafte-jacobs B, Sivit CJ, Mejia R, Pollack MM. Catheter-related thrombosis in critically ill children: Comparison of catheters with and without heparin bonding. J Pediatr. 1995;126(1):50-4.
67. Pierce CM, Wade A, Mok Q. Heparin-bonded central venous lines reduce thrombotic and infective complication in critically ill children. Intensive Care Med. 2000;26(7):967-72.
68. Carcillo JA, Davis A, Zarutsky A. Role of early resuscitation in pediatric septic shock. JAMA 1991;266:1242-1245.
69. Ninis N, Phillops C, Bailey L, Pollock JI, Nadel S, Britto J, et al. The role of heslthcare delivery in the outcome of meningococcal diseasein children:case-control study of fatal and non-fatal cases. BMJ. 2005;330(7506):1475.
70. Foland JA, Fortenberry JD, Warshaw BL, Pettignano R, Merritt RK, Heard ML, et al. Fluid overload before continuos hemofiltration and survival in critically ill children: a retrospective analysis. Crit Care Med. 2004;32(8):1771-6.
71. Santiago MJ, Lopez-Herce, Urbano J, Solana MJ, del Castillo J, Ballestero Y, et al. Clinical course and mortality risck factors in critically ill children requiring continuous renal replacement therapy. Intensive Care Med. 2010;36(5):843-9.
72. Brophy PD. Reanal supportive therapy for pediatric acute kdney injury in the setting of multiorgan dysfunccion syndrome/sepsis. Semin Nephol. 2008;28(5):457-69.
73. Naran N, Sagy M, Bock KR. Continuos renal replacement therapy results in respiratory and hemodynamic beneficial effects in pediatric patients with severe systemic infamatory syndrome and multiorgan system dysfuction. Pediatr Crit Care Med. 2010;11(6):737-40.
74. Morris MC, Wernovsky G, Nadkarni VM. Survival outcomes after extracoporeal cardiopulmonary resuscitation instituted during active chest compressions following refractory in-hospitalal pediatric cardiac arrest. Pediatr Crit Care Med. 2004;5(5):440-6.
75. Costello JM, Cooper DS, Jacobs JP, Chai PJ, Kirsch R, Rosenthal T, et al. Intermediate-term outcomes after paediatric cardiac extracorporeal membrane oxygenation-what is known (and unknown). Cardiol Youg. 2011;21(Suppl. 2):118-23.
76. Maclaren G, Butt W, Best D, Donath S, Taylor A. Extracorporeal membrane oxyganation for refractory septic shock in children: one institution's experience. Pedistr Crit Care Med. 2007;8(5):447-51.

23 Análise crítica do uso contínuo ou intermitente de medicações no sistema cardiovascular

Denise Varella Katz
Maria Carolina Caparica Módolo

APÓS LER ESTE CAPÍTULO, VOCÊ ESTARÁ APTO A:
• Descrever as principais drogas que atuam no sistema cardiovascular
• Identificar as situações de emergência e escolher a medicação adequada para cada caso.
• Reconhecer as reais indicações de cada droga, identificar seus efeitos colaterais e tratá-los.
• Descrever a ação de cada droga de acordo com a sua farmacocinética e farmacodinâmica.

INTRODUÇÃO

Medicamentos com ação direta no sistema cardiovascular vêm se tornando, cada vez mais, peças-chave no manejo de disfunções cardiocirculatórias graves. Os agentes utilizados no suporte da função circulatória são classificados em inotrópicos, vasopressores, vasodilatadores e inodilatadores. Os inotrópicos melhoram a função cardíaca por meio do aumento da força de contração e, algumas vezes, da frequência cardíaca (FC). Os vasopressores aumentam a resistência vascular sistêmica (RVS) e a resistência vascular pulmonar (RVP), levando a um aumento da pressão arterial sistêmica em pacientes com função miocárdica normal (Quadro 23.1). Os vasodilatadores, em contrapartida, diminuem a RVS e a RVP, reduzindo assim a pós-carga e consequentemente aumentando o débito cardíaco, mesmo sem atuação direta na contratilidade miocárdica. Os inodilatadores atuam melhorando a contratilidade cardíaca e também reduzindo a RVS, portanto, reduzindo também a pós-carga.

Essas substâncias agem no miocárdio e na musculatura lisa dos vasos de forma excitatória e inibitória. Atuam também no sistema nervoso central e no sistema nervoso autônomo parassimpático como importantes metabólitos.

São comumente utilizados visando uma melhora rápida do débito cardíaco e do tônus vascular em condições clínicas específicas, com disfunções cardiovasculares associadas[1].

PRINCIPAIS MEDICAÇÕES QUE ATUAM NO SISTEMA CARDIOVASCULAR

Catecolaminas

Grupo formado por aminas endógenas e sintéticas ou simpaticomiméticas. Sua ação no sistema cardiovascular varia de acordo com o receptor no qual a droga atua e podem agir como vasopressores ou inotrópicos. Os principais receptores são: alfa-1--adrenérgicos, beta-1-adrenérgicos, beta-2-adrenérgicos e dopaminérgicos[1,2].

A ativação do receptor alfa-1-adrenérgico, presente na musculatura lisa dos vasos, leva a uma contração da sua musculatura, gerando aumento da RVS. O estímulo dos receptores beta-1-adrenérgicos, presentes na musculatura cardíaca, proporciona o aumento na contratilidade do miocárdio pela ativação do complexo actina-miosina, que é mediado pelo cálcio (Ca^{2+}). Os receptores beta-2-adrenérgicos estão presentes na musculatura lisa dos vasos, e sua ativação promove um relaxamento da musculatura vascular. Já os receptores dopaminérgicos, presentes nos rins e nos vasos do território esplâncnico, levam a uma vasodilatação renal e mesentérica quando estimulados.

Dopamina

Neurotransmissor endógeno, precursor imediato da norepinefrina. Atua diretamente nos receptores dopaminérgicos, ou indiretamente por meio da liberação de norepinefrina nas terminações simpáticas no sistema cardiovascular, podendo predominar os efeitos vasodilatadores ou vasopressores[1,3]. Em baixas doses (3 a 5 mcg/kg/min), estimula os receptores dopaminérgicos presentes nos rins e no leito esplâncnico, levando a um aumento na perfusão desses tecidos. No entanto, vários estudos já demonstraram que a dopamina não proporciona aumento na taxa de filtração glomerular, logo, não garante proteção renal em baixas doses[3,4].

Em doses intermediárias (5 a 10 mcg/kg/min), a droga liga-se fracamente aos receptores beta-1-adrenérgicos, aumentando a contratilidade cardíaca e o cronotropismo. Em doses elevadas (10 a 20 mcg/kg/min), há uma predominância dos efeitos alfa-adrenérgicos, com vasoconstrição e o aumento da RVS.

QUADRO 23.1 Catecolaminas e sua ação no sistema cardiovascular[1]

Droga	Indicação clínica	Receptores				Efeitos colaterais
		Alfa-1	Beta-1	Beta-2	DA	
Dopamina	Choque, ICC, bradicardia sintomática	+++	++++	++	+++++	Hipertensão grave, arritmia ventricular, isquemia cardíaca
Dobutamina	ICC, baixo DC, bradicardia sintomática, choque cardiogênico	+	+++++	+++	-----	Taquicardia, arritmia ventricular, hipotensão
Epinefrina	Choque, PCR, anafilaxia	+++++	++++	+++	-----	Arritmia ventricular, hipertensão grave, hemorragia intracraniana
Norepinefrina	Choque	+++++	+++	++	-----	Arritmias, isquemia periférica

DA: dopaminérgicos; DC: débito cardíaco; ICC: insuficiência cardíaca congestiva; PCR: parada cardiorrespiratória.

Dentre as potenciais indicações para a infusão de dopamina estão: baixo débito cardíaco, hipotensão ou ambos, em pacientes com adequado volume intravascular[1].

A dopamina ainda é a amina vasoativa mais frequentemente utilizada em crianças e recém-nascidos, sobretudo nos quadros de sepse grave e choque séptico. Ainda que tenha o poder de aumentar rapidamente a pressão arterial sistêmica (PAS), vários estudos mostram que a dopamina é incapaz de manter uma PAS adequada em casos de hipotensão grave, mesmo em doses elevadas de até 20 mcg/kg/min[1,3,5].

Os efeitos adversos mais comumente descritos pelo uso da dopamina são taquiarritmias, aumento da pressão de artéria pulmonar (mais evidente em pacientes com hipertensão pulmonar prévia), inibição da secreção de prolactina e imunossupressão.

Epinefrina (Adrenalina)

Catecolamina endógena com grande afinidade pelos receptores beta-1, beta-2 e alfa-1-adrenérgicos, presentes no miocárdio e musculatura lisa dos vasos. Os efeitos beta-adrenérgicos são mais evidentes em baixas doses (0,05 a 0,2 mcg/kg/min), e os efeitos alfa-adrenérgicos, em altas doses (acima de 0,2 mcg/kg/min)[1,2]. A estimulação dos miócitos promove uma vasodilatação local, portanto, mesmo com aumento da frequência cardíaca, ocorre um aumento relativo da diástole, o que proporciona uma melhora do fluxo coronariano.

As indicações para a infusão contínua de epinefrina são: bradicardia sintomática, hipotensão e sinais de hipoperfusão em pacientes com volume intravascular adequado, baixo débito cardíaco, choque séptico refratário à dopamina, choque cardiogênico, choque anafilático. A epinefrina é uma droga amplamente utilizada em pediatria, sobretudo nos choques frios com intensa vasoplegia e hipotensão refratária à utilização de dopamina.

A infusão contínua da epinefrina pode provocar taquicardia supraventricular ou ventricular, e, em altas doses (acima de 0,5 mcg/kg/min), pode produzir vasoconstrição intensa a ponto de comprometer a perfusão das extremidades. É descrita a redução de fluxo sanguíneo renal e hepático até mesmo em baixas doses, porém, tal efeito é anulado pela elevação da pressão arterial e consequente otimização do fluxo sanguíneo esplâncnico. A epinefrina também pode promover vasoconstrição coronária, levando à isquemia miocárdica, e vasoconstrição da artéria pulmonar, podendo gerar hipertensão pulmonar[1,6,7].

Em estudos experimentais[8], foi demonstrado que seu uso por tempo prolongado e em altas doses pode causar toxicidade cardíaca em razão de lesão nas paredes dos vasos, que mostram focos de necrose miocárdica e até apoptose dos miócitos.

Na ressuscitação cardiopulmonar (RCP), a adrenalina é a droga de escolha para o tratamento de assistolia, bradicardia e atividade elétrica sem pulso. A dose é de 0,01 mg/kg (0,1 mL/kg da solução 1:10.000) em bolo por via intravenosa ou intraóssea. Caso a droga em bolo não seja suficiente para restabelecer um ritmo cardíaco com perfusão, é necessário iniciar infusão contínua da medicação, na dose de 0,05 a 1 mcg/kg/min, no entanto, em alguns caso, doses maiores (até 5 mcg/kg/min) podem ser necessárias para manter o efeito adequado[6,9,10].

Norepinefrina

É o maior neurotransmissor endógeno, e é liberado pelos neurônios adrenérgicos pós-ganglionares. Tem potente ação alfa-adrenérgica e modesta ação nos receptores beta-adrenérgicos, o que lhe garante um grande poder vasoconstritor com propriedades inotrópicas menos exuberantes. Age aumentando as pressões sistólica, diastólica e de pulso. Melhora o débito cardíaco, o transporte e o consumo de oxigênio pelos tecidos. Tem efeito cronotrópico mínimo[1,11].

Assim como a epinefrina, também aumenta o fluxo sanguíneo coronário, porém promove vasodilatação pulmonar em pacientes com hipertensão pulmonar. A norepinefrina é geralmente utilizada em pacientes hipotensos, com baixa resistência vascular periférica, como nos casos de choque séptico, trauma de medula, anafilaxia e intoxicação por algumas drogas, como antidepressivos tricíclicos e neurolépticos. Também é utilizada em pacientes com bloqueio alfa-adrenérgico, em virtude de sua potente ação em tais receptores. A norepinefrina deve ser utilizada por infusão contínua, intravenosa, na dose entre 0,05 e 2 mcg/kg/min[10,12].

Em razão de sua potente ação vasoconstritora, os efeitos colaterais mais comuns são hipertensão, isquemia de órgãos e extremidades distais e arritmias. A infusão prolongada da medicação pode gerar efeito tóxico direto aos miócitos por meio da ativação da proteína quinase A, que induz a apoptose dos miócitos[11].

A norepinefrina é a droga mais utilizada no choque em adultos, e muito utilizada em pediatria nos casos de choque refratário em que há vasodilatação e hipotensão grave[13].

Dobutamina

Catecolamina sintética, é uma amina simpaticomimética que possui forte afinidade pelos receptores beta-1 e beta-2-adrenérgicos, na proporção 3:1, o que lhe garante um potente efeito inotrópico, com atividade cronotrópica leve. Em doses baixas (3 a 5 mcg/kg/min), a estimulação dos receptores beta-2-adrenérgicos proporciona discreta dilatação do leito vascular periférico[1,2,14]. Doses elevadas (> 15 mcg/kg/min) aumentam a contratilidade cardíaca sem alterar a RVS.

É particulamente útil nos casos de disfunção miocárdica com débito cardíaco inadequado. Tem boa aplicabilidade em pacientes com elevada RVS e perfusão periférica lentificada. Deve ser administrada por infusão contínua, intravenosa, na dose entre 2 e 20 mcg/kg/min[15].

Em crianças com choque cardiogênico, essa droga atua aumentando o débito cardíaco, diminuindo a resistência vascular sistêmica e a pressão capilar pulmonar. Já nos casos de choque séptico com hipotensão, a dobutamina pode ser menos efetiva que a adrenalina em virtude da vasodilatação sistêmica[14,16]. Pacientes hipovolêmicos podem apresentar queda na pressão arterial quando iniciada a infusão de dobutamina em qualquer dose.

Taquicardia, taquiarritmias, hipotensão e batimentos ectópicos são os efeitos colaterais mais comumente observados durante a infusão da dobutamina, no entanto, náuseas, vômitos e hipertensão também podem ocorrer com menor frequência. Tais efeitos adversos são descritos principalmente quanto maior a dose administrada. Apesar de a ação cronotrópica ser discreta, a dobutamina aumenta significativamente o consumo de O_2 pelo miocárdio. Pode ocorrer tolerância após poucos dias da terapia e, em adultos, ela pode levar a arritmia maligna independentemente da dose[14,15].

Milrinona

A milrinona faz parte do grupo dos inibidores da fosfodiesterase III, juntamente com a amrinona e a enoximona. Tem ação inotrópica e vasodilatadora, com grande importância terapêutica em pacientes portadores de cardiopatia e em pós-operatório de cirurgia cardíaca. Como seu mecanismo de ação é diferente das catecolaminas, a milrinona vem sendo bastante utilizada em associação com a dobutamina, com a epinefrina e até com a norepinefrina.

Ao inibir a fosfodiesterase III, a milrinona promove o relaxamento da musculatura lisa, gerando uma vasodilatação arterial e venosa com redução da pré-carga de ventrículo esquerdo, e também levando a uma melhora da contratilidade miocárdica[1,17]. Outra ação benéfica desse grupo de drogas é a maior liberação de íons cálcio dentro da célula miocárdica, facilitando assim o relaxamento ventricular diastólico (efeito lusitrópico). A frequência cardíaca é pouco alterada, pois a fosfodiesterase III está presente em maior quantidade nos miócitos e musculatura lisa dos vasos do que no sistema de condução cardíaco[18].

Sua indicação clínica inclui pacientes com disfunção miocárdica, com aumento da RVP ou RVS, pacientes com choque cardiogênico, miocardiopatias, ICC e alguns casos específicos de choque séptico. Em estudos experimentais de sepse, a milrinona levou a uma redução na produção de endotoxina e de TNF-alfa[19].

A milrinona deve ser administrada por via parenteral em infusão contínua, podendo a dose variar entre 0,2 e 0,75 mcg/kg/min. Como a sua meia-vida é mais longa, pode ser preconizada em pacientes normotensos uma dose inicial de ataque de 50 a 75 mcg/kg. Quando a dose de ataque não é realizada, chega-se a uma concentração plasmática terapêutica em aproximadamente 4 horas[15,17,19]. Em virtude de sua ação vasodilatadora, deve ser utilizada com cautela em pacientes hemodinamicamente instáveis, pois existe o risco de hipotensão sobretudo em pacientes hipovolêmicos. A grande desvantagem da milrinona é sua eliminação lenta, logo, mesmo reduzindo a velocidade de infusão, a droga permanece circulante por cerca de 4 horas até atingir nova concentração plasmática. Em recém-nascidos e em pacientes com disfunção renal, existe maior risco de toxicidade renal[15,17]. Seus efeitos adversos incluem trombocitopenia e hipotensão.

Levosimendana

Importante agente inotrópico positivo com propriedades vasodilatadoras. Seu efeito inotrópico é mediado pela sensibilização da troponina C ao cálcio. A ação vasodilatadora é mediada pela abertura dos canais de potássio na musculatura lisa vascular[1]. A levosimendana aumenta a contratilidade cardíaca sem aumentar a demanda miocárdica de oxigênio.

Essa droga promove um aumento do débito cardíaco secundário a um efeito inotrópico positivo, não atuando no relaxamento diastólico, pois o seu efeito é cálcio-dependente. Age também reduzindo as pressões de enchimento (pressão venosa central e pressão de oclusão da artéria pulmonar). O levosimendana possui um metabólito que permanece ativo por 1 semana; por esse motivo, sua infusão não deve ultrapassar 24 horas[20].

As principais indicações clínicas para o uso do levosimendana são a insuficiência cardíaca aguda grave e o choque cardiogênico. A dose e a duração do tratamento devem ser individualizadas. Preconiza-se uma dose de ataque de 12 mcg/kg/min, seguida de infusão contínua de 0,1 a 0,2 mcg/kg/min por, no máximo, 24 horas. A infusão deve ser interrompida caso o paciente apresente hipotensão ou taquicardia importantes. Sua ação inotrópica parece ter efeito melhor quando associado à epinefrina[20,21].

O levosimendana é uma droga muito utilizada em adultos, principalmente em unidades intensivas coronárias, porém, deve ser considerada uma importante perspectiva terapêutica em pediatria[21,22].

Nitroprussiato de Sódio

Vasodilatador arterial e venoso, o nitroprussiato de sódio reduz o tônus de todos os leitos vasculares pela estimulação local da produção de óxido nítrico; melhora o débito cardíaco pela redução da resistência vascular sistêmica (pós-carga)[23].

O nitroprussiato de sódio é o agente de escolha para a terapia vasodilatadora aguda, indicado em emergências hipertensivas, débito cardíaco prejudicado com elevada RVS ou RVP e no choque cardiogênico.

Trata-se de droga de efeito imediato, que deve ser utilizada por infusão contínua, iniciando-se com uma dose de 0,1 a 1 mcg/kg/min, podendo atingir até 8 mcg/kg/min. Sua ação pode persistir até 5 minutos após a suspensão. Durante a infusão da droga, a pressão arterial deve ser estritamente monitorizada, pois a hipotensão é a reação adversa mais comum e pode ser extremamente grave[2]. Em pacientes que desenvolvem hipotensão relacionada a uma função miocárdica precária, deve-se associar uma droga inotrópica para melhorar a contratilidade cardíaca.

A metabolização do nitroprussiato em óxido nítrico e cianeto ocorre nas hemácias e células endoteliais. No fígado, o cianeto é rapidamente metabolizado em tiocianato, que é um metabólito excretado pelos rins. Em pacientes com disfunção hepática que recebem infusão prolongada ou altas doses, existe um grande risco de intoxicação por cianeto. Já nos casos de função renal prejudicada, uso prolongado da medicação pode gerar acúmulo de tiocianato, levando a alterações neurológicas como cefaleia, irritabilidade, convulsão, visão turva, hiper-reflexia, além de dores abdominais, náuseas e vômitos[23].

O nitroprussiato de sódio é vastamente utilizado em terapia intensiva em razão de sua ação vasodilatadora rápida; no entanto, deve ser usado com cautela nos pacientes gravemente enfermos, com disfunções orgânicas, em razão de seu efeito hipotensor grave e da degradação de seus metabólitos ativos.

Arginina-Vasopressina e Terlipressina

Arginina-vasopressina (AVP) é um nonapeptídio armazenado primariamente como um pró-hormônio em grânulos na glândula pituitária posterior. Sua produção é estimulada pelo aumento da osmolaridade plasmática ou por hipovolemia grave; dor, náuseas e hipóxia também podem estimular sua produção. É sintetizada em menor grau pelo coração, em resposta a estresse elevado do miocárdio, e pela glândula suprarrenal, em resposta à produção aumentada de catecolamina[1,24]. Possui efeito vasoconstritor pela interação com receptores V1, presentes na musculatura lisa vascular, e exerce efeito antidiurético pela ativação de receptores V2, presentes nos ductos coletores renais, aumentando a absorção de água livre. Em baixas doses, promove vasodilatação coronária, cerebral e da circulação pulmonar[24,25].

A terlipressina (TP) é um análogo sintético da AVP que possui um padrão farmacodinâmico semelhante, porém com meia-vida muito longa (6 horas da TP *versus* 6 min da AVP). Essa propriedade torna possível uma terapia intermitente, em bolo a cada 4 a 6 horas, o que previne uma hipotensão rebote, efeito bastante comum no desmame da AVP[26].

A vasopressina causa menos vasoconstrição coronária e cerebral que as catecolaminas, e aumenta a RVS dependendo da dose. O efeito pressor da vasopressina é relativamente preservado durante a hipóxia e condições acidóticas, que usualmente ocorrem nos quadros de choque[7,24]. Outra ação benéfica da AVP é a constrição seletiva das arteríolas glomerulares eferentes, mantendo a filtração glomerular mesmo quando há redução global no fluxo sanguíneo renal; já as demais drogas vasoativas atuam contraindo ambas as arteríolas aferente e eferente e levando à redução da filtração glomerular[1,25].

A AVP e a TP são utilizadas como terapia de resgate em choques refratários às catecolaminas, pois pacientes com choque séptico são muito sensíveis à infusão de baixas doses de vasopressina uma vez que sua ação vasoconstritora independe de receptores adrenérgicos, que costumam estar deprimidos na sepse[25,26]. Também aumenta a sensibilidade vascular a outros agentes vasopressores e promove a liberação de cortisol, cujo nível sérico pode estar diminuído nos quadros de sepse (insuficiência suprarrenal relativa). A infusão da AVP deve ser contínua, iniciando-se com uma dose entre 0,01 e 0,03 U/min em adultos e entre 0,005 e 0,01 U/kg/h em crianças, dose inferior à utilizada para controle do sangramento por varizes esofágicas.

Alguns efeitos colaterais são observados durante a utilização dessas drogas. Dentre eles, os mais comuns são: isquemia cutânea severa, necrose hepática, déficit neurológico, intoxicação hídrica e hiponatremia[14].

No choque séptico refratário, a vasopressina pode ter o seu efeito potencializado quando utilizada em associação com epinefrina ou norepinefrina, em doses abaixo de 0,6 mcg/kg/min.

Apesar de ser muito eficaz na estabilização do paciente nos casos de choque séptico refratário e de possuir vários efeitos benéficos em baixas doses, alguns estudos mostraram que a utilização da AVP ou da TP em pacientes com choque séptico não teve impacto na mortalidade[25,26].

QUADRO 23.2 Medicamentos inotrópicos e vasopressores[1]

Droga	Indicação clínica	Mecanismos de ação	Dose	Eventos adversos importantes
Dopamina	Choque distributivo/ choque cardiogênico	Estimulação de receptores delta em doses de 2 a 5 mcg/kg/min; beta (de 5 a 10 mcg/kg/min); ou alfa (> 10 mcg/kg/min)	2 a 20 mcg/kg/min	Taquicardia; arritmias ventriculares; hipertensão; aumento da pressão de artéria pulmonar; inibição da secreção de prolactina
Dobutamina	Choque cardiogênico; choque séptico com disfunção miocárdica; insuficiência cardíaca; baixo débito cardíaco	Estimulação de receptores beta-andrenérgicos	5 a 20 mcg/kg/min (máximo 40 mcg/kg/min)	Taquiarritmias; hipertensão; hipotensão (pacientes hipovolêmicos)
Norepinefrina	Choque séptico	Estimulação de receptores alfa-adrenérgicos	0,05 a 2 mcg/kg/min	Hipertensão; isquemia de extremidades (dedos); arritmias
Epinefrina	Choque cardiogênico; choque séptico com disfunção miocárdica; choque pós-parada cardíaca; bradicardia sintomática não responsiva a atropina e marca-passo	Estimulação de receptores alfa e beta-adrenérgicos	0,01 a 0,2 mcg/kg/min (dose beta adrenérgica); 0,2 a 2 mcg/kg/min (dose alfa)	Hipertensão; taquicardia ventricular
Fenilefrina	Hipotensão	Estimulação de receptores alfa-adrenérgicos	0,4 a 9 mcg/kg/min	Hipertensão; bradicardia reflexa; necrose de extremidades
Nitroprussiato de sódio	Choque cardiogênico; emergência hipertensiva	Liberação local de óxido nítrico	0,1 a 8 mcg/kg/min	Hipotensão; intoxicação por tiocianato; metemoglobinemia
Milrinona	Choque cardiogênico; pós-operatório de cirurgia cardíaca	Inibição da fosfodiesterase III: inotropismo e vasodilatação	0,2 a 0,75 mcg/kg/min	Trombocitopenia; hipotensão
Vasopressina	Choque séptico	Estimulação de receptores V1 e V2	0,01 a 0,1 U/min	Arritmias; hipertensão; baixo débito; isquemia de extremidades
Levosimendana	Insuficiência cardíaca descompensada	Sensibilização da troponina C ao cálcio na célula miocárdica	12 a 24 mcg/kg Manutenção: 0,05 a 2 mcg/kg/min	Taquicardia; hipotensão

CONCLUSÕES

Existem vários conceitos importantes a serem considerados para a escolha da melhor droga como tratamento das doenças do sistema cardiovascular. Em Pediatria, a principal situação que requer o conhecimento das diferentes drogas é o choque séptico. Além desta, outras situações que requerem o emprego dessas drogas são choque cardiogênico, anafilaxia, insuficiência cardíaca, emergência hipertensiva e cardiopatias congênitas descompensadas.

Modelos farmacológicos e estudos em animais levaram ao melhor conhecimento sobre as ações das várias drogas e os seus efeitos adversos. Estudos de farmacodinâmica demonstram, ainda, a variabilidade individual de resposta a essas medicações, além da oscilação dessa resposta no decorrer da evolução clínica de cada doença. Cabe ao pediatra conhecer as doenças, as repostas individuais e as diferentes medicações disponíveis, para que seja alcançado o sucesso terapêutico.

REFERÊNCIAS BIBLIOGRÁFICAS

1. Overgaard CB, Dzavik V. Inotropes and vasopressors: review of physiology and clinical use in cardiovascular disease. Circulation. 2008;118(10):1047-56.
2. ECC Committee, Subcommitees and Task Forces of the American Heart Association. Circulation. 2005;112(24 Suppl.):IV1-203.
3. Ichai C, Soubielle J, Carles M, Guinti C, Grimaud D. Comparison of the renal effects of low to high doses of dopamine and dobutamine in critically ill patients: a single blind randomized study. Crit Care Med. 2000;28:921-8.
4. Katz DV, Troster EJ, Vaz FAC. Dopamina e o rim na sepse: uma revisão sistemática. Rev Assoc Med Bras. 2003;49(3):1-9.
5. Tourneux P, Rakza T, Abazine A, Krim G, Storme L. Noradrenaline for management of septic shock refratory to fluid loading and dopamine or dobutamine in full term newborn infants. Acta Pediatr. 2008;97(2):177-80.
6. Paradis NA, Wenzel V, Southhall J. Pressor drugs in the treatment of cardiac arrest. Cardiol Clin. 2002;20(1):61-78.
7. Wenzel V, Krismer AC, Arntz HR, Sitter H, Stadlbauer KH, Lindner KH. A comparison of vasopressin and epinephrine for out-of-hospital cardiopulmonary resuscitation. N Engl J Med. 2004;350(2):105-13.
8. Dellinger P. Cardiovascular management of septic shock. Crit Care Med. 2003;31(3):946-55.
9. Perondi MBM, Reis AG, Paiva EFP, Nadkiarni VM, Berg RA. A comparison of high-dose and standard-dose epinephrine in children with cardiac arrest. N Engl J. 2004;350(17):1722-30.
10. American Heart Association. Guidelines for cardiopulmonary resuscitation and emergency cardiovascular care. Part 12: Pediatric Advanced Life Support. Circulation. 2005;112(suppl 24):IV 167-IV 187.
11. Communal C, Singh K, Pimentel DR, Colucci WS. Norepinephrine stimulates apoptose in adult rat ventricular myocites by activation of the ,-adrenergic pathway. Circulation. 1998;98(13):1329-34.
12. Tran TP, Panacek EA, Rhee HJ, Foulke GE. Response to dopamine vs norepinephrine in tricyclic antidepressant-induced hipotension. Acad Emerg Med. 1997;4(9):864-8.

13. Beale RJ, Hollenberg S, Vincent JL, Parrillo JE. Vasopressor and inotropic support in septic shock: an evidence-based review. Crit Care Med. 2004;32(11-suppl):S455-65.
14. Banner WJ, Vernon DD, Menton SD, Dean JM. Non linear dobutamine pharmacokinetics in a pediatric population. Crit Care Med. 1991;19(7):871-3.
15. Karlsberg RP, DeWood MA, DeMaria AN, Berk MR, Lasher KP. Milrinone-dobutamine study group. Comparative efficacy of short term intravenous infusions of milrinone and dobutamine in acute congestive heart failure following acute myocardial infarction. Clin Cardiol. 2002;20:61-78.
16. Ceneviva G, Paschal JA, Maffei F, Carcillo JA. Hemodynamic support in fluid refractory pediatric septic shock. Pediatrics. 1998;102(2):e19.
17. Lindsay CA, Barton P, Lawless S, Kitchen L, Zorka A, Garcia J, et al. Pharmacokinetics and pharmacodynamics of milrinone lactate in pediatric patients with septic shock. J Pediatr. 1998;132(2):329-34.
18. Liet JM, Jacqueline C, Orsonneau J-L, Gras-Leguen C, Potel G, Rozé J-C. The effects of milrinone on hemodinamics in an experimental septic shock model. Pediatr Crit Care Med. 2005;6(2):195-9.
19. Aranda Jr. JM, Schofield RS, Pauly DF, Cleeton TS, Walker TC, Monroe Jr. VS, et al. Comparison of dobutamine versus milrinone therapy in hospitalized patients awaiting cardiac transplantation: a prospective, randomized trial. Am Heart J. 2003;145(2):324-9.
20. Lehtonen L, Poder P. The utility of levosimendan in the treatment of heart failure. Ann Med. 2007;39(1):2-17.
21. Namachivayam P, Crossland D, Butt W, Shekerdemian L. Early experience with levosimendan in children with ventricular disfunction. Pediatr Crit Care Med. 2006;7(5):1-4.
22. Kerbaul F, Rondelet B, Demest JP, Huez S, Naeije R, Brimioulle S. Effects of levosimendan versus dobutamine in load-induced right ventricular failure. Crit Care Med. 2006;34(11):2814-9.
23. Rindone JP, Sloane EP. Cyanide toxicity from sodium nitroprusside: risks and management. Ann Pharmacother. 1992;26(4):515-19.
24. Meyer S, Goutner L, McGuire W, Baghai A, Gottschling S. Vasopressin in cathecolamine refratory shock in children. Anesthesia. 2008;63(3):228-34.
25. Russell JA, Walley KR, Singer J, Gordon AC, Hebert PC, Cooper J, et al. Vasopressin versus norepinephrine infusion in patients with septic shock. Crit Care Med. 2008;358(9):977-887.
26. Yildizdas D, Yapicioglu H, Celik U, Sertdemir Y, Alhan E. Terlipressina as rescue therapy for catecholamine-resistent septic shock in children. Intensive Care Med. 2008;34(3):511-7.

24 Insuficiência cardíaca congestiva e choque cardiogênico

Gabriela Ortega Cisternas Muñoz
Priscilla de Oliveira Cavalheiro Fuga Domingos

APÓS LER ESTE CAPÍTULO, VOCÊ ESTARÁ APTO A:
• Reconhecer e diagnosticar a criança com insuficiência cardíaca congestiva (ICC) e choque cardiogênico, baseado no quadro clínico e exames complementares.
• Identificar as principais causas de ICC nas diferentes faixas etárias.
• Iniciar um tratamento adequado da ICC e do choque cardiogênico.

INTRODUÇÃO

A insuficiência cardíaca congestiva (ICC) é definida como uma síndrome complexa resultante de alterações estruturais ou funcionais do coração, que comprometem a capacidade de enchimento ou ejeção ventricular[1,2]. É caracterizada por alterações das circulações pulmonar e sistêmica, que resultam em respostas neuro-hormonais compensatórias, desencadeadas quando a demanda hemodinâmica excede a capacidade do coração de gerar fluxos e pressões adequadas. Na criança, os principais sinais e sintomas são: dificuldades de alimentação, ganho ponderal inadequado, desconforto respiratório, intolerância ao exercício e retenção hídrica[3]. Quando a disfunção cardíaca se torna tão grave que resulta em hipoperfusão tecidual, está caracterizado o quadro de choque cardiogênico.

ETIOLOGIA

As causas mais comuns de insuficiência cardíaca no adulto, que incluem isquemia miocárdica, hipertensão e doenças valvulares inflamatórias, são etiologias raras na criança. Evidências mostram que a etiologia da ICC na infância varia conforme a faixa etária e conforme a região geográfica (países desenvolvidos, em desenvolvimento ou subdesenvolvidos). De acordo com relatório da Organização Mundial da Saúde (OMS), de 2009, as principais causas de ICC na faixa etária pediátrica são as cardiopatias congênitas, cardiomiopatias e toxicidade por antracíclicos (agente quimioterápico). Nos países subdesenvolvidos, a ICC muitas vezes é exacerbada ou até mesmo causada por anemia (secundária a doenças infecciosas, como a malária, ou secundária à desnutrição)[4].

Ao nascimento, a ICC é geralmente causada por cardiomiopatia fetal ou condições extracardíacas (como sepse ou hipocalcemia). Na primeira semana de vida, a principal causa são as cardiopatias congênitas com dependência de canal arterial para manter circulação sistêmica (p. ex., estenose aórtica grave, coarctação de aorta e hipoplasia do coração esquerdo). No primeiro mês de vida, as cardiopatias congênitas com *shunt* esquerdo-direito (que causam hiperfluxo pulmonar) são as causas mais frequentes (p. ex., defeito de septo atrioventricular, persistência de canal arterial). Já nos adolescentes, a ICC está mais relacionada a cardiomiopatias e miocardites[5,6]. A Tabela 24.1 resume as principais causas de ICC na infância.

TABELA 24.1 Etiologia da insuficiência cardíaca na criança

Tipo de doença	Fisiopatologia	Exemplos
Cardiopatias-congênitas	▪ *Shunt* esquerda-direita (sobrecarga de volume) ▪ Refluxo valvular (sobrecarga de volume) ▪ Obstrução de fluxo (sobrecarga de pressão) ▪ Insuficiência coronariana	▪ CIV, defeitos de septo AV, PCA ▪ Insuficiência mitral ou aórtica ▪ Estenose aórtica, estenose pulmonar, coarctação de aorta ▪ Origem anômala de coronárias
Cardiomiopatia primária	Disfunção sistólica ou diastólica	▪ Dilatada: deficiência de carnitina, doenças neuromusculares (p. ex., distrofia de Duchenne) ▪ Hipertrófica: doença de Pompe, síndrome de Noonan, diabete materno ▪ Restritiva ▪ Não compactada
Cardiomiopatia secundária	Disfunção sistólica ou diastólica	▪ Miocardite: viral, doença de Kawasaki ▪ Tóxica: quimioterápicos (p. ex., antracíclicos) ▪ Arritmogênica: cardiomiopatia induzida por taquicardia ▪ Isquêmica: vasculite coronariana ▪ Infiltrativa: por sobrecarga de ferro

(continua)

TABELA 24.1 Etiologia da insuficiência cardíaca na criança (*continuação*)

Tipo de doença	Fisiopatologia	Exemplos
Doença valvar adquirida	Refluxo valvular (sobrecarga de volume) ou obstrução de fluxo (sobrecarga de pressão)	Febre reumática, endocardite
Infecção	Disfunção sistólica	Disfunção miocárdica induzida pela sepse
Estados de alto débito	Sobrecarga de volume	Anemia, tireotoxicose, fistula arteriovenosa sistêmica (p. ex., aneurisma de veia de Galeno)

AV: atrioventricular; CIV: comunicação interventricular; PCA: persistência do canal arterial.

EPIDEMIOLOGIA

A ICC representa importante causa de morbimortalidade na faixa etária pediátrica. Estima-se que 11 mil a 14 mil crianças sejam hospitalizadas por ICC anualmente nos EUA. Esse número inclui crianças com cardiopatia congênita, com incidência de 8 para mil nascidos vivos e crianças com cardiomiopatia, com uma incidência de 1,13 caso por 100 mil[7]. Evidências sugerem que aproximadamente 40% das crianças com cardiomiopatia sintomática evoluem com ICC grave, com evolução para necessidade de transplante cardíaco ou óbito[4].

A taxa de mortalidade de crianças que internam por ICC gira em torno de 7%. A mortalidade é influenciada por vários fatores, incluindo comorbidades. As comorbidades cardíacas associadas com maior mortalidade são hipertensão pulmonar e arritmias. Comorbidades não cardíacas, como sepse, coagulação intravascular disseminada (CIVD), insuficiência renal e hepática também são associadas com maiores taxas de óbito. Crianças com cardiopatia congênita têm taxa de mortalidade de 6,2%, enquanto para crianças com insuficiência renal associada esta taxa é de 35,4%[8].

FISIOPATOLOGIA

A ICC caracteriza-se inicialmente pela redução da contratilidade miocárdica, reduzindo assim o débito cardíaco (DC). A redução do DC leva a mecanismos compensatórios. O primeiro desses mecanismos é a ativação do sistema nervoso simpático, resultando em aumento de liberação de noradrenalina, com vasoconstrição periférica para manter a pressão arterial (PA) média e perfusão tecidual. Níveis altos de noradrenalina, no entanto, levam à lesão dos cardiomiócitos, disfunção intracelular e posteriormente apoptose. O segundo mecanismo compensatório é a estimulação do sistema renina-angiotensina-aldosterona (SRAA). A renina é responsável pela conversão de angiotensinogênio em angiotensina I, que será convertida em angiotensina II pela enzima conversora de angiotensina (ECA). A angiotensina II é um potente vasoconstritor (aumento da pós-carga). A aldosterona causa retenção salina e hídrica, aumentando assim a pré-carga e o DC de acordo com o mecanismo de Frank-Starling. A angiotensina e a aldosterona também geram fibrose cardíaca e apoptose. Os níveis elevados de noradrenalina, angiotensina II, aldosterona e citocinas agem de forma prejudicial na estrutura (remodelamento cardíaco) e função cardíaca. Esses mecanismos podem contribuir temporariamente para a estabilidade cardiocirculatória, porém, com a evolução do quadro, podem causar descompensação e progressão da ICC[1,5] (Figura 24.1).

Existem também mecanismos contra regulatórios, como a liberação de peptídeo natriurético cerebral (BNP), que é predominantemente sintetizado no ventrículo cardíaco e liberado em estados de sobrecarga de volume ou pressão. O BNP atua na supressão do SRAA e do tônus simpático, levando à vasodilatação sistêmica, natriurese e inibição do remodelamento cardíaco[9,10].

No choque cardiogênico, há a inadequada oferta celular de oxigênio. A oferta de oxigênio para os tecidos é determinada pelo DC e pelo conteúdo arterial de oxigênio. O DC depende da frequência cardíaca e do volume sistólico. O volume sistólico é determinado pela pré-carga (volume de enchimento ventricular no final da diástole), contratilidade (força gerada pelo ventrículo durante a sístole), lusotropismo (grau de relaxamento miocárdico durante a diástole) e pós-carga (força contra a qual o ventrículo ejeta

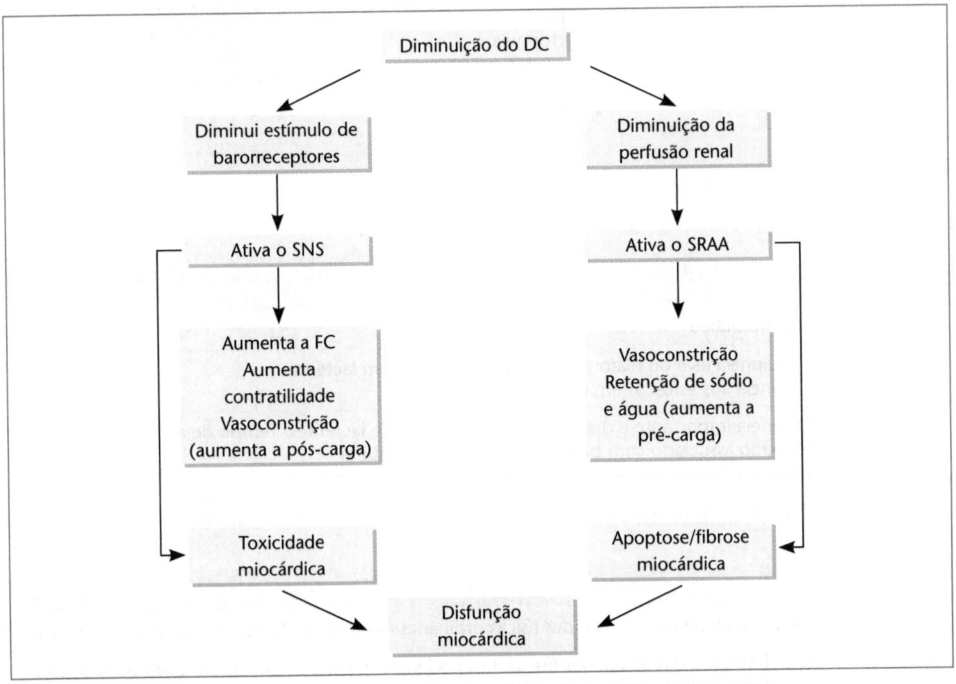

FIGURA 24.1 Mecanismos compensatórios na insuficiência cardíaca congestiva.
DC: débito cardíaco; FC: frequência cardíaca; SNS: sistema nervoso simpático; SRAA: sistema renina-angiotensina-aldosterona.

o sangue durante a sístole, que é fortemente afetada pela resistência vascular periférica). A criança, comparada ao adulto, tem o DC mais dependente da frequência cardíaca do que do volume sistólico, visto a imaturidade do miocárdio, o que limita a habilidade de aumento de contratilidade. O conteúdo arterial de oxigênio depende da concentração de hemoglobina, saturação arterial e a pressão parcial de oxigênio[11].

MANIFESTAÇÕES CLÍNICAS

A apresentação clínica de ICC pode ser diversa e depende da faixa etária de acometimento e da doença de base. Os sintomas mais comumente encontrados são listados na Tabela 24.2.

TABELA 24.2 Sintomas de insuficiência cardíaca congestiva

	Comumente encontrados	Menos comuns
Lactentes e crianças pré-escolares	▪ Taquipneia ▪ Dificuldade de alimentação (refluxo, vômitos, recusa alimentar) ▪ Diaforese ▪ Palidez	▪ Cianose ▪ Palpitações ▪ Síncope ▪ Edema de face ▪ Edema gravitacional ▪ Ascite
Crianças escolares e adolescentes	▪ Fadiga ▪ Intolerância ao esforço ▪ Dispneia ▪ Ortopneia ▪ Dor abdominal ▪ Náuseas ▪ Vômitos	▪ Palpitações ▪ Dor torácica ▪ Edema gravitacional ▪ Ascite

CLASSIFICAÇÃO CLÍNICA (TABELAS 24.3 E 24.4)

TABELA 24.3 Classificação modificada de Ross para insuficiência cardíaca congestiva

Classe I	Assintomático
Classe II	Taquipneia leve ou diaforese com a alimentação em lactentes Dispneia aos esforços em adolescentes
Classe III	Dispneia importante e diaforese na alimentação de lactentes. Tempo de alimentação prolongado associado com baixo ganho ponderoestatural Dispneia importante aos esforços em crianças mais velhas
Classe IV	Sintomas como taquipneia, retrações, gemência ou diaforese ao repouso

TABELA 24.4 Classificação NYHA

Classe I	Nenhuma limitação: atividades físicas ordinárias não causam fadiga, dispneia ou palpitação
Classe II	Leve limitação das atividades físicas: tais pacientes se apresentam confortáveis ao repouso. Atividades ordinárias resultam em fadiga, palpitação, dispneia ou angina

(continua)

TABELA 24.4 Classificação NYHA *(continuação)*

Classe III	Marcada limitação das atividades físicas: embora estejam confortáveis em repouso, atividades menos intensas do que as ordinárias provocarão o aparecimento de sintomas
Classe IV	Incapacidade de realizar qualquer atividade física sem desconforto. Os sintomas de ICC estão presentes mesmo em repouso. Qualquer atividade física induz o aparecimento de desconforto progressivamente maior

ICC: insuficiência cardíaca congestiva; NYHA: New York Heart Association.

EXAMES COMPLEMENTARES

- Radiografia de tórax: a cardiomegalia à radiografia de tórax em crianças é altamente preditiva para dilatação ventricular em ecocardiografia, com alta especificidade e valor preditivo negativo, porém com sensibilidade e valor preditivo positivo baixos. Além do tamanho da área cardíaca, pode-se acessar outros sinais de congestão, como edema pulmonar e linhas B de Kerley. A realização compete à primeira linha de investigação em crianças com suspeita de ICC[9,10].
- Eletrocardiograma (ECG): não específico, mas frequentemente alterado em crianças com ICC. Os achados mais comuns são: taquicardia sinusal, hipertrofia de ventrículo esquerdo (VE), alteração de ST-T, padrão de infarto do miocárdio e bloqueio atrioventricular de 1° grau. Forte recomendação para realização de ECG de 12 derivações no momento de diagnóstico de ICC com o propósito de exclusão de doença congênita ou isquêmica, além de arritmias ou pré-excitação[11].
- Ecocardiograma: é indispensável como parte da investigação inicial, com a finalidade também de excluir possíveis alterações estruturais, além de propiciar uma base de comparação para futuros tratamentos. Medidas que devem ser incluídas[11]:
  - Características estruturais que permitam descartar doença congênita.
  - Aparência do miocárdio (fenótipo de padrão de cardiomiopatia).
  - Função sistólica do VE (fração de ejeção e encurtamento, alteradas quando menor que 55 e 25%, respectivamente).
  - Medida do VE ao final da diástole/*Z-escore*.
  - Presença de regurgitação mitral.
  - Função quantitativa ou qualitativa e pressão de ventrículo direito (VD).
  - Função diastólica do VE.
  - Excluir trombo intracardíaco.
- Exames laboratoriais: ICC sintomática em crianças pode estar associada com alterações laboratoriais, sumarizadas na Tabela 24.5[5].
- Ressonância magnética (RM) cardíaca: indicada para o estudo de cardiopatias congênitas complexas ou para caracterização do tecido e, portanto, diagnóstico, estratificação de risco e manejo de pacientes com formas específicas de cardiomiopatias[12]. Oferece alternativa segura à biópsia de miocárdio, apesar da sensibilidade

TABELA 24.5 Testes laboratoriais em insuficiência cardíaca congestiva (ICC)

Teste	Possíveis alterações
Hemograma	▪ Anemia (causa ou piora ICC) ▪ Leucocitose (resposta inflamatória por estresse ou infecção)
Eletrólitos	▪ Hipocalemia e hipocloremia (uso de diuréticos) ▪ Hipercalemia (alteração da perfusão e função renal)
Função renal	▪ Elevação de ureia e da relação ureia/creatinina pode indicar descompensação da ICC
Testes hepáticos	▪ A hepatomegalia por congestão pode levar à elevação de AST/ALT/DHL e de outras enzimas hepáticas ▪ Hiperbilirrubinemia (direta e indireta) é correlacionada com congestão venosa hepática aguda, mais comum em ICC direita grave ▪ Hipoalbuminemia
Peptídeos natriuréticos (NT-proBNP/BNP)	▪ Correlacionados com as classificações NYHA e Ross de ICC e com as pressões de enchimento ventricular. Úteis para distinguir falência cardíaca de outras origens
CKMB, troponinas I e T	▪ Úteis em cenários de suspeita isquêmica ou miocardite, estando elevadas
Lactato	▪ Elevação vista em ICC descompensada como resultado de diminuição de perfusão tecidual e/ou diminuição de metabolismo secundário à disfunção hepática. Marcador para monitoração de resposta terapêutica
Função tireoidiana	▪ Tanto hiper quanto hipotireoidismo graves podem causar ICC
Gasometria arterial	▪ Grau de hipoxemia correlacionado com gravidade de ICC ▪ Hipocapnia ocorre em estágios iniciais de edema pulmonar, com progressão para hipercapnia e acidose respiratória em estágios mais avançados

e da especificidade para crianças ser desconhecidas. Não é recomendada como exame preliminar na investigação de crianças com ICC.

- Cateterismo: indicado para avaliação das pressões de gradientes em doenças valvares complexas e de parâmetros hemodinâmicos (resistência vascular pulmonar e sistêmica, DC, índice cardíaco) em pacientes com Fontan ou pré-transplante cardíaco[13].
- Biópsia de miocárdio: deve ser indicada apenas se a confirmação do diagnóstico de miocardite for trazer real benefício ao tratamento, por se tratar de procedimento invasivo e de alto risco. Não deve ser realizado em menores de 10 kg ou em pacientes hemodinamicamente instáveis[11].

TRATAMENTO

O objetivo do tratamento se baseia no reconhecimento do perfil do paciente (Tabela 24.6) e em dois princípios[5,11]:

1. Eliminar a causa dos sintomas de ICC.
2. Controlar os sintomas e a progressão da doença.

TABELA 24.6 Abordagem prática da ICC

		Existe congestão?	
		Não	**Sim**
Existe alteração de perfusão?	**Não**	Quente e seca **A**	Quente e úmido **B**
	Sim	**D** Frio e seca	**C** Frio e úmido

B/C: hepatomegalia, taquipneia, ortopneia, edema fácil e gravitacional, ascite; D/C: hipotensão ou taquicardia com diminuição de pressão de pulso, extremidades frias, irritabilidade/alteração de nível de consciência

Medidas Gerais

- Monitoração não invasiva: oximetria de pulso, ECG contínuo, PA, temperatura, débito urinário, avaliação neurológica.
- Monitoração invasiva: considerar para os casos mais graves cateter venoso central (medida de PVC) e PA invasiva (PAI).
- Suporte: repouso com elevação de cabeceira, oxigenoterapia, correção de distúrbio hidreletrolítico (DHE) e acidobásico, restrição hídrica 80% das necessidades, diminuição da ingesta salina, suporte nutricional, considerar concentrado de hemácias em casos de anemia grave (hemoglobina < 7,0 g/dL).

Tratamento Medicamentoso (Tabela 24.7)

- Diuréticos: diuréticos de alça (p. ex., furosemida) têm como benefício a redução das congestões sistêmica, pulmonar e venosa. A espironolactona pode ter benefício adicional na atenuação do desenvolvimento do desbalanço do SRAA, que induz à fibrose miocárdica e à liberação de catecolaminas. Efeitos colaterais: DHE (hiponatremia, hipo ou hipercalemia e hipocloremia) e acidose metabólica[11].
- Inibidores ECA (iECA): previnem, atenuam e possivelmente revertem o remodelamento cardíaco. Além disso, diminuem a pós-carga antagonizando o SRAA. Recomendado para todos os pacientes com falência cardíaca e disfunção sistólica de VE[14]. A droga de escolha é o captopril e para maiores de 2 anos pode-se utilizar o enalapril. Cuidado em crianças com menos de 4 meses, pois a disfunção renal é mais comum nessa faixa etária.
- Betabloqueadores: antagonizam os efeitos deletérios da ativação simpática no miocárdio e pode atuar na reversão do remodelamento do VE, melhorando a função sistólica[5]. A escolha para a faixa etária pediátrica seria o carvedilol.
- Digitálicos: usado ainda com precaução na população pediátrica, inotrópico via oral indicado para pacientes sintomáticos com disfunção sistólica esquerda e/ou direita.
- Catecolaminas: dopamina e dobutamina aumentam o DC e diminuem as resistências vasculares sistêmica e pulmonar, porém podem levar à taquicardia, à arritmia

TABELA 24.7 Medicações usadas em pediatria na insuficiência cardíaca congestiva

Medicações	Forma de administração	Doses
Furosemida	VO EV intermitente EV contínuo	1-2 mg/kg a cada 6-12h 0,5-2 mg/kg a cada 6-12h 0,1-0,4 mg/kg/h
Espironolactona	VO	0,5-1,5 mg/kg a cada 12h
Captopril	VO	0,3-2 mg/kg a cada 8h
Enalapril	VO	0,05-0,25 mg/kg a cada 12h
Carvedilol	VO	0,05 mg/kg/d a cada 12h
Digoxina	VO	5-10 mcg/kg/d a cada 12h
Dobutamina	EV contínuo	2,5-10 mcg/kg/min
Dopamina	EV contínuo	5-20 mcg/kg/min
Milrinona	EV contínuo	0,5-1 mcg/kg/min
Levosimendana	EV contínuo	0,05-0,2 mcg/kg/min
Hidralazina	EV intermitente VO	0,1-0,2 mg/kg a cada 4-6h 0,3-1 mg/kg/dia a cada 8-12h
Nitroprussiato de sódio	EV contínuo	0,5-4 mcg/kg/min

EV: endovenoso; VO: via oral.

e ao desbalanço entre oferta e necessidade metabólica do miocárdio. Fica restrito a pacientes com manutenção de DC baixo a despeito das outras terapias instituídas[5].

- Inibidores da fosfodiesterase III (milrinona): inotrópico mais usado no cenário de terapia intensiva, com propriedades de vasodilatação e inotropismo, que promove o aumento do índice cardíaco, redução de pressão sistólica de artéria pulmonar e relaxamento ventricular na diástole. Primeira escolha na terapia de pacientes com disfunção ventricular moderada a grave, associada com sintomas de hipoperfusão[5].
- Sensibilizadores de cálcio (levosimendana): potente efeito de inotropismo e vasodilatação, com menos efeito isquêmico no miocárdio[5].
- Vasodilatadores: atuam na diminuição da pós-carga. Os mais comuns na prática pediátrica – hidralazina e nitroprussiato de sódio – têm indicação quando a falência cardíaca está associada com hipertensão ou quando estão presentes regurgitações valvares graves em pacientes intolerantes a iECA.

Outras Terapias

- Cardioversor/desfibrilador implantável.
- Terapia de ressincronização cardíaca.
- Tratamento cirúrgico.
- Transplante cardíaco[11].

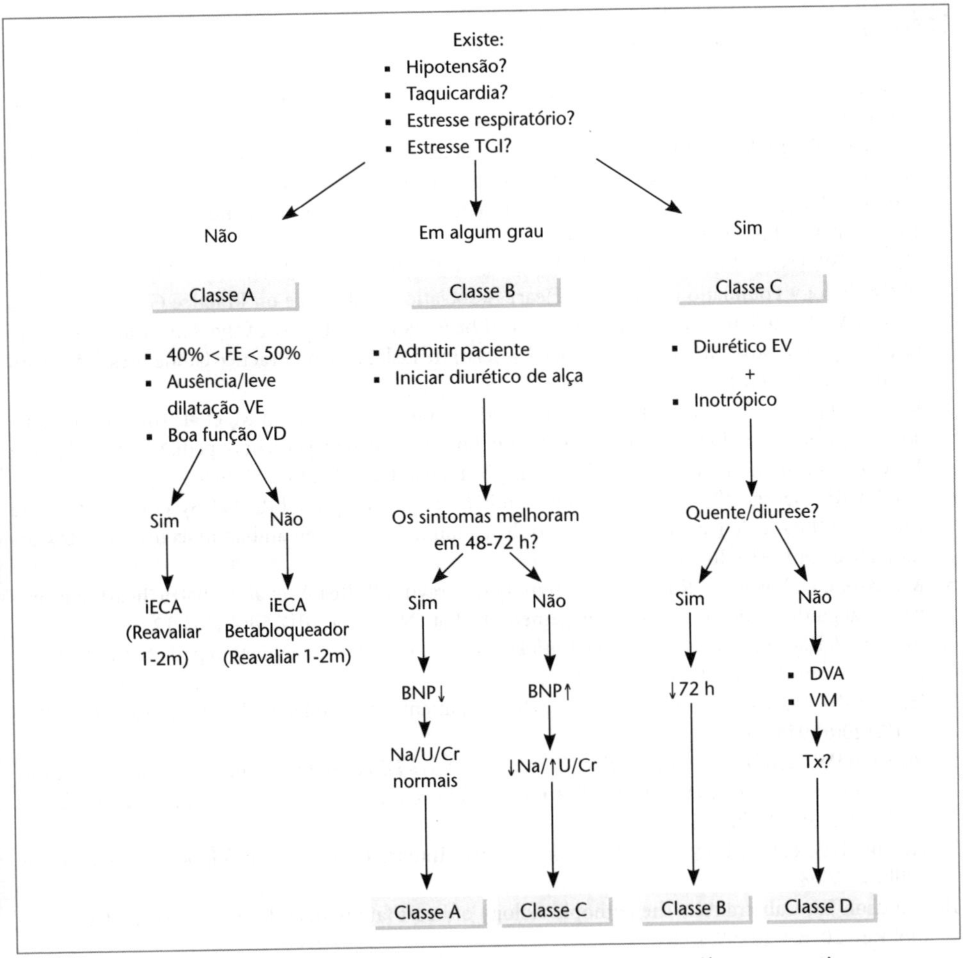

FIGURA 24.2 Algoritmo simplificado para manejo da insuficiência cardíaca congestiva.
DVA: drogas vasoativas; FE: fiação de ejeção; iECA: inibidor da enzima conversora de angiotensina; TX: transplante; VD: ventrículo direito; VE: ventrículo esquerdo; VM: ventilação mecânica.

CONCLUSÕES

A ICC é uma síndrome complexa, heterogênea na apresentação e na etiologia, variando de acordo com a faixa etária. Diferentemente da população adulta, normalmente tem como causa alteração cardíaca estrutural e condições reversíveis. A ICC pode evoluir para um estado hemodinâmico mais grave, com hipoperfusão tecidual e oferta celular de oxigênio inadequada, configurando o quadro de choque cardiogênico, que exige um tratamento precoce e mais agressivo. Os princípios gerais da terapia da ICC consistem no controle dos mecanismos compensatórios (ativação simpática e do SRAA). Em casos graves, a ICC pode culminar, em última instância, na necessidade de transplante cardíaco.

REFERÊNCIAS BIBLIOGRÁFICAS

1. Hunt SA, Abraham WT, Chin MH, Feldman AM, Francis GS, Ganiats TG, et al.; American College of Cardiology Foudation; American Heart Association. 2009 Focused update incorporated into the acc/aha 2005 guidelines for the diagnosis and management of heart failure in adults a report of the american college of cardiology foundation/american heart association task force on practice guidelines developed in collaboration with the international society for heart and lung transplantation. J Am Coll Cardiol. 2009;53(15):e1-e90.
2. Yancy CW, Jessup M, Bozkurt B, Butler J, Casey DE Jr, Drazner MH, et al.; American College of Cardiology Foundation; American Heart Association Task Force on Practice Guidelines. 2013 ACCF/AHA guideline for the management of heart failure: a report of the American College of Cardiology Foundation/American Heart Association Task Force on Practice Guidelines. J Am Coll Cardiol. 2013;62(16):e147-e239.
3. Kirk R, Dipchand AI, Rosenthal DN, Addonizio L, Burch M, Chrisant M, et al. The international society for heart and lung transplantation guidelines for the management of pediatric heart failure: Executive summary [corrected]. J Heart Lung Transplant. 2014;33(9):888-909.
4. Shaddy RE, George AT, Jaecklin T, Lochlainn EN, Thakur L, Agrawal R, et al. Systematic literature review on the incidence and prevalence of heart failure in children and adolescents. Pediatr Cardiol. 2018;39(3):415-36.
5. Massarone D, Valente F, Rubino M, Vastarella R, Gravino R, Rea A, et al. Pediatric heart failure: a practical guide to diagnosis and management. Pediatr Neonatol. 2017;58(4):303-12.
6. Romer AJ, Rajagopal SK, Kamenv RJ. Initial presentation and management of pediatric heart failure. Curr Opin Pediatr. 2018;30(3):319-25.
7. Hinton RB, Ware SM. Heart failure in pediatric patients with congenital heart disease. Circ Res. 2017;120(6):978-94.
8. Rossano JW, Kim JJ, Decker JA, Price JF, Zafar F, Graves DE, et al. Prevalence, morbidity, and mortality of heart failure-related hospitalizations in children in the united states: A population-based study. J Cardiac Failure. 2012;18:459-70.
9. Nichols DG, editor. Rogers Textbook of Pediatric Intensive Care. 4th ed. Lippincott Williams & Wilkins; 2008.
10. Knudson JD, Cabrera AG. The pathophysiology of heart failure in children: the basics. Curr Cardiol Rev. 2016;12(2):99-103.
11. Mendelson J. Emergency department management of pediatric shock. Emerg Med Clin North Am. 2018;36(2):427-40.
12. Azevedo VM, Santos MA, Albanesi Filho FM, Castier MB, Tura BR, Amino JG. Outcome factors of idiopathic dilated cardiomyopathy in children – a long-term follow-up review. Cardiol Young. 2007;17(2):175-84.
13. Satou GM, Lacro RV, Chung T, Gauvreau K, Jenkins KJ. Heart size on chest x-ray as a predictor of cardiac enlargement by echocardiography in children. Pediatr Cardiol. 1001;22(3):218-22.
14. Kantor PF, Lougheed J, Dancea A, McGillion M, Barbosa N, Chan C, et al. Presentation, Diagnosis, and Medical Management of Heart Failure in Children: Canadian Cardiovascular Society Guidelines. Canadian J Cardiol. 2013;29(12):1535-52.
15. Mitchell FM, Prasad SK, Greil GF, Drivas P, Vassiliou VS, Raphael CE. Cardiovascular magnetic resonance: diagnostic utility and specific considerations in the pediatric population. World J Clin Pediatr. 2016;5(1):1-15.
16. Feltes TF, Bacha E, Beekman 3rd RH, Cheatham JP, Feinstein JA, Gomes AS, et al. Indications for cardiac catheterization and intervention in pediatric cardiac disease: a scientific statement from the American Heart Association. Circulation. 2011;123(22):2607-52.
17. Momma K. ACE inhibitors in pediatric patients with heart failure. Paediatr Drugs. 2066;8(1):55-69.

25 Disritmias cardíacas

Vivian Henriques do Amaral
Gabriela Cerqueira Caldas Pinto
Cristiane Freitas Pizarro

APÓS LER ESTE CAPÍTULO, VOCÊ ESTARÁ APTO A:
• Reconhecer no traçado do eletrocardiograma (ECG) ritmo sinusal normal na pediatria.
• Avaliar no traçado do ECG os principais distúrbios eletrolíticos.
• Avaliar o traçado do ECG e a conduta nos principais distúrbios de ritmo relacionados à faixa etária pediátrica.
• Reconhecer as situações de emergência e quando solicitar avaliação do especialista.
• Realizar condutas específicas para cada tipo de disritmia na pediatria.

INTRODUÇÃO

Arritmias são condições nas quais ocorre condução ou produção anormal do estímulo elétrico cardíaco. Podem ser secundárias a alterações anatômicas ou funcionais (congênitas ou adquiridas), a disfunção autonômica e toxicometabólicas[1].

As arritmias na infância adquiriram uma identidade específica nas últimas décadas decorrentes de estudos de eletrofisiologistas pediátricos que mostraram diferenças no padrão normal do eletrocardiograma (ECG) entre o nascimento e a adolescência[2]. Considerando que essas variações associadas à faixa etária são muitas vezes difíceis de serem reconhecidas pelo próprio cardiologista geral, cabe ao pediatra reconhecer quando alterações na monitoração cardíaca da criança gravemente doente podem gerar repercussões hemodinâmicas com necessidade de intervenção imediata, quando podem iniciar de forma benigna e evoluir progressivamente para o colapso cardiovascular e quando não geram instabilidade hemodinâmica, sendo possível, neste caso, aguardar a avaliação do especialista.

As crianças sintomáticas devem ser enquadradas em duas síndromes: bradicárdica ou taquicárdica[1]. A história clínica, o exame físico e o traçado do monitor cardíaco são fundamentais para identificar episódios prévios, cardiopatias de base e repercussão hemodinâmica. Nos ambientes de emergência e terapia intensiva, a monitoração multiparamétrica, que revolucionou o manejo das arritmias no mundo, tem papel crucial para identificação dos casos graves[3].

EPIDEMIOLOGIA

Estudos antigos observaram que crianças de todas as faixas etárias apresentam arritmia sinusal ao serem monitoradas com Holter por 24 horas[4-6]. Isso decorre principalmente da variação da frequência cardíaca (FC) associada ao ciclo respiratório (aumenta na inspiração e diminui na expiração). Arritmia sinusal, ritmo ectópico atrial, marcapasso de demanda e ritmo juncional são normais na pediatria e estão presentes em 15 a 25% das crianças. Adolescentes entre 14 e 16 anos podem apresentar FC de até 30 bpm durante o sono. Nessa mesma faixa etária, são relatadas extrassístoles ventriculares e as supraventriculares em 41 e 44%, respectivamente, de pacientes hígidos em acompanhamento ambulatorial[3].

Em unidades de terapia intensiva pediátrica cardiológicas, a incidência de arritmias pode chegar a 29% das admissões, sendo as taquicardias ventriculares as mais frequentes[6]. Nos centros não cardiológicos, é relatada incidência de 19% de arritmias em pacientes sem doença cardiovascular ou arritmias prévias. As taquiarritmias são mais raras (2%) e podem estar associadas a uso de cateter venoso central, drogas ou distúrbios de eletrólitos[7].

A detecção de disritmias em urgência e emergência se dá por alterações no traçado do ECG do monitor cardíaco, evidências mostram que cerca de 37% dos alarmes de ritmo correspondem a arritmias, sendo 20% destas disritmias relacionadas a condições críticas e 17% dos alarmes de taquicardia ventricular (TV) eram verdadeiros. Esses dados mostram que o primeiro passo diante de uma suspeita de alteração no ritmo cardíaco notada pelo pediatra é a realização de um ECG em 12 derivações, permitindo assim a realização de um diagnóstico preciso e uma conduta adequada.

ELETROCARDIOGRAMA NORMAL

Princípios Elétricos

O ECG é a representação gráfica da atividade elétrica cardíaca captada por eletrodos posicionados na superfície do tórax e dos membros.

Os impulsos elétricos iniciados no nó sinusal geram uma onda de despolarização, que percorre o tecido cardíaco e é responsável pela contração muscular dos átrios e ventrículos. Essa onda de despolarização produz um dipolo elétrico e cria um vetor de despolarização, que caminha conforme a condução elétrica[8].

No coração normal, as câmaras direitas se situam anteriormente e as esquerdas posteriormente, o que leva o septo interventricular a ocupar um plano paralelo ao plano frontal. Durante a contração atrial (átrios direito e esquerdo), o vetor de despolarização resultante é orientado para a esquerda e para baixo. Já a contração ventricular se inicia pelo septo interventricular, seguido pelas paredes livres dos ventrículos direito (VD) e esquerdo (VE) e finalmente pelas bases. Por isso, o vetor de contração ventricular resultante se orienta para esquerda e para baixo no plano frontal e para esquerda e para trás no plano horizontal (demonstrando a predominância de VE)[8].

A despolarização elétrica começa no nó sinusal, na junção da veia cava superior com o átrio direito e avança através do tecido atrial até o nó atrioventricular (AV), formando a onda p de despolarização atrial. No nó AV, se lentifica temporariamente (intervalo PR) e, então, progride por vias rápidas, compostas pelo feixe de His e fibras de Purkinje para otimizar a despolarização do miocárdio ventricular e gerar contração concomitante dos VE e VD (complexo QRS). A repolarização atrial não é vista ao ECG por ocorrer simultaneamente ao complexo QRS, já a repolarização ventricular é caracterizada pelo segmento ST e onda T (Figura 25.1).

O estímulo elétrico faz com que o coração atue como uma bomba, contraindo e relaxando, produzindo o ciclo cardíaco (sístole e diástole) e gerando o débito cardíaco.

Derivações

As derivações são linhas imaginárias que registram a diferença do potencial elétrico entre dois pontos pela projeção dos vetores de despolarização nessas linhas. Para que

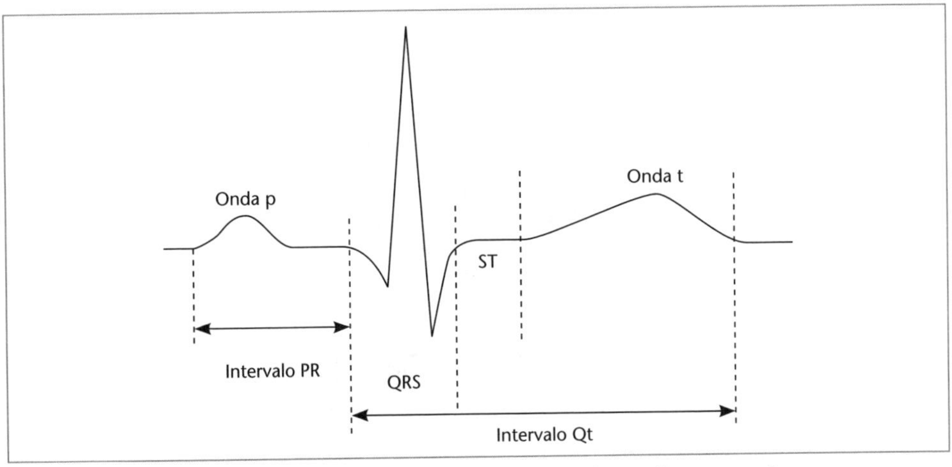

FIGURA 25.1 Registro gráfico de eletrocardiograma com ciclo cardíaco normal.

os traçados do ECG sejam comparáveis, os locais de colocação dos eletrodos e as derivações formadas por eles são padronizadas como demonstrado nas Figuras 25.2 e 25.3.

Eixo Cardíaco

O eixo cardíaco representa a direção em que o vetor resultante da soma de todos os vetores de despolarização cardíacos apresenta no plano frontal. O eixo cardíaco normal se situa entre -30° e +90°, em razão da predominância do VE (Figura 25.4).

Locais de colocação dos eletrodos:

- Plano horizontal:
  V1 no 4° EID – rebordo esternal
  V2 no 4° EIE – rebordo esternal
  V3 entre V2 e V4
  V4 no 5° EIE – linha hemiaxilar
  V5 no 5° EIE – linha axilar anterior
  V6 no 5° EIE – linha axilar média
- Plano frontal:
  Membros superiores D e E
  Membro inferior E
- Derivações frontais:

DI	Braço D → braço E
DII	Braço D → perna E
DIII	Braço E → perna E
aVL	Braço E
aVR	Braço D
aVF	Perna E

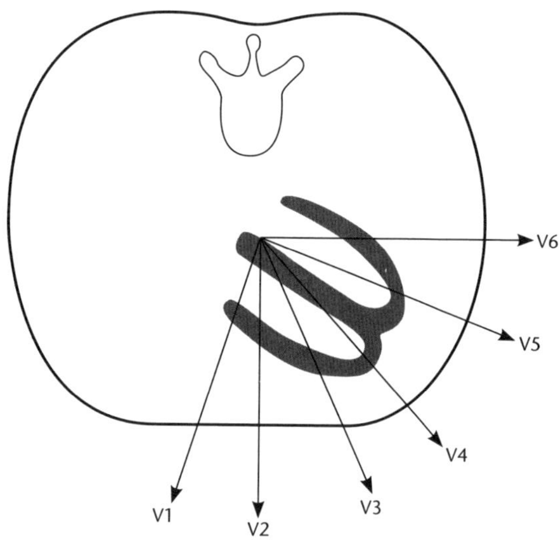

FIGURA 25.2 Derivações do plano horizontal[8,9].
EID espaço intercostal direito; EIE: espaço intercostal esquerdo.

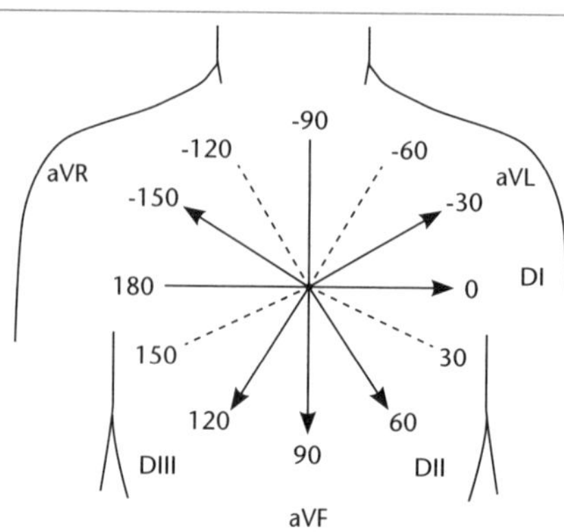

FIGURA 25.3 Derivações do plano frontal (fonte: adaptada de Hughes e Kahl[9]).

- Desvio do eixo para a esquerda[10]:
  - Hipertrofia do ventrículo esquerdo
  - Bloqueio de ramo esquerdo
  - Hemibloqueio anterior esquerdo
- Desvio do eixo para a direita:
  - Hipertrofia do ventrículo direito
  - Bloqueio de ramo direito

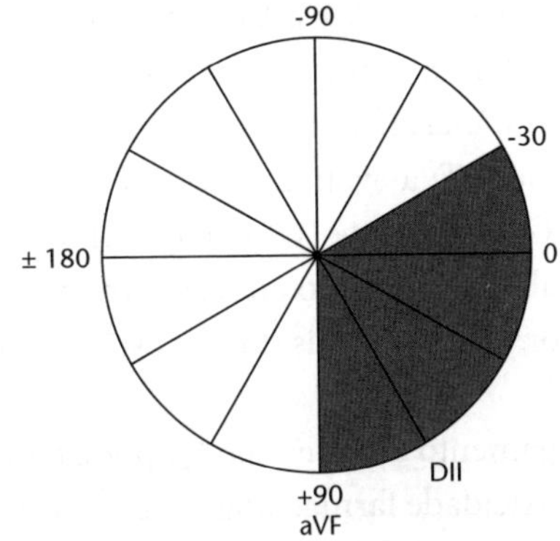

FIGURA 25.4 Eixo cardíaco normal.

ROTEIRO PARA AVALIAÇÃO DO ELETROCARDIOGRAMA EM CRIANÇAS

O ECG é registrado rotineiramente na amplitude (eixo vertical) de 10 mm = 1 mv e velocidade padrão de 25 mm/segundo, em que 1 mm = 0,04 segundo, o seja, cada quadrado pequeno tem 0,04 segundo e cada 1 quadrado grande (5 mm) = 0,2 segundo.

- FC: para calcular a FC, dividir 60 pelo intervalo R-R em segundos ou 1.500 (equivalente a 60 segundos 0,04 segundos/mm) divididos pelo valor do intervalo R-R em mm.
- Ritmo: quando o ciclo cardíaco se inicia no nó sinusal, cada QRS é precedido por uma onda p que apresenta intervalo PR regular e é positiva em DI e positiva em aVF.
- Onda P: a onda p normal em crianças deve ser < 0,1 segundo – o que equivale a 2,5 mm (0,08 segundo pra lactentes), com amplitude de no máximo 0,3 mV (3 mm).
  - Aumento da duração da onda p: sobrecarga atrial esquerda.
  - Aumento da voltagem da onda p: sobrecarga atrial direita.
- Intervalo PR e duração do QRS: não podem ultrapassar os valores normais para a idade, apresentados da Tabela 25.1.
- Intervalo PR: pode estar aumentado nos bloqueios AV e abreviado nas síndromes de pré-excitação.
- QRS alargado: pode ocorrer nos bloqueios de ramo, nas síndromes de pré-excitação, quando o ritmo tem origem no ventrículo e nos casos de hipertrofia ou distúrbio de condução dos ventrículos.
- Morfologia do complexo QRS: a onda Q normal deve ter duração menor que 0,04 segundo e profundidade menor que 5 mm (derivações precordiais) ou 8 mm (derivações frontais) nos menores de 3 anos. Além disso, no QRS normal, avaliando-

-se as derivações V1 a V6, percebe-se redução da onda R e aumento da onda S, representando a dominância do VD. Em recém-nascidos e lactentes, pode haver predominância fisiológica do VD.

- Intervalo QT: a avaliação do intervalo Qt deve ser realizada após o ajuste do Qt pela FC do paciente (Qt corrigido): QTc = QT (segundo) medido/$\sqrt{\text{R-R}}$, sendo o intervalo RR utilizado aquele entre o complexo QRS que está sendo estudado e o anterior. Valores ideais do Qtc estão discriminados na Tabela 25.2.

O alargamento do intervalo Qt pode ter como causas a síndrome do Qt longo congênita e a toxicidade farmacológica. Está relacionado à morte súbita por fibrilação ventricular (FV) ou TV polimórfica do tipo *torsades de pointes*[11].

- Eixo cardíaco: para identificar o eixo cardíaco, avalia-se a direção do QRS nas derivações DI e aVF (Tabela 25.3 e Figura 25.4).
- Segmento ST: uma elevação ou depressão do segmento ST > 1 mm nas derivações frontais ou maior que 2 mm nas derivações precordiais é sugestiva de isquemia ou lesão miocárdica.
- Onda t: geralmente acompanha o QRS nas derivações precordiais. Pode haver inversão das ondas t em V1 e V2 durante a infância, sem significar distúrbio de repo-

TABELA 25.1 Valores normais de FC, PR e QRS

	FC para a idade	Intervalo PR[1]	Complexo QRS[2]
0-7 dias	95-160 (125)	0,08-0,12 (0,10)	0,05 (0,07)
1-3 semanas	105-180 (145)	0,08-0,12 (0,10)	0,05 (0,07)
1-6 meses	110-180 (145)	0,08-0,13 (0,10)	0,05 (0,07)
6-12 meses	110-170 (135)	0,1-0,14 (0,12)	0,05 (0,07)
1-3 anos	90-150 (120)	0,1-0,14 (0,12)	0,06 (0,07)
4-5 anos	65-135 (110)	0,11-0,15 (0,13)	0,07 (0,08)
6-8 anos	60-130 (100)	0,12-0,16 (0,14)	0,07 (0,08)
9-11 anos	60-110 (85)	0,12-0,17 (0,14)	0,07 (0,09)
12-16 anos	60-110 (85)	0,12-0,17 (0,15)	0,07 (0,1)
> 16 anos	60-100 (80)	0,12-0,2 (0,15)	0,08 (0,1)

[1]Intervalo normal e (média). [2]Média e (p98).
Fonte: adaptada de Hughes e Kahl[9].

TABELA 25.2 Valores de referência para o Qtc[9]

0,44	Crianças de 3-4 dias de vida
≤ 0,45	Meninos > 1 ano. Adolescentes femininas pré-púberes
≤ 0,46	Adolescentes femininas pós-púberes

TABELA 25.3 Interpretação do eixo cardíaco[8]

DI	aVF	Eixo cardíaco	Interpretação
+	+	0° a +90°	Normal
+	-	0° a -90°	Avaliar QRS em DII ▪ Se positivo: eixo entre 0 e -30° = normal ▪ Se negativo: eixo entre -30° e -90° = desvio para a esquerda
-	+	+90° a ±180	Desvio para a direita
-	-	-90° a ±180	Desvio extremo do eixo cardíaco

larização ventricular. Ondas t apiculadas ou achatadas podem estar relacionadas a distúrbios eletrolíticos.

- Outros achados
  - Irregularidade respiratória (arritmia sinusal): variante fisiológica caracterizada por aumento da FC na inspiração e diminuição na expiração.
  - Extrassístoles: ocorrência de complexos QRS prematuros, por estímulos de origem supraventricular (QRS de morfologia normal) ou ventricular (QRS de morfologia bizarra). Podem ser idiopáticas, representar estados de hiperexcitabilidade ou estar relacionadas à doença cardíaca.

DIAGNÓSTICO DAS BRADIARRITMIAS

A bradicardia é definida como a FC abaixo da esperada para a idade (Tabela 25.1). Quando associada a sinais de comprometimento cardiopulmonar (hipotensão, alteração de nível de consciência, má perfusão tecidual), é chamada bradicardia sintomática, estando indicado o início de manobras de reanimação cardiopulmonar (RCP).

A principal causa de bradicardia em crianças é a hipóxia tecidual, porém outros fatores como acidose, hipotermia, intoxicações exógenas ou doenças cardíacas devem ser descartados[12].

Bradicardia Sinusal

Ocasionada pela frequência reduzida de despolarização do nó sinusal. Pode estar presente em crianças saudáveis, atletas ou durante o sono. Como sempre, na frequência sinusal, cada QRS é precedido por uma onda p e essa é positiva em DI e aVF.

Bloqueios Atrioventriculares (BAV)

Causados por um distúrbio de condução no nó AV, podendo se apresentar em diversos graus, conforme a intensidade do comprometimento da condução.

BAV grau I

A alteração encontrada é um intervalo PR aumentado para a idade (Tabela 25.1), indicando lentificação na condução pelo nó AV. As ondas p têm característica sinusal e cada onda p é seguida por um complexo QRS (Figura 25.5).

Causas: miocardites, distúrbios eletrolíticos, infarto agudo do miocárdio (IAM), cirurgia cardíaca, fármacos, febre reumática, distúrbio primário do nó AV.

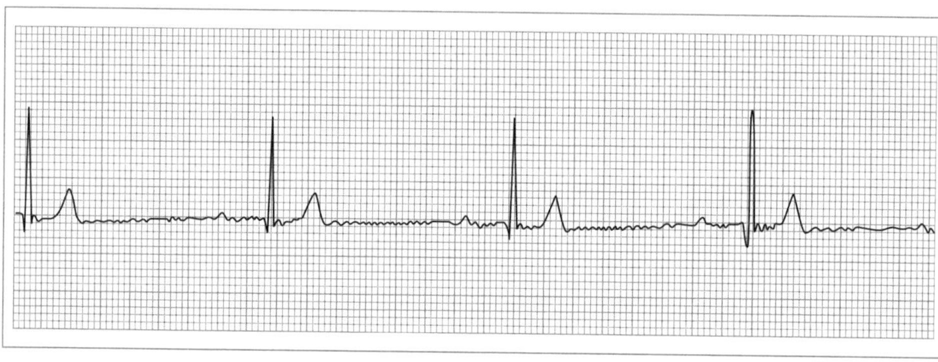

FIGURA 25.5 Bloqueio atrioventricular de 1° grau. Observar alargamento do intervalo PR[12].

BAV grau II

Ocorre o bloqueio de alguns impulsos atriais (presença de ondas p sem QRS associado). Podem ser divididos em dois tipos: Mobitz I e II.

BAV grau II tipo Mobitz I

Presença do fenômeno de Wenckebach – prolongamento progressivo do intervalo PR a cada ciclo até que um impulso atrial não seja transmitido ao ventrículo (Figura 25.6).

Causas: fármacos, aumento do estímulo vagal (SNP), IAM. Pode estar presente em crianças saudáveis.

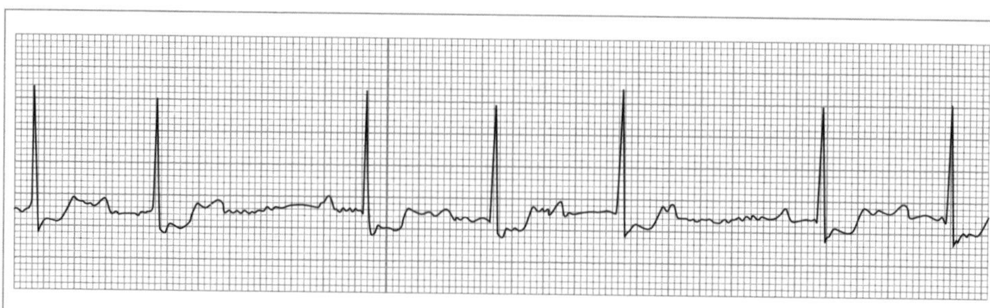

FIGURA 25.6 Bloqueio atrioventricular de 2° grau tipo Mobitz I evidenciando ocorrência de fenômeno de Wenckebach[12].

BAV grau II tipo Mobitz II

O intervalo PR é constante nos ciclos em que uma onda p está associada a um QRS, porém, existem ciclos em que as ondas p não são seguidas por complexos QRS. A frequência de bloqueio pode seguir um padrão constante (2:1, 3:1, 4:1, ...) (Figura 25.7).

Causas: na maioria dos casos, representa doença cardíaca intrínseca. Podem estar associados a cirurgias cardíacas e IAM.

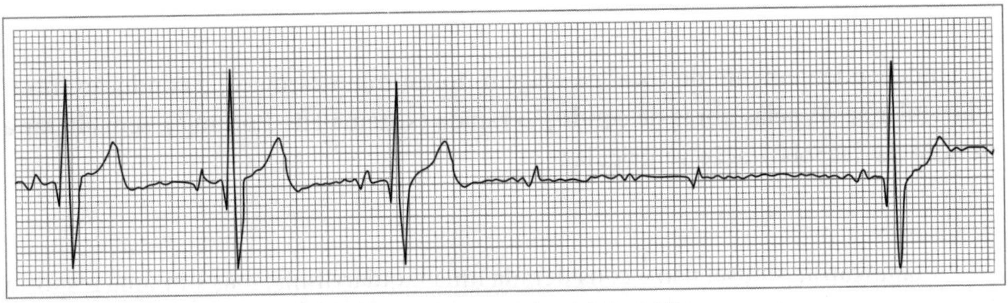

FIGURA 25.7 Bloqueio atrioventricular de 2° grau tipo Mobitz II[12].

BAV grau III (BAVT)

Não existe associação AV, ou seja, as ondas p apresentam intervalos regulares, mas não são transmitidas aos ventrículos para a geração de complexos QRS. O ritmo ventricular é iniciado em outra área cardíaca que assume o papel de marca-passo, porém com frequência menor que o nó sinusal (Figura 25.8).

Causas: lesão do sistema de condução, cirurgia cardíaca, BAVT congênito (relacionado a lúpus eritematoso sistêmico materno), IAM, aumento do tônus parassimpático, intoxicação exógena, hipóxia ou acidose grave.

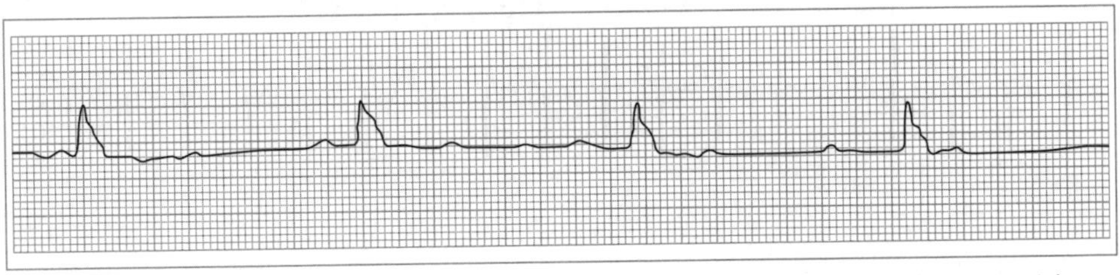

FIGURA 25.8 Bloqueio atrioventricular total. Observar dissociação entre as frequências atrial e ventricular[12].

DIAGNÓSTICO DAS TAQUIARRITMIAS

Taquiarritmias são ritmos de frequência maior que a esperada para a idade (Tabela 25.1), podendo ser originados dos átrios ou dos ventrículos. Podem apresentar forma assintomática ou com comprometimento hemodinâmico em graus variáveis, incluindo a PCR.

As taquiarritmias se dividem entre aquelas que apresentam QRS estreito ou QRS alargado. Apesar de a duração do QRS variar com a idade, por motivos práticos considera-se QRS alargado aquele com duração maior que 0,09 segundo[12].

Taquiarritmias de QRS Estreito (≤ 0,09 segundo)

Independentemente do local de origem do estímulo cardíaco, a condução intraventricular se dá pelas fibras de condução rápida (sistema His-Purkinje), sem alterar a duração da despolarização ventricular.

Taquicardia sinusal

A taquicardia sinusal não é considerada uma taquiarritmia, mas sim uma resposta fisiológica normal do coração. Consiste no aumento da frequência de despolarização do nó sinusal para se adequar à maior demanda metabólica (aumento do DC e da oferta de O_2) ou em resposta a estímulos adrenérgicos. Entre os fatores causais estão dor, choro, febre, exercício, choque, drogas, anemia, entre outros (Figura 25.9).

A FC (intervalo R-R) é variável de acordo com a intensidade do estímulo – se alterando em situações como choro, febre ou dor. A onda p tem características sinusais e o intervalo PR é constante. No geral, a FC não ultrapassa 180 bpm em crianças e 220 bpm em bebês.

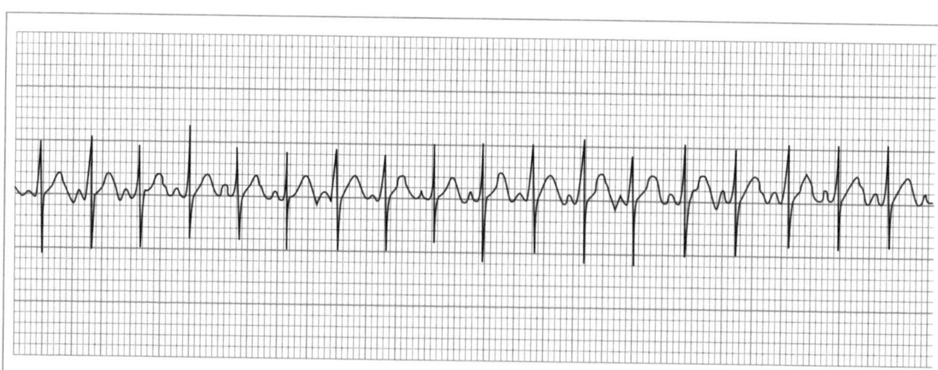

FIGURA 25.9 Taquicardia sinusal. Ondas p de característica sinusal precedendo cada complexo QRS. Intervalo PR constante[12].

Fibrilação atrial (FA)

Caracterizada pela ausência de ondas p e presença de ondas f entre os complexos QRS. As ondas f refletem múltiplas frentes de onda geradas em regiões distintas dos átrios, tendo frequência de 350 a 600 bpm. São iniciadas por focos ectópicos e mantidas por circuitos reentrantes nos átrios. O ritmo ventricular (RR) varia conforme o bloqueio ou a passagem dos impulsos pelo nó AV, podendo ser irregular. Os complexos QRS geralmente têm morfologia normal.

Flutter atrial

Ao contrário da fibrilação atrial (FA), o *flutter* é uma disritmia organizada e regular decorrente de um circuito macrorreentrante. Apresenta ondas F, semelhantes a dentes de serra, sem linha de base entre elas ao ECG. A frequência atrial se mantém em torno de 240 a 340 bpm e a condução AV é variável. Assim como na FA, no *flutter* os complexos QRS geralmente têm morfologia normal (Figura 25.10).

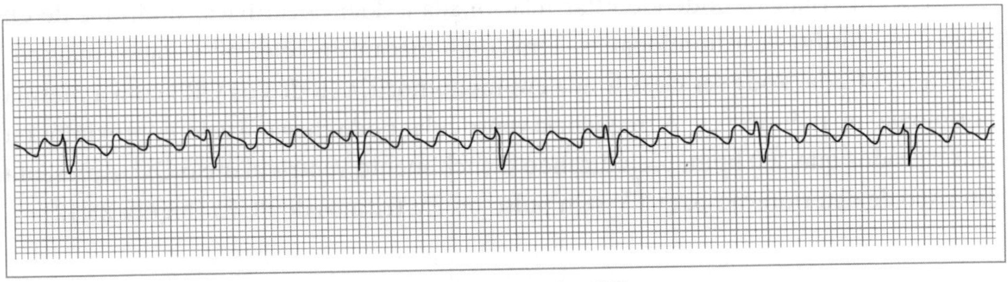

FIGURA 25.10 *Flutter* atrial (observar presença de ondas F)[12].

Taquicardia supraventricular

É a taquiarritmia relacionada ao comprometimento hemodinâmico mais prevalente na infância. Pode ocorrer por mecanismo de reentrada no nó AV, existência de via acessória, *flutter* atrial e foco atrial ectópico.

Apresenta onda P ausente ou anormal, intervalo RR constante e QRS estreito (podendo estar alargado nos casos de taquicardia supraventricular [TSV] por via acessória ou se a condução intraventricular for aberrante). A maioria das crianças apresenta o coração normal. Está associado com a síndrome de Wolff-Parkinson-White (WPW) em 10 a 20% dos casos (Figura 25.11).

A diferenciação entre TSV com complexo QRS largo e TV pode ser difícil na maioria dos casos. A menos que a criança tenha história ou ECG anterior sugestivo de TSV

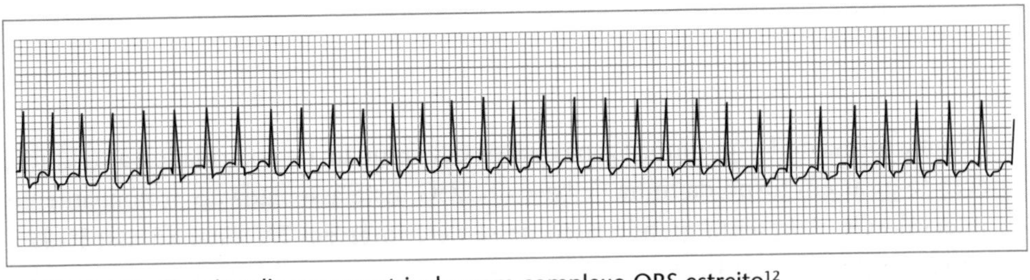

FIGURA 25.11 Taquicardia supraventricular com complexo QRS estreito[12].

com condução aberrante, deve-se presumir que a taquicardia com complexo QRS largo se deve à TV, em razão do maior risco.

Taquiarritmias de QRS Largo (> 0,09 segundo)

A TV pode apresentar taquiarritmia resultando em pulsos palpáveis ou como ritmo de PCR, enquanto a FV sempre se apresenta como PCR. Neste capítulo, será discutida somente a TV com pulso.

Taquicardia ventricular com pulsos palpáveis

Rara em crianças, podendo estar relacionada à doença cardíaca, síndrome de Qt longo e miocardites/cardiomiopatias. Tem como mecanismo eletrofisiológico mais comum a reentrada. Pode ser classificada em monomórfica (todos os QRS com a mesma morfologia) ou polimórfica. A frequência ventricular pode chegar a valores próximos ou mais elevados que 200 bpm, prejudicando o enchimento ventricular e o DC. Apresenta alto risco de deterioração para TV sem pulso ou FV (ritmos de PCR) (Figura 25.12).

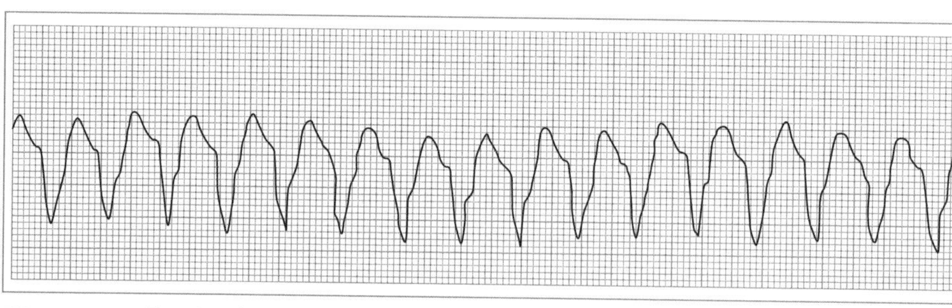

FIGURA 25.12 Taquicardia ventricular monomórfica[12].

Síndrome de Wolff-Parkinson-White

É a forma mais comum de pré-excitação ventricular. Eletrofisiologicamente caracteriza-se por intervalo PR curto e onda delta, ambos decorrentes da presença de uma ou mais vias anômalas que conectam os átrios aos ventrículos. Leva à taquicardia por reentrada AV[13].

Torsades de Pointes

É uma forma de TV polimórfica na qual os QRS mudam de polaridade e amplitude, parecendo girar em torno da linha de base do ECG. Está associada ao prolongamento do intervalo Qt. Apresenta grande risco de se deteriorar em FV estando associada à morte súbita (Figura 25.13).

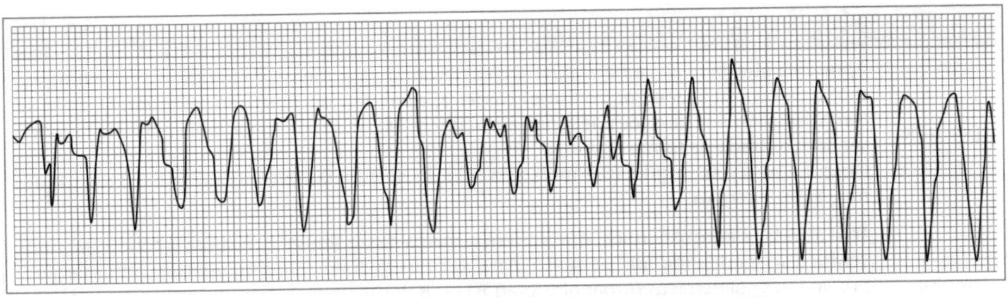

FIGURA 25.13 Registro de ECG com TV polimórfica (*torsades de pointes*)[12].

TRATAMENTO

Na presença de qualquer alteração de ritmo ou FC, deve-se proceder imediatamente à avaliação do paciente quanto a sinais de instabilidade hemodinâmica, sendo os principais:

- Desconforto respiratório.
- Distúrbio de perfusão ou hipotensão arterial.
- Dor ou desconforto torácico.
- Colapso súbito.

Em seguida, devem ser realizadas as medidas de suporte iniciais seguindo a sequência ABC dos algoritmos de reanimação (manter vias aéreas pérvias, ofertar oxigênio suplementar e auxiliar a ventilação se necessário, monitorar oximetria, ritmo cardíaco e pressão arterial)[14,15].

Tratamento das Bradiarritmias

Com comprometimento hemodinâmico

A abordagem das bradiarritmias com comprometimento hemodinâmico é apresentada na Figura 25.14, e seu tratamento medicamentoso na Tabela 25.4.

A qualquer momento, se não forem sentidos os pulsos do paciente apresentando bradicardia, esta deve ser abordada como ritmo de parada cardiovascular em atividade elétrica sem pulso (AESP), devendo ser iniciadas manobras de reanimação imediatamente[15].

Sem comprometimento hemodinâmico

Se a perfusão, o padrão respiratório e a pressão arterial estiverem adequados, não há necessidade de tratamento de urgência. Deve-se manter a monitoração e identificar e reverter a causa de base.

TABELA 25.4 **Drogas utilizadas no tratamento das bradiarritmias**

Epinefrina	Apresenta atividade alfa e beta-adrenérgica, levando ao aumento da frequência (cronotropismo) e da contratilidade (inotropismo) cardíaca, além de vasoconstrição periférica. O efeito se torna reduzido em situações de hipóxia e acidose. Nos casos de bradicardia persistente, pode ser administrada de forma contínua Dose: EV/IO = 0,01 mg/kg (0,1 mL/kg da solução de 1:10.000); contínuo: 0,1-0,3 mcg/kg/min; ET: 0,1 mg/kg
Atropina	Tem atividade anticolinérgica, que acelera o marca-passo sinusal e melhora a condução atrioventricular, sendo indicada, portanto, para os casos de tônus vagal aumentado, intoxicação por agentes colinérgicos (organofosforados) ou BAV primário Dose: 0,02 mg/kg – pode ser repetida 1 vez em 5 minutos; dose máxima: 0,5 mg; ET: 0,04-0,06 (apresenta absorção não confiável)

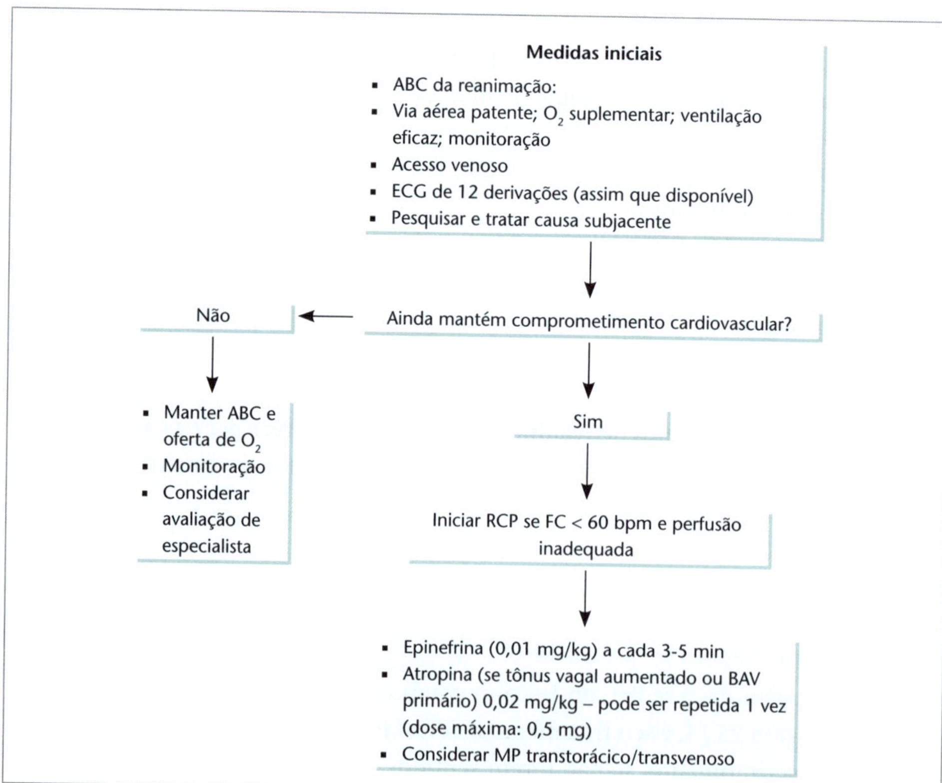

FIGURA 25.14 Tratamento das bradiarritmias com comprometimento hemodinâmico[12].

Tratamento das Taquiarritmias

Com comprometimento hemodinâmico (Figura 25.15 e Tabela 25.5)

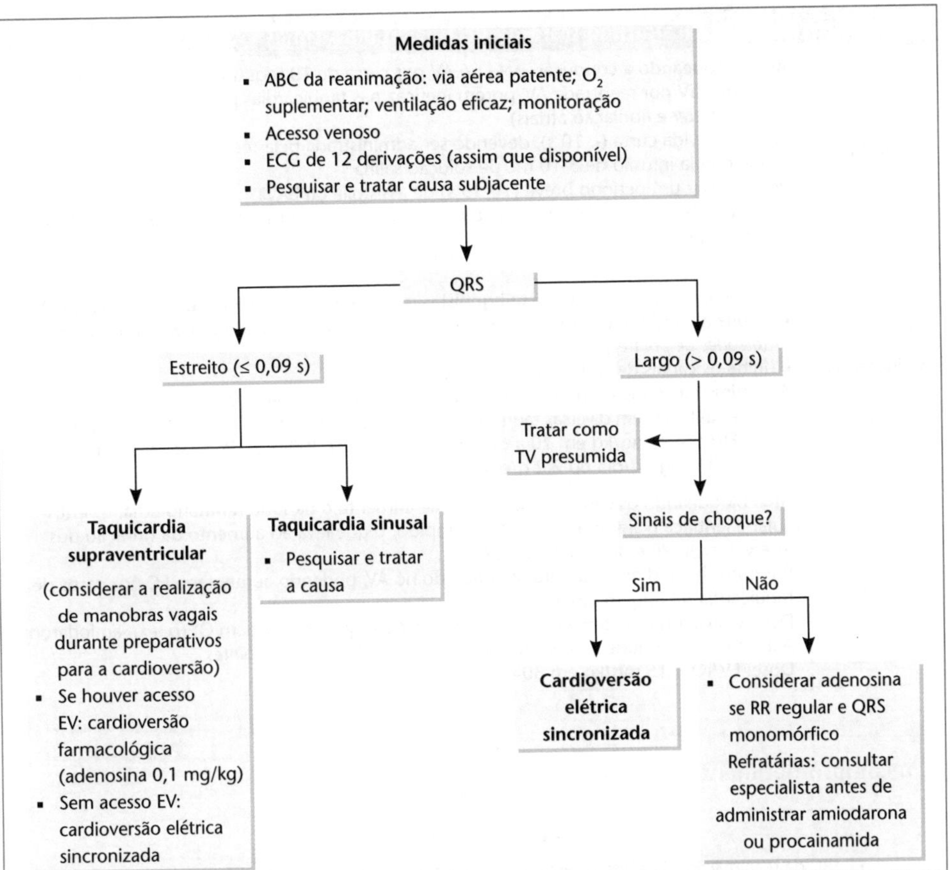

FIGURA 25.15 Tratamento das taquiarritmias com comprometimento hemodinâmico[12].

Cardioversão Sincronizada

Consiste na aplicação de um choque elétrico durante a onda R do complexo QRS. A sincronização busca evitar que o choque ocorra durante a onda t, o que pode levar à transformação do ritmo em FV.

Sempre considerar a administração de sedoanalgesia antes do procedimento para conforto do paciente.

Indicações: taquiarritmias instáveis.

Cardioversão eletiva (TSV/TV hemodinamicamente estável, *flutter* atrial).

Carga: inicia-se com 0,5 a 1 J/kg podendo ser aumentado para 2 J/kg se choque ineficaz.

TABELA 25.5 Drogas utilizadas no tratamento das taquiarritmias

Adenosina	Atua bloqueando a condução pelo nó AV por cerca de 10 segundos, sendo efetiva nos casos de TSV por reentrada AV, porém ineficaz nas taquicardias por outros mecanismos (p. ex., *flutter* e fibrilação atriais) Tem meia-vida curta (< 10 s), devendo ser administrada pela técnica de bolo rápido, seguido pela infusão de 5-10 mL de solução salina Pode causar um período breve (10-15 s) de assistolia ou BAVT Dose: EV/IO = 0,1 mg/kg (máx: de 6 mg). Pode ser administrada segunda dose 0,2 mg/kg (máx: 12 mg)
Amiodarona	Ações: ▪ Inibe os receptores alfa e beta-agonistas gerando vasodilatação e supressão do nó AV ▪ Reduz a condutância do potássio, prolongando o intervalo Qt (aumenta o risco de *torsades de pointes*) ▪ Inibe os canais de sódio, prolongando o QRS A administração rápida pode levar à hipotensão e ao bloqueio cardíaco Pode ser utilizada em diversas taquicardias, inclusive na TV estável e TSV refratária à adenosina Dose: EV/IO = 5 mg/kg em 20 a 60 minutos (máx: de 300 mg). Pode ser repetida até no máximo 15 mg/kg/dia ou 2,2 g/dia
Procainamida	Atua bloqueando os canais de sódio, o que aumenta o período refratário atrial e ventricular e lentifica o sistema de condução rápido, o que leva ao aumento da duração dos intervalos Qt, PR e do complexo QRS Por outro lado, diminui a refratariedade do nó AV, podendo aumentar a FC nos casos de taquicardia de origem atrial Deve-se evitar o uso concomitante a outras drogas que prolonguem Qt (p. ex., amiodarona) A infusão rápida pode causar bloqueio cardíaco e *torsades de pointes* Dose: EV/IO = 15 mg/kg em 30-60 min

Sem comprometimento hemodinâmico (Figura 25.16)

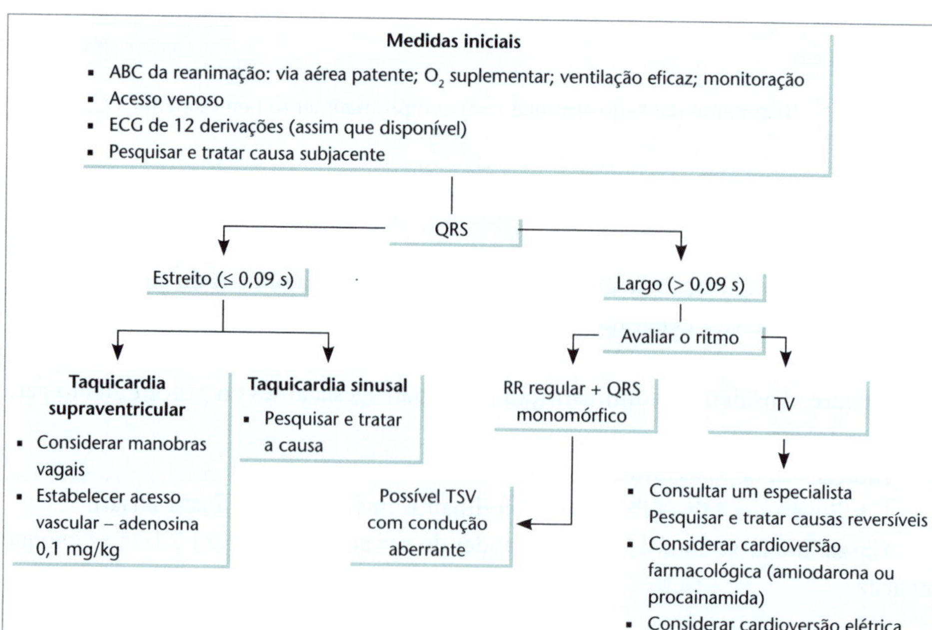

FIGURA 25.16 Tratamento das taquiarritmias sem comprometimento hemodinâmico[12].

Manobras Vagais

A estimulação do nervo vago leva à redução da FC e pode encerrar casos de TSV por lentificar a condução pelo nó AV. Podem ser tentadas como manobras vagais:

- Colocação de uma bolsa com água e gelo sobre a metade superior do rosto do bebê (sem obstruir boca e nariz).
- Crianças mais velhas: solicitar a realização de Valsalva (por exemplo, assoprar um canudo).
- Realização de massagem carotídea.

ALTERAÇÕES ELETROCARDIOGRÁFICAS NOS DISTÚRBIOS HIDRELETROLÍTICOS

Distúrbios de potássio, cálcio e magnésio (Mg) podem gerar alterações específicas no ECG e o conhecimento dessas alterações é de extrema importância para a rotina do intensivista pediátrico.

Potássio

O potássio tem um papel crucial para o funcionamento do coração, as concentrações extracelulares são consideradas normais entre 3,5 e 5,1 mmol/L e são mantidas pela eliminação renal e pelas atividades da bomba de Na-K-ATPase. Quando ocorre falha nos mecanismos de compensação pode ocorrer hiper ou hipocalemia[16].

Em geral, a hipercalemia é assintomática, porém níveis acima de 7 mmol/L estão associados a distúrbios de condução, causando palpitações, podendo causar disritmias letais (como BAVT, BAV de segundo grau, TV, FV e assistolia)[17]. As alterações no ECG seguem uma sequência conforme o nível sérico de potássio (Figura 25.17)[17,18].

As causas de hipercalemia podem ser encontradas na Tabela 25.6 e em geral são decorrente de 3 mecanismos fisiopatológicos principais: aumento da ingesta de K (por exemplo, dietas ou suplementação), diminuição da excreção (insuficiência renal) e perdas ou trocas intracelulares (por exemplo, hemólise e acidose). O manejo depende do nível sérico de K, da presença de alterações no ECG e das repercussões hemodinâmicas e as medidas são agrupadas em 3 etapas: estabilização da membrana celular da fibra miocárdica, influxo do K para dentro da célula (por troca com outro íon) e eliminação do K corporal (Figura 25.18).

Potássio (mmol/L)	Principais mudanças no ECG
5,5	Onda t apiculada, com base alargada
6,5	Prolongamento do intervalo PR
7,0	Onda P achatada ou ausente
7,5	QRS alargado (maior que 0,12 s)
8,0	Onda senoidal (ondas S e T fundidas)
8,5	Bradicardia
> 9,0	Taquicardia ventricular

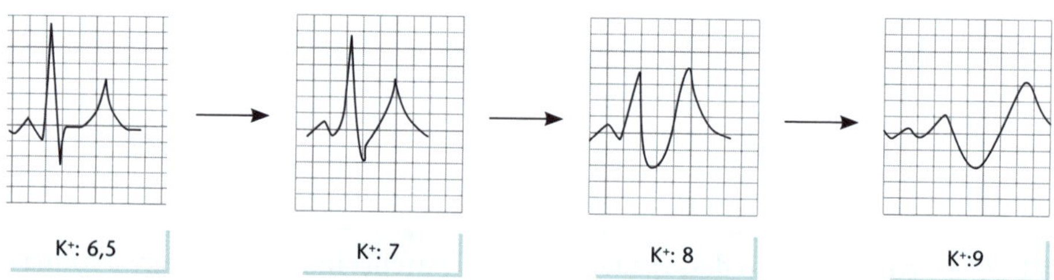

FIGURA 25.17 Sequência de alterações no ECG relacionadas ao aumento dos valores de K sérico (em mmol).
Fonte: adaptada e traduzida de Alfonzo et al.[18]

TABELA 25.6 Causas de hipercalemia[17]

Medicamentos	IECA (p. ex., captopril) BRA (p. ex., losartan) AINE (p. ex., ibuprofeno) Betabloqueadores (p. ex., atenolol) Diuréticos poupadores de K (p. ex., espironolactona) Antibióticos (p. ex., trimetoprima) Agentes anestésicos (p. ex., succinilcolina)
Doenças renais e metabólicas	Insuficiência renal aguda e crônica acidose tubular renal tipo 4 Acidose metabólica
Dietas	Alimentos ricos em potássio Jejum – deficiência relativa de insulina Substitutos do sal
Doenças endocrinológicas	Doença de Addison Hiporreninemia Deficiência de insulina/hiperglicemia
Doenças hematológicas/morte celular maciça	Síndrome de lise tumoral Rabdomiólise Transfusão sanguínea maciça Hemólise maciça
Outras causas	Paralisia periódica hipercalêmica Pseudo-hipercalemia

AINE: anti-inflamatórios não esteroidais; BRA: bloqueadores de receptores da angiotensina; IECA: inibidores da enzima de conversão da angiotensina.

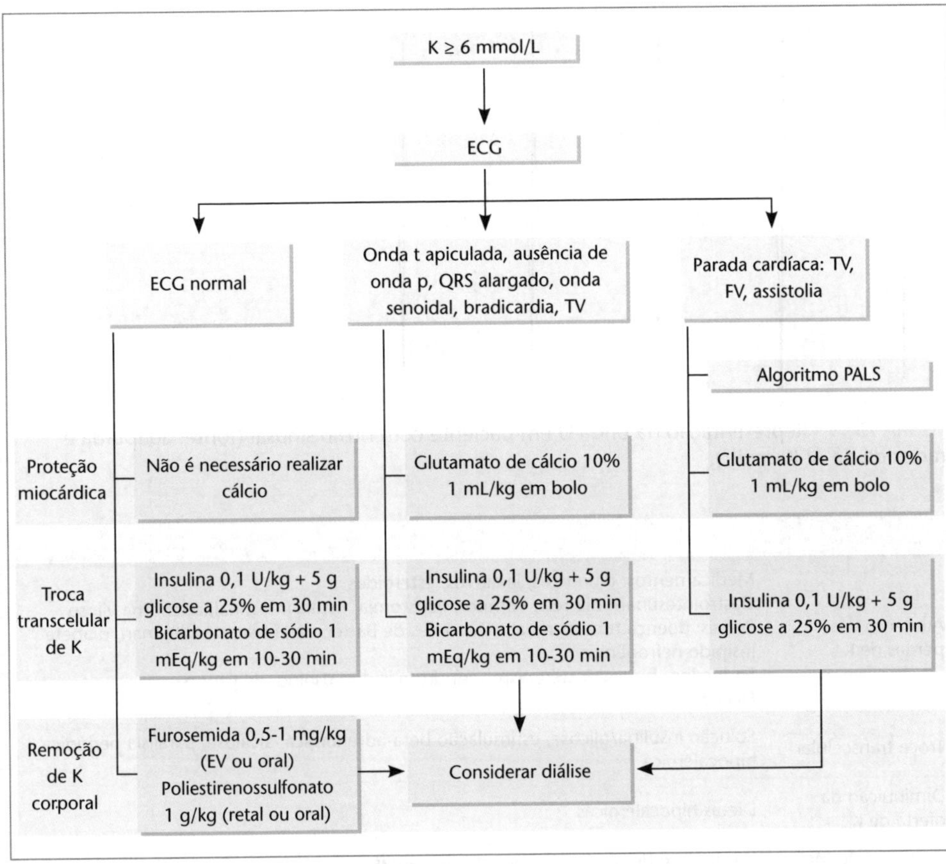

FIGURA 25.18 Manejo da hipercalemia.
ECG: eletrocardiograma; EV: endovenoso; FV: fibrilação ventricular; K: potássio; PALS: *pediatric advanced life support*; TV: taquicardia ventricular.

A hipocalemia é definida quando o K sérico é menor ou igual a 3,5 mmol/L e pode ser classificada em leve (K entre 3 e 3,5), moderada (K entre 2,5 e 3) e grave (K menor que 2,5). A hipocalemia leve em geral não leva a repercussões clínicas, hemodinâmicas ou alterações eletrocardiográficas, porém onda t achatada, mudanças no segmento ST e a presença da onda U podem ser notadas em ECG de pacientes com hipocalemia moderada a grave[18] (Figura 25.19).

A hipocalemia grave pode desencadear taquicardia ventricular ou fibrilação ventricular e essas arritmias não respondem a cardioversões químicas ou elétricas até que o K seja corrigido[18].

As causas de hipocalemia podem ser encontradas na Tabela 25.7 e em geral são decorrentes de 4 mecanismos fisiopatológicos principais: diminuição da ingesta de K, aumento da excreção, trocas transcelulares e depleção de Mg.

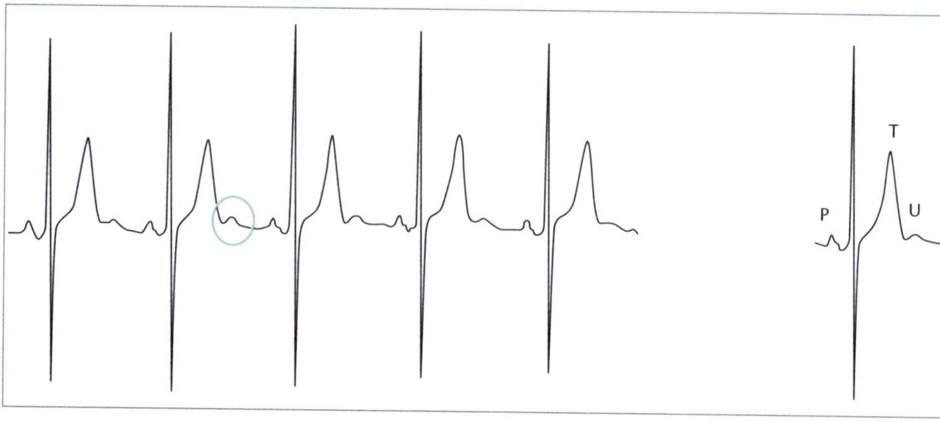

FIGURA 25.19 Representação da onda U em paciente com ritmo sinusal (fonte: adaptada e traduzida de Al-Karadi[19]).

TABELA 25.7 Causas de hipocalemia[17]

Aumento das perdas de K	Medicamentos: diuréticos, laxativos, esteroides Gastrointestinais: diarreia, vômitos, ileostomia, fístula intestinal, adenoma viloso Renais: doença tubular renal, síndromes de Batter, de Liddle, de Gitelman, diabete insipido nefrogênico Endócrino: hiperaldosteronismo, síndromes de Cushing, de Crohn Diálise
Troca transcelular	Solução insulina/glicose, estimulação beta-adrenérgica, alcalose, paralisia periódica hipocalêmica
Diminuição da oferta de K	Dietas hipocalêmicas
Depleção de Mg	Diminuição de oferta ou aumento de perdas

O manejo da hipocalemia depende também dos níveis séricos de K e Mg, da presença de alterações no ECG e das repercussões clínicas e hemodinâmicas do paciente (Figura 25.20).

Magnésio

Em condições normais os rins e o intestino regulam os níveis de Mg séricos. Quando ocorre deficiência, o intestino aumenta a absorção e quando ocorre aumento os rins aumentam a excreção, por exemplo. Dessa forma, a hipermagnesemia é rara e geralmente é secundária à oferta excessiva inadvertida de Mg, no entanto, pacientes com doenças renais ou íleo podem apresentar perdas excessivas deste íon[20].

A hipermagnesemia pode prolongar o intervalo PR e causar bloqueios. Nesses casos, pode ser ofertada solução salina isotônica ou diuréticos de alça, para facilitar a excreção de Mg[20].

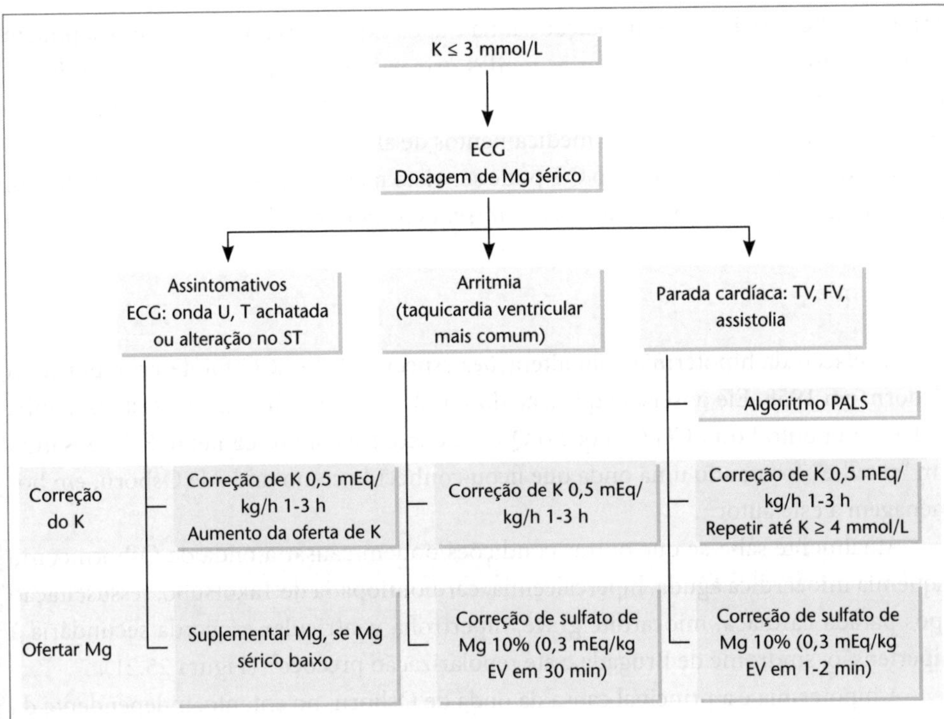

FIGURA 25.20 Manejo da hipocalemia.
ECG: eletrocardiograma; FV: fibrilação ventricular; K: potássio; TV: taquicardia ventricular.

A hipomagnesemia é decorrente de perdas renais ou gastrointestinais e medicamentos (p. ex., diuréticos de alça, digitálicos, aminoglicosídeos, anfotericina, ciclosporina, cisplatina e pentamidina) e pode predispor a qualquer tipo de arritmia, particularmente a *torsades de pointes* (Figura 25.13). Mas deve ser suspeitada precocemente quando o ECG demonstrar prolongamento do intervalo QT e do PR. A correção do Mg deve ser realizada de forma lenta. A correção rápida do Mg está associada à hipotensão, por isso deve ser reservada aos casos graves com risco de parada cardíaca iminente[20].

Cálcio

A hipercalcemia é definida na pediatria quando os níveis séricos de cálcio são maiores que 2 desvios-padrão para a idade. É menos frequente nessa faixa comparado aos adultos e as causas dependem da idade da criança. Em neonatos, as desordens congênitas são mais comuns enquanto os adolescentes têm causas mais parecidas dos adultos[21]. O ECG reflete as alterações do potencial elétrico celular com aumento do intervalo PR e um intervalo QT truncado[20]. Pacientes com hidratação limítrofe ou desidratados devem receber expansão com solução salina e após expansões diuréticos de alça podem ser oferecidos, buscando otimizar as perdas urinárias de cálcio. Calcitonina e bifosfonatos podem ser usados para aumentar a incorporação do cálcio ao osso, diminuindo assim o cálcio sérico, porém são medicamentos de alto custo[20].

Prolongamento do intervalo QT pode ser visto na hipocalcemia e pode resultar em uma variedade de arritmias (entre elas o *torsades de pointes*)[20].

Hipotermia

A relação da hipotermia com alterações específicas do ECG foi descrita por John Osborn, em 1958. Ele observou que a acidose induzida pela hipotermia desloca a linha de base do ponto J do ECG (em que o QRS se encontra com o segmento ST) causando um "entalhe", formando uma onda que ficou conhecida como onda de Osborn, em homenagem a este autor[22].

Atualmente sabe-se que outras condições podem causar a onda de Osborn como isquemia miocárdica aguda, hipercalcemia, cardiomiopatia de Takotsubo, ressuscitação após parada cardíaca, miocardite grave, hipertrofia ventricular esquerda secundária à hipertensão, síndrome de Brugada e até repolarização precoce[22] (Figura 25.21).

A hipotermia é a principal causa da onda de Osborn, no entanto, independente da doença de base, a onda de Osborn tem potencial arritmogênico, por isso identificar e tratar precocemente é essencial para prevenir desfechos desfavoráveis.

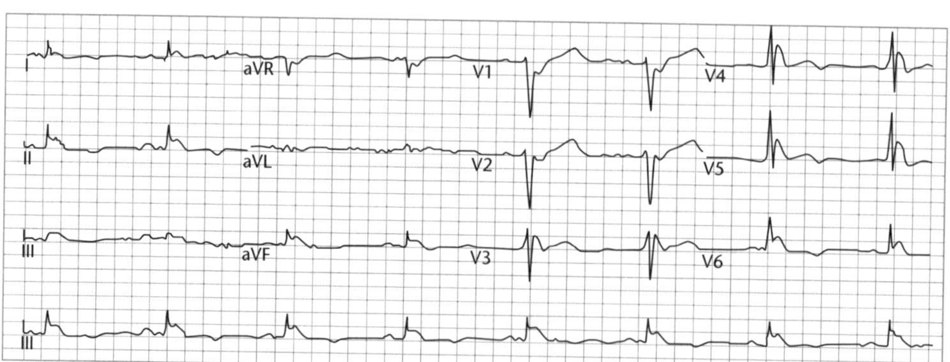

FIGURA 25.21 Registro de ECG com onda J de Osborn em paciente com hipotermia.

REFERÊNCIAS BIBLIOGRÁFICAS

1. Ebaid M, Atik E, Ikari NM, Afiure JY. Cardiologia em Pediatria: Temas Fundamentais. São Paulo: Roca; 2000.
2. Drago F, Battipaglia I, Di Mambro C. Neonatal and pediatric arrhythmias: clinical and electrocardiographic aspects. Card Electrophysiol Clin. 2018;10(2):397-412.

3. Shanley TP, Wong HR, Wheeler DS. Cardiovascular Pediatric Critical Illness and Injury. 2nd ed. Londres: Springer; 2009.
4. Southall DP, Richards J, Mitchell P, Brown DJ, Johnston PG, Shinebourne EA. Study of cardiac rhythm in healthy newborn infants. Br Heart J. 1980;43(1):14-20.
5. Dickinson DF, Scott O. Ambulatory electrocardiographic monitoring in 100 healthy teenage boys. Br Heart J. 1984;51(2):179-83.
6. Brodsky M, Wu D, Denes P, Kanakis C, Rosen KM. Arrhythmias documented by 24 hour continuous electrocardiographic monitoring in 50 male medical students without apparent heart disease. Am J Cardiol. 1977;39(3):390-5.
7. Hoffman TM, Wernovsky G, Wieand TS, Cohen MI, Jennings AC, Vetter VL, et al. The incidence of arrhythmias in a pediatric cardiac intensive care unit. Pediatr Cardiol. 2002;23(6):598-604.
8. Pastore CA, Samesima N, Tobias NMM de O, Pereira Filho HG, editors. Eletrocardiografia atual: curso do serviço de eletrocardiografia do InCor. 3[a] ed. São Paulo: Atheneu; 2016.
9. Hughes H, Kahl L. The Harriet Lane handbook: a manual for pediatric house officers. 21th ed. Philadelphia, PA: Elsevier; 2018.
10. Cannon BC. Left axis deviation in children without previously known heart disease. Pediatrics. 2018;141(3).
11. El-sherif N, Turitto G, Boutjdir M. Congenital long QT syndrome and torsade de pointes. Ann Noninvasive Electrocardiol. 2017;22(6).
12. American Academy of Pediatrics; American Heart Association. Pediatric advanced life support : Provider manual. Dallas: American Heart Association; 2016.
13. Etheridge SP, Escudero CA, Blaufox AD, Law IH, Dechert-crooks BE, Stephenson EA, et al. Life-threatening event risk in children with Wolff-Parkinson-White syndrome a multicenter international study life-threatening event risk in children with Wolff-Parkinson-White syndrome a multicenter international study. JACC Clin Electrophysiol. 2018;4(4):433-44.
14. Atkins DL, de Caen AR, Berger S, Samson RA, Schexnayder SM, Joyner BL, et al. 2017 American Heart Association focused update on pediatric basic life support and cardiopulmonary resuscitation quality: an update to the American Heart Association guidelines for cardiopulmonary resuscitation and emergency cardiovascular care. Circulation. 2018;137(1):1-6.
15. de Caen AR, Maconochie IK, Aickin R, Atkins DL, Biarent D, Guerguerian A, et al. Part 6: Pediatric basic life support and pediatric advanced life support. Circulation. 2015;132(16 Suppl 1):S177-203.
16. Hoppe LK, Muhlack DC, Koenig W, Carr PR, Brenner H, Schottker B. Association of abnormal serum potassium levels with arrhythmias and cardiovascular mortality: a systematic review and meta-analysis of observational studies. Cardiovasc Drugs Ther. 2018;32(2):197-212.
17. Masilamani K, van der Voort J. The management of acute hyperkalaemia in neonates and children. Arch Dis Child. 2012;97(4):376-80.
18. Alfonzo AVM, Isles C, Geddes C, Deighan C. Potassium disorders – clinical spectrum and emergency management. Resuscitation. 2006;70(1):10-25.
19. Al-Karadi MS, Wilkinson AJ, Caldwell J, Langley P. Validation of an algorithm to reveal the U wave in atrial fibrillation. Sci Rep. 2018;8(1):11946.
20. Marini JJ, Wheeler AP, editors. Critical care medicine: the essentials. 4th ed. Philadelphia: Wollters Kluwer/Lippincott Williams & Wilkins; 2010.
21. Stokes VJ, Nielsen MF, Hannan FM, Thakker RV. Hypercalcemic disorders in children. J Bone Miner Res. 2017;32(11):2157-70.
22. Omar HR. The Osborn wave: what have we learned? Herz. 2016;41(1):48-56.
23. Magalhães LP, Guimarães ICB, Melo SL, Mateo EIP, Andalaft RB, Xavier LFR, et al. Diretriz de Arritmias Cardíacas em Crianças e Cardiopatias Congênitas SOBRAC e DCC - CP. Arq Bras Cardiol. 2016;106(Suppl 6):1-58.

Seção IV

Disfunção Renal

26 Injúria renal aguda

Ana Paula de Carvalho Canela Balzi
Laura Fonseca Darmaros
Vanessa Christina Silva Batistela

APÓS LER ESTE CAPÍTULO, VOCÊ ESTARÁ APTO A:

- Considerar a epidemiologia e a etiopatogenia na avaliação da criança com suspeita de injúria renal aguda (IRA).
- Diagnosticar e classificar a IRA por anamnese, exames físicos e achados laboratoriais e de imagem.
- Realizar o diagnóstico diferencial entre as causas de IRA pré-renal, renal e pós-renal.
- Tratar manifestações clínicas e distúrbios hidroeletrolíticos e acidobásicos da IRA.
- Valorizar achados clínicos e laboratoriais que demandem início precoce de diálise.

INTRODUÇÃO

Anormalidades na função renal e na homeostase fluídica e eletrolítica são problemas comumente enfrentados em unidades de terapia intensiva (UTI). A injúria renal aguda (IRA) em UTI frequentemente ocorre associada à disfunção de múltiplos órgãos, com taxa de mortalidade muito mais alta que a observada fora da UTI ou na doença renal isolada. A despeito de muitos avanços tecnológicos, a morbidade e a mortalidade continuam elevadas, sem mudanças significativas nas últimas duas décadas, o que confere grande importância à sua prevenção[1].

DEFINIÇÃO

A IRA é o declínio abrupto da taxa de filtração glomerular (TFG), com acúmulo de escórias nitrogenadas e desequilíbrio hidreletrolítico e acidobásico. O débito urinário (DU) é um importante sinal fisiológico de desbalanço hídrico, podendo sinalizar, entre outras possibilidades, para disfunção renal. Em pediatria, no entanto, pode ser um marcador tardio de alteração na taxa de filtração[2,3].

Em 2001, em consenso internacional, foi proposto o método RIFLE (*risk, injury, failure, loss and end stage renal disease*) para a definição e a classificação em adultos, com base em alterações da TFG e/ou do DU. O termo "injúria renal aguda" (IRA) foi, a seguir, sugerido, em substituição a "insuficiência renal aguda", por abranger todo o espectro da disfunção renal. A padronização RIFLE, por permitir estudos comparáveis, já propiciou melhor conhecimento da epidemiologia e do prognóstico da IRA e parece prever de forma independente e acurada a morbimortalidade em adultos. Recentemente, Akcan-Arikan et al. adaptaram e validaram estes critérios para a criança (pRIFLE) (Tabela 26.1)[2,4-8].

Outra definição, validada para adultos e crianças, é a classificação de KDIGO (*Kidney disease improving global outcomes*), de 2012, uma diretriz publicada pela Sociedade Internacional de Nefrologia (Tabela 26.2)[9].

TABELA 26.1 Critérios de RIFLE modificados para a pediatria (pRIFLE), segundo proposta de Akcan-Arikan et al.[8]

Clearance de creatinina estimado (ClCre)	Débito urinário (DU)	
Risco (*risk*)	Decréscimo ClCre até 25%	< 0,5 mL/kg/h por 8 h
Injúria (*injury*)	Decréscimo ClCre até 50%	< 0,5 mL/kg/h por 16 h
Falência (*failure*)	Decréscimo ClCre até 75% ou ClCre < 35 mL/min/1,73 m^2	< 0,3 mL/kg/h por 24 h ou anúrico por 12 h
Perda (*loss*)	Persistência de falência renal > 4 sem	
Estágio final (*end-stage*)	Doença renal em estágio final Persistência de falência renal > 3 m	

pRIFLE: risco, injúria, falência, perda e doença renal em estágio final pediátricos; considerar redução do *clearance* de creatinina estimado (ClCre) e/ou redução no débito urinário.

TABELA 26.2 Classificação da KDIGO (*Kidney Disease Improving Global Outcomes*) de 2012[9]

Creatinina sérica (SCr)		Débito urinário (DU)
Estágio 1	Aumento ≥ 0,3 mg/dL ou aumento de 1,5-1,9 x creatinina basal	< 0,5 mL/kg/h por 6 a 12 h
Estágio 2	Aumento de 2-2,9 x creatinina basal	< 0,5 mL/kg/h por ≥ 12 h
Estágio 3	Aumento ≥ 3 x creatinina basal ou SCr ≥ 4 mg/dL ou início de TRS ou ClCre < 35 mL/min/1,73 m^2 para < 18 anos	< 0,3 mL/kg/h por ≥ 24 h ou anúrico por ≥ 12 h

ClCre: *clearance* de creatinina estimado.

EPIDEMIOLOGIA

A epidemiologia é variável com a definição adotada de IRA, as características dos pacientes e o tipo de UTI (pós-operatório, trauma, geral etc.). Um estudo multinacional prospectivo conduzido com 4.683 pacientes e publicado em 2017 na *New England Journal of Medicine* (NEJM) concluiu que a incidência de IRA é de 26,9% de todos os pacientes admitidos em UTI pediátrica. IRA grave caracterizada como IRA estágio 2 ou 3 (creatinina plasmática ≥ a 2 vezes o basal ou DU menor que 0,5 mL/m^2/hora por ≥ 12 horas), ocorreu em 11,6% dos admitidos em UTI pediátrica e conferiu aumento no risco de morte até o 28º dia de internação, além de estar associada com o aumento do uso de terapia renal substitutiva (TRS), ventilação mecânica e maior estadia em UTI[10,11].

Quanto à etiologia, a epidemiologia vem se modificando ao longo das décadas. Nos anos 1980 e 1990, predominavam IRA por desidratação, síndrome hemolítico-urêmica (SHU) e glomerulonefrite (GN) pós-infecciosa. Com o progresso médico-tecnológico em pediatria, aumentou a incidência de IRA após cirurgias cardíacas, transplantes de medula óssea e órgãos sólidos (principalmente hepático), sepse e disfunção de múltiplos órgãos. Características regionais e socioeconômicas, no entanto, ainda exercem forte influência na prevalência das causas de IRA[2,4,12].

A sobrevida de pacientes com IRA em UTI pediátricas varia de 31 a 60% e as menores taxas estão relacionadas ao comprometimento sistêmico, pós-operatório, transplantes e/ou disfunção de múltiplos órgãos. Já na doença renal primária (nefrotoxicidade, GN e SHU), atualmente menos frequentes em alguns centros, o prognóstico da IRA é melhor, mesmo após tratamento dialítico (sobrevida 84 a 100%). A IRA contribui para aumento do tempo de internação, dos custos financeiros e é considerada forte fator de risco (independente) para óbito (*odds ratio* de 6,5 para população geral)[10,13-15].

ETIOPATOGENIA

Tradicionalmente a IRA é classificada em pré-renal (azotemia funcional), renal (intrínseca) e pós-renal (obstrutiva). As etiologias principais nas 3 categorias são apresentadas nos Quadros 26.1, 26.2 e 26.3[2,15].

Em estudo multicêntrico com adultos foi observada incidência de 21% de IRA pré-renal e de 45% de IRA por necrose tubular aguda (NTA). Em pediatria, não estão disponíveis estudos amplos e prospectivos. Em casuísticas isoladas de diversos centros, a IRA intrínseca relaciona-se predominantemente à hipóxia/isquemia renal, nefrotoxicidade por drogas e sepse, e é comumente multifatorial e secundária (causas primariamente renais são menos frequentes)[8,10,13-16].

IRA Pré-Renal

A IRA pré-renal decorre do declínio na TFG secundário à hipoperfusão efetiva renal, com ausência de lesão parenquimatosa renal, configurando-se apenas uma disfunção prontamente reversível com a recuperação da perfusão sanguínea renal. Hormônios reguladores são liberados nos estados de hipovolemia e hipotensão, entre os quais os adrenérgicos, angiotensina II, aldosterona e vasopressina. Os adrenérgicos promovem vasoconstrição generalizada, incluindo constrição da arteríola aferente, com redução da perfusão renal, já comprometida pela hipovolemia. O rim inicialmente se adapta ao hipofluxo sanguíneo por meio de autorregulação, que compreende dilatação da arteríola aferente, mediada por estiramento miogênico reflexo e aumento local de prostaglandinas e óxido nítrico, e constrição de arteríola eferente, cujo principal mediador é a angiotensina II. Este hormônio, embora promova vasoconstrição pré e pós-glomerular, tem ação mais intensa na arteríola eferente, o que preserva a fração de TFG. Dessa forma, a pressão de perfusão glomerular e a filtração glomerular permanecem satisfatórias, e as funções renais estão preservadas, mesmo frente à hipotensão e à hipovolemia sistêmica. Com a progressão do estado de hipotensão/hipovolemia, mecanismos de autorregulação renal são suplantados e predomina a constrição arteriolar, com maior redução do fluxo sanguíneo glomerular e filtração glomerular insuficiente para manutenção da homeostase, instalando-se a IRA funcional ou pré-renal. Nessa fase, embora a circulação peritubular (proveniente da arteríola eferente) esteja reduzida, as células tubulares estão íntegras e respondem à aldosterona e à vasopressina, com intensa reabsorção de sódio e água, observada por concentração e fração de excreção urinárias de sódio diminuídas e osmolalidade urinária aumentada[2,15,17,18].

No Quadro 26.1, estão descritos os fatores etiológicos relacionados à IRA pré-renal. Os anti-inflamatórios não esteroidais (AINE) acentuam a hipoperfusão renal em indivíduos hipovolêmicos ou com hipoalbuminemia, e devem ser evitados pelo risco de precipitar IRA. Os inibidores da enzima conversora da angiotensina (IECA) e antagonistas de receptores da angiotensina II (ARA II) interferem com os mecanismos compensatórios após redução da perfusão renal. Quando usados em pacientes com rins hipoperfundidos, ou com estenose de artéria renal bilateral (ou em rim único/transplante renal), predispõem à IRA[2,15,17,18].

IRA Renal ou Intrínseca

Ocorre por injúria renal primária ou secundária, com perda da integridade tecidual, relacionada aos comprometimentos tubular, glomerular, tubulointersticial ou vascular (Quadro 26.2). A NTA é a causa mais comum de IRA intrínseca, em adultos e crianças. Tem como desencadeantes a agressão hipóxico-isquêmica da sepse, medicamentos nefrotóxicos, principalmente aminoglicosídeos, anfotericina B e quimioterápicos (cisplatina, ifosfamida), toxinas endógenas, como a hemoglobina e a mioglobina, liberadas na hemólise intravascular e na rabdomiólise, respectivamente, e toxinas exógenas (Quadro 26.2)[2,10,15,19,20].

A fisiopatologia e a etiopatogenia das principais causas envolvidas na IRA são discutidas a seguir.

NTA por Injúria Hipóxico/Isquêmica

Decorre de distúrbio pré-renal intenso e prolongado (mesmas causas de IRA pré-renal [Quadro 26.1]), com queda acentuada do FS peritubular e da oferta renal de O_2,

QUADRO 26.1 Causas de IRA pré-renal[2,15]
Hipovolemia
Hemorragias
Perda de fluidos, com desidratação
▪ Gastrointestinal: diarreia, vômitos, sonda nasogástrica, fístulas
▪ Renal: tubulopatias, adrenopatias perdedoras de sal, diabete insípido, diurético
▪ Insensível: calor radiante, sudorese
Hipovolemia efetiva
Falência cardíaca
▪ Insuficiência cardíaca, tamponamento, miocardite, disritmias, cirurgia cardíaca
Redistribuição de volemia

QUADRO 26.2 Causas de IRA renal ou intrínseca[2,15]
Necrose tubular aguda
▪ Hipóxico-isquêmica: mesmas causas apresentadas no Quadro 26.1, com progressão da isquemia
▪ Medicamentos nefrotóxicos: aminoglicosídeos, cisplatina, ifosfamida, AINE, meio de contraste radiológico, vancomicina, ciclosporina, tacrolimo, anfotericina B
▪ Toxinas endógenas: mioglobinúria, hemoglobinúria, lise tumoral
▪ Toxinas exógenas: metanol, etilenoglicol, metais pesados
Glomerulopatias/arteriolopatias
▪ Glomerulonefrite difusa aguda pós-infecciosa, sendo a principal a pós-estreptocócica
▪ Glomerulonefrite rapidamente progressiva idiopática
▪ Nefrite lúpica, púrpura de Henoch-Schönlein

AINE: anti-inflamatórios não esteroidais; ANCA: anticorpo anticitoplasma de neutrófilo; SHU: síndrome hemolítico-urêmica.

que resultam em lesão estrutural tubular e perda funcional. Na IRA já estabelecida, ocorre inicialmente redução de 30 a 50% do fluxo sanguíneo renal, mediada por substâncias vasoconstritoras (angiotensina II, tromboxane A_2, prostaglandina H_2, leucotrienos, endotelina, adenosina e adrenérgicos), principalmente na região medular mais externa, com grave prejuízo na oxigenação desta área, que, em condições normais, já é precária. Em consequência, porções do néfron aí localizadas, como o segmento S3 (porção reta do túbulo proximal) e as alças espessas ascendentes medulares de Henle, com a elevada taxa metabólica e o consumo de oxigênio (transporte ativo), tornam-se extremamente vulneráveis à lesão isquêmica[21].

Nas células tubulares, a isquemia gera profunda diminuição do ATP, com aumento do cálcio citoplasmático e ativação de proteases e fosfolipases. Segue-se desorganização do citoesqueleto, perda dos microvilos da borda em escova, ruptura das junções intercelulares e perda da polaridade, com deslocamento de integrinas e da bomba Na+ K+ ATPase para a superfície apical. Como consequência, células e debris celulares se desprendem do epitélio e formam cilindros que, juntamente com as proteínas de Tamm-Horsfall (secretadas na alça de Henle) polimerarizadas, ocasionam obstrução tubular distal e dilatação proximal da luz tubular. A perda da integridade da barreira epitelial permite ainda difusão retrógrada do filtrado glomerular para o interstício peritubular e circulação sanguínea (*back-leak*)[17,21].

As células endoteliais dos capilares peritubulares, em razão da isquemia e da depleção de ATP, tornam-se menos eficientes na função de regular o fluxo sanguíneo local, a coagulação e a migração celular para os tecidos, e exercem importante papel em prolongar a lesão isquêmica, após o insulto inicial, pela liberação de substâncias vasodilatadoras e vasoconstritoras. A disfunção endotelial ativa a cascata inflamatória e a expressão de adesinas, que favorecem a aderência endotelial dos neutrófilos e a infiltração intratubular, com liberação de proteases e moléculas reativas de oxigênio, que aumentam a lesão tissular e endotelial. As citocinas e os mediadores pró-inflamatórios gerados promovem ativação e ampliação da resposta inflamatória (considerada inapropriada), envolvendo também o sistema complemento e a cascata da coagulação. Com a reperfusão, intensifica-se a formação de compostos oxidantes, como superóxidos, peróxido de hidrogênio e peroxinitrito, com progressão da lesão tecidual pela injúria oxidativa[17,21].

A morte celular pode ocorrer tanto por necrose como por apoptose, um processo que requer a ativação de proteases específicas, denominadas caspases. Apesar da denominação necrose tubular aguda, a evidência histológica de células necróticas é mínima, mesmo frente ao prejuízo funcional acentuado. A expressão clínica dessas alterações tubulares é a perda da capacidade absortiva normal, com produção de urina isostenúrica com teor elevado de sódio[17,21].

IRA Associada à Sepse

Sepse é causa frequente de IRA em UTI e é responsável por 10 a 30% dos casos de IRA em crianças. Cerca de 10 a 50% dos adultos com sepse desenvolvem IRA e a incidência aumenta com a gravidade da sepse. A IRA é mais grave, com anormalidades clínicas e laboratoriais mais intensas, maior tempo de hospitalização e maior mortalidade, quando comparada com a IRA não séptica ou sepse sem IRA. Tais dados podem ser encontrados em todas as categorias dos critérios RIFLE em adultos[8,13,16,22].

A vasodilatação arterial mediada por óxido nítrico, cuja produção aumenta por indução do óxido nítrico-sintetase pela endotoxemia, é a principal característica hemodinâmica observada na sepse e é associada à queda da resistência vascular sistêmica e hipotensão. A liberação compensatória de adrenérgicos, angiotensina II, vasopressina e aldosterona promove vasoconstrição generalizada e retenção de sódio e água, mas, também, predispõe à falência renal, por vasoconstrição renal e alteração da dinâmica vascular intrarrenal. A adenosina (liberada pelo endotélio vascular lesado por endotoxinas) acentua a constrição da arteríola aferente e diminui ainda mais a perfusão glomerular. Outros fatores consequentes à endotoxinemia, como produção de radicais reativos de oxigênio e peroxinitritos, fator alfa de necrose tumoral e citocinas pró-inflamatórias também contribuem para a instalação da IRA. A coagulação intravascular disseminada (CIVD), expressão comum nos quadros sépticos em razão da ativação do complemento e da cascata de coagulação, contribui para IRA pela formação de microtrombos glomerulares[22].

Glomerulopatias e Arteriolopatias

As glomerulonefrites (GN) como as pós-infecciosas, nefrite do lúpus eritematoso sistêmico (LES), GN da púrpura de Henoch-Schönlein, entre outras (Quadro 26.2), são mais comuns nas crianças maiores e adolescentes. Podem evoluir com IRA, com sinais clínicos de síndrome nefrítica (retenção hidrossalina, edema, hipertensão [HAS] e hematúria), estando as formas mais graves relacionadas à proliferação difusa endo e extracapilar e/ou evolução rapidamente progressiva (crescentes epiteliais acometendo mais > 50% dos glomérulos), com alteração da permeabilidade capilar e redução da superfície disponível para filtração glomerular[23].

Lesões na microvasculatura renal são também observadas na SHU e na coagulação intravascular disseminada. A SHU caracteriza-se pelo aparecimento abrupto de anemia hemolítica microangiopática, IRA e plaquetopenia e é observada principalmente em lactentes, cerca de 3 a 8 dias após diarreia sanguinolenta (forma D+) por bactérias produtoras de verotoxina, mais comumente a *Escherichia coli* O157-H7. Mais raramente ocorre em associação à pneumonia pneumocócica. Em alguns países, a SHU ainda é a principal causa isolada de IRA[24].

Nefrites Tubulointersticiais

As formas agudas são geralmente resultantes de uma reação alérgica a drogas e se apresentam com febre, exantema, artralgia, linfadenopatia, eosinofilia, IRA não oligúrica e eosinofilúria. As principais drogas envolvidas são as penicilinas, sulfonamidas, rifampicina, cefalosporinas, anticonvulsivantes e anti-inflamatórios não esteroides. As nefrites intersticiais podem ainda ser de natureza autoimune, infecciosa ou idiopática[20,25].

IRA Pós-Renal

Constitui a forma menos comum de IRA em pediatria (2%) e resulta da obstrução anatômica ao fluxo renal, em nível dos ureteres, bexiga ou uretra (Quadro 26.3). Na obstrução ureteral, para que ocorra IRA é necessária obstrução bilateral (ou unilateral em pacientes portadores de rim único)[2].

QUADRO 26.3 Causas de IRA pós-renal ou obstrutiva[2,15]
▪ Válvula de uretra posterior
▪ Obstrução ureteral bilateral: compressão extrínseca, cálculo

MANIFESTAÇÕES CLÍNICAS E LABORATORIAIS

Um dos principais sinais clínicos indicativos de IRA, e que faz parte dos critérios para a classificação (pRIFLE) é a diminuição do DU. A oligúria (DU inferior a 0,5 a 1 mL/kg/hora em crianças maiores e lactentes, respectivamente) é habitual na IRA pré-renal e frequente na NTA moderada ou grave e nas GN, SHU e vasculites. A oligúria intensa e a anúria são mais comuns na IRA obstrutiva, necrose cortical, NTA extensa e trombose bilateral de artérias ou veias renais. Cerca de metade dos casos de IRA evolui com DU normal ou aumentado (IRA não oligúrica), principalmente em recém-nascidos (RN), IRA nefrotóxica, NTI e formas mais brandas de NTA isquêmica[2,3,8,13,24].

Os achados clínicos da IRA já estabelecida incluem, além das alterações do DU, manifestações de hipervolemia, por ganho de líquidos e sódio superior à capacidade excretora renal, e outros sintomas relacionados à disfunção renal, decorrentes da uremia, acidose metabólica e distúrbios eletrolíticos. Os sinais e sintomas de IRA estão resumidos na Tabela 26.3[15,24].

TABELA 26.3 Principais manifestações da IRA já estabelecida[15,24]

Cardiocirculatórias	Edema, hipertensão arterial, insuficiência cardíaca, edema agudo de pulmão, arritmias, pericardite
Neurológicas	Sonolência, letargia, tremores, agitação, convulsão, coma, parestesias, fraqueza muscular
Hematológicas	Sangramentos, anemia
Imunológicas	Depressão imunológica e tendência a infecções
Digestivas	Inapetência, náuseas, vômitos incoercíveis, sangramento digestivo
Nutricionais	Catabolismo aumentado, balanço nitrogenado negativo, perda de massa muscular
Distúrbios eletrolíticos	Hiperpotassemia, hiperfosfatemia, hipocalcemia, hiponatremia

Na IRA, observa-se ainda anemia (de intensidade variável) em consequência de hemodiluição, supressão de eritropoiese, hemólise e sangramentos, principalmente gastrointestinais.

O aumento da creatinina sérica é o principal parâmetro laboratorial indicativo de IRA, muito embora seja considerado um marcador tardio e pouco acurado. Para que a concentração sérica de creatinina aumente é necessária a redução de pelo menos um terço na TFG. A creatinina é também secretada pelos túbulos renais e a secreção tubular aumenta com a gravidade da IRA, o que afeta a concentração sérica. Outro fator que influencia é a correlação da creatinina com a massa muscular, variável com idade, sexo e com o estado nutricional, frequentemente afetado em pacientes graves. Cromógenos, como bilirrubina certos antibióticos (cefalosporinas, sulfametoxazol), também podem interferir na dosagem de creatinina (método colorimétrico) e determinar valores falsamente elevados[2,4,10].

A elevação da concentração sérica de ureia, observada em todas as formas de IRA, é mais acentuada e precoce nos estados hipercatabólicos (sepse, pós-operatório) e diante de corticoterapia sistêmica, sangramentos intestinais ou ingestão proteica elevada. Mesmo indivíduos com função renal normal podem ter ureia aumentada nessas situações e, portanto, a uremia deve ser analisada juntamente com outros parâmetros de disfunção renal. A uremia pode ocasionar alterações neurológicas e manifestações hemorrágicas e, mais raramente, pericardite[2,10].

Alterações hidreletrolíticas (DHE) e acidobásicas (DAB) são frequentes, como hiperpotassemia, hiperfosfatemia, hipocalcemia, hiponatremia e acidose metabólica, e podem produzir sintomas, como arritmias, disfunções musculares e convulsões. O potássio e o fósforo aumentam por diminuição da excreção ou liberação celular (hipercatabolismo, lise tumoral, hemólise e lesões teciduais (politraumatizados, rabdomiólise e cirurgias extensas). A hiponatremia geralmente é dilucional. A hipocalcemia ocorre por hiperfosfatemia, diminuição da oferta de cálcio e deficiência de vitamina D. A acidose metabólica, secundária à retenção de ácidos fixos e ineficiência da acidificação urinária, é geralmente precoce e pode, quando grave, afetar a função cardiovascular. É influenciada pelo grau de catabolismo e oferta proteica[15].

Na IRA pré-renal e na NTA isquêmica, em fase inicial, podem estar presentes sinais de desidratação, hipovolemia, choque ou falência cardíaca, como taquicardia, hipotensão sistêmica e postural, pulsos finos e perfusão periférica diminuída. Em resposta à isquemia, se a função tubular estiver íntegra (IRA pré-renal), ocorre intensa reabsorção de sódio e água, com aumento da densidade e osmolalidade urinárias e diminuição da concentração de sódio urinário (Na_u) e da fração de excreção urinária (FENa), para valores inferiores a 20 mEq/L e 1%, respectivamente. A uremia se eleva desproporcionalmente ao aumento na creatinina sérica (≥ 40:1), em razão da intensa reabsorção passiva tubular, facilitada possivelmente pela ação do hormônio antidiurético. A fração de excreção de ureia (FE_{Ur}) é menor que 35% (Tabela 26.1). À medida que se instala lesão tubular em razão da progressão da isquemia, os túbulos renais perdem a capacidade de concentrar a urina (isostenúria) e reabsorver solutos, com valores de Na_u > de 30 mEq/L e FENa > 2%, osmolaridade urinária ≤ que a plasmática e relação creatinina urinária/plasmática diminuída (Tabela 26.4)[2,10,15,17,19,20].

Os achados da bioquímica e do sedimento urinário são apresentados na Tabela 26.5. A correlação com os achados clínicos pode sugerir qual a doença de base envolvida na IRA, especialmente as GN e NTI.

TABELA 26.4 Testes laboratoriais na IRA pré-renal e necrose tubular aguda[2]

Índices	IRA pré-renal	Necrose tubular aguda
Osmolaridade urinária (mOsm)	> 350	≈ 300
Sódio urinário (mEq/L)	< 20	> 30
Fração de excreção de ureia (FE_{Ur}) (%)	< 35	> 35
Fração de excreção de sódio (FENa) (%)	< 1	> 2
Creatinina urinária/plasmática (U/Pcr)	> 40	< 20
Ureia sérica/creatinina sérica	> 40	20 a 40

FENa (%) = $[(Na_u/Na_p) \times (Cr_p/Cr_u)] \times 100$; FE_{Ur} (%) = $[(Ur_u/Ur_p) \times (Cr_p/Cr_u)] \times 100$
Em que Na: sódio; Cr: creatinina; Ur: ureia; u: concentração urinária; p: concentração plasmática.

DIAGNÓSTICO

A história detalhada atual e pregressa, sinais e sintomas, como oligúria ou edema, e dados de exame físico orientam inicialmente o diagnóstico. Muitas vezes a IRA é multifatorial, o que requer pesquisa cuidadosa de fatores desencadeantes, como drogas com potencial nefrotóxico, eventos cirúrgicos e procedimentos recentes, contraste radiológico,

TABELA 26.5 **Dados de análise urinária na IRA**[17,24]

IRA pré-renal	Análise microscópica do sedimento	Proteinúria
Necrose tubular aguda	Geralmente normal, cilindros ocasionais	Ausente ou mínima variável
Glomerulonefrites e vasculites de pequenos vasos	Células tubulares renais, células degeneradas, cilindros com granulações grosseiras, pigmentos escuros. Hematúria acentuada, cilindros hemáticos, dismorfismo eritrocitário, leucocitúria	Moderada ou acentuada
Nefrites intersticiais	Leucócitos e cilindros leucocitários, eosinófilos	Mínima ou moderada

quimioterapia, sepse, hipotensão e falência cardíaca. Sinais de desidratação ou hipotensão sugerem IRA isquêmica pré-renal ou renal. A avaliação retrospectiva seriada do peso e da oferta de fluidos e do balanço hídrico diário permite detectar sobrecarga hídrica, especialmente na IRA não oligúrica, em que o diagnóstico clínico é menos evidente. A sobrecarga hídrica (SH) em porcentagem pode ser estimada pela fórmula a seguir, calculada por balanço hídrico cumulativo desde a entrada na UTI, ou nos últimos 7 dias: febre inexplicada, exantema, púrpura, artrite, palidez cutaneomucosa e icterícia, alterações gastrointestinais ou pulmonares podem fazer parte do quadro e apontar uma causa específica de IRA (LES, púrpura de Henoch-Schönlein, SHU, síndrome de Goodpasture)[10,17,24,26].

$$\text{SH }(\%)^{26} = \frac{(\text{ganho total de fluidos }\{L\} - \text{perda total de fluidos }\{L\})\text{desde a admissão na UTI}}{\text{peso corpóreo à admissão na UTI }\{kg\}} \times 100$$

A análise dos principais marcadores laboratoriais de IRA é fundamental para o diagnóstico, e, se possível, devem ser comparados com dados anteriores à internação ou pregressos à IRA. A creatinina e ureia séricas (ver manifestações laboratoriais) e o cálculo da função renal pelo *clearance* de creatinina (Quadro 26.4) estimado ou medido permitem, juntamente com o DU, diagnosticar e classificar a IRA segundo a padronização pRIFLE (Tabela 26.1)[8,16].

O principal diagnóstico diferencial nos pacientes com IRA é entre a pré-renal e intrínseca. Os achados clínicos, associados à análise dos eletrólitos e solutos na urina e sangue, frequentemente permitem distinguir as 2 condições (Tabela 26.4). Enquanto

QUADRO 26.4 **Cálculo do *clearance* de creatinina estimado (ClCre)**[27]

ClCr (mL/min/1,73 m^2) medido (urina de 12 a 24 hs) = UV/P x 1,73/SC
▪ ClCr (mL/min/1,73 m^2) estimado (fórmula de Schwartz) = K x altura (cm)/Cr sérica (mg/dL)

Em que: K = 0,413 para todas as faixas etárias pediátricas.
U e P: concentração de creatinina (mg/dL) urinária e plasmática, respectivamente; V: volume urinário/minuto; SC: superfície corpórea.

o epitélio tubular estiver íntegro, se houver hipoperfusão renal, a absorção de solutos e água estará aumentada e o Na_u, FENa e FE_{Ur} estarão diminuídos e a osmolalidade urinária aumentada. Os diuréticos podem dificultar as análises. Nesse caso, solutos como ureia e creatinina urinárias são menos afetados. O restabelecimento da volemia efetiva, por meio de cristaloides/coloides e ou drogas cardiotônicas e vasoativas (na falência cardíaca e choque), pode reverter todos estes achados em 24 a 48 horas. Na NTA, as células tubulares perdem a capacidade absortiva normal, e a urina adquire osmolalidade semelhante à plasmática, com teor elevado de sódio. Nessa fase, a expansão do extracelular não mais reverte as manifestações de IRA e pode causar hipervolemia[15,17,24].

A análise do sedimento urinário e a pesquisa de proteinúria fornecem informações adicionais (Tabela 26.5). Edema, HAS, proteinúria, hematúria macro ou microscópica, com dismorfismo eritrocitário positivo e cilindros granulosos e hemáticos são sugestivos de GN e arteriolopatias. Podem ser necessárias dosagem do complemento e frações e de autoanticorpos específicos. Nessas doenças, a função tubular geralmente está íntegra, com atividade absortiva preservada e por vezes aumentada, com FENa diminuída. Na NTA, é comum o encontro de cilindros pigmentados, granulares e células epiteliais em grande número. A presença de leucócitos e cilindros leucocitários pode sugerir NTI ou pielonefrite aguda. A urocultura é útil neste caso. Leucocitúria é comum também em GN. Eosinófilos, quando presentes, sugerem NTI alérgica. A biópsia renal é muitas vezes necessária para o diagnóstico definitivo das GN e NTI e orientação terapêutica[23].

Na IRA pediátrica, as causas pós-renais são raras. São sinais sugestivos de obstrução urinária mudanças repentinas no jato urinário, anúria de instalação abrupta, períodos de oligoanúria alternados com poliúria e dificuldades na micção. Na obstrução parcial, pode ocorrer fluxo urinário normal ou diminuído. Ao exame físico, podem ser detectadas massas renais ou bexiga aumentada. O diagnóstico é possível, principalmente, por métodos de imagem. A ultrassonografia, na maioria dos casos, é suficiente e evidencia dilatação das vias urinárias. Outros exames podem ser necessários posteriormente, mas deve-se evitar contraste radiológico durante a IRA[2,24].

A ultrassonografia é muito útil no diagnóstico diferencial da IRA. Nas doenças agudas, os rins estão normais ou aumentados. Em pacientes com insuficiência renal crônica agudizada, os rins geralmente estão diminuídos. Pode-se ainda acoplar a técnica de Doppler, que pode evidenciar aumento da resistência vascular intrarrenal (SHU, NTA, GN) e sinais de trombose arterial ou venosa. E, como já mencionado, é o exame de escolha para evidenciar doenças obstrutivas do trato urinário na IRA[2,15].

Biomarcadores de IRA

O diagnóstico atual da IRA, baseado na elevação da creatinina sérica ou na diminuição do DU, e em marcadores urinários como FENa, cilindros e enzimas tubulares é pouco sensível para detecção precoce de disfunção renal. Novos biomarcadores, que diagnosticam a IRA ainda nas fases iniciais, foram reconhecidos e 3 deles apresentam possibilidade de aplicação clínica em curto prazo: lipocalina associada à gelatinase neutrofílica (NGAL), interleucina 18 (IL-18) e a molécula de lesão renal-1 (KIM-1). A cistatina C no sangue tem um valor prognóstico aceitável para predizer IRA em crianças. Aumenta antes da creatinina sérica na IRA, podendo ser um potencial substituto à dosagem da creatinina sérica no diagnóstico precoce da IRA. Já a sua concentração urinária não é tão boa para predizer IRA, pois aumenta mais tardiamente[28].

- NGAL é uma proteína ligada à gelatinase dos neutrófilos, existente em baixas concentrações em diversos tecidos humanos, cuja expressão é acentuadamente induzida após lesão epitelial. Elevações séricas e urinárias são detectadas cerca de 2 horas após evento isquêmico ou nefrotóxico e apresentam boa correlação com o desenvolvimento posterior de IRA, detectado pelo aumento de creatinina cerca de 2 dias após o evento. Pode ser influenciado por inflamação e infecção sistêmica ou urinária e por doenças malignas[29].
- IL-18 é uma citocina pró-inflamatória liberada precocemente na urina pela célula tubular, em que é induzida e clivada após a IRA. É mais específica para isquemia tubular. Não é influenciada por pielonefrite ou doença renal crônica, mas pode ser induzida por endotoxinemia, lesão imunológica e toxicidade da cisplatina[29].
- KIM-1 é uma proteína transmembrana que se expressa precocemente e em altos níveis na célula tubular proximal após evento isquêmico, e pode ser enzimaticamente detectada na urina. Não é afetado pela IRA pré-renal, doença renal crônica ou pielonefrite[29].
- Cistatina C é uma proteína sintetizada e liberada pelas células nucleadas no sangue, a uma taxa constante, com concentração sérica pouco influenciada pela idade, sexo, raça e massa muscular. É livremente filtrada pelo glomérulo e completamente reabsorvida pelas células tubulares, sem sofrer secreção tubular, constituindo-se bom marcador da TFG. Não permite distinguir entre as várias formas de IRA[29]. Dosar a cistatina C nas primeiras 24 horas da admissão hospitalar e considerando um ponto de corte entre 0,4 a 1 mg/L podem ajudar a prever IRA na maioria dos pacientes[28].

MEDIDAS PROTETORAS DA FUNÇÃO RENAL

Expansão da Volemia

A conduta profilática com maior possibilidade de sucesso na prevenção da IRA é a expansão e a otimização do volume intravascular e do débito cardíaco diante de sinais clínicos de hipovolemia efetiva. Situações com potencial de agressão renal, como contraste radiológico, drogas nefrotóxicas, lise tumoral após quimioterapia, rabdomiólise ou hemólise intravascular, se antecipadas ou percebidas na fase inicial, podem se beneficiar de medidas específicas. A mais efetiva é a expansão da volemia com soluções cristaloides. Na rabdomiólise por *crush syndrome*, a hidratação, diurese forçada com manitol e alcalinização urinária podem reduzir a toxicidade da mioglobina. Em pacientes com possibilidade de lise tumoral, hiper-hidratação e alopurinol ou rasburicase, previamente à indução quimioterápica, previnem eficazmente a IRA. A hiper-hidratação com cristaloides, associada ou não a n-acetilcisteína, é recomendada antes e após o contraste radiológico, especialmente em pacientes mais suscetíveis para IRA[15,29,30].

Drogas Cardiotônicas e Vasoativas

Na sepse, com hipotensão e vasodilatação sistêmica, após correção da volemia, a norepinefrina é associada ao aumento do FS renal e DU, apesar de ser vasoconstritora renal. Ao aumentar a pressão arterial (PA) diminui a vasoconstrição renal induzida pela hipotensão (ação de catecolaminas e outros mediadores), o que a torna eficiente em preservar a função renal. Nos casos refratários, pode haver resposta protetora também com a vasopressina. A dobutamina pode melhorar o FS renal por induzir aumento do débito cardíaco, com consequente aumento da FG e é útil na reversão da hipoperfusão renal de origem cardíaca. A dopamina em doses baixas (0,5 a 2 mcg/kg/minuto), na ausência de disfunção renal, pode aumentar o fluxo sanguíneo renal, com aumento da diurese e natriurese. Em pós-operatório cardíaco, em pacientes oligúricos ou na IRA incipiente e estabelecida, o uso com a finalidade de proteção renal não se correlacionou com menor índice de disfunção renal, redução de diálise, recuperação de função renal ou redução de mortalidade em estudos multicêntricos. Foram relatados efeitos adversos como taquiarritmias, isquemia miocárdica e inibição dopamina-dependente de hormônios hipofisários[15,22,29].

Diuréticos de Alça e Manitol

A eficácia da furosemida em proteger a função renal não foi comprovada e a tentativa de converter pacientes oligúricos em não oligúricos na IRA incipiente foi associada ao retardo no início de diálise e consulta ao nefrologista, muitas vezes deletério ao paciente. Em pacientes críticos, já com IRA, o uso não modificou indicação de diálise, tempo de recuperação renal e mortalidade em estudos multicêntricos. Para pacientes com oligúria deve ser tentado somente após efetiva correção da volemia e por pouco tempo. Nesse caso, é mais eficaz em infusão contínua. O manitol parece ser útil na prevenção de NTA após rabdomiólise e após transplante renal, embora estudos complementares sejam ainda necessários[15,29,30].

TRATAMENTO CLÍNICO

Uma vez instalada a IRA, o tratamento baseia-se essencialmente em medidas de suporte, enquanto se aguarda a recuperação funcional renal. O Quadro 26.5 descreve itens importantes na monitoração do paciente em IRA, que contribuem para manutenção de condições clínicas favoráveis durante a recuperação renal. Os medicamentos devem ter as dosagens corrigidas de acordo com o *clearance* de creatinina (Quadro 26.5). Sempre que possível, deve-se suspender drogas nefrotóxicas (vancomicina, aminoglicosídeos, antifúngicos, ifosfamida, AINE, IECA, ARA II, ciclosporina e tacrolimo) ou monitorar os níveis séricos e a função renal, se possível[1]. A profilaxia de sangramentos digestivos, a prevenção de infecções e a redução do nível de consciência a que a uremia pode predispor devem ser consideradas e monitoradas[31].

Os parâmetros vitais (FC, PA, pressão venosa central [PVC], frequência respiratória, perfusão periférica), peso, DU (por sondagem vesical de demora), ganhos e perdas de fluidos devem ser continuamente avaliados. Recomenda-se avaliação laboratorial 1 a 2 vezes ao dia.

O reconhecimento da hipovolemia e a administração precoce de fluidos (solução salina isotônica 10 a 20 mL/kg) são essenciais para reversão de IRA pré-renal. A continuidade da ressuscitação volêmica, se não houver DU após 1 a 2 horas, requer monitoração de PVC, PA e FC, pelo risco de SH. A ausência de resposta após o paciente estar euvolêmico sugere evolução para NTA e, neste caso, deve-se iniciar restrição hídrica. A reposição de hemoderivados deve considerar dados laboratoriais (Hb e Ht), exame físico e história clínica. Inotrópicos e drogas vasoativas podem ser necessários nos casos de falência cardíaca e choque e deve ser individualizado.

QUADRO 26.5 Pontos essenciais no manuseio de pacientes críticos com IRA[31]
Adequação da oferta, conforme capacidade excretora, de: ▪ Compostos orgânicos (proteínas): prevenção da toxicidade urêmica e acidose ▪ Compostos inorgânicos (água e eletrólitos): prevenção de distúrbios hidreletrolíticos e hipervolemia
Nutrição adequada: melhora do hipercatabolismo e da regeneração tubular renal
Correção de dosagem de medicamentos: conforme o *clearance* de creatinina estimado ou medido
Prevenção de insultos adicionais: hipotensão (anestesia, perdas de fluidos, sepse), contraste radiológico, drogas nefrotóxicas
Atenção aos efeitos adversos da terapia de reposição renal
Atenção à diminuição da produção hormonal renal: eritropoetina, 1,25 $(OH)^2$ vitamina D

As vasculites e as GN rapidamente progressivas requerem tratamento urgente com corticosteroides e citotóxicos, muitas vezes antes do resultado de biópsia renal[2,15].

A IRA pós-renal requer pronta avaliação urológica. Após a desobstrução do trato urinário, a IRA é rapidamente revertida e deve-se ter atenção à poliúria e natriurese aumentada, frequentes após restabelecimento da diurese[2].

Prevenção e Tratamento da Hipervolemia

A oferta de fluidos por soros de manutenção e medicação, a nutrição parenteral e a ingestão oral devem estar restritas a 300 a 400 mL/m²/dia somado às perdas (DU, drenos, sonda nasogástrica) computadas nas últimas 24 horas. Na hipervolemia, recomenda-se reposição parcial das perdas, objetivando balanço hídrico negativo. Espera-se perda de peso mínima pelo catabolismo de 0,5% ao dia e natremia normal, se a oferta hídrica estiver adequada. A HAS pode ser controlada por restrição hídrica e de sódio, além de vasodilatadores de uso enteral ou parenteral. Se houver resposta, em pacientes hipervolêmicos, pode-se usar furosemida. Diante de complicações relacionadas à hipervolemia, como insuficiência cardíaca congestiva (ICC) e HAS grave, deve-se avaliar criteriosamente a necessidade de diálise. A SH superior a 10% não é aconselhável e tem sido apontada em crianças e adultos como fator de risco independente de maior mortalidade na IRA[26].

Prevenção e Tratamento dos Distúrbios Hidreletrolíticos e Acidobásicos

Os DHA e DAB são observados precocemente na IRA, especialmente nos pacientes hipercatabólicos. A prevenção requer restrição de fluidos, eletrólitos e da ingestão de proteínas.

- Hiperpotassemia: é uma das principais causas de morte na IRA. Recomenda-se restrição de potássio na dieta e em fluidos parenterais, monitoração dos níveis séricos e realização de eletrocardiograma (ECG). Na presença de alterações ao ECG (onda T apiculada, prolongamento do intervalo PR, alargamento do QRS) ou de concentrações séricas ≥ 6 a 6,5 mg/dL, deve-se iniciar o tratamento medicamentoso imediatamente (Tabela 26.6). São utilizados gluconato de cálcio que estabiliza o potencial de membrana, antagonizando os efeitos da hipercalemia, bicarbonato de sódio (se houver acidose metabólica), insulina e glicose e, enfim, inalação ou uso endovenoso de beta-2-agonista adrenérgico, os quais desviam o potássio para o interior das células. Deve-se, também, promover a remoção corpórea por furosemida (se houver resposta diurética), resinas trocadoras de íons (uso gastrointestinal), as quais são pouco eficientes na emergência e por diálise nos casos graves ou progressivos. Todas as medidas, exceto a remoção corpórea, têm efeito temporário[2,15,24].

- Hiponatremia: na maioria das vezes, é secundária à hemodiluição, com boa resposta à restrição hídrica e sódio. Em casos de hiponatremia grave e sintomática com Na < 120 mEq/L, deve-se proceder correção com cloreto de sódio a 3% lentamente em 2 a 4 horas. O tratamento por diálise deve ser também considerado.
- Hiperfosfatemia: o controle e a prevenção requerem restrição de fósforo na dieta ou parenteral e quelantes como carbonato de cálcio (100 a 400 mg/kg/dia, em 3 ou 4 doses). O hidróxido de alumínio é de excreção renal e deve ser evitado pelo risco de toxicidade (encefalopatia). Os casos refratários ou muito graves frequentemente são tratados por diálise. A hiperfosfatemia pode induzir hipocalcemia sintomática[15,24,31].
- Hipocalcemia: em geral, melhora com a correção da hiperfosfatemia. Quando sintomática, está indicado gluconato de cálcio endovenoso. Se houver deficiência da vitamina D ou for de difícil controle, pode-se indicar, após normalização da fosfatemia, reposição com calcitriol[15,24].
- Acidose metabólica: decorre de retenção de ácidos fixos e redução da acidificação urinária e é agravada por hipercatabolismo, processos infecciosos, hipoxemia e hipoperfusão tecidual (pacientes em choque). Frequentemente requer correção com bicarbonato de sódio, porém com baixa tolerância pela grande oferta de sódio. Nesse caso, e nas formas refratárias, a diálise é o método de escolha para o tratamento[15].

TABELA 26.6 Tratamento da hipercalemia[15,24,31]

Agentes	Dosagem	Mecanismo de ação/tempo de ação/cuidados
Gluconato de cálcio a 10%	0,5 a 1 mL/kg EV	Estabilizador potencial de membrana/ação imediata, de curta duração/risco de bradicardia (monitorar com ECG)
Beta-agonistas adrenérgicos inalatórios (salbutamol)	2,5 mg se < 25 kg 5 mg se > 25 kg Nebulização por 10 a 15 min	↑ Captação do K pela célula/início de ação: 15 a 30 min e duração 4-6 h/taquicardia, hipertensão
Glicose + insulina	0,5 g/kg de glicose EV infundir em 30 min 0,1 U/kg de insulina EV/SC	↑ Captação do K pela célula/início de ação: 30 a 60 min, duração de horas/monitorar glicemia, risco de hipoglicemia
Bicarbonato de sódio (se acidose metabólica)	1 a 2 mEq/kg EV	Desvio de K para a célula/ação em 15-30 min/infusão lenta em 30 min/risco de hipernatremia e ↓ Ca ionizado
Poliestirenossulfonato de cálcio (Sorcal®)	0,5 g/kg, de 6/6 h via oral	Troca K por Ca no cólon/ação efetiva lenta, de horas a dias/obstipação intestinal

Ca: cálcio; ECG: eletrocardiograma; K: potássio.

Suporte Nutricional

Deve haver grande preocupação com o suporte nutricional, em razão do catabolismo associado à IRA, embora não se conheça o impacto na morbimortalidade e na recuperação da função renal. A quantidade de fluidos, eletrólitos (sódio, potássio e fósforo) deve ser reduzida. Carboidratos, lipídeos, minerais e vitaminas são administrados procurando atingir as necessidades normais para idade, sexo, peso e para o estado catabólico. A restrição proteica, guiada pela uremia, é também necessária, sem deixar de fornecer no mínimo 100% das necessidades diárias (RDA), cerca de 1 a 2 g/kg de peso/dia para lactentes e 1 g/kg de peso/dia para crianças maiores, valores estes que podem ser maiores na sepse e em pacientes em diálise (2 a 3 mg/kg/dia). A dieta enteral proporciona melhor evolução nutricional e redução das complicações infecciosas. Quando é necessária a nutrição parenteral, as soluções contendo misturas de aminoácidos essenciais e não essenciais são mais adequadas para a criança, especialmente quando em diálise. O uso exclusivo de aminoácidos essenciais é controverso[15,24].

Quando as consequências clínicas da IRA comprometem a sobrevivência imediata ou não há resposta ao tratamento clínico, a opção são os tratamentos dialíticos. A sepse com IRA pode levar ao edema pulmonar não cardiogênico, à hipoxemia e à necessidade de ventilação mecânica. A prevenção da administração excessiva de fluidos e a terapia precoce de reposição renal podem prevenir a necessidade de ventilação mecânica prolongada, com danos aos capilares pulmonares, e a hipoxemia, reduzindo o risco de morte. Por vezes, a terapêutica dialítica é indicada precocemente para permitir melhor abordagem nutricional. O Quadro 26.6 mostra as principais indicações de diálise na IRA[22].

QUADRO 26.6 Indicações de diálise na IRA[2,15,24]
Hiperpotassemia não responsiva às medidas terapêuticas convencionais, geralmente ≥ 6,5 mg/dL
Hiponatremia grave e sintomática
Acidose metabólica refratária ao tratamento
Hipervolemia sintomática: hipertensão arterial grave, ICC, insuficiência respiratória, derrames cavitários
Uremia sintomática: sonolência, tremores, coma, convulsões; pericardite e até mesmo tamponamento pericárdico; congestão pulmonar e pleurite; náuseas, vômitos e hemorragia digestiva
Suporte nutricional
Intoxicação exógena, hiperamonemia, hiperuricemia grave
Balanço hídrico acumulado ≥ 20% peso seco do paciente

CONCLUSÕES

Os principais marcadores de disfunção renal aguda são a oligúria e a elevação da creatinina sérica de instalação súbita, acompanhados de uremia, distúrbios eletrolíticos e acidobásicos. Formas não oligúricas são igualmente frequentes e, neste caso, evoluem com melhor prognóstico. A IRA é subdividida em pré-renal (hipoperfusão renal, prontamente reversível), renal (lesão vascular, glomerular, tubular ou tubulointersticial) e pós-renal (obstrutiva). A NTA é a principal causa de IRA intrínseca em crianças e adultos e é mais comum após eventos isquêmicos, nefrotóxicos e sepse, mas frequentemente tem etiologia multifatorial. A avaliação dos pacientes com IRA inclui história e exame físico, quantificação do DU e peso corpóreo seriado, análise urinária, FENa, testes sorológicos específicos e ultrassonografia renal. O tratamento é primariamente de suporte e pode incluir a reposição renal dialítica, conforme a gravidade. A correção pronta da hipoperfusão renal, ajuste de medicamentos e da oferta de fluidos e eletrólitos, suporte nutricional e a prevenção de novas agressões renais são fundamentais no manejo do paciente.

A classificação por definições internacionalmente aceitas e padronizadas permitem melhor comparação de estudos e definição de estratégias terapêuticas que resultem em menor morbimortalidade. Espera-se em breve poder incorporar biomarcadores na prática clínica.

REFERÊNCIAS BIBLIOGRÁFICAS

1. Venkataraman R, Kellum JA. Prevention of acute renal failure. Chest. 2007;131(1):300-8.
2. Benfield MR, Bunchman TE. Management of acute renal failure. In: Avner ED, Harmon WE, Niaudet P, editors. Pediatric Nephrology. 5th ed. Philadelphia: Lippincott Williams & Wilkins; 2004.
3. Kellum JA. Acute kidney injury. Crit Care Med. 2008;36(4 Suppl):141-5.
4. Bellomo R, Ronco C, Kellum JA, Mehta RL, Palevsky P; Acute Dialysis Quality Initiative workgroup. Acute renal failure-definition, outcome measures, animal models, fluid therapy and information technology needs: The Second International Consensus Conference of the Acute Dialysis Quality Initiative (ADQI) Group. Crit Care. 2004;8(4):R204-12.
5. Mehta RL, Kellum JA, Shah SV, Molitoris BA, Ronco C, Warnock DG, Levin A; Acute Kidney Injury Network. Acute Kidney Injury Network (AKIN): report of an initiative to improve outcomes in acute kidney injury. Crit Care. 2007;11(2):R31.
6. Schurgers M, Hoste EA. Epidemiology of acute kidney injury: How big is the problem? Crit Care Med. 2008;36(4 Suppl.):146-51.
7. Hoste EA, Kellum JA. Acute Kidney Injury: Epidemiology and assesment. Scand J Clin Lab Invest. 2008;241(Suppl):6-11.
8. Akcan-Arikan A, Zappitelli M, Loftis LL, Washburn KK, Jefferson LS, Goldstein SL. Modified RIFLE criteria in critically ill children with acute kidney injure. Kidney Int. 2007;71(10):1028-35.
9. KDIGO Clinical Practice Guideline for Acute Kidney Injury. Kidney Inter Suppl. 2012;2(7):1-138. Available from: https://kdigo.org/wp-content/uploads/2016/10/KDIGO-2012-AKI-Guideline-English.pdf.
10. Zappitelli M. Epidemiology and diagnosis of acute kidney injury. Semin Nephrol. 2008;28(5):436-46.
11. Kaddourah A, Basu RK, Bagshaw SM, Goldstein SL. Epidemiology of acute kidney injury in critically ill children and young adults. NEJM. 2017;376(1):11-20.
12. Goldstein SL. Overview of pediatric renal replacement therapy in acute renal injury. Semin Dial. 2009;22(2):180-4.
13. Hui-Stickle S, Brewer ED, Goldstein SL. Pediatric ARF epidemiology at a tertiary care center from 1999 to 2001. Am J Kidney Dis. 2005;45(1):96-101.
14. Symons JM, Chua AN, Somers MJG, Baum MA, Bunchman TE, Benfield MR, et al. Demographic characteristics of pediatric continuous renal replacement therapy: a report of the prospective pediatric continuous renal replacement therapy registry. Clin Am Soc Nephrol. 2007;2(4):732-8.
15. Andreoli SP. Acute renal failure. Clinical evaluation and management. In: Avner ED, Harmon WE, Niaudet P, editors. Pediatric Nephrology. 5th ed. Philadelphia: Lippincott Williams & Wilkins; 2004.

16. Plötz FB, Bouma AB, van Wijk JAE, Kneyber MCJ, Bökenkamp A. Pediatric acute kidney injury in the ICU: an independent evaluation of pRIFLE criteria. Intensive Care Med. 2008;34(9):1713-7.
17. Abuelo JG. Normotensive ischemic acute renal failure. N Engl J Med. 2007;357(8):797-805.
18. Badr KF, Ichikawa I. Prerenal failure: a deleterious shift from renal compensation to decompensation. N Engl J Med. 1998;319(10):623-9.
19. Liano F, Pascual J. Epidemiology of acute renal failure: A prospective, multicenter, community based study. Madrid Acute Renal Failure Study Group. Kidney Int. 1996;50(3):811-8.
20. Taber SS, Mueller B A. Drug-associated renal dysfunction. Crit Care Clin. 2006;22(2):357-74.
21. Devarajan P. Update on mechanisms of ischemic acute renal injury. J Am Soc Nephrol. 2006;17(6):1503-20.
22. Schrier RW, Wang W. Acute renal failure and sepsis. N Engl J Med. 2004;351(2):159-69.
23. Beck Jr HL, Salant, DJ. Glomerular and tubulointerstitial diseases. Prim Care Clin Office Pract. 2008;35(2):265-96.
24. Schvartsman BGS, Balestri D, Pânico F. Insuficiência renal aguda. In: Marcondes E, Vaz FAC, Ramos JLA, Okay Y, editors. Pediatria básica. 9ª ed. São Paulo: Sarvier; 2003.
25. Scheiring J, Andreoli SP, Zimmerhackl LB. Treatment and outcome of shiga-toxin-associated hemolyticuremic syndrome (HUS). Pediatr Nephrol. 2008;23(10):1749-60.
26. Goldstein SL, Somers MJG, Baum MA, Symons JM, Brophy PD, Blowey D, et al. Pediatric patients with multi-organ dysfunction syndrome receiving continuous renal replacement therapy. Kidney Intern. 2005;67(2):653-8.
27. Schwartz GJ, Muñoz A, Schneider MF, Mak RH, Kaskel F, Warady BA, et al. New equations to estimate GFR in children with CKD. J Am Soc Nephrol. 2009;20(3):629-37.
28. Nakhjavan-Shahaki B, Yousefifard M, Ataei N, Baikpour M, Ataei F, Bazargani B, et al. Accuracy of Cistatin C in prediction of acute kidney injury in children; serum or urine levels: which one works better? A systematic review and meta-analysis. BMC Nephrol. 2017;18(1):120.
29. Lameire NH, De Vriese AS, Vanholder R. Prevention and nondialytic treatment of acute renal failure. Curr Opin Crit Care. 2003;9(6):481-90.
30. Bagley WH, Yang H, Shah KH. Rhabdomyolysis. Intern Emerg Med. 2007;2(3):210-8.
31. Jones DP, Chesney RW, Friedman AL. Glomerular Dysfunction and Acute Renal Failure. In: Zimmerman J, Fuhrman BP. Pediatric Critical Care. 3th ed. Philadelphia: Mosby; 1998.
32. Lassnig A, Schmid ER, Hiesmayr M, Falk C, Druml W, Bauer P, Schmidlin D. Impact of minimal increases in serum creatinine on outcome in patients after cardiothoracic surgery:Do we have to revise current definitions of acute renal failure? Crit Care Med. 2008;36(4):1129-37.
33. Nguyen MT, Devarajan P. Biomarkers for the early detection of acute kidney injury. Pediatr Nephrol. 2008;23(12):2151–7.

27 Métodos dialíticos

Andreia Watanabe

APÓS LER ESTE CAPÍTULO, VOCÊ ESTARÁ APTO A:
• Descrever os métodos de diálise, mecanismos e indicações na população pediátrica com disfunção renal aguda.
• Indicar o melhor método dialítico a ser utilizado, conforme as condições clínicas do paciente e propriedades de cada método.

INTRODUÇÃO

O suporte renal faz parte do arsenal terapêutico do cuidado intensivo ao paciente pediátrico grave e agudamente acometido, desempenhando um papel importante no controle volêmico e hidreletrolítico na presença de função renal insuficiente para manter a homeostase do organismo naquela determinada situação clínica[1].

A principal e mais frequente indicação de terapias de suporte renal atualmente está relacionada ao acúmulo hídrico no contexto de disfunção de múltiplos órgãos, muitas vezes associado a uma doença crônica prévia e ao próprio tratamento, como nos transplantes de órgãos sólidos e de células-tronco hematopoiéticas, associados ou não a complicações infecciosas, inflamatórias ou nefrotóxicas[2].

Outras indicações emergenciais de diálise neste contexto estão relacionadas à uremia com sangramento e/ou encefalopatia, a alterações metabólicas e/ou hidreletrolíticas com dificuldade de manejo clínico. Outras indicações incluem intoxicações e erros inatos do metabolismo. Apesar da dificuldade de definir o melhor momento do início da diálise, não há dúvidas que deve ser indicada nestas situações emergenciais sem possibilidade de manejo clínico. No momento, entretanto, discute-se o benefício da indicação precoce, e qual seria esse momento, tanto na população adulta quanto na pediátrica. Nesse contexto, deve-se pesar os riscos e benefícios relacionados ao paciente, à terapia e à evolução.

Antes de decidir qual seria o tipo de suporte renal a ser iniciado, é importante avaliar a estabilidade hemodinâmica do paciente, a possibilidade de acesso vascular para métodos venovenosos ou acesso para diálise peritoneal, possibilidade de utilizar anticoagulação, acesso à determinada terapia no serviço em que se encontra o paciente, relacionada aos equipamentos, materiais e equipe preparada para realizar tal procedimento.

A seguir serão descritos os métodos de suporte renal e o uso ideal nos dias atuais, a saber: diálise peritoneal, hemodiálise intermitente, métodos hemodialíticos contínuos ou métodos híbridos[3].

DIÁLISE PERITONEAL

A diálise peritoneal continua sendo o método preferencial para lactentes, sendo a frequência maior naqueles em período pós-operatório de cirurgia cardíaca.

As vantagens são a simplicidade do método e o baixo custo. Além disso, não necessita de anticoagulação e em geral não se relaciona à instabilidade hemodinâmica. Entretanto, para pacientes com grandes demandas metabólicas e volêmicas, torna-se um método limitado, além de contribuir potencialmente para a hiperglicemia.

As contraindicações da diálise peritoneal estão relacionadas à ausência de cavidade peritoneal adequada, como em recém-nascidos com onfalocele, gastrósquise e hérnia diafragmática, ou em grandes cirurgias abdominais recentes[4].

A diálise peritoneal utiliza o peritônio, que é uma membrana que recobre a superfície interna da parede de órgãos abdominais, através da qual ocorre a difusão entre solutos do compartimento sanguíneo (capilares que irrigam o peritônio) e da cavidade peritoneal, que é preenchida pela solução de diálise (dialisado). A ultrafiltração se dá predominantemente pelo gradiente osmótico determinado pela glicose presente no dialisado e pela glicose plasmática. A glicose é absorvida ao longo do tempo, diminuindo progressivamente o gradiente osmótico e, assim, o ritmo de ultrafiltração ao longo do tempo[5].

Para iniciar a diálise deve-se instalar um acesso para a cavidade peritoneal. O cateter de Tenckhoff cirúrgico parece ser superior em relação ao funcionamento, sendo observado menor índice de extravasamento, infecção e deslocamento quando comparado ao cateter rígido instalado à beira do leito. A omentectomia parcial pode prevenir o não funcionamento adequado do cateter secundário à obstrução da drenagem[6]. O cateter de Tenckhoff pode ser de 1 ou 2 *cuffs*, com extremidade curva ou reta, de acordo com a experiência do serviço. São encontrados nos tamanhos neonatal, pediátrico e adulto. No pós-operatório de cirurgia cardíaca recomenda-se o implante de cateter de Tenckhoff profilático nas cardiopatias graves, de acordo com critérios de RACHS, idade da criança e intercorrências durante o intraoperatório[7].

Na impossibilidade de implantação do cateter de Tenckhoff, pode-se utilizar o cateter de múltiplas funções passado a beira do leito[8].

O sistema fechado é preconizado a fim de minimizar o risco de infecção. Pode-se utilizar sistema manual por meio de buretas ou de equipos de transferência e bolsas de diálise; ou método automatizado por meio de cicladoras para volumes de infusão maiores de 100 mL[9].

As soluções de diálise mais utilizadas são aquelas baseadas em lactato, com concentração variável de glicose (1,5, 2,5 e 4,25%). Na hiperlactatemia, é recomendável a utilização de solução de bicarbonato. Essa solução não é comercialmente disponível no Brasil até hoje, podendo ser manipulada à maneira de uma nutrição parenteral (Tabela 27.1).

A prescrição pode ser iniciada com a infusão de volume de 10 mL/kg de solução de diálise a 1,5%, com tempo de permanência de 30 a 60 minutos, e de drenagem não excedendo 20 minutos. A solução deve ser aquecida a 37° C para evitar hipotermia[9].

TABELA 27.1 Soluções de diálise peritoneal

Soluções comercialmente disponíveis (lactato)	
Glicose	1,5 a 4,25 g/dL
Lactato	35 a 40 mmol/L
Sódio	132 a 134 mmol/L
Potássio	0 a 2 mmol/L
Cálcio	0 a 1,75 mmol/L
Magnésio	0,25 a 0,75 mmol/L
Cloreto	95 a 107 mmol/L
Sugestão para manufatura de solução de diálise peritoneal com bicarbonato	
Volumes utilizados	**Concentração final**
Soro glicosado 5% 1.200 mL	Glicose 1,5%
SF 2.500 mL	Sódio 134 mmol/L
Bic Na 10% 132 mL	Bicarbonato 40 mmol/L
$MgSO_4$ 10% 8 mL	Magnésio 1,5 mmol/L
AD 160 mL	Cloro 94 mmol/L
Cálcio zero	Cálcio zero
Volume total: 4.000 mL	

AD: água destilada; Bic Na: bicarbonato de sódio; $MgSo_4$: sulfato de magnésio; SF: solução fisiológica.

Ao longo da terapia, para otimizar a ultrafiltração, pode-se diminuir o tempo de permanência, aumentar gradualmente a concentração de glicose ou aumentar gradualmente o volume de infusão até 30 a 50 mL/kg. A medida da pressão intra-abdominal (PIA) por meio do cateter de diálise pode direcionar a prescrição e o aumento do volume de infusão. Pressão intra-abdominal menor ou igual a 10 cmH_2O, ou 8 mmHg, tem demonstrado ser segura e não associada à repercussão hemodinâmica e ventilatória.

A PIA é medida com o paciente em repouso e decúbito horizontal, sendo a linha axilar média o ponto zero, e idealmente no monitor de pressão arterial invasiva ou pressão venosa central. Também pode-se utilizar uma coluna de água, infundindo-se a solução de diálise no volume prescrito e medindo-se a PIA por meio de transdutor de pressão ou coluna de água[10]. Em último caso, deve-se ter cuidado com crianças de baixo peso e o volume infundido por coluna de água.

As complicações mais comuns associadas à diálise peritoneal são o mau funcionamento do cateter e vazamentos. O mau funcionamento do cateter pode estar relacionado à posição inadequada, à distensão de alças intestinais ou ao omento em contato com a extremidade multiperfurada. Pode ocorrer vazamento através do óstio do cateter ou de outros pertuitos de drenos, o que aumenta o risco de peritonite. Outras complicações são aparecimento de hérnias principalmente inguinais, sangramento, perfuração intestinal relacionada ao cateter ou isquemia intestinal e peritonite[4,9].

Sugere-se considerar outro método que não a diálise peritoneal para crianças com insuficiência hepática grave e ascite em razão da menor eficiência e potenciais complicações.

MÉTODOS HEMODIALÍTICOS

A hemodiálise utiliza o princípio da difusão através da membrana semipermeável do capilar, que separa o compartimento de sangue e o compartimento do dialisado. A eficiência dialítica depende, portanto, do fluxo de sangue, do fluxo do dialisado e da superfície do capilar, sendo o clareamento maior quanto menor for o tamanho da molécula[11].

A hemofiltração baseia-se no princípio da ultrafiltração, por meio de gradiente de pressão hidrostática. Para que haja clareamento eficiente das substâncias, que se dá pelo arraste através da água, é necessária grande velocidade de ultrafiltração, ou seja, grande saída de água. Para isso, é realizada infusão de volume por uma solução de reposição. Para moléculas cujo tamanho seja inferior ao tamanho do poro, não há diferença em relação à velocidade de clareamento. Dessa maneira, a hemofiltração possibilita o clareamento de solutos maiores e de pouca difusibilidade[12].

A hemodiafiltração é a combinação dos dois princípios de maneira concomitante[5]. As modalidades hemodialíticas podem ser divididas em métodos intermitentes, contínuos ou híbridos. A hemodiálise intermitente é aquela realizada à semelhança da hemodiálise clássica do paciente renal crônico, em dias alternados ou diariamente por 2 a 4 horas. Hemodiálise, hemofiltração ou hemodiafiltração contínuas são aquelas realizadas ao longo de 24 horas ao dia, utilizando fluxos de sangue e fluxos de dialisado menores que aqueles nos métodos intermitentes. E os métodos híbridos são aqueles realizados pelo tempo entre 6 a 12 horas ao dia, sendo, portanto, maior do que o da hemodiálise clássica, mas de maneira intermitente e com fluxo sanguíneo e de diálise dos intermediários[13].

É necessário um acesso vascular que permita um fluxo de sangue adequado para o tamanho do paciente (Tabela 27.2). O acesso jugular interno direito é o preferido. O acesso subclávio está associado com maior número de complicações, como trombose e estenose; e o femoral, com maior índice de recirculação e infecção. Deve-se verificar a posição do cateter e descartar possíveis complicações por meio de radiografia antes da utilização[9,14].

Os equipamentos utilizados atualmente para hemodiafiltração contínua pediátrica são o Prisma® (Baxter), Multifiltrate® (Fresenius) e Aquarius® (Nikkiso), este último não disponível no Brasil. Para crianças de baixo peso, ou seja, aquelas com menos de 8 kg, há descrição de utilização do equipamento Carpediem® e do Aquadex FlexFlow System® (CHF Solutions Inc., Eden Prairie, MN), ambos não disponíveis no Brasil no momento[15,16].

Um dos objetivos dos métodos dialíticos é a manutenção do equilíbrio acidobásico. Normalmente, existe perda de tampão, sendo que soluções com lactato são comumente utilizadas como fonte desse tampão básico, uma vez que o lactato é metabolizado em bicarbonato[17]. Entretanto, para pacientes com disfunção hepática e perfusão tecidual inadequada, ou na utilização de grandes volumes de reposição, o lactato pode não ser totalmente metabolizado, com consequente hiperlactatemia, relacionada à acidose metabólica e à instabilidade hemodinâmica[18]. Assim, a solução de bicarbonato é indicada para pacientes com disfunção hepática e, preferencialmente, em hemofiltração com grandes volumes de reposição para os hemodinamicamente instáveis. Entretanto, soluções de bicarbonato apresentam maior dificuldade do controle bacteriológico e incompatibilidade com o cálcio[19]. No Brasil, não há solução de bicarbonato comercial-

TABELA 27.2 Cateteres para hemodiálise

Duplo lúmen sem *cuff*:	
7 F Cook®, Medcomp®	3 a 6 kg
8 F Kendall®/Arrow®	6 a 30 kg
9 F Medcomp®	Acima de 15 kg
10 F Arrow®/Kendall®	Acima de 30 kg
12 F Arrow®/Kendall®	Acima de 30 kg
Triplo lúmen sem *cuff*:	
12 F Arrow®/Kendall®	Acima de 30 kg

mente disponível até os dias atuais para utilização em procedimentos contínuos, sendo possível a manipulação de solução pela farmácia de referência (Tabela 27.3).

TABELA 27.3 Concentrações de solução de bicarbonato para hemofiltração (dialisado e reposição)[9,19]

Sódio	140 mEq/L
Bicarbonato	25-35 mEq/L
Magnésio	1,5 mEq/L
Cloreto	105 mEq/L
Potássio	0-4 mEq/L
Fósforo	0-2 mEq/L

O objetivo da anticoagulação é prevenir a coagulação do sangue do circuito extracorpóreo e manter o clareamento adequado de substâncias dialisáveis, com mínimo risco para o paciente. Pode-se utilizar anticoagulação com heparina ou anticoagulação regional com citrato de sódio.

Na anticoagulação com heparina, utiliza-se uma dose de ataque de no máximo 50 U/kg com manutenção de 10 a 30 U/kg/hora, com o objetivo de manter o tempo de coagulação ativado entre 120 e 180 segundos ou o tempo de tromboplastina parcial ativado (TTPA) 1,2 a 1,5 vez o valor basal. Existe risco de sangramento principalmente para pacientes com plaquetopenia e distúrbio de coagulação[3,9].

A anticoagulação regional com citrato de sódio minimiza os riscos de sangramento secundário à utilização de heparina. O citrato de sódio é infundido com a saída do sangue do paciente e quela o cálcio ionizado, necessário na cascata de coagulação. Infunde-se cálcio em outra via central, mantendo o cálcio ionizado do paciente normal sem impacto para o sistema de coagulação. A anticoagulação com citrato tem se mostrado superior à anticoagulação com heparina, tanto nos adultos quanto na faixa etária pediátrica em relação às complicações e durabilidade dos filtros e circuitos[20].

É importante lembrar que existem perdas variáveis de macro e micronutrientes pela hemodiafiltração, e que estes podem ser minimizados pela adequação da oferta ao paciente. Da mesma maneira, há necessidade de ajuste de medicamentos pela perda no processo hemodialítico[21,22].

ESCOLHA E COMPARAÇÃO ENTRE OS MÉTODOS DIALÍTICOS

A escolha da modalidade de diálise na disfunção renal aguda é influenciada por vários fatores, incluindo etiologia da disfunção renal e comorbidades, instabilidade hemodinâmica, tamanho do paciente, objetivo do tratamento dialítico, doenças abdominais e/ou cirurgias abdominais prévias, equipamentos e equipe treinada[1,3] (Tabela 27.4).

TABELA 27.4 Comparação entre modalidades de diálise na disfunção renal aguda[3,7,9]

Modalidade	Vantagens	Desvantagens
Peritoneal	Não utiliza anticoagulação Método contínuo Método disponível Baixo custo Menor instabilidade hemodinâmica Pode ser utilizado em crianças de muito baixo peso	Eficiência limitada no clareamento de solutos e na ultrafiltração Hiperglicemia
HD intermitente	Alta eficiência no clareamento de moléculas pequenas	Necessidade de anticoagulação Risco aumentado de instabilidade hemodinâmica
HDF	Método contínuo Controle preciso da taxa de ultrafiltração Alta eficiência no clareamento de moléculas médias e pequenas	Necessidade de anticoagulação Depende da disponibilidade de equipamentos e equipe treinada Alto custo

HD: hemodiálise; HDF: hemodiafiltração.

A diálise peritoneal quando iniciada precocemente oferece bom controle volêmico no pós-operatório de cardiopatias congênitas de recém-nascidos e lactentes, sendo também de manejo mais fácil nos prematuros. Também pode ser utilizada em pacientes pediátricos menos instáveis, cuja demanda metabólica não seja muito elevada[4,23].

A hemodiálise intermitente oferece bom clareamento de solutos e boa ultrafiltração em curto espaço de tempo, sendo um ótimo método para tratamento de hipercalemia, por exemplo, na síndrome de lise tumoral ou em pacientes hipervolêmicos e hemodinamicamente estáveis, com ótima eficiência. Apresenta maior risco de hipotensão e síndrome do desequilíbrio, que ocorre quando a taxa de ultrafiltração é maior que a taxa de reenchimento capilar, e pela queda rápida de ureia e, portanto, da osmolaridade, respectivamente[7,9].

A hemofiltração e a hemodiafiltração contínuas oferecem clareamento e ultrafiltração contínuos e controláveis, permitindo aporte nutricional para pacientes com grande demanda metabólica, mesmo que hemodinamicamente instáveis, com ótima eficiência. Exceto na faixa etária de lactentes jovens, é o método preferencial para crianças hemodinamicamente instáveis associado à disfunção múltipla de órgãos e sistemas[7,9]. Também é uma opção para os pacientes em que a diálise peritoneal foi insuficiente ou naqueles com contraindicação à diálise peritoneal que apresentem instabilidade hemodinâmica.

SUPORTE HEPÁTICO – CONSIDERAÇÕES

Sistemas extracorpóreos têm sido desenvolvidos para o tratamento de suporte na insuficiência hepática. O sistema mais conhecido e utilizado no momento é o *molecular adsorbents recirculating system* (MARS), cujo princípio é a diálise com albumina, promovendo depuração de substâncias tóxicas. Várias destas têm alta afinidade pela albumina, que se encontra saturada na insuficiência hepática. Assim, no MARS, as substâncias tóxicas passam através de membrana que separa o compartimento do sangue do dialisado com albumina, ligando-se a ela. Esse dialisado com albumina é regenerado por absorção por resina aniônica, filtro de carvão, e hemodiálise. O sistema satura-se após 6 horas de tratamento[24].

Esse sistema tem mostrado bons resultados na melhora da encefalopatia hepática e na depuração de bilirrubinas e sais biliares, sendo indicado como uma ponte e/ou preparação para o transplante hepático, ou durante a recuperação do órgão transplantado[25]. Ainda que com pouca experiência, esse tratamento tem sido descrito com sucesso em pacientes pediátricos[26].

A plasmaférese e a diálise com albumina (*single pass albumin dialysis* [SPAD]) são boas opções não inferiores a MARS para pacientes pediátricos neste contexto[27,28].

CONCLUSÕES

Cada método de diálise tem particularidades em relação aos mecanismos e aplicações. A indicação adequada e o início precoce da terapia de suporte renal podem ter impacto na redução da morbidade e mortalidade do paciente agudamente acometido. A comparação da efetividade entre os métodos de diálise na disfunção renal aguda tem sido objeto de estudo na população adulta, sendo ainda um campo em aberto na população pediátrica.

REFERÊNCIAS BIBLIOGRÁFICAS

1. Goldstein SL, Pediatric continuous renal replacement therapy for "40 years of continuous renal replacement therapy". Contrib Nephrol 2018:194:146-53.
2. Brophy PD. Renal support therapy for pediatric acute kidney injury in the setting of multiorgan dysfunction syndrome/sepsis. Semin Nephrol. 2008;28(5):457-69.
3. Galasso L, Picca S, Guzzo I. Dialysis modalities for the management of pediatric acute kidney injury. Pediatr Nephrol. 2019 Mar 18. doi: 10.1007/s00467-019-04213-x. [Epub ahead of print].
4. Vasudevan A, Phadke K, Yap HK. Peritoneal dialysis for the management of pediatric patients with acute kidney injury. Pediatr Nephrol. 2017;32(7):1145-56.
5. Blake PG, Daugirdas JT. Physiology of peritoneal dialysis. In: Daugirdas JT, Blake PG, Ing TS, editors. Handbook of dialysis. 4th ed. Philadelphia: Lippincott Wiliiams & Wilkins; 2007.
6. Harvey EA. Peritoneal access in children. Perit Dial Int. 2001;21(Suppl. 3):s218-21.
7. Kaddourah A, Goldstein SL. Renal replacement therapy in neonates. Clin Perinatol. 2014;41(3):517-27.
8. Auron A, Warady BA, Simon S, Blowey DL, Srivastava T, Musharaf G, Alon US. Use of the multipurpose drainage catheter for the provision of acute peritoneal dialysis in infants and children. Am J Kidney Dis. 2007;49(5):650-5.
9. Brophy PD, Yap HK, Alexander SR. Acute kidney injury: diagnosis and treatment with peritoneal dialysis, hemodialysis and CRRT. In: Warady BA, Schaefer FS, Alexander SR, editors. Pediatric Dialysis. Springer US; 2012.

10. Morris KP, Butt WW, Karl TR. Effect of peritoneal dialysis on intra-abdominal pressure and cardio-respiratory function in infants following cardiac surgery. Cardiol Young. 2004;14(8):293-8.
11. Cerda J, Ronco C. Modalities of continuous renal replacement therapy: technical and clinical considerations. Semin Dial. 2009;22(2):114-22.
12. Tolwani A. Continuous renal-replacement therapy for acute kidney injury. N Engl J Med. 2012;367(26):2505-14.
13. Sinha R, Sethi SK, Bunchman T, Lobo V, Raina R. Prolonged intermitente renal replacement therapy in children. Pediatr Nephrol. 2018;33(8)1283-96.
14. Ronco C, Ricci Z. The development of CRRT for infants and children. In Warady BA, Schaefer FS, Alexander SR, editors. Pediatric Dialysis. Springer US; 2012.
15. Menon S, Broderick J, Munshi R, Dill L, Depaoli B, Fathallah-Shaykh S, et al. Kidney support in children using an ultrafiltration device: a multicenter, retrospective study. Clin J Am Soc Nephrol. 2019;14(10):1432-40.
16. Lorenzin A, Garzotto F, Alghisi A, Neri M, Galeano D, Aresu S, et al. CVVHD treatment with CARPEDIEM: small solute clearance at diferente blood and dialysate flows with three diferente surface area filter configurations. Pediat Nephrol. 2016;31(10):1659-65.
17. Heering P, Ivens K, Thumer O, Brause M, Grabensee B. Acid-base balance and substitution fluid during continuous hemofiltration. Kidney Int Suppl. 1999;(72):S37-40.
18. Kellum JA, Mehta RL, Angus DC, Palevsky P, Ronco C; Acute Dialysis Quality Initiative Workgroup. The first international consensus conference on continuous renal replacement therapy. Kidney Int. 2002;62(5):1855-63.
19. Bunchman TE, Maxvold NJ, Brophy PD. Pediatric convective hemofiltration: normocarb replacement fluid and citrate anticoagulation. Am J Kidney Dis. 2003;42(6):1248-52.
20. Raymakers-Janssen PAMA, Lilien M, van Kessel IA, Veldhoen ES, Wösten-van Asperen W, van Gestel JPJ. Citrate versus heparin anticoagulation in contiuous renal replacement therapy in small children. Pediatr Nephrol. 2017;32(10):1972-8.
21. De Galasso L, Emma F, Picca S, Di Nardo M, Rossetti E, Guzzo I. Continuous renal replacement therapy in children. Fluid overload does not Always predict mortality. Pediatr Nephrol. 2016;31(4):651-9.
22. Wong Veja M, Juarez Calderon M, Tufan Pekkucuksen N, Srivaths P, Akcan Arikan A. Feeding modality is a barrier to adequate protein provision in children receiving continuous renal replacement therapy (CRRT). Pediat Nephrol. 2019;34(6):1147-50.
23. Picca S, Ricci Z, Picardo S. Acute kidney injury in an infant after cardiopulmonary bypass. Semin Nephrol. 2008;28(5):470-6.
24. Cerda J, Tolwani A, Bidney N, Tiranathanagul K. Renal replacement therapy in special settings: extracorporeal support devices in liver failure. Semin in Dial, 2011;24(2):197-202.
25. Stange J, Mitzner SR, Risler T, Erley CM, Lauchart W, Goehl H, et al. Molecular adsorbent recycling system (MARS): clinical results of a new membrane-based blood purification system for bioartificial liver support. Artif Organs. 1999;23(4):319-30.
26. Nadalin S, Heuer M, Wallot M, Auth M, Schaffer R, Sotiropoulos GC, et al. Paediatric acute liver failure and transplantation: the University of Essen experience. Transpl Int. 2007;20(6):519-27.
27. Sponholz C, Matthes K, Rupp D, Backaus W, Klammt S, Karailieva D, et al. Molecular adsorbent recirculating system and single-pass albumin dialysis in liver failure – a prospective, randomised crossover study. Crit Care. 2016;20:2-13.
28. Shaefer B, Shaefer F, Engelmann G, Meyburg J, Heckert H, Zorn M, Schmitt CP. Comparison of Molecular Adsorbents Recirculating System (MARS) dialysis with combined plasma exchange and haemodialysis in children with acute liver failure. Nephrol Dial Transplant. 2011;26911):3633-9.
29. Hoff BM, Maker JH, Dager WE, Heintz BH. Antibiotic dosing for critically ill adult patients receiving intermittent hemodialysis, prolonges intermittent renal replacement therapy nd continuous renal replacement therapy: an update. Ann Pharmacother. 2019 Jul 25:1060028019865873.

28 Transplante renal – cuidados perioperatórios

Andreia Watanabe
Fábio César Miranda Torricelli
William Carlos Nahas

APÓS LER ESTE CAPÍTULO, VOCÊ ESTARÁ APTO A:
• Descrever os principais fatores envolvidos no período perioperatório do transplante renal pediátrico.
• Orientar os cuidados pós-operatórios relacionados ao transplante renal na faixa etária pediátrica.

INTRODUÇÃO

O transplante renal é a terapia de substituição renal com melhor prognóstico para pacientes com insuficiência renal crônica em estágio final, quando comparada à diálise peritoneal ou à hemodiálise crônicas. Os melhores resultados são observados quando o transplante é realizado de maneira preemptiva, isto é, antes de o paciente se submeter à terapia dialítica. Dessa maneira, o transplante renal é sempre considerado e planejado quando existe progressão irreversível para a doença renal crônica (DRC) terminal[1,2].

Crianças muito pequenas, entretanto, podem requerer tempo em diálise, uma vez que a maior parte dos centros de transplante renal no Brasil o realizam naquelas com peso corporal superior a 10 kg.

O rim pode ser proveniente de doador vivo ou falecido. No Brasil, o doador vivo deve ser um voluntário que seja parente de 1º, 2º ou 3º grau, que tenha tipo sanguíneo compatível com o do receptor e que a prova cruzada seja negativa. Além disso, o doador vivo é rigorosamente avaliado quanto ao estado de saúde global e função renal. Quando em fila para receber rim de doador falecido, os receptores com menos de 18 anos têm prioridade para receber rim de doadores falecidos com menos de 18 anos, reduzindo-se assim o tempo em fila para os pacientes pediátricos[3].

O preparo do receptor consiste na avaliação clínica pediátrica geral, incluindo comorbidades potencialmente relacionadas à DRC, como alteração cardiovascular, estado nutricional ou outras alterações associadas, como neurológicas e endocrinológicas. A avaliação imunológica inclui o estado sorológico e vacinal, sendo realizadas todas as vacinas preferencialmente até antes de 1 mês do transplante. Inclui também a avaliação da reatividade contra o painel HLA e a tipagem de HLA para avaliação do risco imunológico, este relacionado ao risco de rejeição do enxerto após o transplante. A avaliação de trombofilia de pacientes com história de tromboses prévias é essencial pelo risco de trombose e perda do enxerto após o transplante[4]. A avaliação urológica é realizada para todos os pacientes, sendo o preparo do trato urinário frequentemente necessário para as crianças com malformações congênitas (*congenital abnormalities of the kidney and the urinary tract* [CAKUT]) e/ou para aquelas que necessitem de ampliação vesical[5].

Quando o receptor entra na fila de doador falecido ou quando é programado o procedimento cirúrgico com doador vivo, todas as avaliações e os procedimentos já terão sido realizados.

No presente momento, o rim do doador falecido é oferecido ao receptor mais compatível em termos de moléculas de HLA que aguarda um enxerto renal na fila, respeitando-se em segundo lugar o tempo em lista. A distribuição é realizada por meio do órgão regulador destinado à equipe de transplante que o assiste[3]. O receptor se dirige imediatamente para avaliação clínica e laboratorial, sendo encaminhado ao procedimento cirúrgico, se considerado apto.

O procedimento hemodialítico não deve atrasar o ato cirúrgico e deve ser realizado apenas quando houver hipercalemia e hipervolemia importantes. Quando for necessário, recomenda-se que seja realizada sem heparina. Caso seja utilizada, sugere-se aguardar 4 horas e avaliar novamente o tempo de tromboplastina parcial (TTPA), que deve estar dentro da normalidade[6].

CUIDADOS INTRAOPERATÓRIOS

O cateter de hemodiálise pode ser utilizado como acesso vascular para infusão e monitoração do procedimento cirúrgico. Na ausência deste, é colocado um acesso venoso central para garantir acesso seguro. Também se faz recomendável a instalação de cateter arterial para melhor monitoração hemodinâmica. Apesar da medida/monitoração da pressão venosa central ser controversa, recomenda-se manter PVC entre 8 e 15 cmH_2O e pressão arterial média entre 65 e 70 mmHg, tendo atenção especial para o momento do desclampeamento vascular, principalmente em receptores de baixo peso. Pode-se também utilizar a variação da pressão de pulso, variação da pressão e do volume sistólico, uma vez que o paciente está sob ventilação pulmonar mecânica[4,7].

A reposição volêmica é feita com cristaloide e soro albuminado 5%, podendo ser necessária a reposição de concentrado de hemácias em receptores muito pequenos ou quando a hemoglobina estiver abaixo de 7 g/dL. A maior relação tamanho renal/tamanho do receptor se relaciona à maior necessidade de transfusão de concentrado de hemácias. Drogas vasoativas podem ser consideradas após a adequação volêmica, a fim de manter a pressão arterial média adequada[8,9].

A administração de grandes volumes de soro fisiológico, quando necessário, pode levar à acidose metabólica hiperclorêmica, que por sua vez está relacionada à vasoconstrição e insuficiência renais. A utilização de soluções balanceadas, uma solução cristaloide semelhante ao plasma em termos de pH, osmolaridade e composição eletrolítica, parece estar relacionada ao melhor controle metabólico, quando utilizada para reposição volêmica[8].

No início do procedimento anestésico, são administrados antibiótico profilático e as medicações da indução da imunossupressão, prescritas de acordo com a flora hospitalar/características do paciente e o risco imunológico conforme avaliação prévia, respectivamente.

De maneira geral, a fossa ilíaca direita é preferida em razão da posição anatômica das artérias e veias ilíacas. O enxerto renal é colocado extraperitonealmente, o que facilita biópsias renais percutâneas posteriores e permite a manutenção de diálise peritoneal, se houver necessidade naqueles pacientes que realizavam esta modalidade de diálise previamente[10].

As anastomoses de artéria e veia renal normalmente são realizadas nos vasos ilíacos externos, mas em crianças pequenas, principalmente aquelas com menos de 20 kg, prefere-se vasos ilíacos comuns ou aorta e veia cava pelo calibre[10].

Considera-se o uso de cateter duplo J na anastomose ureterovesical nos pacientes com ampliação vesical prévia ou com alterações vesicais relacionadas à causa da DRC. É importante lembrar que os pacientes que realizam cateterismo vesical intermitente apresentam maior risco de alergia ao látex, neste caso, necessitando-se de preparo específico da sala cirúrgica, com materiais livre de látex[11].

Se houver trombofilia conhecida ou risco de trombose considera-se o uso de anticoagulação profilática após o transplante renal. A manutenção de um dreno na loja renal facilita a monitoração de sangramento no período pós-operatório[12].

Aspectos Cirúrgicos Relacionados ao Doador

A nefrectomia do doador vivo pode ser realizada de maneira convencional ou por laparoscopia. A nefrectomia laparoscópica está associada a menos dor no período pós-

-operatório do doador, e o aumento do tempo de isquemia quente parece não ter impacto na função do enxerto em curto prazo[13].

O tempo de isquemia fria, que vai do momento em que o órgão foi retirado do doador falecido até o momento do desclampeamento vascular no receptor, tem impacto na função posterior do enxerto. A utilização de máquina de perfusão renal para manter a circulação do órgão durante o tempo de isquemia fria reduz a incidência de função retardada do enxerto[14].

O transplante em bloco, isto é, quando colocados os dois rins de doadores pequenos no mesmo receptor, é um grande desafio, pois está relacionado com maior risco de trombose do enxerto e desenvolvimento de hiperfiltração, e tem sido realizado em alguns centros com bons resultados[15].

CUIDADOS NO PÓS-OPERATÓRIO IMEDIATO

A fim de manter adequado controle volêmico/pressórico, metabólico e eletrolítico, os receptores pediátricos são encaminhados para unidade de cuidados intensivos pediátricos.

Para manter volemia adequada faz-se a reposição de perdas insensíveis, que pode ser realizada com soro glicosado e sódio, com volume de 400 a 600 mL/m^2 em 24 horas, além da reposição da diurese, que é monitorada e reposta em 100% a cada hora, nas primeiras 12 a 24 horas, por meio de soro fisiológico, solução de Ringer lactato ou ainda com solução de bicarbonato. A queda brusca da osmolaridade secundária, principalmente a redução de sódio e ureia, e distúrbios eletrolíticos como hipocalcemia e hipomagnesemia, pode também levar a quadro de crises convulsivas. A medida da concentração do sódio urinário pode ajudar na prescrição mais adequada da composição de sódio na solução de reposição a fim de evitar oscilações bruscas da natremia[16,17]. Cuidado especial deve haver com receptores pequenos que preemptivamente recebem rim de doador vivo adulto quando este rim apresenta ritmo de filtração glomerular adequado no pós-operatório, e nos pacientes com poliúria importante[16].

Quando o paciente apresenta grandes volumes de diurese, a reposição com solução fisiológica pode levar à acidose metabólica por excesso de cloro, razão pela qual é necessária a monitoração metabólica e adequação da solução. Assim que possível, o paciente inicia ingesta oral, e a reposição da diurese é reduzida progressivamente após 24 horas do transplante[5,18].

Alterações do equilíbrio acidobásico e hipofosfatemia também são alterações comuns encontradas em pacientes pediátricos no período pós-operatório imediato. Essas alterações dependem da função residual do paciente antes do transplante, da taxa de filtração glomerular atual do órgão e da alteração tubular transitória[19].

A hipomagnesemia após os primeiros dias do transplante renal pode estar associada aos inibidores de calcineurina, principalmente o tacrolimo. A hipofosfatemia prolongada, por sua vez, ocorre principalmente nos pacientes que apresentavam osso de alto remodelamento e níveis de PTH intacto elevados, em vigência do enxerto renal funcionante. Em ambos os casos, podem ser necessárias reposições de magnésio e fósforo, respectivamente, por vários meses após o transplante renal[18].

Espera-se que a diurese no pós-operatório do transplante renal deva ser pelo menos a diurese que o paciente apresentava antes do transplante, isto é, a diurese residual. Se houver queda de diurese abaixo da residual, corrige-se a volemia pela expansão volêmica preferencialmente com cristaloides. Em pacientes com função renal residual, a disfunção do enxerto renal pode passar desapercebida. Nesses casos, a ultrassonografia com Doppler de vasos do enxerto deve ser realizada ao menos 1 vez nas primeiras 24 horas em todos os transplantados e repetida em caso de qualquer suspeita de alteração da função do enxerto, como diminuição da diurese mesmo após correção volêmica[19].

A pressão arterial sistólica deve ser mantida acima de 100 mmHg mesmo em receptores pequenos, a fim de promover perfusão adequada do rim. Se a reposição volêmica não for suficiente para manter a pressão arterial, deve-se considerar introdução de droga vasoativa, sendo a dopamina, adrenalina e noradrenalina as mais utilizadas no período pós-operatório do transplante renal. Receptores pediátricos muito pequenos de doadores adultos podem necessitar de manutenção de ventilação mecânica nas primeiras horas, a fim de tolerar a oferta hídrica necessária para a perfusão renal. Nos demais casos, os pacientes são extubados precocemente quando não apresentam congestão pulmonar[6,14].

A hipertensão arterial é frequente no período pós-operatório, e vários fatores podem estar envolvidos, incluindo dor, estresse, sobrecarga hídrica, utilização de corticosteroide e de inibidores de calcineurina, além da presença de hipertensão arterial prévia ao transplante. O controle pressórico engloba adequação volêmica, seja reposição volêmica na hipovolemia, quanto uso de diurético de alça quando na hipervolemia, controle adequado da dor e do estresse, e tratamento medicamentoso. Pode-se utilizar como anti-hipertensivo bloqueadores dos canais de cálcio com segurança e efetividade em pacientes estáveis. Os inibidores da enzima conversora de angiotensina são evitados neste período pela instabilidade volêmica, possibilidade de alteração vascular do enxerto renal e oscilação dos níveis séricos dos inibidores de calcineurina[15].

A imunossupressão se inicia na indução do intraoperatório, e é mantida no pós-operatório com metilprednisolona nos primeiros dias e substituída por prednisona. Os pacientes de baixo risco imunológico recebem basiliximab no 4º dia do pós-operatório e os de alto risco imunológico completam a dose de timoglobulina nos primeiros dias após o transplante. São iniciados o inibidor de calcineurina (ciclosporina ou tacrolimo), cuja dose é controlada com nível sérico da respectiva droga, e um agente antiproliferativo (azatioprina ou micofenolato). Em receptores de rim de doador vivo, a imunossupressão pode se iniciar 72 horas antes do transplante, de maneira que, ao transplantar,

QUADRO 28.1 Cuidados iniciais no pós-operatório imediato do transplante renal pediátrico
Monitoração e cuidados em terapia intensiva pediátrica
Alimentação leve quando paciente acordado e sem complicações imediatas
Monitoração e adequação volêmica: soro de manutenção + reposição de diurese 1/1 hora
Monitoração e adequação de pressão arterial
Antibioticoterapia profilática + profilaxia fúngica + profilaxia antiviral
Imunossupressão: Indução: corticosteroide + basiliximabe (baixo risco imunológico) ou corticosteroide + timoglobulina (alto risco imunológico) Manutenção: prednisona + tacrolimo ou ciclosporina + micofenolato de mofetila
Proteção de trato gastrointestinal
Anticoagulação profilática com heparina endovenosa contínua: considerar
Monitoração metabólica e eletrolítica
Monitoração de drenos e cateteres

esses níveis se apresentam mais estáveis. As medicações imunossupressoras e seus principais efeitos colaterais estão resumidos na Tabela 28.1.

Em razão da imunossupressão com aumento de risco de infecção pulmonar por *Pneumocystis jirovecii*, e também pela cirurgia urológica com implante de ureter e por vezes manutenção de cateter de duplo J, é mantida inicialmente com sulfametoxazol, por 6 meses após o transplante. Recomenda-se também utilizar profilaxia antifúngica com nistatina, e profilaxia contra citomegalovírus (CMV), principalmente para receptores com IgG negativo para CMV de doadores positivos, e naqueles que recebem timoglobulina como indução da imunossupressão.

Doadores de baixa idade, receptores pequenos e/ou com história de trombofilia, como tromboses prévias de cateteres para hemodiálise ou trombose de vasos renais de enxertos anteriores, história de síndrome antifosfolípide, e rins de doadores de baixa constituem-se em condições de risco para trombose de vasos do enxerto renal. A utilização de heparina profilática na dose de 10 UI/kg/hora mantendo-se o TTPA dentro da faixa da normalidade não é uma conduta estabelecida, porém deve ser considerada nestes casos[12].

A profilaxia de doença de trato gastrointestinal como gastrite e úlcera gástrica/duodenal, associada ao estresse e à utilização de altas doses de corticosteroides, pode ser feita com bloqueador de histamina 2 ou bloqueador de bomba de próton.

COMPLICAÇÕES NO PERÍODO PÓS-TRANSPLANTE IMEDIATO

Complicações Cirúrgicas

Hematoma de loja renal é a complicação cirúrgica mais comum no transplante renal, a maior parte de tratamento conservador. O paciente pode ser pouco sintomático

TABELA 28.1 Medicações imunossupressoras mais utilizadas na manutenção nos primeiros dias de pós-operatório do transplante renal[17]

Nome genérico	Doses usuais	Efeitos colaterais imediatos mais comuns
Prednisona	Dose inicial 1 mg/kg com reduções diárias nos primeiros dias conforme protocolo do serviço	Alterações do humor, hipertensão arterial sistêmica, ganho de peso, intolerância à glicose, alteração de cicatrização, fraqueza muscular
Tacrolimo	Dose inicial: 0,1-0,2 mg/kg 12/12h, adequar de acordo com o nível sérico	Neurotoxicidade, hipertensão arterial sistêmica, hiperlipidemia, intolerância à glicose, nefrotoxicidade, hipercalemia, hiponatremia, acidose metabólica, hipomagnesemia
Ciclosporina	Dose inicial: 3-5 mg/kg 12/12 h, adequar de acordo com o nível sérico	Neurotoxicidade, hirsutismo, hipertensão arterial sistêmica, intolerância à glicose, nefrotoxicidade e hipercalemia, hiponatremia, acidose metabólica, hipomagnesemia
Azatioprina	1-3 mg/kg 1x/dia	Supressão medular, alterações gastrointestinais e pancreatite
Micofenolato de mofetila	450-600 mg/m^2 12/12 h	Supressão medular, alterações gastrointestinais

ou até apresentar choque hipovolêmico quando há grande sangramento. Também pode apresentar dor e/ou abaulamento no local do enxerto. A avaliação complementar se faz por ultrassonografia ou idealmente por tomografia computadorizada. Pacientes instáveis do ponto de vista hemodinâmico por queda mantida dos níveis de hemoglobina e/ou disfunção do enxerto por compressão extrínseca pelo hematoma devem realizar revisão cirúrgica de hemostasia e limpeza da loja renal[20].

A trombose de artéria renal é rara, e quando ocorre é um evento precoce, com perda do enxerto renal. Os sinais clínicos podem ser anúria e elevação de pressão arterial, e o diagnóstico se faz por Doppler de artéria renal e angiotomografia. É importante avaliar a extensão da trombose, que pode acometer a irrigação do território das artérias ilíacas por exame clínico e imagenológicos complementares[21].

A trombose de veia renal ocorre em aproximadamente 5% dos transplantes, sendo mais frequente em receptores pediátricos. Pode manifestar-se com dor e/ou abaulamento na loja renal, queda de hemoglobina e plaquetas, hematúria, hipertensão arterial e redução da diurese. O diagnóstico também é feito por Doppler de veia renal e idealmente por angiotomografia, e geralmente o enxerto renal é perdido[22].

Em ambos os casos de trombose, procede-se tratamento com anticoagulação plena, inicialmente com heparina regular e investigação de trombofilia.

Ruptura renal pode ocorrer por rejeição celular aguda, trombose de veia renal ou infecção, e requer reabordagem cirúrgica em razão da instabilidade do paciente por hemorragia e queda da hemoglobina.

Síndrome compartimental do rim transplantado é um evento raro, que pode estar relacionada com discrepância entre tamanho do doador e do receptor, principalmente em receptor pediátrico de baixo peso e redução da complacência do espaço retroperitoneal. O exame ultrassonográfico pode auxiliar no diagnóstico, sendo o fluxo sanguíneo reverso diastólico em artérias renais segmentares e interlobares concomitante a fluxo venoso reduzido, os achados relacionados a esta condição. A descompressão cirúrgica geralmente está indicada, e diversos relatos observaram melhora rápida da função renal após a realização[23].

Fístula urinária geralmente ocorre na região da anastomose ureterovesical e é secundária à isquemia ou a à necrose do ureter distal ou por falha técnica. O quadro clínico é redução da diurese, dor na loja renal e saída de urina, se o paciente estiver com dreno. O diagnóstico é feito pela presença de líquido abdominal, observado com ultrassonografia e avaliação do líquido coletado como urina, com níveis elevados de ureia e creatinina. O tratamento deve ser precoce e preferencialmente pela exploração cirúrgica e reconstrução da anastomose[24].

Na obstrução ureteral que ocorre no local do implante do ureter, a bexiga geralmente se manifesta com piora da função renal e é diagnosticada por ultrassonografia quando se observa hidronefrose do enxerto. O tratamento consiste em desobstrução por cateter de duplo J, reimplante ureteral ou eventualmente por nefrostomia[25].

A linfocele é o acúmulo de linfa em coleções abdominais, causado por extravasamento de vasos linfáticos localizados próximos aos vasos ilíacos. A linfocele pode ser assintomática quando pequena, porém quando importante pode causar dor, obstrução ureteral e compressão venosa. Pode ser diagnosticada por ultrassonografia e por avaliação do líquido coletado para diferenciar de fístula urinária e infecção. O líquido linfático apresenta grande concentração de proteína e creatinina igual à do plasma. Na maioria dos casos o tratamento é conservador, mas quando há compressão ureteral, ou quando são necessárias repetidas punções, ou ainda quando estiver infectada, drenagem cirúrgica e manutenção de dreno podem ser necessárias. Também podem ser drenadas internamente com marsupialização[26].

Complicações Clínicas

Função tardia ou retardada do enxerto pode ser definida por necessidade de diálise na primeira semana após o transplante (Tabela 28.2). A causa mais comum é necrose tubular aguda (NTA) e, as outras possíveis causas, a rejeição hiperaguda, rejeição aguda sobreposta à NTA, trombose de artéria ou veia renal, obstrução do trato urinário já discutidos anteriormente, nefrotoxicidade aguda pelos inibidores de calcineurina e pielonefrite aguda[27].

Os fatores de risco para NTA são referentes ao doador, como o tempo de isquemia fria, a lesão de reperfusão e os fatores hemodinâmicos no intra e pós-operatório imediato. A NTA é incomum nos enxertos de doadores vivos. Normalmente se resolve espontaneamente e o tratamento é de suporte, com controle volêmico e eletrolítico adequado, além de diálise quando necessária[27].

TABELA 28.2 Causas de função tardia ou retardada do enxerto

Causa	Comentários
Hipovolemia/hipotensão	Tratar a causa, corrigir a volemia e manter a pressão arterial adequada com drogas vasoativas, se necessário
Trombose vascular: artéria e veia renais	Diagnóstico por Doppler de vasos renais e angiotomografia Normalmente necessárias nefrectomia e anticoagulação
Necrose tubular aguda isquêmica	Relacionada ao tempo de isquemia prolongado Tratamento de suporte
Toxicidade por inibidor de calcineurina	Biópsia renal pode demonstrar vacuolização isométrica de túbulos renais Reversão com redução da medicação ou conversão para outro imunossupressor
Rejeição hiperaguda	Rara Relacionada à perda do enxerto
Rejeição aguda mediada por anticorpos	Pacientes previamente sensibilizados Relacionada à presença de anticorpo antidoador Tratamento com plasmaférese, timoglobulina, imunoglobulina, rituximabe
Obstrução do trato urinário	Diagnóstico por ultrassonografia Tratamento: colocação de duplo J, reimplante ureteral e raramente nefrostomia
Infecção renal aguda	Pacientes com ampliação vesical prévia sob maior risco

A nefrotoxicidade por inibidores de calcineurina, principalmente quando utilizados em altas doses, pode levar à redução do ritmo de filtração glomerular que é reversível com adequação da dose. A biópsia renal pode mostrar vacuolização de células tubulares[28].

A rejeição hiperaguda se dá por anticorpos HLA classe I pré-formados ou incompatibilidade ABO. É um evento raro, pois é feito estudo prévio do HLA e da reatividade contra painel do receptor e cuidadosa realização de prova cruzada antes do transplante. Quando ocorre, não há tratamento efetivo e a nefrectomia está indicada[28].

A rejeição aguda mediada por anticorpos com NTA ocorre nos dias 2 a 5 pós-transplante. Receptores com NTA e sensibilizados previamente devem realizar biópsia renal neste momento para avaliar a possibilidade de rejeição água-mediada por anticorpos e avaliar os títulos de anticorpo anti-HLA do doador. O tratamento é realizado pelo aumento da imunossupressão, como a utilização do agente depletor timoglobulina, além da realização de plasmaférese, administração de imunoglobulina e rituximabe[28].

A microangiopatia trombótica é caracterizada por anemia hemolítica, plaquetopenia, hipertensão arterial e disfunção renal e pode estar associada a inibidores de calcineurina, como tacrolimo e ciclosporina, ou recidiva de síndrome hemolítico-urêmica atípica relacionadas à disregulação do sistema complemento. O diagnóstico é feito por biópsia renal para diferenciar de outras situações, como rejeição aguda mediada por anticorpos. A conversão da imunossupressão pode ser feita de um inibidor de calcineurina, como de tacrolimo para ciclosporina, ou para inibidor de mTor, como everolimo ou sirolimo, apesar de haver descrição de microangiopatia trombótica também com este último agente. No caso da síndrome hemolítico-urêmica atípica, o tratamento consiste em reposição de plasma, plasmaférese, ou da medicação eculizumabe[29].

QUADRO 28.2 Outras complicações no período pós-operatório imediato do transplante renal
Hematoma perirrenal
Ruptura renal
Síndrome compartimental do rim transplantado
Fístula urinária
Linfocele
Microangiopatia trombótica
Recidiva da glomeruloesclerose segmental e focal

A recidiva da glomeruloesclerose segmentar e focal pode ocorrer nos primeiros dias ou até nas primeiras horas após o transplante e é caracterizada por proteinúria em níveis nefróticos, isto é, relação proteinúria/creatinina na urina maior ou igual a 2. O tratamento consiste em ajuste da imunossupressão, plasmaférese ou imunoabsorção e rituximabe[30].

Infecção urinária é a mais comum após o transplante renal. Fatores como manipulação cirúrgica, presença de sonda vesical de demora e imunossupressão e pacientes com bexiga neurogênica e/ou com bexiga ampliada aumentam o risco de infecção do trato urinário (ITU) no período imediato após o transplante renal, podendo ser uma causa de função tardia do enxerto ou piora da função renal.

PROGNÓSTICO EVOLUTIVO

O seguimento clínico após o transplante renal inclui a adequação da imunossupressão e a monitoração dos efeitos colaterais, como aumento do risco de infecção principalmente virais, alterações metabólicas como sobrepeso e obesidade, diabete após o transplante, alteração do metabolismo de lípides, hipertensão arterial sistêmica e mais raramente doença linfoproliferativa pós-transplante. As complicações relacionadas à causa da DRC também devem ser lembradas e reavaliadas, além dos cuidados relacionados à DRC em si, já que muitos pacientes apresentam redução de taxa de filtração glomerular ao longo do tempo após o transplante renal.

Avaliando 10.632 receptores pediátricos renais entre 1987 e 2010 em uma casuística norte-americana, a sobrevida do paciente em 5 anos após o transplante renal foi de 96,1% para receptores de doadores vivos e 93,3% para receptores de doadores falecidos. A causa de morte principal foi infecção, seguida de alterações cardiovasculares. Cerca de 47,5% dos que morreram apresentavam enxertos funcionantes[31].

A sobrevida do enxerto em mais que 11.603 transplantes pediátricos realizados desde 1987, nesta mesma casuísta, foi de 86,5% em 5 anos de transplante para doadores vivos e 83,24% para doadores falecidos[31].

No registro brasileiro, a sobrevida do enxerto foi de 87% de doadores vivos e 78% de doadores falecidos, em 2.744 transplantes renais pediátricos realizados no período de 2004 a 2018, em 15 centros[32].

As perdas renais se dão principalmente por disfunção/rejeição crônica do enxerto, mas também incluem trombose vascular, recorrência da doença original, rejeição aguda celular, mediada por anticorpos ou mista muitas vezes relacionadas a não adesão à terapia imunossupressora.

Além do melhor prognóstico em termos de mortalidade, o transplante renal na faixa etária pediátrica tem sido relacionado a melhor qualidade de vida e melhor crescimento quando comparado à diálise peritoneal e à hemodiálise[33,34].

REFERÊNCIAS BIBLIOGRÁFICAS

1. Patel UD Outcomes after pediatric kidney transplantation improving: how can we do even better? Pediatrics. 2014;133(4):734-5.
2. Verghese PS. Pediatric kidney transplantation: a historical review. Pediatr Res. 2017;81(1-2):259-64.
3. Brasil. Ministério da Saúde. Aprova o regulamento técnico do sistema nacional de transplante. Portaria n 2.600, de 21 de outubro de 2009. Disponível em: http://bvsms.saude.gov.br/bvs/saudelegis/gm/2009/prt2600_21_10_2009.html.
4. Tsai EW, Ettenger RB. Kidney transplantation in children. In: Danovitch GM, editor. Handbook of kidney transplantation. 5th ed. Philadelphia: Lippincott Williams & Wilkins; 2010.
5. Nahas WC, David-Neto E. Strategies to treat children with end-stage renal dysfunction and severe lower urinary tract anomalies for receiving a kidney transplant. Pediatr Transplant. 2009;13(5):524-35.
6. Wittebole X, Castanares-Zapatero D, Mourad M, Montiel V, Colliene C Laterre PF. Early postoperative ICU care of the kidney transplant recipient. In: Orlando G, Remuzzi G, Williams DF, editors. Kidney Transplantation, Bioengineering and Regenaration. Academic Press; 2017.
7. Calixto Fernandes MH, Schricker T, Magser S, Hatzakorzian R. Perioperative fluid management in kidney transplantation: a black box. Crit Care. 2018;22(1):14.
8. Kim SY, Hub KH, Lee JR, Kim SH, Joeng SH, Choi YW. Comparison of the effects of normal saline versus Plasmalyte on acid base balance during living donor kidney transplantation usin the Stewart and base excess methods. Transplant Proc. 2013;45(6):2191-6.
9. Odeh RI, Sidle M, Skelton T, Zu'bi F, Naoum NK, Azzawayed IA, et al. Intraoperative blood transfusion in pediatric patients undergoing renal transplant-Effect of renal graft size. Pediatr Transplant. 2018;22(3):e13119.
10. Nahas WC, Mazzucchi E, Scafuri AG, Antonopoulos I, Neto ED, Ianhez LE, et al. Extraperitoneal access for kidney transplantation in children weighing 20 kg. or less. J Urol. 2000;164(2):475-8.
11. Spartà G, Kemper MJ, Gerber AC, Goetschel P, Neuhaus TJ. Latex allergy in children with urological malformation and chronic renal failure. J Urol. 2004;171(4):1647-9.
12. Nagra A, Trompeter RS, Fernando ON, Koffman G, Taylor JD, Lord R, et al. The effect of heparin on graft thrombosis in pediatric renal allografts. Pediatr Nephrol. 2004;19(5):531-5.
13. Wilson CH, Sanni A, Rix DA, Soomro NA. Laparoscopic versus open nephrectomy for live kidney donors. Cochrane Database Syst Rev. 2011:9;(11):CD006124.
14. Jiao B, Liu S, Liu H, Cheng D, Cheng Y, Liu Y. Hypothermic machine perfusion reduces delayed graft function and improves one-year graft survival of kidneys from expanded criteria donors: a meta-analysis. PLoS One. 2013;8(12):e81826.

15. Butani L, Troppmann C, Perez RV. Outcomes of childen receiving en bloc renal transplants from children receiving en bloc from small pediatric donors. Pediatr Transplant. 2013;17(1):55-8.
16. Goebel J. Renal Issues in Organ Transplant Recipients in de PICU. In: Kiessling SG GJ, Somers MJG, editosr. Pediatric Nephrology in the ICU. Berlin Heidelberg: Spring-Verlag; 2009.
17. Cansick J, Rees L, Koffman G, Van't Hoff W, Bockenhauer D. A fatal case of cerebral oedema with hyponatraemia and massive polyuria after renal transplantation. Pediatr Nephrol. 2009;24(6):1231-4.
18. Pape L, Offner G, Ehrich JH, Sasse M. A single center clinical experience in intensive care management of 104 pediatric renal transplantations between 1998 and 2002. Pediatr Transplant. 2004;8(1):39-43.
19. Torricelli FC, Watanabe A, David-Neto E, Nahas WC. Current management issues of immediate postoperative care in pediatric kidney transplantation. Clinics. 2014;69(Suppl 1):39-41.
20. Pawlicki J, Cierpka L, Krol R, Ziaja J. Risk factors for early hemorrhagic and thrombotic complications after kidney transplantation. Transplant Proc. 2011;43(8):3013-7.
21. Bessede T, Droupy S, Hammoudi Y, Bedretdinova D, Durrbach A, Charpentier B, et al. Surgical prevention and management of vascular complications of kidney transplantation. Transpl Int. 2012;25(9):994-1001.
22. Keller AK, Jorgensen TM, Jespersen B. Identification of risk factors for vascular thrombosis may reduce early renal graft loss: a review of recent literature. J Transplant. 2012:793461.
23. Ball CG, Kirkpatrick AW, Yilmaz S, Monroy M, Nicolaou S, Salazar A. Renal allograft compartment syndrome. Am J Surg 2006;191(5):619 24.
24. Praz V, Leisinger HJ, Pascual M, Jichlinski P. Urological complications in renal transplantation from cadaveric donor grafts: a retrospective analysis of 20 years. Urol Int. 2005;75(2):144-9.
25. Kayler L, Kang D, Molmenti E, Howard R. Kidney transplant ureteroneocystostomy techniques and complications: review of the literature. Transplant Proc. 2010;42(5):1413-20.
26. Veale JL, Singer JS, Gritsch A. The transplant operation and its surgical complications. In: Danovitch GM, Handbook of kidney transplantation. 5th ed. Philadelphia: Lippincott Williams & Wilkins; 2010.
27. Perico N, Cattaneo D, Sayegh MH, Remuzzi G. Delayed graft function in kidney transplantarion. Lancet. 2004;364(9447):1814-27.
28. Magee CC. Allograft dysfunction: diagnosis and management In: Chandraker A, Singh AK, Sayegh MH, editors. Core concepts of renal transplantation. New York; London: Springer; Dordrecht Heidelberg; 2012.
29. Cortina G, Trojer R, Waldegger S, Schneeberger S, Gut N, Hofer J. De novo tacrolimus-induced thrombotic microangiopathy in the early stage after renal transplantation successfully treated with conversion to everolimus. Pediatr Nephrol. 2015;30(4):693-7.
30. Koh LJ, Martz K, Blydt-Hansesn TD; NAPRTCS Registry Investigators. Risk factors associated with allograft failure in pediatric kidney transplant recipients with focal segmental glomerulosclerosis. Pediatr Transplant. 2019;23(5):e13469.
31. Smith JM1, Martz K, Blydt-Hansen TD. Pediatric kidney transplant practice patterns and outcome benchmarks, 1987-2010: a report of the North American Pediatric Renal Trials and Collaborative Studies. Pediatr Transplant. 2013;17(2):149-57.
32. de Souza VC, Garcia CD, Pestana JM, Stopa Martins SB, Porini Custódio LF, Bittencourt V, et al. Collaborative Brazilian pediatric renal transplant registry (CoBrazPed-RTx): A report from 2004 to 2018. Pediatr Transplant. 2019;23(6)e13463.
33. Dharnidharka VR, Fiorina P, Harmon WE. Kidney transplantation in children. N Engl J Med. 2014;371(6):549-58.
34. Kim JJ, Marks SD. Long-term outcomes of children after solid organ transplantation. Clinics (Sao Paulo). 2014;69(Suppl. 1):28-38.
35. Kidney Disease: Improving Global Outcomes Transplant Work G. KDIGO clinical practice guideline for the care of kidney transplant recipients. Am J Transplant. 2009;(9 Suppl 3):S1-155.

29 Crise hipertensiva

Vera Hermina Kalika Koch

APÓS LER ESTE CAPÍTULO, VOCÊ ESTARÁ APTO A:
• Descrever os mecanismos fisiopatológicos que levam à crise hipertensiva.
• Reconhecer os principais aspectos clínicos apresentados pelo paciente.
• Aplicar os métodos de diagnóstico e realizar os diagnósticos diferenciais da doença.
• Avaliar os meios de tratamento e as possíveis complicações.
• Utilizar os principais agentes terapêuticos para o recém-nascido, a criança e o adolescente.

INTRODUÇÃO

Em 2017, em consonância com as novas práticas clínicas sugeridas para diagnóstico e tratamento da hipertensão arterial (HA) no adulto[1], realizaram-se modificações nos valores normativos de pressão arterial (PA) e nas recomendações para diagnóstico e manejo da hipertensão pediátrica[2].

Os valores normativos atualizados foram obtidos a partir da revisão da base de dados utilizada na publicação de 2004[3], após exclusão de crianças e adolescentes com sobrepeso e obesidade. O termo pré-hipertensão foi substituído por PA elevada. As novas recomendações redefinem o estadiamento da HA sistólica (HAS) na infância e na adolescência, simplificam as recomendações para avaliação preventiva da PA em consultas pediátricas de rotina, racionalizam o manejo inicial dos pacientes com diagnóstico de PA elevada ou HA e ampliam a importância da avaliação por monitoração ambulatorial de pressão arterial (MAPA) no diagnóstico e no manejo da hipertensão pediátrica. Estima-se que a prevalência de HA na criança e no adolescente esteja entre 3 e 5%[4-6].

A Tabela 29.1 apresenta a definição atualizada de PA normal e elevada, para os estágios 1 e 2 de HA na criança e no adolescente.

A crise hipertensiva pode ser definida como uma elevação importante e súbita da PA com potencial de causar danos rápidos aos órgãos-alvo, podendo ser classificada em urgência hipertensiva e emergência hipertensiva.

A urgência hipertensiva caracteriza-se pela elevação importante e frequentemente abrupta, da PA, sem dano agudo demonstrável ao órgão-alvo, enquanto a emergência hipertensiva se apresenta como a elevação abrupta de PA, em presença de dano agudo concomitante de órgão-alvo.

Dada a variabilidade dos valores absolutos normativos da PA na população pediátrica com base na idade, no sexo e na altura, não há um ponto de corte absoluto para a definição de crise hipertensiva para a faixa etária pediátrica, mas, a maioria dos autores sugere que os valores em geral excedem os limites de definição da hipertensão estágio 2[7,8].

O diagnóstico da crise hipertensiva depende da execução correta e padronizada da técnica de medida de PA na criança e no adolescente, segundo padronização previamente estabelecida[3].

A PA deve ser medida anualmente em crianças e adolescentes ≥ 3 anos de idade. Deve ser repetida em todas as consultas no caso de condições de risco, como obesidade, doença renal, obstrução de arco aórtico ou coarctação de aorta, diabete melito ou utilização crônica de medicamentos reconhecidamente associados à elevação de PA.

As seguintes condições clínicas de risco determinam a necessidade de medida rotineira de PA em crianças < 3 anos de idade: prematuridade, muito baixo peso ao nascer, restrição de crescimento intrauterino, antecedente de internação em unidade de terapia intensiva neonatal ou de cateterização umbilical pós-natal, cardiopatias congênitas operadas ou não, infecção urinária de repetição, hematúria ou proteinúria, nefrouropatias, transplante de órgãos sólidos, doença oncológica ou transplante de medula óssea, uso

TABELA 29.1 Definição atualizada de PA normal e elevada, estágios 1 e 2 de HAS na criança e no adolescente

1-13 anos de idade	≥ 13 anos
PA normal: < percentil 90	PA normal: < 120 x < 80 mmHg
PA elevada: ≥ percentil 90 até < percentil 95 ou 120 x 80 mmHg até < percentil 95 (adotar o valor mais baixo)	PA elevada: 120 x < 80 até 129 x < 80 mmHg
HA estágio 1: ≥ percentil 95 até percentil 95 + 12 mmHg ou 130 x 80 até 139 x 89 mmHg (adotar o valor mais baixo)	HA estágio 1: 130 x 80 a 139/89 mmHg
HA estágio 2: ≥ percentil 95 + 12 mmHg ou ≥ 140 x 90 mmHg (adotar o valor mais baixo)	HA estágio 2 ≥ 140 x 90 mmHg

crônico de medicamentos com reconhecido efeito de elevação de PA, doenças sistêmicas associadas à HAS (neurofibromatose, esclerose tuberosa, anemia falciforme, entre outras), evidência de hipertensão intracraniana.

A PA deve ser medida preferencialmente no braço direito, com o paciente de até 3 anos deitado, e nas crianças maiores, em posição sentada com o braço apoiado ao nível do coração. Deve-se selecionar o manguito correto, sendo o comprimento da bolsa inflável de 80 a 100% da circunferência do braço (CB), e a largura de, pelo menos, 40% da CB. O sino do estetoscópio deve ser colocado na artéria braquial, na fossa antecubital, com a extremidade inferior do manguito posicionada a 2 a 3 cm acima da fossa antecubital.

A PA deve ser avaliada inicialmente pela palpação da artéria braquial, considerando-se que o desaparecimento do pulso radial durante a inflação do manguito corresponde à PAS. Em sequência, para a medida auscultatória, o manguito deve ser inflado até 20 a 30 mmHg acima do ponto em que o pulso radial desaparece e depois esvaziado lentamente, 2 a 3 mmHg por segundo. Os primeiros sons audíveis (fase I de Korotkoff) correspondem à PAS, o desaparecimento dos sons (fase V de Korotkoff) deve ser considerado como PA diastólica (PAD). Se os sons de Korotkoff forem ouvidos até 0 mmHg, considera-se como PAD, o ponto em que o som se abafa (Korotkoff fase IV).

Todo paciente hipertenso deve ter a medida de PA avaliada nos 4 membros. A medida da PA em membros inferiores (MMII) deve ser feita com o paciente em decúbito ventral, utilizando um manguito de tamanho apropriado colocado na coxa e o estetoscópio aposto sobre a artéria poplítea. A PAS em MMII é geralmente 10 a 20% mais elevada do que a PA medida na artéria braquial.

Em relação à medida de PA do recém-nascido sugere-se que seja avaliada por metodologia oscilométrica. A relação entre a largura do manguito e a circunferência deve cobrir pelo menos 80% da circunferência do braço[9].

Uma compilação de valores normativos para PA no período neonatal está disponível para recém-nascidos a partir de 15 dias de vida de 26 até 44 semanas de idade pós-conceptual[10]. Valores normativos para PA de crianças até 1 ano de idade foram publicados em 1987[11]. Valores normativos para crianças de 1 a 17 anos foram recentemente atualizados[2].

EPIDEMIOLOGIA

A crise hipertensiva é um evento raro em pediatria. A prevalência é de estimativa difícil, uma vez que a maior parte da casuística se encontra descrita em séries de casos com definições e metodologias discordantes[8,12-14].

A etiologia da crise hipertensiva varia com a idade e, historicamente, está mais associada à hipertensão secundária[12,15,16]. No entanto, relato mais recente, descrevendo 55 pacientes de 1 a 18 anos de idade, com diagnóstico de crise hipertensiva (83,6% urgência hipertensiva) em um serviço de emergência, mostrou que hipertensão essencial foi diagnosticada em 47,2% pacientes, sendo os demais casos secundários à doença renal e a causas endócrinas/metabólicas[8].

A Tabela 29.2 mostra as principais causas de crise hipertensiva na criança e no adolescente de acordo com a faixa de idade.

PATOGÊNESE

A patogênese da crise hipertensiva está associada ao mecanismo gerador da HA, seja ele dependente de elevação de volume ou de resistência periférica.

TABELA 29.2 **Principais causas de crise hipertensiva na criança e no adolescente, de acordo com faixa etária**

Faixa etária	Etiologia
0-1 anos	▪ Trombose de artéria/veia renal ▪ Doença renal policística autossômica recessiva ou dominante ▪ Coartação de aorta ▪ Síndrome nefrótica congênita ▪ Outras doenças parenquimatosas renais ▪ Estenose da artéria renal ▪ Tumores (Wilms, neuroblastoma) ▪ Iatrogênica ▪ Uso de colírios midriáticos ▪ Superdose de teofilina (RN) ▪ Superdose de cafeína (RN)
1-12 anos	▪ Doença parenquimatosa renal ▪ Doença policística renal autossômica dominante ou recessiva ▪ Doença renovascular/vasculites ▪ Tumores (feocromocitoma, Wilms, neuroblastoma) ▪ Causas endócrinas (síndrome de Cushing, tireotoxicose, formas raras de hiperplasia congênita de adrenal) ▪ Coartação da aorta ▪ Hipertensão monogênica (síndrome de Liddle, síndrome de Gordon, excesso aparente de mineralocorticoide, hiperaldosteronismo corticoide remediável) ▪ Medicações (corticosteroides, inibidores de calcineurina, anti-inflamatórios não hormonais, descongestionantes etc.)
13-18 anos	▪ Hipertensão essencial ▪ Síndrome metabólica ▪ Doença parenquimatosa renal ▪ Vasculites ▪ Iatrogênica ▪ Uso de esteroides anabolizantes ▪ Abuso de substâncias (cocaína, MDMA) ▪ Medicações (corticosteroides, inibidores de calcineurina, anti-inflamatórios não hormonais, descongestionantes etc.) ▪ Doença renovascular ▪ Coartação aórtica ▪ Causas endócrinas ▪ Retirada abrupta de medicação anti-hipertensiva crônica: clonidina, betabloqueador

Fonte: modificado de Chandar e Zilleruelo[15]; Seeman, Hamdani e Mitsnefes[17].

A elevação da PA pode levar à ativação do sistema renina-angiotensina, estresse oxidativo e disfunção endotelial resultando na fragmentação de proteínas e formação de neoantígenos.

Esses neoantígenos promovem a ativação de células T, que entram no rim e na vasculatura. A ativação de células T promove a entrada de outras células inflamatórias e a liberação de citocinas que causam mais vasoconstrição, retenção de sódio e água, com piora da hipertensão. Em alguns casos, a vasoconstrição e a natriurese pressórica dela resultante podem levar à hipovolemia e ao *feedback* positivo para intensificação do estímulo ao sistema renina-angiotensina com exacerbação da hipertensão e lesão de órgãos-alvo. Esse círculo vicioso afeta a integridade da parede vascular agravando a lesão endotelial e promoção de isquemia tecidual[18-21].

MANIFESTAÇÕES CLÍNICAS

As manifestações clínicas são variadas, podendo ser mínimas ou ausentes na urgência hipertensiva, ou muito graves, na emergência hipertensiva, situação na qual as manifestações mais frequentes são neurológicas, cardíacas e renais.

Lactentes tendem a apresentar achados inespecíficos, como irritabilidade, má alimentação ou déficit de ganho de peso e altura. Crianças menores (< 6 anos de idade) têm mais probabilidade de se apresentar com alterações do nível de consciência ou atividade convulsiva[22]. Crianças maiores podem relatar cefaleia, alterações visuais agudas, tontura, sensação de opressão torácica, náuseas e vômitos. Ortopneia, falta de ar e edema periférico podem sugerir insuficiência cardíaca ou renal concomitante.

A manifestação clínica mais frequente envolve o sistema nervoso central. Relatos recentes[23,24] descrevem que 55% dos pacientes com crise hipertensiva se apresentam no serviço de emergência com cefaleia, 46% com tontura, 36% com náusea/vômito, 16% com alteração da consciência, e 11 a 20% com convulsões. Outra série de casos[12] descreve que 25% dos pacientes com emergência hipertensiva à apresentação tiveram diagnóstico de encefalopatia hipertensiva, 12% paralisia do nervo facial, 25% convulsões e 9% hemiplegia.

Encefalopatia hipertensiva pode se manifestar em exames de imagem como síndrome de encefalopatia posterior reversível (PRES), uma síndrome clínica e radiológica que é caracterizada por um edema vasogênico potencialmente reversível da substância branca e córtex com predileção por parênquima vascularizado pela circulação posterior do sistema nervoso central. Uma variedade de condições clínicas pode predispor à PRES, incluindo hipertensão, eclâmpsia, transplante de órgãos, exposição a vários imunossupressores e drogas citostáticas, e condições inflamatórias sistêmicas com função renal comprometida. Todas essas condições acabam levando à disfunção endotelial com falha da autorregulação cerebral e desenvolvimento de edema vasogênico. Características clássicas de PRES na ressonância magnética (RM) são alterações bilaterais e simétricas da substância branca em regiões occipitoparietais, mas outras regiões do sistema nervoso central podem ser comprometidas. Enquanto PRES é, por definição, condição reversível, existem alguns relatos de casos raros de sequelas neurológicas de longa duração[25]. Na suspeita de encefalopatia hipertensiva, é importante incluir no diagnóstico diferencial outras situações clínicas, como hemorragia intracraniana, trombose cerebral, uremia com encefalopatia, tumores cerebrais, encefalite, pseudotumor cerebral e estados histéricos[17].

Manifestações cardiovasculares da crise hipertensiva podem incluir insuficiência cardíaca congestiva (dispneia aos esforços, edema pulmonar e ritmo de galope na ausculta ou dor torácica). Dados de algumas séries de casos descrevem o achado de hipertrofia ventricular esquerda em 13 a 26% dos pacientes com emergência hipertensiva[12,24,26], enquanto em outro estudo todos os pacientes com hipertensão grave apresentaram cardiomegalia e 9% desenvolveram insuficiência cardíaca.

As anormalidades visuais podem incluir hemorragia ou infarto da retina, edema do disco óptico, cegueira cortical, neuropatia óptica isquêmica aguda e distúrbios visuais com aumento da pressão intracraniana. Alterações visuais agudas estão frequentemente associadas com encefalopatia hipertensiva e PRES[27].

O acometimento renal na crise hipertensiva pode se manifestar por injúria renal aguda (IRA), hematúria e/ou proteinúria. Os pacientes podem apresentar poliúria, polidipsia, acompanhados de cefaleia ou outros sintomas de acometimento neurológico. Pacientes com estenose da artéria renal unilateral podem desenvolver uma síndrome hipertensiva hiponatrêmica por associação de ativação do sistema renina-angiotensina-aldosterona no rim afetado com hiperfiltração, diurese pressórica e natriurese no rim contralateral.

O quadro laboratorial inclui hiponatremia, hipocalemia, alcalose hipoclorêmica e proteinúria, que pode alcançar níveis nefróticos[28].

A apresentação clínica da hipertensão grave no recém-nascido pode variar de assintomática até franca descompensação cardíaca. Os sintomas também podem ser inespecíficos, como intolerância alimentar, irritabilidade ou déficit de ganho de peso e altura. Os sintomas neurológicos podem incluir letargia, tremores, apneia e convulsões, que podem ser indistinguíveis de uma hemorragia intraventricular. Lactentes com hipertensão renovascular podem desenvolver oligúria ou poliúria. Alguns casos podem se apresentar com hipotensão e choque cardiogênico, nestes casos a HA se manifesta somente após tratamento do choque cardiogênico com recuperação da função miocárdica[29-31].

História e Exame Físico

A anamnese e o exame clínico devem ser minuciosos. A avaliação inicial deve ser realizada imediatamente após a admissão. Os achados de avaliação clínica e as possibilidades etiológicas mais frequentemente encontradas na faixa etária do paciente serão norteadores dos exames complementares necessários à elucidação diagnóstica. A Tabela 29.3 apresenta exemplos de achados de história e exame físico sugestivos de hipertensão secundária ou relacionados a danos em órgãos-alvo secundários a HA.

DIAGNÓSTICO E EXAMES COMPLEMENTARES

A investigação inicial da crise hipertensiva deve ser simples e objetiva visando a orientar o manejo terapêutico inicial. A avaliação complementar inicial deve incluir[15]:

- Urina 1.
- Dosagem sérica de ureia, creatinina, eletrólitos (Na, K, cálcio total, magnésio), pH e bicarbonato.

TABELA 29.3 Exemplos de achados de história e exame físico sugestivos de hipertensão secundária ou relacionados a danos em órgãos-alvo secundários à HA

Órgãos e sistemas	Achados	Possibilidades etiológicas
Sinais vitais	Taquicardia	Hipertireoidismo Feocromocitoma Neuroblastoma
	Bradicardia, respiração irregular, apneia	Lesão de sistema nervoso central/trauma
	Diminuição dos pulsos e da PA nas extremidades inferiores	Coartação da aorta
	Hipervolemia	Doença renal crônica estágio IV/V Glomerulopatia aguda
Olhos	Exoftalmo (associado à taquicardia, diarreia e perda de peso)	Hipertireoidismo
	Alterações retinianas	HA grave, maior probabilidade de associação com HA secundária
Ouvido, nariz e garganta	Hipertrofia adenotonsilar História de roncos	Transtorno respiratório do sono Apneia do sono
Peso e altura	Atraso de crescimento Obesidade (IMC elevado) Obesidade truncal	Doença renal crônica Síndrome de Cushing Síndrome de resistência à insulina
Cabeça e pescoço	Fácies de elfo Fácies de lua cheia Tireomegalia, bócio Pescoço alado	Síndrome de Williams Síndrome de Cushing Hipertireoidismo Síndrome de Turner
Pele	Palidez, rubor, diaforese (frequentemente associada à taquicardia e à sudorese fria) Acne, hirsutismo, estrias Manchas café com leite Adenoma *sebaceum* Eritema malar Acantose nigricans	Feocromocitoma Síndrome de Cushing Abuso de esteroides anabólicos Neurofibromatose Esclerose tuberosa LES Diabete melito tipo 2

(continua)

TABELA 29.3 Exemplos de achados de história e exame físico sugestivos de hipertensão secundária ou relacionados a danos em órgãos-alvo secundário a HA *(continuação)*

Órgãos e sistemas	Achados	Possibilidades etiológicas
Hematológico	Palidez Anemia falciforme	Doença renal
Tórax, coração	Dor torácica Taquicardia Dispneia de esforço Mamilos muito espaçados Sopro cardíaco Atrito pericárdico	Cardiopatia Síndrome de Turner Coartação da aorta LES (pericardite) Vasculites/colagenoses
Abdome	Impulso visível em região apical Massa abdominal Sopro epigástrico em flanco Rins palpáveis	HVE Tumor de Wilms Neuroblastoma Feocromocitoma Doença policística renal Uropatia obstrutiva SRA/hipertensão renovascular Doença renal policística Hidronefrose Rim displásico multicístico
Geniturinário	Virilização ou ambiguidade genital Infecção do trato urinário Refluxo vesicoureteral Hematúria, edema, fadiga Trauma abdominal	Hiperplasia congênita suprarrenal Doença renal
Extremidades	Artrite Fraqueza muscular	LES Vasculite/colagenoses Hiperaldosteronismo Síndrome de Liddle
Neurológico, metabólico	Hipopotassemia, cefaleia, náuseas Poliúria, nictúria Fraqueza muscular Hipopotassemia	Reninoma HA monogênica (síndrome de Liddle, EAM, ARC)

ARC: aldosteronismo remediável por glicocorticoides; EAM: excesso aparente de mineralocorticoide; HVE: hipertrofia de ventrículo esquerdo; LES: lúpus eritematoso sistêmico; SRA: sistema renina-aldosterona.
Fonte: Flynn et al.[2], Seeman, Hamdani e Mitsnefes[17].

- Hemograma completo.
- Eletrocardiograma.
- Radiografia de tórax.
- Tomografia computadorizada de crânio (em caso de alterações neurológicas).
- Fundoscopia ocular.

Após estabilização da PA, outros exames complementares podem ser incluídos, a depender dos achados iniciais, no sentido de estabelecer um diagnóstico clínico definitivo. Dentre estes, estão[15,32,33]:

- Ultrassonografia renal com Doppler (anormalidades estruturais renais; trombose vascular renal).
- Complemento total e frações (glomerulopatias agudas; lúpus eritematoso sistêmico [LES]; síndrome hemolítica urêmica atípica)[32].
- Autoanticorpos: LES.
- Catecolaminas urinárias (tumores neuroendócrinos).
- Ecocardiografia (anormalidades estruturais, lesão de órgão-alvo, HVE).
- Renina, aldosterona e cortisol plasmáticos (síndrome de Conn).
- TSH (hipertireoidismo).
- Toxicologia urinária (abuso de drogas recreativas, incluindo fenciclidina, metabólitos da cocaína, anfetaminas).
- Teste de gravidez de urina em mulheres em idade fértil (pré-eclâmpsia).
- Cintilografia estática com ácido dimercaptosuccínico (DMSA) – pesquisa de cicatriz renal.
- Metaiodobenzilguanidina (MIBG) (pesquisa de feocromocitoma).
- Angiografia digital, angiorressonância (HA renovascular).

TRATAMENTO

Não há evidências robustas que definam o manejo da criança e do adolescente com crise hipertensiva[2]. Muito do que se adota é derivado de estudos conduzidos com a população adulta, incluindo a escolha da medicação[34].

Em crianças e adolescentes com HA, a preocupação com o potencial desenvolvimento de comorbidades associadas à hipertensão grave, que clinicamente caracterizam a emergência hipertensiva, deve se iniciar a partir de valores de PA 30 mmHg acima do percentil 95[2]. Sugere-se, portanto, que as crianças e os adolescentes com HA grave devam ser imediatamente medicados com agentes anti-hipertensivos.

Na urgência hipertensiva, medicamentos por via oral podem ser utilizados sempre que a criança/adolescente estiver em condição que permitam o uso desta via. Na emergência hipertensiva, a medicação anti-hipertensiva deve ser iniciada por via endovenosa, a PA deve ser reduzida em não mais de 25% da redução prevista nas primeiras 8 horas, com o restante da redução pressórica estabelecida nas próximas 24 a 48 horas. A meta terapêutica da crise hipertensiva consiste em atingir valores de PA próximos ao percentil 95.

As Tabelas 29.4 e 29.5 apresentam, respectivamente, as medicações mais utilizadas na crise hipertensiva da criança e do adolescente e as medicações mais utilizadas em situações clínicas especiais.

O manejo da HA grave no período neonatal deve ser preferencialmente realizado com agentes de ação rápida, em infusão contínua. Como anteriormente mencionado, não é conveniente que a introdução de um agente hipotensor leve à queda abrupta de

TABELA 29.4 Medicações mais utilizadas na urgência e emergência hipertensiva da criança e do adolescente

Medicação	Classe	Dose	Observação
Uso oral			
Captopril	iECA	0,1-0,2 mg/kg/dose 0,01-0,1 mg/kg/dose no RN	IA: 10-20 min Contraindicado na estenose bilateral de artéria renal
Clonidina	Alfa-agonista central	0,05-0,1 mg/dose Repetir até dose total de 0,8 mg	IA: 30-60 min Boa experiência pediátrica EA: sedação, bradicardia Hipertensão rebote se retirada rápida
Isradipina	BCC	0,05-0,1 mg/kg/dose (máx 5 mg/dose)	IA em 1 h Larga experiência pediátrica EA: náusea, cefaleia, hipotensão Não usar com antifúngicos azóis (aumento do nível sérico da isradipina com hipotensão importante)
Minoxidil	Vasodilatador	0,1-0,2 mg/kg/dose	IA: 30 min EA: edema, hipertricose, alteração de onda T ao ECG Efeito potente e prolongado
Nifedipina	BCC	0,1-0,25 mg/kg dose até 10 mg por dose	IA: #15 min EA: IRA, hipercalemia, hipotensão RN > risco de hipotensão e IRA
Uso endovenoso			
Esmolol	Bloqueador adrenérgico beta-1--cardiosseletivo (em dose alta perde a beta-1 seletividade)	Dose de ataque infusão contínua 100-500 mcg/kg, depois infusão contínua de 50-300 mcg/kg/min	IA: 1 min Um dos únicos com estudo duplo--cego randomizado em crianças EA bradicardia, sibilância. Não usar em insuficiência cardíaca descompensada
Hidralazina	Vasodilator direto arteriolar	Dose em bolo: 0,1-0,6 mg/kg por dose, até 1,7-3 mg/kg/d, divididos em 4-6 doses (máx.: 20 mg por dose)	IA: 5-20 min EA: taquicardia reflexa, ativação do SRA, retenção de sódio
Fentolamina	Alfabloqueador	Dose em bolo 0,1-5 mg/kg	IA: 1-2 min EA: taquicardia Uso somente no feocromocitoma
Furosemida	Diurético de alça	Dose em bolo 0,5-5 mg/kg	IA:1-2 min EA: hipocalemia Indicada na hipervolemia
Labetalol	Alfa e betabloqueador	Dose em bolo: 0,2-1 mg/kg por dose, até 40 mg por dose; infusão contínua: 0,2--3 mg/kg/h	IA: 2-5 min
Nicardipina	BCC	Infusão contínua: 0,5-3 mcg/kg/min	IA: alguns min EA: taquicardia, vasodilatação
Nitroprussiato de Na	Vasodilatador direto arterial e venoso	Infusão contínua: 0,5-10 mcg/kg/min	IA: 2 min EA: acúmulo de tiocianato

IA: início da ação; EA: efeitos adversos; BCC: bloqueador dos canais de cálcio; iECA: inibidor da enzima conversora de angiotensina; IRA: injúria renal aguda; SRA: sistema renina-angiotensina-aldosterona.
Fonte: modificado de Stein e Ferguson[33]; Patel, Romero e Kaelber[35].

TABELA 29.5 Terapia anti-hipertensiva em situações clínicas especiais

Condição	Medicamento
Doença renovascular (unilateral)	iECA, BRA, diurético, vasodilatador
Doença renal crônica	iECA, BRA
Nefrite aguda	Diurético de alça, vasodilatador
Coartação da aorta	Betabloqueador
Hipertensão relacionada à obesidade	iECA, BRA
Feocromocitoma	Alfa e betabloqueadores
Formas monogênicas de hipertensão	
Síndrome de Liddle	Amilorida, triantereno
Excesso aparente de mineralocorticoide	Espironolactona, eplerenona
Aldosteronismo glicocorticoide remediável	Amilorida, triantereno
Síndrome de Gordon	Tiazídicos

BRA: bloqueador do receptor da angiotensina; iECA: inibidor da enzima de conversão.
Fonte: Stein e Ferguson[33].

PA. Idealmente, deve-se planejar a redução dos valores de PA em 30% nas primeiras 6 horas, 30% nas 24 a 36 horas seguintes e 30% entre 48 e 72 horas, tendo como meta PA em torno do percentil 95. O método preferido de monitoração da PA é contínuo, usando medida intra-arterial, mas se esta metodologia estiver indisponível, controlar com medidas oscilométricas a cada 10 minutos é o recomendado. Caso medicamentos de infusão contínua não estejam disponíveis no primeiro momento, a terapêutica pode ser iniciada com medicamentos endovenosos em bolo ou mesmo com hipotensores de uso oral[31].

Agentes hipotensores apropriados para o manejo da crise hipertensiva previamente utilizados no período neonatal estão listados na Tabela 29.6. É importante enfatizar que a maioria das medicações anti-hipertensivas não foi oficialmente aprovada para uso no período neonatal.

Os inibidores da enzima conversora de angiotensina (iECA) foram usados para o manejo da HA neonatal, mas podem levar à queda profunda de PA (nem sempre responsiva à fluidoterapia e agentes inotrópicos), a lesão renal e neurológica aguda e, eventualmente, à morte. Reações adversas foram verificadas tanto com captopril como com enalapril[36,37]. O sistema renina-angiotensina-aldosterona é importante para o desenvolvimento embriológico do sistema urinário, portanto, os inibidores não têm sido mais recomendados para uso geral para o recém-nascido.

Complicações

A crise hipertensiva pode levar a múltiplas possibilidades de lesão aguda de órgão-alvo, como insuficiência cardíaca congestiva, alterações neurológicas agudas (encefalo-

TABELA 29.6 Agentes hipotensores utilizáveis na crise hipertensiva no período neonatal

Medicação	Classe	Dose	Observação
Nicardipina	BCC	Infusão contínua: 0,5-4 mcg/kg/min	Usar veia central. Cuidar na asfixia perinatal
Labetalol	Alfa e betabloqueador	Infusão contínua: 0,25-3 mg/kg/hora Dose em bolo EV 0,2-1 mg/kg/dose a cada 10 min até efeito Máx. 4 mg/kg	Cuidado na doença pulmonar crônica, distúrbios de ritmo cardíaco, insuficiência cardíaca instável e na lesão neurológica
Esmolol	Betabloqueador	Infusão contínua 50-1.000 mcg/kg/min	Cuidado no distúrbio de ritmo cardíaco, na doença pulmonar crônica e na insuficiência cardíaca instável
Nitroprussiato de sódio	Vasodilatador	Infusão contínua 0,25-8 mcg/kg/min	Monitorar toxicidade por cianeto; cuidar na falência renal e hepática
Hidralazina	Vasodilatador	Dose em bolo EV 0,2-1 mg/kg/dose a cada 4-6 horas	Cuidado com agranulocitose (raro)
Isradipina	BCC	VO 0,05-0,15 mg/kg/dose a cada 6-8 horas	Cuidado com prolongamento QTc
Nifedipina	BCC	VO 0,1-0,25 mg/kg/dose a cada 4-6 horas	Cuidado com dano neurológico
Clonidina	Alfa-agonista central	VO 0,5-2,5 mcg/kg/dose a cada 6 horas	Sonolência, xerostomia, hipertensão de rebote

EV: endovenoso; VO: oral.
Fonte: modificado de Dionne e Flynn[31].

patia hipertensiva, convulsões, paralisia facial, hemorragia intracraniana, papiledema, PRES), injúria renal aguda e distúrbios visuais, incluindo amaurose súbita e hemorragias retinianas ou, mais raramente, ao óbito. Essas alterações podem ser reversíveis após controle da crise hipertensiva, mas, dependendo do tipo de acometimento, a resolução do agravo agudo não devolve ao órgão acometido a função plena (p. ex., sequela de acidente vascular hemorrágico), por outro lado, dependendo do tempo de vigência da hipertensão crônica, podem ter-se desenvolvido alterações crônicas dos órgãos-alvo, como hipertrofia de ventrículo esquerdo, cardiomiopatia hipertensiva ou doença renal crônica[17].

A redução intensa e abrupta da PA pode levar à exacerbação da lesão de órgão-alvo devendo, portanto, ser evitada. Essa complicação é potencialmente mais frequente em casos de hipertensão crônica, em que a autorregulação compensatória do fluxo sanguíneo cerebral já ocorreu (Figura 29.1) com manutenção do fluxo sanguíneo estável frente a valores maiores de PA em comparação ao que ocorre na normotensão. Nessa condição de acomodação, a redução imediata da PA em pacientes com hipertensão crônica grave causaria diminuição do fluxo (hipoperfusão) para o cérebro, enquanto a redução mais lenta dos níveis de PA favorece o restabelecimento da relação fluxo–pressão, permitindo o equilíbrio da perfusão cerebral em condições de PA mais próximas ao desejável (percentil 95[7,35]). Dentre as complicações associadas ao controle abrupto de PA na crise hi-

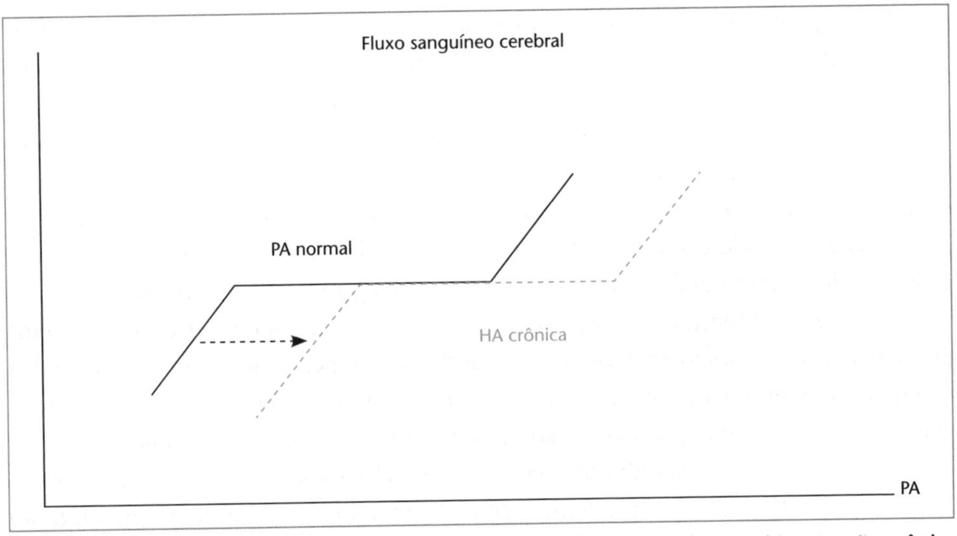

FIGURA 29.1 Curva autorregulatória de pressão arterial – fluxo sanguíneo na hipertensão crônica (fonte: Seeman, Hamdani e Mitsnefes[17]).

pertensiva estão a perda visual transitória ou permanente, injúria renal aguda transitória e mielopatia isquêmica transitória[12]. Estas complicações associadas à hipoperfusão de tecidos e órgãos podem ser mitigadas se, ao início dos sintomas, for rapidamente introduzido resgate volêmico com solução salina e/ou inotrópicos no sentido de elevar a PA.

PROGNÓSTICO

O prognóstico depende de 3 variáveis: (1) extensão do acometimento crônico de órgãos-alvo quando do diagnóstico da crise hipertensiva; (2) manejo imediato e adequado da crise hipertensiva evitando instalação de lesões agudas de órgãos-alvo por falta ou excesso de tratamento; e (3) manutenção de níveis pressóricos adequados após controle da crise hipertensiva, em longo prazo[17].

A meta atual de tratamento farmacológico e não farmacológico da HA para crianças consiste na manutenção das PA sistólica e diastólica abaixo do percentil 90 e, para adolescentes ≥ 13 anos, abaixo de 130 × 80 mmHg[2].

CONCLUSÕES

A crise hipertensiva é um evento raro em pediatria. A prevalência é de difícil estimativa, uma vez que a maior parte da casuística se encontra descrita em séries de casos com definições e metodologias discordantes. A etiologia da crise hipertensiva varia com a idade e historicamente está mais associada à hipertensão secundária.

A patogênese da crise hipertensiva está associada ao mecanismo gerador da HA, seja dependente de elevação de volume ou resistência periférica.

As manifestações clínicas são variadas, podendo ser mínimas ou ausentes na urgência hipertensiva, ou muito graves, na emergência hipertensiva, situação na qual as manifestações mais frequentes *são neurológicas, cardíacas e renais. A investigação inicial da crise hipertensiva deve ser simples e objetiva visando* a orientar o manejo terapêutico inicial.

Crianças e adolescentes com HA grave (valores de PA > 30 mmHg acima do percentil 95) devem ser imediatamente medicados com agentes anti-hipertensivos.

Na urgência hipertensiva, medicamentos por via oral podem ser utilizados sempre que a criança/adolescente estiver em condição que permitam o uso dessa via. Na emergência hipertensiva, a medicação anti-hipertensiva deve ser iniciada por via endovenosa, a PA deve ser reduzida em não mais de 25% da redução prevista nas primeiras 8 horas, com o restante da redução pressórica estabelecida nas próximas 24 a 48 horas. A meta terapêutica da crise hipertensiva consiste em atingir valores de PA próximos ao percentil 95.

REFERÊNCIAS BIBLIOGRÁFICAS

1. Whelton PK, Carey RM, Aronow WS, Casey DE Jr, Collins KJ, Dennison Himmelfarb C, et al. 2017 ACC/AHA/AAPA/ABC/ACPM/AGS/APhA/ASH/ASPC/NMA/PCNA Guideline for the Prevention, Detection, Evaluation, and Management of High Blood Pressure in Adults: Executive Summary: A Report of the American College of Cardiology/American Heart Association Task Force on Clinical Practice Guidelines. Hypertension. 2018;71(6):1269-324.
2. Flynn JT, Kaelber DC, Baker-Smith CM, Blowey D, Carroll AE, Daniels SR, et al.; Subcommittee on Screening and Management of High Blood Pressure in Children. Clinical Practice Guideline for Screening and Management of High Blood Pressure in Children and Adolescents. Pediatrics. 2018;142(3): pii: e20171904.
3. National High Blood Pressure Education Program Working Group on High Blood Pressure in Children and Adolescents. The fourth report on the diagnosis, evaluation, and treatment of high blood pressure in children and adolescents. Pediatrics. 2004;114(2 Suppl 4th Report):555-76.
4. Sorof JM, Lai D, Turner J, Poffenbarger T, Portman RJ. Overweight, ethnicity, and the prevalence of hypertension in school-aged children. Pediatrics. 2004;113(3 Pt 1):475-82.
5. Lo JC, Sinaiko A, Chandra M, Daley MF, Greenspan LC, Parker ED, et al. Prehypertension and hypertension in community-based pediatric practice. Pediatrics. 2013;131(2):e415-24.
6. McNiece KL, Poffenbarger TS, Turner JL, Franco KD, Sorof JM, Portman RJ. Prevalence of hypertension and pre-hypertension among adolescentes. J Pediatr. 2007;150(6):640-4.
7. Flynn JT, Tullus K. Severe hypertension in children and adolescents: pathophysiology and treatment. Pediatr Nephrol. 2009;24(6):1101-12.
8. Yang WC, Zhao LL, Chen CY, Wu YK, Chang YJ, Wu HP. First-attack pediatric hypertensive crisis presenting to the pediatric emergency department. BMC Pediatr. 2012;12:200.
9. Kimble KJ, Darnall RA, Yelderman M, Ariagno RL, Ream AK. An automated oscillometric technique for estimating mean arterial pressure in critically ill newborns. Anesthesiology 1981;54(5):423-5.
10. Dionne JM, Abitbol CL, Flynn JT. Hypertension in infancy: diagnosis, management and outcome. [published correction appears in Pediatr Nephrol. 2012;27(1):159-60]. Pediatr Nephrol. 2012;27(1):17-32.

11. Report of the second task force on blood pressure control in children–1987. Task force on blood pressure control in children. National Heart, Lung, and Blood Institute, Bethesda, Maryland. Pediatrics. 1987;79(1):1-25.
12. Deal JE, Barratt TM, Dillon MJ. Management of hypertensive emergencies. Arch Dis Child. 1992;67(9):1089-92.
13. Yang WC, Wu HP, Yang WC, Wu YK, Zhao LL, Chen CY, Fu YC. Clinical significance of blood pressure ratios in hypertensive crisis in children. Arch Dis Child. 2012;97(3):200-5.
14. Wu HP. Clinical analysis of hypertension in children admitted to the emergency department. Pediatr Neonatol. 2010;51(1):44-51.
15. Chandar J, Zilleruelo G. Hypertensive crisis in children. Pediatr Nephrol. 2012;27(5):741-51.
16. Baracco R, Mattoo TK. Pediatric hypertensive emergencies. Cur Hypertens Rep. 2014;16(8):456.
17. Seeman T, Hamdani G, Mitsnefes M. Hypertensive crisis in children and adolescentes. Pediatr Nephrol. 2018 Oct 1. doi: 10.1007/s00467-018-4092-2. [Epub ahead of print].
18. Harrison DG, Guzik TJ, Lob HE, Madhur MS, Marvar PJ, Thabet SR, et al. Inflammation, immunity, and hypertension. Hypertension. 2011;57(2):132-40.
19. Fleming S. Malignant hypertension—the role of the paracrine renin-angiotensin system. J Pathol. 2000;192(2):135-9.
20. Zhang B, Xing C, Yu X, Sun B, Zhao X, Qian J. Renal thrombotic microangiopathies induced by severe hypertension. Hypertens Res. 2008;31(3):479-83.
21. Derhaschnig U, Testori C, Riedmueller E, Aschauer S, Wolzt M, Jilma B. Hypertensive emergencies are associated with elevated markers of inflammation, coagulation, platelet activation and fibrinolysis. J Hum Hypertens. 2013;27(6):368-73.
22. Yang WC, Wu HP. Clinical analysis of hypertension in children admitted to the emergency department. Pediatr Neonatol. 2010;51(1):44-51.
23. Wu HP, Yang WC, Wu YK, Zhao LL, Chen CY, Fu YC. Clinical significance of blood pressure ratios in hypertensive crisis in children. Arch Dis Child. 2012;97(3):200-5.
24. Lee GH, Lee IR, Park SJ, Kim JH, Oh JY, Shin JI. Hypertensive crisis in children: an experience in a single tertiary care center in Korea. Clin Hypertens. 2016;22:10.
25. Yamamoto H, Natsume J, Kidokoro H, Ishihara N, Suzuki M, Tsuji T, et al. Clinical and neuroimaging findings in children with posterior reversible encephalopathy syndrome. Eur J Paediatr Neurol. 2015;19(6):672-8.
26. Still JL, Cottom D. Severe hypertension in childhood. Arch Dis Child. 1967;42(221):34-9.
27. Logan P, Eustace P, Robinson R. Hypertensive retinopathy: a cause of decreased visual acuity in children. J Pediatr Ophthalmol Strabismus. 1992;29(5):287-9.
28. Kovalski Y, Cleper R, Krause I, Dekel B, Belenky A, Davidovits M. Hyponatremic hypertensive syndrome in pediatric patients: is it really so rare? Pediatr Nephrol. 2012;27(6):1037-40.
29. Adelman RD. Neonatal hypertension. Pediatr Clin North Am. 1978;25(1):99-110.
30. Kovacikova L, Kunovsky P, Skrak P, Haviar D, Martanovic P. Renovascular hypertension in infant presenting with cardiogenic shock. Pediatr Emerg Care. 2005;21(5):322-4.
31. Dionne J, Flynn JT. Management of severe hypertension in the newborn. Arch Dis Child. 2017;102(12):1176-9.
32. Constantine E, Linakis J. The assessment and management of hypertensive emergencies and urgencies in children. Pediatric Emerg Care. 2005;21(6):391-96.
33. Stein DR, Ferguson MA. Evaluation and treatment of hypertensive crises in children. Integrated Blood Pressure Control. 2016;9:49-58.
34. Peacock WF IV, Hilleman DE, Levy PD, Rhoney DH, Varon J. A systematic review of nicardipine vs labetalol for the management of hypertensive crises. Am J Emerg Med. 2012;30(6):981-93.
35. Patel NH, Romero SK, Kaelber DC. Evaluation and management of pediatric hypertensive crises: hypertensive urgency and hypertensive emergencies. Open Access Emerg Med. 2012;4:85-92.

36. Tack ED, Perlman JM. Renal failure in sick hypertensive premature infants receiving captopril therapy. J Pediatr. 1988;112(5):805-10.
37. Ku LC, Zimmerman K, Benjamin DK, Clark RH, Hornik CP, Smith PB; Best Pharmaceuticals for Children Act – Pediatric Trials Network Steering Committee. Safety of enalapril in infants admitted to the neonatal intensive care unit. Pediatr Cardiol. 2017;38(1):155-61.

Seção V

Distúrbios Metabólicos e Hidroeletrolíticos

30 Acidose metabólica e alcalose metabólica

Shieh Huei Hsin
Werther Brunow de Carvalho

APÓS LER ESTE CAPÍTULO, VOCÊ ESTARÁ APTO A:
• Definir acidose e alcalose metabólicas e usar o cálculo da resposta compensatória.
• Conhecer as principais causas de acidose e alcalose metabólicas.
• Reconhecer as principais manifestações clínicas de acidose e alcalose metabólicas.
• Conhecer o fluxograma de investigação de acidose e alcalose metabólicas.
• Reconhecer as principais terapêuticas instituídas na correção desses distúrbios, começando com o tratamento da doença de base e as alternativas existentes.

INTRODUÇÃO

O organismo mantém a homeostase em níveis bem estreitos de pH. Os valores de normalidade são para o intervalo entre 7,35 e 7,45. Valores de pH arterial abaixo de 7,35 definem acidemia e acima de 7,45 definem alcalemia. Os valores extremos de pH incorrem em maior risco para a morte celular (Figura 30.1). Outras definições como hipercapnia, hipocapnia, acidose metabólica, alcalose metabólica, acidose respiratória, alcalose metabólica e fórmulas de correção necessárias estão nas Tabelas 30.1 e 30.2.

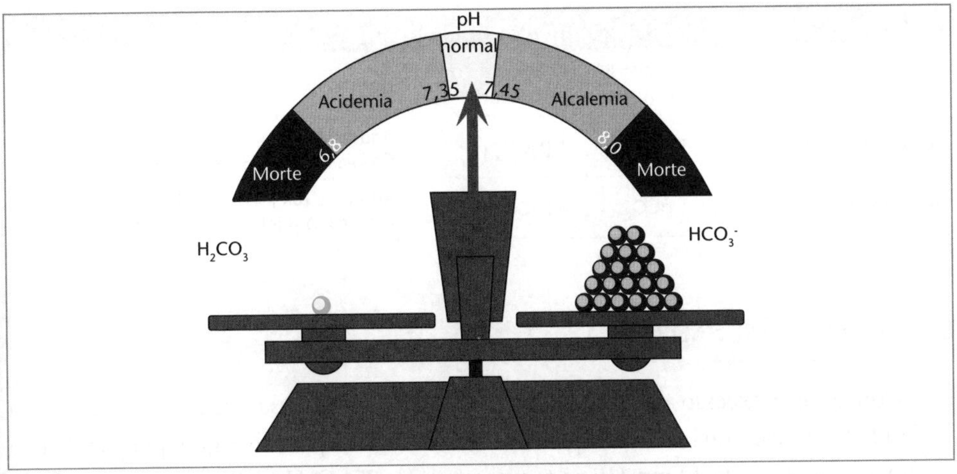

FIGURA 30.1 Valores de normalidade de pH e intervalos de risco.

TABELA 30.1 Definições dos processos acidobásicos

Termos	Definições
pH arterial normal	7,35 a 7,45
Acidemia	pH arterial < 7,35
Alcalemia	pH arterial > 7,45
$PaCO_2$ normal	35-45 mmHg
Hipercapnia	$PaCO_2$ > 45 mmHg
Hipocapnia	$PaCO_2$ < 35 mmHg
Acidose respiratória	$PaCO_2$ > 45 mmHg, se BE normal ou > 5 mmHg acima da compensação para distúrbio metabólico acidobásico
Alcalose respiratória	$PaCO_2$ < 35, se BE normal ou > 5 mmHg acima da compensação para distúrbio metabólico acidobásico
Acidose metabólica*	BE < -3 mEq/L
Alcalose metabólica*	BE > + 3 mEq/L

BE: excesso de base padrão; * causa primária ou compensatória.

TABELA 30.2 Cálculo da resposta compensatória para distúrbios acidobásicos

Distúrbio	pH	Distúrbio primário	Resposta compensatória	Regra esperada
Acidose metabólica	↓	↑ $[H^+]$ ↓ $[HCO_3^-]$	↓ pCO_2	$pCO_2 = (Bic \times 1,5) + 8 \pm 2$
Alcalose metabólica	↑	↑ $[HCO_3^-]$ ↓ $[H^+]$	↑ pCO_2	$\Delta [pCO_2] = 0,6 - 0,7 \times \Delta [Bic]$

(continua)

TABELA 30.2 Cálculo da resposta compensatória para distúrbios acidobásicos *(continuação)*

Distúrbio	pH	Distúrbio primário	Resposta compensatória	Regra esperada
Acidose respiratória	↓	↑ pCO_2	↑ $[HCO_3^-]$	Aguda: Δ [Bic] = 0,1 x Δ $[pCO_2]$ Crônica: 0,3 – 0,35 x Δ $[pCO_2]$
Alcalose respiratória	↑	↓ pCO_2	↓ $[HCO_3^-]$	Aguda: Δ [Bic] = 0,2 x Δ $[pCO_2]$ Crônica: Δ [Bic] = 0,5 x Δ $[pCO_2]$

EXCESSO DE BASE PADRÃO

Conceito: o excesso de base padrão ([BE] do inglês *base excess*) corresponde à quantidade de ácido ou base forte que deve ser adicionada para corrigir o pH para 7,4 ao assumir uma pCO_2 de 40 mmHg na temperatura de 37° C. Uma BE igual a -10 mEq/L indica a necessidade de 10 mEq/L de uma base forte (ou quantidades iguais removidas de ácido forte) para o retorno ao equilíbrio normal. Se a BE < -3 mEq/L, indica acidose metabólica que pode ser primária ou compensatória. Se o BE > +3 mEq/L, indica alcalose metabólica que também pode ser primária ou compensatória.

ACIDOSE METABÓLICA

A acidose metabólica é definida como um processo patológico que aumenta a concentração de íons hidrogênio no corpo e caracterizada pela redução primária na concentração sérica de bicarbonato (HCO_3-), a diminuição secundária da pressão parcial arterial de dióxido de carbono ($PaCO_2$) e a redução no pH do sangue.

Pode ser aguda (com duração de alguns minutos a vários dias) ou crônica (com duração de semanas a anos). A acidose metabólica é o distúrbio acidobásico mais frequente em pacientes criticamente enfermos. Gunnerson et al. mostraram que o distúrbio afetou aproximadamente 64% dos pacientes em unidade de terapia intensiva (UTI), nos EUA. Já o quadro da acidose metabólica crônica é menos comum; atingindo apenas 1,9% de mais de 15 mil indivíduos pesquisados no estudo NHANES III. A diarreia é a etiologia mais comum de acidose metabólica em crianças, mas existem muitas outras causas como sepse e insuficiência renal (Quadro 30.1).

A presença de acidose metabólica costuma ser útil no diagnóstico, pois apresenta diferencial relativamente estreito.

Pacientes com acidose metabólica apresentam baixa concentração sérica de bicarbonato como regra, mas pode existir exceção no paciente com alcalose respiratória que causa diminuição do nível sérico de bicarbonato como parte da compensação renal apropriada.

Em um paciente com acidose metabólica isolada, há diminuição previsível na concentração de dióxido de carbono no sangue e um distúrbio misto acidobásico estará presente se a compensação respiratória não for apropriada.

$$pCO_2 = 1{,}5 \times [HCO_3{-}] + 8\ (\pm 2)$$

Se a pCO_2 for maior do que o previsto, o paciente apresentará acidose respiratória concomitante. Como a compensação respiratória apropriada para uma acidose metabólica nunca normaliza o pH do paciente, a presença de um pH normal e baixa concentração de bicarbonato ocorre apenas se houver algum grau de alcalose respiratória.

A acidemia (em oposição à acidose) é definida como um pH arterial baixo (< 7,35), que pode resultar de acidose metabólica, acidose respiratória ou ambas. Nem todos os pacientes com acidose metabólica apresentam pH arterial baixo; o pH e a concentração de íons hidrogênio também dependem da coexistência de outros distúrbios acidobásicos. Assim, o pH em um paciente com acidose metabólica pode ser baixo, alto ou normal.

Etiologia e Fisiopatologia

Existem muitas causas de acidose metabólica (Quadro 30.1), que ocorrem por meio de três mecanismos básicos:

1. Perda de bicarbonato do corpo.
2. Capacidade prejudicada de excretar ácido pelos rins.
3. Adição de ácido no corpo (exógeno ou endógeno).

QUADRO 30.1 Principais causas de acidose metabólica

Causas da acidose metabólica
Ânion *gap* normal
Diarreia
Acidose tubular renal
Distal (tipo I)
Proximal (tipo II)
Hipercalêmica (tipo IV)
Desvio do trato urinário (p.ex., ureterossigmoidostomia)
Pós-hipocapnia
Ingestão de cloreto de amônio
Ânion *gap* aumentado
Acidose láctica

(continua)

QUADRO 30.1 Principais causas de acidose metabólica *(continuação)*
Causas da acidose metabólica
Hipóxia tecidual (choque, hipoxemia, anemia grave)
Insuficiência hepática
Malignidade
Crescimento bacteriano intestinal
Erros inatos do metabolismo
Medicamentos (análogos de nucleosídeos, metformina)
Cetoacidose
Cetoacidose diabética
Cetoacidose por inanição
Cetoacidose alcoólica
Falência renal
Intoxicação exógena
Etilenoglicol
Metanol
Salicilato
Tolueno
Paraldeído

Principais Doenças Causadoras de Acidose Metabólica

Diarreia

A diarreia, a causa mais comum de acidose metabólica em crianças, causa perda variável de bicarbonato no organismo. Os rins tentam equilibrar as perdas aumentando a secreção ácida, mas a acidose metabólica ocorre quando a compensação é inadequada. A diarreia geralmente causa depleção de volume com perdas de sódio e água, exacerbando a acidose, causando choque e acidose láctica. Além disso, as perdas diarreicas de potássio levam à hipocalemia. A depleção de volume causa aumento da produção de aldosterona que estimula a retenção renal de sódio, ajudando a manter o volume intravascular, mas também leva ao aumento das perdas urinárias de potássio, exacerbando a hipocalemia. A insuficiência renal secundária à desidratação também limita a excreção ácida e contribui para a piora da acidose.

Acidose tubular renal

Existem 3 formas de acidose tubular renal (ATR): distal (tipo I), proximal (tipo II) e hipercalêmica (tipo IV). Na ATR distal, as crianças podem apresentar hipocalemia, hipercalciúria, nefrolitíase e nefrocalcinose. A falência do crescimento causada pela acidose metabólica crônica é a queixa mais comum. A forma autossômica dominante é relativamente leve. A ATR distal autossômica recessiva é mais grave e frequentemente associada à surdez. Pacientes com ATR distal não podem acidificar a urina e, portanto, têm um pH urinário > 5,5, apesar da acidose metabólica.

ATR proximal tipo II raramente está presente isoladamente. Na maioria dos pacientes, a ATR proximal faz parte da síndrome de Fanconi, uma disfunção generalizada do túbulo proximal. Isso leva à glicosúria, aminoacidúria e perdas urinárias excessivas de fosfato e ácido úrico. A presença de um nível sérico baixo de ácido úrico, glicosúria e aminoacidúria é útil no diagnóstico. A hipofosfatemia crônica leva ao raquitismo em crianças. A capacidade de acidificar a urina está intacta na ATR proximal; assim, pacientes não tratados têm pH urinário < 5,5. No entanto, a terapia com bicarbonato aumenta as perdas de bicarbonato na urina e o pH da urina aumenta.

Na ATR hipercalêmica tipo IV, a excreção renal de ácido e potássio estará prejudicada. A ATR hipercalêmica deve-se à ausência de aldosterona ou à incapacidade de o rim responder à aldosterona. Na grave deficiência de aldosterona, como ocorre com a hiperplasia adrenal congênita por deficiência de 21-alfa-hidroxilase, a hipercalemia e a acidose metabólica são acompanhadas por hiponatremia e depleção de volume em razão de perda de sal renal. A deficiência incompleta de aldosterona causa distúrbios eletrolíticos menos graves.

Malformação de Trato Urinário e Desvio Intestinal

Crianças com trato urinário anormal, geralmente secundárias a malformações congênitas, podem requerer desvio de urina por meio dos segmentos intestinais. A ureterossigmoidostomia, anastomose de um ureter no cólon sigmoide, quase sempre produz acidose metabólica e hipocalemia.

ACIDOSE LÁCTICA

A acidose láctica ocorre mais comumente quando o transporte inadequado de oxigênio aos tecidos leva ao metabolismo anaeróbico e à produção excessiva de ácido lático. Causas comuns de hipóxia são os distúrbios de ventilação e oxigenação e anemia. A acidose láctica, dessa forma, pode ser secundária aos distúrbios de ventilação, aos de perfusão, à demanda tecidual aumentada e à alteração do metabolismo tecidual.

As causas de hipoperfusão láctica podem ser globais como choque cardiogênico e choque distributivo da sepse ou podem ser localizados como infartos, torniquetes, trauma e volvo intestinal. Causas por aumento da demanda tecidual são representadas por exercício físico extremado, atividade convulsiva, sepse e queimaduras. Causas de disfunção do metabolismo tecidual incluem as genéticas, intoxicação cianídrica e intoxicação por etanol. Quando a causa de base da acidose láctica é resolvida, o fígado é capaz de metabolizar o lactato acumulado em bicarbonato, corrigindo a acidose metabólica. Normalmente, existe a produção tecidual de lactato que é metabolizada pelo fígado em até 70%. Em crianças com disfunção hepática grave, o comprometimento do metabolismo do lactato pode produzir acidose láctica pelas disfunções do fígado.

Raramente uma neoplasia cresce tão rapidamente a ponto de o suprimento sanguíneo tornar-se inadequado, com metabolismo anaeróbico e acidose láctica resultante. Pacientes com síndrome do intestino curto em razão de ressecção do intestino delgado podem apresentar crescimento bacteriano excessivo que pode causar acidose láctica. A acidose láctica ocorre em uma variedade de erros inatos do metabolismo, especialmente aqueles que afetam a oxidação mitocondrial.

Finalmente, os medicamentos podem causar acidose láctica. Inibidores da transcriptase reversa nucleosídea que são usados para tratar a infecção pelo HIV inibem a replicação mitocondrial; a acidose láctica é uma complicação rara, embora níveis séricos elevados de lactato sem acidose sejam bastante comuns. A metformina, comumente usada no tratamento do diabete melito tipo 2, provavelmente, cause acidose láctica em pacientes com insuficiência renal.

Diabete

A insulina inadequada leva à hiperglicemia e à cetoacidose diabética. A produção de ácido acetoacético e ácido beta-hidroxibutírico causam a acidose metabólica. A administração de insulina corrige o problema metabólico subjacente e permite a conversão de acetoacetato e beta-hidroxibutirato em bicarbonato, o que ajuda a corrigir a acidose metabólica. Nos pacientes graves, a correção completa da acidose metabólica requer regeneração renal do bicarbonato, um processo mais lento. O quadro clínico pode ter odor característico da respiração na cetoacidose diabética, a hiperglicemia, a diurese osmótica, a depleção de juntamente com perdas substanciais de potássio, sódio e fosfato. Apesar da grave depleção total de potássio no corpo, o nível sérico de potássio inicialmente pode ser normal como resultado da saída do potássio do espaço intracelular para o espaço extracelular pela falta de insulina e à acidose metabólica.

Outras Causas

Hipoglicemia e acidose também podem sugerir um erro inato do metabolismo.

A insuficiência renal causa acidose metabólica em razão da necessidade de os rins excretarem o ácido produzido pelo metabolismo normal. Com insuficiência renal leve ou moderada, os néfrons restantes geralmente são capazes de compensar aumentando a excreção ácida. Quando a taxa de filtração glomerular é menor que 20 a 30% do normal, a compensação é inadequada e a acidose metabólica se desenvolve. Em algumas crianças, especialmente naquelas com insuficiência renal crônica por dano tubular, a acidose se desenvolve com a taxa de filtração glomerular mais alta em razão de um defeito simultâneo na secreção ácida pelo túbulo distal (ATR distal).

Uma variedade de ingestões de substâncias tóxicas pode causar acidose metabólica. A intoxicação por salicilato é muito menos comum atualmente, uma vez que o ácido acetilsalicílico não é a medicação mais recomendada para o controle da febre em crianças. A intoxicação aguda por salicilato ocorre após uma grande *overdose*. A intoxicação crônica por salicilato é possível com o acúmulo gradual do medicamento. Especialmente em adultos, a alcalose respiratória pode ser o distúrbio acidobásico dominante. Em crianças, a acidose metabólica é geralmente o achado mais significativo. Outros sintomas de intoxicação por salicilato incluem febre, convulsões, letargia e coma. A hiperventilação pode ser particularmente acentuada. Zumbido, vertigem e deficiência auditiva são mais prováveis com intoxicação crônica por salicilato.

O etilenoglicol, um componente do anticongelante, é convertido no fígado em ácidos glioxílico e oxálico, causando acidose metabólica grave. A excreção excessiva de oxalato faz com que apareçam cristais de oxalato de cálcio na urina, e a precipitação de oxalato de cálcio nos túbulos renais pode causar insuficiência renal. A toxicidade da ingestão de metanol também depende do metabolismo hepático. O ácido fórmico é o produto final tóxico que causa a acidose metabólica e outras sequelas que incluem danos ao nervo óptico e no sistema nervoso central (SNC). Os sintomas podem incluir náusea, vômito, deficiência visual e estado mental alterado. A inalação de tolueno e a ingestão de paraldeído são outras causas potenciais de acidose metabólica.

Muitos erros inatos do metabolismo causam acidose metabólica. Esta acidose metabólica pode ser em razão da produção excessiva de cetoácidos, ácido lático e/ou outros ânions orgânicos. Alguns pacientes apresentam hipoglicemia ou hiperamonemia. Na maioria dos pacientes, a acidose ocorre episodicamente, apenas durante descompensações agudas, que podem ser precipitadas pela ingestão de substratos alimentares específicos, estresse de uma doença leve ou baixa adesão à terapia dietética ou médica. Em alguns erros inatos do metabolismo, os pacientes apresentam acidose metabólica crônica.

Manifestações Clínicas

A doença de base geralmente produz a maioria dos sinais e sintomas em crianças com acidose metabólica leve ou moderada. As manifestações clínicas da acidose estão relacionadas ao grau de acidemia. Deve-se atentar para o pH abaixo de 7,35, bicarbonato abaixo de 22 mEq/L, diminuição da $PaCO_2$, respirações rápidas e profundas. Pacientes com compensação respiratória apropriada e acidemia menos grave apresentam menos manifestações do que aqueles com acidose respiratória concomitante. Com um pH sérico < 7,2, pode haver comprometimento da contratilidade cardíaca e risco aumentado de arritmias, especialmente se houver doença cardíaca subjacente ou outros distúrbios eletrolíticos predisponentes. Com a acidemia, pode haver diminuição na resposta cardiovascular às catecolaminas, potencialmente exacerbando a hipotensão em crianças com depleção de volume ou choque. Nos casos graves, pode haver sinais e sintomas de depressão progressiva do SNC, incluindo letargia, confusão, estupor e coma. A acidemia causa vasoconstrição da vasculatura pulmonar, o que é especialmente problemático em recém-nascidos com hipertensão pulmonar persistente. Outros efeitos da acidemia incluem redução de fluxo renal, redução do fluxo esplâncnico, venoconstrição, alteração da bomba de membrana celular, predisposição para arritmias ventriculares, diminuição do débito cardíaco, alteração da afinidade da hemoglobina ao oxigênio, estimulação de produção de interleucinas, estímulo para apoptose, disfunção da produção energética pela célula, hipercalemia, supressão da função leucocitária e resistência à ação de insulina levando à hiperglicemia.

A resposta respiratória normal à acidose metabólica – hiperventilação compensatória – pode ser sutil com acidose metabólica leve, mas causa aumento considerável do esforço respiratório com piora da acidemia. Os efeitos metabólicos agudos da acidemia incluem resistência à insulina, maior degradação de proteínas e síntese reduzida de ATP. A acidose metabólica crônica causa falha de crescimento em crianças, mas pode também haver intolerância à glicose, aceleração da progressão de doença renal, exacerbação ou início de doença óssea e aumento de fraqueza muscular. A acidemia faz com que o potássio se mova do espaço intracelular para o espaço extracelular, aumentando assim a concentração sérica de potássio. A acidemia grave prejudica o metabolismo cerebral, resultando em letargia e coma.

Diagnóstico

A etiologia de uma acidose metabólica é frequentemente sugerida na história e no exame físico. Agudamente, diarreia e choque são causas comuns de acidose metabólica. O choque que causa acidose láctica geralmente é aparente no exame físico e pode ser secundário à desidratação, à perda aguda de sangue, sepse ou doença cardíaca. A falência de crescimento sugere acidose metabólica crônica, como ocorre com insuficiência renal ou acidose tubular renal. O início de poliúria frequente ocorre em crianças com diabete melito ainda não diagnosticado e na cetoacidose diabética. A acidose metabólica com convulsões e/ou um sensório deprimido, especialmente em um lactente, merece consideração para erro inato do metabolismo. Meningite e sepse com acidose láctica são explicações mais comuns para acidose metabólica com sinais e sintomas neurológicos. A identificação de ingestões de substâncias tóxicas, como etilenoglicol ou metanol, é especialmente importante pela excelente resposta potencial à uma terapia específica. Uma variedade de medicamentos pode causar acidose metabólica. Eles podem ser prescritos ou ingeridos acidentalmente.

Hepatomegalia e acidose metabólica podem ocorrer em crianças com sepse, doença cardíaca congênita ou adquirida, insuficiência hepática ou erros inatos do metabolismo.

Exames laboratoriais

Os exames laboratoriais básicos para crianças com acidose metabólica devem incluir ureia, creatinina, glicose sérica, exame de urina e eletrólitos. Valores elevados de ureia e creatinina estão presentes na insuficiência renal, enquanto a proporção elevada de ureia: creatinina (> 20:1) apoia o diagnóstico de azotemia pré-renal e a possibilidade de má perfusão com acidose láctica. Acidose metabólica, hiperglicemia, glicosúria e cetonúria apoiam o diagnóstico de cetoacidose diabética. A falta de ingesta pode causar cetose, mas a acidose metabólica, se presente, geralmente é leve ($HCO_3^- > 18$).

A maioria das crianças com cetose por ingestão insuficiente e acidose metabólica apresenta um distúrbio concomitante, como gastroenterite com diarreia, como explicação para a acidose metabólica. Alternativamente, a acidose metabólica com ou sem cetose ocorre em erros inatos do metabolismo e esses pacientes podem ter hiper, normo ou hipoglicemia. A insuficiência adrenal pode causar acidose metabólica e hipoglicemia. A acidose metabólica com hipoglicemia também ocorre com insuficiência hepática. Acidose metabólica, normoglicemia e glicosúria ocorrem em crianças quando a acidose tubular renal tipo II faz parte da síndrome de Fanconi. O defeito na reabsorção de glicose pelo túbulo proximal do rim causa a glicosúria.

O nível sérico de potássio é frequentemente anormal em crianças com acidose metabólica. Embora uma acidose metabólica faça com que o potássio se mova do espaço intracelular para o extracelular, muitos pacientes com acidose metabólica apresentam um nível sérico baixo de potássio em razão de perdas corporais excessivas de potássio. Na diarreia, há altas perdas de potássio nas fezes e, muitas vezes, perdas renais secundárias de potássio, enquanto na acidose tubular renal tipo I ou II há aumento nas perdas urinárias de potássio.

Na cetoacidose diabética, as perdas urinárias de potássio são altas, mas a saída de potássio para fora das células por falta de insulina e a presença de acidose metabólica é especialmente significativa. Consequentemente, o nível inicial de potássio sérico pode ser baixo, normal ou alto, mesmo que o potássio total do corpo quase sempre esteja diminuído. O nível sérico de potássio é geralmente aumentado em pacientes com acidose em razão de insuficiência renal; a excreção urinária de potássio é prejudicada. Pacientes com acidose tubular renal tipo IV menos grave geralmente apresentam apenas hipercalemia e acidose metabólica. Crianças muito doentes com acidose metabólica podem ter o nível sérico elevado de potássio, como resultado da combinação de insuficiência renal, ruptura do tecido e mudança de potássio do espaço intracelular para o extracelular secundário à acidose metabólica.

O ânion *gap* (AG) plasmático é útil para avaliar pacientes com acidose metabólica. Ele divide os pacientes em 2 grupos de diagnóstico: AG normal e aumentado. A fórmula a seguir determina o valor de AG:

$$AG = ([Na^+] + [K^+]) - ([CL^-] + [HCO_3^-])$$

Um AG normal é 12 ± 4, quando é considerado o K^+ na fórmula. Fatores que podem aumentar o AG são: baixa concentração de magnésio, administração de sais de sódio com pobre reabsorção (antibióticos betalactâmicos) e formulações de nutrição parenteral que contenham acetato.

O número de ânions séricos deve ser igual ao número de cátions séricos para manter a neutralidade elétrica. O AG é a diferença entre o cátion medido (sódio) e os ânions medidos (cloreto + bicarbonato). O AG também é a diferença entre os cátions não medidos (potássio, magnésio e cálcio) e os ânions não medidos (albumina, fosfato, urato e sulfato). Habitualmente o AG está aumentado em 5 possibilidades: cetose, acidose lática, intoxicação exógena, disfunção renal ou sepse.

O aumento do AG ocorre quando há aumento de ânions não medidos. A acidose metabólica com AG normal ocorre quando há diminuição na concentração de bicarbonato sem aumento nos ânions não medidos. Com a diarreia, há perda de bicarbonato nas fezes, causando diminuição no pH sérico e na concentração de bicarbonato; a concentração sérica de cloreto aumenta para manter a neutralidade elétrica. A acidose metabólica hiperclorêmica é um termo alternativo para uma acidose metabólica de AG normal. O cálculo do AG é mais preciso do que o uso da concentração de cloreto para diferenciar a acidose metabólica de AG normal e a acidose de AG normal, pois o *gap* aniônico determina diretamente a presença de ânions não medidos. A neutralidade elétrica determina que a concentração de cloreto aumente ou diminua dependendo da concentração de sódio no soro, tornando a concentração de cloreto um preditor menos confiável de ânions não medidos do que a medida mais direta, o AG.

A diminuição de 1 g/dL na concentração de albumina diminui o *gap* aniônico em aproximadamente 2,5 mEq/L. Da mesma forma, o aumento em cátions não medidos, como cálcio, potássio ou magnésio, diminui o AG. Por outro lado, a diminuição de cátions não medidos é uma causa muito incomum de aumento do *gap* aniônico. O AG não deve ser interpretado isoladamente, devendo ser feita consideração de outras anormalidades laboratoriais e a história clínica que melhoram a utilidade diagnóstica.

Existem várias abordagens possíveis e um fluxograma para auxiliar o diagnóstico da acidose metabólica está na Figura 30.2.

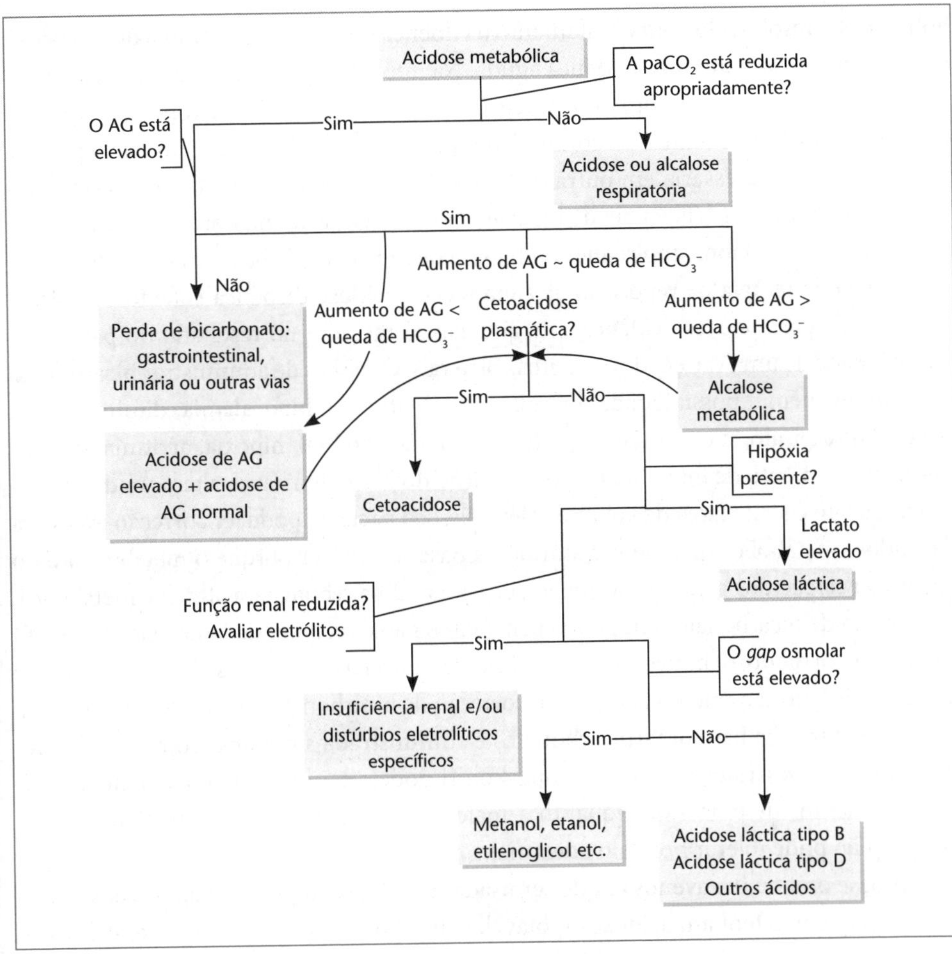

FIGURA 30.2 Fluxograma investigativo de acidose metabólica.
AG: ânion *gap*.

Tratamento

A abordagem terapêutica mais eficaz para pacientes com acidose metabólica é o tratamento da doença de base, se possível. A administração de volume e insulina na cetoacidose diabética e a restauração da perfusão adequada na acidose láctica acabam resultando na normalização do equilíbrio acidobásico. Nas outras doenças, o uso da terapia com bicarbonato é indicado porque o distúrbio subjacente é irreparável. Crianças com acidose metabólica em razão de ATR ou insuficiência renal crônica necessitam de terapia com reposição de base em longo prazo. Pacientes com insuficiência renal aguda e acidose metabólica precisam de terapia de reposição de base até que a capacidade dos rins de excretar hidrogênio se normalize. Em outros distúrbios, a causa da acidose metabólica acaba resolvendo com o tratamento da doença de base, mas a terapia de reposição de base é necessária durante a doença aguda. Na intoxicação por salicilato, por exemplo, a administração de álcalis aumenta a depuração renal do salicilato e diminui a quantidade de salicilato nas células cerebrais. A terapia de reposição de base em curto prazo é frequentemente necessária em outras intoxicações (etilenoglicol, metanol) e erros inatos do metabolismo (deficiência de piruvato carboxilase, acidemia propiônica). Alguns erros inatos do metabolismo requerem terapia de reposição de base em longo prazo.

O uso da terapia de reposição alcalina na cetoacidose diabética e acidose láctica é controverso, com poucas evidências de que haverá melhora no resultado do paciente e possibilidade de uma variedade de efeitos colaterais. Os riscos de administrar bicarbonato de sódio incluem a possibilidade de causar hipernatremia, hipocalemia, diminuição da condução respiratória espontânea, acidose no fluido cerebral, hipóxia, arritmias cardíacas, prolongamento de intervalo QT, diminuição do cálcio ionizável, alteração da produção de lactato e sobrecarga de volume. Além disso, o paciente pode ter correção excessiva da acidose metabólica quando o distúrbio de base se resolver porque o metabolismo do lactato ou cetoácidos geram bicarbonato, ocasionando o rebote para alcalose metabólica. A correção de bicarbonato tem pouco benefício e não é recomendada na cetoacidose. O valor a ser corrigido, se houver decisão médica favorável da equipe nesse sentido, tem que ser muito inferior ao cálculo habitual de correção de bicarbonato em acidose metabólica.

A terapia com base oral (bicarbonato) é administrada a crianças com acidose metabólica crônica. Crianças com ATR tipo I ou II podem ter hipocalemia e beneficiar-se de suplementos de potássio, enquanto a maioria das crianças com insuficiência renal crônica não pode tolerar potássio adicional.

A base oral ou intravenosa pode ser usada na acidose metabólica aguda nas outras situações que não tenham acidose esgotável, como no caso da cetoacidose diabética. A terapia intravenosa é geralmente usada quando é necessária resposta rápida. O bicarbonato de sódio pode ser administrado em bolo, geralmente na dose de 0,5 a 1 mEq/kg, em uma situação de emergência. Outra abordagem é adicionar bicarbonato de sódio ou acetato de sódio aos fluidos intravenosos do paciente, lembrando-se de remover uma quantidade igual de cloreto de sódio da solução para evitar fornecer uma carga excessiva de sódio. O monitoramento cuidadoso é obrigatório para que a dose da base possa ser titulada adequadamente. A hemodiálise é outra opção boa para corrigir uma acidose metabólica grave ou refratária e é uma escolha apropriada para pacientes com insuficiência renal, especialmente se também houver uremia ou hipercalemia significativa. A hemodiálise é vantajosa para corrigir a acidose metabólica em razão da intoxicação por metanol ou etilenoglicol, porque a hemodiálise remove a toxina agressora. A diálise peritoneal é outra opção menos eficaz que a terapêutica anterior.

Muitas causas de acidose metabólica requerem terapia específica. A administração de um glicocorticoide e um mineralocorticoide é necessária para pacientes com insuficiência adrenal. Pacientes com cetoacidose diabética requerem terapia com insulina, enquanto pacientes com acidose láctica respondem a medidas que aliviam a hipóxia tecidual. Juntamente com a correção da acidose, os pacientes com ingestão de metanol ou etilenoglicol devem receber um agente que impeça a degradação desses agentes nos metabólitos tóxicos. Tradicionalmente, isso é feito com uma infusão de etanol, mas o fomepizol é uma alternativa eficaz com menos efeitos colaterais. Ambos os agentes atuam inibindo a desidrogenase alcoólica, a enzima que executa a 1ª etapa no metabolismo do etilenoglicol ou metanol. Há uma variedade de terapias específicas da doença para pacientes com acidose metabólica por erro inato do metabolismo.

A trometamina (Tham) é um tampão orgânico que penetra rapidamente na célula, sendo uma base fraca (pk = 7.9), não alterando a concentração plasmática de Na^+. É algumas vezes utilizado em casos de acidose metabólica com hipernatremia e usado na contraindicação do bicarbonato de sódio. O tratamento da acidose lática é geralmente de suporte e a utilização de terapêutica de reposição renal (remove facilmente o lactato) associada ao $NaHCO_3$ é possivelmente mais efetiva. Na falência renal que não esteja em diálise, $NaHCO_3$ pode ser usado com extrema cautela, principalmente nos pacientes que já têm o Na^+ elevado. O carbicarb (1:1 Na_2CO_3 $NaHCO_3$) age como *buffer* de prótons (tampão) e ainda necessita de mais estudos para uso clínico.

ALCALOSE METABÓLICA

A alcalose metabólica é um distúrbio eletrolítico frequente e geralmente acompanhada de hipocalemia. É definida como um distúrbio acidobásico que causa elevações na concentração sérica de bicarbonato e no pH arterial. Alguns autores definem a alcalose metabólica como nível de HCO_3 > 26 mmol/L e pH arterial > 7,43. Tal definição desconsidera o conceito de alcalemia e alcalose. A alcalemia é uma elevação de pH sanguíneo acima de 7,45. Coe (1977) define alcalose metabólica como o aumento do pH arterial acima do previsto para dada pCO_2 em razão da excessiva remoção de prótons de origem metabólica rompendo a relação normal entre estes dois parâmetros.

Esse distúrbio comum pode representar até 51% de todos os distúrbios acidobásicos de pacientes hospitalizados, nos quais foram coletadas 10.811 gasometrias, sendo 70% puramente metabólicas. Essa entidade pode ter prognóstico ruim, dependendo da causa e dos fatores de manutenção. Apresenta mortalidade 45% para pacientes com pH arterial de 7,55 e 80% quando o pH foi maior que 7,65. No entanto, não se sabe se esse prognóstico sombrio se deve à própria perturbação acidobásica, à hipocalemia associada ou à gravidade dos distúrbios subjacentes.

A patogênese requer tanto a geração de alcalose quanto a manutenção. A geração pode ser pela perda excessiva de íons hidrogênio pelo trato gastrointestinal (p. ex., vômito) ou pelo rim (p. ex., uso de diuréticos de alça) ou pode ser por ganho de base exógena. A manutenção reflete a incapacidade do rim de excretar o excesso de bicarbonato em razão de hipovolemia, depleção de cloretos, hipocalemia, hiperaldosteronismo, insuficiência renal ou a combinação destes fatores. A avaliação do *status* volêmico e a medida dos níveis urinários de cloreto e plasmático de renina e aldosterona são cruciais para identificar as causas da alcalose metabólica. A pedra angular do tratamento é a correção de depleções existentes e a prevenção de mais perdas. Na alcalose por depleção de cloreto induzida por vômito, a infusão de cloreto de potássio restaura a excreção de bicarbonato pelo rim.

Causas da Alcalose Metabólica

A alcalose metabólica pode resultar de vários mecanismos: deslocamento intracelular de íons hidrogênio, perda gastrointestinal de íons hidrogênio, perda excessiva de íons hidrogênio renal, administração e retenção de íons bicarbonato ou contração de volume em torno de uma quantidade constante de bicarbonato extracelular (alcalose por contração) (Quadro 30.2).

QUADRO 30.2 Principais causas de alcalose metabólica
Perda de hidrogênio gastrointestinal
Vômitos ou perda nasogástrica
Diarreia congênita por cloreto (cloridorreia congênita)
Perda renal de hidrogênio
Excesso primário mineralocorticoide (hiperaldosteronismo primário, síndrome de Cushing)
Quadros semelhantes ao excesso de mineralocorticoides
Ingestão de alcaçuz
Síndrome de Liddle
Excesso aparente de mineralocorticoide
Diuréticos de alça ou tiazídico
Síndrome de Bartter ou Gitelman
Status pós-hipercarbia crônica
Hipocalemia grave, causando desvio de hidrogênio intracelular e excreção renal de hidrogênio
Adenoma viloso (pode manifestar alcalose metabólica, acidose metabólica ou ambos)
Abuso laxante (pode manifestar alcalose metabólica, acidose metabólica ou ambos)
Administração alcalina com função renal reduzida
Síndrome de cálcio e álcali*
Ingestão/infusão de bicarbonato com insuficiência renal
Alcalose por contração

* Anteriormente chamada síndrome do leite e álcalis. Atualmente, mais comumente causada pela ingestão de carbonato de cálcio.

Os íons hidrogênio são derivados da dissociação da água em íons hidrogênio e hidroxila; portanto, quando os íons hidrogênio são removidos do fluido extracelular, o íon hidroxila restante se combina com o dióxido de carbono para formar bicarbonato. A perda de hidrogênios gastrointestinal e renal geralmente é acompanhada pela perda de cloreto de potássio, resultando em hipocloremia e hipocalemia.

Pacientes com função renal preservada costumam excretar rapidamente o excesso de bicarbonato na urina. Assim, a alcalose metabólica pode persistir somente se a capacidade de excretar o excesso de bicarbonato na urina for prejudicada por uma das seguintes causas: hipovolemia; volume sanguíneo arterial eficaz reduzido (p. ex., a insuficiência cardíaca ou cirrose), depleção de cloreto, hipocalemia, taxa de filtração glomerular reduzida, hiperaldosteronismo ou combinações destes fatores.

Deslocamento Intracelular de Hidrogênio

A perda gastrointestinal de hidrogênio pode resultar da perda de secreções gástricas (vômitos ou perda por sonda nasogástrica) ou de diarreia em pacientes com doenças raras que bloqueiam a absorção intestinal de cloretos (como a cloridorreia congênita) e em alguns pacientes com adenomas vilosos. A alcalose metabólica pode ser gerada pelo deslocamento de íons hidrogênio nas células. Isso ocorre com mais frequência em pacientes com déficits de potássio e hipocalemia. Esse pode ser um importante mecanismo fisiopatológico em pacientes com alcalose metabólica em razão de vômitos ou perda por sonda nasogástrica.

Hipocalemia

A hipocalemia ocorre frequentemente em pacientes com alcalose metabólica. É um importante fator contribuinte para o desenvolvimento e a manutenção da alcalose. A perda de potássio e a hipocalemia interagem com a alcalose metabólica de várias maneiras:

- Muitas causas de alcalose metabólica (vômitos, diuréticos, excesso de mineralocorticoides) induzem direta ou indiretamente a perda renal de potássio.
- A depleção de potássio faz com que este se mova das células para o fluido extracelular, e este fluxo transcelular de potássio faz com que os íons extracelulares de hidrogênio se movam para as células para manter a eletroneutralidade. Esses fluxos de íons aumentam simultaneamente a concentração de bicarbonato no plasma e diminuem o pH intracelular. Na medida em que isso ocorre nas células tubulares renais, a acidose intracelular resultante promove a secreção de hidrogênio no lúmen, o que resulta na adição de bicarbonato ao sangue.

- A hipocalemia também aumenta a amônia e a excreção renal de amônia, que podem gerar e ajudar a manter a alcalose metabólica.

Manifestações Clínicas

A alcalose metabólica é definida como um distúrbio que causa elevações na concentração sérica de bicarbonato e no pH arterial. Em um paciente com uma alcalose metabólica não complicada (simples), ambos os parâmetros estão acima do normal. No entanto, isso pode não estar presente em pacientes com distúrbios acidobásicos mistos.

A patogênese da alcalose metabólica requer, sequencialmente, o desenvolvimento ou a geração de alcalose (relacionada à fonte do bicarbonato adicional) e a manutenção da alcalose metabólica (relacionada ao motivo pelo qual o distúrbio persiste e não é corrigido pela excreção renal do excesso de bicarbonato):

- O aumento na concentração sérica de bicarbonato é pela perda excessiva de íons hidrogênio na urina ou no trato gastrointestinal; movimento de íons hidrogênio nas células; administração de bicarbonato de sódio ou potássio ou o sal de sódio ou potássio de um ânion orgânico, como citrato ou lactato, que é metabolizado e, desse modo, gera bicarbonato; e/ou contração de volume em torno de uma quantidade relativamente constante de bicarbonato extracelular (chamado alcalose por contração). Isso é chamado fase de geração da alcalose metabólica.
- A incapacidade de excretar o excesso de bicarbonato na urina acontece em razão de contração do volume intravascular, volume sanguíneo arterial efetivo reduzido (incluindo insuficiência cardíaca e cirrose), depleção de cloretos, hipocalemia, insuficiência renal ou combinações destes fatores. Isso é chamado fase de manutenção da alcalose metabólica.

Pacientes com alcalose metabólica geralmente desenvolvem compensação respiratória caracterizada por hipoventilação e elevação da PCO_2 arterial. Isso reduz o pH arterial para o normal. No entanto, o efeito benéfico do pH da hipoventilação é atenuado porque a elevação da PCO_2 arterial aumenta a excreção de ácido renal, produzindo aumento adicional no bicarbonato sérico.

Quadro Clínico

Sintomas

Pacientes com alcalose metabólica podem ser assintomáticos ou podem se queixar de sintomas relacionados principalmente à alcalemia, à etiologia de base da alcalose metabólica ou a anormalidades eletrolíticas associadas. Os sintomas podem, por exemplo, ser por depleção de volume que pode produzir esgotamento, fatigabilidade, câimbras musculares e tontura postural. Se houver hipocalemia, pode produzir fraqueza muscular, arritmias cardíacas e, se persistente, poliúria e polidipsia por deficiência da capacidade de concentração urinária e/ou estimulação direta da sede.

Manifestações clínicas diretamente relacionadas à alcalose metabólica são incomuns. A alcalose metabólica provavelmente causa mudança menor nos pH intracelular e cerebral do que na alcalose respiratória aguda, porque mudanças rápidas na tensão arterial de CO_2 são quase imediatamente transmitidas por toda a água corporal, incluindo o compartimento de fluido intracelular, o cérebro e o líquido cefalorraquidiano. Por outro lado, alterações na concentração de HCO_3 no sangue causam alterações de pH mais lentas e menos pronunciadas nos compartimentos intracelulares e através da barreira hematoencefálica.

A alcalose diminui a concentração de cálcio ionizado, podendo o paciente com alcalose metabólica grave apresentar quadros de confusão mental, espasmos musculares, tetania, parestesias e convulsões. Mas é mais provável que esses achados ocorram quando as concentrações de cálcio e magnésio ionizados também são reduzidas (como nas síndromes de Bartter e de Gitelman, uso crônico de diuréticos). A alcalose metabólica grave pode causar agitação, desorientação, convulsões e coma, especialmente quando a alcalose metabólica se desenvolve em pacientes com doença hepática crônica. Nestes, o pH sistêmico alcalino aumentará a concentração de compostos de nitrogênio como a amônia, o que aumenta a penetração no SNC e, assim, aumenta a neurotoxicidade. Na criança, podem ser observados: obstipação intestinal, poliúria, polidipsia, anorexia e déficit de crescimento.

Exame físico

Achados anormais no exame físico, quando presentes, refletem a causa da alcalose metabólica. Pacientes hipovolêmicos (p. ex., vômitos, terapia diurética para hipertensão) podem apresentar sinais de depleção de volume extracelular e intravascular, como turgor cutâneo reduzido, pressão venosa jugular baixa e hipotensão postural. Por outro lado, pacientes com depleção efetiva do volume sanguíneo arterial por insuficiência cardíaca ou cirrose que desenvolveram alcalose metabólica (geralmente por terapia diurética) podem apresentar edema periférico, ascite e/ou, na insuficiência cardíaca, edema pulmonar.

Gases sanguíneos arteriais

A alcalose metabólica está associada à compensação respiratória que deve elevar a PCO_2 em aproximadamente 0,7 mmHg para cada elevação de 1 mEq/L na concentração plasmática de bicarbonato, minimizando o aumento do pH arterial. A compensação respiratória é mais eficaz de forma aguda e depois se torna menos eficaz ao longo do tempo.

Avaliação e Diagnóstico

As causas mais comuns de alcalose metabólica são a perda externa de secreções gástricas por vômitos ou perda por sonda nasogástrica e uso de terapia diurética. Essas e outras causas de alcalose metabólica são frequentemente aparentes na história. A medição da concentração de cloreto na urina é o teste mais útil na diferenciação entre as causas de uma doença metabólica alcalose (Tabela 30.3). Nos pacientes hipertensos, a dosagem de renina e aldosterona pode auxiliar no processo diagnóstico (Tabela 30.4). A história geralmente sugere algum diagnóstico, embora a falta de explicação óbvia possa estar presente no paciente com bulimia, o vômito induzido ou uso clandestino de diurético.

TABELA 30.3 Perfil de cloro urinário em doenças associadas à alcalose metabólica

Causas de alcalose metabólica e perfil de cloro urinário habitual	
< 20 mEq/L (salino-sensível) Em geral < 15 mEq/L	> 20-25 mEq/L (salino-resistente) Em geral > 40 mEq/L
Vômitos, drenagem gástrica	Uso prolongado de diurético
Uso agudo de diurético	Excesso de atividade mineralocorticoide
Pós-hipercapnia	Hiperaldosteronismo primário
Fibrose cística	Hiperaldosteronismo secundário
Cloridorreia	Síndrome de Cushing
Adenoma viloso (perda de Cl^-)	Síndromes de Bartter e Gitelman
	Síndrome de Liddle
	Corticosteroide exógeno
	Estados de hiper-reninemia
	Hipocalemia grave (< 2,0 mEq/L)
	Administração de álcali em excesso
	Ringer lactato (oferta maciça)
	NPP com acetato em excesso
	Depleção de magnésio

TABELA 30.4 Perfil de renina e aldosterona em alcalose metabólica

Hipertensão (todos têm urina com [Cl] [> 20 mEq/L])	Renina	Aldosterona
Hiperaldosteronismo primário	Baixa	Alta
Hipertensão renovascular e maligna	Alta	Alta
Mineralocorticoides exógenos	Baixa	Baixa
Excesso aparente de mineralocorticoide	Baixa	Baixa

(continua)

TABELA 30.4 Perfil de renina e aldosterona em alcalose metabólica (*continuação*)

Hipertensão (todos têm urina com [Cl] [> 20 mEq/L])	Renina	Aldosterona
Uso de substâncias feitas com raiz de alcaçuz	Baixa	Baixa
Síndrome de Liddle	Baixa	Baixa
Síndrome de Cushing (geralmente ACTH ectópico)	Baixa	Baixa

ACTH: hormônio adrenocorticotrópico; Cl: cloreto.

A história também pode não ser útil para pacientes com alcalose metabólica em razão de síndromes de excesso mineralocorticoide primário (na maioria das vezes, aldosteronismo primário) e distúrbios que imitam o excesso mineralocorticoide, incluindo ingestão de ácido glicirrízico (alcaçuz), síndrome do hormônio adrenocorticotrópico ectópico (ACTH), síndrome de excesso mineralocorticoide e distúrbios genéticos que envolvem o transporte tubular renal, como Bartter, Gitelman ou síndrome de Liddle.

O aldosteronismo primário geralmente está associado à hipertensão e à discreta expansão do volume em razão do efeito estimulador da aldosterona na reabsorção de sódio, enquanto pacientes com vômito, terapia diurética, síndromes de Bartter e de Gitelman geralmente apresentam contração de volume e pressão arterial relativamente baixa.

Um fluxograma para ajudar na investigação pode ser visto na Figura 30.3.

Tratamento

A abordagem terapêutica da alcalose metabólica depende da gravidade da alcalose e da etiologia de base. Em crianças com alcalose metabólica leve ($[HCO_3^-] < 32$ mEq/L), a intervenção muitas vezes é desnecessária. Pacientes com alcalose metabólica cloreto responsivos respondem à correção da hipocalemia e reposição volêmica com cloreto de sódio e potássio. O tratamento da alcalose metabólica deve ser direcionado à fonte de geração (ou administração) de bicarbonato e à reversão dos fatores que impedem os rins de excretar o excesso de bicarbonato.

Para isso, 2 perguntas devem ser respondidas:

1. O aumento da concentração plasmática de bicarbonato é em razão da perda gastrointestinal ou renal de íons hidrogênio (p. ex., vômitos, terapia diurética), contração do volume do líquido extracelular (LEC), alteração intracelular dos íons hidrogênio, carga exógena de precursores alcalinos ou alcalinos ou a combinação destes fatores?
2. Por que o excesso de bicarbonato não é excretado na urina?

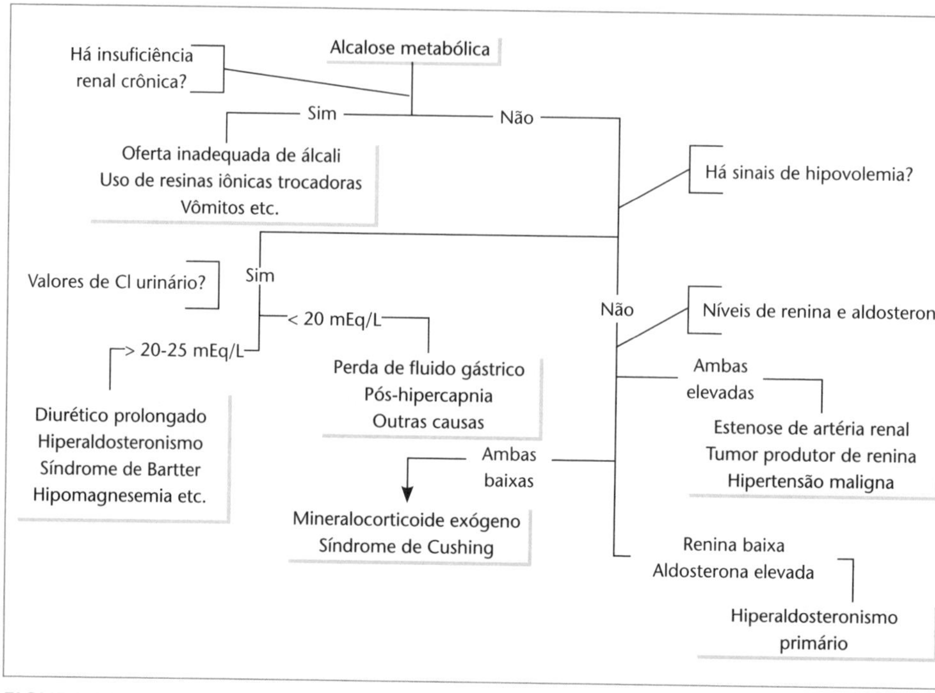

FIGURA 30.3 Fluxograma para investigação de alcalose metabólica.

As principais causas de excreção renal reduzida de bicarbonato são volume sanguíneo arterial efetivo reduzido, hipocalemia e doença renal aguda ou crônica.

Tratar a causa subjacente

A etiologia subjacente da alcalose deve ser abordada (p. ex., tratar a causa do vômito, interromper ou reduzir a remoção de secreções gástricas, reduzir o conteúdo ácido das secreções gastrointestinais e, se possível, interromper o ciclo ou diuréticos tiazídicos).

Pacientes que desenvolvem alcalose metabólica como resultado de vômitos persistentes ou perda/sucção gástrica podem ser efetivamente tratados com medicamentos que reduzem a secreção de ácido clorídrico gástrico (HCl). Tanto bloqueadores H2 como inibidores da bomba de prótons podem ser utilizados.

Todas as fontes exógenas de álcalis devem ser descontinuadas na medida do possível. Isso inclui bicarbonato de sódio ou potássio e sais de sódio ou potássio de qualquer ânion orgânico que é metabolizado em bicarbonato, como citrato ou lactato. O bicarbonato administrado a pacientes com acidose metabólica orgânica (geralmente lática ou cetoacidose) também pode ser considerado “excesso” de bicarbonato (na medida em que o ânion orgânico foi retido nos fluidos corporais) e pode resultar em um “rebote” ou metabolismo pós-correção alcalose. Isso ocorre porque, após a correção da hipotensão ou da deficiência de insulina, o metabolismo do lactato ou do beta-hidroxibutirato regenera o bicarbonato.

A hipocalemia geralmente ocorre nesses pacientes e, se presente, deve ser revertida.

Aumentar a excreção renal de bicarbonato

A manutenção da alcalose metabólica requer redução na excreção renal do excesso de bicarbonato. A reversão dos fatores que prejudicam a excreção renal de bicarbonato corrigirá a alcalose.

Os fatores mais importantes que prejudicam a excreção renal de bicarbonato incluem:

- Volume sanguíneo arterial efetivo reduzido.
- Depleção de cloreto e hipocloremia.
- Depleção de potássio e hipocalemia.
- Função renal reduzida.

Volume sanguíneo arterial ou efetivo reduzido e depleção de cloreto

O volume sanguíneo arterial efetivo reduzido está quase invariavelmente associado à depleção de cloreto, e a alta concentração sérica de bicarbonato está quase sempre associada à hipocloremia. Se a depleção do volume arterial puder ser tratada e revertida com solução salina isotônica (cloreto de sódio), isso restaurará simultaneamente o volume arterial, corrigirá o déficit de cloreto e aumentará a excreção renal de bicarbonato de sódio.

Todas as formas de volume sanguíneo arterial reduzido promovem a persistência da alcalose metabólica, uma vez que o rim é estimulado a reter sódio, e isso limita a capacidade de excretar bicarbonato. As causas da depleção de volume efetivo incluem vômito, perda/sucção por sonda nasogástrica, terapia diurética, perda acentuada de suor (especialmente com alta concentração de sal de suor, como na fibrose cística), perda de sangue, perda de líquido no terceiro espaço e, raramente, adenoma das vilosidades. As causas da depleção de volume arterial efetivo incluem insuficiência cardíaca e cirrose. Essas causas de volume arterial baixo não respondem à expansão do volume salino e esse tratamento pode resultar em deterioração clínica.

Depleção de volume real efetivo

Em pacientes com depleção de volume arterial efetivo, mas não em insuficiência cardíaca e cirrose, a alcalose metabólica deve ser corrigida pela expansão do volume. Geralmente, isso é feito com solução salina isotônica, que expande o LEC e o compartimento intravascular. É necessária terapia mais agressiva para pacientes com hipovolemia grave.

A reposição adequada do volume extracelular e intravascular tem os seguintes efeitos benéficos para pacientes com alcalose metabólica:

- Redução na reabsorção proximal e distal de bicarbonato de sódio, o que aumentará a excreção urinária de bicarbonato.
- Redução na reabsorção proximal de cloreto, resultando em aumento da distribuição de cloreto no néfron distal.
- O aumento no volume de fluido do túbulo distal e na liberação de cloreto reduzirá a secreção ácida e promoverá a conexão do segmento e a secreção de bicarbonato de túbulos por meio do trocador de ânions cloreto-bicarbonato localizado na superfície luminal das células intercaladas do tipo B.

O aumento resultante na excreção de bicarbonato deve ser refletido pelo pH alcalino da urina, que excederá a 7 quando existir bicarbonatúria significativa.

Estados edematosos

Pacientes com estados edematosos, como insuficiência cardíaca, cirrose, síndrome nefrótica e *cor pulmonale*, podem desenvolver alcalose metabólica, geralmente em razão da terapia diurética. O tratamento com solução salina isotônica é geralmente contraindicado para pacientes com edema por 2 razões: aumentará o edema, ascites e/ou derrames e não corrigirá a alcalose metabólica, pois a avidez renal subjacente de sódio persistirá, limitando a excreção urinária do excesso de bicarbonato. Esses pacientes geralmente são hipocalêmicos, a alcalose metabólica é frequentemente melhorada ou mesmo corrigida pela administração de cloreto de potássio. A adição de diuréticos poupadores de potássio pode ser útil.

No que diz respeito aos diuréticos poupadores de potássio, pacientes com insuficiência cardíaca ou cirrose são frequentemente tratados com um antagonista do receptor de mineralocorticoides (espironolactona). No entanto, deve ser cuidadosamente monitorado para evitar o desenvolvimento de hipercalemia potencialmente fatal.

Se for necessária diurese adicional, pode ser administrado o inibidor da anidrase carbônica, acetazolamida, um inibidor da anidrase carbônica que inibe principalmente a reabsorção proximal do bicarbonato de sódio, aumentando assim a excreção urinária de bicarbonato. As contraindicações à terapia com acetazolamida incluem hipersensibilidade às sulfonamidas, doença hepática grave, hipocalemia e doença renal grave.

Depleção de cloreto

Como mencionado, sódio e potássio devem ser administrados com cloreto para corrigir a alcalose metabólica. A expansão de volume com sais de cloreto reduz a reabsorção proximal dos bicarbonatos dos túbulos e aumenta a disponibilidade dos túbulos distais de sódio e cloreto em que o cloreto é reabsorvido em troca de bicarbonato no segmento de conexão e coleta dos túbulos por um trocador de cloreto/bicarbonato luminal.

Depleção de potássio

A administração de cloreto de potássio é um componente importante no tratamento da alcalose metabólica.

A depleção de potássio com hipocalemia aumenta a reabsorção do bicarbonato do túbulo proximal e também ativa um túbulo coletor HK-ATPase que reabsorve o potássio em troca do hidrogênio secretado. Isso aumentará a reabsorção e a geração de bicarbonato, que atuam em conjunto para manter a alcalose. A correção da hipocalemia diminuirá a atividade desse trocador de cátions, permitindo que o bicarbonato seja excretado na urina.

Além disso, a reposição de cloreto de potássio restaura o grande déficit intracelular de potássio que acompanha a hipocalemia na alcalose metabólica. O movimento dos íons hidrogênio para fora das células e a reposição de potássio intracelular têm vários efeitos importantes, cada um dos quais diminuindo a concentração de bicarbonato no plasma.

Quando sais de potássio são administrados a pacientes com alcalose metabólica, o cloreto de potássio é a preparação preferida. Os sais de potássio dos ânions orgânicos, como citrato ou acetato, devem ser evitados, se possível, uma vez que o metabolismo desses ânions gera bicarbonato, o que diminuirá a taxa de correção da alcalose metabólica.

O cloreto de potássio pode ser administrado por via intravenosa de forma cuidadosa para pacientes incapazes de tomar medicamentos orais ou como adjuvante da terapia oral em pacientes com hipocalemia grave ou sintomática.

Tratamento da alcalose metabólica pós-hipercápnica

A acidose respiratória crônica, geralmente causada por doença pulmonar obstrutiva crônica, está inicialmente associada ao aumento da excreção de ácido renal e, posteriormente, ao aumento da reabsorção de bicarbonato. Isso resulta do aumento compensatório na concentração de bicarbonato no soro que mitiga a queda no pH arterial. A alcalose metabólica pós-hipercápnica pode piorar a ventilação, agravar a acidose respiratória, retardar o desmame da ventilação artificial e prolongar a permanência na UTI. Quando a alcalose metabólica pós-hipercápnica acontece por depleção de volume, geralmente pode ser corrigida com uma infusão isotônica de solução. No entanto, se o paciente precisar de diurese adicional, a alcalose metabólica pós-hipercápnica pode ser tratada com acetazolamida, um diurético que aumenta a excreção urinária de bicarbonato de sódio e potássio.

Tratamento da alcalose metabólica com doença renal aguda ou crônica

A alcalose metabólica pode desenvolver-se em pacientes com doença renal aguda ou crônica. Em alguns casos, a diálise será indicada, com uma concentração baixa de banho de bicarbonato melhorará rapidamente a alcalose. No entanto, pode ser difícil reduzir acentuadamente as concentrações do banho de bicarbonato. Como o bicarbonato do paciente, nesses casos, geralmente é maior do que uma concentração padrão de banho de bicarbonato de diálise, a diálise de rotina deve melhorar a alcalose metabólica embora com menos eficácia do que a diálise com banho de baixo teor de bicarbonato.

A terapia de substituição renal contínua (TRC) pode ser usada para corrigir a alcalose metabólica em pacientes que necessitam de terapia de substituição renal.

Ácido clorídrico em pacientes selecionados

Pacientes com alcalose metabólica grave (p. ex., bicarbonato superior a 50 mEq/L e/ou pH superior a 7,55) que apresentam insuficiência renal e não podem ou não devem ser dialisados podem ser tratados com infusão intravenosa de HCl ou um precursor de HCl, como cloreto de amônio, que é metabolizado em ureia e HCl. O HCl para infusão pode produzir uma solução de HCl 0,1 N (100 mEq/L). Essa solução deve ser infundida lentamente através de um cateter venoso central cuidadosamente colocado na veia cava superior por 8 a 24 horas. Como o HCl pode reagir com o plástico, recomendam-se recipientes de vidro e o tubo intravenoso deve ser trocado a cada 12 horas. É necessário cuidado, pois a infiltração desta solução causará necrose dos tecidos, e essa complicação pode ser fatal. Se a infusão de ácido for prescrita, o objetivo deve ser a correção parcial da alcalose com reavaliação intermitente. Assim, nesses raros casos em que a terapia com ácido é usada, recomendam-se bioquímicas séricas seriadas e o estado clínico deve ser reavaliado para determinar se é necessária a descontinuação ou uma terapia adicional com ácido.

O cloreto de amônio (NH4Cl) pode ser outra terapêutica para alcalose metabólica, no entanto, é metabolizado em ureia e a concentração de ureia pode aumentar acentuadamente em pacientes com insuficiência renal. Além disso, altos níveis de amônia podem se desenvolver, especialmente em pacientes com doença hepática, e podem produzir manifestações do SNC.

REFERÊNCIAS BIBLIOGRÁFICAS

1. Anderson LE, Henrich WL. Alkalemia-associated morbidity and mortality in medical and surgical patients. South Med J. 1987;80(6):729-33.
2. Banga A, Khilnani GC. Post-hypercapnic alkalosis is associated with ventilator dependence and increased ICU stay. COPD. 2009;6(6):437-40.
3. Coe FC. Metabolic alcalosis. JAMA. 1977;238:(2288).
4. Cooke RE, Segar WE, Cheek DB, Coville FE, Darrow DC. The extrarenal correction of alkalosis associated with potassium deficiency. J Clin Invest. 1952;31(8):798-805.
5. Cooper DJ, Walley KR, Wiggs BR, Russell JA. Bicarbonate does not improve hemodynamics in critically ill patients who have lactic acidosis. Ann Intern Med. 1990;112(7):492-8.
6. Cuthbert C, Alberti KG. Acidemia and insulin resistance in the diabetic ketoacidotic rat. Metabolism. 1978;27(12 Suppl. 2):1903-16.
7. Eustace JA, Astor B, Muntner PM, Ikizler TA, Coresh J. Prevalence of acidosis and inflammation and their association with low serum albumin in chronic kidney disease. Kidney. 2004;65(3):1031-40.
8. Fall P, Szerlip HM. Continuous renal replacement therapy: cause and treatment of electrolyte complications. Semin Dial. 2010;23(6):581-5.

9. Frick PG, Senning A. The treatment of severe metabolic alkalosis with intravenous N /10 or N /5 hydrochloric acid. Helv Med Acta. 1963;30(4):603-7.
10. Gabow PA, Kaehny WD, Fennessey PV, Goodman SI, Gross PA, Schrier RW. Diagnostic importance of increased serum anion gap. N Engl J Med. 1980;303(15):854-8.
11. Galla JH. Metabolic alkalosis. J Am Soc Nephrol. 2000;11(2):369-75.
12. Garella S, Chazan JA, Cohen JJ. Saline-resistant metabolic alkalosis or "chloride-wasting nephropathy". Report of four patients with severe potassium depletion. Ann Intern Med. 1970;73(1):31-8.
13. Glaser N, Barnett P, McCaslin I, Nelson D, Trainor J, Louie J, et al.; Pediatric Emergency Medicine Collaborative Research Committee of the American Academy of Pediatrics. Risk factors for cerebral edema in children with diabetic ketoacidosis. N Engl J Med. 2001;344(4):264-9.
14. Gunnerson KJ, Saul M, He S, Kellum J. Lactate versus non-lactate metabolic acidosis: a retrospective outcome evaluation of critically ill patients. Crit Care. 2006;10(1):r22-32.
15. Hodgkin JE, Soeprono FF, Chan DM. Incidence of metabolic alkalemia in hospitalized patients. Crit Care Med. 1980;8(12):725-8.
16. Hoste EA, Colpaert K, Vanholder RC, Lameire NH, De Waele JJ, Blot SI, Colardyn FA. Sodium bicarbonate versus THAM in ICU patients with mild metabolic acidosis. J Nephrol. 2005;18(3):303-7.
17. Huber L, Gennari FJ. Severe metabolic alkalosis in a hemodialysis patient. Am J Kidney Dis. 2011;58(1):144-9.
18. Jacobsen D, McMartin KE. Methanol and ethylene glycol poisonings: mechanism of toxicity, clinical course, diagnosis and treatment. Med Toxicol. 1986;1(5):309-34.
19. Khanna A, Kurtzman NA. Metabolic alkalosis. J Nephrol. 2006;19(Suppl 9):S86-96.
20. Klepper ID, Kucera RF, Kindig NB, Sherrill DL, Filley GF. A comparative study of bicarbonate and Carbicarb in the treatment of metabolic acidosis induced by hemorrhagic shock. J Crit Care. 1988;3:256-61.
21. Koch SM, Taylor RW. Chloride ion in intensive care medicine. Crit Care Med. 1992;20(2):227-40.
22. Kraut JA, Kurtz I. Use of base in the treatment of severe acidemic states. Am J Kidney Dis. 2001;38(4):703-27.
23. Kraut JA, Kurtz I. Controversies in the treatment of acute metabolic acidosis. NephSAP. 2006;5:1-9.
24. Kraut JA, Madias NE. Metabolic acidosis: pathophysiology, diagnosis and management. Nat Rev Nephrol. 2010;6(5)274-85.
25. Kwun KB, Boucherit T, Wong J, Richards Y, Bryan-Brown CW. Treatment of metabolic alkalosis with intravenous infusion of concentrated hydrochloric acid. Am J Surg. 1983;146(3):328-30.
26. Levraut J, Grimaud D. Treatment of metabolic acidosis. Curr Op Crit Care. 2003;9(4):260-5.
27. Lisawat P, Gennari FJ. Approach to the hemodialysis patient with an abnormal serum bicarbonate concentration. Am J Kidney Dis. 2014;64(1):151-5.
28. Martin WJ, Matzke GR. Treating severe metabolic alkalosis. Clin Pharm. 1982;1(1):42-8.
29. Miller PD, Berns AS. Acute metabolic alkalosis perpetuating hypercarbia. A role for acetazolamide in chronic obstructive pulmonary disease. JAMA. 1977;238(22):2400-1.
30. Morabito S, Pistolesi V, Tritapepe L, Vitaliano E, Zeppilli L, Polistena F, et al. Continuous venovenous hemodiafiltration with a low citrate dose regional anticoagulation protocol and aphosphate supplementation needs. BMC Nephrol. 2013;14:232.
31. Palmer BF, Alpern RJ. Metabolic alkalosis. J Am Soc Nephrol. 1997;8(9):1462-9.
32. Perez GO, Oster JR, Rogers A. Acid-base disturbances in gastrointestinal disease. Dig Dis Sci. 1987;32(9):1033-43.
33. Pochet JM, Laterre PF, Jadoul M, Devuyst O. Metabolic alkalosis in the intensive care unit. Acta Clin Belg. 2001;56(1):2-9.
34. Rose BD, Pos TW. Clinical Physiology of Acid-Base and Electrolyte Disorders. 5th ed. Nova York: McGraw-Hill; 2001.
35. Rodriguez-Soriano J, Vallo A. Renal tubular acidosis. Pediatr Nephrol. 1990;4(3):268-75.

36. Rogers MC, Nichols DG, editors. Textbook of Pediatric Intensive Care. 3rd ed. Philadelphia (PA): Williams & Wilkins; 1996.
37. Roy S 3rd, Arant BS Jr. Hypokalemic metabolic alkalosis in normotensive infants with elevated plasma renin activity and hyperaldosteronism: role of dietary chloride deficiency. Pediatrics. 1981;67(3):423-9.
38. Schvartsman C, Reis AG, Farhat SCL. Pediatria - Pronto Socorro. 3ª ed. Barueri: Manole; 2018.
39. Wiederseiner JM, Muser J, Lutz T, Hulter HN, Krapf R. Acute metabolic acidosis: characterization and diagnosis of the disorder and the plasma potassium response. J Am Soc Nephrol. 2004;15(6):1589-96.
40. Wildenthal K, Mierzwiak DS, Myers RW, Mitchell JH. Effects of acute lactic acidosis on left ventricular performance. Am J Physiol. 1968;214(6):1352-9.
41. Seifter J. Acid base disturbances and the central nervous system. Nephrol Rounds. 2005;3:1-6.
42. Seldin DW, Rector FC Jr. Symposium on acid-base homeostasis. The generation and maintenance of metabolic alkalosis. Kidney Int. 1972;1(5):306-21.
43. Sherman RA, Eisinger RP. The use (and misuse) of urinary sodium and chloride measurements. JAMA. 1982;247(22):3121-4.
44. Stephani J, Wagner M, Breining T, Klaus J, Niess JH. Metabolic alkalosis, acute renal failure and epileptic seizures as unusual manifestations of an upside-down stomach. Case Rep Gastroenterol. 2012;6(2):452-8.

31 Distúrbios do sódio e do potássio

Michele Luglio
Juliana Macieira Zamboni

APÓS LER ESTE CAPÍTULO, VOCÊ ESTARÁ APTO A:
• Descrever as principais causas e princípios básicos da fisiopatologia dos distúrbios do sódio e do potássio.
• Diagnosticar e determinar a gravidade dos distúrbios do sódio e do potássio.
• Realizar o manejo terapêutico dos distúrbios do sódio e do potássio.

INTRODUÇÃO

Os pacientes pediátricos podem apresentar, no curso de doenças agudas e ao longo da internação hospitalar, distúrbios hidreletrolíticos múltiplos. Esses distúrbios se correlacionam a piores desfechos clínicos, o que faz com que o conhecimento a respeito de como manejá-los seja fundamental para o pediatra.

Neste capítulo, serão descritos os distúrbios de sódio e potássio: hiponatremia, hipernatremia, hipocalemia e hipercalemia.

DISTÚRBIOS HIDRELETROLÍTICOS

Distúrbios do Sódio

O controle do sódio é intimamente relacionado ao equilíbrio dos volumes corporais. O Na^+ representa o principal cátion do líquido extracelular (LEC), com as baixas concentrações intracelulares mantidas às custas da ação da Na-K-ATPase[1].

Com isso, os distúrbios de sódio apresentam a gênese em mecanismos que afetam a quantidade de Na^+ diretamente absorvida e excretada pelo organismo e em mecanismos responsáveis pelas alterações dos volumes dos líquidos corporais. Hiponatremia e hipernatremia, dessa maneira, são consequências das interações desses processos[1-3].

Os mecanismos envolvidos nesse controle incluem ações do sistema renina-angiotensina-aldosterona (que, quando ativado, leva à reabsorção renal de sódio e água) e da secreção pela neuro-hipófise do hormônio arginina-vasopressina/ADH (hormônio antidiurético, responsável pelo controle da osmolaridade sérica, age estimulando a reabsorção de água livre nos túbulos coletores renais)[1-6].

Hipernatremia

Definição

Define-se hipernatremia como a $[Na^+]$ sérica acima de 145 mEq/L[3].

Etiologia/fisiopatologia e diagnóstico

Com a maioria dos episódios em crianças acontecendo após a admissão hospitalar, estima-se a incidência de 0,04 a 0,2% em crianças hospitalizadas (podendo chegar a 22% nos internados em terapia intensiva). Vários fatores contribuem para o surgimento da hipernatremia, como: administração de fluidos ricos em sódio, defeitos da concentração renal, aumento das perdas insensíveis[4-6].

Três mecanismos básicos são responsáveis pelo surgimento da hipernatremia: administração excessiva de sódio ou a retenção renal, perda excessiva de água livre, déficits concomitantes de água livre e sódio (déficit de água > déficit de sódio)[1,3].

A definição da volemia do paciente é essencial na avaliação do quadro, auxiliando a determinar a etiologia que levou ao distúrbio. Na presença de hipovolemia (ou euvolemia), em que a perda de água livre suplanta a perda de sódio ou a perda de volume é reposta com fluido contendo elevadas quantidade de Na^+, os pacientes evoluem com hipernatremia[6].

Um exemplo dessa situação é o diabete insípido (central e nefrogênico). Essa condição pode ser resultante da falta de vasopressina (lesões de sistema nervoso central [SNC], hipertensão intracraniana, tumores que acometam a hipófise – craniofaringeoma etc.). Mais comumente, em pacientes pediátricos, o diabete insípido tende a ocorrer em pós-operatório de neurocirurgia com manipulação hipofisária[1].

Nesses casos, o processo assume uma característica trifásica: uma fase de edema pituitário reversível (fase poliúrica inicial, durando cerca de 3 a 5 dias); seguida de uma fase de liberação desregulada de vasopressina, sem mecanismo de *feedback* adequado (produzindo oscilações importantes da natremia, por induzir à síndrome da secreção inapropriada de ADH) e, por fim, estabelecem-se graus variáveis de deficiência de secreção de ADH (dependente da intensidade de lesões hipofisárias)[1-3,6].

Situações como doenças renais hereditárias e uso de drogas como lítio, anfotericina B e foscarnet podem levar à hiporresponsividade renal à vasopressina, culminando com diabete insípido nefrogênico. Como forma de diferenciar entre os dois fenômenos e efetuar o diagnóstico, pode-se proceder ao teste com DDAVP, como explicitado na Tabela 31.1.

Diarreia grave, com perda importante de água livre, em especial quando tratada com fluidos ricos em sódio, pode levar a desidratações hipernatrêmicas. Nessa situação, o déficit de água é superior ao déficit de sódio que pode estar presente. Diferentemente do que ocorre no diabete insípido, nas demais situações de perda de água livre, a urina concentrada é uma característica observada (osmolaridade urinária usualmente acima de 500 mOsm/L). Além disso, o volume urinário diário tende a ser baixo[6].

Perdas de água livre por meio de lesões cutâneas ou queimaduras e febre são situações raras em pacientes pediátricos. A superfície corpórea relativamente maior em crianças coloca-os sob risco de desidratação hipernatrêmica por perdas insensíveis[1,2].

Uso de diuréticos, como furosemida, pode levar à hipernatremia leve (lembrando que o equilíbrio da natremia vai depender diretamente do tipo de fluido utilizado para restituir a volemia). Nesses casos, a dosagem de Na^+ urinário é, caracteristicamente, maior que 20 mEq/L[1].

Na presença de hipervolemia, o diagnóstico a ser considerado é o uso excessivo e iatrogênico de soluções ricas em sódio. Isso pode acontecer, em especial, nos pacientes que recebem múltiplas reposições de bicarbonato de sódio. Nesse caso, a hipernatremia é acompanhada de alcalose metabólica importante[6].

Na Tabela 31.2 estão as principais etiologias de hiponatremia.

TABELA 31.1 Interpretação de testes de privação hídrica e DDAVP

Osmolaridade urinária (mOSm/kg)		
Após privação hídrica	Após DDAVP	Diagnóstico
< 100	> 750	DI central
< 300	> 300	DI nefrogênico
> 750	> 750	Polidipsia primária
300-750	< 750	DI central ou nefrogênico parcial, polidipsia primária

TABELA 31.2 Principais etiologias de hipernatremia

Excesso de sódio	Déficit de água livre	Déficit de água e sódio
Erro de preparo de fórmula	DI nefrogênico (adquirido, hereditário)	Perdas gastrointestinais (diarreia, vômitos)
Uso de salina hipertônica	DI central (lesões de SNC, hipertensão intracraniana, hereditárias)	Queimaduras e suor excessivo
Excesso de ingestão de bicarbonato	Perdas insensíveis aumentadas (febre, hipertermia, queimados)	Perdas renais (diuréticos, pós-obstrutiva, doença renal crônica)

Quadro clínico

Pacientes com hipernatremia têm a maioria dos sintomas ligados ao estado de hidratação. Mais comumente, apresentam-se com sinais de desidratação, como mucosas secas, diminuição de turgor cutâneo, porém em grau menor quando comparado a pacientes com hiponatremias[2].

As alterações de osmolaridade, no SNC, podem causar uma variedade de sintomas, desde confusão mental, coma, podendo chegar a apneias e outros sinais neurológicos. No caso de déficits focais, como o distúrbio pode relacionar-se a hemorragias e rupturas vasculares, indica-se uma investigação com método de imagem, usualmente tomografia computadorizada de crânio[1,2].

Tratamento

O tratamento das hipernatremias tem como objetivos a restituição volêmica do paciente com correção de desidratação e o controle da natremia dentro de valores seguros de velocidade de queda do Na^+, além do tratamento da condição precipitante[1,3].

O ponto de partida é sempre a avaliação minuciosa do estado de hidratação e balanço hídrico, com a primeira etapa do tratamento consistindo em reposição de volume (com cristaloides usuais, como NaCl a 0,9%, Ringer simples, Ringer lactato etc.)[1-3].

Subsequentemente, pode-se lançar mão do cálculo do déficit de água livre corporal, como forma de estimar as reposições a serem realizadas dentro de 24 horas de tratamento. Para isso, podem-se utilizar as fórmulas a seguir:

$$\text{Déficit de } H_2O \text{ livre} = H_2O \text{ corporal total} \times \left[\left(\frac{Na}{140}\right) - 1\right]$$

$$Na \text{ para L de solução} = \frac{[Na]\text{infusão} - [Na]\text{paciente}}{(\text{Peso} \times 0{,}6) + 1}$$

Em pacientes pediátricos, utiliza-se H_2O corporal total = peso × 0,6

Pacientes com hipernatremias sintomáticas (a maioria das quais com [Na^+] > 160 mEq/L) necessitam de correção por meio da reposição de água livre[1,3].

A reposição de água livre pode ser feita por via endovenosa (usualmente com soro glicosado ou soluções hipotônicas) ou por via enteral, sendo essa a via preferencial para pacientes nas quais se faça disponível. Recomenda-se a velocidade de diminuição de sódio de 0,4 a 0,5 mEq/L/hora ou 10 a 12 mEq/L/24 horas. A coleta de controles de Na^+ deve ser feita a cada 4 horas durante a correção, uma vez que ajustes na administração de água livre podem se fazer necessários[1,3].

Nos casos de diabetes insípido central, uma possibilidade de tratamento é a reposição de hormônio por meio da administração de DDAVP. Encontra-se disponível em formulações para administração endovenosa, oral ou intranasal. O auxílio de um endocrinologista pode ser útil nessas circunstâncias, não somente para ajuste da medicação como pela possibilidade de outros distúrbios hormonais potencialmente associados (possível pan-hipopituitarismo)[1-3].

Hiponatremia

Definição

Define-se hiponatremia como a [Na^+] sérica abaixo de 135 mEq/L[3].

Etiologia/fisiopatologia/diagnóstico

A hiponatremia é um evento comum em pacientes pediátricos hospitalizados, se fazendo presente em até 25% dos casos. Nos pacientes internados em terapia intensiva, pode ser muito mais comum, com prevalências de até 73% sendo reportadas[6].

Além disso, a hiponatremia por si só é considerada um marcador individual de pior prognóstico, impactando negativamente os defechos[3,4].

Normalmente, o passo inicial da avaliação desses pacientes se concentra em determinar se se trata de hiponatremia real ou pseudo-hiponatremia[1,6].

A pseudo-hiponatremia, uma medição falsamente reduzida do sódio sérico, está presente em situações nas quais existam interferentes em solução, como na presença de proteínas anormais em circulação ou hipertrigliceridemias[1,6].

Afastados esses quadros, parte-se para uma avaliação da condição volêmica. Assim, separam-se os pacientes em euvolêmicos (ou levemente hipovolêmicos), hipovolêmicos e hipervolêmicos. Tal divisão se faz necessária para definir as etiologias mais prováveis e auxiliar na determinação da estratégia de tratamento[1,2].

Na hiponatremia com hipovolemia, há perda concomitante de sódio e água, com déficit significativo do eletrólito levando à diminuição das concentrações séricas. Nesse grupo, tem grande importância os quadros de gastroenterite, marcados por diarreia e êmese. Geralmente, a hiponatremia se desenvolve por uso de fluidos de reposição hipotônicos[1-3].

As perdas renais podem levar o paciente a desenvolver hiponatremia hipovolêmica, em situações como uso de diuréticos tiazídicos, doenças renais hereditária (nefronoftíase, doença renal policística) e quadros adquiridos (nefrites tubulointersticiais). Na deficiência de mineralocorticoides, como na síndrome de Addison e na hiperplasia congênita de adrenal, o hipoaldosteronismo resultante pode induzir distúrbios eletrolíticos, marcadamente hiponatremia, hipercalemia e acidose metabólica[3].

A dosagem de sódio urinário pode auxiliar na distinção desses processos. No caso de perdas extrarrenais, a tendência é a maior propensão de retenção de sódio pelos néfrons, resultando em uma [Na^+] urinário < 20 mEq/L. Por outro lado, dosagens acima de 20 mEq/L indicam perdas renais de sódio[1,3].

Ainda nesse grupo, tem importância a chamada síndrome cerebral perdedora de sal, doença marcada por lesão cerebral, aumento de pressão intracraniana e/ou infecção de SNC levando ao aumento de diurese com natriurese ([Na^+] urinário > 20 mEq/L). O mecanismo causal ainda é pouco conhecido, atribuído a aumentos na produção de peptídeos cerebrais natriuréticos. Nesse último caso, o diferencial com outras etiologias pode ser feito com base no estado de hidratação do paciente[1,3].

Na Tabela 31.3, estão listadas as diferenças bioquímicas mais comuns entre os principais distúrbios de Na^+ vistos em terapia intensiva e com gênese associada a eventos de SNC.

Nos quadros de hiponatremia hipervolêmica, parte-se de uma diminuição no volume circulatório efetivo (por perdas para 3º espaço, vasodilatação, queda do débito cardíaco) levando à ativação do sistema renina-angiotensina-aldosterona, estimulando a retenção de sódio e água pelos rins. Paralelamente, a ingestão de água, administração de fluidos hipotônicos e as ações renais do ADH (com secreção também estimulada neste processo) produzem aumento de água livre, com consequente queda da natremia[1].

Esses ditos "estados edematosos" podem incluir: insuficiência cardíaca congestiva, insuficiência hepática, síndrome nefrótica e enteropatias perdedoras de proteínas (como pacientes pós-Fontan)[6].

Por fim, as hiponatremias euvolêmicas são marcadas pela ausência de sinais clínicos claros de aumento ou diminuição de volemia. No entanto, em alguns casos, sinais sutis de hipervolemia (como aumentos de peso) podem estar presentes. Um exemplo clássico des-

TABELA 31.3 Características bioquímicas de distúrbios do Na^+ observados em terapia intensiva

Distúrbio	Natremia	[Na+] urinária	Diurese	Volemia
DI	↑	↓	↑	Hipovolemia
SSIADH	↓	↑	↓	Euvolemia
Síndrome cerebral perdedora de sal	↓	↑	↑	Hipovolemia

sa categoria é a síndrome da secreção inapropriada de hormônio antidiurético (SSIADH). Na SSIADH, a secreção de vasopressina não responde aos estímulos inibitórios usuais, como diminuição de osmolaridade e aumento de volemia. O resultado é a hiponatremia por retenção de água livre. As causas encontram-se relacionadas a distúrbios do SNC (infecções, hemorragias, tumores), doenças pulmonares (pneumonias, aspirações, hemorragias alveolares, pressão positiva em ventilação) e como síndrome paraneoplásica[1,3,6].

O diagnóstico da SSIADH se dá por meio da exclusão de outras causas de hiponatremia, com suporte em indícios laboratoriais de aumento de água livre e processo dilucional (ureia e ácido úrico baixos)[1].

Na Tabela 31.4, estão as principais etiologias relacionadas à hiponatremia, divididas em categorias.

Manifestações clínicas

Os sintomas relacionados à hiponatremia têm íntima relação com a diminuição de osmolaridade plasmática e o direcionamento de água para o meio intracelular. Nesse contexto, o tempo de instalação da hiponatremia (aguda ou crônica) e a intensidade do processo (quão baixa é a natremia resultante) são fundamentais para determinar a sintomatologia resultante[2].

Quadros agudos (instalação em menos de 48 horas) podem levar a sintomas neurológicos, como náuseas, vômitos, confusão mental, estupor, convulsões e coma[2].

Tratamento

O ponto de partida para o tratamento adequado da hiponatremia é a avaliação clínica criteriosa, incluindo uma breve avaliação neurológica pelo próprio médico generalista e avaliação do estado volêmico. Em casos de hipovolemia, deve-se iniciar com restituição volêmica com solução fisiológica[1-3].

Pacientes com sintomatologia relacionada ao SNC (em geral relacionada a dosagens de sódio abaixo de 120 mEq/L), como convulsões, têm indicação de correção da natremia[1-3].

TABELA 31.4 Etiologias de hiponatremia

Pseudo-hiponatremia	Hiponatremia hipovolêmica	Hiponatremia euvolêmica	Hiponatremia hipervolêmica
Hiperlipidemia	Perdas gastrointestinais	SSIADH	Insuficiência cardíaca congestiva
Hiperproteinemia	Uso de diuréticos	Hipotiroidismo	Cirrose hepática
	Diurese pós-obstrutiva	Intoxicação hídrica	Insuficiência renal
	Síndrome cerebral perdedora de sal	Hiponatremia induzida por exercício	Síndrome nefrótica
	Hipoaldosteronismo		Enteropatia perdedora de proteínas

O objetivo, nesses casos, é elevar $[Na^+]$ sérico acima de 120 mEq/L, respeitando-se a velocidade máxima de 12 mEq/L/24 horas (ou 0,5 mEq/L/hora). Para isso, pode-se lançar mão de soluções hipertônicas, como NaCL 3%, seguindo a fórmula de correção descrita a seguir[3]:

$$Na \text{ para L de solução} = \frac{[Na]\text{infusão} - [Na]\text{paciente}}{(\text{Peso} \times 0{,}6) + 1}$$

No caso de SSIADH, o tratamento concentra-se em restrição hídrica e uso de soluções com concentrações de sódio próximas ao fisiologicamente normal (soluções isotônicas)[1,2].

Já nos estados edematosos, o tratamento se guia por diuréticos, em especial os de alça, que promovem aumento do *clearance* de água livre, corrigindo a hiponatremia. Recomendam-se doses em bolo de furosemida de 0,3 a 1 mg/kg/dose[1,6].

Distúrbios do potássio

Hipocalemia e hipercalemia são os principais distúrbios eletrolíticos encontrados em pacientes hospitalizados, ocasionando emergências médicas; sendo assim, é extremamente importante entender as causas e o tratamento.

Do total corporal de potássio, 98% encontra-se no intracelular, e destes, 75% estão nas células musculares. O potássio é também o principal íon presente no meio intracelular, com a concentração de 140 a 150 mEq/L, valor 30 vezes maior que a concentração extracelular, que oscila entre 3,5 e 5,5 mEq/L[7]. Esse balanço entre o potássio dentro e fora da célula é regulado por mecanismos homeostáticos que mantêm níveis necessários intracelulares para o metabolismo e o crescimento, e concentrações extracelulares que atuam no potencial de repouso das membranas das células nervosas e musculares. Para preservar essas concentrações de potássio, os rins são capazes de alterar a excreção renal, e é a bomba Na-K-ATPase quem regula a passagem de potássio através da membrana[8].

Os distúrbios de potássio podem ocorrer por três motivos:

1. Oferta de potássio: baixa ou alta.
2. Passagem do potássio pela membrana celular: no sentido intracelular ou extracelular.
3. Alteração na excreção renal de potássio ou perda excessiva via trato gastrointestinal[8,9].

Hipocalemia

Definição

A hipocalemia é definida como concentrações plasmáticas de potássio menores que 3,5 mEq/L e pode ser dividida em leve, moderada ou grave (Quadro 31.1). As causas estão listadas no Quadro 31.2[9].

QUADRO 31.1 Divisão da hipocalemia de acordo com a gravidade

Leve – K^+ entre 3,0 e 3,5 mEq/L
Moderada – K^+ entre 2,5 e 3,0 mEq/L
Grave – K^+ < 2,5 mEq/L

K^+: potássio; mEq/L: miliequivalentes por litro.

QUADRO 31.2 Causas de hipocalemia

Perdas anormais
▪ Medicações
– Diuréticos (furosemida)
– Laxantes ou enemas
– Corticosteroides
▪ Perdas gastrointestinais
▪ Perdas renais
– Diurese osmótica
– Excesso de mineralocorticoides
– Acidose tubular renal tipos I e II
– Polidipsia
– Defeitos no transporte renal intrínseco
▪ Hipomagnesemia
▪ Diálises/plasmaféreses
Passagem de potássio para o intracelular
▪ Medicações
– *Overdose* de insulina
– Beta-2-agonistas
– Descongestionantes
– Xantinas
– Anfotericina B
– Intoxicação por verapamil, cloroquina, bário ou césio
▪ Alcalose
▪ Síndrome de realimentação
▪ Aumento de beta-2-adrenérgicos
– *Delirium*
– Lesão de sistema nervoso central
– Isquemia miocárdica
▪ Tireotoxicose
▪ Paralisia periódica familiar hipocalêmica
▪ Hipotermia

(continua)

QUADRO 31.2 Causas de hipocalemia *(continuação)*
Baixa oferta de potássio
▪ Anorexia
▪ Demência
▪ Desnutrição
▪ Nutrição parenteral prolongada

Manifestações clínicas

As manifestações clínicas dependem da gravidade da hipocalemia, sendo raras em concentrações de potássio maiores que 3,0 mEq/L, se tornando mais graves e potencialmente fatais com a diminuição desse íon[8].

- Fraqueza muscular:
  - Musculatura estriada esquelética – fraqueza em extremidades, evoluindo para paralisia e acometimento da musculatura respiratória com insuficiência respiratória e óbito.
  - Musculatura lisa – íleo paralítico, com distensão abdominal, anorexia, náuseas, vômitos ou constipação.
- Alterações cardíacas:
  - Arritmias – extrassístoles atriais e ventriculares, bradicardia sinusal, taquicardia juncional, bloqueio atrioventricular, taquicardia ventricular ou fibrilação ventricular.
  - Alterações no eletrocardiograma (ECG) – prolongamento do intervalo PR, depressão do segmento ST com achatamento de onda T e aparecimento de onda U (Figuras 31.1 e 31.2).
- Manifestações renais:
  - Capacidade de concentração prejudicada – polidipsia ou poliúria.

Tratamento

O tratamento varia conforme a gravidade da hipocalemia e os sintomas[8].

Consiste em repor o potássio, identificar e tratar a causa do distúrbio, iniciar diurético poupador de potássio em pacientes com perda renal (espironolactona) e monitoração cardíaca[2].

- O tratamento da hipocalemia leve (K^+ entre 3,0 e 3,5 mEq/L) em pacientes assintomáticos:
  - A correção da causa base e o aumento da ingestão de K^+ na dieta costumam ser suficientes. Em pacientes em jejum, deve-se iniciar a reposição de potássio em um soro de manutenção[8].

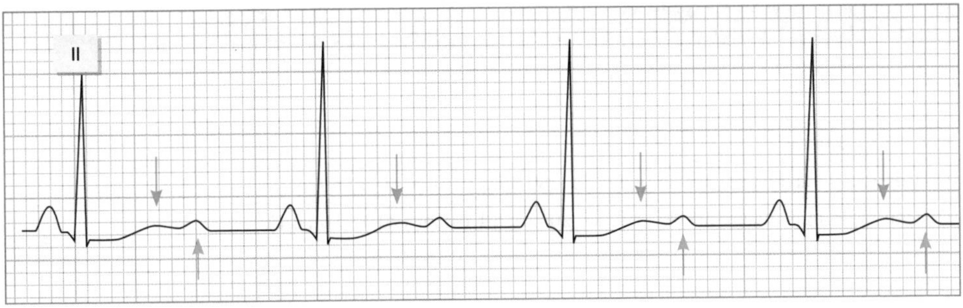

FIGURA 31.1 Hipocalemia moderada – depressão do segmento ST e aparecimento de onda U.

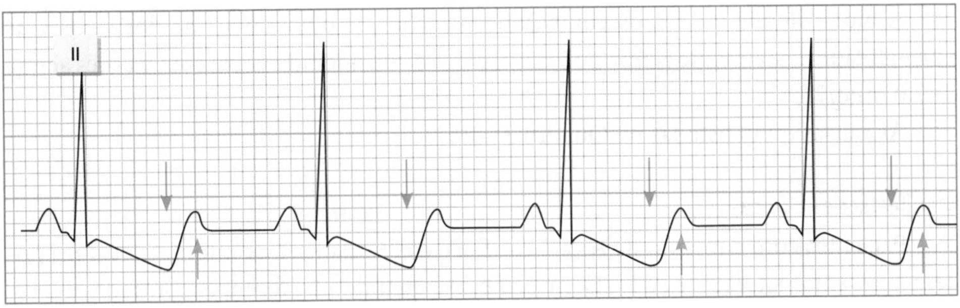

FIGURA 31.2 Hipocalemia grave – onda T negativa e maior proeminência de onda U.

- Tratamento da hipocalemia moderada (K^+ entre 2,5 e 3,0 mEq/L) em pacientes assintomáticos:
  - Iniciar a reposição de potássio preferencialmente por via enteral na dose de 2 a 5 mEq/kg/dia, em doses divididas, não excedendo 1 a 2 mEq/kg em uma única dose[10].
- Tratamento da hipocalemia grave (K < 2,5 mEq/L) ou em pacientes sintomáticos:
  - Iniciar a monitoração cardíaca e a correção rápida de potássio (Quadro 31.3) com velocidade de infusão máxima de 0,3 a 0,5 mEq/kg/hora (máximo de 20 mEq/hora para crianças e 40 mEq/hora para adolescentes)[11,12].

A terapia deve ser realizada com diluição em solução salina sem glicose, pois estimula a liberação de insulina, o que pode agravar a hipocalemia[8].

A administração de potássio em acesso periférico pode causar dor, irritação e flebite, complicações evitadas com concentrações menores que 20 mEq/L[8].

A presença de hipomagnesemia pode causar hipocalemia refratária por aumento de perda renal de potássio, sendo importante corrigir os níveis de magnésio no tratamento[10].

Deve-se realizar controle de potássio sérico 2 horas após término da correção intravenosa[10].

QUADRO 31.3 Infusão de potássio para correção de hipocalemia[12,13]
K (mEq) = 0,3-0,5 x peso x hora
Peso – kg
Horas – 3 a 5 horas[13]
Concentração máxima em acesso periférico – 80 mEq/L (usual 40-60 mEq/L)[12]
Concentração máxima em acesso central – 200 mEq/L (usual 120-150 mEq/L)[12]

Hipercalemia

Definição

A hipercalemia é definida como concentrações de potássio acima dos valores de normalidade, usualmente acima de 5,5 mEq/L, e é considerada grave com valores acima de 7,0 mEq/L[9].

As causas estão listadas no Quadro 31.4[10].

Manifestações clínicas

Pacientes com aumento de K^+ até 7 mEq/L costumam ser assintomáticos, mas podem apresentar alterações ao ECG, mas, mesmo quando não forem encontradas alterações, deve ser iniciada terapia para hipercalemia[9].

Pacientes que apresentam $K^+ > 7$ mEq/L podem apresentar sintomas musculares e cardíacos:

- Fraqueza muscular:
  - Fraqueza ascendente, evoluindo com paralisia flácida, semelhante à síndrome de Guillain-Barré[9].
- Alterações na condução cardíaca:
  - Palpitação, síncope ou até assistolia[9].
  - Alterações ocorrem não apenas por valores altos de potássio, mas também com a elevação rápida (como na síndrome de lise tumoral). Ao ECG, aparece inicialmente o apiculamento da onda T, seguida de alargamento do QRS e achatamento da onda P, com evolução do desaparecimento da onda P e fusão da onda T no complexo QRS (Figuras 31.3, 31.4 e 31.5)[9].

Tratamento

Deve-se solicitar o ECG para todos os pacientes com $K^+ > 6$ mEq/L que não tenham hipercalemia prévia ou quando houver suspeita de aumento súbito de K^+. Caso haja alterações ao ECG, o paciente deve ser colocado em monitoração cardíaca[14,15].

QUADRO 31.4 Causas de hipercalemia[10]

Diminuição da excreção renal
▪ Insuficiência renal aguda
▪ Insuficiência renal crônica
▪ Medicações
– Inibidores da enzima conversora de angiotensina (IECA)
– Bloqueadores de receptores de angiotensina (BRA)
– Anti-inflamatórios não esteroidais (AINE)
– Diuréticos poupadores de potássio
– Trimetoprima
– Heparina
– Lítio
– Inibidores da calcineurina
▪ Diminuição do fluxo renal distal
– Insuficiência cardíaca congestiva
– Cirrose
▪ Hipoaldosteronismo
▪ Defeitos tubulares renais primários
– Lúpus eritematoso sistêmico
– Anemia falciforme
– Uropatia obstrutiva
– Defeitos tubulares hereditários
– Amiloidose
Passagem de potássio para o extracelular
▪ Deficiência ou resistência à insulina
▪ Acidose
▪ Medicações
– Betabloqueadores
– Digoxina
– Somatostatina
– Succinilcolina
▪ Lesão celular
▪ Paralisia periódica hipercalêmica
Alta oferta de potássio
▪ Suplementação de potássio
▪ Transfusão sanguínea

(continua)

QUADRO 31.4 Causas de hipercalemia[10] *(continuação)*
Alta oferta de potássio
▪ Alimentos ricos em potássio
▪ Substitutos de sal contendo potássio
▪ Suplementos proteicos
▪ Penicilina G potássica
▪ Algumas formas de síndrome de pica
Pseudo-hipercalemia
▪ Uso de torniquete
▪ Leucocitose
▪ Hemólise do sangue coletado

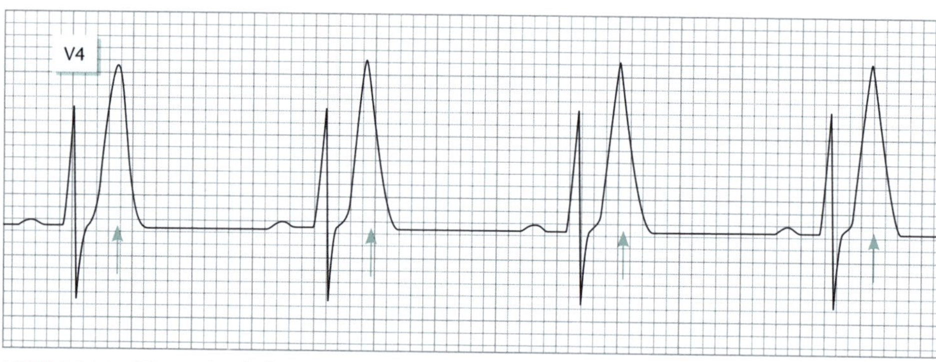

FIGURA 31.3 Hipercalemia leve – onda T apiculada.

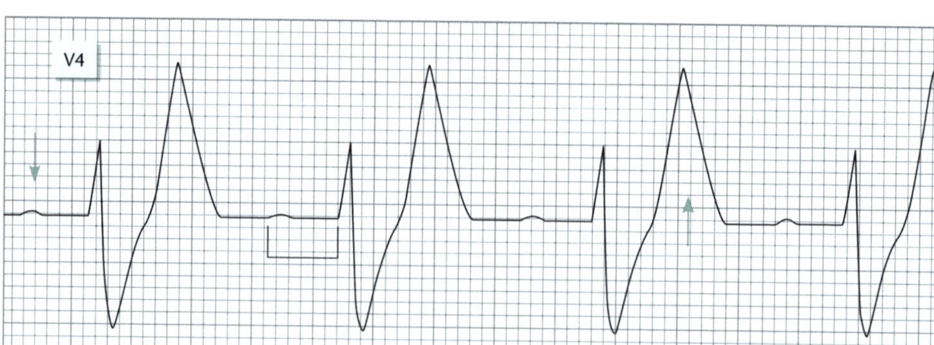

FIGURA 31.4 Hipercalemia moderada – onda T apiculada e alargamento do QRS e achatamento de onda P.

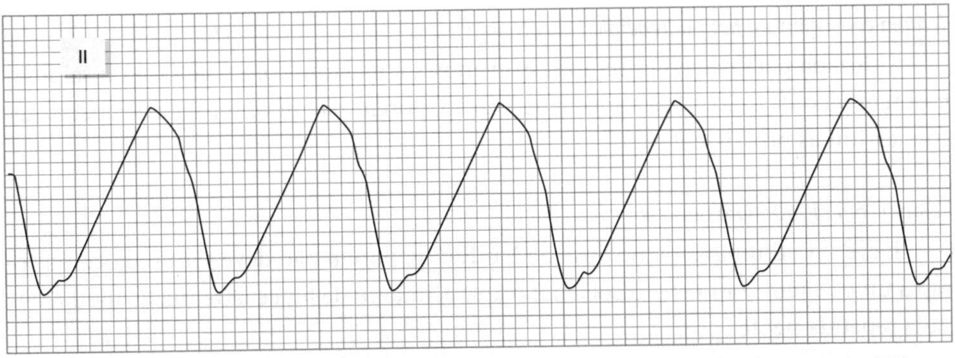

FIGURA 31.5 Hipercalemia grave – desaparecimento de onda P, fusão da onda T com o QRS.

Os pacientes com hipercalemia grave ($K^+ > 7$ mEq/L) ou sintomáticos[14,15] devem receber um tratamento emergencial que diminua rapidamente o potássio sérico, porém são de caráter transitório e devem ser acompanhados de medidas que diminuam o potássio corporal total[14,15].

Deve-se iniciar infusão de cálcio intravenoso para estabilização da membrana cardíaca, diminuindo a excitabilidade (preferencialmente usar o cloreto de cálcio a 10%) e utilizar intervenções que aumentem a passagem de K^+ do meio extracelular para o intracelular[14,15].

Infusão de cálcio

Cloreto de cálcio 10% (mL) = 0,2 mL × kg
Dose máxima = 10 mL
Tempo de infusão entre 5 e 10 minutos

ou

Gluconato de cálcio 10% (mL) = 0,5 a 1 mL × kg
Dose máxima = 20 mL
Tempo de infusão > 5 minutos

Terapia de insulina com glicose

Solução polarizante = glicose 0,5 g/kg + insulina regular 0,1 U/kg
Dose máxima de insulina regular = 10 U
Tempo de infusão > 30 minutos

Controle de glicemia 1 hora depois

Terapia com agonista beta-adrenérgico inalatório

Utilizada para pacientes sem acesso venoso, a inalação com fenoterol ou salbutamol tem pico de ação 1 hora após s realização, porém não deve ser feita em pacientes com arritmias preexistentes.

Terapia com bicarbonato de sódio

Deve ser administrada na dose de 1 mEq/kg, porém não deve ser usada como terapia única e tem como efeito colateral o aparecimento de hipernatremia quando realizada repetidamente.

$$\text{Bicarbonato de sódio 8,4\% (mL)} = 1 \times \text{peso}$$
$$\text{Dose máxima} = 50 \text{ mEq}$$
$$\text{Tempo de infusão} > 10 \text{ a } 15 \text{ minutos}$$

Tratamento para pacientes com $K^+ < 7$ mEq/L, sem risco de aumento rápido e com hipocalemia grave ou sintomáticos que receberam o tratamento emergencial:

- Inicialmente, deve-se tratar as causas reversíveis de aumento do K^+ como hipovolemia, hiperplasia adrenal congênita, insuficiência adrenal, suspender uso de medicamentos como espironolactona e IECA, diminuição da oferta de K^+ enteral e intravenoso e correção da acidose metabólica.

Terapia com diuréticos

Diuréticos tiazídicos (hidroclorotiazida) e de alça (furosemida) aumentam a excreção renal de potássio, sendo esse último o mais utilizado no tratamento da hipercalemia. A dose da furosemida é de 1 mg/kg, com o máximo de 40 mg, para pacientes com função renal normal e 80 mg com insuficiência renal.

Terapia com resinas de troca

As resinas disponíveis são o poliestireno sulfonato de sódio (PSS) e o poliestireno sulfonato de cálcio (PSC)[14].

O PSS, de nome comercial Kayexalate®, realiza troca de potássio por sódio no intestino, porém, até o presente momento, não está liberado pela Agência Nacional de Vigilância Sanitária (Anvisa).

O PSC, de nome comercial Sorcal®, realiza troca de potássio por cálcio no intestino. A dose é de 0,5 a 1 g/kg, de 6 em 6 ou 4 em 4 horas, diluído em água, por via oral, enteral ou retal. Para evitar constipação, o paciente deve fazer uso de laxativos, como lactulose ou polietilenoglicol[13,14].

Diálise

A diálise pode ser necessária para o tratamento da hipercalemia em não responsivos à terapia com diuréticos ou resinas de troca ou para os pacientes com disfunção renal grave. Nessas situações, a hemodiálise é a modalidade preferencial por ser mais rápida e eficaz.

CONCLUSÕES

Os distúrbios do sódio e do potássio encontram-se entre os principais distúrbios hidreletrolíticos observados na prática de terapia intensiva.

Mesmo com as particularidades inerentes a cada um desses distúrbios, a presença necessita de conhecimento e atenção do pediatra para o diagnóstico e o manejo.

REFERÊNCIAS BIBLIOGRÁFICAS

1. Scheider J, Kelly A. Disorders of Water, Sodium and Potassium Homeostasis. In: Nichols DG, Schaffner DH, editors. Roger's Textbook of Pediatric Intensive Care. 5th ed. Philadelphia: Wolters Kluwer; 2016.
2. Cho, et al. Fluid and Electrolyte Disorders. In: McPhee SJ, editor. Current Medical Diagnosis and Treatment. 49th ed. McGraw-Hill; 2010.
3. Sterns RH. Disorders of plasma sodium – causes, consequences, and correction. N Engl J Med. 2015;372(1):55-65.
4. Moritz ML, Ayus JC. Maintenance intravenous fluids in acutely ill patients. N Engl J Med. 2015;373(14):1350-60.
5. Seifter JL. Integration of acid-base and electrolyte disorders. N Engl J Med. 2014;371(19):1821-31.
6. Greenbaum LA. Distúrbios de Eletrólitos e Acidobásico. In: Kliegman RM, Stanton BF, St Geme JW, editors. Nelson Tratado de Pediatria. 20ª ed. Rio de Janeiro: Elsevier; 2018.
7. Schaefer TJ, Wolford RW. Disorders of potassium. Emerg Med Clin N Am. 2005;23(3):723-47.
8. Somers MJ, Avram ZT, Mattoo TK, Kim MS. Hypokalemia in children. Publicado no UpToDate [periódico online] 2018; [citado 10 março 2019].
9. Somers MJ, Mattoo TK, Kim MS. Causes, clinical manifestations, diagnosis, and evaluation of hyperkalemia in children. Publicado no UpToDate [periódico online] 2018; [citado 10 março 2019]; Disponível em:
10. Schmidt GL, Fluids and Electrolytes. In: Corkins MR, et al. The A.S.P.E.N Pedriatic Nutrition Support Core Curriculum. 2nd ed. Silver Spring: American Society of Parental and Enteral Nutrition; 2015.
11. Viera AJ, Wouk N. Potassium disorders: hypokalemia and hyperkalemia. Am Fam Physician. 2015;92(6):487-95.
12. University Health System. Pediatic Electrolyte Replacement Infusion Guidelines. Available from: https://www.universityhealthsystem.com/~/media/files/clinical-pathways/electrolyte-replacement-infusions-pediatrics-0713.pdf?la=en.
13. Barbosa AP, Sztajnbok J. Distúrbios hidroeletrolíticos. J Pediatr (Rio J). 1999;75(Supl.2):s223-s33.
14. Somers MJ, Mattoo TK, Kim MS. Management of hyperkalemia in children. Publicado no UpToDate [periódico online] 2018; [citado 10 março 2019]; Disponível em:
15. Daly K, Farrington E. Hypokalemia and hyperkalemia in infants and children: pathophysiology and treatment. J Pediatric Health Care. 2013;27(6):496-96.

32 Distúrbios do metabolismo do cálcio e do magnésio

Shieh Huei Hsin
Rodrigo Locatelli Pedro Paulo

APÓS LER ESTE CAPÍTULO, VOCÊ ESTARÁ APTO A:
• Entender a regulação do cálcio e magnésio no organismo.
• Reconhecer as principais causas de hipocalcemia e hipercalcemia.
• Reconhecer as principais causas de hipomagnesemia e hipermagnesemia.
• Reconhecer os sinais e sintomas relacionados à hipocalcemia, hipercalcemia, hipomagnesemia e hipermagnesemia.
• Reconhecer os principais tratamentos adotados nas situações mais comuns de distúrbios do metabolismo do cálcio e magnésio.

DISTÚRBIOS DO METABOLISMO DO CÁLCIO

Introdução

Hipocalcemia é uma alteração comumente encontrada na prática médica. A apresentação clínica varia desde pacientes assintomáticos até quadros com sintomatologia clínica grave. A concentração sérica do cálcio é normalmente mantida dentro dos limites da normalidade, apesar das variações da ingestão diária, das variações durante o período de desenvolvimento do esqueleto e das perdas durante gravidez e lactação. Em um estudo realizado com pacientes admitidos em unidade de terapia intensiva (UTI) pediátrica em Massachusetts General Hospital, 49% apresentam cálcio sérico total baixo à admissão e 18% tinham hipocalcemia com cálcio ionizado baixo.

Distribuição do Cálcio

Aproximadamente 99% do cálcio total do corpo reside nos ossos do esqueleto, com o restante 1% nos tecidos moles e espaços extracelulares. Aproximadamente 40% do cálcio plasmático está ligado à proteína (principalmente albumina), 10% é ligado em complexos aniônicos e os 50% restantes existem na forma não ligada (ionizada). O cálcio ionizado circulante é a forma fisiologicamente importante de cálcio no organismo.

Regulação do Cálcio

Absorção intestinal

O cálcio da dieta é absorvido passivamente no intestino delgado e é transportado ativamente no duodeno e no jejuno superior por mecanismos regulados pela 1,25-di-hidroxivitamina D.

Filtração renal

Aproximadamente 60 a 70% do cálcio plasmático total é filtrado pelos rins, com < 5% de cálcio filtrado sendo excretado na urina. A maioria (~ 70%) do cálcio filtrado é reabsorvida junto com sódio e água no túbulo contornado proximal. Cerca de 15 a 20% adicionais de cálcio são reabsorvidos no ramo ascendente da alça de Henle. Os 10 a 15% restantes de cálcio filtrado são reabsorvidos na região distal do túbulo contornado, regulado pelo paratormônio (PTH) e AMP cíclico.

Vários fatores podem alterar a reabsorção renal ou excreção de cálcio.

Regulação Hormonal

As concentrações plasmáticas de cálcio são reguladas por hormônios.

Hormônio da paratireoide

O PTH regula ativamente o cálcio ionizado e, em menor grau, os níveis de fosfato no sangue e fluidos extracelulares. O PTH é sintetizado na glândula paratireoide. O PTH aumenta a reabsorção de cálcio no túbulo contornado distal e na alça ascendente de Henle. Por outro lado, inibe a reabsorção de fosfato nos túbulos proximal e distal. Além disso, o PTH estimula a conversão de 25-hidroxivitamina D em 1,25 (OH) 2D3 no túbulo proximal. O PTH aumenta a liberação de cálcio do osso. Altas concentrações sanguíneas de cálcio ionizado diminuem a secreção de PTH, enquanto baixas concentrações de cálcio ionizado aumentam a secreção do PTH. O fosfato sanguíneo elevado estimula indiretamente a secreção de PTH, reduzindo a níveis de cálcio e 1,25-di-hidroxivitamina D.

Vitamina D

A vitamina D é obtida de 2 fontes principais: a pele e a suplementação alimentar. A vitamina D consumida na dieta é absorvida pelos linfáticos e entra na circulação, em que está ligado à proteína de ligação à vitamina D e, em menor grau, à albumina. No fígado, a vitamina D sofre 25-hidroxilação. Posteriormente, a 25-hidroxivitamina D sofre 1-hidroxilação no rim para formar a biologicamente ativa 1,25-di-hidroxivitamina D.

A 1,25-di-hidroxivitamina D melhora a absorção de cálcio e fosfato principalmente no intestino e, em certa medida, nos túbulos renais distais. A 1,25-di-hidroxivitamina D também funciona para promover a diferenciação dos osteoclastos, a reabsorção óssea e estimular a síntese de proteínas da matriz integradas à mineralização óssea normal.

Calcitonina

A calcitonina é secretada e armazenada nas células C da glândula tireoide. A calcitonina inibe a reabsorção tubular renal de cálcio e reabsorção óssea mediada por osteoclastos. A secreção de calcitonina é estimulada pelo aumento dos níveis de cálcio sérico, glicocorticoides, peptídeo gerado pela calcitonina, glucagon, enteroglucagon, gastrina, pentagastrina, pancreozimina e agentes beta-adrenérgicos.

Valores Normais

Os valores normais publicados para o cálcio sérico total variam de 8,8 a 10,8 mg/dia (Figura 32.1). Como os pacientes críticos são frequentemente hipoalbuminêmicos e, porque aproximadamente 40% do cálcio é predominantemente ligado à albumina, uma abordagem usual é sempre calcular o cálcio corrigido baseado no nível sérico de albumina usando a seguinte equação:

$$\text{Ca corrigido} = \text{Ca medido} + [0,8 \times (4 - \text{albumina medida em mg/dL})]$$

Em condições de hipoalbuminemia, esse cálculo deve ser feito para evitar diagnóstico errado de hipocalcemia. Dessa forma, se um paciente tiver cálcio medido de 7,2 mg/dL e albumina sérica de 2 mg/dL, teria cálcio corrigido de 7,2 + [0,8 × (4 – 2)] que corresponde a 8,8 mg/dL pela fórmula.

No entanto, pode ser preferível que o médico obtenha medições de cálcio ionizado. Os valores normais para o cálcio ionizado variam entre 1,0 e 1,4 mmol/dL (4,2 e 5,5 mg/dL) (Figura 32.1).

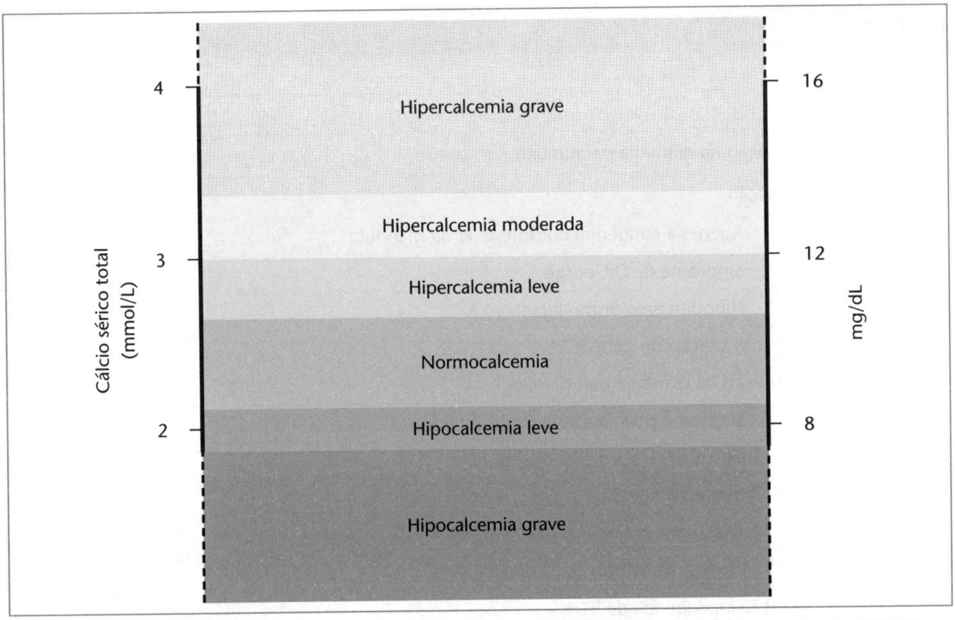

FIGURA 32.1 Intervalo de cálcio sérico normal (fonte: adaptada de Bushinsky e Monk, 1998[3]).

Hipocalcemia

Pode ocorrer hipocalcemia por disfunção de síntese de PTH, ingestão inadequada de cálcio, má absorção digestiva e quelação do cálcio por ânions. As principais causas estão no Quadro 32.1.

A hipocalcemia de pacientes críticos é comumente em razão de alterações na secreção e ação do PTH, deficiência de vitamina D, administração de produtos derivados de sangue com citrato e administração de medicamentos.

Hipocalcemia por deficiência em PTH

Pode ser por síntese prejudicada de PTH, supressão inadequada de secreção de PTH ou resistência do órgão-alvo ao PTH. Ocorre deficiência fisiológica da secreção de PTH em neonatos (hipocalcemia neonatal precoce) durante os primeiros 4 dias de vida. Pacientes recuperam-se após vários dias de suplementação nutricional. Agenesia congênita ou disgenesia das glândulas paratireoides ocorre em vários defeitos genéticos, especialmente deleções na região do cromossomo 22q11, o lócus da síndrome de DiGeorge, síndrome velocardiofacial e síndromes faciais conotruncais. A destruição mediada por anticorpos das glândulas paratireoides foi detectada em síndrome poliglandular tipo 1 (APS1), resultando em hipoparatireoidismo, insuficiência suprarrenal e candidíase mucocutânea. A destruição pós-cirúrgica da glândula paratireoide é a causa mais comum de hipoparatireoidismo.

QUADRO 32.1 Causas de hipocalcemia

Ingesta inadequada ou malabsorção		
Relacionadas ao PTH		
	Disfunção da glândula paratireoide	
	Formação	
		Agenesia congênita ou disfenesia da glândula
		Síndrome de DiGeorge
		Hipoparatireoidismo ligada ao X
		Mutação do gene PTH
	Destruição da glândula paratireoide	
		Síndrome poliglandular autoimune tipo 1
		Destruição cirúrgica inadvertida
		Hemocromatose
		Talassemia *major*
		Doença de Wilson
	Secreção inadequada de PTH	
		Hipomagnesemia
		Hipercalcemia materna
		Mutação do receptor de cálcio
		Liberação de citoquina
		Alcalose respiratória
	Resistência ao PTH no órgão-alvo	
		Pseudo-hipoparatireoidismo
Relacionadas à vitamina D		
	Ingesta ou absorção inadequada	
	Aleitamento materno exclusivo	
		Sem suplementação de vitamina D
	Gastrectomia	
	Cirurgia de intestino delgado	
	Doença celíaca	
	Doença inflamatória intestinal	
	Fibrose cística	
Aumento de catabolismo		
	Fenobarbital	
	Fenitoína	
	Carbamazepina	
	Isoniazida	
	Rifampicina	

(continua)

QUADRO 32.1 Causas de hipocalcemia (*continuação*)
Diminuição de 25-hidroxilação
Doença hepática
Diminuição de 1-hidroxilação
Doença renal
Resistência à vitamina D
Quelação por ânions
Hiperfosfatemia
Transfusão de hemácias (citrato)
Administração de lípides
Pancreatite
Outras
Intoxicação por flúor
Doença crítica

A destruição das glândulas paratireoides é uma complicação rara da terapia radioativa com iodo para a doença de Graves. Raramente ocorre destruição por deposição de ferro em pacientes com hemocromatose, talassemia maior e deposição de cobre em pacientes com doença de Wilson.

Nos estágios iniciais da hipomagnesemia, a secreção de PTH é aumentada. No entanto, como a hipomagnesemia persiste, a depleção intracelular de magnésio desenvolve e prejudica a secreção do PTH. A supressão pronunciada do PTH ocorre em neonatos de mães com hiperparatireoidismo. Distúrbios que contribuem para a liberação de citocinas mediada por macrófagos, como sepse por Gram-negativos e síndrome do choque tóxico, também prejudicam a secreção do PTH.

A resistência do órgão final à ação do PTH, ou pseudo-hipoparatireoidismo, resulta de defeitos no sistema receptor PTH-adenilciclase. Nesses distúrbios, os níveis de PTH são altos em face da hipocalcemia. No pseudo-hipoparatireoidismo tipo 1, a diminuição da excreção de cAMP e fosfato ocorre em resposta ao PTH.

Sinais e Sintomas

Os sinais e sintomas de hipocalcemia são manifestações de função alterada dos tecidos excitáveis dependentes de cálcio, como nervos, musculatura cardíaca e músculo esquelético. A hipocalcemia pode estar associada com um espectro clínico de manifestações que podem ser associados a sintomas leves até quadros moderados e graves com convulsões, falência cardíaca refratária ou laringoespasmo. Entre outros sintomas de hipocalcemia aguda há a tetania, o papiloedema e as convulsões. Comparativamente os quadros crônicos de hipocalcemia caracteristicamente apresentam mais alterações ectodérmicas e dentárias, cataratas, calcificação dos gânglios da base e distúrbios extrapiramidais.

Os pacientes podem apresentar também mioclonias e parestesias da região perioral, dedos das mãos e dos pés. Em casos graves, podem apresentar convulsões, apneia, cianose, laringoespasmo, taquipneia, taquicardia e vômito. Ao exame físico, percussão do nervo facial abaixo do arco zigomático pode resultar em contração muscular facial (sinal de Chvostek). Compressão do braço ou da perna com um manguito de pressão arterial pode resultar em espasmo muscular carpopedal (sinal de Trousseau). Esses dois sinais são mais comuns em adultos e podem não estar presentes no exame da criança. No eletrocardiograma, pode ser observado prolongamento do intervalo QT e alterações inespecíficas da onda ST.

A hipocalcemia raramente causa arritmias ventriculares. A deficiência de vitamina D em razão de ingestão inadequada, a deficiência de 1-alfa-hidroxilase (dependência de vitamina D tipo 1) ou resistência à vitamina D (dependência de vitamina D tipo 2) resultam em raquitismo. O raquitismo é caracterizado por mineralização anormal da cartilagem óssea e da placa de crescimento, resultando em alargamento e desgaste da metáfise óssea. No exame clínico, as alterações esqueléticas incluem pulsos alargados, inchaço das junções costocondrais das costelas (o "rosário raquítico") e a curvatura alterada das pernas.

Diagnóstico

O diagnóstico começa com uma história completa da ingestão alimentar (concentrando-se nas fontes de cálcio e vitamina D). O exame físico inclui uma avaliação cuidadosa dos ossos e juntas. Os estudos laboratoriais recomendados incluem níveis sanguíneos de cálcio total, cálcio ionizado, albumina, fósforo, magnésio, ureia no sangue, creatinina, fosfatase alcalina, PTH, 1,25-di-hidroxivitamina D e 25-hidroxivitamina D.

Tratamento

A hipocalcemia pode estar associada com um espectro muito variável de sintomas que variam de quadros pouco sintomáticos a moderados e graves. Portanto, o tratamento da hipocalcemia depende da gravidade dos sintomas. Em pacientes com hipocalcemia aguda sintomática, gluconato de cálcio intravenoso é a terapêutica de escolha, enquanto em quadros crônicos é preferível cálcio oral e suplemento de vitamina D.

O tratamento baseia-se, fundamentalmente, em medidas para normalização da calcemia. Em pacientes com hipocalcemia assintomática, é importante repetir a medida do cálcio ionizado ou corrigir o cálcio sérico para a albumina mensurada antes de proceder a alguma terapêutica específica.

A gravidade dos sintomas (parestesias, espamos musculares, tetania e convulsões) e sinais (sinal de Chvostek ou de Trousseau, bradicardia, disfunção da contratilidade cardíaca e prolongamento do intervalo QT) depende do nível absoluto do cálcio, bem como da velocidade de queda. Os pacientes agudos têm sintomas mais pronunciados que os crônicos para o mesmo valor de cálcio. As manifestações clínicas também podem variar com outros fatores, como pH arterial e a causa da hipocalcemia.

Dose intravenosa de cálcio

Inicialmente, cálcio intravenoso (em SG 5% ou SF) pode ser infundido em bomba de infusão em 30 a 60 minutos para os casos graves. O paciente tem que estar monitorado e o cálcio não deve correr rapidamente ou em bolo pelo risco grave de disfunção cardíaca, incluindo parada cardíaca. Pacientes em uso de digoxina devem ser monitorados para o risco de intoxicação aguda por digitálico que pode desenvolver-se com infusão de cálcio. A dose do gluconato de cálcio aumenta a concentração sérica de cálcio por somente 2 ou 3 horas, sendo recomendada infusão lenta de cálcio no soro de manutenção em pacientes com hipocalcemia persistente. Controles de cálcio e magnésio têm que ser repetidos a cada 4 a 6 horas até a normalização nos casos de tratamento intravenoso.

Embora se possa usar tanto gluconato de cálcio a 10% ou cloreto de cálcio a 10%, o extravasamento pode causar lesão na pele com as duas formulações, sendo um pouco menos pronunciada com o uso de gluconato de cálcio. O ideal recomendado seria acesso venoso central. A solução intravenosa não pode conter junto bicarbonato ou fosfato que podem formar sal insolúvel de cálcio (precipitação). Se for necessário acrescentar ânions bicarbonato ou fosfato na solução, outra linha intravenosa deve ser providenciada.

O cálcio intravenoso deve ser continuado até o paciente conseguir posteriomente receber um regime efetivo de cálcio oral e vitamina D. Para os pacientes com hipoparatireoidismo, calcitriol e carbonato de cálcio via oral devem ser iniciados tão logo seja possível. O calcitriol é a preparação de escolha de vitamina D para os pacientes com hipocalcemia aguda grave por causa do rápido início de ação (horas). O cálcio intravenoso não é recomendado como terapia inicial de hipocalcemia assintomática. Em pacientes com disfunção renal com hipocalcemia assintomática, a correção de hiperfosfatemia e a correção dos baixos níveis de 1,25 dihidroxivitamina D são os objetivos primários.

Em casos de hipomagnesemia concomitante, pode-se fazer necessária a correção do magnésio para que se possa ter normalização da hipocalcemia.

A velocidade de aplicação deve ser lenta e o cuidado deve ser redobrado para pacientes digitalizados, pois a hipercalcemia predispõe intoxicação digitálica e arritmias. Se houver recorrência da crise, pode-se repetir a medicação. Nesses casos, utiliza-se a infusão intravenosa contínua. A hipomagnesemia, se presente, deve ser corrigida com o sulfato ou o cloreto de magnésio.

O tratamento da hipocalcemia crônica deveria ser direcionado para a doença de base. São utilizados os sais de cálcio e a vitamina D.

Em todos os casos, a suplementação oral de cálcio deve ser instituída. Os sais de cálcio são administrados em doses fracionadas e nos casos mais leves são suficientes para a correção da hipocalcemia.

O paciente deve ser informado dos sintomas de intoxicação por vitamina D: poliúria, polidipsia, constipação intestinal e anorexia.

Como regra, a doença de base tem que ser tratada especificamente também. Por exemplo, quando o hipoparatireoidismo é a causa da hipocalcemia, a administração de cálcio sozinho tem um efeito transitório. O manejo de longo termo requererá a adição de vitamina D. Uma exceção é a ocorrência de hipoparatireoidismo transitório depois de tiroidectomia ou paratiroidectomia.

Hipercalcemia

A hipercalcemia ocorre quando o influxo de cálcio no líquido extracelular do intestino e/ou do osso excede o efluxo para intestino, osso e/ou rim. Isso geralmente acontece quando o influxo de cálcio do osso ou do intestino excede a capacidade excretora renal. Hipercalcemia é incomum em pacientes críticos pediátricos.

As causas mais comuns de hipercalcemia foram hipercalcemia associada à neoplasias e hiperparatireoidismo primário. Causas menos comuns incluem sarcoidose, imobilização prolongada e uso excessivo de diuréticos tiazídicos (Quadro 32.2).

Por exemplo, a hipercalcemia pode ocorrer em razão do influxo de cálcio do osso por neoplasia ou aumento do PTH, enquanto influxo do intestino pode surgir durante a hipervitaminose D, secundária à ingestão excessiva ou distúrbio granulomatoso como sarcoidose.

Sintomas de hipercalcemia

Os sintomas associados à hipercalcemia geralmente se correlacionam com a magnitude e a rapidez do aumento do cálcio sérico. Hipercalcemia leve (Figura 32.1) é frequentemente observada com hiperparatireoidismo primário e é geralmente assintomática.

Sintomas graves de hipercalcemia são observados em pacientes com níveis séricos de cálcio > 14 a 15 mg/dL. Os lactentes tendem a apresentar sintomas gastrointestinais, como dificuldade de alimentação, êmese e falha de crescimento. Em crianças mais velhas, sintomas neurológicos como estado mental alterado, psicose e alucinações podem estar presentes. A hipercalcemia grave contribui para a hiperpolarização através das membranas do miocárdio, resultando em intervalo QT mais curto e disritmias ventriculares. A hipercalcemia prejudica a resposta renal ao hormônio antidiurético (ADH), causando diabete insípido nefrogênico e resultando em incapacidade de concentração urinária e poliúria.

QUADRO 32.2 Causas de hipercalcemia
Ingesta excessiva
▪ Síndrome alcalina do leite
▪ Suplementação oral de cálcio
▪ Nutrição parenteral
Relacionada ao PTH
▪ Mutação do receptor sensível ao cálcio
▪ Neoplasia endócrina múltipla tipo 1
▪ Neoplasia endócrina múltipla tipo 2a
▪ Adenoma de paratireoide
▪ Hiperparatireoidismo transitório neonatal
▪ Hiperplasia da glândula paratireoide
▪ Toxicidade crônica do lítio
▪ Insuficiência renal crônica
▪ Hiperparatireoidismo
Hipercalcemia humoral da neoplasia
Intoxicação por vitamina D
Aumento da reabsorção renal
▪ Diuréticos tiazídicos
▪ Mutação do receptor sensível ao cálcio
Aumento da reabsorção óssea
▪ Tireotoxicose
▪ Intoxicação por vitamina A
▪ Tumor primário ou metastático
▪ Liberação de citoquinas
▪ Imobilização
Outras causas
▪ Síndrome de Williams
▪ Necrose gordurosa do subcutâneo

O quadro neurológico tem manifestações que variam de sonolência leve, progressão à fraqueza, depressão, letargia, estupor e coma. Já os sintomas gastrointestinais podem incluir constipação, náusea, vômito, anorexia e úlcera péptica.

Indicação de Tratamento de Hipercalcemia

Pacientes com quadros assintomáticos ou leves de hipercalcemia (p. ex. constipação) (cálcio < 12 mg/dL [3 mmol/L]) não requerem tratamento imediato. Similarmente, cálcio de 12 a 14 mg/dL (3 a 3,5 mmol/L) pode ser bem tolerado e pode não requerer tratamento imediato se a instalação for crônica.

Entretanto, o aumento agudo para essa concentração pode causar mudanças pronunciadas no sensório que vai requerer medidas de tratamento imediato.

Outrossim, o aumento agudo de cálcio sérico na concentração > 14 mg/dL (3,5 mmol/L) requer tratamento independentemente do sintoma. Os tratamentos para os casos mais graves descritos na literatura são hidratação com solução salina, calcitonina, bifosfonatos para neoplasias (ácido zoledrônico e pamidronato), glicocorticosteroides, denosumab, calcimiméticos e diálise.

O diurético de alça não é recomendado rotineiramente nos casos graves de hipercalcemia, mas para pacientes com insuficiência renal ou insuficiência cardíaca, o uso judicioso de diurético de alça pode ser requerido para evitar sobrecarga hídrica durante a hidratação salina.

DISTÚRBIOS DO METABOLISMO DO MAGNÉSIO

Introdução

O magnésio é o segundo cátion mais prevalente do espaço intracelular e é essencial para as funções fisiológicas. Participa de vários processos metabólicos, incluindo produção e armazenamento de energia, além de síntese de proteínas.

A concentração normal do magnésio sérico varia entre 1,5 e 2,3 mg/dL (1,2 a 1,9 mEq/L; 0,62 a 0,94 mmol/L). Cerca de 60% do magnésio corpóreo encontra-se nos ossos, somente 1% do magnésio é extracelular e 70% deste encontra-se na forma livre.

Os distúrbios do magnésio (principalmente hipomagnesemia) são frequentes em UTI pediátricas, variando de 20 a 60% dos pacientes durante a internação. Nos países em desenvolvimento, os distúrbios do magnésio são mais comuns.

A absorção do magnésio ofertado na dieta varia normalmente de 30 a 50%. Uma pequena parte do magnésio endógeno é excretada na luz intestinal, mas o principal mecanismo regulador da homeostase do magnésio é a excreção renal. Aproximadamente 3% do magnésio filtrado no glomérulo é excretado na urina, sendo o restante reabsorvido (principalmente no ramo ascendente da alça de Henle). Vários hormônios afetam a homeostase do magnésio, mas nenhum é específico para o magnésio.

Hipomagnesemia

A hipomagnesemia pode ser causada por oferta deficiente, perdas intestinais ou urinárias (Quadro 32.3). Em pacientes criticamente enfermos, a hipomagnesemia é frequentemente vista associada a outros distúrbios metabólicos, como hipocalcemia, hipocalemia, hiponatremia e hipofosfatemia. São fatores de risco para hipomagnesemia, a sepse, uso de circulação extracorpórea e medicações (principalmente diuréticos).

As manifestações clínicas da hipomagnesemia só ocorrem com níveis de magnésio sérico abaixo de 0,7 mg/dL, e os pacientes que apresentarem fator de risco para hipomagnesemia devem ser monitorados para este íon.

A hipomagnesemia produz sinais semelhantes à hipocalcemia e, além disso, provoca hipocalcemia secundária. Portanto, os sinais clínicos são: tetania, sinais de Chvostek e Trousseau e convulsões. A hipomagnesemia provoca perda renal de potássio, levando a alterações eletrocardiográficas, como achatamento da onda T e alargamento do segmento ST (Quadro 32.4).

QUADRO 32.3 Causas de hipomagnesemia
▪ Oferta deficiente
– Desnutrição
– Jejum
▪ Perdas intestinais
– Desnutrição
– Diarreia
– Sonda nasogástrica aberta ou vômitos
– Fístulas
– Ressecção intestinal
– Doença inflamatória intestinal
▪ Perdas urinárias
– Medicações: anfotericina, cisplatina, ciclosporina, diuréticos de alça, diuréticos tiazídicos, manitol, pentamidina e aminoglicosídeos
– Diabete
– Insuficiência renal aguda poliúrica
– Hipercalcemia
– Acidose tubular renal
– Expansões com solução salina
▪ Miscelânea
– Pancreatite
– Transfusão de sangue

QUADRO 32.4 Manifestações clínicas de hipomagnesemia
▪ Tetania
▪ Sinais de Chvostek e Trousseau
▪ Convulsões
▪ Alterações eletrocardiográficas: achatamento da onda T e alargamento do intervalo ST

A etiologia da hipomagnesemia geralmente é evidente na história clínica. O cálculo da fração de excreção do magnésio é útil para diferenciar as causas renais das extrarrenais. A fração de excreção é calculada pela seguinte fórmula:

$$FE_{Mg} = [(U_{Mg} \times P_{creatinina}) / (0{,}7 \times P_{Mg} \times U_{creatinina})] \times 100$$

Em que FE_{Mg} = fração de excreção do magnésio; U_{Mg} = concentração urinária do magnésio; $P_{creatinina}$ = concentração plasmática da creatinina; P_{Mg} = concentração plasmática do magnésio; e $U_{creatinina}$ = concentração urinária de creatinina.

A hipomagnesemia por causas extrarrenais tem fração de excreção baixa de magnésio (< 2%), enquanto a hipomagnesemia por causas renais tem fração de excreção de magnésio alta (> 4%).

Na hipomagnesemia leve (magnésio sérico entre 0,7 e 1,5 mg/dL), a conduta recomendada é procurar a causa e tratá-la quando possível. Além disso, deve-se introduzir ou ajustar a dose de manutenção diária do magnésio (0,2 a 0,5 mEq/kg/dia, no máximo 8 a 24 mEq/dia).

A hipomagnesemia grave (magnésio sérico abaixo de 0,7 mg/dL) deve ser tratada com sulfato de magnésio, na dose de 25 a 50 mg/kg/dose (0,2 a 0,4 mEq/kg/dose, no máximo 2 g), via endovenosa, em 20 a 30 minutos. A dose pode ser repetida a cada 6 horas (8 a 12 horas em neonatos), para o total de 2 a 3 doses, verificando-se antes o nível sérico de magnésio.

Hipermagnesemia

A hipermagnesemia geralmente é secundária à oferta excessiva de magnésio. Além disso, há outros mecanismos possíveis para hipermagnesemia, como a insuficiência renal e a lesão celular maciça (Quadro 32.5).

QUADRO 32.5 Causas de hipermagnesemia
▪ Oferta excessiva
– Laxantes
– Enemas
– Administração parenteral
– Suplementação de magnésio
▪ Diminuição da escreção renal (falência renal)
▪ Lesão celular maciça
– Trauma
– Queimaduras

As manifestações clínicas da hipermagnesemia aparecem com nível sérico acima de 4,5 mg/dL. São elas: hipotonia, hiporreflexia, fraqueza muscular, paralisia muscular, sonolência, letargia, hipotensão, rubor, náuseas e vômitos. No eletrocardiograma, é possível encontrar alargamento do intervalo PR, QRS e QT. Nos casos graves, há bloqueio atrioventricular total e parada cardíaca (Quadro 32.6).

Pacientes com função renal normal rapidamente eliminam o excesso de magnésio. Em pacientes com hipermagnesemia grave (magnésio sérico acima de 4,5 mg/dL), principalmente aqueles com alteração da função renal, a diálise pode ser necessária. Em situações de emergência (alterações neurológicas ou cardíacas), 100 mg/kg de gluconato de cálcio endovenoso são temporariamente efetivos.

QUADRO 32.6 Manifestações clínicas de hipermagnesemia
▪ Hipotonia
▪ Hiporreflexia
▪ Fraqueza muscular
▪ Paralisia muscular
▪ Sonolência
▪ Letargia
▪ Hipotensão
▪ Rubor
▪ Náuseas
▪ Vômitos
▪ Alterações eletrocardiográficas
– Alargamento dos intervalos PR, QRS e QT
– Bloqueio AV total
– Parada cardíaca

REFERÊNCIAS BIBLIOGRÁFICAS

1. Arioli ELA, Corrêa PHS. Hipocalcemia. Arq Bras Endocrinol Metab. 1999;43(6):467-71.
2. Billizekian JP. Management of acute hypercalcemia. N Engl J Med. 1992;326(18):1196-203.
3. Bushinsky DA, Monk RD. Electrolyte quinet: Calcium. Lancet. 1998;352(9123):306-11.
4. Cardenas-Rivero N, Chernow B, Stoiko MA, Nussbaum SR, Todres ID. Hypocalcemia in critically ill children. J Pediatr. 1989;114(6):946-51.
5. Carrazza FR, Souza MS, Ronaldini C, Feferbawn R, Diniz GA. Magnesium metabolism in chronic primary hypomagnesemia. J Pediatr (Rio). 2000;76(4)310-4.
6. Carrazza FR, Speratto G, Abdalla RA, Marcondes E. Metabolism and the effect of magnesium in the dehydration of eutophic infants. Bol Hosp Intent Mex. 1975;32(5):759-78.
7. Cooper MS, Gittoes NJ. Diagnosis and management of hypocalcaemia. BMJ. 2008;336(7656):1298-302.

8. Greembaum LA. Electrolyte and acid-base disorders. In: Kliegman R, Nelson WE, editors. Nelson textbook of pediatrics. 18th ed. Philadelphia: Saunders; 2007.
9. Grisi S, Carrazza FR, Escobar AMU, Delgado AF. Metabolismo de água, eletrólitos e minerais. In: Marcondes E, Vaz FAC, Ramos JLA, Okay Y, editors. Pediatria básica. 9ª Ed. São Paulo: Sarvier; 2003.
10. Hoorn EJ, Zietse R. Disorders of calcium and magnesium balance: a physiology-based approach. Pediatr Nephrol. 2013:28(8):1195-206.
11. Singhi SC, Singh J, Prasad R. Hypo and hypermagnesemia in a Indian pediatric intensive care unit. J Trop Pediatr. 2003;49(2):99-103.
12. Thakker R. Hypocalcemia: pathogenesis, differential diagnosis, and management. In: Primer on the Metabolic Bone Diseases and Disorders of Mineral Metabolism, American Society of Bone and Mineral Research. 2006;6:213.
13. Verive MJ, Irazuzta J, Steinhart CM, Orlowski J, Jaimovich DG. Evaluating the frequency rate of hypomagnesemia in critically ill pediatric patients by using multiple regression analysis and a computer-based neural network. Crit Care Med. 2000;28(10):3534-9.

33 Distúrbios endocrinológicos em pacientes pediátricos criticamente doentes

Laura Fonseca Darmaros
Adriana Stama Suzuki Daniel
Paola Guazzelli Pitta Madureira

APÓS LER ESTE CAPÍTULO, VOCÊ ESTARÁ APTO A:

- Reconhecer, investigar e aplicar adequado manejo terapêutico para os principais distúrbios endócrinos em pacientes pediátricos criticamente doentes.

INTRODUÇÃO

Múltiplos fatores podem ativar uma resposta aguda ao estresse em pacientes criticamente doentes. Estímulos dolorosos, inflamatórios, infecciosos, entre outros, ativam a resposta imunológica inata pelo reconhecimento de padrões moleculares associados a patógenos (PAMP), em ação essencial para funcionamento das células de defesa do organismo[1]. Há ainda ativação de sistemas de reconhecimento de padrões moleculares associados a danos (DAMP), substâncias endógenas celulares produzidas ou liberadas após dano tecidual nos pacientes em questão. Dessa forma, a partir de diversas vias aferentes, mediadores atravessam a barreira hematoencefálica, ativando no hipotálamo resposta inflamatória, neurogênica e endocrinológica[2]. Basicamente, quatro vias eferentes de resposta aguda ao estresse são ativadas: síntese de mediadores pró-inflamatórios e anti-inflamatórios, sistemas nervosos simpático e parassimpático, liberação de hormônios contrarreguladores, liberação de hormônio antidiurético (ADH) e sistema renina-angiotensina-aldosterona[3].

Neste capítulo, será dada ênfase aos mecanismos endocrinológicos relacionados à resposta ao estresse de paciente criticamente doentes: distúrbios da glicemia, distúrbios adrenais, distúrbios relacionados ao sódio e alterações da tireoide.

DISTÚRBIOS DA GLICEMIA

Os distúrbios da glicemia são muito comuns na unidade de terapia intensiva (UTI), principalmente a hiperglicemia. O estresse metabólico desencadeia glicogenólise e gliconeogênese por aumento de glucagon, hormônio de crescimento (GH), catecolaminas e cortisol. Como consequência, muitas vezes, o paciente criticamente doente apresenta altos níveis glicêmicos. A hiperglicemia é associada a desfechos desfavoráveis como disfunção de múltiplos órgãos, maior tempo de permanência em UTI, entre outros. Por outro lado, a prática de controle glicêmico rigoroso na UTI pediátrica já foi alvo de inúmeros estudos clínicos e não foi associada à queda da mortalidade, demonstrando, inclusive, alto risco de hipoglicemia em unidades que adotaram rígido controle glicêmico[3-5].

Pacientes neonatais apresentam risco mais elevado de evoluir com hipoglicemia, principalmente decorrente de imaturidade enzimática, baixa reserva glicêmica, hiperinsulinismo transitório (como pacientes pequenos para idade gestacional ou com anóxia neonatal) ou persistente. A hipoglicemia persistente tem como causas possíveis: hiperinsulinismo (decorrente de anormalidades no transportador K-ATPase, glucoquinase anormal, anormalidade da glutamato desidrogenase, adenomatose focal das ilhotas pancreáticas adquirida, síndrome de Beckwith-Wiedemann, uso exógeno de insulina ou sulfonilureias), deficiência de hormônios contrarregulatórios (GH, hormônio adrenocorticotrófico [ACTH] ou epinefrina), defeitos na glicogenólise (doenças do estoque de glicogênio) ou na gliconeogênese (GSD1a, 1b, galactosemia, deficiência de frutose 1,6 difosfatase), lipólises, uso de propofol, entre outros[6,7].

A causa mais comum de hipoglicemia na infância é a cetótica. Os sintomas do quadro são: cefaleia, irritabilidade, confusão, fadiga, alteração de comportamento, amnésia, redução do nível de consciência, convulsões e coma, efeitos adrenérgicos como diaforese, extremidades frias, taquicardia, tremor, fraqueza, náuseas e vômitos[6,7]. Em hipoglicemias persistentes, a investigação laboratorial deve incluir glicemia, função hepática, dosagem de eletrólitos, bicarbonato, pesquisa de cetonas na urina, dosagem de insulina, peptídeo C (na suspeita de hiperinsulinismo exógeno), GH, cortisol, pesquisa de toxinas (como etanol e salicilatos), perfil de carnitinas e aminoácidos[4,6]. O tratamento deve ser feito com aporte de glicose, sendo a administração de glucagon subcutâneo ou intramuscular uma opção terapêutica. No caso específico do hiperinsulinismo, o tratamento será com análogo de somatostatina[6,7].

Cetoacidose Diabética e Estado de Coma Hiperosmolar

A cetoacidose diabética (CAD) é uma das complicações agudas mais graves do diabete melito (DM), a mortalidade é de 0,15 a 0,3% e está associada ao edema cerebral, no qual os índices de mortalidade atingem 24% dos acometidos[8]. A CAD resulta da deficiência de insulina circulante e aumento dos níveis dos hormônios contrarreguladores, entre eles catecolaminas, glucagon, cortisol e GH. A deficiência grave de insulina ocorre na DM tipo 1 não diagnosticada, em pacientes que inadvertidamente não fizeram uso da insulina ou em situações de estresse metabólico. Em condições como sepse, trauma ou doença febril, os hormônios contrarreguladores aumentam acentuadamente e desencadeiam a descompensação metabólica. Isso pode ocorrer mesmo que o doente receba dose habitual de insulina. A combinação de deficiência absoluta ou relativa de insulina e altas concentrações de hormônios contrarregulatórios leva ao estado catabólico acelerado, aumento da produção de glicose pelo fígado e rins (via glicogenólise e gliconeogênese) e prejuízo na utilização de glicose periférica, desencadeando hiperglicemia e hiperosmolalidade[6,8,9]. A deficiência de insulina e as altas concentrações de hormônios contrarregulatórios também aumentam a lipólise e a cetogênese, gerando cetonemia e acidose metabólica. A hiperglicemia superior ao limiar de reabsorção renal (aproximadamente 10 mmol/L, que equivale a 180 mg/dL) somada à cetonemia causam diurese osmótica, desidratação e perda eletrolítica. Nesse contexto, o quadro pode ser agravado por vômitos. Essas mudanças estimulam ainda mais a liberação de hormônios de estresse, que pioram a resistência à insulina e predispõem ao aumento da hiperglicemia e da hipercetonemia. Se esse ciclo não for interrompido pela insulina exógena, juntamente com fluidos e eletrólitos, a desidratação e a acidose metabólica podem ser fatais. O fator desencadeante da CAD deve ser investigado e tratado sempre[8,9].

Critérios bioquímicos da cetoacidose diabética[8]

- Hiperglicemia (glicemia acima de 200 mg/dL ou 11 mmol/L).
- pH venoso < 7,3 OU bicarbonato < 15 mmol/L.
- Cetonemia ou cetonúria.

Os sinais clínicos da CAD incluem: desidratação, taquipneia, respiração de Kussmaul, náusea, vômito, dor abdominal (que pode mimetizar um quadro de abdome agudo), confusão mental e até perda da consciência.

Manejo da cetoacidose diabética

O manejo agudo deve visar a[8]:

- Reposição de fluidos: inicialmente o paciente deverá receber hidratação endovenosa com solução cristaloide isotônica, administrada de 10 a 20 mL/kg. Essa expansão volêmica inicial pode ser repetida se houver instabilidade hemodinâmica. Após a terapêutica inicial de fluidos, a substituição do déficit de fluido remanescente deve ser realizada ao longo de 24 a 48 horas usando 0,45 a 0,9% de cloreto de sódio ou soluções balanceadas, como Ringer lactato, por exemplo. Os melhores desfechos foram reportados em uso de soluções de manutenção a 0,675%, três quartos de solução de salina a 0,9%, infundida a 2 a 2,5 vezes a oferta hídrica de 100 mL/kcal e reduzida para 1 a 1,5 vezes após 24 horas. À solução pode ser adicionado potássio, fósforo ou outros eletrólitos, dependendo dos exames laboratoriais. As perdas urinárias não devem ser repostas rotineiramente. Dextrose a 5% deve ser adicionada aos fluidos IV quando a concentração de glicemia estiver em 250 a 300 mg/dL (13,9 a 16,7 mmol/L). Em alguns casos é necessário maior taxa de infusão de glicose pelo maior risco de hipoglicemia até resolução da CAD. O paciente idealmente deve receber hidratação endovenosa, porém o uso de acesso venoso central deve ser evitado pelo alto risco de trombose, especialmente para lactentes[8,9].

- Insulina: a CAD é causada pela diminuição no nível de insulina circulante efetiva, associada ao aumento das concentrações de hormônios contrarreguladores. Embora a reidratação isolada cause frequentemente a diminuição acentuada na concentração de glicose no sangue, a terapia com insulina é essencial para restaurar o metabolismo celular normal, suprimir a lipólise e a cetogênese, e para normalizar as concentrações de glicose no sangue. A administração de insulina endovenosa em dose baixa é segura e eficaz. Deve ser iniciada após a expansão endovenosa inicial, sendo administrada via intravenosa à taxa de 0,05 a 0,1 unidade/kg, por hora contínua. A diluição pode ser feita de 50 mL de insulina regular em 50 mL de solução salina a 0,9%, desta forma, 1 mL da solução corresponde a 1 U de insulina para pacientes com CAD menos grave (pH > 7,1 a 7,2) a taxa de infusão à 0,05 U/kg/hora (em pacientes com menos de 5 anos a 0,03 U/kg/hora) deve ser suficiente para melhora da acidose. A monitoração laboratorial deve ser feita pelo menos a cada 2 horas e, caso não haja melhora laboratorial, a taxa de infusão da insulina deve ser aumentada. As insulinas subcutâneas devem ser evitadas, principalmente para pacientes com prejuízo da circulação periférica. Estas devem ser reservadas para casos de CAD não complicada[8].
- Reposição eletrolítica:
  - Potássio: crianças com CAD sofrem déficits totais de potássio corporal na ordem de 3 a 6 mmol/kg. A maior perda de potássio é intracelular, depletado em razão dos deslocamentos transcelulares causados pelo aumento da osmolalidade plasmática, acidose, glicogenólise e proteólise (secundária à deficiência de insulina). O potássio é perdido também por vômitos e pela diurese osmótica. Ainda, a depleção de volume causa hiperaldosteronismo secundário, que também aumenta a excreção urinária de potássio. Apesar da depleção total de potássio no corpo, os níveis séricos dosados de potássio podem estar normais ou aumentados. No

entanto, durante a administração de insulina e correção da acidose, o potássio volta para o meio intracelular, reduzindo, portanto, a concentração sérica e predispondo a arritmias cardíacas. A terapia de reposição é necessária independentemente da concentração sérica de potássio, exceto se houver insuficiência renal. Se o paciente estiver hipocalêmico, é indicada a reposição de potássio no momento da expansão volêmica, antes de iniciar a terapia com insulina. Se o paciente estiver hipercalêmico, a terapia de reposição de potássio pode ser adiada até que a diurese seja documentada. Se as medições imediatas de potássio sérico não estiverem disponíveis, um eletrocardiograma (ECG) de 12 derivações pode ajudar a determinar se a criança tem hipo ou hipercalemia. Prolongamento do intervalo PR, achatamento da onda T, depressão do ST, ondas U proeminentes, intervalo QT longo aparente (em razão da fusão das ondas T e U) indicam hipocalemia. Ondas altas, de pico, simétricas, T e encurtamento do intervalo QT são sinais de hipercalemia. A concentração inicial de potássio na solução deve ser de 40 mmol/L. A terapia subsequente de reposição de potássio deve ser baseada nas medições de potássio sérico. Se o potássio for administrado com a expansão inicial de volume rápido, concentração de 20 mmol/L deve ser usada. A administração de potássio inteiramente como cloreto de potássio contribui para o risco de acidose metabólica hiperclorêmica, enquanto a administração inteiramente como o fosfato de potássio pode resultar em hipocalcemia. Se a hipocalemia persistir apesar de uma taxa máxima de reposição de potássio, a taxa de infusão de insulina pode ser reduzida. A hipocalemia profunda (< 2,5 mmol/L) na CAD é rara e requer reposição vigorosa de potássio. Deve-se retardar o início da terapia com insulina até que os níveis séricos de potássio estejam acima de 2,5 mmol/L para reduzir o risco de comprometimento cardiopulmonar e neuromuscular. O fosfato de potássio pode ser usado em conjunto com o cloreto de potássio[8,9].

- Fósforo: a depleção de fosfato é resultado da diurese osmótica. Os níveis plasmáticos de fosfato caem após o início do tratamento e isso é exacerbado pela insulina, que promove a entrada de fosfato nas células. Hipofosfatemia grave combinada com depleção de fosfato (isto é, quando não se deve apenas à translocação intracelular de fosfato) é incomum, mas pode ter consequências graves. As manifestações dependem da gravidade e da cronicidade da depleção de fosfato. A diminuição dos níveis intracelulares de ATP prejudica as funções celulares por depleção de substrato energético e levam à diminuição no nível de 2,3-difosfoglicerato (DPG). A diminuição do DPG aumenta a afinidade da hemoglobina pelo oxigênio e reduz a liberação de oxigênio aos tecidos. As manifestações clínicas incluem: encefalopatia metabólica (irritabilidade, parestesias, confusão, convulsões, coma); contratilidade miocárdica comprometida e insuficiência respiratória em razão da fraqueza do diafragma; disfunção muscular com miopatia proximal, disfagia e íleo paralítico são os mais comuns. Efeitos hematológicos raros incluem hemólise, fagocitose diminuída e quimiotaxia granulocítica, retração defeituosa do coágulo e trombocitopenia. A hipofosfatemia aguda em um paciente com depleção grave de fosfato preexistente pode levar à rabdomiólise. Os sais de fosfato de potássio podem ser utilizados com segurança como alternativa ou combinados com cloreto ou acetato de potássio, desde que seja efetuada uma monitoração cuidadosa do cálcio sérico para evitar hipocalcemia[8,9].

- Bicarbonato: estudos controlados não demonstraram benefício clínico da administração de bicarbonato. A terapia com bicarbonato pode causar acidose paradoxal do sistema nervoso central (SNC) e a rápida correção de acidose com bicarbonato causa hipocalemia e hipocalcemia. A administração de bicarbonato pode ser benéfica em casos específicos. Um exemplo é no caso de o paciente apresentar hipercalemia com risco à vida ou na acidose grave (pH < 6,9) com comprometimento da contratilidade cardíaca. Se o bicarbonato for considerado necessário, administrar cuidadosamente 1 a 2 mmol/kg, em 60 minutos. A acidose grave é reversível por reposição de fluidos e insulina. A insulina interrompe a produção de cetoácidos e permite a sua metabolização, o que gera bicarbonato. O tratamento da hipovolemia melhora a perfusão dos tecidos e a função renal, aumentando assim a excreção de ácidos orgânicos. Portanto, a terapêutica usual deve evitar o uso de bicarbonato exógeno[8,9].

Complicações

A taxa de mortalidade por CAD em crianças é de 0,15 a 0,3%. A CAD ainda é a principal causa de morte em indivíduos com diagnóstico de DM1 com menos de 15 anos de idade e o risco de mortalidade é aumentado em pacientes com controle glicêmico cronicamente ruim e recidiva da CAD. A lesão cerebral é a principal causa de morbidade e mortalidade e o edema cerebral é responsável por 60 a 90% de todas as mortes por cetoacidose[8].

Edema cerebral

A causa do edema cerebral é controversa. A patogênese previamente foi explicada como resultado da rápida administração de fluidos com mudanças abruptas na osmolalidade sérica, porém, estudos atuais sugerem que fatores intrínsecos à CAD podem ser a causa da lesão cerebral, com piora durante o tratamento. O grau de edema cerebral que se desenvolve durante a CAD correlaciona-se com o grau de desidratação e hiperventilação no início da evolução do quadro clínico. Dados que refutam a ideia prévia que o grau de edema cerebral seria consequência apenas da osmolalidade inicial ou por alterações osmóticas durante o tratamento. A quebra da barreira hematoencefálica foi encontrada em casos de edema cerebral fatal associado à CAD, corroborando com a hipótese de o edema cerebral não ser causado pela redução sérica da osmolalidade.

Fatores de risco associados ao aumento do risco de edema cerebral incluem: paciente mais jovem, diagnóstico recente da doença e história prolongada dos sintomas. O edema cerebral clinicamente significativo geralmente se desenvolve nas primeiras 12 horas após o início do tratamento, mas pode ocorrer antes do início do tratamento ou, raramente, em até 24 a 48 horas após.

A neuroimagem não é necessária em absoluto para o diagnóstico e os seguintes critérios clínicos devem ser seguidos para identificar e diagnosticar o edema cerebral. Um critério diagnóstico menor associado a dois critérios maiores ou um critério maior e dois menores têm a sensibilidade de 92% e uma taxa de falsos positivos de apenas 4%[8].

Critérios diagnósticos[8]:

- Resposta anormal motora ou verbal à dor.
- Postura de decorticação ou descerebração.
- Paralisia de nervo craniano (especialmente III, IV e VI).
- Padrão respiratório neurogênico anormal (p. ex., taquipneia, respiração Cheyne-Stokes, apneia).

Critérios maiores:

- Confusão mental, nível flutuante de consciência.
- Desaceleração sustentada da frequência cardíaca (diminuição de mais de 20 bpm) não atribuível ao aumento do volume intravascular ou estado de sono.
- Incontinência inapropriada por idade.

Critérios menores:

- Vômitos.
- Dor de cabeça.
- Letargia ou não pode ser facilmente despertada.
- Pressão arterial diastólica > 90 mmHg.
- Idade < 5 anos.

O tratamento deve ser iniciado assim que houver suspeita de edema cerebral.

Tratamento

A taxa de administração de fluidos deve ser ajustada para manter a pressão arterial normal, evitando a administração excessiva de fluidos que pode aumentar a formação de edema cerebral. Evitar a hipotensão, pois pode comprometer a pressão de perfusão cerebral.

Elevar a cabeceira da cama a 30º e manter a cabeça na posição da linha média.

Os agentes hiperosmolares, manitol ou solução salina hipertônica (3%), devem ser administrados no momento da suspeita diagnóstica. O manitol deve ser administrado na dose de 0,5 a 1 g/kg IV, por 10 a 15 minutos, o efeito deve ser aparente após aproximadamente 15 minutos, e espera-se que dure cerca de 120 minutos. Se necessário, a dose pode ser repetida após 30 minutos. A solução salina hipertônica (3%), dose sugerida 2,5 a 5 mL/kg por 10 a 15 minutos, pode ser usada como alternativa ao manitol, ou em adição, se não houver resposta dentro de 15 a 30 minutos.

A entubação pode ser necessária para o paciente com falha respiratória iminente pelo comprometimento neurológico grave.

Após o início do tratamento a imagem craniana pode ser considerada, como em qualquer paciente criticamente doente com encefalopatia ou déficit neurológico focal agudo. No entanto, o tratamento do paciente clinicamente sintomático não deve ser atrasado para obter imagens. A principal preocupação que justificaria a neuroimagem é se o paciente tiver uma lesão que requeira neurocirurgia de emergência (p. ex., hemorragia intracraniana) ou uma lesão que possa necessitar de anticoagulação (p. ex., trombose cerebrovascular), como sugerido pelos achados clínicos de cefaleia focal ou grave, progressiva ou déficit neurológico focal. O aparecimento de diabete insípido (DI) é um sinal de herniação cerebral por interrupção do fluxo sanguíneo para a glândula pituitária. Anormalidades no estado mental (escore Glasgow < 14), sem outros critérios para edema cerebral, entretanto, ocorrem em aproximadamente 4 a 15% de crianças tratadas para CAD e estão associadas à evidência de edema cerebral em neuroimagens. O edema cerebral é raramente observado após a adolescência[8,9].

Prevenção de CAD recorrente

A gestão de um episódio de CAD não está completa até que a causa tenha sido identificada e tratada. A omissão de insulina, inadvertida ou deliberada, é a causa identificada na maioria dos casos. Investigar se há alterações psicossomáticas que incluem tentativa de perder peso em paciente com transtorno alimentar, pacientes com suspeita de qualquer tipo de abuso físico e/ou mental ou depressão. Assim, é importante a avaliação por um assistente social ou psicólogo para identificar o motivo psicossocial que contribui para o desenvolvimento da CAD. Os pais são muito importantes, principalmente no cuidado de adolescentes, pois quando um adulto responsável administra insulina pode haver redução de até 10 vezes na recorrência da CAD[8].

Estado Hiperglicêmico Hiperosmolar

Essa condição clínica é caracterizada por concentrações séricas de glicose extremamente elevadas e hiperosmolalidade sem cetose significativa. A incidência está aumentando, principalmente em jovens com diabete tipo 2, no entanto, é menos frequente que a CAD. Os sintomas podem demorar a ser percebidos, caracterizam-se pelo aumento gradual de poliúria e polidipsia, resultando em desidratação profunda e grandes eletrolíticas no momento da apresentação. Durante a terapia, a diminuição da osmolalidade sérica resulta em diminuição do volume intravascular, e a diurese osmótica pronunciada pode continuar por muitas horas.

No início do tratamento, as perdas urinárias podem ser consideráveis e, como o volume intravascular pode diminuir rapidamente, é necessária reposição mais agressiva do volume intravascular (em comparação ao tratamento de crianças com CAD) para evitar colapso. O objetivo da fluidoterapia inicial é expandir o volume intra e extravascular e restaurar a perfusão renal normal. A taxa de reposição de líquidos deve ser mais rápida do que a recomendada para CAD. Inicialmente a reposição deve ser em bolo de 20 mL/kg de solução salina isotônica (NaCl a 0,9%) para restaurar a perfusão periférica. Deve-se assumir o déficit de fluido de aproximadamente 12 a 15% do peso corporal. Após a expansão inicial, cloreto de sódio com concentração entre 0,45 a 0,75% deve ser administrado para repor o déficit durante 24 a 48 horas. O objetivo é promover o declínio gradual na concentração sérica de sódio corrigida e na osmolalidade sérica.

Diferentemente do tratamento da CAD, a reposição de perdas urinárias é recomendada. A concentração típica de sódio na urina durante a diurese osmótica aproxima-se de solução salina a 0,45%; entretanto, quando há preocupação com a adequação do volume circulatório, as perdas urinárias podem ser substituídas por uma solução com maior concentração de sódio[8].

Tratamento

- Insulina: a administração precoce de insulina não é indicada no estado hiperglicêmico hiperosmolar (EHH), uma vez que geralmente apenas a administração de fluidos provoca queda acentuada na concentração de glicose no sangue, levando à melhora das perfusões renal e periférica. Pacientes com EHH também apresentam déficits extremos de potássio e deslocamento rápido de potássio para o espaço intracelular induzido por insulina pode desencadear arritmia. A administração de insulina deve ser iniciada quando a concentração sérica de glicose não estiver diminuindo à taxa de pelo menos 3 mmol/L (~ 50 mg/dL) por hora, apenas com a administração de fluidos. Porém, em pacientes com cetose e acidose mais graves, a administração de insulina deve ser iniciada mais cedo. A administração contínua de insulina à taxa de 0,025 a 0,05 unidades/kg/hora pode ser usada inicialmente com a dosagem titulada para alcançar a diminuição na concentração sérica de glicose de 3 a 4 mmol/L (~ 50 a 75 mg/dL) por hora[8].
- Reposição de eletrólitos: a reposição de potássio (40 mmol/L de fluido de reposição) deve começar assim que a concentração sérica de potássio estiver dentro da

faixa normal e a função renal adequada tiver sido estabelecida. A terapia com bicarbonato é contraindicada, aumenta o risco de hipocalemia e pode afetar adversamente a oferta de oxigênio tecidual. Como previamente citado, a hipofosfatemia grave pode levar à rabdomiólise, uremia hemolítica, fraqueza muscular e paralisia. Embora a administração de fosfato esteja associada ao risco de hipocalcemia, deve ser reposto e monitorado. Pacientes com EHH frequentemente apresentam grandes déficits de magnésio, mas não há dados para determinar se a reposição do magnésio seria benéfica[8,9].

Complicações

São complicações do EHH trombose venosa, rabdomiólise, hipertermia maligna e alteração do estado mental, porém edema cerebral é raro. Em alguns casos, os critérios de CAD e EHH podem ser confundidos e nestas situações o tratamento deve priorizar as potenciais complicações de ambos[8].

DISTÚRBIOS DAS GLÂNDULAS ADRENAIS

Insuficiência Adrenal

A insuficiência adrenal (IA) é o resultado da deficiência na produção hormonal pelas glândulas adrenais, podendo ser decorrente da destruição ou da disfunção do córtex adrenal (IA primária) ou pela deficiência na secreção hipofisária do principal fator estimulante adrenal, o ACTH (IA secundária). A IA na infância tem como causas mais comuns as congênitas, sendo a hiperplasia adrenal congênita a etiologia mais prevalente. As causas adquiridas de IA primária incluem hemorragia adrenal, infecções da glândula adrenal e outras doenças infiltrativas. As causas secundárias estão relacionadas a distúrbios hipotalâmicos (síndrome de sela vazia, craniofaringioma, radioterapia, infecção, entre outras), distúrbios da hipófise (infecções, anomalia congênita, tumores, radioterapia) e supressão adrenal por terapia esteroide prolongada, como asma grave, leucemia, transplante de órgãos com uso de glicocorticoides por mais de 10 a 14 dias, desencadeando supressão da liberação de ACTH por semanas, tornando o paciente suscetível à crise adrenal. Na UTI, deve-se ter atenção a pacientes com IA previamente diagnosticadas e com quadro sugestivo decorrente de processos patológicos ou terapias[3,6,10].

Fisiopatologia

As glândulas adrenais são responsáveis pela síntese de glicocorticoides, mineralocorticoides e hormônios andrógenos. Entre os glicocorticoides, o cortisol é o principal representante. São hormônios sintetizados na zona fasciculada do córtex adrenal sob o estímulo do eixo hipotalâmico-hipofisário pelo ACTH, sendo extremamente importantes para a manutenção do metabolismo lipídico, proteico e de carboidratos, modulação do sistema imune, manutenção da integridade cardiovascular e contratilidade cardíaca, entre vários outros efeitos. Os mineralocorticoides são produzidos na zona glomerulosa e a secreção é controlada pelas concentrações de angiotensina II e potássio. A aldosterona, principal mineralocorticoide endógeno, atua na manutenção do volume intravascular e na homeostase do sódio e potássio. E os andrógenos, hormônios sexuais, são secretados na zona reticular, sendo a síntese também ACTH dependente.

Na IA primária, haverá deficiência na síntese de glicocorticoides, mineralocorticoides e hormônios andrógenos, pela falência completa da adrenal. Porém, a IA secundária decorre da falência hipofisária em secretar o principal hormônio estimulador do córtex adrenal, o ACTH. Nessa situação, uma vez que sistema renina-angiotensina-aldosterona estará preservado, a secreção de mineralocorticoide, comandada por este eixo, permanece normal e, portanto, não se observa hipercalemia. Contudo os pacientes apresentam classicamente hiponatremia, em razão do aumento da liberação de ADH secundário ao déficit de cortisol[3,6,10].

Insuficiência Adrenal Relacionada a Doenças Críticas

No cenário da UTI, pode-se ter um paciente com diagnóstico prévio de IA ou um paciente com quadro sugestivos. Nos doentes críticos, a hipovolemia e as concentrações séricas elevadas de potássio estimulam a liberação de mineralocorticoide (aldosterona), o qual atua no túbulo renal distal e desencadeia a retenção de sódio e água, aumenta a excreção de hidrogênio e potássio na urina. Portanto, a aldosterona desempenha uma função crítica, mantendo os níveis fisiológicos de sódio e água e protegendo o corpo de hipercalemia, desidratação e choque. Portanto, a deficiência de mineralocorticoides em qualquer idade, especialmente na criança desidratada, desencadeará poliúria, hiponatremia e hipercalemia[6].

Os estímulos associados a lesões agudas graves liberam citocinas pró-inflamatórias, como as interleucinas (IL) 1, 2, 6 e interferon-gama. Essas citocinas sinalizam o hipotálamo para liberar o hormônio liberador de corticotropina, que estimula subsequentemente a hipófise anterior, para liberar o ACTH, que estimula as células fasciculadas do córtex adrenal a produzir hidrocortisona endógena. Outros mediadores, como o TNF-a, a corticostatina e a proteína inibidora de macrófagos, fornecem *feedback* negativo para a produção de cortisol, sendo esses uma das principais defesas do organismo contra a hipoglicemia e os estados de choque. Portanto, IA resulta em relativa incapacidade de manter o equilíbrio eletrolítico, volume plasmático, pressão arterial e glicemia durante períodos de estresse, e contribui para um desfecho fatal.

No quadro agudo de crise adrenal, o tratamento fundamenta-se em suporte clínico, com restauração rápida da perfusão tecidual, com bolo de 20 mL/kg de solução salina, reposição de glicose, se hipoglicemia, reposições eletrolíticas e doses de glicocorticoide com efeito mineralocorticoide, sendo a hidrocortisona a opção mais indicada. No caso de paciente sem diagnóstico, a suspeita diagnóstica é fundamental para o tratamento, como crianças com púrpura fulminante e síndrome de Waterhouse-Friderichsen, população que possui risco de produção inadequada de cortisol ou aldosterona no estabelecimento de choque[3,6,10].

Pacientes gravemente enfermos podem beneficiar-se de doses de estresse de hidrocortisona no início da doença aguda grave. As diretrizes atuais de manejo do paciente com quadro de choque séptico refratário à droga vasoativa sugerem o uso de hidrocortisona. Há evidências de que o uso de hidrocortisona aumenta a probabilidade de reversão do choque em comparação à metilprednisolona, em razão da ação mineralocorticoide[11-13]. Ensaios clínicos demonstram efeito positivo no sistema cardiovascular, diminuindo a duração e/ou a quantidade de catecolaminas administradas. Porém, não há evidências consistentes de que qualquer regime de tratamento com glicocorticoides seja mais eficaz do que qualquer outro no tratamento do choque séptico, e o uso não se traduz em melhores resultados de mortalidade[12,13].

A administração deve ser criteriosa, visto que estudos demonstraram que altas doses de corticosteroides no choque séptico foram associadas a taxas maiores de infecção. Outros efeitos colaterais descritos em pacientes que receberam corticosteroides incluem hiperglicemia e sangramento intestinal.

Preocupações em relação ao desenvolvimento de miopatia associada à corticoterapia têm sido levantadas, mas não confirmadas na população pediátrica com choque pela carência de estudos na pediatria.

Portanto, a utilidade dos esteroides na sepse carece de evidências definitivas e consenso. Em determinadas situações, há evidências fisiopatológicas para o uso, como a supressão adrenal induzida pela sepse, a falta de responsividade do inotrópico e a resposta inflamatória intensa. Dessa forma, pacientes gravemente enfermos podem se beneficiar de doses de estresse de hidrocortisona no início da doença aguda grave.

A administração de fludrocortisona em adição à hidrocortisona tem sido sugerida em choque séptico com o benefício de encurtar a duração da administração de norepinefrina, porém a atividade mineralocorticoide no uso isolado da hidrocortisona pode ser suficiente e não deve exceder 200 mg/dia (equivalente a cerca de 100 mg/m^2/dia) quando administrada a adultos[13,14].

DISTÚRBIOS DO SÓDIO

A água representa aproximadamente 60% do peso corporal no ser humano, distribuída no espaço intra e extracelular. O espaço intracelular representa o maior compartimento de água do corpo humano, contendo dois terços da água total. O espaço extracelular contém um terço da água corporal, principalmente no interstício. Apenas 25% do fluído extracelular está no espaço intravascular.

A distribuição dos eletrólitos varia entre estes dois espaços, sendo o sódio eletrólito essencial ao metabolismo e considerado cátion extracelular mais importante no mecanismo osmótico. A concentração normal desse eletrólito varia entre 135 e 145 mmol/L. A concentração extracelular é aproximadamente 10 vezes superior à intracelular, gradiente que permite a manutenção da excitação transmembrana. Esse gradiente depende do transporte ativo a partir da bomba Na+/K+/ATPase na membrana celular. As homeostases do sódio e da água estão intimamente correlacionadas, visto que a concentração sérica do sódio e, consequentemente, osmolalidade sérica depende dos mecanismos de manutenção da homeostasia da água corporal a partir dos hormônios vasopressina (AVP) e ADH[15].

Vasopressina

A AVP ou ADH é produzida pelos neurônios dos núcleos supraóptico e paraventricular, localizados no hipotálamo, próximos ao centro da sede, e transportada até a neuro-hipófise em que é armazenada. A AVP é secretada pela neuro-hipófise sob ação de vários fatores, mas, principalmente, pelos estímulos osmótico e hemodinâmico. O ADH liga-se ao receptor V2 localizado na membrana basolateral das células dos túbulos renais. Esse processo, mediado pela adenilciclase, aumenta a inserção da aquaporina 2 na membrana apical permitindo difusão da água dos túbulos distais e coletores para o plasma. Como resultado, o organismo retém água, aumentando a concentração da urina. O ADH também promove vasoconstrição arteriolar, aumentando a resistência periférica e consequentemente a pressão arterial[1,2,16,17].

A secreção de ADH é estimulada de acordo com a variação na osmolaridade do plasma e controlada por osmorreceptores presentes no hipotálamo. A osmolaridade plasmática acima de 280 mOsm/L promove aumento na secreção do ADH. A sede, estimulada quando a osmolaridade plasmática está acima de 290 mOsm/L, também faz a neuro-hipófise liberar ADH. Quando ocorre diminuição da volemia e da pressão arterial, barorreceptores percebem essa variação e estimulam o hipotálamo a liberar ADH, retendo, dessa maneira, líquidos. Reduções de 8 a 10% da volemia são detectadas por barorreceptores de baixa pressão localizados no átrio esquerdo e nas grandes veias torácicas, e quedas na pressão arterial de 5 e 10% são detectadas por barorreceptores de alta pressão no arco aórtico e artérias carótidas, aumentando a secreção de AVP. Outros mecanismos não osmóticos reguladores de ADH incluem dor, hipoglicemia, hipóxia, hipercapnia, estresse, hipertermia, náusea, acetilcolina, histamina, nicotina, dopamina, prostaglandina, angiotensina II, hipertensão intracraniana e medicações como anestésicos, anticonvulsivantes, antidepressivos tricíclicos, metoclopramida, clorpromazina, morfina e etanol[16].

Diabete Insípido

Pode ocorrer por deficiência do ADH ou por resistência à sua ação nos túbulos renais. Na deficiência na síntese do ADH, DI é chamado central, neuro-hipofisário ou neurogênico e está associado a trauma, cirurgia, tumores da região hipotalâmica ou à encefalopatia hipóxia/isquêmica. Quando há resistência a sua ação nos túbulos renais, é dito renal ou neurogênico e ocorre em razão de genética autossômica dominante, associada com a síndrome DIDMOAD (diabete melito, atrofia de nervo óptico, surdez neurossensorial, atonia de ureter e bexiga), induzido por fármacos (corticoides, diuréticos, demeclociclina, lítio, foscarnet) ou secundário a pielonefrite, amiloidose renal, mieloma múltiplo, hipocalemia, síndrome de Sjögren, anemia falciforme, hipercalcemia crônica, doença renal crônica, necrose tubular aguda e diurese osmótica[18].

Diagnósticos diferenciais de DI[18]

- Polidipsia primária (polidipsia psicogênica): em que ocorre aumento da ingestão de água, manifestando-se principalmente em pacientes com transtornos psiquiátricos e mais raramente em pacientes com lesões hipotalâmicas que afetam o centro de controle da sede.
- Diurese osmótica: que ocorre por aumento da filtração de um soluto osmoticamente ativo e consequente aumento do volume urinário. A mais comum, dentre as causas de diurese osmótica, é a DM, em razão da glicose na urina.

As manifestações clínicas de DI englobam poliúria (volume urinário em 24 horas acima de 3 litros em adolescentes e adultos e acima de 2 litros/m^2 [acima de 100 mL/kg] em crianças) e consequente aumento da ingestão de água (polidipsia), desidratação e hipernatremia (por perda de água livre). Há desproporção entre osmolaridade plasmática (elevada às custas do sódio) e urinária (diminuída). O diagnóstico é feito com base na história e em exames laboratoriais[19]:

- Osmolalidade urinária abaixo de 200 mOsm/kg.
- Densidade urinária menor que 1.005.
- Osmolalidade plasmática acima de 295 mOsm/kg.
- Sódio plasmático acima de 150 mEq/L.

Outras causas de poliúria devem ser descartadas, como hiperglicemia, reposição volêmica exagerada e uso de diuréticos. A hipótese precoce de DI é essencial para o sucesso terapêutico, evitando a hipovolemia e a hipernatremia. Na hipovolemia, as reposições podem ser feitas com Ringer ou soro fisiológico, não agravando a hipernatremia pois haverá hemodiluição[18-21].

A deficiência de água é calculada pela equação[21]:

$$\text{Déficit de água} = 0{,}6 \times \text{peso corpóreo} \times \frac{([Na]-140)}{140}$$

Para reduzir a possibilidade de edema cerebral, o déficit de água deve ser corrigido de forma lenta em 48 a 72 horas, com diminuição do sódio de 10 a 12 mEq/L ao dia, com solução salina de 0,2 a 0,45% ou via água enteral. A exceção é para níveis de sódio acima de 180 mEq/L, quando está indicada correção em 4 a 6 horas para 170 mEq/L. O tratamento específico de DI é feito com a desmopressina (DDAVP) que é um análogo sintético do ADH com maior tempo de ação, maior potência antidiurética e menor efeito pressórico quando comparado ao ADH[22].

Uso de DDAVP[22]:

- *Spray* nasal tem duração de 6 a 24 horas: pacientes com idade entre 3 meses a 12 anos: 5 a 30 mcg por dia, divididos em 1 a 2 vezes ao dia.
- Adultos: 10 a 40 mcg, dividido de 1 a 3 vezes ao dia (dose máxima 40 mcg ao dia). Endovenosa: 2 a 4 mcg por dia, divididos em 1 ou 2 doses.

O balanço hídrico, a diurese e a dosagem de sódio sérico deve ser realizados a cada 2 a 4 horas. Os pacientes com DI nefrogênico completo são de difícil tratamento, pois não respondem ao DDAVP. Nesses casos, recomenda-se dieta hipossódica. A opção terapêutica medicamentosa inclui a hidroclorotiazida por promover perda de sódio e aumentar a reabsorção proximal de água e aumentar a absorção de água. Também é descrito benefício com o uso de anti-inflamatórios não esteroidais (AINE), em particular a indometacina, em dose de 25 mg, a cada 8 horas[20,21].

Secreção Inapropriada do Hormônio Antidiurético

A síndrome da secreção inapropriada de ADH (SIHAD) desenvolve-se quando há liberação excessiva de ADH pela hipófise levando à retenção hídrica, acarretando hiponatremia dilucional com normovolemia ou discreta hipervolemia. O paciente pode apresentar-se oligúrico, hiponatrêmico e com sódio e densidade urinária elevados[23-25].

As causas de SIHAD são diversas. As neoplasias representam a causa mais comum, sintetizando ou secretando o ADH, como o carcinoma pulmonar de pequenas células e outras neoplasias malignas, linfomas, leucemias, timoma, neuroblastoma tímico, sarcoma de Ewing. Distúrbios vasculares como hemorragia subaracnóidea, hematoma subdural, acidentes vasculares cerebrais isquêmicos ou hemorrágicos, traumatismo cranioencefálico ou infecciosos do SNC. Doenças pulmonares benignas podem associar-se à SIHAD, tais como pneumonias virais e bacterianas, asma, bronquiolite, doença pulmonar obstrutiva crônica, pneumotórax, atelectasia, síndrome do desconforto respiratório agudo e pacientes colocados em ventilação mecânica com pressão positiva. Várias drogas podem causar SIHAD por estimularem a secreção do ADH ou potencializarem a ação sobre os túbulos coletores renais, como vincristina, ciclofosfamida, carbamazepina, clorpropamida, antidepressivos tricíclicos, inibidores seletivos da recaptação de serotonina, diuréticos tiazídicos e drogas como *ecstasy*[25-27].

Critérios essenciais[25,27]

- Osmolalidade plasmática efetiva reduzida: < 275 mOsm/kgH_2O.
- Osmolalidade urinária > 100 mOsm/kgH_2O em presença de hiposmolalidade.
- Euvolemia clínica.
- Concentração de sódio urinário > 40 mEq/L com ingestão de sal normal.
- Função adrenal e tireoidiana normais.
- Sem uso recente de diuréticos.

Critérios suplementares[3,9]

- Ácido úrico sérico < 4,0 mg/dL[25,27].
- Ureia sérica < 20 mg/dL e níveis baixos de creatinina.
- Fração de excreção de sódio > 1% e fração de excreção de ureia > 55%.
- Falência da correção da hiponatremia com soro fisiológico 0,9%.
- Correção da hiponatremia com restrição hídrica.
- Teste anormal de liberação de água (excreção < 80% de 20 mL/kg peso de oferta de água em 4 horas).
- Níveis elevados de ADH a despeito de hiposmolalidade e normovolemia clínica.

O quadro clínico correlaciona-se com o grau de hiponatremia. Pacientes com concentração de sódio sérico entre 125 e 130 mEq/L apresentam sintomas leves, como náuseas, cefaleia, mialgia, mal-estar, hiporexia, confusão mental e redução dos reflexos profundo. Sintomas moderados surgem quando a concentração encontra-se entre 115 e 125 mEq/L; sendo observada letargia, desorientação, agitação e rebaixamento do nível de consciência. Sintomas graves incluem parada respiratória, convulsões e coma e surgem com sódio abaixo de 115 mEq/L. O diagnóstico diferencial com outras hiponatremias euvolêmicas são hipotireoidismo, deficiência de ACTH e reposição com soluções hipotônicas. Na hiponatremia hipovolêmica, há sinais de depleção do volume, com sinais clínicos de desidratação e as causas mais comuns são perdas gastrointestinais, queimaduras, doença de Addison e a síndrome perdedora de sal. Na hiponatremia hipervolêmica, há sinais de sobrecarga de volume, como edema subcutâneo, ascite e edema pulmonar, e as principais causas são insuficiência cardíaca, cirrose hepática, síndrome nefrótica e insuficiência renal[3,19].

A correção do sódio deve ser lenta, exceto se abaixo de 120 mEq/L ou se surgirem sinais clínicos de agravamento do edema cerebral, como convulsões ou aumento da pressão intracraniana (PIC). A correção rápida pode levar à mielinólise pontina. A restrição hídrica é controversa, uma vez que pacientes com hipertensão intracraniana (HIC), meningite e SIHAD submetidos a tal conduta tiveram pior prognóstico. Argumenta-se que tal mecanismo de sobrecarga hídrica seria um mecanismo de compensação da PPC nos casos de origem central. O tratamento de casos graves é realizado com a infusão de NaCl 3% 5 mL/kg, podendo ser repetido se não houver melhora clínica. Isso promove aumento rápido de 2 a 4 mmol/L nos valores de sódio sérico. Deve-se verificar o sódio plasmático a cada 2 horas e ajustar a taxa de infusão, suspendendo a infusão quando melhora clínica. Para os casos de hiponatremia leve, o tratamento inicial consiste na restrição hídrica. A infusão de soluções salinas isotônicas ou hipertônicas pode ser usada na correção da hiponatremia nos casos refratários à restrição hídrica ou na presença de sintomas moderados a graves. A reposição de sódio não deve ultrapassar 10 mEq/L, nas primeiras 24 horas. Importante sempre colher sódio sérico a cada 4 horas[3,27].

$$\text{MEq de Na a ser reposto} = (125 - \text{Na encontrado}) \times 0{,}6 \times \text{peso em kg}$$

Síndrome Central Perdedora de Sal

A síndrome central perdedora de sal (SCPS) é definida como a perda renal de sódio, em contexto clínico de doenças intracranianas, levando à hiponatremia e à diminuição do volume do líquido extravascular. Os mecanismos pelos quais as doenças cerebrais podem levar à perda renal de sódio ainda não estão completamente esclarecidos, porém parece envolver a alteração do comando neural sobre os rins e/ou a produção de um fator natriurético. O cérebro parece produzir substância similar ao peptídeo atrial natriurético (peptídeo natriurético cerebral), levando à perda renal de sódio e água. Como a perda de sódio é proporcionalmente maior que a de água, o sódio urinário encontra-se elevado e o sódio sérico diminuído. O paciente tende à hipovolemia, com diurese aumentada.

A reposição de sódio segue os mesmos princípios da SIHAD e a grande diferença no tratamento, que reforça a importância do diagnóstico preciso, é a necessidade de reposição volêmica rigorosa. O diagnóstico da SCPS baseia-se na presença de hiponatremia, natriurese (sódio urinário acima de 220 mEq/24 horas), hiposmolaridade sérica, osmolaridade urinária maior que a sérica e hipovolemia. Outros diagnósticos diferenciais incluem: tubulopatia renal, deficiência de mineralocorticoide, insuficiência renal, insuficiência hepática, diuréticos. Tratamento baseia-se na reposição de sódio (seguindo os mesmos princípios da SIADH) e reposição hídrica. Administração de fludrocortisona (0,2 a 0,4 mg/dia) pode ter alguma resposta em alguns casos, já que o mineralocorticoide estimula a reabsorção renal de sódio e cloro[24,26-29].

Concentração de sódio em mEq/mL em soluções

- NaCl 0,9%: 0,154 mEq/mL.
- NaCl 3%: 0,513 mEq/mL.
- NaCl 20%: 3,4 mEq/mL.
- Ringer lactato: 0,13 mEq/mL.

DISTÚRBIOS DA TIREOIDE

Os hormônios tireoidianos são fundamentais para o crescimento e o desenvolvimento e o funcionamento de vários órgãos, tanto no período embrionário como na infância e na vida adulta.

Fisiologia da Tireoide

O iodo presente na circulação é captado pelos tireócitos por meio de um transportador de membrana (*natrium iodine simporter* [NIS]) concomitante ao transporte de 2 íons de sódio. No folículo tireoidiano, o iodo é oxidado pela tireoperoxidase (TPO) e pelo peróxido de hidrogênio (H_2O_2). O iodo oxidado é incorporado aos resíduos de tirosina (Tyr) da molécula de tireoglobulina (Tg) que é produzida pelo próprio tireócito, sendo esta reação catalisada pela TPO. Esse processo é conhecido como organificação do iodo. A incorporação de uma molécula de iodo à Tg leva à produção da monoiodotirosina (MIT) e, a 2 moléculas de iodo, a diiodotirosina (DIT). A unificação de uma MIT com uma DIT, forma o T3 (triiodotironina), 2 DIT originam T4 (tiroxina). T3 e T4 se manterão no tireócito ligados à Tg e a liberação ocorre pela ação de enzimas lisossomais[30,31]. O TSH (*thyroid stimulating hormone*) estimula a tireoide a secretar o T4, que é convertido em T3, o hormônio ativo que estimula o metabolismo, pela deiodinação periférica do T4 pela enzima 5'-monodeiodinase. O hipotálamo produz o hormônio tirotropina-estimulante (TRH), que estimula a adeno-hipófise a produzir TSH[31].

Função dos hormônios tireoidianos

Os hormônios tireoidianos, T3 e T4, atuam em praticamente todos os tecidos do organismo e a ação ocorre pela interação com receptores nucleares específicos, exercendo função importante no crescimento e no desenvolvimento, atuando no metabolismo basal e sobre outros hormônios. Os hormônios da tireoide são essenciais para o desenvolvimento do SNC. A deficiência desses hormônios na vida fetal e no recém-nascido mantém a imaturidade deste tecido, levando à hipoplasia dos neurônios corticais, atraso da mielinização e redução da vascularização. Os hormônios da tireoide apresentam diversas funções fisiológicas e modulam o metabolismo, pelo consumo de oxigênio, agem também nos mecanismos de síntese e degradação de proteínas, carboidratos, lípides e vitaminas, além de ser um hormônio essencial na manutenção da temperatura corporal[30-32].

Síndrome do Paciente Eutireoidiano

Caracteriza-se por baixas concentrações séricas de hormônios tireoidianos em pacientes com doenças sistêmicas não tireoidianas. Jejum, desnutrição, trauma, insuficiência renal crônica, cetoacidose diabética, insuficiência hepática e sepse são as principais doenças causadoras desta síndrome. A patogênese não é muito bem elucidada, mas acredita-se que as citocinas pró-inflamatórias, como fator de necrose tumoral alfa e interleucina 1, a desencadeiem[3]:

- Diminuição da conversão de T4 em T3.
- Redução de *clearance* de T3 sérico reverso (rT3), gerado a partir de T4.
- Diminuição da ligação dos hormônios tireoidianos à tireoglobulina.

Acredita-se ainda que essas alterações tireoidianas representem mecanismo protetor, visando a impedir o catabolismo excessivo. A diminuição de T3 é a alteração que ocorre mais comumente, porém, pacientes com doenças mais graves e prolongadas também apresentam redução das concentrações de T4. O rT3 encontra-se aumentado, sendo biologicamente a forma inativa da conversão do T4 pela 5-monodeiodinase. Clinicamente os pacientes são eutireoidianos e não apresentam elevações de TSH. Em todos os enfermos, a interpretação de exames anormais de função tireoidiana é difícil pelo efeito das várias medicações que normalmente esses pacientes fazem uso. Ressalta-se que meios de contraste iodados e amiodarona alteram a conversão periférica de T4 a T3 e drogas como dopamina e corticoides reduzem a secreção hipofisária de TSH, causando subsequente diminuição de T4. O diagnóstico da síndrome eutiroidiana se faz pela exclusão do hipotireoidismo.

A medida de TSH na síndrome do paciente eutireoidiano é baixa, normal ou discretamente elevada, porém não tão elevada quanto no hipotireoidismo. A concentração sérica de rT3 é elevada, embora raramente o exame seja realizado. A concentração sérica de cortisol está, muitas vezes, elevada na síndrome do paciente eutireoidiano e baixa ou normal a baixa no hipotireoidismo, em decorrência da disfunção hipotalâmico-hipofisária. O tratamento baseia-se no manejo da doença subjacente e não se indica reposição de hormônio tireoidiano[3,31].

Hipotireoidismo

A deficiência na produção ou na atuação dos hormônios tireoidianos leva ao quadro de hipotireoidismo, que pode ser[30,33]:

- Primário: distúrbio na tireoide.
- Secundário: distúrbio na hipófise.
- Terciário: distúrbio no hipotálamo.

O hipotireoidismo na infância pode ainda ser classificado como congênito ou adquirido[33]. A forma congênita ocorre quando a glândula tireoide não se desenvolve (está ausente, subdesenvolvida ou desenvolveu-se no local errado – 85% dos casos) e/ou não funciona normalmente (desenvolveu-se, porém não produz hormônios) antes do nascimento. Em casos raros, o hipotireoidismo congênito ocorre se a mãe tem deficiência de consumo de iodo durante a gestação. Algumas vezes, medicamentos que são usados para distúrbios da tireoide ou algumas outras substâncias atravessam a placenta e, temporariamente, causam o hipotireoidismo congênito. O hipotireoidismo adquirido ocorre depois do nascimento e a tireoidite de Hashimoto é a causa mais comum. Nesta doença, o próprio sistema imunológico ataca as células da tireoide, causando inflamação crônica e redução na produção hormonal[33-35].

Os sinais e sintomas do hipotireoidismo variam conforme a idade. Se a deficiência de iodo ocorrer no início da gestação, os bebês podem ter insuficiência grave do crescimento, face com alterações sindrômicas, déficit de aprendizado e espasticidades musculares com rigidez. Como os hormônios tireoidianos da mãe atravessam a placenta, a maioria dos bebês demora a apresentar clínica de hipotireoidismo, como letargia, baixo tônus muscular, perda auditiva, macroglossia, baixa aceitação alimentar, icterícia, distúrbios respiratórios, choro rouco, hérnia umbilical, fontanelas amplas, constipação, baixa frequência cardíaca, pele fria e seca.

O atraso do tratamento de hipotireoidismo grave pode dar origem à déficit de desenvolvimento neurológico e à baixa estatura.

Em crianças maiores e adolescentes os sintomas são similares àqueles do hipotireoidismo em adultos: ganho de peso, fadiga, constipação, cabelo áspero e seco e pele áspera, seca e espessa. Os sintomas que aparecem apenas em crianças incluem redução do crescimento, atraso no desenvolvimento do esqueleto e puberdade tardia.

Quando o hipotireoidismo não é tratado, em longo prazo, surgem outras alterações. A pele tem aspecto pálido ou amarelado por impregnação do caroteno. Pode surgir o mixedema por acúmulo de mucopolissacarídeos no tecido celular subcutâneo e outros em tecidos. Há lentidão dos movimentos e dos reflexos osteotendíneos. Algumas crianças com mixedema grave dos músculos exibem pseudo-hipertrofia muscular e lentidão de ação muscular. O mixedema pode atingir a musculatura cardíaca, que pode levar à hipertrofia e ao derrame pericárdico. Algumas condições clínicas também podem estar associadas com disfunção tireoidiana como as síndromes de Down e de Turner, diabete melito tipo 1, dislipidemia e betatalassemia maior[31,33,36].

Coma Mixedematoso

Forma grave do hipotireoidismo desencadeado por um quadro agudo (infecção, exposição ao frio, narcóticos, fármacos como o lítio, amiodarona e fenitoína que alterem a síntese ou o transporte de hormônios tireoidianos) ou pelo não tratamento do hipotireoidismo de base, causando rebaixamento do nível de consciência, hipotermia e disfunção de múltiplos órgãos. Trata-se de uma emergência pediátrica que deve ser identificado de forma rápida e tratado eficientemente, pois apresenta elevada mortalidade[3,33,37].

Os achados clínicos mais frequentes incluem[3,33,37]:

- Cardiovascular: cardiomegalia, disfunção pressórica com hiper ou hipotensão, arritmias (bloqueios cardíacos, prolongamento do intervalo QT e *torsades de pointes*), diminuição da contratilidade cardíaca, choque em razão da hipovolemia e pelo baixo débito cardíaco com insuficiência cardíaca. A hipotensão pode ser refratária à reposição de volume, necessitando da administração de hormônios tireoidianos. Derrame pericárdico e tamponamento cardíaco podem estar presentes.
- Respiratório: ocorre hipoventilação com hipóxia e hipercapnia, causando acidose respiratória. Entre as causas deste distúrbio está a diminuição da força da musculatura respiratória (miopatia e neuropatia gerando disfunção diafragmática), obstrução mecânica pela macroglossia e edema de cordas vocais.
- Renal e eletrolítico: alteração eletrolítica mais característica é a hiponatremia, pelo aumento sérico de ADH e de água livre. Ocorre, também, redução da filtração glomerular e disfunção tubular, ocasionando aumento total da água corporal. A hiponatremia está relacionada à alteração do *status* mental e a intensidade relaciona-se diretamente com a mortalidade. Há risco de disfunção vesical e retenção urinária por atonia.
- Neurológico: rebaixamento do nível de consciência em diferentes graus, desde confusão mental até obnubilação, podendo progredir para coma, em casos mais graves, em que o tratamento é postergado. Podem surgir quadros convulsivos decorrentes do edema cerebral e pelas hipoglicemias por baixa ingesta.
- Hipotermia e diminuição no metabolismo basal com hipoglicemia por consequência da diminuição da gliconeogênese.

- Alteração da cascata de coagulação: redução dos fatores V, VII, VIII, IX e X, bem como síndrome de von Willebrand, aumentando a chance de sangramentos e tromboses.
- Infeccioso: diminuição dos granulócitos, predispondo a infecções.
- Gastrointestinal: diminuição da motilidade do trato gastrointestinal, tanto pelo edema de alças intestinais quanto pela infiltração da mucosa por mucopolissacarídeos, ocasionando anorexia, náusea, dor abdominal, constipação e, em casos graves, íleo paralítico. No exame físico, encontra-se distensão abdominal e diminuição dos ruídos hidroaéreos.

Os exames para auxílio diagnóstico incluem: níveis séricos de T4 livre, T3 e T4 muito baixos e TSH elevado, se a causa primária for hipotireoidismo. Se hipotireoidismo secundário (hipopituitarismo), pode não haver níveis elevados de TSH[38].

Tratamento

Todas as alterações são reversíveis mediante tratamento da causa básica[37,38].

- Medidas de suporte inicial: ABCDE. O suporte ventilatório e hemodinâmico deve ser iniciado prontamente, antes mesmo dos resultados laboratoriais. História clínica e exame físico detalhados são essenciais.
- Reposição de glicocorticoide: indicada pela possibilidade de insuficiência suprarrenal concomitante. Se possível, colher cortisol sérico antes de iniciar a reposição de levotiroxina. Indicada a administração de hidrocortisona EV 100 mg/m^2 e manter manutenção a cada 8 horas.
- Reposição de hormônios tireoidianos: a reposição com levotiroxina deve ser feita preferencialmente por via endovenosa, em razão da absorção intestinal estar prejudicada. Entretanto, pela dificuldade de obter essa medicação em muitos serviços, a reposição pode ser feita via oral ou nasogástrica da seguinte maneira:
  - Dose de ataque: levotiroxina sódica 200 a 400 mcg.
  - Dose de manutenção: levotiroxina sódica 50 a 100 mcg ao dia.

Medidas de suporte geral:

- Tratamento da hipotermia.
- Ventilação mecânica: diante da hipoventilação com hipoxemia e hipercapnia.
- Hemodinâmico: controle das pressões e, na presença de hipotensão, realizar expansão volêmica e, se necessário, drogas vasoativas.
- Correção da hiponatremia: restrição de água livre e, em casos mais graves, uso de soluções hipertônicas.

- Controle dos níveis glicêmicos de horário, pois pode ser necessária a suplementação de glicose, especialmente se hipocortisolismo.
- Evitar doses excessivas de sedativos (pelo risco de apneia).
- Investigar fator precipitante.
- Monitorar níveis séricos de hormônios tireoidianos de forma seriada, preferencialmente a cada 72 horas.

Hipertireoidismo

A doença de Graves é a causa mais comum de hipertireoidismo em crianças, cerca de 90% dos casos. Trata-se de uma doença autoimune, em que ocorre produção de anticorpos estimuladores contra o receptor do TSH, conhecidos como TRAb (*thyrotropin receptor antibody*), que mimetizam os efeitos do TSH nas células foliculares da tireoide, estimulando a hiperprodução de T4 e T3, bem como a hiperplasia da glândula. O diagnóstico fundamenta-se na presença de T3 e T4 total e T4 livre aumentados, associados a valores suprimidos de TSH[36,38,39]. Outras causas de hipertireoidismo em crianças incluem a produção inadequada de TSH, por tumores hipofisários produtores de TSH e na síndrome de resistência ao hormônio tireoidiano. Nesses casos, há níveis elevados de T4 livre com valores normais ou aumentados de TSH. Causas de tireotoxicose por ruptura folicular e liberação de hormônios tireoidianos incluem a tireoidite de Hashimoto e, mais raramente, a tireoidite subaguda[38].

Os sintomas da tireoidite aguda se desenvolvem subitamente. As crianças sentem a glândula tireoide dolorida e têm febre. Esses sintomas estão presentes na tireoidite subaguda, mas são menos graves e podem ter início depois de uma doença viral. A febre pode durar várias semanas. Os sintomas do hipertireoidismo variam dependendo da idade da criança. Em bebês, os sintomas incluem irritabilidade, dificuldade de aceitação alimentar, vômitos, diarreia, baixo ganho ponderal, taquicardia, hipertensão arterial, sudorese, exoftalmia, bócio e anomalias do crânio. Em crianças maiores e adolescentes, os sintomas do hipertireoidismo refletem a aceleração das funções corporais, como hiperatividade e dificuldade de concentração, sudorese, fadiga, insônia, perda de peso, taquicardia, hipertensão, tremores, aumento do fluxo intestinal causando diarreia, avanço da idade óssea e retardo puberal[7,36,38].

Tempestade Tireoidiana ou Crise Tireotóxica

Complicação grave e rara do hipertireoidismo. Trata-se de uma emergência pediátrica em que a glândula tireoide se torna extremamente ativa. Os sintomas são[30,39]:

- Taquicardia.
- Hipertermia.

- Hipertensão arterial sistêmica.
- Náusea, vômitos, diarreia, dor abdominal.
- Insuficiência cardíaca.
- Alterações neurológicas, como confusão mental, convulsões e coma.

Os objetivos do tratamento são o bloqueio do sistema adrenérgico, da síntese de hormônios tireoidianos e da liberação hormonal. O tratamento em UTI é essencial e consiste[30,33,38,40-47]:

- Betabloqueadores: visando a controlar os sinais e sintomas de hiperativação do sistema adrenérgico. O propranolol é o medicamento mais utilizado, dose de 1 a 2 mg/kg/dia, dividida de 8/8 horas. São também utilizados betabloqueadores cardiosseletivos, como o atenolol, o metropolol e o esmolol. Em pacientes com contraindicações aos betabloqueadores, o diltiazem pode ser uma alternativa.
- Tionamidas: tem o objetivo de bloquear a síntese de hormônios tireoidianos por meio da inibição da oxidação e da organificação do iodeto tireoidiano. O propiltiouracil (PTU) age também no bloqueio da conversão periférica do T4 para o T3, dose de 5 a 10 mg/kg/dia, 3 vezes ao dia. O metimazol (MTZ) é utilizado na dose de 0,5 a 1 mg/kg, em tomada única diária. Em razão da maior incidência de efeitos colaterais graves com o uso do propiltiouracil, o MTZ deve ser a droga de escolha para crianças e adolescentes. Cerca de 2 a 5% dos pacientes apresentam *rash* cutâneo, náusea, cefaleia, artralgias, febre, que costumam ser transitórios, porém caso os sintomas persistam deve-se trocar a tionamida. Efeitos mais graves, no entanto mais raros, são: hepatite, vasculite, púrpura *fulminans* e agranulocitose. Reações cutâneas leves podem ser tratadas com anti-histamínicos. Em razão dos efeitos graves, hemograma, dosagens séricas de bilirrubinas, transaminases e fosfatase alcalina devem ser solicitados antes e durante o tratamento.
- Iodo radioativo: inibem a conversão periférica de T4 em T3 e é indicado quando não há resposta ao tratamento medicamentoso, recidiva do hipertireoidismo, pacientes que desenvolverem efeitos colaterais graves ou alergia às tionamidas. O preparo deve ser realizado com betabloqueadores como precaução para evitar exacerbação clínica.
- Iodo: tem como objetivo bloquear a liberação dos hormônios tireoidianos, reduzindo de forma rápida os níveis de T4. Além disso, o iodo reduz a vascularização da glândula. Utiliza-se o iodeto de sódio EV 0,5 a 1 g de 12/12 horas, ou o lugol VO 5 a 10 gotas, a cada 6 horas.
- Glicocorticoides: objetiva reduzir a conversão periférica de T4 para T3. Além disso, existem evidências de que os pacientes com hipertireoidismo grave apresentem

reserva adrenal diminuída. Utiliza-se 5 a 10 mg/kg/dia de hidrocortisona, a cada 8 horas.

- Plasmaférese: considerar para pacientes que não responderam às terapias descritas; tem sido descrita com melhora dos quadros clínico e laboratorial.
- Tireoidectomia: apesar de o tratamento com tionamidas constituir a abordagem inicial, a maioria dos pacientes pediátricos necessitará de terapia definitiva com cirurgia. As taxas de recidivas do hipertireoidismo são de cerca de 60% após 1 ano e 70% após 2 anos do tratamento e os fatores de risco associados às recidivas são pacientes não caucasianos e níveis elevados das concentrações de TRAb e T4L ao diagnóstico. A tireoidectomia deve contemplar a retirada quase total da glândula, de forma a obter a cura da doença e evitar a recorrência do hipertireoidismo. Os pacientes devem estar eutireoidianos por ocasião da cirurgia. Existem riscos potenciais no tratamento cirúrgico, como hipoparatireoidismo permanente e lesão dos nervos laríngeo recorrentes.
- Identificação e tratamento da causa precipitante.

CONCLUSÕES

Múltiplos fatores podem ativar resposta aguda ao estresse em pacientes criticamente doentes, sendo causa ou consequência de distúrbios endocrinológicos. Assim, é essencial conhecer os mecanismos endocrinológicos relacionados à resposta ao estresse, bem como doenças primárias do sistema endócrino que são responsáveis por elevados índices de morbimortalidade de pacientes pediátricos criticamente doentes. Assim o reconhecimento rápido e o tratamento adequado é de extrema importância para médicos que assistem a esses pacientes alcançarem melhores desfechos clínicos.

REFERÊNCIAS BIBLIOGRÁFICAS

1. Abreu MT, Arditi M. Innate immunity and toll-like receptors: clinical implications of basic science research. J Pediatr. 2004;144(4):421-9.
2. Zhang Q, Raoof M, Chen Y, Sumi Y, Sursal T, Junger W, et al. Circulating mitochondrial DAMPs cause inflammatory responses to injury. Nature. 2010;464(7285):104-7.
3. von Saint Andre-von Arnim A, Farris R, Roberts JS, Yanay O, Brogan TV, Zimmerman JJ. Common endocrine issues in the pediatric intensive care unit. Crit Care Clin. 2013;29(2):335-58.
4. Agus MSD, Wypij D, Nadkarni, VM. Tight glycemic control in critically ill children. N Engl J Med. 2017;376(23):e48.
5. Chen L, Li T, Fang F, Zhang Y, Faramand A. Tight glycemic control in critically ill pediatric patients: a systematic review and meta-analysis. Crit Care. 2018;22(1):57.
6. Kim SY. Endocrine and metabolic emergencies in children: hypocalcemia, hypoglycemia, adrenal insufficiency, and metabolic acidosis including diabetic ketoacidosis. Ann Pediatr Endocrinol Metab. 2015;20(4):179-86.
7. Thompson-Branch A, Havranek T. Neonatal hypoglycemia. Pediatr Rev. 2017;38(4):147-57.

8. Wolfsdorf JI, Glaser N, Agus M, Fritsch M, Hanas R, Rewers A, et al. ISPAD Clinical Practice Consensus Guidelines 2018: Diabetic ketoacidosis and the hyperglycemic hyperosmolar state. Pediatr Diabetes. 2018;19(Suppl. 27):155-77.
9. Kamel KS, Halperin ML. Acid–base problems in diabetic ketoacidosis. New Engl J Med. 2015;372(6)546-54.
10. Uçar A, Baş F, Saka N. Diagnosis and management of pediatric adrenal insufficiency. World J Pediatr. 2016;12(3):261-74.
11. Venkatesh B, Finfer S, Cohen J, Rajbhandari D, Arabi Y, Bellomo R, et al.; ADRENAL Trial Investigators and the Australian–New Zealand Intensive Care Society Clinical Trials Group. Adjunctive glucocorticoid therapy in patients with septic shock. N Engl J Med. 2018;378(9):797-808.
12. Gibbison B, López-López JA, Higgins JP, Miller T, Angelini GD, Lightman SL, Annane D. Corticosteroids in septic shock: a systematic review and network meta-analysis. Crit Care. 2017;21(1):78.
13. Patti G, Guzzeti C, Di Iorgi N, Maria Allegri AE, Napoli F, Loche S, Maghnie M. Central adrenal insufficiency in children and adolescents. Best Pract Res Clin Endocrinol Metab. 2018;32(4):425-44.
14. Arriagada SD, Donoso FA, Cruces RP, Díaz RF. Shock séptico en unidad de cuidados intensivos. Enfoque actual en el tratamento. Rev Chil Pediatr. 2015;86(4):224-35.
15. Sakr Y, Santos C, Rother S. Sodium in Critical Ilness: An Overview. Ann Update Intens Care Emerg Med. 2014;595-611.
16. Andreoli TE. Water: normal balance, hyponatremia and hypernatremia. Ren Fail. 2000;22(6):711-35.
17. Schrier RW, Bansal S. Diagnosis and management of hyponatremia in acute illness. Curr Opin Crit Care. 2008;14(6):627-34.
18. Bouzarth WF, Shenkin HA. Is "cerebral hyponatraemia" iatrogenic? Lancet. 1982;1(8280):1061-2.
19. Capone Neto A, Janiszewski M. Distúrbios do sódio nos pacientes neurológicos graves. In: Knobel E, editor. Neurologia. São Paulo: Atheneu; 2002.
20. Chung HM, Kluge R, Scrier RW, Anderson RJ. Postoperative hyponatremia - A prospective study. Arch Intern Med. 1986;146(2):333-6.
21. Adrogue HJ, Madias NE. Hyponatremia. N Engl J Med. 2000;342(21):1581-9.
22. Lynch RE, Wood EG. Fluid and electrolyte issues in pediatric critical illness. In: Fuhrman B, Zimmerman JJ, editors. Pediatriccritical care. Philadelphia: Elsevier; 2011.
23. Singh S, Bohn D, Carlotti AP, Cusimano M, Rutka JT, Halperin ML. Cerebral salt wasting: truths, fallacies, theories, and challenges. Crit Care Med. 2002;30(11):2575-9.
24. Palmer BF. Hyponatremia in patients with central nervous system disease: SIADH versus CSW. Trends Endocrinol Metab. 2003;14(4):182-7.
25. Miller M. Syndrome of excess antidiuretic hormone release. Crit Care Clin. 2001;17(1):11-23.
26. Harrigan MR. Cerebral Salt Wasting Syndrome. Crit Care Clin. 2001;17:125-35.
27. Berger TM, Kistler W, Berendes E, Raufhake C, Walter M. Hyponatremia in a pediatric stroke patient: syndrome of inappropriate antidiuretic hormone secretion or cerebral salt wasting? Crit Care Med. 2002;30(4):792-5.
28. Saborio P, Tipton GA, Gary A, Chan JCM. Central diabetes insipidus. Pediatr Rev. 2000;21:856-62.
29. Albanese A, Hindmarsh P, Stanhope R. Management of hyponatraemia in patients with acute cerebral insults. Arch Dis Child. 2001;85(3):246–51.
30. Zimmerman D, Lteif NA. Thyrotoxicosis in children. Endocrinol Metab Clin North Am. 1998;27(1):109-26.
31. Foley Jr TP. Disorders of the Thyroid in Children. In: Sperling MA, editor. Pediatric Endocrinology. Philadelphia: WB Saunders; 1996.
32. Péter F. Hyperthyroidism and puberty. In: Pinchera A, Mann K, Hostalek U, editors. The Thyroid and Age. Merck European Thyroid Symposium. Stuttgart: Schattauer; 1998.
33. Maciel LMZ. Coma mixematoso. Medicina, Ribeirão Preto, Simpósio: Urgências e emergências endócrinas, metabólicas e nutricionais. 2003;36:384-8.

34. Ringel MD. Management of hypothyroidism and hyperthyroidism in the intensive care unit. Crit Care Clin. 2001;17(1):59-74.
35. Setian N. Hipotireoidismo na criança: diagnóstico e tratamento. J. Pediatr (Rio J). 2007;83(5 Suppl.):S209-16.
36. Eyal O, Rose SR. Thyroid hormone. In: Nichols DG, editor. Roger's textbook of pediatric intensive care. 4. ed. Philadelphia: Wolters Kluwer, Lippincott Williams & Wilkins; 2011.
37. Zwillic CW, Pierson DJ, Hofeldt FD, Lufkin EG, Weil JV. Ventilatory control in myxedema and hypothyroidism. N Engl J Med. 1975;292(13):662-5.
38. Maia AL, Scheffel RS, Meyer ELS, et al. Diagnóstico e tratamento do hipertireoidismo: recomendações do Departamento de Tireoide da Sociedade Brasileira de Endocrinologia e Metabologia. Arq Bras Endocrinol Metab. 2013;57(3):205-32.
39. Poyrazoğlu S, Saka N, Bas F, Isguven P, Dogu A, Turan S. Evaluation of diagnosis and treatment results in children with Graves' disease with emphasis on the pubertal status of patients. J Pediatr Endocrinol Metab. 2008;21(8):745-51.
40. Woeber KA. Thyrotoxicosis and the heart. N Engl J Med. 1992;327(2):94-8.
41. Nayak B, Burman K. Thyrotoxicosis and thyroid storm. Endocr Metab Clin North Am. 2006;35(4):663-86.
42. Perrild H, Grüters-Kieslich A, Feldt-Rasmussen U, Grant D, Martino E, Kayser L, et al. Diagnosis and treatment of thyrotoxicosis in childhood. A European questionnaire study. Eur J Endocrinol. 1994;131(5):467-73.
43. Rivkees SA, Stephenson K, Dinauer C. Adverse events associated with methimazole therapy of graves' disease in children. Int J Pediatr Endocrinol. 2010;2010:176970.
44. Bahn RS, Burch HB, Cooper DS, et al. Hyperthyroidism and Other Causes of Thyrotoxicosis: Management Guidelines of the American Thyroid Association and American Association of Clinical Endocrinologists. Thyroid. 2011;21(6):593-646.
45. Tsatsoulis A, Johnson EO, Kalogera CH, Seferiadis K, Tsolas O. The effect of thyrotoxicosis on adrenocortical reserve. Eur J Endocrinol. 2000;142(3):231-5.
46. Franklyn JA, Boelaert K. Thyrotoxicosis. Lancet. 2012;379(9821):1155-66.
47. Brent GA. Clinical practice. Graves' disease. N Engl J Med. 2008;358(24):2594-605.

Seção VI

Distúrbios Neurológicos

34 Hipertensão intracraniana: diagnóstico e tratamento

Patrícia Leão Tuma
Ana Paula de Carvalho Canela Balzi

APÓS LER ESTE CAPÍTULO, VOCÊ ESTARÁ APTO A:
• Identificar o paciente com hipertensão intracraniana.
• Conhecer as principais etiologias.
• Conhecer os métodos de monitorização, suas vantagens e desvantagens.
• Conhecer as formas de tratamento convencionais e as novas tendências na abordagem ao paciente com hipertensão intracraniana.

INTRODUÇÃO

Hipertensão intracraniana (HIC) constitui uma emergência médica que corresponde à elevação do volume dos conteúdos intracranianos após terem esgotados os mecanismos de compensação e adequação da complacência dentro da caixa craniana, acarretando elevação da pressão neste compartimento.

O aumento da pressão intracraniana (PIC) é uma complicação potencialmente grave e, se tratado de forma inadequada, pode evoluir para óbito ou gerar sequelas importantes com prejuízo à qualidade de vida.

Trata-se de quadro sindrômico com fisiopatologia multifatorial e pode ser consequência de diversas doenças. Encontrada, principalmente, nos cenários de doenças neurocríticas, como o traumatismo cranioencefálico (TCE), mas também pode ser precipitada ou agravada por condições sistêmicas, como insuficiência hepática, por exemplo (Quadro 34.1).

QUADRO 34.1 Causas de hipertensão intracraniana (HIC)

Traumatismo cranioencefálico (TCE)	
	Lesão axonal difusa
	Hematomas intra ou extra-axiais
Hemorragia intracraniana	
	Acidente vascular cerebral hemorrágico (AVCh); hemorragia subaracnoide
	Sangramentos de malformações arteriovenosas (MAV) ou outras anormalidades vasculares
Infecções do sistema nervoso central (encefalites, meningites, abscessos, tuberculose)	
Isquemia	
	Acidente vascular isquêmico (AVCi)
Tumores	
	Primários do sistema nervoso central
	Secundários (metástases)
Vasculites	
	Doenças autoimunes
Hidrocefalia	
	Congênita (síndrome de Arnold-Chiari)
	Secundária (tuberculose do sistema nervoso central, meningite)
Encefalopatia hepática	
Hipertensão intracraniana idiopática (pseudotumor cerebral)	
Distúrbios eletrolíticos	
Distúrbios do sódio (diabete insípido, secreção inapropriada de ADH)	

O sucesso no manejo da criança com HIC depende do rápido reconhecimento, seguido de medidas direcionadas não apenas à redução da PIC, como também para a reversão da causa de base.

DEFINIÇÃO

HIC é definida como o aumento patológico da PIC. Como a faixa de normalidade da PIC pode variar com o tamanho e a elasticidade do crânio (como no caso da presença de fontanelas em lactentes), os limiares indicativos de tratamento ainda não são completamente estabelecidos por faixa etária.

Os valores normais de pressão do líquido cefalorraquidiano (LCR) em pediatria, no momento de uma punção lombar, variam entre 9 e 28 mmHg (percentil 10 a 90)[1]. Elevações transitórias ocasionais podem acontecer durante eventos fisiológicos, como tosse, espirro ou manobras de Valsalva, sem necessidade de qualquer intervenção em um indivíduo saudável. Porém, a medida de PIC acima de 20 mmHg com duração maior que 5 minutos associada a sinais e sintomas de HIC geralmente indica necessidade de tratamento[2-4].

Além da PIC, outros dados obtidos por meio de exames clínicos frequentes, monitoração de variáveis fisiológicas, pressão de perfusão cerebral (PPC) e exames radiológicos podem ajudar na interpretação dos valores de PIC e na tomada de decisão para o tratamento.

EPIDEMIOLOGIA

Estatísticas americanas sugerem a taxa de HIC primária/idiopática de 2,52 para 100 mil habitantes de 0 a 18 anos e a incidência anual de 0,63 novos casos para 100 mil indivíduos; mais prevalentes entre jovens e parece ter relação com alto índice de massa corporal[5].

Em relação à incidência de HIC secundária, pode variar muito em diferentes regiões, pois abrange todas as doenças que cursam com HIC, como TCE, tumores, hidrocefalias, infecções do sistema nervoso central (SNC), entre outras, e sabe-se que várias dessas doenças têm regimes endêmicos diferenciados de região para região, pois são dependentes de fatores socioeconômicos (TCE, infecções) ou decorrentes da exposição a agentes agressores (tumores, doenças genéticas etc.). No entanto, o mesmo estudo citado para HIC primária também aborda a prevalência e a incidência da HIC secundária, encontrando os valores de 1,29 e 0,32 para cada 100 mil habitantes, respectivamente[5].

PATOGÊNESE

O compartimento intracraniano é protegido por uma estrutura rígida, com volume interno fixo: o crânio. O conteúdo e os respectivos volumes incluem[6]:

- Parênquima cerebral (80% do volume).
- Liquor (10%).
- Sangue (10%).

A PIC é descrita como uma função da pressão venosa e do LCR intraventricular, sendo esse último a resultante da taxa de formação de LCR e resistência à circulação. Dessa forma, tanto o fluxo sanguíneo cerebral (FSC) quanto o fluxo liquórico estão diretamente envolvidos na determinação da PIC[6]. Sabendo disso, pode-se facilmente perceber a influência da interação entre o fluxo arterial pulsátil, débito cardíaco, retorno venoso e tônus vasomotor cerebral na medida da PIC, e entender como situações que afetam esses parâmetros, tão comumente encontradas em pacientes críticos, podem acarretar piora neurológica, com diminuição do nível de consciência, por exemplo[7]. O resultado máximo dessa interação complexa é o aumento da PIC com risco de herniação cerebral, isquemia e morte. Outros fatores que também interferem diretamente na PIC são a anatomia do crânio, desenvolvimento do parênquima cerebral, bem como dos vasos sanguíneos e compartimentos liquóricos.

Portanto, a pressão intracraniana é uma função do volume e da complacência de cada componente do compartimento intracraniano (Figura 34.1). Como o volume da calota craniana em um paciente com suturas fechadas não se altera, o aumento de volume de qualquer um dos componentes, ou, então, a presença de um componente patológico (p. ex., tumor ou hemorragia) acaba deslocando outras estruturas e/ou aumentando a PIC (doutrina de Monro-Kellie)[6,8]. Dessa forma, percebe-se como cada situação das listadas a seguir pode alterar a PIC:

- Edema do parênquima cerebral.
- Edema vasogênico intersticial.
- Reatividade da vasculatura cerebral ao gás carbônico (CO_2).
- Alterações focais de perfusão cerebral.
- Alterações no volume sanguíneo cerebral.
- Obstrução ao fluxo ou variação no volume liquórico.

Em situações fisiológicas, os componentes intracranianos estão em equilíbrio. Após uma lesão cerebral, mecanismos compensatórios atuam com intuito de manter o FSC normal, bem com a PIC. Cerca de 30% da capacidade de diminuição do volume intra-

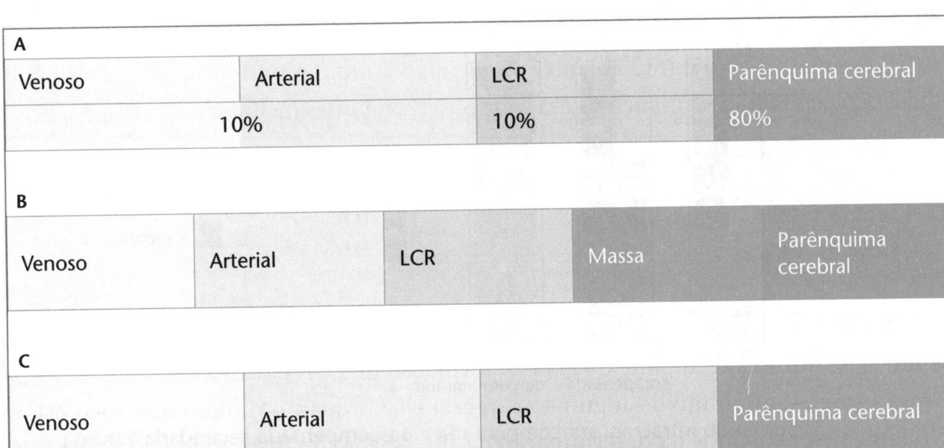

FIGURA 34.1 Componentes do compartimento intracraniano; (A) esquema de distribuição do compartimento intracraniano; (B) alteração da distribuição do compartimento intracraniano, na presença de uma massa; (C) alteração da distribuição do compartimento intracraniano quando ocorre aumento de uma das partes, como hidrocefalia (fonte: arquivo das autoras).

craniano é representada pelo liquor, que pode ser deslocado para o espaço espinhal subaracnoide ou absorvido pelas granulações aracnoides[9]. Esse mecanismo compensatório é limitado e, a partir dele, aumentos adicionais no volume intracraniano desencadeiam aumento exponencial na PIC (fase descompensada)[8] (Figuras 34.2 e 34.3).

No campo da pediatria, existe uma particularidade que se refere às crianças com suturas ósseas e fontanelas abertas (não ossificadas), nesses casos, o sistema não é rígido, permitindo acomodação de volumes um pouco maiores. Assim, pode-se notar o

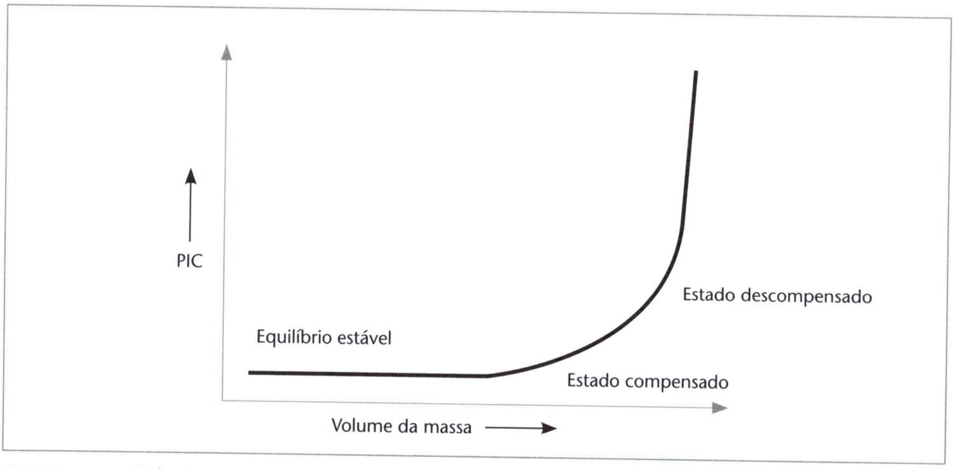

FIGURA 34.2 Relação pressão *versus* volume do compartimento intracraniano (fonte: modificada de Czosnyke e Pickard[10]).
PIC: pressão intracraniana.

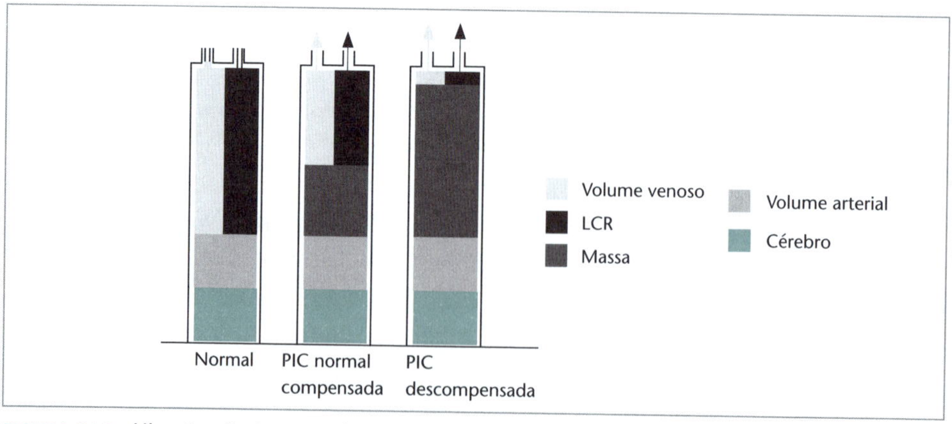

FIGURA 34.3 Hipertensão intracraniana compensada e descompensada secundária à massa. Na primeira coluna, os componentes intracranianos estão em equilíbrio. Na coluna do meio, observa-se uma lesão com efeito de massa deslocando o volume venoso e LCR, mantendo a PIC normal. Quando atinge o limite da compensação, qualquer acréscimo no volume da massa leva ao aumento correspondente na PIC (fase descompensada), como se observa na última coluna (fonte: Poss, Clay e Dean[11]).

abaulamento da fontanela anterior de lactentes nos casos de aumento de volume intracraniano. Em situações de aumento lento e progressivo do conteúdo craniano, o crescimento do perímetro cefálico é afetado pelo afastamento das suturas, como acontece nos pacientes com hidrocefalia. É importante ressaltar que a presença de fontanela aberta pode retardar, porém não impede o desenvolvimento de sintomas de HIC[9].

Fisiopatologia

Fluxo sanguíneo cerebral

O FSC é uma função da pressão exercida na circulação cerebral dividida pela resistência cerebrovascular, esquematizada da seguinte forma[11]:

$$FSC = \frac{(P_{\text{carótida}} - P_{\text{jugular}})}{RCV}$$

em que: $P_{\text{carótida}}$: pressão na carótida; P_{jugular}: pressão jugular; RCV: resistência cerebrovascular.

A pressão arterial de oxigênio (PaO_2) e pressão arterial de CO_2 ($PaCO_2$) têm papéis bem estabelecidos no FSC. A redução da PaO_2, especialmente abaixo de 50 mmHg, causa vasodilatação na tentativa de manter a oferta de oxigênio para o cérebro, podendo levar a aumentos de até 300% no FSC quando PaO_2 atinge níveis críticos como 25 mmHg[8]. A hipercapnia também leva à vasodilatação cerebral e ao aumento do FSC, enquanto a hipocapnia reduz o FSC em cerca de 3% para cada mmHg de diminuição do $PaCO_2$. A resposta a alterações do CO_2 é rápida, por isso a hiperventilação pode ser uma estratégia útil no manejo de HIC complicada, evitando herniação, enquanto as medidas voltadas para a causa da HIC são tomadas.

Autorregulação

A autorregulação corresponde à capacidade dos vasos sanguíneos cerebrais em manter o FSC constante, por meio de mecanismos fisiológicos diversos[12]. Além desse fenômeno global, o cérebro também tem a capacidade de ajustar localmente o FSC em determinada região com maior demanda. Dessa forma, condições clínicas que levam à maior necessidade metabólica, como convulsões ou febre, desencadeiam alterações na resistência vascular cerebral para ajuste do FSC à demanda[13].

O mecanismo de autorregulação adequa o FSC utilizando-se da resistência vascular cerebral. Alterações na resistência cerebrovascular podem manter o FSC constante mesmo com alterações importantes de pressão arterial média (PAM). Em adultos normais, por exemplo, essa capacidade está intacta e ativa com variações de PAM de 60 a 150 mmHg[13]. O ajuste vascular ocorre não apenas sob influência da PAM, mas também em situações de alterações de tônus simpático, $PaCO_2$, viscosidade sanguínea, temperatura, acidose do meio, hipóxia tecidual cerebral, entre outros. A compensação ao FSC, no entanto, é limitada ao grau máximo de dilatação e constrição vascular; quando isso ocorre, o parênquima cerebral fica sujeito a alterações importantes de perfusão, levando à hipoperfusão ou ao excesso de fluxo sanguíneo[8,13].

Os valores extremos de PAM em que o FSC é constante em crianças não são totalmente estabelecidos, isso acontece porque os valores normais de pressão arterial e atividade simpática se alteram de acordo com a faixa etária. O uso de novas tecnologias, como o NIRS (*near-infrared spectroscopy*), em recém-nascidos com encefalopatia hipóxico-isquêmica, tem se mostrado promissor na tentativa de encontrar uma PAM ideal para a perfusão cerebral[14]. Além disso, em pacientes com hipertensão arterial crônica ou síndrome da encefalopatia posterior reversível (PRES), os limites de PAM são mais altos, podendo causar hipofluxo com isquemia em valores de PAM que para pacientes normais seriam desejados (Figuras 34.4 e 34.5).

Lesões neurológicas agudas, principalmente em crianças, causam disfunção do mecanismo de autorregulação cerebral, podendo acarretar edema cerebral de rápida instalação[15].

Pressão de perfusão cerebral

$$PPC = PAM - PIC$$

A pressão de perfusão cerebral (PPC) depende da PAM e da PIC, sendo a PPC = PAM - PIC. PPC ótima é o substituto clínico para inferir uma perfusão cerebral adequada.

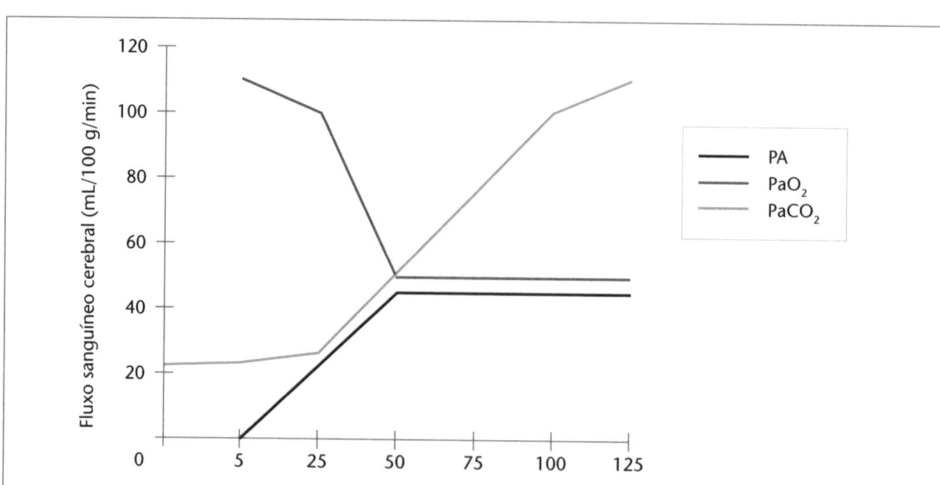

FIGURA 34.4 Autorregulação do FSC (fonte: modificada de Romero e Castillo[16]).
PA: pressão arterial; PaO_2: pressão arterial de oxigênio; $PaCO_2$: pressão arterial de gás carbônico.

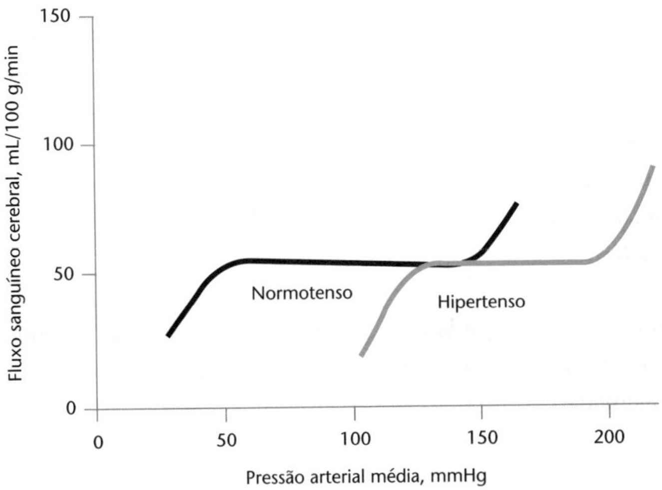

FIGURA 34.5 Autorregulação em normotensão e hipertensão arterial. Em ambos os grupos, aumentos ou reduções iniciais da PAM (pressão arterial média) não alteram o fluxo sanguíneo cerebral (FSC) em razão de mecanismos compensatórios que alteram a resistência arteriolar. Oscilações maiores da PAM estão associadas à perda da autorregulação, levando à redução (no caso de hipotensão) ou ao aumento (no caso de hipertensão) no FSC. Esse limite na autorregulação ocorre com níveis pressóricos maiores nos pacientes com hipertensão crônica (possivelmente em razão do espessamento arteriolar). Dessa forma, terapia anti-hipertensiva agressiva pode gerar redução do fluxo sanguíneo com isquemia cerebral nos pacientes com hipertensão crônica.
Fonte: modificada de Kaplan[17].

A PPC normal em adultos varia de 60 a 70 mmHg[18]. Em crianças, provavelmente, é menor, porém os limites de normalidade ainda não foram totalmente estabelecidos por idade. Levando-se em conta uma PIC normal < 20 mmHg e uma PAM > 60 a 80 mmHg dependendo da idade (PAM = 1,5 × idade + 55 mmHg), para população pediátrica, calculam-se valores de PPC normais entre 40 e 60 mmHg. Dessa forma, valores menores, acarretados por hipotensão sistêmica ou aumento importante da PIC, causam queda do FSC, com risco de isquemia. Lembrando que os pacientes podem necessitar de maior ou menor PPC a depender do *status* autorregulatório de cada um[3,19,20].

Edema cerebral

O edema cerebral pode ser decorrente de 3 mecanismos diferentes:

1. Edema citotóxico: causado por inchaço intracelular secundário à falência anóxica da bomba Na^+ K^+ ATP-ase, com dano celular direto. Por exemplo, hipofluxo após TCE, lesão axonal difusa, AVCi ou lesão hipóxico-isquêmica[6,11]. Nesses casos, a resposta à terapêutica costuma ser pobre, diferentemente dos casos de edema por intoxicação hídrica.

2. Edema vasogênico: é resultado do aumento da permeabilidade das células do capilar endotelial, permitindo extravasamento de fluidos para o espaço extracelular. Os neurônios inicialmente são preservados, por isso o tratamento pode prevenir isquemia secundária. Por exemplo, tumores, hematomas intracranianos, infartos, abscessos, infecções de SNC[6,11,21].
3. Edema intersticial: é caracterizado pelo aumento no líquido na substância branca periventricular, secundário ao aumento da pressão hidrostática intraventricular. Por exemplo, hidrocefalia[11].

Vários mecanismos de edema podem se sobrepor, como no TCE, em que áreas isquêmicas (edema citotóxico) coexistem com áreas de alterações na permeabilidade vascular (edema vasogênico).

Herniação

A herniação do tecido cerebral pode causar dano por compressão ou tração de estruturas neurais ou vasculares. Acontece quando existe um diferencial de pressão entre os compartimentos intracranianos e pode ocorrer em diferentes áreas da cavidade craniana[22,23] (Figura 34.6).

- Transtentorial: é o tipo de herniação mais comum e resulta do deslocamento de tecido supratentorial para o compartimento infratentorial. Pode acontecer em situações de lesões expansivas supratentoriais, edema cerebral difuso, edema focal ou hidrocefalia aguda. Pode levar à compressão do III par craniano, tronco e pedúnculos cerebrais, bem como tração da artéria basilar ou artéria cerebral posterior.
- Subfalciana: ocorre quando o aumento da pressão em um hemisfério cerebral desloca o tecido sob a foice cerebral (divide os 2 hemisférios no corte coronal). Leva à compressão da artéria cerebral anterior e ao infarto extenso dos lobos frontal e temporal.
- Tonsilar ou amigdaliana: quando as tonsilas cerebelares se deslocam pelo forame magno, em que levam à compressão bulbo, centros respiratórios e vasomotores.

DIAGNÓSTICO

Sinais e Sintomas

O diagnóstico precoce de HIC é imprescindível para minimizar o risco de sequelas, no entanto, nem sempre ele é fácil. Vários fatores contribuem para que o diagnóstico da HIC seja desafiador, particularmente, situações em que o aumento da PIC acontece de forma lenta e gradual.

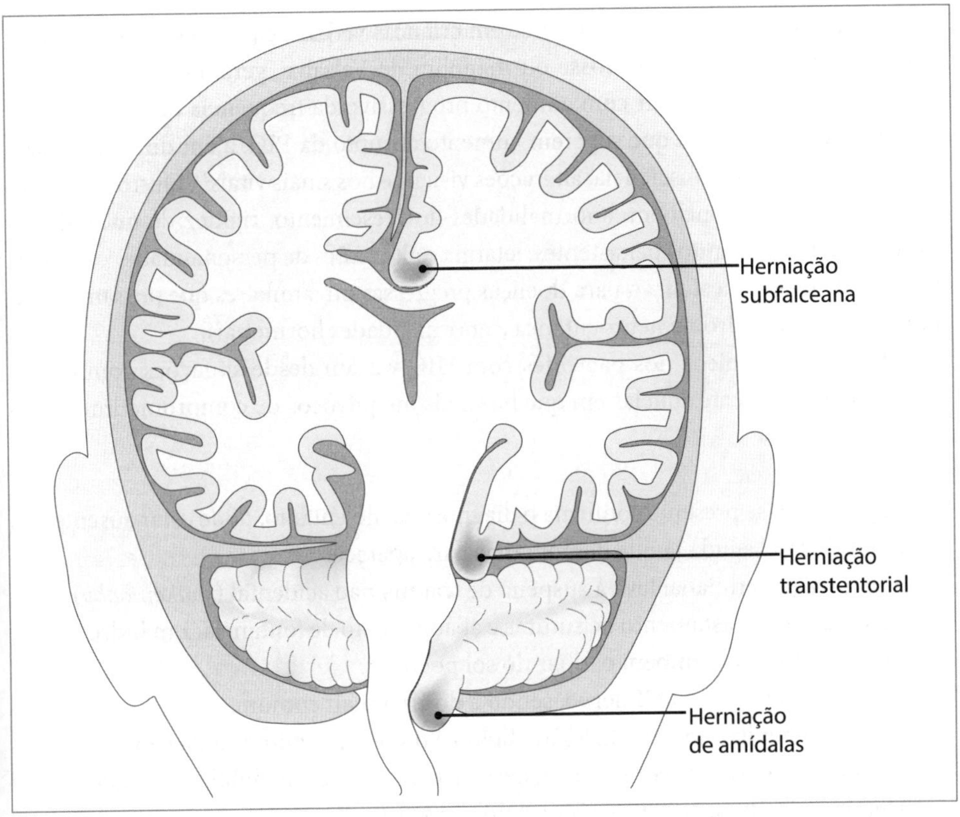

FIGURA 34.6 Tipos de herniação cerebral (fonte: adaptada de Fishman[24]).

Os sintomas iniciais, como cefaleia, alteração no nível de consciência e vômitos são inespecíficos. O quadro clínico depende da velocidade de instalação da HIC e da capacidade de acomodação do volume intracraniano dentro da calota craniana. Características relacionadas à doença que desencadeou a HIC podem ser encontradas, como em casos de tumores ou TCE.

Em lactentes com suturas cranianas abertas, o aumento do perímetro cefálico permite acomodar as estruturas sem descompensação no início do quadro. Eles apresentam aumento do perímetro cefálico (macrocrania) e podem apresentar também abaulamento de fontanela. Outro sintoma comum em lactentes e crianças jovens que não têm a capacidade de relatar sintomas, como cefaleia, pode ser irritabilidade, letargia e inapetência. Náuseas e vômitos são comuns em todas as faixas etárias. Crianças maiores e adolescentes podem apresentar cefaleia, alterações visuais, alterações da marcha, da coordenação a depender do local acometido pela lesão cerebral.

A cefaleia é o sintoma mais precoce em crianças verbais, e pode estar associada ao despertar noturno, piora com tosse ou manobra de Valsalva, geralmente recorrente e localizada, e costuma evoluir com aumento progressivo da frequência ou da intensidade. Outras características que sugerem aumento abrupto da PIC, além de cefaleia, são: depressão do nível de consciência, alterações visuais e nos sinais vitais[23]. Outros sintomas que podem aparecer incluem: anormalidades do crescimento, rigidez de nuca, déficit neurológico focal, vômitos persistentes, letargia e alterações de personalidade. A história clínica pode chamar a atenção para doenças pregressas ou familiares que possam cursar com HIC, como síndrome neurocutânea e anormalidades hormonais.

Os achados clínicos nos pacientes com HIC variam desde situações com exame neurológico normal até aquelas em que há sinais inequívocos de comprometimento do SNC, como:

- Papiledema: se presente confirma o diagnóstico, no entanto, pode estar ausente nos casos de HIC aguda já que demora dias para aparecer[25,26].
- Hemorragia retiniana: leva à suspeita de trauma não acidental (*shaken baby*).
- Macrocefalia, afastamento de suturas e abaulamento de fontanela. Em hidrocefalia, pode-se observar também o olhar do sol poente.
- Paralisia do III, IV ou VI nervo, sendo a do III a mais comum.
- Dilatação pupilar do lado da lesão, diplopia ou postura anormal da cabeça.
- Alteração do nível de consciência, desde irritabilidade a obnubilação e coma.
- Hemiparesia, hiper-reflexia e hipertonia (sinais tardios).
- Hipertensão arterial, bradicardia e depressão respiratória (tríade de Cushing): sinal clínico de herniação iminente[23].

Apesar das dificuldades para um diagnóstico precoce, este é de extrema importância para a rápida instituição de terapia e a prevenção de lesão neurológica permanente.

Sinais e sintomas de elevação aguda da PIC (Tabela 34.1):

- Cefaleia.
- Vômitos.
- Rebaixamento do nível de consciência.
- Papiledema.
- Hipertensão.
- Taquicardia ou bradicardia.
- Depressão respiratória.
- Tríade de Cushing: hipertensão + bradicardia + depressão respiratória.

TABELA 34.1 Escala de Glasgow modificada para crianças

Abertura ocular		Melhor resposta verbal		Melhor resposta verbal	
Espontânea	4	Balbucio	5	Movimento espontâneo	6
Aos chamados	3	Choro irritado	4	Reage ao toque	5
À dor	2	Choro à dor	3	Reage à dor	4
Sem resposta	1	Gemido à dor	2	Decorticação	3
		Sem resposta	1	Descerebração	2
				Sem resposta	1

Sinais e Sintomas das Herniações

Herniação transtentorial

Em um primeiro momento cefaleia, rebaixamento do nível de consciência, alteração pupilar (anisocoria), com midríase e ptose palpebral ipsilateral à compressão, pode ocorrer alteração do padrão respiratório (p. ex., Cheyne-Stokes). A localização de estímulos dolorosos inicialmente encontra-se preservada. Com a progressão da herniação transtentorial, o padrão respiratório se modifica, as pupilas se tornam médio fixas e a resposta motora progride para decorticação, descerebração e ausência de resposta.

Herniação do forame magno

Nistagmo, bradicardia, bradipneia e hipertensão, podendo progredir para parada respiratória e cardíaca.

Herniação subfalcina

Fraqueza uni ou bilateral, perda do controle vesical e coma.

Aumento Subagudo ou Crônico da PIC

Os seguintes achados podem estar presentes em elevações lentas da PIC:

- Cefaleia: é o sintoma mais precoce de elevação da PIC. Pode manifestar-se como irritabilidade em crianças menores ou não verbais.
- Vômitos: pior pela manhã em razão do aumento da PIC pela piora do retorno venoso na posição horizontal.
- Alterações visuais: perda de visão periférica, diplopia (paralisia do oculomotor, troclear ou abducente), olhar do sol poente.
- Papiledema.
- Ataxia, alterações da marcha ou da coordenação motora.

Confirmação Diagnóstica

O método definitivo de confirmação da HIC é a medida direta da PIC com valores acima de > 20 mmHg (27 cmH_2O) por meio de um cateter intracraniano. No entanto, trata-se de uma medida invasiva, que acarreta riscos e deve ser reservada para os casos graves, nos quais os benefícios superam os riscos de infecção e hemorragia (p. ex., trauma grave com escala de coma de Glasgow ≤ 8 ou outras condições em que o tratamento agressivo e manejo da PIC sejam necessários)[27].

Se o paciente não tiver monitor de PIC, a confirmação diagnóstica pode ser auxiliada por exames de imagem, como tomografia computadorizada (TC) e/ou ressonância magnética (RM), ultrassonografia de bainha de nervo óptico, associado aos achados clínicos e de anamnese. A presença de papiledema é bastante específica para HIC, porém pouco sensível.

O diagnóstico de pseudotumor cerebral ou HIC idiopática pode ser feito em pacientes conscientes, com sinais e sintomas de HIC crônica, neuroimagem normal e pressão de abertura em punção lombar > 27 cmH_2O.

Detecção não Invasiva da Elevação da PIC

Detecção de papiledema

Como dito anteriormente, a visualização de edema de papila no fundo de olho tem baixa sensibilidade para diagnóstico de HIC[28]. Como o papiledema leva tempo para se instalar, tipicamente está ausente nos pacientes com elevação aguda da PIC, como traumatismo craniano ou hemorragia intracraniana. No entanto, quando presente, este sinal é um indicador específico de HIC.

Neuroimagem

A obtenção de imagens do compartimento intracraniano é parte fundamental da detecção não invasiva de HIC, entretanto, alguns achados radiológicos levam tempo para serem observados, e frequentemente estão ausentes nas primeiras 24 horas nos pacientes com HIC aguda por edema cerebral[27].

Tomografia computadorizada

A TC de crânio sem contraste é o exame radiológico de escolha para crianças com suspeita clínica de HIC. Trata-se de exame não invasivo, disponível e de rápido acesso mesmo em hospitais secundários, sem necessidade de sedação na maioria dos casos[27]. Deve ser realizado logo após a estabilização inicial. Pode mostrar achados consistentes com HIC (desvio de linha média, apagamento das cisternas basilares e/ou dos sulcos) e identificar a etiologia da HIC (p. ex., lesão expansiva, hemorragia, hidrocefalia). O objetivo da TC de urgência é detectar as causas de HIC que necessitem de intervenção cirúrgica de urgência, como hematomas ou hidrocefalias agudas. Além disso, crianças com menos de 2 anos e, particularmente menos de 12 meses, podem apresentar um exame clínico-neurológico normal, mesmo com alterações tomográficas importantes[29].

Achados em TC de crânio compatíveis com aumento da PIC incluem[27]:

- Desvio de linha média.
- Apagamento dos sulcos (Figura 34.7).
- Apagamento das cisternas da base.
- Desaparecimento/diminuição dos ventrículos laterais e do III ventrículo.
- Dilatação do sistema ventricular (principalmente se acompanhada de transudato periventricular).
- Herniações.
- Aumento do diâmetro da bainha do nervo ótico.

Observação: em adultos considera-se o limite da bainha do nervo óptico de 6 mm. Critérios pediátricos ainda não existem, mas muitos especialistas adotam os mesmos valores dos adultos[30].

Limitações: pequenos estudos observacionais mostram que até 15% das crianças com TC inicialmente normal podem ter aumento da PIC[31]. Dessa forma, achados to-

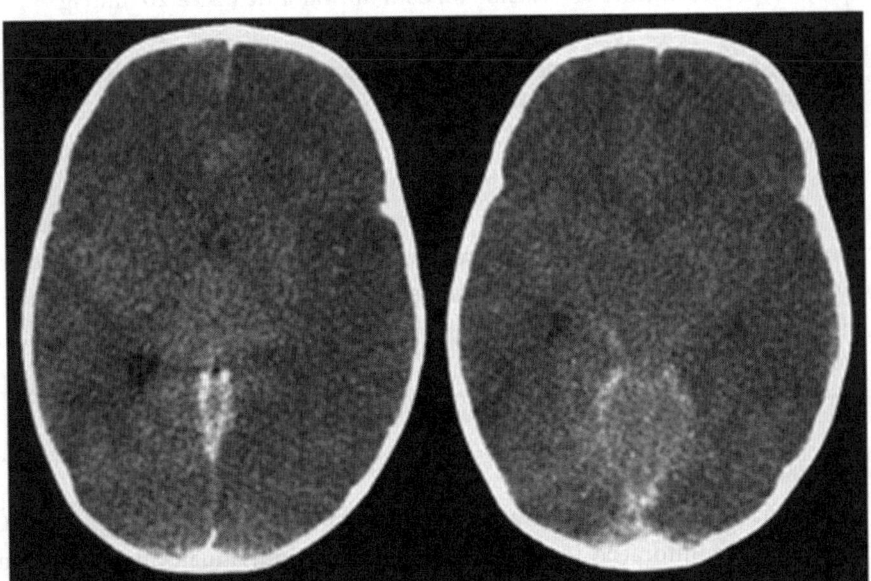

FIGURA 34.7 Tomografia de crânio com edema cerebral: notam-se apagamentos de sulcos e cisternas.

mográficos devem ser interpretados com cautela, particularmente nos pacientes com traumatismo encefálico, nos quais as anormalidades podem se desenvolver dentro dos primeiros dias para até um terço dos pacientes[1]. Em crianças com alta suspeita de HIC e TC normal, deve-se considerar a complementação diagnóstica com um ou mais dos exames a seguir.

Ressonância magnética

A RM do encéfalo é mais acurada que a TC para detecção de HIC. No entanto, além de ser menos acurada que a medida direta da PIC, é menos disponível, demorada e, na maioria das vezes, necessita sedação na população pediátrica. Da mesma forma que na TC de crânio, os principais achados sugestivos de aumento da PIC são desvio de linha média e apagamento de sulcos e cisternas basilares.

As imagens de RM têm maior sensibilidade para detecção de condições que causam edema cerebral que a TC, que apesar de identificar a presença de edema, não consegue diferenciar entre edema intersticial, citotóxico ou vasogênico[21,32].

Ultrassonografia ocular

O diâmetro da bainha do nervo óptico pode ser medido por meio da ultrassonografia ocular. O uso já está bem estabelecido em adultos e já existem estudos pediátricos corroborando a utilização no diagnóstico da HIC. Ainda são necessários mais estudos na população pediátrica para estabelecer os valores de *cut-off*, mas alguns dados sugerem que os seguintes limites correlacionam com um valor de PIC ≥ 20 mmHg[27,30]:

- Para menores de 1 ano ou pacientes com fontanela aberta: 5,2 mm (sensibilidade 80 a 85% e especificidade entre 75 a 76%).
- Para pacientes com mais de 1 ano: 5,8 mm (sensibilidade de 86% e especificidade 70%).

Como ainda faltam estudos com grandes amostragens, alguns serviços preferem utilizar o *cut-off* de 6 mm, também utilizado em adultos. Esse método é de fácil aplicação, não invasivo, podendo ser executado pelo intensivista à beira do leito (Figura 34.8).

Detecção Invasiva da Elevação da PIC

Monitoração da pressão intracraniana

A medida invasiva da PIC estabelece de forma definitiva a presença de HIC[27]. A indicação da monitoração invasiva da PIC deve ser individualizada, já que ainda faltam evidências robustas para guiar esta decisão. Dados retrospectivos quanto ao

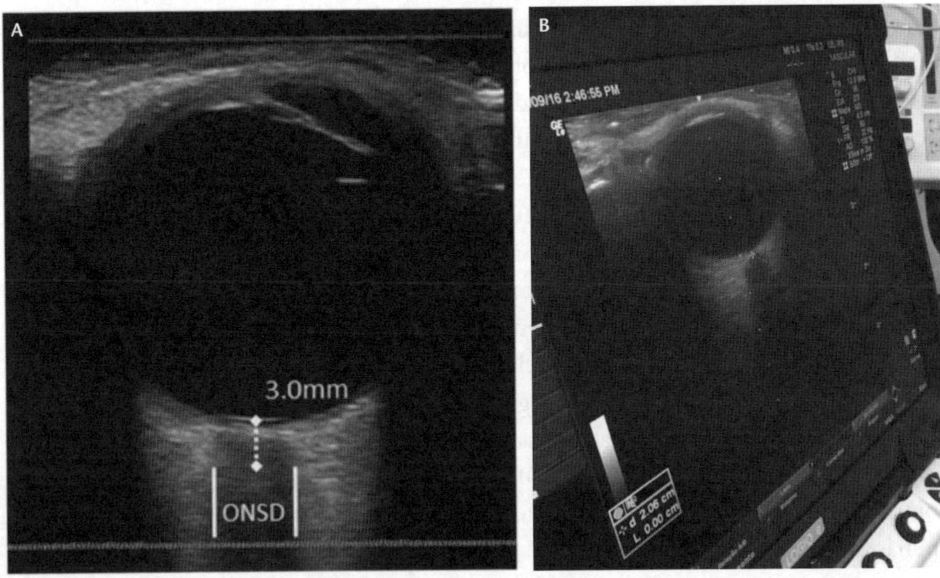

FIGURA 34.8 Medida da bainha do nervo óptico, que deve ser realizada 3 mm abaixo da retina (fonte: [A] Lefferts, Hughes e Heffernan[33]; [B] arquivo pessoal do autor).

impacto da monitoração da PIC em mais de 3 mil crianças com TCE grave não demonstrou impacto na sobrevida[34].

O objetivo é manter a PIC dentro do normal e, dessa forma, manter pressão de perfusão, oxigenação e aporte de substratos metabólicos adequados, além de evitar herniação. Permite o tratamento baseado em critérios objetivos, o que é particularmente importante em razão dos efeitos adversos relacionados a muitas das medidas clínicas e cirúrgicas utilizadas no tratamento da HIC (soluções hiperosmolares, barbitúricos, sedativos, bloqueadores neuromusculares). A presença de fontanelas e/ou suturas abertas não evita o desenvolvimento de HIC, tampouco elimina a utilidade da monitoração da PIC.

Tipos de sistemas de monitoração (Figura 34.9)

Os monitores disponíveis permitem o registro da pressão por meio de um cateter intracraniano acoplado a um transdutor externo, equipamento localizado na ponta de um eletrodo (p. ex., Codman®), ou por tecnologia de fibra óptica (p. ex., Camino®).

A monitoração intracraniana deve ser considerada para pacientes com Glasgow ≤ 8 em razão de traumatismo craniano ou outra condição que necessite intervenção clínica ou cirúrgica para manejo da HIC[4].

A monitoração com cateter intraventricular é o método mais preciso e confiável para aferir a PIC. Pode ser recalibrado a qualquer momento e ainda oferece a possibilidade terapêutica de drenagem liquórica. Como desvantagem pode-se citar a impossibilidade da monitoração caso o cateter obstrua, além do risco de ventriculite. A medida da pressão intraventricular é o padrão de referência para a monitoração da PIC. Outras localizações possíveis são: intraparenquimatoso ou subdural (eletrodo ou fibra óptica), epidural ou por parafusos subaracnoides[35].

Eletrodo com transdutor ou cateter de fibra óptica na ponta tem o transdutor posicionado internamente no crânio. São calibrados previamente à inserção e não podem ser recalibrados. Como a caixa craniana é compartimentalizada, a medida aferida por esse monitor reflete predominantemente a pressão do compartimento em que está inserido. Infecção intracraniana associada a sistemas de monitoração da PIC é rara. A colonização do sistema aumenta significativamente após 5 dias de implantação e, quando detectada, está indicada a retirada do sistema. Hemorragias ocorrem em torno de 1,4% dos casos, sendo que apenas 0,5% necessitam de tratamento cirúrgico. A recolocação de cateteres ventriculares por mau funcionamento ou obstrução ocorre em apenas 3% dos casos[18].

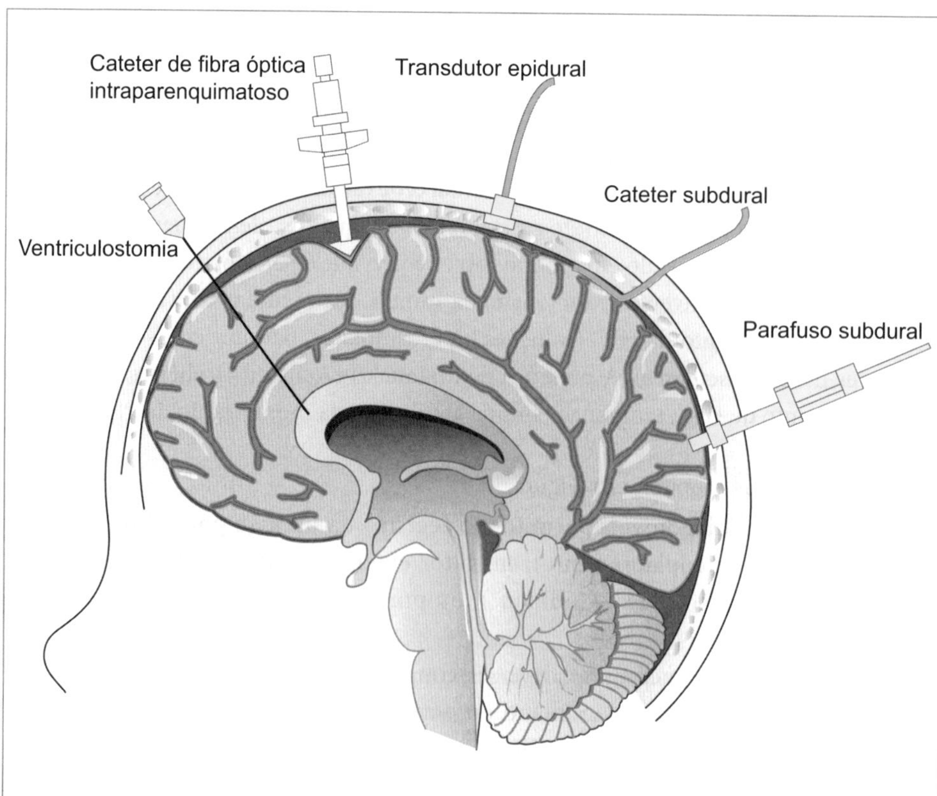

FIGURA 34.9 Locais possíveis de medida da PIC.

Punção lombar

Indicada apenas para indivíduos conscientes com sintomas de HIC (cefaleia, papiledema, perda de campo visual) e exame neurológico e de imagem normais, sugerindo hipertensão intracraniana idiopática. A medida da pressão liquórica no início da coleta pode confirmar o diagnóstico de HIC. Deve-se ter cautela na indicação deste procedimento pelo risco de herniação.

Exames Complementares Úteis

Além dos exames de imagem, podem ser úteis para auxiliar na compreensão da etiologia da HIC:

- Laboratoriais (séricos e urina):
- Eletrólitos.
- Glicemia.
- Função renal.
- Gasometria.
- Osmolaridade sérica/urinária.
- *Screening* para drogas de abuso.
- Amônia.
- Função hepática.

Com esses exames, pode-se suspeitar ou afastar causas como: disnatremias (edema cerebral por hiponatremia), disfunção hepática grave com hiperamonemia, acidemias refratárias levando ao inchaço cerebral, entre outros. A decisão a respeito de qual dos exames deve ser solicitado depende do contexto clínico, como velocidade de instalação dos sintomas, presença de outros sintomas associados e do exame físico.

A coleta de liquor deve ser indicada com cautela nos pacientes com suspeita de HIC. Isso porque a punção lombar reduz a pressão abaixo do *tentorium* e, caso haja uma pressão aumentada, o gradiente de pressão entre os compartimentos pode provocar a herniação. Sendo assim, a punção liquórica deve ser realizada somente após neuroimagem sempre que houver suspeita de HIC. Além disso, como os exames de imagem nem sempre identificam o aumento da PIC, em pacientes com sintomas focais, a coleta de LCR deve ser evitada mesmo com TC inocente. Essas precauções visam a evitar herniação transtentorial ou através do forame magno. Caso haja suspeita de infecção do SNC, a decisão quanto ao momento da punção liquórica não deve atrasar a administração de antibióticos. Nos casos em que a punção for realizada, deve-se obter a pressão de abertura do liquor.

Eletroencefalograma

Importante na identificação de crises convulsivas que podem cursar com aumento da PIC pelo aumento importante do metabolismo cerebral, geralmente agravado pela oferta inadequada de aporte energético. O *status epilepticus* não convulsivo pode se apresentar com quadro de coma; evoluindo para desbalanço entre oferta e consumo metabólico cerebral, podendo culminar com HIC. Nesses pacientes, o eletroencefalograma (EEG) é útil no diagnóstico e no manejo.

Doppler transcraniano

Por meio da insonação de janelas ósseas é possível observar o espectro de onda do FSC e suas velocidades, permitindo avaliação de aumento de resistência ao fluxo pelo índice de pulsatilidade (após correlação clínica, pode indicar aumento da PIC), possibilita visualizar melhora do FSC após medidas terapêuticas em tempo real. Além disso, auxilia na detecção de vasoespasmo dos grandes vasos cerebrais.

DIAGNÓSTICO DIFERENCIAL

Existem condições clínicas que se assemelham muito com HIC aguda ou crônica, pois manifestam-se com rebaixamento do nível de consciência.

HIC Aguda

Os principais diagnósticos diferenciais de rebaixamento agudo do nível de consciência são:

- Hipoglicemia: pode manifestar-se com coma e convulsões focais ou déficit neurológico focal. Deve ser rapidamente identificada pela glicemia, pois o tratamento rápido pode prevenir dano cerebral permanente e a evolução para HIC.
- Encefalopatia metabólica: além da hipoglicemia, outras alterações metabólicas levam ao coma na população pediátrica. Geralmente a apresentação clínica inicial pode ser um quadro de *delirium* com evolução para oscilação do nível de consciência até o coma. São comuns, nesses casos, oscilação do nível de consciência, alterações de reflexos de tronco, hipotonia e mioclonias; os sinais neurológicos focais e anisocoria são menos encontrados.
- Intoxicação exógena: o efeito tóxico de drogas lícitas ou ilícitas consiste em diagnóstico diferencial importante de HIC quando o início dos sintomas é abrupto. Várias medicações podem resultar em coma, como sedativos, anticolinérgicos e salicilatos. Além disso, imunossupressores, como metotrexato, ciclosporina ou

tacrolimo, podem resultar em uma encefalopatia posterior reversível (*posterior reversible encephalopathy syndrome* [PRES]), que leva ao edema citotóxico geralmente identificado na RM.

- *Status epilepticus* não convulsivo: pode se apresentar com variedade de sintomas incluindo rebaixamento do nível de consciência. O EEG confirma o diagnóstico.
- Enxaqueca hemiplégica: alguns tipos de enxaqueca podem se apresentar com fraqueza motora durante a fase de aura. Também podem estar presentes, além da cefaleia, escotomas, alterações do campo visual, parestesias, afasia, letargia, coma e crises convulsivas. Os sintomas costumam durar horas ou dias.

HIC Crônica

O principal sintoma da elevação crônica da PIC é a cefaleia, que também está presente em inúmeras condições benignas na infância, principalmente em doenças febris autolimitadas. Geralmente os pacientes com cefaleias preocupantes podem ser identificados pela história cuidadosa e pelo exame físico minucioso.

TRATAMENTO

Estabilização Inicial e Medidas Gerais

O tratamento da HIC depende da etiologia.

A primeira meta é a estabilização cardiorrespiratória, pois mesmo breves períodos de hipóxia, hipercapnia ou hipotensão podem afetar o prognóstico. A manutenção de ventilação e pressão arterial adequadas são fundamentais nesta etapa para evitar a vasodilatação que ocorre na hipercapnia e para manter a pressão de perfusão cerebral[36].

Oxigenação

Atenção especial deve ser dada às indicações de via aérea definitiva: hipoxemia refratária, hipoventilação, Glasgow ≤ 8 (ou < 12 com deterioração rápida), perda dos reflexos de proteção da via aérea e herniação aguda. Para minimizar os riscos de elevação da PIC durante o procedimento de entubação orotraqueal (EOT), recomenda-se a utilização da sequência rápida de entubação, a realização do procedimento pela pessoa mais experiente e observar as medicações mais indicadas[23]. Nos pacientes em ventilação mecânica, evitar pressões elevadas (pressão inspiratória [P_{insp}] e pressão positiva ao final da expiração [PEEP]), pois reduzem o retorno venoso.

Ventilação

A hiperventilação ($PaCO_2$ < 35 mmHg) pode causar isquemia cerebral como resultado da diminuição do FSC. Sendo assim, recomenda-se manter $PaCO_2$ entre 35 e

40. Hiperventilação temporária ($PaCO_2$ 30 a 35 mmHg por até 2 horas) pode ser utilizada em um paciente com indicação de intervenção neurocirúrgica até a realização. Já a hiperventilação agressiva ($PaCO_2$ < 30) é indicada apenas se houver sinais clínicos de herniação aguda e deve ser utilizada pelo menor tempo possível[11]. A hiperventilação profilática não é recomendada pelo risco de vasoconstrição arterial e consequente isquemia cerebral[37].

Circulação

O objetivo de manter o sistema cardiovascular estável é permitir a perfusão cerebral adequada a fim de prevenir lesão isquêmica secundária. Deve-se manter o paciente normovolêmico, uma vez que a hipovolemia pode causar hipoperfusão cerebral, e a hipervolemia pode contribuir para aumento do conteúdo intracraniano e aumentar a PIC. O uso de fluidos hipotônicos (p. ex., glicose 5% ou água livre) não é recomendado, pois também pode piorar o edema cerebral e causar destruição celular.

Posição da cabeça

A cabeça deve ser mantida em posição neutra e elevada a 30º, para facilitar o retorno venoso pelas veias jugulares. Elevações maiores que 45º acarretam redução da PPC[38]. A posição prona deve ser evitada por aumentar as pressões intra-abdominal e intratorácica, com consequente aumento da PIC[3,20,35].

Temperatura corporal

A febre deve ser combatida agressivamente, pois aumenta o metabolismo cerebral e o FSC, aumentando a PIC[3,20]. Até o presente momento, a hipotermia terapêutica ou profilática não é recomendada de rotina, os dados atuais sugerem aumento de mortalidade, sendo assim, aguardam-se ensaios clínicos multicêntricos para maiores esclarecimentos[39,40].

Monitoração hemodinâmica

É aconselhável a instalação de um cateter arterial, para medida de PAM contínua, e cateter venoso central para garantir acesso que comporte expansão volêmica e/ou uso de drogas vasoativas. O uso de vasopressores deve ser empregado para o tratamento de hipotensão. Hipertensão arterial leve pode ser compensatória para manter a PPC.

Sedação/analgesia

O paciente deve ser mantido confortável e sem dor. Para aqueles em ventilação mecânica, recomenda-se a administração de lidocaína (1 mg/kg endovenoso ou 2 mg/kg endotraqueal) antes das aspirações, visando a evitar o aumento da PIC, que pode ocorrer pela ativação do reflexo laríngeo. Algumas vezes, faz-se necessário o uso de bloqueadores neuromusculares, nesses casos, os pacientes podem ser beneficiados da monitoração eletroencefalográfica contínua, em função do risco de crise convulsiva[41]. Nos casos de PIC aumentada, a sedação deve ser empregada para diminuição do metabolismo cerebral, correspondendo a uma linha de tratamento de HIC e neuroproteção.

Controle de crises convulsivas

As crises convulsivas podem levar à hipoxemia e à hipercapnia, com aumento da PIC e do FSC e do metabolismo cerebral[41,42]. Em adultos, o uso de fenitoína e carbamazepina diminuiu o risco de convulsões precoces (primeiros 7 dias após o trauma), porém não houve evidência de melhora do desfecho final[18]. Um estudo pediátrico demonstrou que a fenitoína reduziu a incidência de convulsões precoces em crianças com TCE grave[43], e outro relatou melhora na sobrevida com anticonvulsivantes (não especificado), porém, este último não avaliou separadamente o TCE grave[44]. Além disso, evidências sugerem que crianças, principalmente lactentes, têm risco maior de convulsões precoces quando comparadas a adultos com TCE grave. Apesar dessas evidências, atualmente o uso rotineiro de profilaxia anticonvulsivante em crianças pós-TCE grave não é recomendado. Entretanto, considerando o menor limiar convulsivo de crianças jovens e lactentes, a administração de anticonvulsivantes profiláticos é considerada uma opção terapêutica com o objetivo de diminuir a incidência de convulsões precoces, e está indicada para crianças de alto risco, dentre elas as com anormalidades parenquimatosas, fratura de crânio com afundamento, TCE grave e epilepsia prévia e ausência de monitoração contínua, que poderia precocemente alertar para ocorrência de crises convulsivas.

Em pacientes sedados, a ocorrência de crise convulsiva não clínica pode ser comum[3,20,41]. O uso preventivo de anticonvulsivantes em outras situações de HIC diferentes do TCE não está estabelecido e dependerá da etiologia da HIC e de outros fatores de risco. Os anticonvulsivantes mais utilizados são fenitoína, fenobarbital ou levetiracetam. Além disso, deve-se seguir tratamento habitual (com benzodiazepínicos) das crises convulsivas que venham a ocorrer.

Suporte nutricional

A alimentação deve ser iniciada precocemente, se possível por via enteral. Pode ser necessária nutrição parenteral para pacientes com altas doses de barbitúricos, pois é comum a ocorrência de íleo funcional nesses pacientes. Também deve-se investigar a ocorrência de íleo obstrutivo pela presença de fecalomas, uma vez que os barbitúricos podem causar constipação importante.

Aporte hidroeletrolítico

O adequado controle hidroeletrolítico, em especial com relação ao sódio, é essencial. Devem-se monitorar os eletrólitos e a osmolaridade regularmente, evitando as disnatremias[9]. Atentar para alterações de potássio que fazem marcante presença em pacientes em uso de barbituratos, principalmente na indução do coma barbitúrico, como durante o desmame dessas substâncias.

Medidas Específicas

O tratamento específico mais importante é a resolução da causa do aumento da PIC. Além disso, a avaliação neurocirúrgica precoce é fundamental para tomada de decisões cirúrgicas, como excisão de massas ou hematomas, drenagem liquórica ou monitoração da PIC[6,11,37,45]. No entanto, pacientes com HIC (PIC > 20 mmHg) sintomática sustentada por mais de 5 minutos ou aqueles com herniação iminente se beneficiam de medidas específicas para redução da PIC[4].

O tratamento específico da HIC visa a manter a pressão de perfusão cerebral de 40 a 50 mmHg nos lactentes e crianças até 5 anos de idade, e de 50 a 60 mmHg nas crianças entre 6 a 17 anos[4,46]. Manter a PPC acima de 60 a 70 pode exceder a capacidade de autorregulação cerebral e aumentar a PIC, poderá ser feita apenas com monitoração adicional que garanta essa necessidade (p. ex., Doppler transcraniano). Além disso, valores de PIC > 15 mmHg nos lactentes, > 18 mmHg em crianças com menos de 8 anos, e > 20 mmHg em crianças maiores e adolescentes chamam a atenção para o início de medidas específicas[41].

Terapia hiperosmolar

A estratégia hiperosmolar para o tratamento do edema cerebral baseia-se no princípio do coeficiente de reflexão osmótica e no equilíbrio de Starling por meio de uma membrana capilar[21]. Uma membrana que é impermeável a íons e moléculas, como a barreira hematoencefálica intacta, tem o coeficiente de reflexão de 1, enquanto uma membrana livremente permeável tem o coeficiente de 0. A administração de solução salina hipertônica ou manitol cria um gradiente osmótico que faz com que a água livre saia do espaço extracelular para a circulação sanguínea, levando à redução do volume cerebral e da PIC. No entanto, o coeficiente de reflexão não é constante em todas as doenças, p. ex., em pacientes com edema cerebral vasogênico causado por tumores, hematomas intracranianos, infartos, abscessos cerebrais ou outras infecções do SNC (por exemplo, meningite ou encefalite), há redução esperada no coeficiente de reflexão para o sódio. Nesses pacientes, a administração prolongada e repetida de solução salina hipertônica tem efeito limitado e pode até piorar o edema[21]. Assim, para pacientes com edema vasogênico, pode-se iniciar a terapia hiperosmolar com solução salina a 3%, contudo, em volumes maiores, pode-se associar o manitol, que mantém um coeficiente de reflexão maior, em razão do peso molecular quando comparado ao sódio, facilitando o restabelecimento do gradiente osmótico.

Não existem evidências sobre qual terapia osmolar seja superior. Para a maioria dos pacientes, tanto o manitol quanto a solução salina hipertônica são eficazes na redução da PIC[4]. Na escolha de uma dessas substâncias, deve-se levar em conta fatores como natremia atual, volemia e função renal. A solução salina hipertônica ajuda a minimizar a hiponatremia e a hipovolemia desencadeadas pela diurese osmótica após o uso do manitol. Por outro lado, o manitol minimiza o edema vasogênico cerebral que pode acontecer com o uso prolongado da solução salina; mas também pode trazer prejuízo à função renal.

Manitol

O manitol inicialmente aumenta o volume plasmático, aumentando o FSC e o aporte de oxigênio ao cérebro, reduzindo a PIC em poucos minutos. Depois, estabelece um gradiente osmótico entre o plasma e o tecido parenquimatoso, resultando na redução do componente de água do cérebro[9]. Quando administrado em bolo, tem início de ação rápido (1 a 5 minutos), com pico máximo em 20 a 60 minutos e duração do efeito entre 1,5 e 6 horas[3,20]. Pode ser usado em herniação aguda, é 0,5 a 1 g/kg EV (2,5 a 5 mL/kg da solução a 20%), administrados em 20 a 30 minutos[47]. Pode ser repetido no intervalo mínimo de 4 horas, caso seja possível a monitoração da osmolaridade antes de cada dose.

O cálculo do *gap* osmolar (osmolaridade sérica medida – osmolaridade sérica calculada) deve estar < 20 mOsm/kg, pois valores mais altos indicam que o manitol ainda está circulante, aumentando o risco de nefrotoxicidade e passagem do manitol pela barreira hematoencefálica, aumentando a PIC. A osmolaridade sérica pode chegar até 300 a 310 mOsm/L, não ultrapassando o limite de osmolaridade de 320 mOsm/L pelo risco de insuficiência renal.

As principais complicações são: hiperosmolaridade, hipovolemia, distúrbio hidroeletrolítico e insuficiência renal aguda. Esses efeitos são mais comuns com a administração crônica ou altas doses. Deve-se avaliar a osmolaridade sérica, eletrólitos e função renal a cada 6 a 8 horas (preferencialmente antes de se administrar a dose seguinte). Pode atravessar a barreira hematoencefálica no local da lesão cerebral e levar à piora do edema, principalmente com o uso crônico e em altas doses[6,48]. A retirada deve ser gradativa pelo risco de HIC rebote. Manter a euvolemia por meio de reposição fluídica[47].

Solução salina hipertônica

Não existem evidências suficientes para determinar a melhor concentração ou a dose da solução salina hipertônica. Além disso, também não está definido em quais situações a solução salina pode ser superior ao manitol. Age pelo gradiente osmótico, reduzindo o componente de água no cérebro e, aparentemente, mantém a eficácia após doses repetidas, mesmo em pacientes que já não respondem mais ao manitol[49]. Não provoca diurese osmótica abundante (como o manitol) e o risco de hipovolemia é bem menor. Outros benefícios propostos são: restaura o potencial de repouso normal da célula e o volume celular, estimula a liberação de peptídeo natriurético atrial, inibe a inflamação e aumenta o débito cardíaco.

Complicações teóricas como hiperosmolaridade, mielinólise pontina e insuficiência cardíaca congestiva (ICC) não foram relatadas, entretanto, insuficiência renal pode acontecer se osmolaridade sérica ≥ 320 mOsm/L. A dose e a administração ideais ainda não foram identificadas. Diferentes concentrações (3 a 29%) já foram usadas. Sugerem-se duas formas comuns de utilização da solução salina hipertônica: bolo inicial de 5 mL/kg de solução salina 3%. Com esta dose espera-se a elevação do sódio em 5 mEq/L. Pode ser repetida a cada hora, até uma natremia de 160 mEq/L, a partir da qual a solução salina hipertônica não traz mais benefícios na redução da PIC. Também é possível optar pela infusão contínua de solução salina 3% de 0,5 a 1,5 mL/kg/hora ajustada pela dose mínima para manter PIC < 20 mmHg[3,20,50].

O objetivo é diminuir a PIC, lembrando que se o sódio for 160 mEq/L ou a osmolaridade plasmática de 360 mOsm/L, a infusão não produzirá mais os efeitos desejados. O controle de sódio sérico deve ser feito a cada 6 horas, respeitando-se o aumento máximo de sódio em torno de 15 mEq/L/dia. As complicações descritas incluem hipernatremia e hiperosmolaridade, com insuficiência renal aguda, hipervolemia com edema pulmonar e/ou insuficiência cardíaca, acidose metabólica e síndrome de desmielinização osmótica (mielinólise pontina)[47].

Aumento rebote da PIC pode acontecer se houver queda rápida da osmolaridade na suspensão do tratamento[48]. Na retirada, recomenda-se a diminuição máxima de 10 mEq/L/dia na concentração do sódio sérico, diminuindo os riscos de mielinólise pontina, hemorragia cerebral e insuficiência renal aguda[50].

A escolha entre manitol ou solução salina como primeiro agente hiperosmolar fica a critério do médico[3,20].

Hiperventilação

Em razão do risco de isquemia cerebral, a hiperventilação agressiva fica reservada para os episódios de herniação incipiente (dilatação pupilar transitória, postura anormal, hipertensão inexplicável ou bradicardia) ou elevação aguda da PIC que não respondeu às medidas anteriores[6] enquanto outras medidas estão sendo adotadas para tratamento definitivo. A hiperventilação profilática ($PaCO_2$ < 35) deve ser evitada. A hiperventilação leve ($PaCO_2$ 30 a 35) pode ser utilizada para pacientes com risco de herniação iminente, para os quais existe um planejamento neurocirúrgico em andamento. Hiperventilação agressiva ($PaCO_2$ < 30) pode ser indicada apenas quando houver sinais de herniação aguda e por curtos períodos, acompanhada de monitoração adicional. A hiperventilação agressiva pode reduzir o FSC e causar isquemia, piorando a extensão da lesão cerebral. Sugere-se monitorar o FSC, a saturação venosa de jugular ou o oxigênio tecidual cerebral para ajudar a identificar isquemia cerebral neste contexto[3,20].

Drenagem de LCR

Em pacientes com HIC não controlada, pode-se colocar uma derivação ventricular externa conectada a um monitor de PIC. Esse dispositivo permite a monitoração contínua da PIC e o cálculo da PPC (enquanto não está sendo utilizada para drenagem liquórica) ou a retirada de liquor para controle da PIC. Em casos de baixa complacência cerebral por edema, a retirada de pequeno volume de LCR pode ser suficiente para diminuir significativamente a PIC[3,20], recomendando-se a retirada de alíquotas entre 3 a 5 mL de liquor, com reavaliação da PIC. As vantagens são de evitar os efeitos sistêmicos dos outros tratamentos[51]. As complicações potenciais desse tratamento são infecções e sangramentos.

A drenagem pode ser feita por cateter de ventriculostomia isolado ou em combinação com dreno lombar, este último deve ser considerado uma opção apenas em casos de HIC refratária com imagem demonstrando comunicação para a circulação liquórica, cisternas basais abertas e ausência de evidências de lesão de massa importante[3,20]. Quando a drenagem ventricular não pode ser realizada por problemas técnicos ou clínicos e a pressão intraparenquimatosa está sendo monitorada, pode ser indicada terapia com barbitúricos ou descompressão cirúrgica.

Coma barbitúrico

O coma barbitúrico pode ser indicado em HIC refratária a outras medidas. Diminui a taxa metabólica cerebral, levando à redução do FSC e da PIC. Pode promover efeito protetor no tecido cerebral durante períodos de hipóxia ou hipoperfusão[6,52]. A principal desvantagem está relacionada à diminuição do tônus simpático, levando à vasodilatação periférica em até 50% dos pacientes e depressão miocárdica[9]. Essas complicações devem ser antecipadas pela monitoração cardiopulmonar e prontamente tratadas com fluidos endovenosos e suporte inotrópico.

Além da hipotensão esperada nesses pacientes, deve-se estar atentos para a ocorrência de alterações do potássio, que podem ter repercussões importantes, como arritmias por hipo ou hipercalemia durante a indução e a retirada, respectivamente, do coma barbitúrico[53].

O aumento das infecções que acometem os pacientes em tratamento com barbitúricos, principalmente pneumonias, levam a ficar mais atentos aos quadros febris, elevações de marcadores infecciosos, parâmetros de ventilação mecânica, entre outros, para que sejam prontamente tratados[54,55].

Também é recomendada a monitoração eletroencefalográfica contínua, com objetivo de alcançar o padrão de surto-supressão, sendo os intervalos de supressão de 5 a 15 segundos[4]. Não existem evidências para o uso profilático[3,20].

Recomenda-se o coma barbitúrico para pacientes com TCE grave associado à HIC refratária e hemodinamicamente estáveis. Se forem necessárias altas doses, recomenda-se monitoração hemodinâmica e cardiovascular apropriada[3,20]. A suspensão do tratamento deve ser gradativa.

Corticosteroides

Em razão das propriedades anti-inflamatória e estabilizadora de membranas, corticosteroides podem ser úteis no manejo de edema vasogênico causado por lesões de massa (tumores e abscessos). Utiliza-se dexametasona na dose de 0,25 a 0,5 mg/kg, a cada 6 horas, sendo a dose máxima 16 mg/dia. Efeitos colaterais comuns são retenção de sódio e água, úlcera gástrica ou péptica, por isso associa-se protetor gástrico[6]. Não é recomendado na HIC secundária à isquemia, hemorragia ou traumatismo craniano, sendo proscrito nesse último[3,20].

Craniectomia descompressiva

O principal objetivo da craniectomia descompressiva é o controle da PIC e, desta forma, manter a PPC e a oxigenação cerebral adequadas. Está indicada em casos de HIC refratária às medidas clínicas citadas anteriormente neste capítulo.

Existem várias possibilidades de intervenções cirúrgicas, sendo as mais recomendadas a craniectomia descompressiva unilateral fronto-temporo-parietal para edema unilateral ou craniectomia frontal bilateral para inchaço difuso bilateral[3,20]. Deve ser considerada para pacientes pediátricos com TCE grave, edema difuso e HIC refratária ao manejo clínico intensivo. É menos eficaz em pacientes com lesões secundárias extensas, bem como aqueles com Glasgow 3 persistente[3,20]. Pode ser realizada em combinação com exérese de lesão de massa, como hematoma subdural ou, mais raramente, como tratamento primário para HIC.

Terapias experimentais

Hipotermia: diminui o metabolismo cerebral e reduz FSC e PIC. Melhora discreta na morbidade e na mortalidade de alguns adultos com HIC refratária após TCE, mas não é recomendada como uma terapia-padrão. Até o presente momento recomenda-se evitar a hipertermia[3,20].

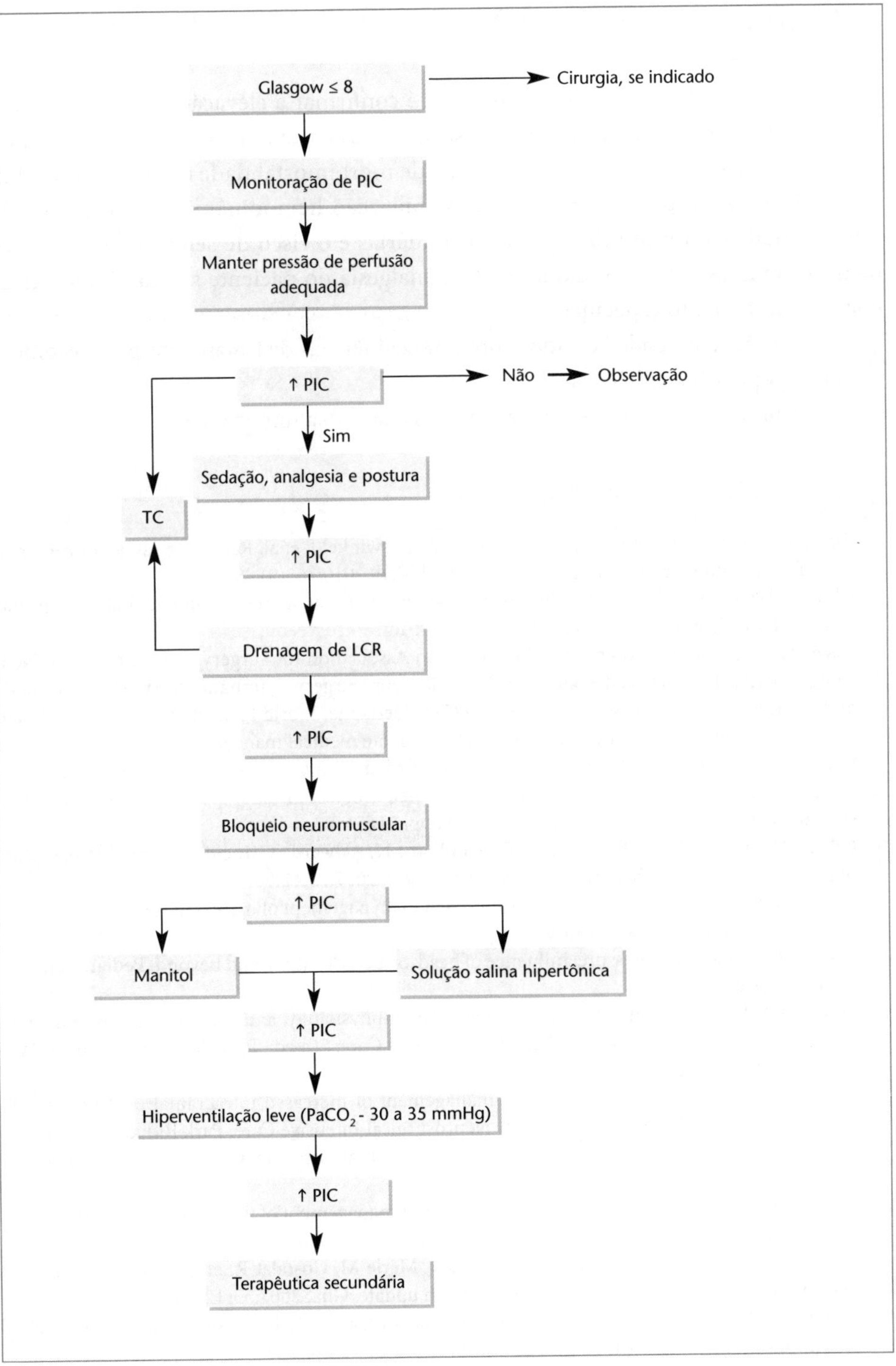

FIGURA 34.10 Algoritmo do tratamento da hipertensão intracraniana.

CONCLUSÕES

Na suspeita da HIC, o primeiro passo é confirmar a elevação da PIC. A seguir, deve-se prevenir ou amenizar as lesões secundárias e tratar adequadamente da causa de base. Trata-se de uma causa importante de morbimortalidade em crianças e adultos. O diagnóstico precoce e a rápida estabilização hemodinâmica-respiratória são fundamentais para minimizar lesões secundárias e o risco de sequelas. Além disso, medidas simples como posicionamento e analgesia do paciente são tão importantes quanto o tratamento específico.

Ainda são aguardados estudos com boas evidências de tratamento para recomendação na população pediátrica.

A reabilitação após a fase crítica também é de suma importância.

REFERÊNCIAS BIBLIOGRÁFICAS

1. Avery RA, Shah SS, Licht DJ, Seiden JA, Huh JW, Boswinkel J, et al. Reference range for cerebrospinal fluid opening pressure in children. N Engl J Med. 2010;363(9):891-3.
2. Cho DY, Wang YC, Chi CS. Decompressive craniotomy for acute shaken/impact baby syndrome. Pediatr Neurosurg. 1995;23(4):192-8.
3. Carney NA, Chesnut R, Kochanek PM; American Association for Surgery of Trauma; Child Neurology Society; International Society for Pediatric Neurosurgery; International Trauma Anesthesia and Critical Care Society; Society of Critical Care Medicine; World Federation of Pediatric Intensive and Critical Care Societies. Guidelines for the acute medical management of severe traumatic brain injury in infants, children, and adolescents. Pediatr Crit Care Med. 2003;4(3 Suppl):S1.
4. Stevens RD, Shoykhet M, Cadena R. Emergency neurological life support: intracranial hypertension and herniation. Neurocrit Care. 2015;23(Suppl 2):S76-82.
5. Gillson N, Jones C, Reem RE, Rogers DL, Zumberge N, Aylward SC. Incidence and demographics of pediatric intracranial hypertension. Pediatr Neurol. 2017;73:42-7.
6. Allen CH, Ward JD. An evidence-based approach to management of increased intracranial pressure. Crit Care Clin. 1998;14(3):485-95.
7. Tasker RC. Intracranial pressure: influence of head-of-bed elevation, and beyond. Pediatr Crit Care Med. 2012;13(1):116-7.
8. Jenkins LW KP. Developmental Neurobiology, Neurophysiology, and the PICU. In: Nichols DG, Shaffner DH, editors. Textbook of Pediatric Intensive Care. 5th ed. Philadelphia: Lippincott Williams & Wilkins; 2015.
9. Luerssen TG WC. Pathophysiology and management of increased intracranial pressure in children. In: Andrews BT HG, editor. Pediatr Neurosurgical Intensive Care. Park Ridge; 1997.
10. Czosnyke M, Pickard JD. Monitoring and interpretation of intracranial pressure. J Neurol Neurosurg Psychatry. 2004;75(6):813-21.
11. Poss WB BD, Clay B, Dean JM. Pathophysiology and management of the intracranial vault. In: MC R, editor. Textbook of Pediatric Intensive Care. Baltimore: Williams and Wilkins; 1996.
12. Pellerin L, Bouzier-Sore AK, Aubert A, Serres S, Merle M, Costalat R, et al. Activity-dependent regulation of energy metabolism by astrocytes: an update. Glia. 2007;55(12):1251-62.
13. Bouma GJ, Muizelaar JP, Fatouros P. Pathogenesis of traumatic brain swelling: role of cerebral blood volume. Acta Neurochirurg Suppl. 1998;71:272-5.

14. Tekes A, Poretti A, Scheurkogel MM, Huisman TA, Howlett JA, Alqahtani E, et al. Apparent diffusion coefficient scalars correlate with near-infrared spectroscopy markers of cerebrovascular autoregulation in neonates cooled for perinatal hypoxic-ischemic injury. Am J Neuroradiol. 2015;36(1):188-93.
15. Aldrich EF, Eisenberg HM, Saydjari C, Luerssen TG, Foulkes MA, Jane JA, et al. Diffuse brain swelling in severely head-injured children. A report from the NIH Traumatic Coma Data Bank. J Neurosurg. 1992;76(3):450-4.
16. Romero C, Castillo L. Cuidados intensivos neurológicos. Santiago do Chile: Editorial Mediterraneo; 2004.
17. Kaplan NM. Management of hypertensive emergencies. Lancet. 1994;344(8933):1335-8.
18. Carney N, Totten AM, O'Reilly C, Ullman JS, Hawryluk GW, Bell MJ, et al. Guidelines for the Management of Severe Traumatic Brain Injury. Neurosurg. 2017;80(1):6-15.
19. Miller Ferguson N, Shein SL, Kochanek PM, Luther J, Wisniewski SR, Clark RS, et al. Intracranial hypertension and cerebral hypoperfusion in children with severe traumatic brain injury: thresholds and burden in accidental and abusive insults. Pediatr Crit Care Med. 2016;17(5):444-50.
20. Kochanek PM, Tasker RC, Carney N, Totten AM, Adelson PD, Selden NR, et al. Guidelines for the Management of Pediatric Severe Traumatic Brain Injury, Third Edition: Update of the Brain Trauma Foundation Guidelines. Pediatr Crit Care Med. 2019;20(3S Suppl 1):S1-S82.
21. Tasker RC, Acerini CL. Cerebral edema in children with diabetic ketoacidosis: vasogenic rather than cellular? Pediatr Diabetes. 2014;15(4):261-70.
22. Posner JB, SC, Schiff N, Plum F. Herniation syndromes: Intracranial shifts in the pathogenesis of coma. In: Posner JB SC, Schiff N, Plum F, editors. Plum and Posner's Diagnosis of Supor and Coma. 4th ed. New York Oxford University Press; 2007.
23. DS G. Neurotrauma. In: Fleisher G, Ludwig S, Henretig FM, editor. Textbook of Pediatric Emergency Medicine. 5th ed. Philadelphia: Lippincott Williams & Wilkins; 2006.
24. Fishman RA: Brain edema. N Engl J Med. 1975;293(14):706-11
25. Aylward SC, Aronowitz C, Roach ES. Intracranial Hypertension Without Papilledema in Children. J Child Neurol. 2016;31(2):177-83.
26. Lee HJ, Phi JH, Kim SK, Wang KC, Kim SJ. Papilledema in children with hydrocephalus: incidence and associated factors. J Neurosurg Pediatr. 2017;19(6):627-31.
27. Xu W, Gerety P, Aleman T, Swanson J, Taylor J. Noninvasive methods of detecting increased intracranial pressure. Childs Nerv Syst. 2016;32(8):1371-86.
28. Nazir S, O'Brien M, Qureshi NH, Slape L, Green TJ, Phillips PH. Sensitivity of papilledema as a sign of shunt failure in children. J AAPOS. 2009;13(1):63-6.
29. Schutzman SA, Greenes DS. Pediatric minor head trauma. Ann Emerg Med. 2001;37(1):65-74.
30. Padayachy LC, Padayachy V, Galal U, Pollock T, Fieggen AG. The relationship between transorbital ultrasound measurement of the optic nerve sheath diameter (ONSD) and invasively measured ICP in children: Part II: age-related ONSD cut-off values and patency of the anterior fontanelle. Childs Nerv Syst. 2016;32(10):1779-85.P
31. Bailey BM, Liesemer K, Statler KD, Riva-Cambrin J, Bratton SL. Monitoring and prediction of intracranial hypertension in pediatric traumatic brain injury: clinical factors and initial head computed tomography. J Trauma Acute Care Surg. 2012;72(1):263-70.
32. Ho ML, Rojas R, Eisenberg RL. Cerebral edema. AJR Am J Roentgenol. 2012;199(3):W258-73.
33. Lefferts WK, Hughes WE, Heffernan KS. Effect of acute high-intensity resistance exercise on optic nerve sheath diameter and ophthalmic artery blood flow pulsatility. J Human Hypertension. 2015;29(12):744-8.
34. Bennett TD, DeWitt PE, Greene TH, Srivastava R, Riva-Cambrin J, Nance ML, et al. Functional outcome after intracranial pressure monitoring for children with severe traumatic brain injury. JAMA Pediatr. 2017;171(10):965-71.
35. Giugno KM MT, Kunrath CL, Jorge, Bizzi JJ. Tratamento da hipertensão intracraniana. J Pediatria. 2003;79(4):287-96.

36. Seder DB, Jagoda A, Riggs B. Emergency neurological life support: airway, ventilation, and sedation. Neurocritical Care. 2015;23(Suppl 2):S5-22.
37. Kochanek PM, Carney N, Adelson PD, Ashwal S, Bell MJ, Bratton S, et al. Guidelines for the acute medical management of severe traumatic brain injury in infants, children, and adolescents--second edition. Pediatr Crit Care Med. 2012;13(Suppl 1):S1-82.
38. Agbeko RS, Pearson S, Peters MJ, McNames J, Goldstein B. Intracranial pressure and cerebral perfusion pressure responses to head elevation changes in pediatric traumatic brain injury. Pediatr Crit Care Med. 2012;13(1):e39-47.
39. Crompton EM, Lubomirova I, Cotlarciuc I, Han TS, Sharma SD, Sharma P. Meta-analysis of therapeutic hypothermia for traumatic brain injury in adult and pediatric patients. Crit Care Med. 2017;45(4):575-83.
40. Tasker RC, Vonberg FW, Ulano ED, Akhondi-Asl A. Updating evidence for using hypothermia in pediatric severe traumatic brain injury: conventional and bayesian meta-analytic perspectives. Pediatr Crit Care Med. 2017;18(4):355-62.
41. Mazzola CA, Adelson PD. Critical care management of head trauma in children. Crit Care Med. 2002;30(11 Suppl):S393-401.
42. Shah AK, Fuerst D, Sood S, Asano E, Ahn-Ewing J, Pawlak C, et al. Seizures lead to elevation of intracranial pressure in children undergoing invasive EEG monitoring. Epilepsia. 2007;48(6):1097-103.
43. Lewis RJ, Yee L, Inkelis SH, Gilmore D. Clinical predictors of post-traumatic seizures in children with head trauma. Ann Emerg Med. 1993;22(7):1114-8.
44. Tilford JM, Simpson PM, Yeh TS, Lensing S, Aitken ME, Green JW, et al. Variation in therapy and outcome for pediatric head trauma patients. Crit Care Med. 2001;29(5):1056-61.
45. Tasker RC AP. Head and Spinal Cord Trauma. In: Nichols DG SD, editor. Rogers' Textbook of Pediatric Intensive Care. 5th ed. Philadelphia: Lippincott Williams & Wilkins; 2015.
46. Allen BB, Chiu YL, Gerber LM, Ghajar J, Greenfield JP. Age-specific cerebral perfusion pressure thresholds and survival in children and adolescents with severe traumatic brain injury. Pediatr Crit Care Med. 2014;15(1):62-70.
47. Brophy GM, Human T, Shutter L. Emergency neurological life support: pharmacotherapy. Neurocrit Care. 2015;23(Suppl 2):S48-68.
48. Witherspoon B, Ashby NE. The use of mannitol and hypertonic saline therapies in patients with elevated intracranial pressure: a review of the evidence. Nursing Clin N Am. 2017;52(2):249-60.
49. Gantner D, Moore EM, Cooper DJ. Intravenous fluids in traumatic brain injury: what's the solution? Curr Op Crit Care. 2014;20(4):385-9.
50. Peterson B, Khanna S, Fisher B, Marshall L. Prolonged hypernatremia controls elevated intracranial pressure in head-injured pediatric patients. Crit Care Med. 2000;28(4):1136-43.
51. Lescot T, Abdennour L, Boch AL, Puybasset L. Treatment of intracranial hypertension. Curr Op Crit Care. 2008;14(2):129-34.
52. Cormio M, Gopinath SP, Valadka A, Robertson CS. Cerebral hemodynamic effects of pentobarbital coma in head-injured patients. J Neurotrauma. 1999;16(10):927-36.
53. Jung JY, Lee C, Ro H, Kim HS, Joo KW, Kim Y, et al. Sequential occurrence of life-threatening hypokalemia and rebound hyperkalemia associated with barbiturate coma therapy. Clin Nephrol. 2009;71(3):333-7.
54. Nadal P, Nicolas JM, Font C, Vilella A, Nogue S. Pneumonia in ventilated head trauma patients: the role of thiopental therapy. Euro J Emerg Med. 1995;2(1):14-6.
55. Keel M, Mica L, Stover J, Stocker R, Trentz O, Harter L. Thiopental-induced apoptosis in lymphocytes is independent of CD95 activation. Anesthesiology. 2005;103(3):576-84.

35 Coma: diagnóstico e tratamento

Emiliana Holzhausen Gonçalves da Motta

APÓS LER ESTE CAPÍTULO, VOCÊ ESTARÁ APTO A:
• Descrever conceitos e anatomia básica para avaliação do paciente comatoso.
• Identificar um paciente em estado de coma.
• Abordar e identificar as causas mais frequentes de coma em pediatria.
• Fazer uma avaliação geral (e principalmente neurológica) criteriosa e minuciosa do paciente.
• Avaliar a função cortical e o tronco cerebral.
• Identificar sinais de risco neurológico e morte para o paciente.
• Estabelecer o tratamento inicial, o geral e o específico para cada caso.

INTRODUÇÃO

O estado de coma representa uma grave manifestação clínica, com elevada incidência de morbimortalidade. Representa a falência dos mecanismos de manutenção da consciência, sendo importante o conhecimento e a compreensão de termos, definições, diagnóstico neurológico e etiológico e medidas terapêuticas, os quais definem o prognóstico do paciente.

DEFINIÇÕES

- Consciência: estado de vigília, alerta e orientação de si próprio e no meio ambiente. Determinado por duas funções: conteúdo da consciência (cognitivo e função afetiva) e nível de consciência, os quais dependem da integridade dos estímulos ascendentes do tronco cerebral, da integridade do córtex cerebral e das funções autonômicas[1,2].
- Coma: refere-se à ausência do conhecimento de si próprio e do ambiente, caracterizada pela ausência ou diminuição do nível de consciência, sem resposta aos estímulos externos e internos. Decorre de uma lesão ou disfunção difusa do córtex cerebral, do sistema reticular ascendente ou de ambos[1-3].

ANATOMIA DO SISTEMA NERVOSO CENTRAL

O conhecimento da anatomia do sistema nervoso central (SNC) é importante para localizar a lesão, reconhecer a gravidade e a urgência de tratamento, como também para uma classificação etiológica (Figura 35.1).

EPIDEMIOLOGIA

O coma é uma consequência não específica de diversos insultos ao SNC, tanto por lesões como por disfunções dos hemisférios cerebrais e/ou tronco cerebral. Podem ser

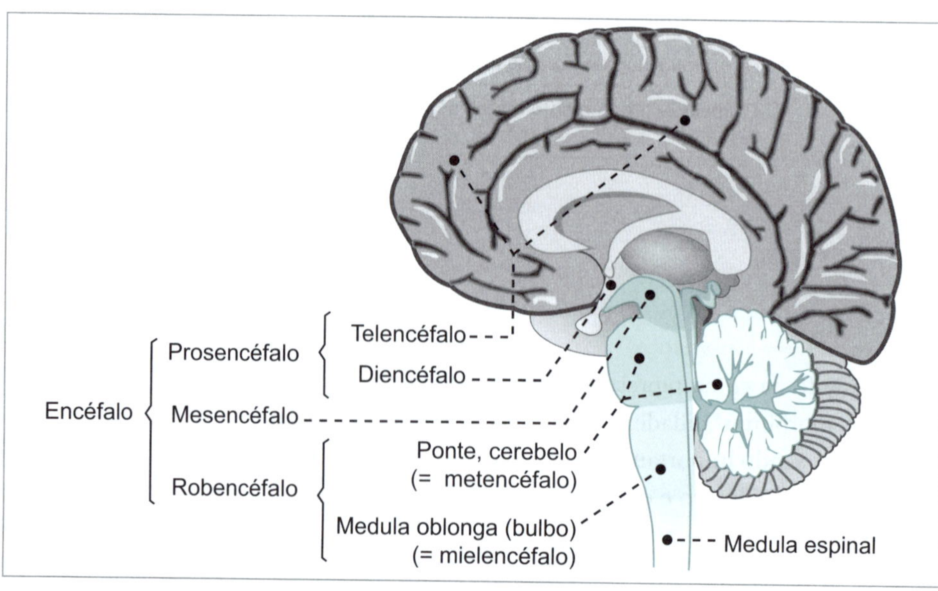

FIGURA 35.1 Anatomia do sistema nervoso central, corte sagital.

causadas por lesões destrutivas, compressivas, traumas, lesões encefálicas difusas, multifocais e/ou metabólicas[1-3].

Pelos dados norte-americanos, causas traumáticas e não traumáticas em crianças têm incidências semelhantes, em torno de 30 por 100 mil crianças, sendo as causas não traumáticas mais frequentes em lactentes[3,4]. Em estudo realizado por Wong et al., nos EUA, a incidência de causas não traumáticas em crianças, entre 1 mês e 16 anos incompletos admitidos no hospital, mostra a infecção como causa mais frequente (38%), seguida de causas desconhecidas (14%), epilepsia (10%), intoxicação (10%), causas congênitas (8%), acidentes (6%), causas metabólicas (6%) e outras[5].

Um estudo brasileiro realizado por Löhr Junior et al., com crianças entre 2 meses e 13 anos, mostra também a infecção como causa principal de coma (29,8%), seguida de mal epiléptico (18,3%), causa tóxico-metabólica (15,4%), hipertensão intracraniana (6,7%), choque/anóxia (3,8%) e etiologia indeterminada (2,9%)[6].

ETIOLOGIA E FISIOPATOLOGIA

As funções motoras e cognitivas são dependentes da função neuronal dos hemisférios cerebrais, com conexões aferentes e eferentes com o cerebelo, os gânglios da base e o tálamo. O sistema reticular ascendente (de despertar) tem função primordial nas funções corticais. Qualquer lesão e/ou disfunção nessas áreas leva ao coma. A velocidade da instalação, da localização e o tamanho da lesão também podem determinar a causa do coma. Por exemplo, uma rápida perda do nível de consciência sugere hemorragia intracraniana, convulsão, arritmia cardíaca ou intoxicação aguda. Já a instalação lenta tem amplo diagnóstico diferencial, no qual a história, o exame físico, os sinais vitais e os testes investigativos levam ao diagnóstico mais preciso[1-3].

Quanto às etiologias, podem ser divididas, conforme a localização e a causa, em: lesões supratentoriais, infratentoriais e encefálicas difusas, multifocais e/ou metabólicas (Tabela 35.1 e Quadro 35.1).

Em crianças, o trauma craniano é uma causa frequente, pois nelas o segmento cefálico é proporcionalmente maior em relação ao corpo, sendo mais suscetíveis a essa lesão. Além disso, em lactentes sem lesão aparente, não se pode esquecer da síndrome do *shaken baby* (bebê chacoalhado). As infecções devem ser consideradas tanto em casos de coma agudo como subagudo. Em crianças sem causa aparente, nunca esquecer intoxicação exógena, sendo importantes a história detalhada e os *screenings* toxicológicos de sangue e urina[2].

AVALIAÇÃO CLÍNICA

A avaliação clínica é parte fundamental para estabilização, localização neurológica da lesão, determinação dos sinais de risco e do diagnóstico do paciente comatoso. Inicialmente, deve-se estabilizar o paciente para prevenir o aparecimento de lesões secundárias[3].

TABELA 35.1 Etiologias do coma[2,3,5,6]

Lesões supratentoriais	Lesões infratentoriais
▪ Lesões destrutivas: infarto talâmico	▪ Lesões isquêmicas ou destrutivas: hemorragia pontina, infarto de tronco cerebral, desmielinização de tronco, tumores de tronco, abscessos de tronco
▪ Lesões expansivas: hemorragias (extradurais, subdurais, intracerebrais), infartos (oclusões arteriais ou venosas), tumores, abscessos, trauma craniano (contusão, laceração)	▪ Lesões compressivas: hemorragia cerebelar, infarto cerebelar, tumor cerebelar, abscesso cerebelar, hemorragia subdural ou extradural de fossa posterior, tumores de fossa posterior

QUADRO 35.1 Etiologias do coma[2,3,5,6]

Metabólicas ▪ Distúrbios hidroeletrolíticos e acidobásicos: hipo e hipernatremia, acidose metabólica e respiratória, alcalose metabólica e respiratória, hipo e hipermagnesemia, hipo e hipercalemia, hipofosfatemia ▪ Distúrbios da glicose (hipoglicemia): induzida por insulina exógena, induzida por hipoglicemiantes orais, ingestão alcoólica, espontânea (insulinomas, doença hepática, insuficiência suprarrenal etc.) ▪ Alterações na regulação térmica: hipotermia, hipertermia ▪ Erro inato do metabolismo: acidemias orgânicas e aminoacidemias, defeitos do ciclo da ureia, distúrbios dos carboidratos, distúrbios mitocondriais e da carnitina, defeitos na oxidação dos ácidos graxos, leucodistrofias ▪ Nutricional: deficiência de cofator (tiamina, piridoxina, cobalamina, ácido fólico, niacina) ▪ Toxinas: ingestão acidental ou intencional, overdose, inalação ▪ Medicamentoso: overdose, reação adversa
Infecção ▪ Sistêmica ▪ Cerebral: meningite, encefalite, empiema, abscesso
Neoplásicas ▪ Infiltração ou edema: herniação, hidrocefalia, convulsão ▪ Toxicidade de quimioterapia e/ou radioterapia
Convulsão
Vasculares ▪ Isquemia: trombose, embolia, estrangulamento, dissecção arterial ▪ Hemorragia: acidente vascular cerebral hemorrágico, aneurisma, distúrbios da coagulação, atrofia, trauma ▪ Trombose de seio cavernoso
Disfunções orgânicas ▪ Endócrinas: pituitária (insuficiência), tireoide (hipo ou hipertireoidismo), pâncreas (diabete), suprarrenal (Addison, Cushing, feocromocitoma) ▪ Não endócrinas: insuficiência renal (uremia), insuficiência hepática (encefalopatia), síndrome de Reye, insuficiência cardíaca (choque), insuficiência respiratória (hipóxia, narcose, intoxicação por monóxido de carbono)
Inflamatórias ▪ Vasculite ▪ Encefalomielite aguda disseminada

Anamnese

Muitas vezes, a causa do coma não é óbvia, sendo importante uma anamnese detalhada, que inclui informações com familiares, modo de instalação do coma, doenças prévias, uso de medicamentos, risco de intoxicação, convulsão, trauma, entre outras.

Exame Físico

Segue-se um exame físico minucioso para detectar sinais de alteração de temperatura, coloração da pele, pressão arterial, respiração e sistema cardiovascular, os quais mostram dados sobre provável doença (Tabela 35.2)[1,3].

Exame Neurológico Detalhado

O exame neurológico detalhado é crucial para determinar a localização e a etiologia. Estímulo e resposta são usados para avaliar o paciente. Deve-se solicitar que o paciente abra os olhos, observar se há qualquer movimentação espontânea ou reação à dor. Não se pode esquecer de verificar evidências de irritação meníngea, como sinal de Kernig, rigidez de nuca e sinal de Brudzinski, os quais podem evidenciar meningite, hemorragia subaracnoide, herniação tonsilar e/ou inflamação de foco parameníngeo[1,3].

São avaliados 5 parâmetros fundamentais: nível de consciência, resposta pupilar, movimentação ocular extrínseca, padrão da resposta motora e ritmo respiratório.

Nível de Consciência

A escala de coma de Glasgow é o instrumento padronizado para avaliar paciente em coma, por três respostas: abertura ocular, melhor resposta motora e melhor resposta verbal. A escala de coma de Glasgow modificada por James é a utilizada em crianças com menos de 5 anos (Tabela 35.3)[1-3,7].

Algumas modificações vêm sendo propostas. Uma delas é a inclusão da resposta pupilar no escore final (GCS- Pupils).

Se nenhuma pupila apresentar reação, subtrai-se 2 do valor obtido pela escala original. Se apenas uma das pupilas não apresentar foto reação, subtrai-se 1 do escore obtido. E, se ambas as pupilas apresentarem foto reação, não se acrescenta e nem se subtrai nada do escore original[13].

TABELA 35.2 Exame físico geral[1,3]

▪ Pele	Hipóxia (cianose), anemia, *rash*, icterícia
▪ Temperatura	Hipotermia (intoxicação, falência circulatória), hipertermia (infecção, estado epiléptico)
▪ Pressão arterial	Hipotensão (hipovolemia, choque, insuficiência suprarrenal), hipertensão (dor, intoxicação, insuficiência renal, hipertensão intracraniana)
▪ Respiração	Hálito (cetônico, urêmico), ritmo respiratório
▪ Cardiovascular	Taquicardia (febre, dor, cardiomiopatia, arritmia), bradicardia (hipertensão intracraniana)
▪ Abdome	Organomegalias

TABELA 35.3 Escala de coma de Glasgow modificada por James[1-3,7]

Escore	Resposta	Resposta modificada para lactente
	Abertura ocular	
4	Espontânea	Espontânea
3	Ao estímulo verbal	Ao estímulo verbal
2	Ao estímulo doloroso	Ao estímulo doloroso
1	Ausente	Ausente
	Melhor resposta motora	
6	Obedece a comando	Movimentação espontânea
5	Localiza dor	Localiza dor (retirada ao toque)
4	Retirada ao estímulo doloroso	Retirada ao estímulo doloroso
3	Flexão ao estímulo doloroso (decorticação)	Flexão ao estímulo doloroso
2	Extensão ao estímulo doloroso (descerebração)	Extensão ao estímulo doloroso (descerebração)
1	Ausente	Ausente
	Melhor resposta verbal	
5	Orientado	Balbucio
4	Confuso	Choro irritado
3	Palavras inapropriadas	Choro à dor
2	Sons inespecíficos	Gemido à dor
1	Ausente	Ausente

Resposta Pupilar

Importante para identificar o local do coma e diferenciar lesão estrutural de tóxico--metabólica. Deve-se analisar o diâmetro das pupilas e os reflexos pupilares por meio de um estímulo por um feixe luminoso (Figura 35.2 e Tabela 35.4)[1-3,7].

Vale lembrar que coma metabólico pode levar a pupilas mióticas ou midriáticas (Figura 35.3), mas normalmente com reflexo fotomotor (RFM) presente.

Movimentação Ocular Extrínseca

Avaliam-se os movimentos dependentes do III e IV pares de nervos cranianos, sendo que os núcleos desses nervos estão localizados no tronco encefálico, em áreas adjacentes às do nível de consciência. Deve-se avaliar o paciente em posição neutra, observar se há movimentação espontânea, tônus e fechamento das pálpebras, *blinking* (piscamento à ameaça), o qual avalia ativação do córtex cerebral[1-3,7].

- Reflexo oculocefálico ("olhos de boneca"): movimentar a cabeça (lateral, flexão e extensão); na resposta normal, os olhos movem-se de forma conjungada em direção oposta ao movimento da cabeça. Resposta anormal ou assimétrica implica lesão de tronco cerebral. Lembrar sempre que esse teste não deve ser realizado se houver instabilidade cervical[1-3,7].
- Reflexo oculovestibular (prova calórica – Figura 35.4): realiza-se otoscopia prévia para certificar-se de ausência de lesão timpânica e presença de cerume. Coloca-se

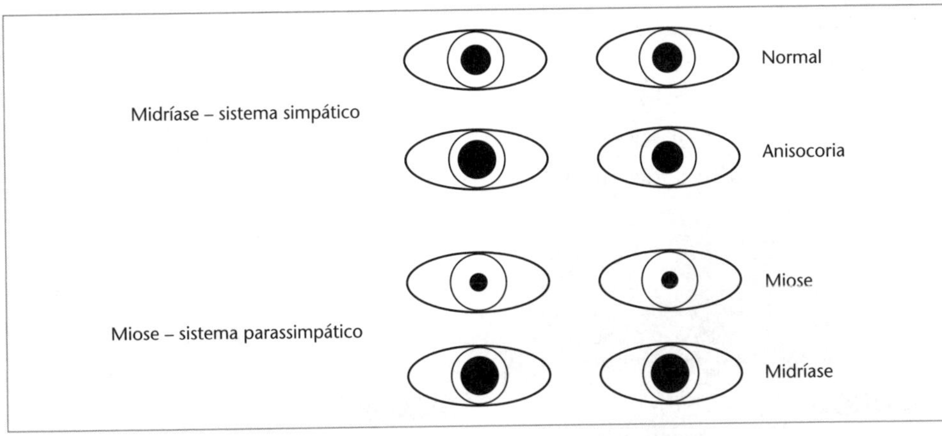

FIGURA 35.2 Motricidade pupilar.

TABELA 35.4 Resposta pupilar

Lesão	Resposta pupilar
▪ Diencéfalo	Miose, RFM presente
▪ Mesencéfalo	Médio-fixas, RFM ausente
▪ Ponte	Puntiformes, RFM ausente
▪ Herniação uncal	Anisocoria

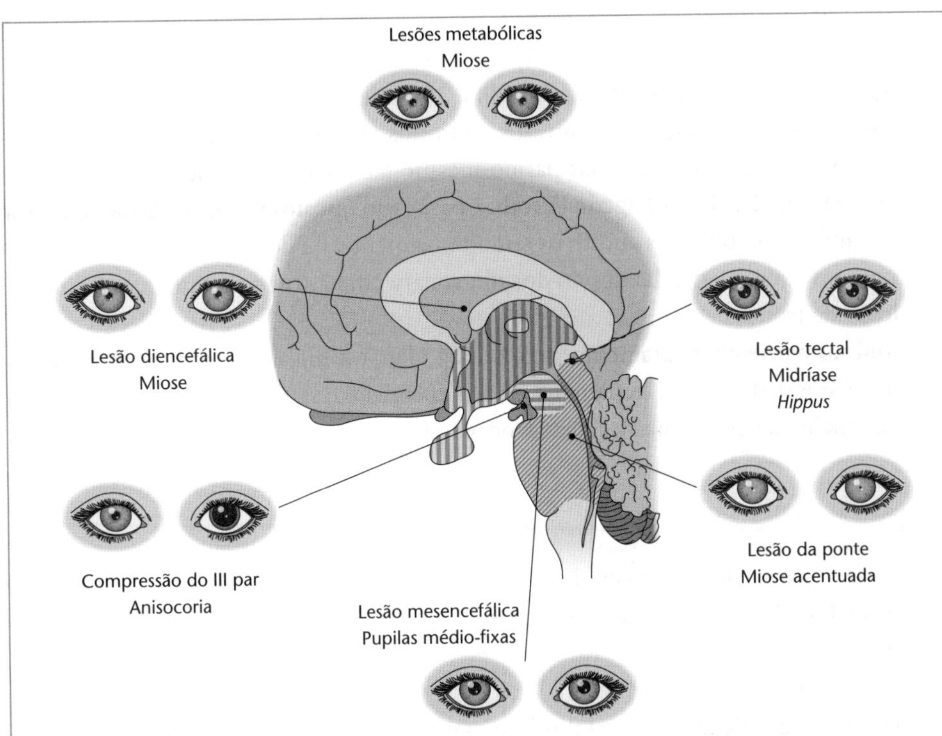

FIGURA 35.3 Resposta pupilar em lesões de sistema nervoso central.

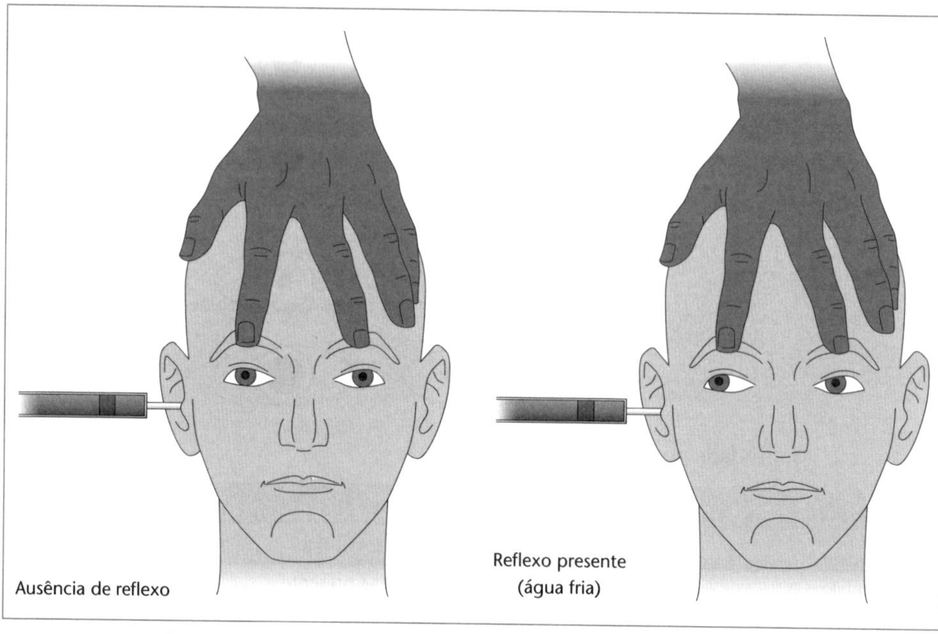

FIGURA 35.4 Reflexo oculovestibular (prova calórica).

o paciente em posição neutra, elevado a 30º; injeta-se de 50 a 100 mL de água ou soro fisiológico gelados em um dos condutos auditivos; como resposta normal, há desvio conjugado do olhar para o mesmo lado. Com água ou soro fisiológico quentes, há desvio conjugado do olhar para lado oposto. Se for injetada água fria em ambos os condutos auditivos simultaneamente, há desvio dos olhos para baixo; com água quente, há desvio dos olhos para cima. A não movimentação indica lesão de tronco[1-3,7].

- Reflexo corneopalpebral: com gaze ou algodão, estimula-se a córnea. A resposta normal é dada com o fechamento das pálpebras e o desvio dos olhos para cima. Ausência bilateral indica lesão de tronco (metabólica e/ou tóxica)[2].

Padrão da Resposta Motora

Observar o paciente em repouso e se há movimentação espontânea, reflexos, tônus muscular. Em seguida, realiza-se resposta ao estímulo doloroso, que indica o local da lesão.

- Decorticação: flexão bilateral dos braços e extensão das pernas. Indica lesão cortical (supratentorial).

- Descerebração: extensão bilateral de braços e pernas. Indica lesão no mesencéfalo e na ponte. Resposta unilateral de decorticação e descebração indica lesão unilateral.
- Flacidez: lesão de ponte e de bulbo.

Ritmo Respiratório

Alguns padrões de alteração respiratória podem estar relacionados a lesões do SNC do paciente em coma (Figura 35.5).

- Respiração de Cheyne-Stokes: oscila períodos de apneia com hiperventilação. Ocorre em lesões diencefálicas ou mesencefálicas superiores, hipoxemia grave, uremia, encefalopatia hipertensiva.
- Hiperventilação neurogênica central: hiperapneia mantida, rápida e profunda. Indica lesão mesencefálica inferior e de ponde superior.
- Respiração apnêustica: caracterizada por pausas inspiratórias. Indica lesão de ponde média e caudal.

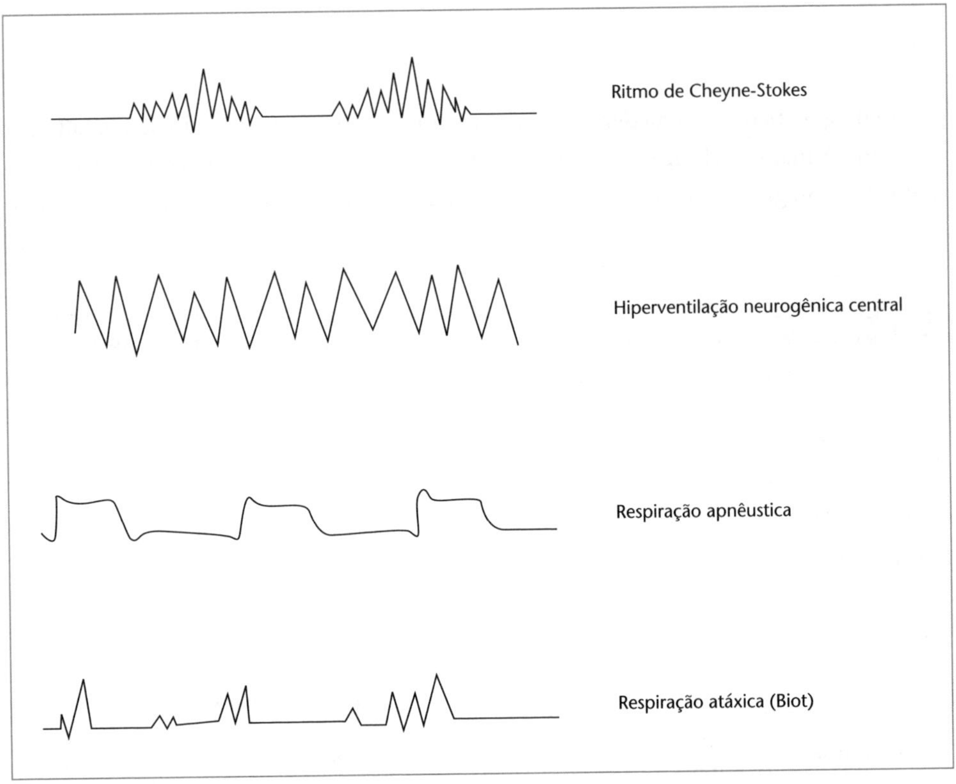

FIGURA 35.5 Ritmo respiratório em lesões do sistema nervoso central.

- Respiração atáxica: ritmo irregular, anárquico, com pausas. Indica sofrimento bulbar, com iminência de parada respiratória.
- Apneia: ocorre por falência dos mecanismos respiratórios do bulbo, mas também pode ocorrer em intoxicações por drogas sedativas[1-3,7].

Avaliação de Sinais de Risco (Herniação)

Lesões de massa localizadas ou aumento da pressão intracraniana podem levar a diferentes síndromes de herniação uncal ou central.

- Herniação uncal: ocorre normalmente em lesões de massa unilateral, que empurram úncus através da tenda do cerebelo levando à compressão do III par craniano (anisocoria), hemiparesia, ptose unilateral.
- Herniação central: ocorre normalmente por lesões difusas e hidrocefalia, empurrando hipotálamo e tálamo pela tenda do cerebelo e as tonsilas cerebelares pelo forame magno. Ocorrem compressão e isquemia das estruturas cerebrais, com progressão rostrocaudal. Há 4 estágios: diencefálico, mesencefálico e ponte superior; ponte baixa e medular; sendo os dois primeiros potencialmente reversíveis (Tabela 35.5)[1-3,7].

DIAGNÓSTICO/EXAMES COMPLEMENTARES

O diagnóstico do coma depende principalmente do exame neurológico detalhado, associado à história clínica, ao exame físico geral e aos testes laboratoriais. Perante o exame neurológico, o médico deve estar apto a localizar a lesão responsável pelo coma.

TABELA 35.5 Síndromes de herniação[1-3,7]

	Pupilas/RFM	Movimentação ocular extrínseca	Resposta motora	Ritmo respiratório
Estágio diencefálico	Pupilas puntiformes e RFM presente	Reflexos oculocefálicos e oculovestibulares presentes	Decorticação, hipertonia e/ou hiper-reflexia plantar	Respiração de Cheyne-Stokes
Estágio mesencefálico e da ponte superior	Pupilas médio-fixas	Reflexos oculovestibulares e oculocefálicos ainda presentes e lentos	Reflexo de extensão à dor/descerebração	Hiperventilação neurogênica central
Estágio da ponte baixa	Pupilas médio-fixas	Sem resposta aos reflexos oculovestibulares e oculocefálicos	Sem resposta à dor ou somente flexão das pernas Flacidez, com extensão plantar (Babinski)	Respiração apnêustica
Estágio medular	Pupilas dilatadas e fixas	Sem resposta aos reflexos oculovestibulares e oculocefálicos	Flacidez	Respiração irregular, *gasping* até apneia

Como testes laboratoriais de rotina, devem-se incluir: glicemia ou glicemia capilar (ponta de dedo), hemograma completo, dosagem de eletrólitos, função renal, função hepática (incluir amônia e lactato), gasometria arterial e culturas. Exames mais específicos podem ser necessários de acordo com a hipóteses diagnóstica. É importante e fundamental enviar amostras de sangue e urina para *screening* toxicológico.

Em qualquer suspeita de infecção de SNC, realizar a coleta de líquido cefalorraquidiano com segurança, isto é, o ideal com tomografia computadorizada de crânio prévia, para afastar possível hipertensão intracraniana, evitando herniação cerebral[2,3,7,8].

Exames Complementares

Tomografia computadorizada

Deve ser realizada em casos de diagnóstico incerto, em suspeitas de lesões estruturais e naqueles com história de trauma. Sensível para detecção de doenças estruturais, como edema cerebral, tumor, hemorragia, hidrocefalia, herniação.

Ressonância magnética

Realizar com paciente estável. Importante para caracterizar diferentes tipos de insultos. Mostra com mais detalhes e mais precocemente evidências de infecção, inflamação, infarto, lesão axonal difusa, desmielinização e avaliação de tronco cerebral. Ajuda no manejo do coma, como no tempo de uso de antimicrobiano, mudança de tratamento, necessidade de intervenção cirúrgica[4,8].

Eletroencefalograma

Útil na identificação de crises epilépticas, principalmente as subclínicas.

Potencial evocado

Não sofre interferências por drogas supressoras do SNC. Há o potencial evocado visual (ausência reflete mau prognóstico), o potencial evocado auditivo (boa correlação com função de tronco) e o potencial evocado neurossensorial (em estudo de mielopatias)[1-3,9-11].

TRATAMENTO

Devem-se evitar lesões futuras, secundárias à hipóxia, hipotensão, hipoglicemia, convulsões, infecção ou herniação cerebral.

É preciso sempre lembrar de estabilizar o paciente, ou seja, promover a manutenção das funções vitais (suporte hemodinâmico e ventilatório). Manter vias aéreas pérvias, respiração e oxigenação (considerar necessidade de intubação orotraqueal e suporte ventilatório), circulação (pressão arterial, acesso venoso). Em causas de suspeita de trauma, manter região cervical imóvel, com colar rígido. Manter cabeça elevada 30º em casos de suspeita ou aumento da pressão intracraniana.

Tratar hipoglicemia, considerar antídotos, corrigir distúrbios metabólicos, distúrbios acidobásicos e temperatura, tratar convulsões, diminuir a pressão intracraniana e tratar infecções. Tratar a causa base do coma.

Caso o paciente mantenha-se em estado de coma por mais de 6 horas, está indicada a monitoração da pressão intracraniana (PIC), por meio de cateter implantado em região subdural, intracerebral ou intraventricular.

Com isso, objetiva-se manter adequada pressão de perfusão cerebral (PPC), em torno de 60 a 65 mmHg (valor esse de referência para adulto), em que PPC = PAM (pressão arterial média) – PIC. Nunca se esquecer de manter o paciente com adequada circulação sistêmica e hemodinamicamente estável[2,3,7,8].

PROGNÓSTICO

O prognóstico para recuperação neurológica depende da etiologia e da gravidade da lesão e da duração do coma, associadas ao sucesso do tratamento, minimizando as lesões secundárias[7-12] (Tabela 35.6).

Pacientes com escala de coma de Glasgow baixa no início do quadro ou ausência de reflexos, piora da resposta motora, hipotermia ou hipotensão, cursam com pior prognóstico[11].

Além disso, ausência de reflexos de tronco cerebral, como oculocefálico, oculovestibular, corneopalpebral e pupilar, indicam péssimo prognóstico, com mortalidade acima de 90%[11].

TABELA 35.6 Prognóstico[5]

Etiologia	Porcentagem de mortes
Trauma (acidente)	84%
Congênita (cardiopatias)	72,7%
Infecção (meningite por *Neisseria meningitidis*)	60%
Outras (asma, tumor)	47,6%
Metabólicas	26,7%
Epilepsia	17,9%
Intoxicação	3,4%

CONCLUSÕES

É importante frisar que o coma é sempre a repercussão sintomática de uma doença de base. Algumas vezes, a doença é óbvia; entretanto, é muito frequente o paciente chegar em coma e pouca ou nenhuma informação ser obtida. O problema clínico necessita de exames minuciosos. O médico deve ter amplo conhecimento e abordagem metódica para não deixar nenhuma causa comum e tratável sem ser explorada. O tratamento necessário deve ser iniciado imediatamente, mesmo que todo o diagnóstico necessário não tenha sido realizado; diagnóstico e tratamento devem ocorrer simultaneamente.

REFERÊNCIAS BIBLIOGRÁFICAS

1. Bateman DE. Neurological assessment of coma. J Neurol Neurosurg Psychiatry. 2001;71(Suppl):i-13-i17.
2. Scaramuzzi V, Sampaio LB. Coma. In: Carvalho WB, Hirschheimer MR, Matsumoto T, editors. Terapia intensiva pediátrica. 3ª ed. São Paulo: Atheneu; 2006.
3. Michelson DJ, Ashwal S. Evaluation of coma and brain death. Semin Pediatric Neurol. 2004;11(2):105-18.
4. Khipal J, Sankhyan N, Singhi SC, Singhi P, Khandelwal N. Clinical utility of MRI in children with non-traumatic Coma. Indian J Pediatr. 2017;84(11):838-842
5. Wong CP, Forsyth RJ, Kelly TP, Eyre JA. Incidence, aetiology, and outcome of non-traumatic coma: a population based study. Arch Dis Child. 2001;84(3):193-9.
6. Löhr Junior A, Liberalesso PBN, Luzzi GCR, Faria AC, Bugallo MJC, Santos MLSF. Etiologia e morbi-letalidade do coma agudo em crianças. Arq Neuropsiquiatr. 2003;61(3A):621-4.
7. Kirkham FJ. Non-traumatic coma in children. Arch Dis Child. 2001;85(4):303-1.
8. Edlow JA, Rabistein A, Traub SJ, Wijdicks EFM. Diagnosis of reversible causes of coma. Lancet. 2014;384(6):2064-76.
9. Shewmom DA. Coma prognosis in children: part II: clinical application. J Clin Neurophysiol. 2000;17(5):467-72.
10. Trübel HK, Novotny E, Lister G. Outcome of coma in children. Curr Opin Pediatr. 2003;15:283-7.
11. Bates D. The prognosis of medical coma. J Neurol Neurosurg Psychiatry. 2001;7(Suppl):i20-3.
12. Shewmom DA. Coma prognosis in children: part I: definition and methodological challenges. J Clin Neurophysiol. 2000;17(5):457-66.
13. Brennan PM, Murray GD, Teasdale GM. Simplifying the use of prognostic information in traumatic brain injury. Part 1: The GCS- Pupils Score: an extended index of clinical severity. J Neurosurg. 2018;126:1612-20.

36 Convulsões e estado de mal epiléptico

Werther Brunow de Carvalho
Shieh Huei Hsin

APÓS LER ESTE CAPÍTULO, VOCÊ ESTARÁ APTO A:
• Atualizar-se sobre as definições e classificação do estado epiléptico.
• Descrever as diversas etiologias das convulsões em pediatria.
• Descrever a fisiopatologia de estado epiléptico.
• Atualizar-se sobre o diagnóstico no estado epiléptico.
• Indicar o tratamento atualizado para o estado epiléptico.

INTRODUÇÃO

A convulsão é uma situação com apresentação bastante comum no setor de emergência pediátrica, e as investigações clínicas relacionadas devem ser realizadas com o objetivo de recuperação da criança. A intervenção precoce melhora a resposta ao tratamento, assim como se aconselha a utilização de diretrizes para diminuir os efeitos colaterais das medicações, assim como a necessidade de utilização da unidade de terapia intensiva (UTI).

DEFINIÇÃO E CLASSIFICAÇÃO DO ESTADO DE MAL EPILÉPTICO

A definição atual, 2015, de acordo com a força-tarefa da Liga Internacional contra Epilepsia[1], é a seguinte: estado epiléptico é a condição resultante das falhas dos mecanismos responsáveis pelo término da convulsão ou do início de mecanismos que ocasionam convulsões prolongadas (com um tempo > 5 minutos no estado epiléptico tônico-clônico generalizado; com tempo > 10 minutos na condição focal com alteração do nível de consciência; com tempo > 10 a 15 minutos na ausência de estado epiléptico). É uma condição que pode ocasionar consequências em longo prazo (com tempo superior a 30 minutos no estado epiléptico tônico-clônico generalizado e após o tempo de 60 minutos na condição focal com alteração do nível de consciência, não se conhecendo o tempo na ausência de estado epiléptico) (Tabela 36.1), incluindo morte neuronal, lesão neuronal e alteração das redes neuronais, dependendo do tipo e da duração das convulsões.

O estado epiléptico pode ser classificado em convulsivo (apresenta atividade motora clínica) e não convulsivo (alteração do nível de consciência). Cada um deles se divide em focal e generalizado. As etapas do estado epiléptico são delineadas de acordo com o tempo:

- Estágio I: 5 minutos: estado epiléptico precoce (fase precoce) momento de iniciar as medidas terapêuticas de acordo com o protocolo da unidade.
- Estágio II: 30 minutos: estado epiléptico estabelecido.
- Estágio III: estado epiléptico refratário: não responde ao tratamento realizado durante os estágios I e II, entre 60 e 120 minutos necessitando a utilização de agentes anestésicos.
- Estágio IV: estado epiléptico super-refratário: estado epiléptico que continua por mais de 24 horas, independentemente do tratamento com anestésicos (Figura 36.1).

Na prática clínica, a maioria das convulsões termina espontaneamente sem intervenção terapêutica e em menos do que 2 minutos.

ETIOLOGIA

A avaliação da criança em estado epiléptico deve incluir uma amplitude de diagnósticos diferenciais. As causas de estado de mal epiléptico podem ser divididas em estado epiléptico febril, sintomático agudo, sintomático remoto e idiopático (Quadro 36.1).

TABELA 36.1 Definição do estado epiléptico indicando que o tratamento da emergência deve ser iniciado no tempo 1 e as consequências a longo prazo podem ocorrer no tempo 2

Tipo de estado epiléptico	Tempo 1 (tratamento inicial)	Tempo 2 (consequências esperadas)
Tônico-clônico	5 min	30 min
Focal com alteração da consciência	10 min	> 60 min
Ausência	15 min	Desconhecidas

Fonte: adaptada de Trinka et al.[1]

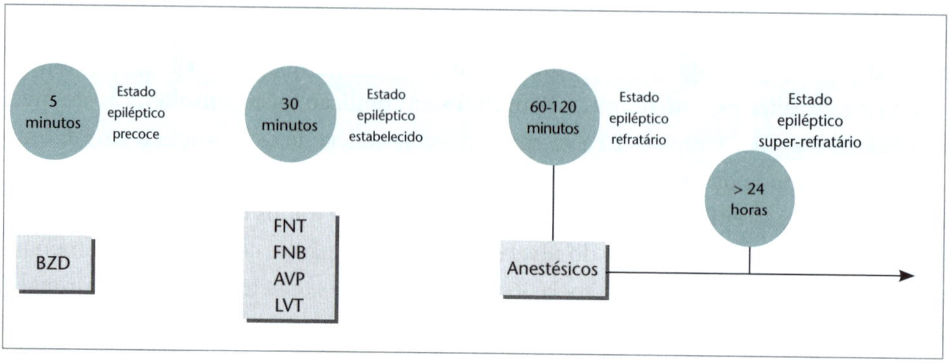

FIGURA 36.1 Evolução temporal do estado epiléptico (fonte: adaptada de Vargas et al.[2]).
AVP: ácido valproico; BZD: benzodiazepínico; FNB: fenobarbital; FNT: fenitoína; LVT: levetiracetam.

QUADRO 36.1 Etiologias do estado epiléptico
Estado de mal epilético febril
Presente entre 6 meses e 6 anos de idade
Deve-se afastar a possibilidade de uma causa infecciosa
Sintomático agudo
Infecção
▪ Meningite bacteriana
▪ Encefalite viral (incluindo herpes simples)
Metabólica
▪ Hipo e hiperglicemia
▪ Hipo e hipernatremia
▪ Hipocalcemia
Hipomagnesemia
Toxicológica
Trauma
▪ Hemorragia epidural, subdural ou subaracnóidea
▪ Hemorragia intraparenquimatosa
Vascular
▪ Acidente vascular cerebral isquêmico
▪ Trombose venosa de seio central
Epilepsia preexistente
Suspensão da medicação ou utilização não adequada
Presença de infecção associada
Sintomático remoto
Trauma anterior do sistema nervoso central (SNC), acidente vascular cerebral, malformação cortical, outras alterações preexistentes do SNC

Fonte: adaptada de Kurz e Goldstein[3].

Atualmente, um diagnóstico diferencial importante nas crianças com estado epiléptico refratário é a infecção febril relacionada à síndrome epiléptica (FIRES), presumivelmente uma encefalopatia epiléptica mediada imunologicamente. O estado epiléptico refratário principia poucos dias após o início da doença febril aguda, entretanto, não se consegue provar a encefalite. O conhecimento clínico é limitado porque a síndrome é esporádica e extremamente rara.

A identificação da causa subjacente no estado epiléptico é essencial e tem grande impacto na mortalidade. A Tabela 36.2 delineia as principais etiologias associadas com o estado epiléptico em crianças.

Em 69% das crianças com estado epiléptico existe uma doença neurológica preexistente, incluindo-se a epilepsia.

FISIOPATOLOGIA

A convulsão habitualmente termina pela inibição mediada pelo sistema GABA do sistema nervoso central (SNC). Essa via é ativada quando a convulsão se inicia e existe uma falha desse mecanismo como uma das razões para o desenvolvimento de estado de mal epiléptico. A convulsão envolve uma descarga alterada dos neurônios (Figura 36.2), o qual aumenta a taxa metabólica cerebral, ocasionando aumento da utilização de oxigênio, glicose e outros substratos. Evolutivamente, se produz uma insuficiência mitocondrial que se correlaciona com o tempo da crise, necrose a apoptose celular, além de inflamação que altera a barreira hematoencefálica.

A atividade motora continuada também causa depleção dos estoques de glicogênio no músculo, ocasionando um metabolismo anaeróbico e alterações miocárdicas.

TABELA 36.2 Grupos das causas de estado epiléptico em crianças

Epilepsia sintomática remota (33%)	Malformações do sistema nervoso central (SNC), trauma anterior, alterações cromossômicas
Crises sintomáticas agudas (26%)	Meningoencefalite, alteração hidroeletrolítica, sepse, hipóxia, trauma, intoxicação
Febril (22%)	Infecção respiratória, sepse, sinusite, excluindo infecção de SNC
Criptogênica (15%)	
Encefalopatia progressiva (3%)	Erros inatos do metabolismo: doenças mitocondriais, acidúrias orgânicas, aminoacidopatias
Sintomáticas remotas com precipitante agudo (1%)	

Fonte: adaptada de Riviello et al.[4].

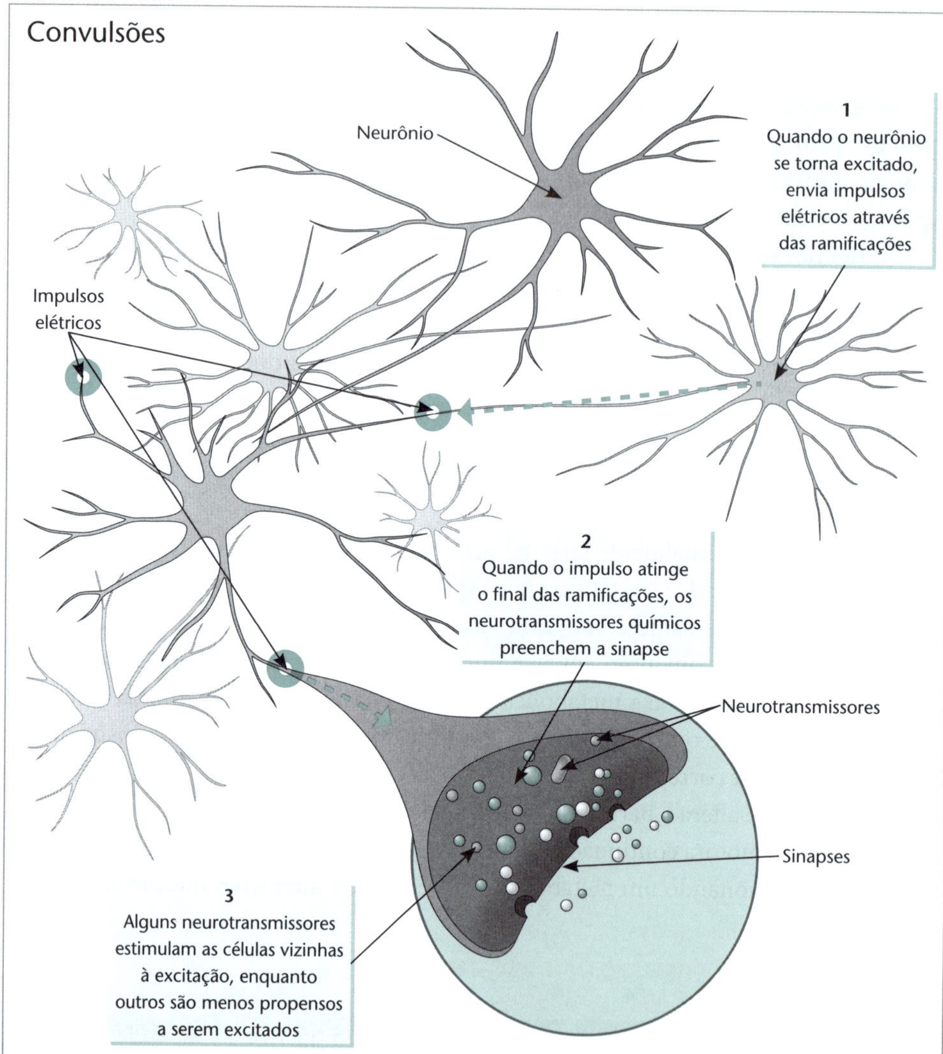

FIGURA 36.2 O que acontece passo a passo (1, 2 e 3) em relação à fisiopatologia da convulsão.

DIAGNÓSTICO

Durante a fase inicial de avaliação e tratamento, o emergencista/intensivista deve ter uma preocupação particular na identificação do foco relacionado a possíveis causas reversíveis do estado de mal epiléptico: níveis subterapêuticos de medicações antiepilépticas em pacientes que já recebem medicações para tal, alterações eletrolíticas e hipoglicemia (Quadro 36.2). A avaliação também deve estar focada na identificação de etiologias ameaçadoras à vida ou que poderão necessitar de alteração relacionada ao manejo do paciente: infecção do SNC, trauma ou acidente vascular cerebral.

A avaliação diagnóstica é realizada de acordo com a história, o exame físico e a idade da criança. A leucocitose pode ser observada em razão do estado epiléptico por si só. A avaliação eletrolítica é útil principalmente se a criança apresenta diarreia e vômito. Deve-se considerar a meningite em todas as crianças febris com convulsão, realizando-se punção lombar, dependendo da situação clínica. Nos casos em que haja aumento da pressão intracraniana ou uma lesão estrutural, não se deve realizar a punção, solicitando-se um exame de neuroimagem para avaliação, entretanto, não se deve atrasar a utilização de antibióticos, caso não se realize a punção lombar. A pleiocitose no líquido cefalorraquidiano pode ocorrer apenas pela presença do estado epiléptico. A ressonância magnética é mais sensível, mas não está disponível na maioria das vezes em situações de emergência, portanto, a realização de tomografia computadorizada é adequada nas condições ameaçadoras à vida.

TRATAMENTO – MEDIDAS CLÍNICAS GERAIS

Os princípios gerais incluem principalmente o fornecimento de um suporte de vida adequado com o término das convulsões e identificação e tratamento da causa subjacente quando possível.

O manejo fora do ambiente hospitalar indica a utilização do midazolam bucal em vez do diazepam por via retal como medicação de primeira escolha no estado convulsivo, pois o fornecimento da medicação é mais fácil e a eficácia superior em relação ao término das convulsões. Os pais e cuidadores devem ser treinados em relação às técnicas de suporte básico de vida para poder implementá-las durante o episódio de estado convulsivo. Realiza-se também uma medida rápida do nível de glicose sanguínea, pois a hipoglicemia é uma causa reversível que pode ser tratada durante o transporte para o hospital.

O primeiro e mais importante passo a ser seguido inicia-se com o ABC (via aérea, respiração, circulação). A via aérea deve estar patente fornecendo-se oxigenoterapia. Mo-

QUADRO 36.2 Avaliação inicial laboratorial e de imagem da criança em estado de mal epiléptico sem uma etiologia identificada
Dosagem de eletrólitos (sódio, magnésio, potássio) e glicemia
Tomografia computadorizada do crânio
Hemograma completo
Dosagem dos níveis de medicações antiepilépticas (se for o caso)
Punção lombar (caso a criança esteja febril ou com suspeita de infecção do SNC)
Considerar a avaliação toxicológica na urina (se houver história de ingestão ou uma causa não identificada)

Fonte: adaptado de Kurz et al.[3].

nitorar a frequência cardíaca, pressão arterial, tempo de enchimento capilar e saturação de pulso de oxigênio. Caso haja hipoglicemia, deve ser corrigida com a infusão de 2 mL/kg de soro glicosado a 25% nas crianças com idade ≥ 2 anos e nas crianças < 2 anos, com 4 mL/kg de soro glicosado a 12,5%. Deve se obter um acesso intravenoso rapidamente e caso não se consiga, para não haver atraso no tratamento, obter um acesso intraósseo.

TRATAMENTO DO ESTADO CONVULSIVO

Os antiepilépticos não apresentam em geral um único mecanismo de ação, ainda não se conhecendo completamente os mecanismos exatos da maioria dos medicamentos utilizados[5].

Entre os mecanismos de ação, podem ser citados os seguintes e as medicações envolvidas:

- Efeitos em relação aos canais de sódio dependentes da voltagem: carbamazepina, lamotrigina, oxcarbazepina, fenitoína, topiramato.
- Efeitos em relação aos canais de cálcio dependentes de voltagem do tipo T: etossuximida.
- Proteínas associadas às vesículas sinápticas: levetiracetam.
- Aumento da ação do ácido gama-aminobutírico (GABA) mediante agonistas do receptor dos canais de cloro GABA-A: benzodiazepínicos, fenobarbital, topiramato.
- Aumento da ação do GABA mediante inibição da degradação na fenda sináptica: vigabatrina.
- Aumento da ação do GABA mediante inibição da receptação sináptica: tiagabina.
- Inibição da liberação de neurotransmissores excitadores: lamotrigina.
- Inibição do receptor N-metil-D-aspartato (NMDA): felbamato.
- Inibição do receptor kainato/alfa-amino-3-hidroxi-5-metilsoxazol-4-propionato (AMPA): lamotrigina.

O objetivo do tratamento é terminar em caráter de emergência a atividade clínica e eletroencefalográfica da convulsão. O tratamento inicial consiste na utilização de uma medicação que cesse a convulsão, na triagem da causa subjacente do estado epiléptico e nas causas ameaçadoras à vida que cursem com o estado epiléptico (p. ex., meningite, lesão de massa intracraniana).

Embora várias medicações tenham sido estudadas como terapêutica de primeira linha, as evidências indicam que os benzodiazepínicos devem ser o agente de escolha para o tratamento inicial de emergência. Quando se dispõe de um pessoal treinado, prefere-se a administração intravenosa (IV), entretanto, o benzodiazepínico pode ser utilizado por via intramuscular, retal, nasal ou oral, quando não se tem disponível uma via IV. Na etapa pré-hospitalar, avalia-se que o midazolam (classe I, nível A) seja tão efetivo quanto o lorazepam (não disponível no Brasil).

As doses recomendadas e considerações de várias medicações para o tratamento do estado convulsivo na emergência/fase inicial e urgência/fase terapêutica secundária estão delineadas na Tabela 36.3.

O tratamento agressivo deve ser mantido em todas as situações até o momento que o clínico determine que a terapêutica foi um sucesso ou houve um insucesso. Não existe

TABELA 36.3 Doses recomendadas e efeitos colaterais das medicações anticonvulsivantes utilizadas na emergência/fase inicial e urgência/fase terapêutica secundária

Medicação	Dose recomendada	Efeitos adversos graves	Outras considerações
Emergência/medicações da fase terapêutica inicial			
Lorazepam	IV: 0,1 mg/kg IV até 4 mg por dose, podendo repetir em 5-10 min	Hipotensão Depressão respiratória	Diluído 1:1 com solução salina IV contém propilenoglicol
Diazepam	IV: 0,15-0,2 mg/kg IV até 10 mg por dose, podendo repetir em 5 min	Hipotensão Depressão respiratória	Curta duração, metabólito ativo IV contém propilenoglicol
Midazolam	Adulto IM: 0,2 mg/kg até 10 mg Pediátrico IM: 5 mg se 13-40 kg, se > 40 kg; 3 mg/kg até 10 mg Intranasal: 0,2 mg/kg Bucal: 0,5 mg/kg	Hipotensão Depressão respiratória	Metabólito ativo, eliminação renal, curta duração. Para intranasal ou oral, utilizar concentração de 5 mg/mL
Controle terapêutico de urgência/medicações da fase terapêutica secundária			
Fenitoína ou fosfenitoína	20 mg/kg, podendo dar adicionalmente 5-10 mg/kg 20 mg/kg, podendo dar adicionalmente 5-10/kg	Hipotensão Arritmias Síndrome da luva purpúrica	Fenitoína é compatível apenas em solução salina e a solução IV contém propilenoglicol Fosfenitoína é compatível com solução salina, glicose e Ringer lactato
Levetiracetam	20-60 mg/kg IV	Agressão	Interação medicamentosa mínima, não é metabolizado no fígado
Fenobarbital	15-20 mg/kg IV, podendo ser dada uma dose adicional de 5-10 mg/kg	Hipotensão Depressão respiratória	IV contém propilenoglicol
Ácido valproico	20-40 mg/kg/IV, podendo ser dada uma dose adicional de 20 mg/kg	Hiperamonemia Pancreatite Trombocitopenia Hepatotoxicidade	Pode ser a medicação preferencial para pacientes com epilepsia generalizada Evitar se possível na disfunção hepática, doença metabólica em < 2 anos de idade com etiologia desconhecida, pancreatite ou plaquetopenia

Fonte: adaptada de Brophy et al.[6] e Glauser et al.[7]

evidência de que a criança tenha uma resposta diferente, comparativamente a pacientes adultos. Entretanto, as diferenças farmacocinéticas e o risco de eventos adversos devem ser considerados para otimizar o tratamento. Crianças mais jovens com epilepsia que desenvolvem estado epiléptico devem receber piridoxina IV nos casos de convulsões dependentes da piridoxina. Existem questões relacionadas à hepatotoxicidade quando se utiliza o valproato em crianças < 2 anos de idade, particularmente naquelas com alterações metabólicas ou mitocondriais.

Durante a transição da infusão contínua para uso de manutenção das medicações antiepilépticas, sugere-se que haja monitoração da possibilidade de convulsões recorrentes utilizando-se eletroencefalograma (EEG) durante o período de titulação das doses. As pessoas que realizam a leitura do EEG no cenário de UTI devem ter um treinamento especializado, relacionado à interpretação para a melhor agregação do diagnóstico e da terapêutica.

Baseando-se em evidências clínicas, foi proposto um fluxograma para o tratamento do estado convulsivo (Figura 36.3). Essa diretriz não é específica de acordo com a idade pelo fato de que a fisiopatologia da doença e do estado convulsivo prolongado, além dos efeitos das medicações anticonvulsivantes nos receptores neuronais, são as mesmas de crianças e adultos, permitindo o manejo unificado para todos os pacientes à exceção dos recém-nascidos.

A anestesia geral permanece como uma terapêutica para o estado convulsivo refratário e super-refratário. Confirma-se que é uma terapêutica efetiva na maioria dos casos, obtendo-se o controle do estado convulsivo refratário em aproximadamente dois terços dos casos. As vantagens e desvantagens da utilização destes agentes estão colocados na Tabela 36.4.

A cetamina é reservada como uma medicação de segunda linha em razão da experiência clínica muito limitada e a potencialidade de efeitos neurotóxicos. O tiopental/pentobarbital geralmente é a terapêutica de primeira linha na maioria dos casos, seguindo-se do midazolam. O propofol é uma terapêutica de primeira linha em casos complexos, quando outras medicações causam hipotensão grave.

Vários antiepilépticos estão liberados para utilização em pediatria, lembrando-se de pontos essenciais para o uso: diminuem a frequência de aparecimento das crises epilépticas, mas não curam a doença subjacente; os medicamentos disponíveis atualmente atuam em diferentes níveis sobre a propagação dos potenciais de ação e/ou da transmissão sináptica; atuam reduzindo a excitabilidade cerebral ou aumentando as vias inibidoras GABAérgicas; a seleção da medicação terapêutica deve levar em conta o tipo de estado epiléptico, o sexo, as propriedades farmacológicas, o balanço risco-benefício (Tabela 36.5) e o perfil dos efeitos secundários. A decisão de se iniciar um tratamento sempre deve ter uma reflexão, pois não é infrequente que se mantenha esta terapêutica durante um período prolongado.

Tempo | **Intervenções nas etapas domiciliar, pré-hospitalar e no departamento de emergência**

0-5 minutos fase de estabilização

1. Estabilizar o paciente (via aérea, respiração, circulação, disabilidade-exame neurológico)
2. Tempo de convulsão a partir do início, monitorar sinais vitais
3. Avaliar a oxigenação, fornecendo oxigênio e considerando intubação traqueal, se houver necessidade
4. Iniciar a monitoração com eletrocardiograma
5. Avaliar a glicose sanguínea se glicose < 60 mg/dL: tratar
6. Obter acesso IV e colher eletrólitos, hemograma, triagem toxicológica, nível sérico de anticonvulsivantes (se necessário)

A convulsão se mantém? Sim → (abaixo) / Não → Se o paciente permanece bem, manter cuidados médicos sintomáticos

5-20 minutos fase terapêutica inicial

O benzodiazepínico é a terapêutica inicial de escolha (nível A):
Escolher um dos seguintes como opção de primeira linha, com dosagem e frequência:
Midazolam IM (10 mg para > 40 kg, 5 mg para 13-40 kg, dose única ou diazepam IV (0,15-0,2 mg/kg/dose, máximo: 10 mg/dose, pode ser repetida 1 vez
Caso não esteja disponível uma das opções acima, escolher uma das seguintes:

- Fenobarbital IV (15 mg/kg/dose), dose única ou
- Midazolam intranasal, midazolam bucal ou
- Diazepam retal (0,2-0,5 mg/kg), máximo 20 mg/dose, dose única

A convulsão se mantém? Sim → (abaixo) / Não → Se o paciente permanece bem, manter cuidados médicos sintomáticos

20-40 minutos segunda fase terapêutica

Não existe evidência para a escolha da terapêutica na segunda fase:
Escolher uma das opções a seguir e dar como dose única:

- Ácido valproico IV (40 mg/kg, máximo 3.000 mg/dose, dose única) ou
- Levetiracetam IV (60 mg/kg, máximo 4.500 mg/dose, dose única)
- Se nenhuma das opções estiver disponível, escolher:
- Fenobarbital IV (15 mg/kg)

A convulsão se mantém? Sim → (abaixo) / Não → Se o paciente permanece bem, manter cuidados médicos sintomáticos

40-60 minutos terceira fase terapêutica

Não existe uma evidência clara para orientar a terapêutica nesta fase:
A escolha inclui: repetir a terapêutica da segunda fase ou utilizar doses anestésicas de tiopental, midazolam, pentobarbital ou propofol (todos com monitoração contínua do EEG)

FIGURA 36.3 Proposta de fluxograma de tratamento para estado epiléptico (fonte: adaptada de Glauser et al.[7]).

TABELA 36.4 Vantagens e desvantagens dos anestésicos utilizados no estado epiléptico refratário e super-refratário

Tiopental/pentobarbital	Midazolam	Propofol	Cetamina
▪ Fármaco antiepiléptico potente ▪ Experiência clínica ▪ Diminui temperatura central ▪ Papel neuroprotetor	▪ Fármaco antiepiléptico ▪ Infusão prolongada sem acúmulo orgânico	▪ Fácil controle (rápido início e recuperação, incluindo pós-infusão prolongada)	▪ Não é cardiodepressora ou hipotensora

(continua)

TABELA 36.4 Vantagens e desvantagens dos anestésicos utilizados no estado epiléptico refratário e superrefratário (Ferlisi et al.[8]) (*continuação*)

Tiopental/pentobarbital	Midazolam	Propofol	Cetamina
▪ Depressora cardiorrespiratória ▪ Hipotensora ▪ Toxicidade hepática/pancreática ▪ Imunossupressora ▪ Menor motilidade gastrointestinal ▪ Interações ▪ Acúmulo orgânico	▪ Menor efetividade anestésica ▪ Depressora cardiorrespiratória ▪ Hipotensora ▪ Lesão hepatorrenal ▪ Risco de tolerância e recorrência da crise	▪ Síndrome de infusão do propofol ▪ Dor no local da injeção ▪ Movimentos involuntários	▪ Experiência limitada ▪ Hipertensão ▪ Potencial neurotóxico

Fonte: adaptada Ferlisi et al.[8].

TABELA 36.5 Efeitos secundários importantes e/ou frequentes dos antiepilépticos

Benzodiazepínico	Sedação, alterações cognitivas, ataxia, efeito paradoxal com agitação
Carbamazepina	Diplopia, ataxia, erupção cutânea, neutropenia, hiponatremia
Etosuximida	Dor abdominal, vômitos, fadiga
Felbamato	Hepatite, neutropenia, aplasia medular
Gabapentina	Fadiga, sonolência, vertigem, ataxia, tremor
Lamotrigina	Erupção cutânea, alterações do sono
Levetiracetam	Fadiga, alterações do comportamento (mais frequentes quando já existem alterações preexistentes)
Oxcarbazepina	Diplopia, ataxia, erupção cutânea
Fenobarbital	Sonolência, alterações cognitivas, síndrome de abstinência quando da interrupção
Fenitoína	Nistagmo, ataxia, hipertrofia gengival
Rufinamida	Sonolência, vertigem, alterações da marcha, erupção cutânea
Estiripentol	Anorexia, neutropenia
Topiramato	Sonolência, alterações cognitivas, litíase renal
Valproato	Náusea, vômitos, alterações cognitivas, alopecia, hepatite, pancreatite, teratogenicidade, encefalopatia com hiperamonemia
Vigabatrina	Sedação, restrição irreversível do campo visual em longo prazo

Fonte: adaptada de Auvin[5].

Após o início do tratamento sempre é necessário rever a condição clínica do paciente, pois é preciso ter em conta a possibilidade do aparecimento de efeitos secundários, pois determinados medicamentos podem piorar a epilepsia de acordo com o tipo de crise e do tipo de síndrome que o paciente apresente.

O tratamento na evolução do estado epiléptico tem influência em relação à condição de doença preexistente e se a etiologia tem expectativa de tratamento. Adicionalmente às complicações imediatas associadas com o estado epiléptico existem complicações sistêmicas e cerebrais e aquelas relacionadas ao tempo de permanência prolongado na UTI (Tabela 36.6), todas influenciando o prognóstico da criança.

TABELA 36.6 Complicações cerebrais e sistêmicas em razão do estado epiléptico e tempo de permanência prolongado em UTI

	Estado epilético	Tempo de permanência prolongado em UTI
Complicações sistêmicas	**Respiratório** Edema pulmonar neurogênico Pneumonia aspirativa/pneumonite Falência respiratória hipoxêmica	**Respiratório** Atelectasia e rolha de muco Pneumonia associada à VPM Traqueotomia
	Cardiovascular Hipertensão, hipotensão, choque Arritmias cardíacas, parada cardíaca Cardiomiopatia induzida por estresse	**Imobilidade** Trombose venosa profunda/embolia pulmonar Úlcera de decúbito
	Músculo esquelético Fraturas esqueléticas, laceração da língua Rabdomiólise	**Músculo esquelético** Miopatia e polineuropatia do doente gravemente enfermo
	Renal Lesão renal aguda Hiperpotassemia	**Infecção** Infecção do trato urinário Bacteremia Pneumonia
	Alterações do sistema autonômico Hipertermia Sudorese, vômito, desidratação	
	Metabólico Hiperglicemia Acidose (metabólica e/ou respiratória)	
Complicações cerebrais	Edema cerebral e disfunção da barreira hematoencefálica Atrofia cerebral Epilepsia	Atrofia cerebral

Fonte: adaptada de Pichler e Hocker[9].

O óbito no cenário do estado epiléptico pode advir de complicações sistêmicas ou está diretamente relacionado à etiologia (p. ex., meningite bacteriana fulminante, ocasionando morte encefálica), mas mais frequentemente se depara com um tratamento de manutenção da vida após discussão com a família e frequentemente a decisão de suspensão deste tratamento não é fácil e demora semanas ou meses sem que o paciente apresente melhora clínica.

PROGNÓSTICO

A evolução do estado epiléptico é dependente da etiologia, mas também da duração da convulsão. O manejo pronto e imediato extra-hospitalar e hospitalar são fundamentais para diminuir a morbidade e a mortalidade. A presença de uma alteração neurológica subjacente progressiva está associada com maiores morbidade e mortalidade. O estado epiléptico refratário também é indicador de prognóstico ruim em pediatria. A mortalidade das crianças admitidas na UTI por estado convulsivo refratário é de cerca de 5%. Em geral, as crianças que têm estado convulsivo têm a chance de 30% de ter um novo episódio no próximo evento de convulsão. Esse fato correlaciona-se principalmente com a presença de uma doença subjacente. As crianças com idade abaixo de 5 anos têm maior risco de apresentar recorrência.

REFERÊNCIAS BIBLIOGRÁFICAS

1. Trinka E, Cock H, Hesdorffer D, Rossetti AO, Scheffer IE, Shinnar S, et al. A definition and classification of status epilepticus--Report of the ILAE Task Force on Classification of Status Epilepticus. Epilepsia. 2015;56(10):1515-23.
2. Vargas LCP, Varela EX, Kleinsteuber SK, Cortés ZR, Avaria B Mde L. Management of pediatric status epilepticus. Rev Med Chil. 2016;144(1):83-93.
3. Kurz JE, Goldstein J. Status epilepticus in the pediatric emergency department. Clin Pediatr Emerg Med. 2015;16(1):37-47.
4. Riviello JJ Jr, Ashwal S, Hirtz D, Glauser T, Ballaban-Gil K, Kelley K, et al.; American Academy of Neurology Subcommittee; Practice Committee of the Child Neurology Society. Practice parameter: diagnostic assessment of the child with status epilepticus (an evidence-based review): report of the Quality Standards Subcommittee of the American Academy of Neurology and the Practice Committee of the Child Neurology Society. Neurology. 2006;67(9):1542-50.
5. Auvin S. Antiepilépticos. EMC – Pediatria. 2014;49(1):1-12.
6. Brophy GM, Bell R, Claassen J, Alldredge B, Bleck TP, Glauser T, et al.; Neurocritical Care Society Status Epilepticus Guideline Writing Committee. Guidelines for the evaluation and management of status epilepticus. Neurocrit Care. 2012;17(1):3-23.
7. Glauser T, Shinnar S, Gloss D, Alldredge B, Arya R, Bainbridge J, et al. Evidence-Based Guideline: Treatment of Convulsive Status Epilepticus in Children and Adults: Report of the Guideline Committee of the American Epilepsy Society. Epilepsy Curr. 2016;16(1):48-61.
8. Ferlisi M, Shorvon S. The outcome of therapies in refractory and super-refractory convulsive status epilepticus and recommendations for therapy. Brain. 2012;135(Pt 8):2314-28.
9. Pichler M, Hocker S. Management of status epilepticus. Handb Clin Neurol. 2017;140:131-51.

37 Morte encefálica

Anna Cláudia Dominguez Alves Bohn de Camargo

APÓS LER ESTE CAPÍTULO, VOCÊ ESTARÁ APTO A:
• Explicitar as principais causas de morte encefálica.
• Descrever a fisiopatologia envolvida na morte encefálica.
• Reconhecer os principais diagnósticos diferenciais de morte encefálica, bem como a diferenciação entre cada um.
• Descrever os pré-requisitos necessários para o diagnóstico de morte encefálica e como iniciar os passos para determiná-la.
• Detalhar o exame clínico neurológico envolvido na morte encefálica e como realizá-lo.
• Determinar as particularidades do diagnóstico de morte encefálica de acordo com cada faixa etária pediátrica.

INTRODUÇÃO

Morte é um processo biológico irreversível que consiste na interrupção das funções críticas e integradas do organismo. A morte cerebral, portanto, se qualifica como morte uma vez que o sistema nervoso central (SNC) é essencial para integrar as principais funções do corpo. O conceito de morte cerebral, apesar de amplamente discutido, não é universalmente aceito, e a determinação permaneceu incerta por quase um século[1].

Avanços importantes foram feitos com relação à definição de estado de coma irreversível após lesão cerebral grave e ao desenvolvimento de terapias que mantenham estes pacientes "vivos" por períodos prolongados. Desde 1968, a definição de morte encefálica (ME) ou coma irreversível é dada por ausência permanente de responsividade, movimentação, movimentos respiratórios, reflexos centrais e coma com causa definida[2].

Os indivíduos que evoluem com ME formam a maior parte dos doadores de órgãos, o que traz uma importância e complexidade únicas a este diagnóstico. O cuidado clínico com estes doentes, antes e depois da confirmação, tem grandes implicações na potencialidade de aceite de órgãos.

PATOGÊNESE

Lesões cerebrais que possam levar à ME podem ser precipitadas por eventos intra ou extracranianos. Causas intracranianas são divididas em global ou localizada e isquêmica ou hemorrágica. A principal causa extracraniana é a parada cardiopulmonar seguida de ressuscitação inadequada, levando à hipóxia e ao hipofluxo cerebral prolongado. A isquemia cerebral causa distúrbios na regulação da osmolaridade celular, aumentando a entrada de água para o parênquima cerebral. À medida que o edema cerebral se instala, o fluxo sanguíneo vai sendo comprometido em razão do crânio rígido que contém o cérebro. Esse processo evolui em um ciclo vicioso em que a piora da hipóxia leva à piora do fluxo e assim por diante. Por fim, o edema cerebral resulta em aumento na pressão intracraniana, comprimindo todo o SNC, causando herniação ou cessação completa de toda circulação cerebral[3].

Em adultos, as causas intracranianas mais comuns de ME são traumatismo cranioencefálico e hemorragia subaracnoide. Na população pediátrica, traumatismo cranioencefálico por maus-tratos é mais comum que asfixia ou acidente de carro[4,5].

MANIFESTAÇÕES CLÍNICAS QUE MIMETIZAM MORTE ENCEFÁLICA

Síndrome *Locked-in*

A síndrome *locked-in* se caracteriza por quadriplegia e anartria (impossibilidade de articulação das palavras) com preservação da consciência, do olhar vertical e da movimentação palpebral superior. Essa condição é frequentemente causada por trombose aguda da artéria basilar. *Locked-in* significa preso internamente, já que o indivíduo se encontra literalmente preso dentro do próprio corpo, com a consciência intacta, porém com a possibilidade de se comunicar somente com o piscar dos olhos e interação com o meio extremamente limitada[6].

Há três tipos de síndrome *locked-in*, denominadas clássica, incompleta e total. A forma clássica é composta pelos sinais descritos anteriormente, enquanto na forma incompleta o paciente possui alguma movimentação remanescente além do movimento palpebral e ocular vertical. A forma total é caracterizada por imobilidade completa e incapacidade de comunicação[7].

Hipotermia

Seja acidental, por exposição ambiental, ou induzida como terapia pós-parada cardiorrespiratória, a hipotermia pode ser um fator de confusão para o diagnóstico de ME. É definida como a temperatura corpórea abaixo de 35° C, sendo leve entre 35° e 32° C, moderada entre 32° e 30° C e grave abaixo de 30° C.

A hipotermia causa perda de reflexos neurológicos progressiva e dilatação pupilar, além de diminuir o metabolismo de medicações, dificultando a avaliação neurológica. Todos estes déficits são potencialmente reversíveis, mesmo após hipotermia grave.

Não se deve avaliar a possibilidade de ME na presença de hipotermia, pois os fatores de confusão são tão significativos que impossibilitam uma avaliação acurada[8,9].

Intoxicação Exógena

A determinação de ME na presença de coma por overdose de alguma medicação ou droga requer cuidados específicos. Elementos como narcóticos, benzodiazepínicos, antidepressivos tricíclicos, anticolinérgicos e barbitúricos em altas doses podem mimetizar ME. Em altas doses, essas substâncias causam perda parcial dos reflexos de tronco cerebral, mas geralmente preservam o reflexo pupilar. Esse é o motivo pelo qual diagnosticar ME depende de excluir a presença de drogas depressores do SNC[10]. É importante detalhar a história, a triagem toxicológica, o cálculo do *clearance* usando 5 vezes a meia-vida da medicação (considerando função hepática e renal normais) e, se disponível, dosagem de nível sérico das medicações em questão assegurando que estejam abaixo do nível terapêutico.

Se a substância não for conhecida, mas houver alta suspeita de intoxicação, o paciente deve ser observado por 48 horas para determinar se há modificação clínica nos reflexos de tronco. Se nenhuma mudança for identificada, deve-se prosseguir com a investigação e devem ser efetuados testes confirmatórios para ME[11] (Tabela 37.1).

DIAGNÓSTICO

O primeiro passo para iniciar o processo de diagnóstico para ME é uma causa irreversível. Após estabelecer a causa, deve-se assegurar que haja análise de neuroimagem e preenchimento de todos os pré-requisitos para prosseguir com a determinação de ME. Todo o processo envolve testes neurológicos, consideração de fatores de confusão, resolução de qualquer evidência conflitante e realização de testes confirmatórios. Antes de dar seguimento à investigação para ME, deve-se atentar para normotermia, estabilidade hemodinâmica, correção de distúrbios hidreletrolíticos e ausência de bloqueadores neuromusculares (Quadro 37.1).

TABELA 37.1 Características farmacocinéticas de medicações depressoras do sistema nervoso central

Medicação	Eliminação	Meia-vida	Observações
Fentanil	Hepática: 75%	3-12 horas	Eliminação prolongada se *clearance* de creatinina reduzido, insuficiência hepática, idosos e hipotermia induzida
Morfina	Hepática: 90%	2-3 horas	Eliminação prolongada se insuficiência renal e hepática, hipotermia ou uso de outros sedativos associados
Propofol	Hepática: 90%	0,5-1 hora	Término da meia-vida após 10 dias de infusão é de 1-3 dias
Dexmedetomidina	Hepática: 95%	2-2,7 horas	Eliminação reduzida se comprometimento hepático
Midazolam	Hepática: 63-80%	1,8-6,5 horas	Eliminação prolongada em hipotermia, insuficiência renal, insuficiência cardíaca congestiva, idosos e obesidade
Vecurônio	Bile: 30-50%, renal: 3-35%, hepática: 15%	0,85-1,3 hora	Eliminação prolongada em hipotermia
Fenitoína	Hepática	7-42 horas	Eliminação prolongada em hipotermia
Fenobarbital	Hepática	2-7 dias	Eliminação prolongada em hipotermia
Levetiracetam	Renal: 66%, hepática: mínima	6-8 horas	Eliminação prolongada em *clearance* de creatinina diminuído, insuficiência hepática e idosos

QUADRO 37.1 Pré-requisitos para iniciar exame para morte encefálica

- Causa irreversível estabelecida
- Neuroimagem compatível
- Observação por pelo menos 6 h
  - Em casos de lesão anóxica ou pós-parada respiratória, observar por 24 h
  - Se hipotermia terapêutica, observar por 24 h após normotermia
- Normotermia. Adultos > 36° C; crianças (abaixo de 15 anos) > 35° C
- Adequar PA sistólica (com ou sem suporte vasopressor). Adultos > 100 mmHg; crianças (abaixo de 15 anos) > conforme Tabela 37.2
- Sem evidência de bloqueador neuromuscular
- Excluir fatores de confusão:
  - Choque ou hipotensão grave
  - Níveis elevados de depressores do SNC (p. ex., fenobarbital > 10)
  - Coma hiperosmolar, encefalopatia hepática
  - Anormalidades importantes de glicemia, sódio e pH

PA: pressão arterial; SNC: sistema nervoso central.

Os testes neurológicos se baseiam em 3 achados fundamentais: (1) coma; (2) ausência de reflexos de tronco cerebral; e (3) apneia[12].

A avaliação do coma pode ser feita realizando um estímulo doloroso no leito ungueal em cada um dos 4 membros, na região esternal e na cabeça (em articulação temporomandibular), importante para evitar teste falso-positivo em caso de lesão oculta de medula espinhal. Deve-se acessar 7 reflexos de tronco cerebral (Quadro 37.2). As pupilas devem estar médio-fixas, isto é, entre contraídas e dilatadas e não reativas à luz. Dilatação pupilar isolada não é sinal de ME e este sinal não deve impedir a ressuscitação do paciente.

Dentre os reflexos de tronco cerebral, o oculomotor pode ser testado virando rapidamente a cabeça do paciente para ambos os lados. Clinicamente, encontra-se os "olhos de boneca", ou seja, os olhos acompanham o lado da cabeça, se o reflexo estiver ausente. Esse teste não pode ser realizado se houver lesão de medula espinhal. O reflexo vestíbulo-coclear (prova calórica) deve estar ausente, ou seja, ausência de qualquer movimento ocular, ao irrigar o conduto auditivo com água gelada e cabeça a 30º. Deve-se certificar de que não haja obstrução do conduto auditivo. Os reflexos de córnea devem estar ausentes ao estímulo leve do local com um algodão. Os reflexos de tosse e náusea devem estar ausentes ao estímulo da faringe posterior e sucção do tubo endotraqueal. O reflexo de tosse não deve ser testado somente com a sucção do tubo endotraqueal. O movimento da musculatura facial deve estar ausente ao realizar pressão profunda em região temporomandibular[13].

TABELA 37.2 Níveis adequados de pressão arterial por idade

Idade	Pressão arterial Sistólica (mmHg)	Pressão arterial PAM (mmHg)
Até 5 meses incompletos	60	43
De 5 meses a 2 anos incompletos	80	60
De 2 anos a 7 anos incompletos	85	62
De 7 a 15 anos	90	65

TESTE DE APNEIA

Após estabelecer o coma e a ausência dos 7 reflexos de tronco cerebral, a confirmação de apneia é o terceiro e último passo para a determinação da ME[14]. Existem vários métodos, mas todos se baseiam na observação do paciente durante a interrupção do suporte em ventilação mecânica. Os passos essenciais estão listados no Quadro 37.2. Antes do teste, realizar pré-oxigenação por 10 minutos com pressão positiva final (PEEP) > 5 cmH_2O para eliminar o nitrogênio e facilitar o transporte de oxigênio. Esse passo inicial é importante para reduzir o risco de hipoxemia durante o teste, causa frequente de arritmia e hipotensão. Ajustar o volume-minuto da ventilação antes de iniciar o teste de apneia, de modo a manter o pCO_2 dentro da faixa de normalidade. Colher uma gasometria arterial após pré-oxigenação e antes de iniciar o teste, de modo a confirmar normalidade do pH e do pCO_2. Descontinuar, então, a ventilação mecânica, desconectando o circuito e introduzindo no tubo endotraqueal um circuito somente com oxigênio de 5 a 10 L/

minuto. Pode-se usar também uma peça em tubo T com válvula para manter PEEP 5 a 10 mmHg para conectar o oxigênio, se disponível. A adição de PEEP ao teste de apneia diminui o risco de hipoxemia. Observar algum esforço respiratório por 8 a 10 minutos e até a pCO_2 ultrapassar 60 mmHg[15].

O teste de apneia resulta positivo e é compatível com ME se não houver esforço respiratório enquanto os níveis de pCO_2 se elevam ao longo do teste. O teste deve ser interrompido caso haja instabilidade hemodinâmica ou hipoxemia. Repetir o teste com um período prolongado de apneia, caso o pCO_2 não atinja 60 mmHg ao final do procedimento. Para pacientes retentores crônicos de pCO_2, considerar aumento de 20 mmHg acima do nível basal comórbido.

QUADRO 37.2 Passos na determinação de morte encefálica por critérios neurológicos

1. Preencher todos os pré-requisitos (Quadro 37.1)

2. Exame neurológico clínico
- Estabelecer coma irreversível – ausência de resposta motora ao estímulo doloroso incluindo estímulo acima do pescoço (GCS = 3)
- Ausência de reflexos de tronco:
  - Ausência de resposta pupilar à luz
  - "Olhos de boneca" (ausência de reflexo oculomotor)
  - Provas calóricas (ausência de reflexo vestibulococlear)
  - Ausência de reflexo corneano
  - Ausência de movimento muscular facial ao estímulo doloroso
  - Ausência de reflexo faríngeo
  - Ausência de reflexo traqueal (tosse)

3. Apneia (Quadro 37.3)

4. Utilizar testes subsidiários, quando necessário

QUADRO 37.3 Teste de apneia

- Pré-requisitos
  - Preencher pré-requisitos para exame clínico para ME (Quadro 37.2)
  - Possuir 2 critérios clínicos iniciais compatíveis com ME (coma profundo e ausência de reflexos de tronco)

- Passo a passo
  - Iniciar 10 minutos de pré-oxigenação com FiO_2 a 100% e PEEP > 5 cm e ajustar FR
  - Colher gasometria arterial para manter paO_2 > 200 e pCO_2 ao redor de 40. Corrigir bicarbonato, se acidose metabólica
  - Desconectar paciente da ventilação mecânica e introduzir oxigênio 5-10 L/min pelo tubo orotraqueal através de cateter ou tubo T
  - Observar movimentos respiratórios por 8-10 minutos
  - Manter Sat > 85%, PAM > 60 e PS > 90 ou mínimo adequado para idade. Abortar teste se instabilidade
  - Obter nova gasometria ao final do teste
  - Reconectar ventilação mecânica

- Interpretação
  - Confirmação de ME: considerar teste positivo se ausência de movimento respiratório apesar de pCO_2 > 60 mmHg
  - Se teste interrompido, não é possível interpretação. Seguir para exames subsidiários
  - Se paciente retentor crônico de CO_2, confirmação se pCO_2 > 20 mm acima do valor basal

EXAMES COMPLEMENTARES

A ME é primariamente um diagnóstico clínico. O Conselho Federal de Medicina determina que após a confirmação clínica, um exame subsidiário seja realizado para comprovar ausência de atividade encefálica, caracterizada pela falta de perfusão sanguínea encefálica, de atividade metabólica encefálica ou de atividade elétrica encefálica[16].

A escolha do exame complementar levará em consideração a situação clínica, além de disponibilidade local, devendo ser justificada no prontuário.

Os principais exames utilizados em nosso meio são:

- Angiografia cerebral: após cumpridos os critérios clínicos de ME, a angiografia cerebral deverá demonstrar ausência de fluxo intracraniano. Na angiografia com estudo das artérias carótidas internas e vertebrais, essa ausência de fluxo é definida por ausência de opacificação das artérias carótidas internas, no mínimo, acima da artéria oftálmica e da artéria basilar.
- Eletroencefalograma: constatar a presença de inatividade elétrica ou silêncio elétrico cerebral (ausência de atividade elétrica cerebral com potencial superior a 2 mcV).
- Doppler transcraniano: constatar a ausência de fluxo sanguíneo intracraniano pela presença de fluxo diastólico reverberante e pequenos picos sistólicos na fase inicial da sístole.
- Cintilografia, SPECT cerebral: ausência de perfusão ou metabolismo encefálico.

Nova Resolução para Morte Encefálica

Em 2017, o Conselho Federal de Medicina publicou a Resolução CFM n. 2.173/2017, que atualiza os critérios para definição da ME (Tabela 37.3). Entre as mudanças introduzidas no texto está a possibilidade de mais especialistas, além do neurologista, diagnosticarem a ME[17].

Pela Resolução anterior (n. 1.480/97), a ME deveria ser diagnosticada por dois médicos, sendo que um seria obrigatoriamente neurologista, mas o outro não precisava ter nenhuma habilitação específica[16]. Agora, os dois médicos devem ser especificamente qualificados, sendo que um deles deve, obrigatoriamente, possuir uma das seguintes especialidades: medicina intensiva adulta ou pediátrica, neurologia adulta ou pediátrica, neurocirurgia ou medicina de emergência. O outro deve ter, no mínimo, um ano de experiência no atendimento a pacientes em coma, tenha acompanhado ou realizado pelo menos 10 determinações de ME ou tenha realizado curso de capacitação. Nenhum dos dois médicos deve fazer parte da equipe de transplantes.

A equipe médica que determinou a ME deverá registrar as conclusões dos exames clínicos e os resultados dos exames complementares no Termo de Declaração de Morte

Encefálica (DME) ao término de cada etapa. A data e a hora da morte a serem registradas na declaração de óbito (DO) deverão ser as do último procedimento de determinação da ME, registradas no DME.

No caso de ME na população pediátrica, este diagnóstico não poderá ser feito em crianças pré-termo com menos de 37 semanas e recém-nascidos com menos de 7 dias de vida.

TABELA 37.3 Comparação entre critérios para confirmação de morte encefálica

Resolução n. 1.480/97	Resolução n. 2.173/2017
1. Parâmetros clínicos para o início do diagnóstico Coma aperceptivo com ausência de atividade motora supraespinhal e apneia	1. Parâmetros clínicos para o início do diagnóstico Coma não perceptivo, ausência de reatividade supraespinhal, apneia persistente. Deve apresentar lesão encefálica de causa conhecida, irreversível e capaz de causar a morte encefálica, ausência de fatores tratáveis que possam confundir o diagnóstico de morte encefálica. Temperatura corporal superior a 35°, saturação arterial de oxigênio acima de 94% e pressão arterial sistólica maior ou igual a 100 mmHg para adultos
2. Tempo de observação para que seja iniciado o diagnóstico Não especificado	2. Tempo de observação para que seja iniciado o diagnóstico Mínimo de 6 h Quando a causa for encefalopatia hipóxico-isquêmica, a observação deve ser de 24 h
3. Intervalo mínimo entre as duas avaliações clínicas De 7 dias a 2 meses incompletos – 48 h De 2 meses a 1 ano incompleto – 24 h De 1 ano a 2 anos incompletos – 12 h Acima de 2 anos – 6 h	3. Intervalo mínimo entre as duas avaliações clínicas De 7 dias a 2 meses incompletos – 24 h De 2 meses a 24 meses incompletos – 12 h Acima de 2 anos – 1 h
4. Confirmação da morte encefálica a. Exames clínicos, realizados por médicos diferentes, e exames complementares, realizados em intervalos variáveis b. Os exames complementares devem demonstrar: ausência de atividade elétrica cerebral ou ausência de atividade metabólica cerebral ou ausência de perfusão sanguínea cerebral	4. Confirmação da morte encefálica a. Dois exames clínicos, por médicos diferentes, especificamente capacitados para confirmar o coma não perceptivo e a ausência de função do tronco encefálico b. Um teste de apneia c. Um exame complementar que comprove a ausência de atividade encefálica. Este exame deve comprovar: ausência de perfusão sanguínea encefálica, ausência de atividade metabólica encefálica ou ausência de atividade elétrica encefálica
5. Formação dos médicos examinadores: a. Decreto n. 2.268/97 (revogado pelo Decreto n. 9.175/2017) estabelecia que um dos dois médicos confirmadores da morte encefálica deveria ser neurologista b. Mesmo decreto estabelecia que nenhum desses médicos poderia fazer parte da equipe de transplante	5. Formação dos médicos examinadores a. Será considerado especificamente capacitado o médico com 1 ano de experiência no atendimento a pacientes em coma e que tenha acompanhado ou realizado pelo menos 10 determinações de morte encefálica, ou que tenha realizado curso de capacitação para determinação de morte encefálica b. Um dos médicos especificamente capacitado deverá ser especialista em uma das seguintes especialidades: medicina intensiva, medicina intensiva pediátrica, neurologia, neurologia pediátrica, neurocirurgia ou medicina de emergência c. Nenhum desses médicos poderá fazer parte da equipe de transplante

CONCLUSÕES

A ME se caracteriza pela perda completa e irreversível das funções cerebrais e de tronco. Nos diferentes países, a determinação possui regulações diferentes e particularidades, porém é considerada na maioria equivalente à parada cardiorrespiratória. É necessário que o paciente preencha os pré-requisitos clínicos, além de ter uma causa irreversível conhecida e um exame neurológico compatível. No Brasil, o Conselho Federal de Medicina torna obrigatório um exame subsidiário que confirme ausência de atividade encefálica. Os testes para determinação de ME devem ser realizados de maneira rigorosa, com atenção para o exame clínico. Em todos os casos, um cuidado neurointensivo agressivo deve ser realizado, pois está diretamente relacionado à determinação ou não do óbito e no prognóstico de um potencial doador de órgãos.

REFERÊNCIAS BIBLIOGRÁFICAS

1. Spinello I. Brain death determination. J Intensive Care Med. 2015;30(6)326-37.
2. A definition of irreversible coma: report of the ad hoc committee of the Harvard medical school to examine the definition of brain death. JAMA. 1968;205(6):337-40.
3. Machado C. Diagnosis of brain death. Neuro Int. 2010;2(1):e2.
4. Wijdicks EF. Determining brain death in adults. Neurology. 1995;45(5):1003-11.
5. Ashwal S, Schneider S. Brain death in children. Pediatr Neurol. 1987;3(1):5-11.
6. Smith E, Delargy M. Locked-in syndrome. BMJ. 2005;330(19):406-9.
7. Haig AJ, Katz RT, Sahgal V. Mortality and complications of the locked-in syndrome. Arch Phys Med Rehabil. 1987;68(1):24-7.
8. Danzl DF, Pozos RS. Accidental hypothermia. N Engl J Med. 1994;333(26):1756-60.
9. Milanovic R, Husedzinovic S, Bradic N. Induced hypothermia after cardiopulmonary resuscitation: possible adverse effects. Signa Vitae. 2007;2(1):15-7.
10. Grattan-Smith PJ, Butt W. Suppression of brain stem reflexes in barbiturate coma. Arch Dis Child. 1993;69(1):151-2.
11. Sullivan R, Hodgman MJ, Kao L, Tormoehlen LM. Baclofen overdose mimicking brain death. Clin Toxicol (Phila). 2012;50(2):141-4.
12. Wijdicks EF. The diagnosis of brain death. N Engl J Med. 2001;344(16):1215-1221.
13. Wijdicks EF. Brain death worldwide: accepted fact but no global consensus in diagnosis criteria. Neurology. 2002;58(1):20-5.
14. Wijdicks EF. The case against confirmatory tests for determining brain death in adults. Neurology. 2010;75(1):77-83.
15. Smilevitch P, Lonjaret L, Fourcade O. Apnea test for brain death determination in a patient on extracorporeal membrane oxygenation. Neurocrit Care. 2013;19(2):215-7.
16. Brasil. Conselho Federal de Medicina. Resolução n. 1.480, de 8 de agosto de 1997. Estabelece os critérios para caracterização de ME. Diário Oficial da União. 21 ago 1997.
17. Brasil. Conselho Federal de Medicina. Resolução n. 2.173, Seção I, p. 274-6. Estabelece os critérios para caracterização de ME. Diário Oficial da União. 15 dez 2017.

38 Analgesia e sedação do paciente gravemente doente e tratamento da dor na UTI pediátrica

Emiliana Holzhausen Gonçalves da Motta
Bruno Maroni Giannella
Sílvia Maria de Macedo Barbosa

APÓS LER ESTE CAPÍTULO, VOCÊ ESTARÁ APTO A:
• Descrever a importância do manejo da sedoanalgesia na unidade de terapia intensiva (UTI).
• Identificar e aplicar as medidas não farmacológicas, para o melhor e mais adequado manejo do paciente na UTI.
• Explicar a importância das escalas (escores) de analgesia, sedação, síndrome de abstinência e *delirium*.
• Indicar as principais medicações analgésicas e sedativas, ações e efeito adversos e utilização delas na prática clínica.
• Manejar o esquema de sedoanalgesia.
• Descrever *delirium* e as implicações ao paciente.
• Reconhecer e tratar síndrome de abstinência.

ANALGESIA E SEDAÇÃO DO PACIENTE GRAVEMENTE DOENTE

Introdução

Internação em unidade de terapia intensiva (UTI) expõe o paciente a uma série de dores e eventos estressantes que podem causar dor, como ventilação mecânica, diálise, acesso venoso central, levando a desconfortos físicos e psíquicos. A analgesia e a sedação são elementos necessários no cuidado desses pacientes graves, especialmente aqueles em ventilação mecânica. As principais indicações para essas medicações são o melhor manejo da dor, da ansiedade e da agitação, promover amnésia, facilitar sincronia com a ventilação mecânica, evitar perda de cateteres e tubo endotraqueal, além de diminuir metabolismo celular[1-3]. No entanto, apesar de ajudar nesse manejo, existe dificuldade em atingir o adequado nível de sedação e analgesia, evitando excesso ou subdose.

O nível de sedação ideal é descrito como um estado no qual o paciente está sonolento, responsivo aos estímulos ambientais, mas sem risco e movimentação excessiva. Na prática, a criança está consciente, com *drive* respiratório e acoplada à ventilação mecânica, tolerante a outros procedimentos. No entanto, o que se observa é um excesso de sedação em muitos casos, em razão do medo de perda de cateteres e extubação acidental, acarretando aumento do tempo de ventilação mecânica, do tempo de internação em UTI e hospitalar, aumento de disfunção cerebral, como *delirium* e coma; além de tolerância às drogas com síndrome de abstinência e *delirium*, consequentemente aumento do custo da internação. Para melhor manejo desses pacientes, o conhecimento das medicações analgésicas e sedativas, associada a escalas e protocolos de sedação e analgesia, otimizando um nível leve de sedação acarreta dados positivos para o paciente, com a diminuição de doses de sedativos, tempo de ventilação mecânica e internação (como já descrito pela Society of Critical Care Medicine)[1-3].

Manejo não Farmacológico do Paciente em Unidade de Terapia Intensiva Pediátrica

Enquanto a sedação e a analgesia adequadas reduzem a resposta ao estresse e melhoram desfechos clínicos e psicológicos, a subdose levaria a dor, desconforto, possível extubação acidental e perda de dispositivos. Uma *overdose* levaria a maior tempo de ventilação mecânica e internação, maior tolerância e abstinência e *delirium*. Para alcançar o nível ideal de sedação, deve-se lançar mão, inicialmente, de outras medidas para melhor conforto ao paciente. Tais medidas, ditas não farmacológicas, são também essenciais para o conforto, ajudando no manejo e reduzindo agitação, desfechos cognitivos desfavoráveis, como a alteração do ciclo sono-vigília e o *delirium*. As estratégias não farmacológicas devem ser realizadas e checadas a todo momento desde a admissão na unidade[1,3-5].

Dentre as medidas não farmacológicas, deve-se minimizar o ruído na unidade, sendo a mais silenciosa possível, utilizar intensidade luminosa adequada para promover o ciclo sono-vigília, por meio da menor luminosidade à noite, possibilitar momento de descanso e sono, a fim de manter a orientação dia/noite, concentrar, na medida do possível, os procedimentos para o horário diurno, deixar o paciente em posição confortável, com uso de travesseiros, por exemplo; estimular a presença de acompanhantes, mantendo boa comunicação entre todos e a equipe. Uso de videoterapia e musicoterapia também são medidas para promoção de conforto. Além da ajuda no manejo e no conforto, tais medidas proporcionam redução de sedativos e consequentemente a abstinência e o *delirium*[1,3,4].

Manejo da Dor/Analgesia

A International Association for the Study of Pain define dor como uma experiência sensorial e emocional desconfortável associada com atual ou potencial lesão de tecido. Na UTI, podem-se distinguir dois tipos de dor: (1) a dor aguda, incluindo procedimentos e pós-operatório; e (2) dor prolongada, aquela causada por uma doença (como peritonite, ventilação mecânica, drenos etc.), com início bem definido e fim previsto[3-5].

Apesar de ser um parâmetro subjetivo, toda a equipe deve estar preparada para reconhecer e tratar a dor, pois a resposta ao estresse da dor provoca aumento das catecolaminas endógenas, levando à vasoconstrição arteriolar, à piora perfusão tecidual e à redução da pressão parcial de oxigênio tecidual; estado hipercatabólico, lipólise, hiperglicemia e risco aumentado para infecção. Portanto, identificar e tratar adequadamente a dor requer muita atenção e intervenções terapêuticas precisas[4].

Escalas de analgesia para manejo da dor

Estudos recentes têm demonstrado que a utilização de escalas para melhor reconhecimento da dor e do manejo não farmacológico e farmacológico é crucial. O autorrelato do paciente é considerado como método *gold-standard* para mensurar e intervir na dor. Esse pode ser feito pela mensuração por escalas numéricas (uma graduação de dor que vai de zero, sem dor a 10, dor insuportável) e por escalas visuais (numéricas ou de faces) (Figura 38.1). No entanto, esses métodos para crianças muitas vezes não são possível, em razão da idade, disfunção neurológica ou não comunicação adequada pela presença de tubo endotraqueal e ventilação mecânica. Diante dessas dificuldades, escalas foram criadas e validadas, e hoje o uso está bem estabelecido para avaliação e intervenção da dor em crianças[3-9].

A implementação das escalas já se mostrou plausível e efetiva nas UTI, tanto adulta como pediátrica. Mansouri et al. demonstraram diminuição de 3 dias de internação

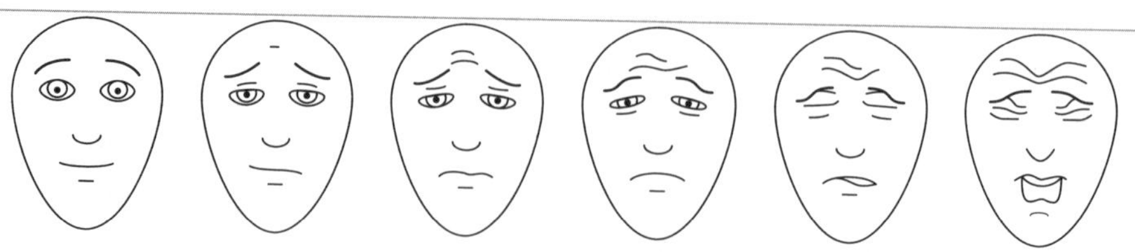

Instruções: estas faces mostram o quanto algo pode provocar dor. Esta face (apontar para a face mais à esquerda) não expressa dor alguma. As faces mostram cada vez mais dor (apontar para cada uma da esquerda para a direita) até esta (face mais à direita) – esta expressa muita dor. Pedir que o paciente aponte para a face que expressa quanta dor ele sente (naquele momento).

FIGURA 38.1 Escala de faces revisada[9].

em UTI com uso de protocolos e escalas para analgesia e sedação[6]. Segundo Larson et al., as escalas melhoram a comunicação entre a equipe multidisplinar, plano terapêutico e manejo[7].

Conforme já descrito por Harris et al.[3] as escalas de FLACC e MAPS têm indicação para avaliar dor em crianças graves. Não há na literatura uma recomendação clara da frequência com que essas escalas devem ser aplicadas, o que dependerá da meta terapêutica e do estado clínico do paciente[3].

A escala de FLACC foi criada em 1997 por Merkel et al. para crianças de 2 meses a 7 anos, em pós-operatório. O nome FLACC é acrônimo de cinco categorias: *face, legs, activity, cry and consolability*. Cada categoria ganha pontução de 0 a 2, totalizando máximo de 10. O número obtido tem correlação com o grau de dor do paciente: zero, sem dor, confortável; 1 a 3 dor leve; 4 a 6 dor moderada e 7 a 10 dor intensa. Posteriormente, o uso da escala de FLACC foi aumentando e vários estudos mostram ser reprodutível e factível em outras faixas etárias, além da avaliação da dor em casos clínicos e em pacientes com déficit cognitivo. Conforme avaliado por Malviya et al., a FLACC pode ser individualizada para uso em crianças com alteração do estado cognitivo. Nilsson et al. mostraram uso adequado da FLACC para crianças entre 5 e 16 anos. Voepel-Lewis et al. validaram a FLACC em UTI e com boa correlação com escala numérica 0 a 10. Tal escala também está validada e traduzida para a língua portuguesa (Tabela 38.1)[3,5,7-9].

Medicações Analgésicas

Após as medidas não farmacológicas adotadas e o paciente avaliado pela escala mais adequada, deve-se iniciar o tratamento farmacológico da dor. A escolha da me-

TABELA 38.1 Escala de FLACC[9]

Categorias	Pontuação		
	0	1	2
Face	Nenhuma expressão especial ou sorriso	Caretas ou sobrancelhas franzidas de vez em quando, introversão, desinteresse	Tremor frequente do queixo, mandíbulas cerradas
Pernas	Normais ou relaxadas	Inquietas, agitadas, tensas	Chutando ou estiradas
Atividade	Quieta, na posição normal, movendo-se facilmente	Contorcendo-se, movendo-se para a frente e para trás, tensa	Curvada, rígida ou com movimentos bruscos
Choro	Sem choro (acordada ou dormindo)	Gemidos ou choramingos; queixa ocasional	Choro continuado, grito ou soluço; queixa com frequência
Consolabilidade	Satisfeita, relaxada	Tranquilizada por toques, abraços ou conversas ocasionais; pode ser distraída	Difícil de consolar ou confortar

FLACC: *face, legs, activity, cry and consolability*.

dicação dependerá do grau de dor, pelo uso das escalas, e também da condição clínica. Em casos de dor leve, preconizam-se analgésicos não opioides, como acetominofeno; e com ressalvas em pediatria, os anti-inflamatórios não hormonais, no caso, cetorolaco, na apresentação intravenosa, para pós-operatório. Em dores moderadas, associar opioide fraco, como tramadol. Em dores intensas, opioide forte, como morfina, fentanil e metadona. Recomendado, apenas em casos de dor neuropática, associar medicações adjuvantes. como gabapentina, carbamazepina[4,10].

Em UTI, opioides intravenosos são considerados drogas de primeira linha para tratamento da dor. Atualmente, estudos mostram o fentanil para regime de sedoanalgesia em UTI por apresentar menores efeitos colaterais quando comparado com a morfina[4].

Dipirona

Derivado da pirazolona, tendo baixo custo, e muito utilizada em razão das propriedades antipiréticas. Boa ação analgésica quando endovenosa. No entanto, não liberada para uso nos Estados Unidos (FDA), pelo efeito adverso de agranulocitose e anemia aplásica[11,12].

Paracetamol (acetaminofeno)

Apresenta propriedades analgésicas e antipiréticas. Efeito analgésico possivelmente mediado por receptores N-metil-D-aspartato na medula espinhal, pela inibição central da síntese de prostaglandinas. Tem boa biodisponibilidade oral, com pico de ação entre 30 e 60 minutos e meia-vida de cerca de 2 horas. Costuma ser bem tolerado e com poucos efeitos colateriais gastrointestinais. No entanto, a dose máxima recomendada está em torno de 10 a 15 mg/kg/dose (na pediatria), em não mais de 5 tomadas ao dia, pelo risco de hepatoxicidade, com necrose hepática potencialmente fatal em casos de *overdose*[11,12].

Cetorolaco

Derivado do ácido heteroarilacético, é um analgésico potente. Administrado por via parenteral. Início de ação em torno de 10 minutos, com pico entre 40 e 60 minutos. A dose recomendada, para maiores de 3 anos, é de 0,5 mg/kg/dose a cada 6 horas, por até 5 dias. Como causa inibição da ciclo-oxigenase e redução nos níveis de tromboxano A2 que causa inibição reversível da agregação plaquetária, há risco teórico de sangramento, portanto, cuidado com uso em casos de trauma[11,12].

Opioides

Classe de medicações derivada do *opôs* (retirada da papoula do ópio). Incluem os alcaloides vegetais naturais, como morfina, codeína e muitos derivados semissintéticos. Os opioides agem em três receptores opioides – mu, kappa, delta. Dependendo de qual(is) receptor(es) agir, os opidoides produzem efeitos diferentes. No sistema nervoso, variam da analgesia aos efeitos na motivação e na euforia, excitação. Na periferia, podem alterar motilidade gastrointestinal (obstipação e íleo paralítico) e o tônus da musculatura lisa (retenção urinária e cólica biliar). Também podem ter efeito sedativo, depressão respiratória, dependência e miose. No sistema cardiocirculatório, pode causar comprometimento hemodinâmico como resultado da diminuição do tônus simpático (dilatação periférica arterial e venosa)[11,12].

Os principais opioides utilizados na UTI são tramadol, morfina, fentanil e metadona.

- Tramadol – análogo sintético da codeína. Eficaz no tratamento das dores brandas e moderadas. Pode ser utilizado por via venosa, subcutânea, muscular e oral.
- Morfina – interage com receptor mu para produzir analgesia. É lipossolúvel e lenta entrada no sistema nervoso central (SNC). Início de ação, via endovena, é de 5 a 10 minutos e por via oral de 1 hora. Pico da analgesia em torno de 20 minutos (via endovenosa). Duração em torno de 3 a 5 horas. Metabolizada pelo fígado para morfina-3-glucoronida e morfina-6-glucoronida (M6G) pela uridina difosfato-glucoroniltransferase. Excreção desses metabólitos é via renal. A morfina estimula a liberação histamínica, podendo causar vasodilatação e hipotensão, além de prurido[11,12].
- Fentanil – opioide sintético e muito potente (100 vezes mais potente que a morfina). Como vantagem: meia-vida mais curta, rápido início de ação e estabilidade hemodinâmica. Altamente lipossolúvel, com isso rápida penetração na barreira hematoencefálica. Início de ação praticamente imediato e duração em torno de 30 a 60 minutos. Não provoca liberação histamínica, sendo mais seguro que a morfina, com menor vasodilatação e hipotensão arterial. Em infusões rápidas pode causar rigidez torácica[11,12].
- Metadona – opioide agonista mu de potência comparável à morfina, porém com meia-vida longa de 19 horas, podendo assim fornecer analgesia mais contínua. Muito utilizada na terapia intensiva na síndrome de abstinência ao opioide[11,12].

TABELA 38.2 Doses dos principais analgésicos utilizados na UTI

	Dose	Observação
Dipirona	10-20 mg/kg/dose a cada 6h	Adulto: 500-1.000 mg/dose
Paracetamol	10-15 mg/kg/dose a cada 6h	Adulto: 500-1.000 mg/dose (máx. de 4 g/dia)
Cetorolaco (endovenoso)	0,5-1 mg/kg/dose a cada 6h	Adulto: 10-30 mg/dose
Tramadol	VO: 1-2 mg/kg/dose a cada 6h IV: 0,5-1 mg/kg/dose a cada 6h	Adulto: 50-100 mg/dose (IV ou VO)
Fentanil	1-2 mcg/kg/dose Contínuo: 1-4 mcg/kg/hora	Adulto: 25-50 mg/dose Contínuo (adulto): 50-500 mcg/hora

(continua)

TABELA 38.2 Doses dos principais analgésicos utilizados na UTI *(continuação)*

	Dose	Observação
Morfina	VO: 0,2-0,5 mg/kg/dose até a cada 4h IV/IM: 0,05-0,2 mg/kg/dose até a cada 4h Contínuo: 0,01-2,5 mg/kg/hora	Adulto: VO: 10-30 mg/dose IV/IM: 2,5-20 mg/dose Contínuo: 0,8-10 mg/hora
Metadona (sem evidência de uso contínuo)	IV/VO: 0,1 mg/kg/dose a cada 12h (máximo: 10 mg/dose)	Adulto: 2,5-10 mg/dose

TRATAMENTO DA DOR NA UTI PEDIÁTRICA

Introdução

O alívio da dor é um direito humano, mas a dor na faixa etária pediátrica ainda é sub-reconhecida e subtratada, inclusive nas terapias intensivas pediátricas. Embora o conhecimento para aliviar a dor esteja disponível associado a diversos meios terapêuticos, a dor das crianças muitas vezes não é reconhecida, sendo até mesmo ignorada e negada[44].

As crianças, na terapia intensiva, sofrem dores decorrentes de lesões, cirurgias, queimaduras e infecções. Além disso, as dores podem ser decorrentes de doenças que colocam a vida em risco ou se relacionam a doenças que são limitantes à vida, como o câncer, sendo que as dores também podem ser oriundas dos diversos procedimentos necessários para investigação de doenças e tratamento.

O paciente pediátrico internado na UTI pode ter a dor relacionada de várias formas. A Academia Americana de Pediatria (AAP) classifica a dor em pediatria em:

- Dor aguda.
- Dor crônica.
- Dor recorrente.
- Dor relacionada a procedimentos.
- Dores relacionadas à terminalidade.

O sofrimento doloroso da criança, não importa se aguda ou crônica, afeta também os pais e a família, desencadeando muitas vezes estresse emocional. Quanto mais precoce for o tratamento da dor em pediatria, melhor o prognóstico[44].

Reconhecer a dor aguda é uma obrigação dos cuidadores em saúde que são responsáveis pelo reconhecimento de todos os tipos de dor, incluindo dor aguda, dor crônica, dor recorrente, dor relacionada a procedimentos e durante os cuidados paliativos. A AAP, conjuntamente com a Sociedade Americana de Dor, salienta a responsabilidade dos profissionais que prestam assistência à criança em liderar, defender e assegurar um tratamento humanizado de dor e sofrimento a todos os bebês, crianças e adolescentes[44].

Dor aguda é o termo utilizado geralmente para descrever a dor associada a um breve episódio de lesão relacionada a afecções traumáticas, infecciosas ou inflamatórias. Na maioria dos casos, a intensidade da dor é limitada e diminui gradativamente com a resolução do processo patológico ou do fator causal. Geralmente acompanha-se de alterações neurovegetativas, como: elevação da pressão arterial, taquicardia, taquipneia, alteração da saturação de oxigênio[44].

Dor crônica geralmente é descrita como uma dor constante ou que persiste além do período de 3 meses ou mais. Dor crônica é distinta da dor recorrente pelo episódio doloroso que se alterna com intervalos sem dor. A dor pode persistir ou recorrer por várias razões e pode estar associada a processos patológicos crônicos e não costumam ocorrer respostas neurovegetativas associadas ao sintoma; ansiedade e depressão são respostas emocionais frequentemente associadas ao quadro[44].

Dor neuropática pode também ocorrer secundariamente a uma lesão em andamento proveniente de estímulo total das vias do sistema nervoso periférico ou central[44].

Muitas das dores podem ser prevenidas, tratadas ou ao menos reduzidas utilizando medicações simples, técnicas psíquicas e/ou físicas.

Por que tratar a dor? Uma simples resposta seria que é o correto a ser feito e que o tratamento da dor é um direito que assiste a cada um como ser humano.

Há, por sua vez, outra razão para o tratamento da dor em pediatria. O adequado manuseio álgico reduz a ansiedade da criança e dos pais favorecendo a cooperação. Os efeitos negativos da dor na criança em longo prazo também devem ser considerados[45].

Alguns princípios gerais podem ser utilizados no manuseio da dor em pediatria:

- Prevenção da dor: a dor deve ser tratada de forma preventiva, não cabe esperar a existência da queixa da dor para providenciar o adequado tratamento.
- Avaliação da dor: é necessária para se efetuar um tratamento adequado. Deve-se levar em conta a diversidade das faixas etárias pediátricas, com o uso das diversas escalas para avaliação da dor que devem ser pertinentes para cada idade.
- A abordagem da dor deve ser multimodal: várias estratégias podem ser utilizadas como medidas farmacológicas, como analgésicos tópicos e sistêmicos; estratégias físicas, como massagem, estimulação elétrica nervosa transcutânea (TENS), calor, frio, acupuntura, abordagens cognitivas comportamentais, distração e hipnose.
- Envolvimento dos pais: tornam-se aliados ao saberem informar de forma adequada a dor dos filhos e ajudam nas técnicas de distração.

A chave para um bom controle álgico tem início na adequada avaliação. Deve-se levar em conta que a dor é subestimada em pediatria pela incapacidade de muitos cuidadores e profissionais de crianças conseguirem avaliar a dor.

Embora alguns parâmetros fisiológicos e a ajuda da observação dos pais na avaliação da dor ajudem na avaliação, o autorrelato é o padrão-ouro. As crianças com mais de 8 anos podem utilizar a escala visual analógica. Nas crianças com idade entre 3 e 8 anos, pode-se utilizar a escala das faces, pedaços de dor, escala de cores que permitem às crianças quantificar a própria dor. Na UTI, há escalas comportamentais que podem ser úteis para a devida avaliação da dor[44].

Tratamento da Dor

O sucesso para o tratamento da dor implica a associação entre as medidas terapêuticas não farmacológicas com as medidas farmacológicas. O tratamento inicia com a explicação sobre os recursos a serem utilizados e combina abordagens físicas e psicológicas, utilizando tratamentos farmacológicos e não farmacológicos.

Tratamento não Farmacológico

Os recursos não farmacológicos têm como vantagens o baixo custo de aplicação, o fato de serem técnicas não invasivas que apresentam pouco ou nenhum efeito colateral e, além disso, podem ser utilizados de forma coadjuvante à terapia farmacológica.[44]

Dentre os métodos não farmacológicos, podem ser citados:

- Recursos psicocomportamentais como técnicas de relaxamento dirigido, ludoterapia, brinquedo terapêutico, musicoterapia, aromaterapia, distração, participação dos pais durante procedimentos.
- Recursos físicos: calor e frio.
- Massagens.
- Cinesioterapia.
- Acupuntura.
- Hidroterapia.
- TENS.

Terapia Farmacológica

Ao se propor um tratamento farmacológico para a dor em pediatria, deve-se ter em mente alguns pontos-chave que poderão guiar a terapêutica. São pontos importantes o aumento do tempo de sono livre da dor, o alívio da dor no repouso, o alívio da dor quando a criança esta em atividade.

A Organização Mundial da Saúde (OMS), em 2012, publicou as *WHO guidelines on the pharmacological treatment of persisting pain in children with medical illnesses*. Este método que é efetivo no tratamento da dor utilizam-se alguns passos.[44]

Pela escada analgésica

A OMS na diretriz pediátrica preconiza o uso sequencial de drogas para analgesia segundo o esquema da escada com 2 degraus (Figura 38.2):

O primeiro degrau implica o uso de um analgésico não opioide associado aos adjuvantes. Se a dor persiste, um opioide deve ser associado[44].

A codeína é um opioide fraco que está amplamente disponível e foi previamente recomendado para controlar a dor moderada. Foi utilizada por muito tempo na população pediátrica, porém apresenta problemas de eficácia relacionados à farmacogenética na biotransformação. A codeína é uma pró-droga que é convertida no metabólito ativo a morfina pela enzima CYP2D6[46]. A eficácia de uma pró-droga depende da quantidade do metabólito formado. No que se refere à codeína, o efeito analgésico é (muito) baixo ou ausente em recém-nascidos e crianças pequenas. A porcentagem de metabolizadores fracos relacionados à codeína pode variar, em grupos étnicos, de 1 a 30%, resultando em ineficiência do medicamento em grande número de crianças. Inversamente, os indivíduos que metabolizam codeína rápida e extensivamente estão em risco de grave toxicidade opioide, dada a elevada e descontrolada taxa de conversão de codeína em morfina[46].

No que tange ao tramadol, tem sido considerado para o controle da dor moderada, porém não há evidência disponível para uma comparativa eficácia e segurança em crianças, sendo o uso, assim como o da codeína, reservado para indivíduos maiores que 12 anos[44].

Até 2012, a indicação de codeína ou tramadol ocorreria no segundo degrau. Atualmente, a recomendação da OMS é pela introdução de morfina no segundo degrau, na dose equivalente à biotransformação da codeína em morfina, ou seja, a dose de codeína seria de 0,5 a 1 mg/kg/dose via oral. Pela proposta da OMS, neste segundo degrau está indicada a introdução de morfina na dose de 0,05 a 0,1 mg/kg/dose via oral. Essa con-

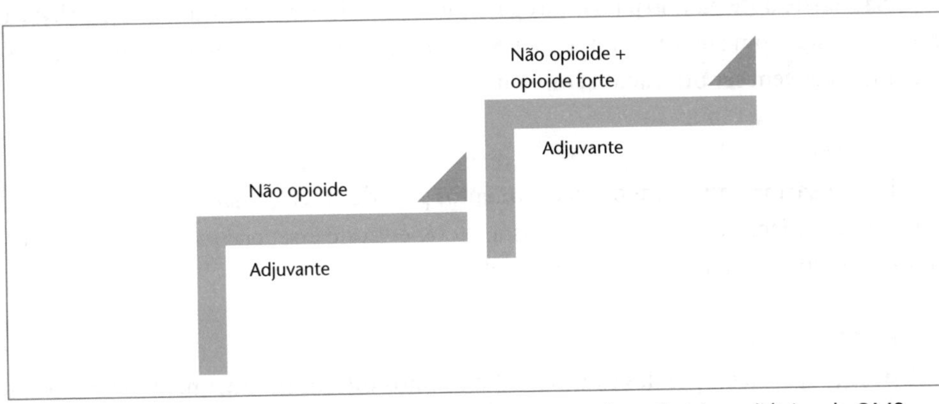

FIGURA 38.2 Uso sequencial de drogas para analgesia segundo a diretriz pediátrica da OMS.

duta, elimina a biotransformação, e oferece ao paciente a analgesia que obteria com o fornecimento da dose da codeína que se biotransforma em morfina[44]. Conforme a dor se mostra mais intensa, utiliza-se a dose de morfina conforme a necessidade. Outros opioides poderão ser utilizados após a titulação da dose da morfina adequada. Fentanil e metadona podem ser necessários.

Desde o primeiro degrau o uso de medicamentos adjuvantes acompanha o tratamento da dor.

Se a dor persistir após o emprego das medidas preconizadas pode ser considerada intervenção invasiva, como cateteres peridurais, bloqueios nervosos e bombas implantáveis.

De horário

Os analgésicos devem ser administrados em horários preestabelecidos, em intervalos fixos. Deve ocorrer a titulação da dose pelo controle ou não da dor da criança, aumentando-se gradualmente até que a criança esteja confortável.[44,46]

Pela via apropriada

Para a escolha da rota de administração, deve-se considerar a maneira mais simples, mais eficiente, menos dolorosa, levando em conta a intensidade e o tipo da dor, a potência da droga e o intervalo entre as doses.

A via oral é a preferencial. A via transdérmica pode ser utilizada quando houver a necessidade, em casos em que a necessidade opioide for muito grande para maiores de 2 anos.

A via subcutânea em pediatria não é tão comum pela conhecida intolerância pediátrica às injeções. A via endovenosa é bastante utilizada. A via intramuscular é a última opção, quase não utilizada para analgesia (por ser dolorosa).[44,46]

Individualmente

Não existe dose padrão para as drogas opioides. A dose correta é aquela que alivia a dor da criança, com atenção para os efeitos colaterais. Tabelas disponíveis com as doses pediátricas devem ser utilizadas sempre nas prescrições.[44,46]

Com atenção aos detalhes

É necessário administrar os medicamentos para dor regularmente, respeitando um horário. A avaliação constante da resposta à terapêutica é essencial para garantir o melhor resultado com o mínimo de efeitos colaterais.[44,46]

Escolha dos analgésicos

Analgésicos não opioides são os medicamentos iniciais no tratamento farmacológico da dor. Estão no primeiro degrau da escada analgésica, e consistem em analgésicos, antipiréticos e anti-inflamatórios não esteroides (AINE). Em pediatria, no Brasil, utilizam-se paracetamol, dipirona, ibuprofeno, cetorolaco e cetoprofeno. O diclofenaco está liberado acima dos 14 anos (salvo em doenças reumatológicas) e o nimesulida a partir dos 12 anos.

O analgésico não opioide deve sempre acompanhar o analgésico opioide.[44,46]

Medicamentos Adjuvantes

O uso de medicamentos adjuvantes em pediatria pode ser indicado desde o início do tratamento da dor na terapia intensiva. O uso de gabapentinoides pode ser indicado em indivíduos que apresentam dor de caráter neuropático ou na prevenção deste tipo de dor. Deve-se apenas ter a necessidade de se prescrever medicamentos e doses compatíveis com o uso em pediatria.[44,46]

MANEJO DA SEDAÇÃO/AGITAÇÃO

Pacientes admitidos em UTI apresentam algum grau de desconforto, angústia física ou psíquica, muitas vezes sendo necessários sedativos para controle, principalmente naqueles em ventilação mecânica. Atingir o nível ótimo e leve de sedação é o ideal, evitando supersedação ou subdoses, cada um com eventos adversos relacionados[1,3]. Conforme já descrito por Hughes et al., sedação profunda nas primeiras 24 horas está associada ao aumento do tempo de entubação em 12 horas (p 0,01); aumento da mortalidade hospitalar em 10% (p = 0,01) e mortalidade em 180 dias em 8% (p = 0,03). Diante dos fatos, estão recomendados os protocolos de sedação, nível leve de sedação, interrupção diária da sedação com teste de prontidão diário, a fim de diminuir o tempo de ventilação mecânica, internação e alterações cognitivas[2-4,8,13].

Escalas para Manejo da Sedação – Otimizar Nível Leve de Sedação

As escalas de sedação são úteis e recomendadas para atingir um nível leve, considerado o ideal. O paciente deve apresentar-se calmo, responsivo a estímulos e confortável na ventilação mecânica[3,4,8]. Hughes et al. demonstraram que a leve sedação acarreta diminuição do tempo de ventilação mecânica em 2,6 dias (p = 0,02), redução em 3 dias do tempo de internação em UTI (p = 0,03), sem aumento em taxas de extubação acidental e reintubação[2].

As escalas de sedação ainda são difíceis de serem implementadas nas UTI, sendo aplicada rotineiramente em apenas 42% das UTI pediátricas americanas. No entanto, a utilização é preconizada a fim de diminuir a duração de ventilação mecânica, internação em UTI e hospitalar[7,8,13,14]. Em pediatria, desde 1992, Ambuel et al. desenvolveram um método para avaliar a sedação de pacientes em ventilação mecânica, denominado COMFORT *scale*, a qual engloba 6 parâmetros comportamentais e 2 parâmetros fisiológicos. No entanto, esses 2 últimos (pressão arterial e frequência cardíaca) foram retirados para evitar confusão de avaliação e uma nova escala foi validada, a COMFORT *behavior scale*[3,5,15]; sendo essa a escala recomendada (nível A de evidência) para avaliação e manejo da sedação em pediatria, com intervalos a cada 4 a 8 horas ou conforme a demanda do paciente[3,15]. A escala de COMFORT-B está também validada em português, de uso recomendado[16] (Tabela 38.3). Aplica-se cada um dos parâmetros e soma-se. O total prediz qual o estado de sedação do paciente e provável manejo clínico. Se a soma der < 10, representa paciente muito sedado e deve-se diminuir as medicações; se entre 11 e 22, representa sedação adequada; e > 23, representa paciente pouco sedado, deve-se aumentar a sedação[15].

TABELA 38.3 Escala de COMFORT-B[15]

Nível de consciência: alerta	
Sono profundo	1
Sono superficial	2
Letárgico	3
Acordado e alerta	4
Hiperalerta	5
Calma/agitação	
Calma	1
Ansiedade leve	2
Ansiedade	3
Muito ansioso	4
Amedrontado	5
Resposta respiratória (apenas se paciente em ventilação mecânica)	
Ausência de tosse e de respiração espontânea	1
Respiração espontânea com pouca ou nenhuma resposta à ventilação	2
Tosse ou resistência ocasional ao ventilador	3
Respirações ativas contra o ventilador ou tosse regular	4
Compete com o ventilador, tosse	5
Choro (apenas se paciente com respiração espontânea)	
Respiração silenciosa, sem som de choro	1
Resmungando/choramingando	2
Reclamando (monotônico)	3
Choro	4
Gritando	5

(continua)

TABELA 38.3 Escala de COMFORT-B[15] *(continuação)*

Movimento físico	
Ausência de movimento	1
Movimento leve ocasional	2
Movimento leve frequente	3
Movimento vigoroso limitado às extremidades	4
Movimento vigoroso que inclui tronco e cabeça	5
Tônus muscular	
Totalmente relaxado	1
Hipotônico	2
Normotônico	3
Hipertônico com flexão dos dedos e artelhos	4
Rigidez extrema com flexão de dedos e artelhos	5
Tensão facial	
Músculos faciais totalmente relaxados	1
Tônus facial normal, sem tensão evidente	2
Tensão evidente em alguns músculos faciais	3
Tensão evidente em toda a face	4
Músculos faciais contorcidos	5

Interrupção Diária de Sedação e Teste de Prontidão

A interrupção diária de sedação, já há tempos utilizada em UTI adulta, vem demonstrando benefícios, como a diminuição em 2,4 dias a ventilação mecânica (p = 0,004) e no tempo de internação em UTI em 3,5 dias (p = 0,02); sem aumento de complicações[2]. A interrupção diária da sedação sempre foi um tema discutível em pediatria, pelas dificuldades técnicas quando comparada com adultos, e maior risco de eventos adversos, como extubação acidental e perda de dispositivos. No entanto, estudos recentes foram feitos em UTI pediátricas, com sucesso na realização da interrupção.

Gupta et al. mostraram diminuição no tempo de ventilação mecânica, sendo no grupo com sedação ininterrupta de 13,01 dias e no grupo com interrupção diária de 8,64 dias (p = 0,028); menor tempo de internação em UTI, sendo 14 dias no controle e 11 dias para interrupção diária (p = 0,023); menor dose de midazolam (p = 0,002), consequentemente menor custo da internação; sem acarretar maior número de eventos adversos[16]. Outro estudo, realizado por Verlaat et al., mostrou resultados semelhantes, com diminuição da quantidade de sedativos e analgésicos utilizada significativamente; menor tempo de ventilação mecânica e internação em UTI; sem maiores eventos adversos[17]. Estudo recente de Vet et al., não demonstrou muitos benefícios na interrupção diária, sem alteração no tempo de ventilação mecânica, internação e quantidade de sedativos; no entanto, pode estar associado à maior mortalidade em 30 dias, sem achar uma razão no estudo para tal fato[18].

A interrupção diária de sedação conjuntamente com o teste de prontidão diário também tem mostrado benefício em diminuição de 3 dias de ventilação mecânica ($p = 0,002$), 3,8 dias de internação em UTI ($p = 0,01$) e 4,3 dias de internação hospitalar ($p = 0,04$)[2].

Com nível leve de sedação, cada vez mais tem-se utilizado menos sedativo. Preconiza-se investir na analgesia primeiramente e após iniciar com sedativos quando necessário; consequentemente observa-se menor tempo de ventilação mecânica e internação, menor alteração ciclo sono-vigília e menor incidência de *delirium*[4,14].

MEDICAÇÕES SEDATIVAS

A escolha do sedativo ideal é difícil, levando em consideração farmacologia das drogas e doenças diversas, para melhor manejo e atingir um nível ideal de sedação. Serão descritos os principais aspectos de cada uma das medicações sedativas, como benzodiazepínico (principal é midazolam), cetamina, propofol e dexmedetomidina. Atualmente, a droga mais utilizada é o benzodiazepínico, no entanto, estudos atuais têm demonstrado que leva ao maior tempo de ventilação mecânica (1,9 dias, $p < 0,00001$) e tempo de internação em UTI (1,65 dias, com $p = 0,0005$), como na revisão e metanálise realizada por Bioc et al.[19]. Também demonstrou menor prevalência de *delirium* com uso de sedativos não benzodiazepínicos e menor custo de internação hospitalar[19]. Preconizam-se sedativos não benzodiazepínicos, como precedex e propofol, conforme diretriz para adultos[4].

Benzodiazepínicos

Ligam-se ao neurotransmissor inibitório, o ácido gama-aminobutírico (GABA), tendo efeitos sedativo-hipnóticos, relaxantes da musculatura, ansiolíticos e anticonvulsivantes, conforme as subunidades específicas do receptor $GABA_A$. Podem causar hipotensão (diminuição da resistência vascular periférica) e depressão cardíaca e respiratória. O benzodiazepínico mais utilizado na UTI é o midazolam. Esse tem rápido início de ação (1 a 5 minutos), com meia-vida de em torno de 2 horas. É metabolizado no fígado pelo sistema do citocromo P450 e tem excreção renal. Em pacientes com insuficiência hepática e/ou renal, pode ter efeito prolongado de sedação. Como efeitos colateriais há aumento da secreção, hipotensão, hipoventilação e até apneia. Pode ser administrado por via intranasal, oral, retal, intramuscular e endovenosa[11,12].

Cetamina

É um anestésico que exerce efeito primário por meio do antagonismo do receptor (NMDA) (*N-methyl-D-aspartate*). Produz estado de dissociação (paciente inconsciente, com olhos abertos e vocalizando), com sedação/hipnose e analgesia. É metabolizada no fígado e com excreção renal. Causa liberação de catecolaminas, com isso apresenta pouca instabilidade hemodinâmica. Exibe efeitos adversos como: aumento da secreção, alucinação e efeitos psíquicos desagradáveis; pode causar laringoespasmo e broncodilatação. Tem início de ação rápido e meia-vida curta. Alguns estudos sugerem aumento da pressão intracraniana[11,12].

Propofol

É um anestésico parenteral também com interação com o receptor GABA. Formulado com emulsão lipídica à base de óleo de soja e leticina de ovo, portanto atentar para casos de pacientes alérgicos. Não apresenta propriedade analgésica, é potente sedativo hipnótico de ação rápida (< 1 minuto) e de curta duração (10 minutos). Na pediatria, é seguro em bolo, porém o uso contínuo está associado à síndrome de infusão do propofol, a qual apresenta sintomas e sinais como acidose metabólica, bradicardia, arritmias, rabdomiólise e falência cardíaca, em pacientes com uso acima de 48 horas e na dose maior que 5 mg/kg/hora. Portanto, o uso contínuo não foi aprovado para pacientes pediátricos[11,12].

O propofol é uma droga segura para adultos, porém, em pediatria, ainda não foi liberado em infusão contínua, pelo maior risco de síndrome de infusão do propofol, a qual pode ser letal, com risco aumentado em pacientes com uso concomitante com catecolaminas e corticoesteroides[20]. Em adultos, o propofol mostrou diminuição da mortalidade e do tempo de ventilação mecânica ($p < 0,001$)[4]. Estudos recentes mostraram que o propofol em infusão contínua com limite de 4 mg/kg/hora e menos que 48 horas é seguro, sem casos de síndrome de infusão propofol, em crianças[21].

Dexmedetomidina

Outro sedativo com indicação para adulto, com benefícios em relação aos benzodiazepícos, é a dexmedetomidina.

É um derivado imidazólico e um alfa-2-agonista, com propriedades sedativas, analgésicas e ansiolítica. Tem como efeito colateral, em razão da ação no sistema cardiovascular, de vasodilatação por ação simpatolítica central alfa-2-agonista, redução da pressão arterial e da frequência cardíaca. Ação rápida, em torno de 6 minutos. Não deprime centro respiratório e produz uma sedação na qual o paciente pode ser acordado facilmente[11].

Estudos demonstram diminuição no tempo de ventilação mecânica e redução na prevalência de delírio, em adultos, com uso de dexmedetomidina quanto comparada com benzodiazepínicos[4]. Ozaki et al. estudaram a dexmedetomidina para uso contínuo em pediatria, por tempo maior que o preconizado de até 48 horas e dose de 0,7 mcg/kg/hora. Os pacientes atingiram bom nível de sedação e seguro, com uso em torno de 6 dias, sem maiores efeitos colaterais (hipotensão e bradicardia) e sintomas rebotes de abstinência[22].

TABELA 38.4 Doses dos principais sedativos utilizados na UTI

	Dose	Observação
Midazolam	EV: 0,2 mg/kg/dose (a cada 4h) Contínuo 0,1-0,5 mg/kg/hora IM: 0,1-0,5 mg/kg (máx: 10 mg) IN: 0,2-0,3 mg/kg/dose	Adulto: 2,5-5 mg/dose Contínuo: 1-5 mg/hora
Cetamina	EV: 1-3 mg/kg/dose (a cada 4h) Contínuo: 5-20 mcg/kg/min IM: 3 -7 mg/kg/dose	Adulto (EV): 1-4 mg/kg/dose
Propofol	EV: 1-2 mg/kg/dose	25-50 mg/dose
Dexmedetomidina	0,5-1 mcg/kg/dose (até a cada 4h) Contínuo: 0,2-0,7 mcg/kg/hora	

Manejo da Síndrome de Abstinência

A administração prolongada de opioides e/ou benzodiazepínicos leva à tolerância da droga. A rápida retirada dessas medicações acarreta um conjunto de sinais e sintomas, chamado síndrome de abstinência. No entanto, o diagnóstico é complicado, em razão da interposição aos sinais de dor e agitação, desconforto respiratório e *delirium*. Esses fatores devem ser excluídos para confirmar um diagnóstico de síndrome de abstinência, em crianças que utilizaram mais do que 5 dias de sedoanalgesia. A síndrome de abstinência tem prevalência de 34 a 70% dos pacientes que utilizaram sedoanalgesia, levando a consequências negativas, com aumento de morbidade e tempo de internação e alteração psicológica[23]. Para melhor avaliação e seguimento desses pacientes, preconiza-se a utilização de escalas, como a WAT-1 (*assessment tool version*-1) ou a SOS (*Sophia Observation withdrawal Symptons-scale*); recomendação nível A, conforme diretriz de Harris et al.[3]. A escala de WAT-1 está validada em pediatria, com tradução para língua portuguesa. Se a escala pontuar mais que 3, deve-se tratar a abstinência[3] (Tabela 38.5).

Não há consenso quanto ao manejo e esquema de retirada do opioide e do benzodiazepínico na síndrome de abstinência, mas vários estudos têm sido realizados, com maior reconhecimento da entidade, monitorização e esquemas de tratamento. Tobias, em 2000, propôs o tratamento com conversão de midazolam para lorazepan e fentanil

TABELA 38.5 Ferramenta de avaliação de sintomas de abstinência versão 1 (WAT-1)

Identificador do paciente	Data Hora	
Informações das últimas 12 h		
Algum episódio de fezes amolecidas/líquidas	Não = 0 Sim = 1	
Algum vômito/náusea/regurgitação	Não = 0 Sim = 1	
Temperatura > 37,8° C	Não = 0 Sim = 1	
Observação por 2 min antes do estímulo		
Estado comportamental	SBS[1] ≤ 0 ou adormecido/acordado calmo = 0 SBS[1] ≥ +1 ou acordado agitado = 1	
Tremor	Nenhum/leve = 0 Moderado/intenso = 1	
Alguma sudorese	Não = 0 Sim = 1	
Movimentos descoordenados/repetitivos	Nenhum/leves = 0 Moderados/graves = 1	
Bocejos ou espirros	Nenhum ou 1 = 0 > 2 = 1	
Observação de 1 min durante estímulo		
Reação ao estímulo tátil	Normal/leve = 0 Moderada/intensa = 1	
Tônus muscular	Normal = 0 Aumentado = 1	
Recuperação após estímulo		
Tempo para retornar à tranquilidade (SBS[1] ≤ 0)	< 2 min = 0 2-5 min = 1 > 5 min	
Pontuação total (0-12)		

Instruções

- Iniciar a aplicação da escala WAT-1 no primeiro dia de desmame, nos pacientes que tenham recebido opioides e/ou benzodiazepínicos por infusão ou em bolo regularmente por período prolongado (p. ex., > 5 dias). Avaliar a pontuação 2 vezes ao dia até 72 horas após a última dose dos medicamentos
- A ferramenta de avaliação de sintomas de abstinência (WAT-1) deve ser preenchida com a SBS[1] pelo menos 1 vez a cada 12 horas (p. ex., às 8:00 e às 20:00 ± 2 horas). O estímulo progressivo usado na avaliação da SBS[1] fornece um estímulo padrão para observar os sinais de abstinência
- Obter as informações do prontuário do participante da pesquisa (isso pode ser feito antes ou depois da observação):
  - **Algum episódio de fezes amolecidas/líquidas:** pontuar 1 se nas últimas 12 horas houver documentação de ao menos 1 episódio de fezes amolecidas/líquidas; se não, pontuar 0
  - **Algum vômito/náusea/regurgitações:** pontuar 1 se nas últimas 12 horas houver documentação de ao menos 1 episódio de vômito/náuseas/regurgitações; se não, pontuar 0
  - **Temperatura > 37,8° C:** pontuar 1 se a verificação (valor mais frequente) da temperatura documentada nas últimas 12 horas for superior a 37,8° C; se não, pontuar 0

(continua)

TABELA 38.5 Ferramenta de avaliação de sintomas de abstinência versão 1 (WAT-1) *(continuação)*

- Observação de 2 minutos pré-estímulo:
  - **Estado comportamental:** pontuar 1 se acordado e agitado (SBS[1]: ≥ +1) durante os 2 minutos antes do estímulo; 0 se adormecido ou acordado e calmo/cooperativo (SBS_1 ≤ 0)
  - **Tremor:** pontuar 1 se tremor moderado ou intenso durante os 2 minutos antes do estímulo; 0 se ausente ou leve/intermitente
  - **Sudorese:** pontuar 1 se alguma presente durante os 2 minutos antes do estímulo; 0 se ausente
  - **Movimentos descoordenados/repetitivos:** pontuar 1 se estiverem presentes movimentos descoordenados ou repetitivos, de moderados a graves, tipo virar a cabeça, agitação dos braços ou pernas, arqueamento do tronco observados durante os 2 minutos antes do estímulo; 0 se não estiverem presentes movimentos descoordenados/repetitivos ou se forem leves
  - **Bocejos/espirros:** pontuar 1 se presentes em número ≥ 2 no período de observação; 0 se ausentes ou somente 1
- Observação de 1 minuto durante o estímulo:
  - **Reação ao estímulo tátil:** pontuar 1 se sobressalto moderado ou intenso ocorrer quando tocado durante o estímulo; 0 se ausente ou leve
  - **Tônus muscular:** pontuar 1 se tônus aumentado durante o estímulo; 0 se normal
- Recuperação após estímulo:
  - **Tempo para retornar à tranquilidade (SBS[1] ≤ 0):** pontuar 2 se maior que 5 minutos após o estímulo; 1 se obtido entre 2 a 5 minutos; 0 se obtido em menos de 2 minutos
- Somar os 11 números das colunas para obter a pontuação total WAT-1 (0-12)

Fonte: Franck e Curley, 2007. (tradução para o português com autorização dos autores, Novelli e Fernandes, 2013).

para metadona, por meio da relação entre potência e meia-vida, com retirada lenta de 20% por semana[24]. No entanto, outros estudos mostram diferentes esquemas de retirada dessas medicações, como a retirada diária de 5 a 10% da dose, desmame entre 5 a 10 dias, não mostrou diferença, sugerindo o desmame rápido, com menor tempo de internação e sem morbidades[25]. Uma revisão sistemática recente mostra que o manejo ideal ainda não existe, mas os protocolos tendem a diminuir tempo de desmame da metadona e com isso o tempo de internação hospitalar[26].

Delirium

Delirium pode ser definido como uma alteração aguda da atenção, consciência e cognição decorrente de uma condição médica atual ou de seu tratamento. De acordo com a definição do DSM-5 (*Diagnostic and Statistical Manual of Mental Disorders*), os critérios para diagnóstico de *delirium* incluem: distúrbio da atenção e da consciência, acompanhado por alteração cognitiva (memória, orientação, linguagem e percepção), que não pode ser explicada por outro distúrbio neurocognitivo prévio; se desenvolve em horas ou dias, e frequentemente com flutuação ao longo do dia, com piora ao entardecer; há indícios de que tais alterações resultem da condição clínica e/ou tratamento (infecção, neoplasia, distúrbio endócrino/metabólico, uso de sedativos). Pode ser hipoativo (apatia, fala arrastada, letargia; apresentando pior prognóstico), hiperativo (agitação, labilidade emocional, alucinação) ou misto[27]. A prevalência na UTI pediátrica é alta, chegando a 25% dos pacientes e até 38% nos que permaneceram na UTI por mais de 6 dias. A presença leva ao aumento da morbimortalidade, assim como maiores custos e dias de internação[28-30].

O maior problema em relação ao *delirium* é o desconhecimento, seja do diagnóstico em si, seja da gravidade ou da falta de ferramentas para diagnosticá-lo. Percebe-se pelo baixo número de estudos sobre o assunto em pediatria, decorrente da dificuldade em rastrear a condição nas UTI[31-33].

Há atualmente três principais ferramentas para diagnosticar o *delirium*. Uma delas é somente observacional, idealizado para pacientes com até 5 anos de idade e independente de atraso cognitivo, o Cornell-Assessment of Pediatric Delirium (CAPD). Já o Pediatric Confusion Assessment Method for de ICU (pCAM-ICU), para crianças com mais de 5 anos e o Preschool Confusion Assessment Method for the ICU (psCAM-ICU), para crianças dos 6 meses a 5 anos, são interativos, mas não são validados para pacientes com atraso de desenvolvimento. No Brasil, há a tradução do CAPD[34], mas ainda sem validação, e do pCAM-ICU validado para crianças com mais de 5 anos[35] (Tabela 38.6).

Algumas situações e/ou práticas aumentam o risco de desenvolvimento de *delirium*. Os benzodiazepínicos e a alteração do ciclo sono-vigília são principais fatores de risco[4,36,37]. Outros estudos mostram que idade inferior a 2 anos, drogas vasoativas e anticonvulsivantes foram fatores de risco para o desenvolvimento, assim como transfusão sanguínea e procedimentos cirúrgicos em geral. Por fim, o ambiente da unidade, diminuição nas interações sociais e o cuidado de enfermagem constante também são fatores de risco[27,38,39].

A abordagem ao *delirium* passa principalmente por medidas não farmacológicas. Dentre elas observar fatores de risco, melhorar o ambiente e as interações com o paciente buscam diminuir a ocorrência e a duração. Apesar das medidas não farmacológicas, alguns pacientes desenvolvem *delirium* e a medicação antipsicótica é o tratamento farmacológico de primeira linha. Se acompanhado por equipe psiquiátrica, é melhor manejado e, eventualmente, retirado. O haloperidol é frequentemente o antipsicótico de escolha, mas o uso em crianças tem poucos estudos para determinar dose e eficácia, com resultados conflitantes. Uma abordagem ampla ao problema parece ser mais eficaz. Um estudo mostrou a diminuição de 30% na ocorrência em uma UTI após a implementação de um protocolo para rastreamento, detecção e tratamento do *delirium*[40-43].

O diagnóstico de *delirium* é bem prevalente e subestimado. Tem impacto considerável e diante disto é muito importante que as UTI intensifiquem esforços para diminuir a ocorrência, começando com a implementação de ferramentas para o diagnóstico e a prevenção. A prevenção para desenvolvimento do delírio é uma das medidas cruciais, visto que o tratamento ainda é pouco estabelecido, quanto aos antipsicóticos típicos ou atípicos. Dentre as medidas para prevenção há: mobilização precoce, promoção do ciclo sono-vigília, *bundles* e protocolos, com a interrupção diária da sedação, teste de respiração espontânea (prontidão) e monitoração do *delirium*.

TABELA 38.6 Versão final traduzida para a língua portuguea de Cornell Assesment of Pediatric Delirium[34,35]

Ver pontuação RASS (escala de agitação e sedação de Richmond) antes de iniciar a avaliação (Não seguir adiante se a pontuação total der -4 ou -5)

Pontuação	Classificação	Descrição
4	Agressivo	Violento, perigoso
3	Muito agitado	Puxa tubos e cateteres
2	Agitado	Movimentos não propositais frequentes, briga com o ventilador
1	Inquieto	Ansioso, apreensivo, movimentos não agressivos ou violentos
0	Alerta e calmo	
-1	Sonolento	Não está totalmente alerta, mas se mantém acordado ao comando
-2	Sedação leve	Acordado por períodos breves
-3	Sedação moderada	Movimenta ou abre o olho quando chamado
-4	Sedação profunda	Sem resposta ao comando; abre os olhos com estímulos físicos
-5	Coma	Sem resposta a voz ou estímulos físicos

Favor responder as seguintes alterações com base em suas interações com o paciente:

	Nunca	Raramente	Às vezes	Frequentemente	Sempre
	4	3	2	1	0
A criança faz contato visual com o cuidador					
As ações da criança são propositais?					
A criança está consciente do que a cerca?					
A criança comunica necessidades e desejos?					
	Nunca	**Raramente**	**Às vezes**	**Frequentemente**	**Sempre**
	0	1	2	3	4
A criança está agitada/inquieta?					
A criança está inconsolável?					
A criança está hipoativa? Muito pouca movimentação durante a vigília?					
A criança leva muito tempo para responder às interações?					

PONTUAÇÃO > 9: considerar delirium (sensibilidade 92% e especificidade 86,5%)

CONCLUSÕES

A dor em pediatria pode ser difícil de se reconhecer. A utilização de instrumentos de avaliação pode ajudar a avaliar a dor das diferentes faixas etárias pediátricas.

A dor em pediatria deve se tornar prioridade para todos os profissionais de saúde, que devem ser treinados na avaliação da dor e no tratamento. A criança tem o direito de não sentir dor, merecendo o melhor manuseio possível.

Promover conforto e diminuir a ansiedade, o medo e a angústia faz parte do dia a dia do intensivista pediátrico. No entanto, a utilização de sedativos e analgésicos em excesso leva a desfechos negativos, com longos períodos de imobilização, distúrbios do ciclo sono-vigília e delírio, aumento de tempo de ventilação mecânica e de internação, além de aumento dos custos. Com intuito de diminuir essas morbimortalidades, inúmeros estudos e protocolos têm sido instituídos, para adultos e crianças, para melhora da sobrevida.

A utilização de escalas de analgesia e sedação já está bem documentada, favorecendo melhor comunicação entre equipe multidisciplinar e melhor escolha da medicação, quando se leva em consideração a farmacocinética e a farmacodinâmica das drogas e a interação nas diferentes faixas etárias e doenças, promovendo um nível ideal/leve de sedação, no qual o paciente estará calmo, responsivo a estímulos e acoplado à ventilação mecânica.

No manejo inicial, na UTI, priorizar a analgesia, com uso de opioides fortes, como fentanil; preconizando um nível leve de sedação. Após, a adequada analgesia, levar em consideração os sedativos.

O uso da interrupção diária da sedação, com teste de respiração espontânea (teste de prontidão), também já está mais estabelecido na pediatria, com diminuição do tempo de ventilação e da internação, e segurança, sem aumento em extubação acidental e perda de dispositivos.

O diagnóstico de *delirium* ainda é difícil na pediatria e poucos são os estudos randomizados. Porém, o reconhecimento com as escalas deve ser cada vez mais levado em consideração e os intensivistas pediátricos devem estar alertas em uso e prevenção. A utilização de medidas preventivas, como mobilização precoce passiva/ativa, promoção ciclo sono-vigília, com controle da luminosidade (dia e noite), controle de ruídos (diminuir a intensidade do som e uso de tampão auditivo), presença de familiares deve ser diariamente adotada na UTI.

Diante das evidências, cada vez mais as unidades de terapia intensiva pediátricas devem lançar mão de medidas a fim de promover melhor manejo na sedoanalgesia dos pacientes, para diminuição de morbimortalidade, com uso de protocolos.

REFERÊNCIAS BIBLIOGRÁFICAS

1. Keogh SJ, Long DA, Horn DV. Practice guidelines for sedation and analgesia management of critically ill children: a pilot study evaluating guideline impact and feasility in the PICU. BMJ Open. 2015;30(5):e006428.
2. Hughes CG, Girard TD, Pandharipande PP. Daily sedation interruption versus targeted light sedation strategies in ICU patients. Crit Care Med. 2013;41(9):S39-S45.
3. Harris J, Ramelet A, van Dijk M, Pokorna P, Wielenga J, Tume L, et al. Clinical recommendations for pain, sedation, withdrawal and delirium assessment in critically ill infants and children: an ESPNIC position statement for healthcare professionals. Intensive Care Med. 2016;42(6):972-86.
4. Devlin JW, Skrobik Y, Gélinas C, Needham DM, Slooter AJC, Pandharipande PP. et al. Clinical practice guidelines for the prevention and management of pain, agitation/sedation, delirium, immobility, and Sleep Disruption in adult patients in the ICU. Crit Care Med; 2018;46(9):e825-73.
5. Zalieckas J, Weldon C. Sedation and analgesia in the ICU. Semin Pediatr Surg. 2015;24(1):37-46.
6. Mansouri P, Javadpour S, Zand F, Ghodsbin F, Sabetian G, Masjedi M, et al. Implementation of a protocol for integrated management of pain, agitation, and delirium can improve clinical outcomes in the intensive care unit: a randomized clinical trial. J Crit Care. 2013;28(6):918-922.
7. Larson GE, Arnup SJ, Clifford M, Evans J. How does the introduction of a pain and sedation management guideline in the paediatric intensive care impact on clinical practice? A comparison of audits pre and post guideline introduction. Australian Crit Care. 2013;26(3):118-23.
8. Motta E, Michele L, Delagado AF, Carvalho WB. Importância do uso de protocolos para manejo da analgesia e sedação em unidade de terapia intensiva pediátrica. Rev Assoc Med Bras. 2016;62(6):602-9.
9. Silva FC, Thuler LCS. Cross-cultural adaptation and translation of two pain assessment tools in children and adolescents. J Pediatr (Rio J). 2008;84(4):344-9.
10. Verguese ST, Hannallah RS. Acute pain management in children. J Pain Res. 2010;3:105-23.
11. Carvalho WB, Hirschheimer MR, Matsumoto T, editors. Terapia Intensiva Pediátrica. 3ª ed. São Paulo: Atheneu, 2006.
12. Brunton LL, Chabner BA, Knollmann BC, Langeloh A, et al. As bases farmacológicas da terapêutica de Goodman & Gilman. 12ª ed. Porto Alegre: AMGH; 2012.
13. Poh YN, Poh PF, Buang SNH, Lee JH. Sedation guidelines, protocols, and algorithms in PICUs: a systematic review. Pediatr Crit Care Med. 2014;15(9):885-92.
14. Oldham M, Pisani M. Sedation in Critically Ill Patients. Crit Care Clin. 2015;31(3):563-587.
15. Amoretti CF, Rodrigues GO, Carvalho PRA, Trotta EA. Validação de escalas de sedação em crianças submetidas à ventilação mecânica internadas em uma unidade de terapia intensiva pediátrica terciária. Rev Bras Ter Intensiva. 2008;20(4):325-30.
16. Gupta K, Gupta VK, Muralindharan J, Singhi S. Randomized controlled Trial of interrupted versus continuous sedative infusions in ventilated children. Pediatr Crit Care Med. 2012;13(2):131-5.
17. Verlaat CWM, Heesen GP, Vet NJ, de Hoog M, van der Hoeven JG, Kox M, Pickkers P. Randomized controlled trial of daily interruption of sedatives in critically ill children. Pediatric Anesthesia. 2014;24(2):151-6.
18. Vet NJ, Wildt SN, Verlaat CWM, Knibbe CAJ, Mooji MG, van Woensel JBM, et al. A randomized controlled trial of daily sedation interruption in critically ill children. Intensive Care Med. 2016;42(2):233-44.
19. Bioc JJ, Magee C, Cucchi J, Fraser GL, Dasta JF, Edwards RA, Devlin JW. Cost effectiveness of a benzodiazepine vs a nonbenzodiazepine-based sedation regimen for mechanically ventilated, critically ill adults. J Crit Care. 2014;29(5):753-7.
20. Mirrakhimov AE, Voore P, Halytskyy O, Khan M, Ali AM. Propofol infusion syndrome in adults: a clinical update. Crit Care Res Pract. 2015;2015:260385.

21. Koriyama H, Duff JP, Guerra GG, Chan AW. Is propofol a friend or a foe of the pediatric intensivist? Description of propofol use in a PICU. Pediatr Crit Care Med. 2014;15(2):e66-e71.
22. Ozaki M, Takeda J, Tanaka K, Shiokawa Y, Nishi S, Matsuda K, et al. Safety and efficacy of dexmedetomidine for long-term sedation in critically ill patients. J Anesth. 2014;28(1):38-50.
23. Fernández-Carrión F, Gaboli M, González-Celador R, Quero-Mazia PG, Miguel SF, Murga-Herrera V, et al. Withdrawal syndrome in the pediatric intensive care unit. Incidence and risk factors. Med Intensiva. 2013;37(2):67-74.
24. Tobias J. Tolerance, withdrawal, and physical dependency after long-term sedation and analgesia of children in the pediatric intensive care unit. Crit Care Med. 2000;28(6):2122-32.
25. Cho HH, O'Connell JP, Cooney M, Inchiosa MA. Minimizing tolerance and withdrawal to prolonged pediatric sedation: case report and review of the literature. J Intens Care Med. 2007;22(3):173-9.
26. Bichaff P, Setani KT, Motta EHG, Delgado AF, Carvalho WB, Luglio M. Opioid tapering and weaning protocols in pediatric critical care units: a systematic review. Rev Assoc Med Bras. 2018;64(10):909-15.
27. American Psychiatric Association. Diagnostic and Statistical Manual of Mental Disorders. 5th ed. Arlington, VA: American Psychiatric Association; 2013.
28. Traube C, Silver G, Reeder RW, Doyle H, Hegel E, Wolfe HA, et al. Delirium in critically ill children: An International Point Prevalence Study. Crit Care Med. 2017;45(4):584-90.
29. Traube C, Silver G, Gerber LM, Kaur S, Mauer EA, Kerson A, et al. Delirium and mortality in critically ill children: Epidemiology and outcomes of pediatric delirium. Crit Care Med. 2017;45(5):891-8.
30. Traube C, Mauer EA, Gerber LM, et al. Cost associated with pediatric delirium in the ICU. Crit Care Med. 2016;44:e1175-e1179.
31. Silver G, Traube C, Kearney J, Kelly D, Yoon MJ, Nash Moyal W, et al. Detecting pediatric delirium: development of a rapid observational assessment tool. Intensive Care Med. 2012;38(6):1025-31.
32. Schieveld JN, Janssen NJ. Delirium in the pediatric patient: on the growing awareness of its clinical interdisciplinary importance. JAMA Pediatr. 2014;168(7):595-6.
33. Kudchadkar SR, Yaster M, Punjabi NM. Sedation, sleep promotion, and delirium screening practices in the care of mechanically ventilated children: a wake-up call for the pediatric critical care community. Crit Care Med. 2014; 42(7):1592-600.
34. Barbosa MSR, Duarte MCMB, Bastos VCS, Andrade LB. Tradução e adaptação transcultural da escala Cornell Assessment of Pediatric Delirium para língua portuguesa. Rev Bras Ter Intensiva. 2018;30(2):195-200.
35. Molon ME, Castro REV. Translation and cross-cultural adaptation of the Pediatric Confusion Assessment Method for the Intensive Care Unit into Brazilian Portuguese for the detection of delirium in pediatric intensive care units. Rev Bras Ter Intensiva. 2018;30(1):71-9.
36. Mody K, Kaur S, Mauer EA, Gerber LM, Greenwald BM, Silver G, Traube C. Benzodiazepines and development of delirium in critically ill children: Estimating the causal effect. Crit Care Med. 2018;46(9):1486-91.
37. Smith HAB, Gangopadhyay M, Goben CM, Jacobowski NL, Chestnut MH, Thompson JL, et al. Delirium and benzodiazepines associated with prolonged ICU stay in critically ill infants and young children. Crit Care Med. 2017;45(9):1427-35.
38. Meyburg J, Dill ML, Traube C, Silver G, von Haken R. Patterns of postoperative delirium in children. Pediatr Crit Care Med. 2016;1(2):128-33.
39. Bryant KJ. Pediatric delirium in the cardiac intensive care unit: identification and intervention. Critical Care Nurse. 2018;38(4):e1-e7.
40. Barnes SS, Grados MA, Kudchadkar SR. Child psychiatry engagement in the management of delirium in critically ill children. Crit Care Res Pract. 2018;2018:9135618.
41. Schieveld JN, Leroy PL. Pediatric delirium in critical illness: phenomenology, clinical correlates and treatment response in 40 cases in the pediatric intensive care unit. Intensive Care Med. 2007;33(6):1033-40.

42. Girard TD, Exline MC. Haloreridol and ziprasidone for treatmente of delirium in critical illness. New Engl J Med. 2018;379:2506-16.
43. Simone S, Edwards S, Lardieri A, Walker LK, Graciano AL, Kishk OA, Custer JW. Implementation of an ICU bundle: An interprofessional quality improvement project to enhance delirium management and monitor delirium prevalence in a single PICU. Pediatr Crit Care Med. 2017;18(6):531-40.
44. World Health Organization. WHO guidelines on the pharmacological treatment of persisting pain in children. WHO publication. 2012. Available from: https://www.ncbi.nlm.nih.gov/books/NBK138354/.
45. Zempsky TZ, Schechter NL. What's new in the management of pain in Children. Pediatrics Rev. 2003;24:337-47.
46. Minson FP, Morete MC, Marangoni MA. Dor – Manuais de Especialização. São Paulo: Einstein; 2014.

Seção VII

Terapia Nutricional

39 Avaliação do risco nutricional e do estado nutricional da criança e do adolescente gravemente doentes

Patrícia Zamberlan dos Santos
Artur Figueiredo Delgado

APÓS LER ESTE CAPÍTULO, VOCÊ ESTARÁ APTO A:

- Avaliar o risco nutricional e o estado nutricional de crianças e adolescentes gravemente doentes, por intermédio de antropometria, determinações laboratoriais e análise da composição corpórea.
- Estimar as necessidades de energia de crianças e adolescentes gravemente doentes.

INTRODUÇÃO

A subnutrição hospitalar é aquela diagnosticada no hospital – seja na admissão ou durante a internação – e frequentemente está associada a uma doença crônica de base, constituindo um problema de saúde pública, tanto em países desenvolvidos como naqueles em desenvolvimento. De acordo com a American Society of Parenteral and Enteral Nutrition (ASPEN), a desnutrição adquirida no hospital é um desequilíbrio nutricional que ocorre durante a internação, independentemente de o paciente apresentar a condição à admissão[1]. Na maioria dos indivíduos hospitalizados, a subnutrição está associada à doença e se desenvolve como consequência de ingestão inadequada de nutrientes e/ou alteração da absorção, administração de fármacos que interferem no processo nutricional, demora na indicação da terapia nutricional (TN), jejum prolongado para procedimentos, alterações metabólicas ou iatrogenias[2].

Embora seja difícil determinar com precisão a prevalência pela falta de critérios diagnósticos padronizados, assim como na população de adultos, em pediatria, a subnutrição hospitalar tem sido amplamente debatida nos últimos anos, com estudos recentes mostrando que o número de crianças subnutridas no âmbito hospitalar ainda é elevado[3-5]. Em crianças gravemente doentes, estudos realizados há mais de 20 anos também já demonstravam que 15 a 20% das admitidas em unidades de terapia intensiva pediátrica (UTIP) eram aguda ou cronicamente subnutridas[6-8], e apesar do avanço tecnológico dessas unidades, dados mais recentes registram a mesma prevalência[9-11].

O estado nutricional precário resulta em numerosas deficiências funcionais, que levam a desfechos desfavoráveis, como aumento da mortalidade, maior tempo de internação, maior incidência de infecções e maior necessidade de ventilação mecânica, com consequente elevação dos custos hospitalares[12-14], especialmente para os gravemente doentes. Sendo assim, a avaliação nutricional precoce é de extrema importância no cuidado desses pacientes, por sinalizar, já à internação, aqueles que se beneficiarão de uma intervenção nutricional precoce e adequada[15].

AVALIAÇÃO NUTRICIONAL

Classicamente, o estado nutricional é avaliado por intermédio tanto de parâmetros subjetivos (triagem nutricional) como de objetivos, que inclui medidas antropométricas, bioquímicas e de composição corporal. A avaliação objetiva diagnostica as crianças já subnutridas e a triagem auxilia na identificação daquelas que apresentam risco para a subnutrição, ou seja, risco para a piora da condição nutricional durante a hospitalização.

Avaliação de Risco Nutricional

A importância da triagem e a avaliação nutricional é reconhecida pelo Ministério da Saúde (MS) do Brasil, que tornou obrigatória a implantação de protocolos para pacientes internados pelo Sistema Único de Saúde (SUS) como condicionante para remuneração de terapias enteral e parenteral[16].

A triagem nutricional tem o objetivo de reconhecer uma condição outrora não detectada, o risco nutricional, para que sejam instituídas medidas de intervenção nutricional mais precocemente. Após a triagem, o paciente em risco nutricional deve ser encaminhado para a avaliação objetiva do estado nutricional, planejamento e início da TN, caso seja necessária.

Deve-se realizar a triagem nutricional em pacientes hospitalizados em até 72 horas da admissão. No Brasil, o rastreamento de risco nutricional (RRN) é o método de triagem mais indicado para a população adulta. Em pediatria, ainda não há um consenso sobre o melhor instrumento a ser utilizado, bem como não há um específico para a triagem de crianças e adolescentes gravemente doentes.

Uma das ferramentas mais recentes desenvolvidas para a avaliação subjetiva de crianças hospitalizadas é *o Screening Tool for Risk of Nutritional Status and Growth* (*Strong Kids*)[17]. Trata-se de um estudo multicêntrico prospectivo observacional realizado em 44 hospitais da Holanda. O total de 424 crianças (mediana de idade de 3,5 anos e tempo de internação hospitalar de 2 dias) foi avaliado utilizando o instrumento que consiste de 4 itens: avaliação clínica subjetiva, doença de alto risco, ingestão alimentar e perda de peso (Tabela 39.1). Foram mensuradas medidas de peso (P) e estatura (E), sendo considerado *Z-escore* < -2 para peso/estatura (P/E) e estatura/idade (E/I) indicativo de desnutrição aguda e crônica, respectivamente. Esses valores foram

TABELA 39.1 Triagem de risco nutricional – *Strong Kids*[17]

Impressão do médico ou do nutricionista

1. Avaliação nutricional subjetiva: a criança parece ter déficit nutricional ou desnutrição?

☐ Sim (1 ponto) ☐ Não (0 ponto)

Exemplos: redução da gordura subcutânea e/ou da massa muscular, face emagrecida, outro sinal

2. Doença (com alto risco nutricional) ou cirurgia de grande porte

☐ Sim (2 pontos) ☐ Não (0 ponto)

Exemplos: anorexia nervosa, fibrose cística, aids, pancreatite, doença muscular, baixo peso para idade/prematuridade (idade corrigida 6 meses), doença crônica (cardíaca, renal ou hepática), broncodisplasia pulmonar (até 2 anos), queimaduras, doença inflamatória intestinal, síndrome do intestino curto, doença metabólica, doença celíaca, câncer, trauma, deficiência mental/paralisia cerebral, pré ou pós-operatório de cirurgia de grande porte, outra (classificada pelo médico ou nutricionista)

Perguntar ao acompanhante ou checar em prontuário ou com a enfermagem

3. Ingestão nutricional e/ou perdas nos últimos dias

☐ Sim (1 ponto) ☐ Não (0 ponto)

Exemplos: diarreia (≥ 5x/dia), dificuldade de se alimentar em razão de dor, vômitos (> 3x/dia), intervenção nutricional prévia, diminuição da ingestão alimentar (não considerar jejum para procedimento ou cirurgia)

4. Relata perda de peso ou ganho insuficiente nas últimas semanas ou meses

☐ Sim (1 ponto) ☐ Não (0 ponto)

Exemplos: perda de peso (crianças > 1 ano), não ganho de peso (< 1 ano)

Sugestão para intervenção de acordo com a pontuação obtida

Escore	**Risco**	**Intervenção**
4-5	Alto	1. Consultar médico e nutricionista para diagnóstico nutricional completo 2. Orientação nutricional individualizada e seguimento 3. Iniciar suplementação oral até conclusão do diagnóstico nutricional
1-3	Médio	1. Consultar médico para diagnóstico completo 2. Considerar intervenção nutricional 3. Checar peso 2x/semana 4. Reavaliar o risco nutricional após 1 semana
0	Baixo	1. Checar peso regularmente 2. Reavaliar o risco em 1 semana

correlacionados aos do escore obtido pelo *Strong Kids*. Das crianças avaliadas, 62% apresentavam risco nutricional, as quais tinham menores valores de *Z-escore* de P/E (maior prevalência de desnutrição aguda) e maior tempo de permanência hospitalar, quando comparadas àquelas sem risco.

Os autores têm utilizado na prática clínica para a avaliação de risco nutricional de crianças e adolescentes gravemente doentes o *Strong Kids*, que tem mostrado precisa avaliação, especialmente para aquelas crianças com maior risco nutricional, confirmada pela avaliação nutricional antropométrica subsequente[18].

Antropometria

A antropometria é um componente básico da avaliação nutricional, uma vez que apresenta valores de referência padronizados por faixa etária; além de ser útil para classificação e monitoramento do estado nutricional. Na avaliação de crianças saudáveis (sem comorbidades associadas), os índices antropométricos estão bem estabelecidos, sendo peso/idade (P/I), E/I, P/E e índice de massa corporal/idade (IMC/I) os mais utilizados. No entanto, crianças gravemente doentes são acamadas, o que dificulta a mensuração precisa da estatura. Além disso, em razão das alterações metabólicas que ocorrem, especialmente na fase inicial da agressão, comumente apresentam desequilíbrios eletrolíticos, disfunção renal e hepática com edema e ascite, ou massas tumorais que afetam a qualidade da medida de peso. Mensurações imprecisas de peso e altura podem comprometer o diagnóstico do estado nutricional, assim como o planejamento da TN e o monitoramento.

Consideradas as limitações das medidas antropométricas, alguns índices, como o P/E, podem ser úteis na avaliação do paciente em estado grave, uma vez que identifica quadro de subnutrição que ocorre em curto espaço de tempo. Visto que o P se correlaciona tanto com as reservas de gordura quanto de proteínas do organismo, a queda em relação à E mostra depleção destas reservas, característica do paciente em estresse metabólico como o gravemente doente[19].

Além de P, E e as relações, medidas de circunferências e dobras cutâneas (DC) têm sido utilizadas para avaliar e monitorar alterações dos compartimentos corporais. As medidas musculares dos membros são usadas primariamente para mensuração da quantidade e da taxa de variação da proteína muscular esquelética. O cálculo da quantidade de músculo do membro requer apenas duas medidas: a circunferência do membro e a DC correspondente. A circunferência do braço (CB) é o parâmetro nutricional antropométrico recomendado pela Organização Mundial da Saúde (OMS) para estimativa da proteína muscular esquelética total, e representa a somatória das áreas constituídas pelo tecido ósseo, muscular e gorduroso do braço; sendo possível derivar a circunferência muscular do braço (CMB) e a área muscular do braço (AMB) por intermédio de relações matemáticas: CMB = CB - [dobra cutânea tricipital (DCT) × 0,314] e AMB = $CMB^2/4\pi$. As variações indicam alteração nas reservas de massa proteica.

A medida da DC constitui o meio para estabelecer indiretamente a massa corpórea de gordura. Pelo fato de existirem valores de referência para a medida, a DCT é a mais utilizada na avaliação da composição corpórea, especialmente em pediatria[20]. Além disso, mostra-se bom indicador das reservas de energia do organismo e se correlaciona satisfatoriamente com a gordura corporal total[21].

Alguns estudos têm demonstrado discrepâncias entre diversos indicadores antropométricos para a classificação nutricional de pacientes gravemente doentes, como o de Zamberlan et al.[22], que avaliaram 90 crianças em uma UTIP e verificaram que o IMC/I diagnosticou somente 13% delas como subnutridas ($Z \leq -2$) contra 47% pela CB ($p \leq 5$), mostrando que as medidas do braço parecem mais bem discriminar a subnutrição neste grupo de pacientes. Em recente estudo, avaliando 247 crianças e adolescentes em UTIP, os autores encontraram associação de CB com mortalidade em até 30 dias de internação na unidade. Além disso, crianças com menores percentis de CB que não foram a óbito permaneceram por mais tempo internadas[23].

Apesar das dificuldades de mensuração e interpretação das medidas antropométricas em crianças e adolescentes gravemente doentes, acredita-se na importância do manejo terapêutico de crianças e adolescentes gravemente doentes e sugere-se a sua realização (associadas às medidas de composição corporal) à admissão na UTIP para a classificação nutricional, e a cada 7 ou 10 dias para o monitoramento da condição nutricional, bem como da efetividade da TN (como descrito na Figura 39.1).

Composição Corporal

Assim como inúmeros indicadores nutricionais[24,25], a avaliação da composição corpórea vem sendo utilizada como marcador de prognóstico em pacientes gravemente doentes; podendo, além de identificar os compartimentos corporais no aspecto nutricional propriamente dito, ser capaz de predizer desfechos clínicos, o que é de extrema importância, uma vez que a identificação precoce de gravidade permite a antecipação de medidas terapêuticas que podem ser decisivas no desfecho do paciente. Várias são as técnicas para avaliar a composição corporal, desde as mais simples e fáceis de serem utilizadas, como as medidas do braço e a bioimpedância elétrica (BIA), até as mais caras e sofisticadas como a tomografia computadorizada, a pletismografia e a *dual-energy X-ray absorptiometry* (DEXA), considerada padrão-ouro neste tipo de avaliação.

BIA

A BIA é um método simples, portátil, não invasivo e de fácil reprodução para avaliação da composição corporal de pacientes ambulatoriais e internados, em várias situa-

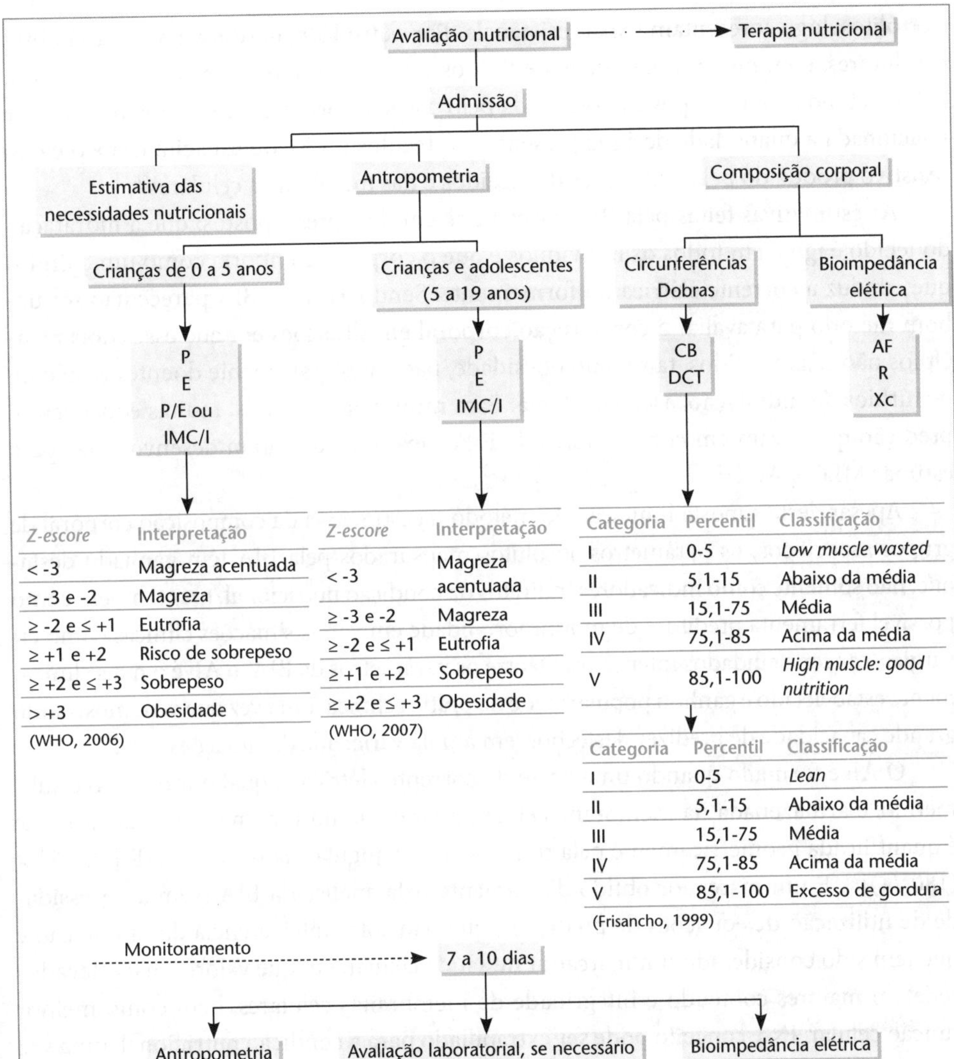

Z-escore	Interpretação
< -3	Magreza acentuada
≥ -3 e -2	Magreza
≥ -2 e ≤ +1	Eutrofia
≥ +1 e +2	Risco de sobrepeso
≥ +2 e ≤ +3	Sobrepeso
> +3	Obesidade

(WHO, 2006)

Z-escore	Interpretação
< -3	Magreza acentuada
≥ -3 e -2	Magreza
≥ -2 e ≤ +1	Eutrofia
≥ +1 e +2	Sobrepeso
≥ +2 e ≤ +3	Obesidade

(WHO, 2007)

Categoria	Percentil	Classificação
I	0-5	*Low muscle wasted*
II	5,1-15	Abaixo da média
III	15,1-75	Média
IV	75,1-85	Acima da média
V	85,1-100	*High muscle: good nutrition*

Categoria	Percentil	Classificação
I	0-5	*Lean*
II	5,1-15	Abaixo da média
III	15,1-75	Média
IV	75,1-85	Acima da média
V	85,1-100	Excesso de gordura

(Frisancho, 1999)

FIGURA 39.1 Fluxograma de sistematização de avaliação nutricional de crianças e adolescentes na UTIP.

P: peso; E: estatura; P/E: peso para estatura; IMC: índice de massa corpórea; CB: circunferência do braço; DCT: dobra cutânea do tríceps; R: resistência; Xc: reactância; AF: ângulo de fase.

ções clínicas; que se baseia na passagem de uma corrente elétrica de baixa intensidade (800 mcA) e frequência fixa (50 kHz) pelo corpo, mensurando componentes primários – resistência (R), reactância (Xc) e ângulo de fase (AF) – e estimando por equações matemáticas: MG, MLG e água corporal total (ACT). O princípio é de que os tecidos magros são altamente condutores de corrente elétrica, por conter grande quantidade de água e eletrólitos; logo apresentam baixa resistência. Por outro lado, gordura e osso são pobres condutores, com menor quantidade de fluidos e eletrólitos e maior resistência elétrica. A R é definida como a oposição oferecida pelo corpo à corrente elétrica, primariamente relacionada à quantidade de água presente nos tecidos e a Xc ou capacitância é o efeito resistivo produzido pelas interfaces dos tecidos e das membranas celulares[26].

As estimativas feitas pela BIA baseiam-se em dois pressupostos: que a hidratação do tecido é igual em todos os indivíduos e que o corpo se comporta como um cilindro que conduz a corrente elétrica uniformemente. Sendo assim, a BIA parece não ser um bom método para avaliar a composição corporal em situações em que esses dois princípios não sejam válidos, tais como obesidade, pacientes gravemente doentes e/ou com distúrbios de hidratação, ascite e edema. Para minimizar este viés, muitas equações de predição que levam em conta valores de P, A, sexo e idade foram desenvolvidas para estimar MLG e ACT[27].

Apesar desta suposta limitação do método na estimativa da composição corporal de grupos específicos, os parâmetros absolutos mensurados pela BIA têm ganhado destaque, não somente como indicadores indiretos da condição nutricional, mas também como possível ferramenta preditora de morbimortalidade em várias situações clínicas como cirurgias, câncer e cuidados intensivos. Dentre os parâmetros da BIA, o AF é o mais clinicamente estabelecido e ganhou popularidade na prática clínica, uma vez que vem mostrando grande capacidade de predizer desfechos, em ampla variedade de situações.

O AF é formado quando uma parte da corrente elétrica, a qual o indivíduo é submetido, é armazenada na membrana celular, criando assim uma mudança de fase que é quantificada geometricamente pela transformação angular da relação Xc/R [(Xc/R) × (180°/¶)][28]. É um marcador obtido diretamente pela análise da BIA (sem a necessidade de utilização de equações de predição), que não sofre interferência da hidratação e que tem sido considerado um marcador de saúde celular, em que valores mais elevados refletem maiores conteúdo e integridade de membranas celulares, bem como melhor função celular. Esse conceito pode ser extrapolado para a condição nutricional, uma vez que todas as propriedades elétricas da membrana celular são influenciadas por mudanças na massa celular, que por sua vez é dependente da taxa metabólica e da nutrição[26,28].

Em recente estudo, ao autores testaram a associação do estado nutricional na admissão avaliado pelo AF com tempo de internação e mortalidade em até 30 dias em crianças e adolescentes gravemente doentes na UTIP. Foram coletados dados de crianças de 2 meses a 18 anos, e a BIA foi realizada para obter o AF. A curva *receiver operating characteristic* (ROC) foi construída para analisar a associação do AF com a mortalidade em 30 dias e para encontrar o melhor ponto de corte. As probabilidades de sobrevida e o tempo de permanência na UTIP foram estimados pelo método de Kaplan-Meier. Foram avaliadas 247 crianças com idade mediana de 4,8 anos e o ponto de corte de AF associado à mortalidade encontrado pela análise da curva ROC foi de 2,8° (AUC = 0,65; IC95%: 0,58-0,71), com sensibilidade de 37,1% e especificidade de 86%. As curvas de sobrevida mostraram maior sobrevida em pacientes com PA > 2,8º em comparação com aqueles com PA ≤ 2,8º (53 *vs.* 23 dias, respectivamente; p < 0,0001). A análise de tempo para evento pelo método de Kaplan-Meier mostrou que as crianças que não morreram e apresentavam menores valores de AF tinham maior probabilidade de permanecer por mais tempo na UTIP (HR: 1,84; p = 0,003). Os resultados sugerem que o AF pode ser útil não apenas para o diagnóstico e o monitoramento nutricional, mas também como um indicador adicional na estimativa do prognóstico[23].

Recomenda-se realizar a BIA para a obtenção do AF à admissão na UTIP e repetir semanalmente para monitoração nutricional e da condição clínica (Figura 39.1).

Estimativa das Necessidades de Energia

A resposta metabólica de crianças e adolescentes gravemente doentes é caracterizada, em geral, pelo aumento no gasto energético de repouso (GER). As equações mais comuns usadas na pediatria para estimar o gasto energético incluem a equação da OMS para Agricultura e Alimentação (FAO/OMS)[29] e a equação de Schofield (para P e E)[30] que estão demonstradas na Tabela 39.2.

Exames Laboratoriais

Os exames laboratoriais podem auxiliar no diagnóstico nutricional. Alguns estudos relacionando as concentrações de albumina com a condição nutricional já foram publicados há mais de uma década. Entretanto, no paciente gravemente doente tais dados podem ser de difícil avaliação em decorrência das alterações de permeabilidade vascular que ocorrem em todo o endotélio, principalmente, na microvasculatura. Outras proteínas viscerais de meia-vida mais curta como pré-albumina e proteína ligada ao retinol podem ter mais utilidade na avaliação nutricional do paciente gravemente doente, sempre com avaliação concomitante de proteínas viscerais (como proteína C reativa ou procalcitonina)[10,22].

TABELA 39.2 Equações para o cálculo do gasto energético

Autor	Equação (calorias/dia)
FAO/OMS[29]	Meninos (3-10 anos): GER = [22,7 x peso (kg)] + 495 Meninas (3-10 anos): GER = [22,5 x peso (kg)] + 499 Meninos (10-18 anos): GER = [12,2 x peso (kg)] + 746 Meninas (10-18 anos): GER = [17,5 x peso (kg)] + 651
Schofield (P e E)[30]	Meninos (3-10 anos): GER = [19,6 x peso (kg)] + [1,033 x estatura (cm)] + 414,9 Meninas (3-10 anos): GER = [16,97 x peso (kg)] + [1,618 x estatura (cm)] + 371,2 Meninos (10-18 anos): GER = [16,25 x peso (kg)] + [1,372 x estatura (cm)] + 515,5 Meninas (10-18 anos): GER = [8,365 x peso (kg)] + [4,65 x estatura (cm)] + 200

Os pacientes gravemente doentes, frequentemente, apresentam maior utilização de macro e micronutrientes. Várias vitaminas (principalmente A, C e E) e oligoelementos (zinco, selênio e molibdênio) podem estar em déficit, por maior consumo, em crianças com síndrome da resposta inflamatória sistêmica. A dosagem desses micronutrientes pode ajudar no diagnóstico nutricional e eventual reposição pode ser necessária. Outros exames podem ser necessários a depender da intensidade da resposta inflamatória ou para avaliação da TN[31].

Os biomarcadores nutricionais têm cada vez mais utilização na avaliação do prognóstico geral dos pacientes em terapia intensiva. A avaliação das concentrações de lipoproteínas é um exemplo de como as repercussões em indicadores nutricionais podem se relacionar ao prognóstico[32].

Os exames laboratoriais podem auxiliar no diagnóstico de *overfeeding* relacionado à TN no paciente gravemente doente. Não há um protocolo específico para coleta de exames nos pacientes sob TN, mas a depender da evolução pode ser necessária a coleta para melhor adequação de oferta e administração[10,22,32].

CONCLUSÕES

A avaliação do risco nutricional, com a utilização de escores estabelecidos e validados, é importante na avaliação e terapêutica nutricionais da criança gravemente doente.

A classificação nutricional do paciente gravemente doente é essencial para a adequada intervenção terapêutica. Pacientes subnutridos estão em maior risco nutricional e podem deteriorar a condição nutricional e consequentemente o estado imunitário.

A antropometria é essencial para a classificação nutricional. Outros métodos associados, como bioimpedância e exames laboratoriais, podem aumentar a precisão do diagnóstico nutricional.

Dados relacionados ao ângulo de fase na bioimpedância ou a exames laboratoriais (albumina, proteínas viscerais de meia-vida curta associados à avaliação de proteínas inflamatórias, perfil de lipoproteínas etc.) podem ter valor como indicadores de prognóstico.

REFERÊNCIAS BIBLIOGRÁFICAS

1. Mehta NM, Corkins MR, Lyman B, Malone A, Goday PS, Carney LN, et al. Defining pediatric malnutrition: a paradigm shift toward etiology-related definitions. J Parenter Enteral Nutr. 2013;37:460-81.
2. Waitzberg DL, Barbosa MRP, Ravacci GR. Desnutrição: definição, prevalência e metabolismo. In: Waitzberg DL, editor. Nutrição oral, enteral e parenteral na prática clínica. 5ª ed. São Paulo: Atheneu, 2017.
3. Huysentruyt K, Alliet P, Muyshont L, Rossignol R, Devreker T, Bontems P, et al. The STRONG (kids) nutritional screening tool in hospitalized children: a validation study. Nutrition. 2013;29(11-12):1356-61.

4. Hecht C, Weber M, Grote V, Daskalou E, Dell'era L, Flynn D, et al. Disease associated malnutrition correlates with length of hospital stay in children. Clin Nutr. 2015;34(1):53-9.
5. Pileggi VN, Monteiro JP, Margutti AV, Camelo JS Jr. Prevalence of child malnutrition at a university hospital using the World Health Organization criteria and bioelectrical impedance data. Braz J Med Biol Res. 2016;49(3). pii: S0100-879X2016000300705. doi: 10.1590/1414-431X20155012. Epub 2016 Feb 2.
6. Pollack MM, Wiley JS, Holbrook PR. Early nutritional depletion in critically ill children. Crit Care Med. 1981;9(8):580-3.
7. Pollack MM, Wiley JS, Kanter R, Holbrook PR. Malnutrition in critically ill infants and children. JPEN J Parenter Enteral Nutr. 1982;6(1):20-4.
8. Leite HP, Isatugo MK, Sawaki L, Fisberg M. Anthropometric nutritional assessment of critically ill hospitalized children. Rev Paul Med. 1993;111:309-13.
9. Hulst J, Joosten K, Zimmermann L, Hop W, Van Buuren S, Buller H, et al. Malnutrition in critically ill children: from admission to 6 months after discharge. Clin Nutr. 2004;23(2):223-32.
10. Delgado AF, Okay TS, Leone C, Nichols B, Del-Negro GM, Costa-Vaz FA. Hospital malnutrition and inflammatory response in critically ill children and adolescents admitted to a tertiary intensive care unit. Clinics. 2008;63(3):357-62.
11. Zamberlan P. O uso de indicadores antropométricos na avaliação nutricional sequencial de crianças e adolescentes gravemente doentes internados em uma Unidade de Terapia Intensiva [dissertação]. São Paulo: Faculdade de Medicina, Universidade de São Paulo; 2009.
12. Costa CAD, Tonial CT, Garcia PCR. Association between nutritional status and outcomes in critically-ill pediatric patients: a systematic review. J Pediatr (Rio J). 2016;92(3):223-9.
13. Correia MITD, Perman MI, Waitzberg DL. Hospital malnutrition in Latin America: a systematic review. Clin Nutr. 2017;36(4):958-67.
14. Freijer K, van Puffelen E, Joosten KF, Hulst JM, Koopmanschap MA. The costs of disease related malnutrition in hospitalized children. Clin Nutr ESPEN. 2018;23:228-33.
15. Kondrup J, Allison SP, Elia M, Vellas B, Plauth M; Educational and Clinical Practice Committee, European Society of Parenteral and Enteral Nutrition (ESPEN). ESPEN Guidelines for Nutrition Screening 2002. Clin Nutr. 2003;22(4):415-21.
16. Brasil. Ministério da Saúde. Secretaria de Ação à Saúde, Portaria nº131, de 08 de março de 2005. Instituem e estabelecem os mecanismos para a organização e implantação de Serviços de Assistência e Centros de Referência de Alta Complexidade em Terapia Nutricional, no âmbito do Sistema Único de Saúde. República Federativa do Brasil: Brasília, 7 mar. 2005.
17. Hulst JM, Zwart H, Hop WC, Joosten KFM. Dutch national survey to test the STRONGkids nutritional risk screening tool in hospitalized. Clin Nutr. 2010;29(1):106-11.
18. Ferranti, JF, Zamberlan P, de Carvalho WB, Delgado AF. Strong Kids score nutritional risk evaluation in a tertiary hospital in a developing country. Pediatr Crit Care Med. 2014;15(Supl 4):143.
19. Delgado AF, Barbieri CP. Avaliação nutricional e metabólica. In: Telles Jr M, Leite HP, editors. Terapia nutricional no paciente pediátrico grave. São Paulo: Atheneu; 2005.
20. Mascarenhas MR, Zemel B, Stallings VA. Nutritional assessment in pediatrics. Nutrition. 1998;14(1):105-15.
21. Zemel BS, Riley EM, Stallings VA. Evaluation of methodology for nutritional assessment in children: anthropometry, body composition, and energy expenditure. Annu Rev Nutr. 1997;17:211-35.
22. Zamberlan P, Delgado AF, Leone C, Feferbaum R, Okay TS. Nutrition therapy in a pediatric intensive care unit: indications, monitoring, and complications. JPEN J Parenter Enteral Nutr. 2011;35(4):523-9.
23. Zamberlan P, Feferbaum R, Doria Filho U, Brunow de Carvalho W, Figueiredo Delgado A. Bioelectrical impedance phase angle and morbidity and mortality in critically ill children. Nutr Clin Pract. 2019;34(1):163-71.
24. Ong C, Han WM, Wong JJ, Lee JH. Nutrition biomarkers and clinical outcomes in critically ill children: a critical appraisal of the literature. Clin Nutr. 2014;33(2):191-7.

25. Ferrie S, Allman-Farinelli M. Commonly used "nutrition" indicators do not predict outcome in the critically ill: a systematic review. Nutr Clin Pract. 2013;28(4):463-84.
26. Kyle UG, Bosaeus I, Lorenzo AD, et al. Bioelectrical impedance analysis - part I: review of principles and methods. Clin Nutr. 2004;23(5):1226-46.
27. Barbosa-Silva MCG, Barros AJ. Bioelectrical impedance analysis in clinical practice: a new perspective on its use beyond body composition equations. Curr Opin Clin Nutr Metab Care. 2005;8(3):311-7.
28. Norman K, Stobäus N, Pirlich M, Bosy-Westphal A. Bioelectrical phase angle and impedance vector analysis – clinical relevance and applicability of impedance parameters. Clin Nutr. 2012;31(6):854-61.
29. FAO/WHO/UNU. Expert Consultation: Human Energy Requerement. Rome: World Health Organization; 2004.
30. Schofield WN. Predicting basal metabolic rate, new standards and review of previous work. Hum Nutr Clin Nutr. 1985;39(Suppl 1):5-41.
31. Saleh NY, Abo El Fotoh WMM. Low sérum zinc level: The relationship with severe pneumonia and survival in critically ill children. Int J Clin Pract. 2018;72(6):e13211.
32. Bermudes ACG, de Carvalho WB, Zamberlan P, Muramoto G, Maranhão RC, Delgado AF. Changes in lipid metabolism in pediatric patients with severe sepsis and septic shock. Nutrition. 2018;47:104-9.

40 Bases da terapia nutricional parenteral

Mário Cícero Falcão
Artur Figueiredo Delgado

APÓS LER ESTE CAPÍTULO, VOCÊ ESTARÁ APTO A:
• Descrever as principais indicações e contraindicações de terapia nutricional parenteral, particularmente na criança e no adolescente gravemente doentes.
• Avaliar as necessidades nutricionais da criança e do adolescente sob terapia nutricional parenteral.
• Analisar criticamente as principais vias de administração de terapia nutricional parenteral.
• Avaliar e tratar as principais complicações da terapia nutricional parenteral.

INTRODUÇÃO

Desde o final da década de 1960, a terapia nutricional parenteral (TNP) oferece suporte nutricional e metabólico para pacientes com disfunção ou perda total da função do trato gastrointestinal (TGI). Crianças criticamente doentes apresentam aumento das necessidades calóricas e, como muitas vezes elas têm limitadas reservas energéticas, evoluem para um balanço nutricional negativo (principalmente proteico). Por esse motivo, a nutrição parenteral (NP) constitui ainda uma prioridade terapêutica nas unidades de cuidados intensivos[1,2].

A NP é efetiva e segura na restauração e/ou na manutenção do estado nutricional de pacientes que apresentem incapacidade para a alimentação enteral. No entanto, este método é complexo, podendo apresentar sérias complicações, inclusive com comprometimento à vida[1,3].

Ante um paciente que não poderá utilizar o trato digestório parcial ou totalmente por um período previsto superior a 5 dias, segundo a American Society of Parenteral and Enteral Nutrition (ASPEN), a NP pode ser utilizada para se evitar perda de peso e agravos metabólicos, que contribuiriam para atrasar e/ou impedir a recuperação[2]. Os últimos estudos relativos à utilização de TNP demonstram que pode haver risco infeccioso significativamente maior. A TNP facilita a administração precoce de nutrientes adequados para o paciente gravemente doente desnutrido[1-3].

A formulação de uma solução de NP pediátrica é um grande desafio. A restrição hídrica, as necessidades diárias de eletrólitos, principalmente de cálcio e fósforo, e o acesso venoso são algumas dificuldades encontradas na utilização de TNP em pediatria[3].

INDICAÇÕES DA NUTRIÇÃO PARENTERAL

Genericamente, pode-se dizer que há indicação de TNP para toda criança ou adolescente subnutrido aguda ou cronicamente e em que não haja condições de ofertar pelo trato digestório os nutrientes necessários para cobrir as necessidades visando a manter saúde e crescimento[1-3].

As indicações de TNP para crianças, salvo exceções, são similares às dos adultos. A implementação da NP deve ser baseada em uma minuciosa avaliação clínica. O TGI deve ser usado assim que possível e deve-se, primeiramente, conhecer a quantidade de nutrientes que está sendo provida pela nutrição enteral. Apesar de esta ser a via preferencial, algumas circunstâncias impedem a utilização, estando, então, indicada a via parenteral[4].

A TNP é considerada a terapia primária para pacientes com múltiplas fístulas intestinais, síndrome do intestino curto e nas formas graves da doença de Crohn; também pode ser utilizada nas diarreias crônicas acompanhadas de desnutrição e nos casos de íleo adinâmico, após correções de anomalias gastrointestinais congênitas[5].

Outra indicação frequente da TNP refere-se à diminuição do tempo para se atingir uma nutrição enteral plena, pois se sabe que as reservas endógenas nas crianças são bem menores e estas são menos resistentes ao jejum. O aumento das necessidades nutricionais ante um estado de hipercatabolismo (sepse, queimaduras, traumas e cirurgias) também deve ser levado em consideração, pois existe grande correlação entre desnutrição, mesmo por períodos curtos, e maior morbimortalidade. Maior atenção deve ser dada ao paciente subnutrido gravemente doente que pode necessitar de TNP precoce (primeiras 72 horas) para ser utilizada exclusivamente ou complementar a terapia nutricional enteral[5-7].

A TNP é utilizada rotineiramente em várias condições cirúrgicas: gastrosquise, atresia intestinal e íleo meconial no recém-nascido. O papel desta terapia nutricional é manter um crescimento satisfatório até que a anomalia possa ser corrigida. Nesses casos, o tamanho do intestino deve ser considerado e caso se caracterize um intestino curto, a TNP deve ser mantida por longos períodos[7,8].

A síndrome do intestino curto resulta da inabilidade do TGI em absorver nutrientes suficientes para a sobrevivência. Geralmente, esta síndrome é decorrente da diminuição da superfície intestinal absortiva, após ressecções maciças. Dentre as causas de amplas ressecções, a mais comum é a enterocolite necrosante neonatal, seguida de atresia intestinal, volvo, gastrosquise e aganglionose. Antes do advento da NP, praticamente todas essas crianças morriam; atualmente, pacientes com 11 a 20 cm de intestino conseguem sobreviver graças à TNP. Muitas dessas crianças necessitam de TNP por períodos bastante longos, na dependência do tamanho do intestino, grau de adaptação intestinal e da presença/ausência da válvula ileocecal[9,10].

A TNP também é utilizada, com sucesso, no tratamento de doenças inflamatórias intestinais, particularmente na doença de Crohn, pois reverte ou minimiza a subnutrição antes da cirurgia, permitindo cicatrização mais rápida das fístulas enterocutâneas, melhor tratamento das complicações pós-operatórias e, consequentemente, menor uso de medicações mais potentes e com maiores efeitos adversos (p. ex., imunobiológicos). O uso da TNP nessas crianças diminui a dor abdominal, a anorexia e a diarreia e promove um balanço nitrogenado positivo, acelerando o crescimento linear[11,12].

O papel da TNP na fibrose cística ainda é controverso. A anorexia presente nessas crianças é a grande causa da subnutrição, associada à má absorção pela insuficiência pancreática, menor disponibilidade dos sais biliares e pelo aumento das necessidades energéticas causada pela doença pulmonar crônica. Além disso, a perda de massa muscular prejudica a mecânica respiratória, alterando a função imunológica, a integridade das mucosas e a composição das secreções brônquicas. Apesar de a TNP melhorar a condição nutricional desses pacientes, ainda não está totalmente esclarecido o benefício na função pulmonar e na diminuição da morbimortalidade[12,13].

Pacientes com doenças neoplásicas também podem ser beneficiados com a TNP. Esses pacientes geralmente exibem catabolismo acelerado, são anoréticos e têm perdas aumentadas por vômitos, diarreias, má absorção e eventuais enterorragias. Além disso, a presença de mucosite induzida pela quimioterapia dificulta a nutrição oral e enteral propriamente dita. Entretanto, a TNP não é isenta de riscos, pois pode, eventualmente, acelerar o crescimento tumoral, aumentar a probabilidade de infecções e causar alterações metabólicas. Geralmente, recomenda-se o suporte parenteral ante altas doses de quimioterapia, após o transplante de medula óssea ou no pós-operatório de cirurgias extensas, quando a criança está muito debilitada e não consegue tolerar uma adequada nutrição oral ou enteral[12,13].

A população que mais utiliza TNP proporcionalmente é a dos recém-nascidos pré-termo, com o objetivo de promover crescimento adequado e recuperar déficits adquiridos no final da gestação, evitando a subnutrição precoce. Com isto poderia haver menor risco de complicações no período neonatal, como infecções e prolongamento da ventilação mecânica. As normatizações para o período neonatal preconizam o início da TNP no primeiro dia de vida se houver estabilidade hemodinâmica[14,15].

CONTRAINDICAÇÕES DA TERAPIA NUTRICIONAL PARENTERAL

Em primeiro lugar, deve-se salientar que o uso de TNP não se aplica a pacientes que possam consumir e absorver adequadamente os nutrientes, tanto por via oral como por via enteral propriamente dita. Nos casos em que a TNP é a principal modalidade de terapia nutricional, aconselha-se a utilização da forma combinada, mesmo que seja uma quantidade bastante reduzida de nutrição enteral (terapia nutricional trófica), para manter a integridade do TGI. Quando se utiliza como suporte perioperatório deve-se limitar a pacientes que estejam com subnutrição significativa, a menos que existam indicações específicas, já descritas[1,12].

COMPOSIÇÃO DAS SOLUÇÕES E/OU EMULSÕES

Fluidos

Durante a TNP, adequada oferta hídrica requer cuidadosa monitoração. O aporte hídrico depende do estado de hidratação, tamanho da criança, fatores ambientais e da própria doença de base. Manter a hidratação é essencial, pois a oferta menor pode ocasionar desidratação, hipernatremia e hiperosmolaridade; no outro extremo pode ocorrer edema periférico e pulmonar e insuficiência cardíaca congestiva[14].

O cálculo inicial, levando-se em conta o peso, determina ofertas de 100 mL/kg/dia para os primeiros 10 kg, de 50 mL/kg/dia para os 10 kg seguintes e de 20 mL/kg/dia, também para os 10 kg seguintes. Acima de 30 kg é mais prudente a utilização da superfície corpórea para o cálculo (2.000 mL/m^2), lembrando que um paciente com 30 kg tem, aproximadamente, 1 m^2. As necessidades de água são baseadas em necessidades calóricas e consequentemente metabólicas, como as estimadas pela regra de Holliday-Segar exposta anteriormente. Outras formas de estimativas calóricas, que não sejam o padrão-ouro da calorimetria indireta, são a utilização de fórmulas de estimativa como as de Schofield e a da Organização Mundial da Saúde (Tabela 40.1)[2,3,13,14].

Carboidratos

A glicose mono-hidratada é o carboidrato universalmente utilizado na nutrição parenteral. As outras fontes de carboidratos não apresentam vantagens em relação à glicose e podem, inclusive, causar complicações, principalmente para recém-nascidos pré-termo[15].

A oferta de glicose é bastante variável, na dependência da idade e da doença de base. As consequências da intolerância à glicose (hiperglicemia) são a hiperosmolaridade e a diurese osmótica. A suspensão súbita da nutrição parenteral pode provocar hipoglicemia. Essas situações são evitadas pela infusão constante e o cuidadoso moni-

TABELA 40.1 Estimativa das necessidades calóricas[2]

Cálculo de GER	Schofield		OMS
Em anos	Com peso	Com peso e estatura	
Meninas			
0-3	(59,5 x P) - 30,3	(0,17 x P) + (1.516,1 x T) - 617	(60,9 x P) - 54
3-10	(22,7 x P) + 504	(19,6 x P) + (130 x T) + 415	(22,7 x P) + 495
10-18	(17,7 x P) + 658	(16,2 x P) + (137,1 x T) + 515	(17,5 x P) + 651
Meninos			
0-3	(58,3 x P) - 31	(16,2 x P) + (1.022,3 x T) - 413	(61 x P) - 51
3-10	(20,3 x P) + 486	(16,9 x P) + (161,7 x T) + 370	(22,4 x P) + 499
10-18	(13,4 x P) + 692	(8,4 x P) + (465,2 x T) + 200	(12,2 x P) + 746

GER: gasto energético de repouso; OMS: Organização Mundial da Saúde; P: peso; T: estatura ou altura.

toramento dos níveis glicêmicos. Para se evitar estes dois distúrbios metabólicos deve-se sempre calcular a taxa de infusão de glicose e realizar alterações graduais. A taxa mínima deve ser de 4 mg/kg/minuto e uma regra prática é iniciar a infusão com 6 mg/kg/minuto e aumentar 2 mg/kg/minuto ao dia até se atingir 11 a 12 mg/kg/minuto, sempre que os controles glicêmicos permitirem[15].

A Tabela 40.2 demonstra a oferta calórica parenteral mais comum em relação à idade da criança.

Proteínas

As necessidades de nitrogênio são ofertadas por meio de aminoácidos cristalinos, com o objetivo de propiciar o crescimento adequado, principalmente para recém-nascidos e lactentes.

As preparações comerciais apresentam concentrações de aminoácidos que variam de 3,5 a 10%. Para o paciente pediátrico, devem conter maiores quantidades de taurina, ácido aspártico e ácido glutâmico, e menores de metionina, glicina e fenilalanina.

Na prática diária, inicia-se a oferta proteica com 1 g/kg/dia, com incrementos de 0,5 a 1 g/kg/dia até atingir a dose máxima para a faixa etária (podendo chegar a 2 a 3 g/kg/dia). Com essa fórmula, desde que haja uma oferta energética adequada, deverá ocorrer retenção de nitrogênio[3].

Lipídios

As emulsões lipídicas são constituintes importantes da NP, pois fornecem componentes com alta densidade calórica, permitindo que não se exceda a oferta de glicose, que poderia estar associada ao aumento da produção de CO_2.

TABELA 40.2 Oferta calórica na nutrição parenteral total[5]

Idade (anos)	Necessidades (kcal/kg/dia)
0-1	90-120
1-7	75-90
7-12	60-75
12-18	30-60

As emulsões lipídicas são dispersões aquosas contendo triglicérides extraídos de óleos de soja e girassol, e fosfolipídios extraídos da gema do ovo e da soja para emulsificação do glicerol.

Essas emulsões lipídicas são constituídas por 3 componentes básicos: uma fase aquosa, a glicerina, uma fase lipídica e um sistema emulsificador/estabilizador, o fosfolipídio. Na fase lipídica, encontram-se os ácidos graxos essenciais e a maior parte calórica (0,9 kcal/mL). A glicerina torna a emulsão isotônica e contém um pequeno componente calórico (0,2 kcal/mL). Os fosfolipídios estabilizam a emulsão, evitando a separação em fases aquosa e lipídica. As partículas da emulsão são semelhantes aos quilomícrons[16].

Atualmente, estão disponíveis no mercado emulsões para utilização em pediatria, como:

- Emulsão baseada em óleo de soja ou em uma mistura de soja e açafrão; apresenta triglicérides de cadeia longa (a maioria constituída por ácido linoleico), colocando principalmente o recém-nascido prematuro em risco de desenvolver deficiência de ácido linolênico e derivados.
- Emulsão combinada, em proporções equivalentes (50 e 50%) de triglicérides de cadeias média e longa. Esse tipo de emulsão promove melhores níveis de ácidos graxos poli-insaturados de cadeia longa, facilitando a dessaturação para ácidos araquidônico e docosa-hexaenoico, essenciais para os prematuros. O clareamento deste tipo de emulsão é bastante facilitado quando comparado com o tipo inicial.
- Emulsão contendo triglicérides de cadeia longa derivados de óleos de soja e oliva, com a vantagem de conter menores quantidades de ácido linoleico; esta emulsão é menos sensível à peroxidação.
- Emulsão contendo triglicérides da cadeias longa e média e óleo de peixe que favorece a oferta de ácido linolênico e potencialmente pode ter atividade antioxidante[16-18].

Essas emulsões apresentam concentrações de 10 e 20% em relação aos triglicérides; como ambas têm a mesma quantidade de fosfolipídios, as emulsões a 20% apresentam menor relação fosfolipídio:triglicéride, permitindo clareamento mais eficiente destes últimos, resultando em menores níveis séricos de colesterol, e principalmente triglicérides, sendo, atualmente, a concentração de escolha para a faixa etária pediátrica[1,2].

A administração de, no máximo, 60% das calorias não proteicas na forma de lipídios previne a cetonemia e limita a oferta em 3 g/kg/dia. Essa infusão deve ser administrada em 18 a 24 horas, para evitar flutuações nas frações lipídicas do plasma. Geralmente, para o prematuro inicia-se a oferta com 0,5 g/kg/dia, recém-nascido de termo, lactentes e crianças com 1 g/kg/dia, com incrementos diários 0,5 g/kg/dia, para de atingir o máximo de 2 a 3 g/kg/dia[2,16].

Eletrólitos, Minerais, Vitaminas e Oligoelementos

Para suprir as necessidades dos micronutrientes, são adicionadas à nutrição parenteral soluções balanceadas, com o objetivo de oferecer as quantidades diárias de tais nutrientes. São utilizadas soluções de eletrólitos, minerais, vitaminas e oligoelementos[3].

As necessidades diárias de água, eletrólitos e minerais estão descritas na Tabela 40.3.

Mistura 3 em 1

A associação de aminoácidos, glicose e lipídios na mesma bolsa de nutrição parenteral, além da adição de eletrólitos, minerais, vitaminas e oligoelementos, constitui o sistema 3 em 1. Este tipo de nutrição parenteral é o mais utilizado em pediatria, com objetivo de ofertar todos os nutrientes de forma contínua e balanceada[3].

VIAS DE ACESSO PARA A NUTRIÇÃO PARENTERAL

A eleição da via de acesso depende das condições clínicas da criança e da duração da TNP. É importante ressaltar que a via selecionada, teoricamente, deverá ser exclusiva para a oferta da NP[19,20].

TABELA 40.3 Necessidades diárias de água, eletrólitos e minerais[2,14]

	Recém-nascidos	Lactentes/crianças	Adolescentes
Água	60-150 mL/kg	100 mL/100 kcal	100 mL/100 kcal
Sódio (mEq/kg)	2-5	2-6	Individualizada
Cloro (mEq/kg)	1-5	2-5	Individualizada
Potássio (mEq/kg)	1-4	2-3	Individualizada
Cálcio (mEq/kg)	3-4	1-2,5	10-20
Fósforo (mmol/kg)	1-2	0,5-1	10-40
Magnésio (mEq/kg)	0,3-0,5	0,3-0,5	10-40

Em variadas situações (perioperatório, complementação de oferta calórico/proteica de nutrição enteral, TNP de curta duração etc.), a TNP pode ser administrada por via periférica, com soluções ou emulsões de baixa osmolaridade e preferencialmente com maiores proporções de lipídios. A recomendação é que, por veia periférica, a solução de NP não tenha osmolaridade superior a 850 mOsm/L. Outros fatores como o pH da solução, a velocidade de infusão e a utilização concomitante de outros fármacos/soluções possam também provocar eventos adversos.

Nos últimos anos estão sendo comercializados e utilizados cateteres percutâneos periféricos largos de poliuretano ou silicone (*midline catheters*) que, apesar de não terem localização central, diminuem significativamente o risco de flebite e extravasamento, podendo ser utilizados com segurança por períodos de até 30 dias. Em geral, são instalados em veias periféricas mais profundas, com auxílio de ultrassonografia e com resultados superiores aos cateteres curtos de teflon[19-21].

Dentre os cateteres venosos centrais destacam-se aqueles inseridos perifericamente (*peripherally inserted central catheters* [PICC]) e os tradicionalmente centrais, introduzidos com a técnica de Seldinger. A via de administração da NP deve ser exclusiva e em geral é a mais distal[20,21].

A Figura 40.1 resume as principais vias de acesso para TNP.

A Tabela 40.4 mostra as indicações, vantagens e desvantagens da nutrição parenteral por acesso central[19].

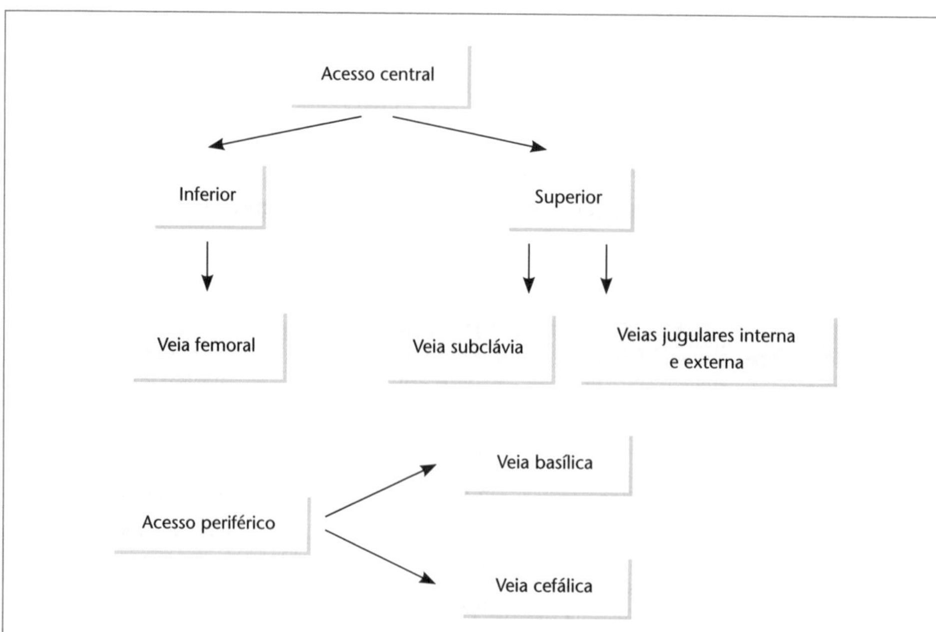

FIGURA 40.1 Principais vias de acesso para nutrição parenteral[19-21].

A Tabela 40.5 mostra os tipos de cateteres mais utilizados na TNP, assim como as vantagens e desvantagens[20].

COMPLICAÇÕES DA TERAPIA NUTRICIONAL PARENTERAL

O reconhecimento precoce e a correção dos problemas relacionados à TNP são essenciais para prevenir o desenvolvimento de complicações. Essas estão relacionadas ao cateter (à inserção, mecânicas e infecciosas), às alterações metabólicas e ao TGI (Tabela 40.6)[21,22].

Complicações Infecciosas

A sepse relacionada à infecção de corrente sanguínea associada ao cateter venoso continua sendo a complicação mais comum da NP, sendo responsável por 75% das complicações no grupo pediátrico, com incidência entre 6 e 20%. A alta taxa é decorrente da própria NP, que serve como porta de entrada, associada à doença de base e à pre-

TABELA 40.4 Nutrição parenteral por acesso central[19]

Indicações	Vantagens	Desvantagens
▪ Pacientes com aceso periférico limitado ▪ Duração maior que 2 sem ▪ Pacientes com restrição hídrica ▪ Nutrição domiciliar	▪ Infusão não limitada pela osmolaridade da solução ▪ Utilização por tempo prolongado ▪ Administração de maior concentração de nutrientes em menor volume	▪ Requer equipe treinada ▪ Maiores riscos de complicações relacionadas ao cateter ▪ Maior custo

TABELA 40.5 Características dos cateteres utilizados na nutrição parenteral[20]

Tipo de cateter	Características	Vantagens	Desvantagens
Percutâneo não tunelizado	▪ Utilizado em terapia de curta e média durações ▪ Disponível em versões de vários lumens	▪ Relativamente econômico ▪ Facilmente removível ▪ Pode ser trocado com fio-guia	▪ Fixação por suturas ▪ Maior risco de infecções associadas ao cateter
Tunelizado de inserção subcutânea	▪ Cateter de silicone ▪ Segmento de cateter extravascular ▪ Disponíveis em versões de 1 a 3 lumens	▪ Menor risco de deslocamento ▪ Seguro para terapias de longa duração ▪ Reparável	▪ Requer maior treino para a implantação ▪ Inserção em centro cirúrgico
Tunelizado de inserção subcutâneo implantado	▪ Dispositivo implantado no subcutâneo, extremidade distal do cateter na veia cava ▪ Acesso obtido pela palpação, em que é feita a punção com agulha especial	▪ Somente utilizado para terapias de longa duração ▪ Menor risco de infecção relacionada ao cateter	▪ Requer maior treino para a implantação ▪ Inserção em centro cirúrgico ▪ Para retirada necessita de abordagem cirúrgica ▪ Quando não utilizado necessita de heparinização

cária condição nutricional dessas crianças. Como nos adultos, os germes mais comuns são o *Staphylococcus aureus* e o *Staphylococcus epidermidis*, no entanto, a utilização de antibióticos de largo espectro pode predispor à infecção fúngica[22,23].

A prevenção é prioritária e requer educação continuada da equipe envolvida com o paciente e a adesão aos protocolos de cuidados com os cateteres. A presença de uma equipe multidisciplinar de terapia nutricional (EMTN) é benéfica e reduz a incidência de infeções, principalmente pela redução na manipulação do cateter venoso central[22-24].

O diagnóstico precoce e o tratamento da sepse são de vital importância para as crianças recebendo TNP, portanto, febre em um paciente com acesso venoso central deve ser sempre relacionada a uma infecção, pois a sepse na criança pode ter um início mais insidioso, comparativamente ao adulto, e mostrar somente intolerância à glicose, acidose, falta de ganho de peso ou colestase. Ante um paciente com sepse presumida, além do exame físico específico, para se descartar outras infecções, é necessária especial atenção para o sítio do cateter, celulite e coleções, coletando-se hemoculturas (do cateter e de sítio periférico) e instituindo-se prontamente antibioticoterapia empírica[22-24].

A decisão da remoção do cateter deve ser baseada na avaliação clínica, na experiência da equipe e, se possível, nas evidências bacteriológicas[22,23].

Complicações Mecânicas

As complicações mecânicas são relacionadas à passagem e ao próprio cateter. Hematomas e pneumotórax são as complicações mais frequentes na técnica percutânea, ressaltando-se que as crianças menores são mais suscetíveis ao pneumotórax, pois o ápice do pulmão encontra-se em posição mais elevada[22,23].

Outras potenciais complicações mecânicas incluem embolias, tromboses e mau posicionamento do cateter. As embolias gasosas podem ocorrer durante a inserção, a troca ou a retirada do cateter e as tromboses, secundariamente à presença do corpo estranho no vaso. Com o advento de novos materiais, como silicone ou poliuretano, a incidência desta complicação diminuiu sobremaneira. O mau posicionamento pode levar ao extravasamento da solução, razão pela qual sempre se deve verificar a posição do cateter[20].

Complicações Metabólicas

Várias das complicações metabólicas estão relacionadas ao aporte excessivo de glicose, gorduras, proteínas, vitaminas e minerais. Uma complicação ainda pouco compreendida na população pediátrica é a colestase, que nas crianças menores pode evoluir para cirrose, insuficiência hepática e morte. A disfunção hepática, nas crianças maiores, pode ocasionar infiltração gordurosa[25,26].

As complicações hepatobiliares podem ser divididas em 3 síndromes distintas. A primeira, mais comum nos adultos, caracteriza-se por esteatose sem colestase; a segunda, por colestase e aparece principalmente em crianças; e a terceira, que pode incidir nos dois grupos, por colelitíase[24,25].

A colestase relacionada à NP é mais comum em crianças recebendo oferta parenteral por mais de 2 semanas e aumenta para 80% das complicações quando a NP for superior a 60 dias, além de ser mais comum em prematuros e recém-nascidos de baixo peso, incidindo em 50, 18 e 7% em crianças com peso menor do que 1.000 g, entre 1.000 e 1.500 g e entre 1.500 e 2.000 g, respectivamente. O início é insidioso, mostrando somente alterações laboratoriais, primeiramente com a elevação dos sais biliares, em seguida das transaminases e da fosfatase alcalina e depois com o aparecimento da icterícia progressiva e da hepatomegalia que pode evoluir para cirrose[23,24].

Os fatores de risco incluem prematuridade, baixo peso ao nascer, infecção e jejum prolongado. A imaturidade do hepatócito, alterando o transporte dos ácidos biliares, parece ser o fator predisponente mais importante[24]. Excessos ou deficiências de alguns aminoácidos podem ter um papel na patogênese da colestase e a icterícia ocorre mais rapidamente e de forma mais evidente ante ofertas proteicas altas (3,6 *vs.* 2,3 kg/kg/dia). A deficiência de certos aminoácidos, particularmente a taurina considerada essencial para o neonato, parece ter um papel na patogênese, porém um ensaio clínico com suplementação deste aminoácido não mostrou redução nos índices de colestase[25].

Alterações na circulação entero-hepática podem também contribuir para agressão hepática; além disso, a colonização intestinal com bactérias do cólon pode aumentar a produção do ácido litocólico, prejudicando o fluxo biliar e induzindo à colestase. Por outro lado, a utilização de metronidazol ou gentamicina pode diminuir a incidência, além de minimizar a translocação bacteriana[3,25,26].

É importante enfatizar que o diagnóstico da colestase induzida pela NP é feito por exclusão, pois muitas são as causas de hiperbilirrubinemia no recém-nascido e a sepse deve ser sempre aventada. A ultrassonografia do sistema biliar é de grande auxílio no diagnóstico diferencial[25].

Após o diagnóstico, a melhor terapia é o incremento da nutrição enteral e a descontinuação da parenteral, quando possível. Outros procedimentos incluem a redução da oferta proteica, diminuindo a relação calorias/nitrogênio ao redor de 150. Os casos mais graves podem evoluir para disfunção grave e podem necessitar de transplante de fígado[25-27].

Outra complicação, de causa multifatorial, é a doença metabólica óssea, que em prematuros caracteriza-se pela osteopenia da prematuridade. Os possíveis mecanismos fisiopatológicos incluem a inadequada suplementação de cálcio e fósforo, toxicidade pelo alumínio e déficit de vitamina D[2,25-27].

TABELA 40.6 Causas, tratamento e prevenção das complicações mais frequentemente observadas durante a nutrição parenteral pediátrica[1,3,15,22-26]

Complicações	Causa	Tratamento	Prevenção
Mecânicas			
Mal posicionamento do cateter	▪ Anomalias de vasos ▪ Ventilação mecânica	▪ Retirada do cateter	▪ Localização radiológica do cateter após a inserção e confirmação periódica
Obstrução do cateter	▪ Hipotensão ▪ Falta de irrigação do cateter ▪ Aumento da pressão intratorácica ▪ Precipitação de fibrina ▪ Precipitação da solução ▪ Oclusão por lipídios	▪ Uso de trombolítico ▪ Retirada do cateter	▪ Escolha adequada do cateter ▪ Seguir técnicas de irrigação ▪ Evitar precipitação da solução
Ruptura do cateter	▪ Irrigação/aspiração com seringas de pequeno volume	▪ Retirada do cateter	▪ Evitar aumento da pressão durante a irrigação ▪ Não forçar a irrigação
Trombose	▪ Baixo fluxo ▪ Traumas da parede vascular ▪ Coagulopatias	▪ Terapia anticoagulante e/ou fibrinolítica ▪ Retirada do cateter	▪ Adequada posição da ponta do cateter ▪ Usar cateter com o menor diâmetro possível ▪ Uso de cateter antitrombogênico
Infecciosas			
Local de inserção	▪ Técnicas inadequadas de cuidados	▪ Cuidados locais adequados ▪ Retirada do cateter	▪ Avaliação rotineira do local de inserção ▪ Cuidados locais adequados com a pele no local de inserção
Infecção do túnel	▪ Técnicas inadequadas de cuidados	▪ Retirada do cateter	▪ Avaliação rotineira do local de inserção ▪ Cuidados locais adequados com a pele no local de inserção
Colonização do cateter	▪ Técnicas inadequadas de cuidados	▪ Retirada do cateter	▪ Uso de técnicas adequadas de assepsia durante a inserção e os cuidados com o cateter
Infecção do cateter	▪ Solução parenteral contaminada ▪ Técnicas inadequadas de cuidados	▪ Retirada do cateter ▪ Troca do sítio de inserção do cateter	▪ Uso de técnicas adequadas de assepsia durante a inserção e os cuidados com o cateter
Metabólicas			
Hiperglicemia	▪ Estresse, sepse, choque, trauma	▪ Diminuir a velocidade de infusão da NP	▪ Monitoração constante dos níveis glicêmicos
Hipoglicemia	▪ Interrupção abrupta da NP	▪ Aumentar a velocidade de infusão da NP	▪ Manter infusão adequada ▪ Monitoração constante dos níveis glicêmicos

(continua)

TABELA 40.6 Causas, tratamento e prevenção das complicações mais frequentemente observadas durante a nutrição parenteral pediátrica[1,3,15,22-26] (*continuação*)

Complicações	Causa	Tratamento	Prevenção
Hipocalcemia	▪ Alcalose ▪ Medicamentos quelantes de cálcio e potássio	▪ Aumentar reposição de cálcio e/ou potássio	▪ Monitoração dos níveis séricos de cálcio e potássio
Hipercalcemia	▪ Acidose ▪ Administração excessiva de cálcio ▪ Insuficiência renal	▪ Administrar quelantes de potássio e glicose 50%	▪ Monitoração dos níveis séricos de cálcio e potássio
Hipofosfatemia	▪ Aumento do consumo pelo fígado e músculos ▪ pH inadequado da NP ▪ Perdas renais excessivas	▪ Aumentar o pH da NP	▪ Monitoração do pH sanguíneo
Hipercapnia	▪ Sepse ▪ Disfunção respiratória ▪ Infusão excessiva de glicose	▪ Diminuir a glicose da NP	▪ Monitoração do CO_2 sanguíneo
Gastrointestinais			
Gastrite e úlceras	▪ Jejum prolongado ▪ Estresse ▪ Acidez gástrica aumentada	▪ Iniciar terapia antiácida	▪ Prescrever protetores gástricos ▪ Iniciar o mais rapidamente possível a nutrição enteral
Disfunção hepática	▪ Jejum prolongado ▪ Secreção alterada de hormônios gastrointestinais	▪ Diminuir quantidade de aminoácidos e lipídios	▪ Iniciar o mais rapidamente possível a nutrição enteral
Atrofia da mucosa intestinal	▪ Jejum prolongado ▪ Secreção alterada de hormônios gastrointestinais	▪ Iniciar o mais rapidamente possível a nutrição enteral	▪ Iniciar o mais rapidamente possível a nutrição enteral

REFERÊNCIAS BIBLIOGRÁFICAS

1. Delgado AF, Falcão MC, Carrazza FR. Basis of nutritional support in pediatrics. J Pediatr (Rio J). 2000;76(Suppl 3):S330-8.
2. Mehta NM, Skillman HE, Irving SY, Coss-Bu JA, Vermilyea S, Farrington EA, et al. Guidelines for the Provision and Assessment of Nutrition Support Therapy in the Pediatric Critically Ill Patient: Society of Critical Care Medicine and American Society for Parenteral and Enteral Nutrition. Pediatr Crit Care Med. 2017;18(7):675-715.
3. Falcão MC, Tannuri U. Nutrition for the pediatric surgical patient: approach in the perioperative period. Rev Hosp Clin Fac Med Sao Paulo. 2002;57(6):299-308.
4. Jacobs A, Verlinden I, Vanhorebeek I, Van den Berghe G. Early supplemental parenteral nutrition in critically ill children: an update. J Clin Med. 2019;8(6). pii):E830.
5. Tannuri U. Nutrição parenteral domiciliar. In: Feferbaum R, Falcão MC, editors. Nutrição do Recém-nascido. São Paulo: Atheneu; 2002.
6. Waitzberg DL, Fadul RA, Aanholt DPJV. Indicação técnica de administração em nutrição parenteral. In: Waitzberg DL, editor. Nutrição oral, enteral e parenteral na prática clínica. 3ª ed. São Paulo: Atheneu; 2000.
7. Joffe A, Anton N, Lequier L, Vandermeer B, Tjosvold L, Larsen B, Hartling L. Nutritional support for critically ill children. Cochrane Database Syst Rev. 2009 15;(2):CD005144.

8. Skillman HE, Wischmeyer PE. Nutrition therapy in critically ill infants and children. JPEN J Parenter Enteral Nutr. 2008;32(5):520-34.
9. Wessel JJ, Kocoshis SA. Nutritional management of infants with short bowel syndrome. Semin Perinatol. 2007;31(2):104-11.
10. Ching YA, Gura K, Modi B, Jaksic T. Pediatric intestinal failure: nutrition, pharmacologic, and surgical approaches. Nutr Clin Pract. 2007;22(6):653-63.
11. Fox VJ, Miller J, McClung M. Nutritional support in the critically injured. Crit Care Nurs Clin North Am. 2004;16(4):559-69.
12. Johnson T, Sexton E. Managing children and adolescents on parenteral nutrition: Challenges for the nutritional support team. Proc Nutr Soc. 2006;65(3):217-21.
13. Chawla D, Thukral A, Agarwal R, Deorari AK, Paul VK. Parenteral nutrition. Indian J Pediatr. 2008;75(4):377-83.
14. Chaudhari S, Kadam S. Total parenteral nutrition in neonates. Indian Pediatr. 2006;43(11):953-64.
15. Falcão MC, Ramos JL. Prediction of hyperglycemia in preterm newborn infants. Rev Hosp Clin Fac Med Sao Paulo. 1999;54(1):3-8.
16. Krohn K, Koletzko B. Parenteral lipid emulsions in paediatrics. Curr Opin Clin Nutr Metab Care. 2006;9(3):319-23.
17. Diamond IR, Sterescu A, Pencharz PB, Wales PW. The rationale for the use of parenteral omega-3 lipids in children with short bowel syndrome and liver disease. Pediatr Surg Int. 2008;24(7):773-8.
18. Sala-Vila A, Barbosa VM, Calder PC. Olive oil in parenteral nutrition. Curr Opin Clin Nutr Metab Care. 2007;10(2):165-74.
19. Chwals WJ. Vascular access for home intravenous therapy in children. JPEN J Parenter Enteral Nutr. 2006;30(1 Suppl):S65-9.
20. Bean P, Matrat S. A comparative study of polyurethane and silicone cuffed-catheterism long-term home total parenteral nutrition patientes. Clin Nutr. 1999;18(3): 175-7.
21. Ainsworth SB, Clerihew L, McGuire W. Percutaneous central venous catheters versus peripheral cannulae for delivery of parenteral nutrition in neonates. Cochrane Database Syst Rev. 2007 Jul 18;(3):CD004219.
22. Kerner JA Jr, Garcia-Careaga MG, Fisher AA, Poole RL. Treatment of catheter occlusion in pediatric patients. JPEN J Parenter Enteral Nutr. 2006;30(1 Suppl):S73-81.
23. Moreno Villares JM, Olveira Fuster G. Nutrición Hospitalaria 2016-2017: achivements and challenges. Nutr Hosp. 2017;34(1):1-3.
24. Moreno Villare JM, Irastorza Terradillos I, Prieto Bozano G. Complications of pediatric parenteral nutrition. Nutr Hosp. 2017;34(Suppl 3):55-61.
25. Kumpf VJ. Parenteral nutrition-associated liver disease in adult and pediatric patients. Nutr Clin Pract. 2006;21(3):279-90.
26. Tyson JE, Kennedy KA. Trophic feedings for parenterally fed infants. Cochrane Database Syst Rev. 2005 Jul 20;(3):CD000504.
27. Mishra S, Agarwal R, Jeevasankar M, Deorari AK, Paul VK. Minimal enteral nutrition. Indian J Pediatr. 2008;75(3):267-9.

41 Terapia nutricional enteral – sistematização e racionalização de uso

Patrícia Zamberlan dos Santos
Artur Figueiredo Delgado

APÓS LER ESTE CAPÍTULO, VOCÊ ESTARÁ APTO A:
• Reconhecer as indicações da terapia nutricional enteral.
• Implementar um protocolo para utilização da terapia nutricional enteral para pacientes pediátricos gravemente doentes.
• Conhecer novos nutrientes e dietas que podem ser indicadas para crianças e adolescentes gravemente doentes.

INTRODUÇÃO

A terapia nutricional (TN) é uma importante intervenção no tratamento e na recuperação de pacientes gravemente doentes. Embora existam poucos estudos conclusivos, muitas vezes limitados por questões éticas, é evidente que uma TN é essencial para pacientes em risco nutricional de alguma magnitude[1-3]. O tratamento adequado requer o conhecimento do estado nutricional prévio, conhecimento da demanda calórica e nitrogenada, especificamente, relacionadas à condição clínica de base[4,5].

Muitas das alterações metabólicas que ocorrem no paciente gravemente doente são comuns a várias condições clínicas como: politraumatismo, sepse ou outras situações em que ocorra a síndrome da resposta inflamatória sistêmica (SIRS)[4-6].

Vários sinais e sintomas que ocorrem após infecção, como febre, perda do apetite, letargia, balanço de nitrogênio e minerais negativos são causados direta e indiretamente por citocinas pró-inflamatórias[7,8].

O fator desencadeante mais conhecido de toda a cadeia inflamatória é o lipopolissacáride que estimula a liberação de uma proteína produzida no fígado com posterior ligação deste complexo aos receptores de membrana *toll-like receptors* (TLR) 4 e 8. As citocinas agem de forma apócrina, parácrina e endócrina e modificam várias atividades do sistema imune (proliferação celular, quimiotaxia, mudança de classe de anticorpos). As citocinas também estimulam a síntese de potentes moléculas oxidantes (peróxido de hidrogênio, óxido nítrico, radical hidroxil, ácido hipocloroso e ânions superóxidos), que podem romper a integridade celular do microrganismo invasor. Os processos bioquímicos intra e extracelulares de um paciente infectado são alterados, assegurando que o sistema imune receberá nutrientes, por meio de processos endógenos, para a manutenção do trabalho metabólico[6-8].

A elevação da temperatura cria um verdadeiro ambiente hostil para o agente infeccioso invasor. As alterações na temperatura corpórea são mediadas pela interação de citocinas pró-inflamatórias com neurônios especializados no hipotálamo. A interação das citocinas com esta região cerebral também está relacionada à anorexia que pode ser transitória ou prolongada, como nas infecções crônicas, como a tuberculose, ou nas neoplasias. Há evidência que o hormônio regulatório leptina que é produzido e liberado pelo tecido adiposo é estimulado pelo fator de necrose tumoral-alfa, sem que haja comprovação do papel da leptina na perda de peso encontrada nos casos de câncer[6-9].

As proteínas de função especializada, chamadas fase aguda, têm ação principal no auxílio ao sistema imune contra os patógenos invasores e na proteção dos tecidos que não foram acometidos, estando com a síntese aumentada pelo fígado. Assim sendo, há desvio para a produção destas proteínas em relação a outras, tais como a albumina sérica, proteína ligada ao retinol e transferrina. Estas também podem ser chamadas proteínas de fase aguda negativas e as concentrações, frequentemente, são consideradas como um indicador do estado nutricional[8,9]. Contudo, a redução nas concentrações de albumina que ocorre durante a infecção ou o processo inflamatório é frequentemente mal interpretada como um sinal de verdadeira deficiência proteica, dificultando a avaliação do estado nutricional do paciente. Assim sendo, numa avaliação laboratorial com valores reduzidos de albumina pode haver uma resposta inflamatória sistêmica[8-10].

O prolongamento da resposta inflamatória exercerá um efeito deletério no estado nutricional do paciente. O estado nutricional e o sistema imune se influenciam mutuamente. As ações do sistema imune exercem potencialmente influência negativa no estado nutricional e as alterações na oferta de nutrientes modulam a intensidade de várias atividades do sistema imune. Estudos experimentais e observações clínicas têm revelado que em muitos aspectos a resposta imune pode ser modificada pela melhora da ingestão proteica em geral, de aminoácidos específicos, lipídios e micronutrientes[8-10].

TERAPIA NUTRICIONAL ENTERAL

A terapia nutricional enteral (TNE) tem se mostrado útil na terapêutica do paciente gravemente doente, com o desenvolvimento de novas tecnologias de produção, conservação, administração e composição quanto aos mais variados nutrientes. O conceito de que o alimento constitui importante estímulo para manter a função e a estrutura intestinal da mucosa, liberando secreções pancreáticas, biliares e fatores hormonais; além da possibilidade de melhor oferta de nutrientes, menor custo e menor risco de infecções e lesões hepáticas; fazem com que a via digestiva seja cada vez mais utilizada[11].

Baseada nos conceitos de que o jejum prolongado causa atrofia da mucosa intestinal, rompendo a integridade imunológica do trato gastrointestinal e aumentando o risco de translocação bacteriana, o alimento constitui importante estímulo para manter a função e a estrutura intestinal da mucosa, liberando secreções pancreáticas, biliares e fatores hormonais. A introdução precoce da alimentação enteral tem sido cada vez mais enfatizada e utilizada para pacientes infectados e com sepse[8,11].

DEFINIÇÕES

Entende-se por TNE um conjunto de procedimentos terapêuticos empregados para a manutenção ou a recuperação do estado nutricional por meio de nutrição enteral (NE)[12].

A NE consiste na administração, por meio de sondas ou estomias digestivas, de uma dieta líquida contendo macro e micronutrientes, para pacientes com trato digestório funcionante, que não querem, não podem ou não devem se alimentar por boca. A Portaria Federal (RDC n. 63) que regulamenta a TNE define NE como "alimento para fins especiais, com ingestão controlada de nutrientes, na forma isolada ou combinada, de composição definida ou estimada, especialmente formulada e elaborada para uso por sondas ou via oral, industrializado ou não, utilizada exclusiva ou parcialmente para substituir ou complementar a alimentação oral em pacientes desnutridos ou não, conforme suas necessidades nutricionais, em regime hospitalar, ambulatorial ou domiciliar, visando à síntese ou à manutenção dos tecidos, órgãos ou sistemas"[12].

A TNE apresenta várias vantagens fisiológicas, metabólicas, de segurança e custo-benefício em relação à terapia nutricional parenteral (TNP)[1]. Normalmente está indicada quando houver risco de subnutrição, ou seja, quando a ingestão oral for inadequada para prover dois terços das necessidades nutricionais diárias; e quando o trato digestório estiver total ou parcialmente funcionante[13].

INDICAÇÕES

As principais indicações da TNE na criança são:

- Trato gastrointestinal íntegro – prematuridade, insuficiência respiratória, doenças catabólicas (p. ex., câncer, sepse, grandes queimaduras), doenças neurológicas (p. ex., anorexia, incoordenação da deglutição, desmielinização).
- Alterações do trato gastrointestinal – diarreia crônica e subnutrição, fibrose cística, doenças inflamatórias intestinais, insuficiência pancreática e biliar, condições cirúrgicas (insuficiência intestinal, fístulas, preparo para cirurgias).
- Condições clínicas especiais – doenças metabólicas congênitas.

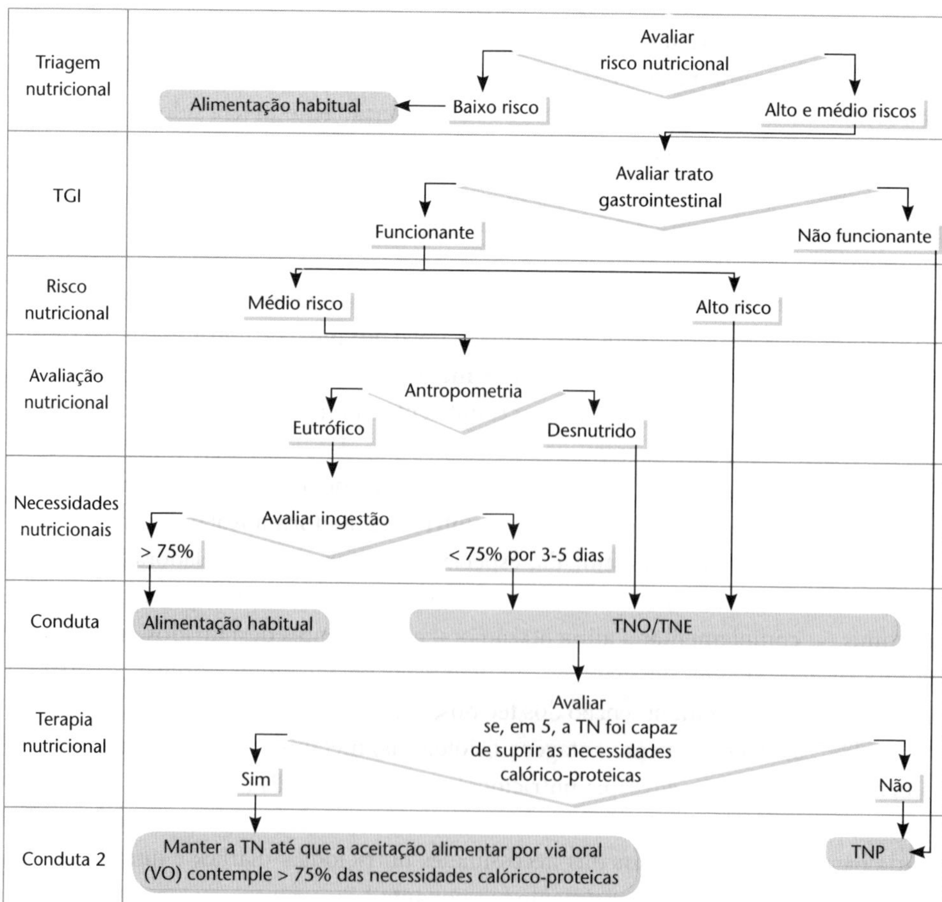

FIGURA 41.1 Indicação de terapia nutricional[19].

Para o sucesso da TNE, dois aspectos de grande importância devem ser considerados: a via de acesso a ser escolhida e o tipo de dieta a ser ofertada. A dieta mais adequada é aquela que se adapte às necessidades específicas da criança, de acordo com a doença e as condições clínicas de digestão e absorção. Assim, para a seleção de uma formulação é necessário o conhecimento das necessidades específicas do paciente, bem como da composição exata da fórmula[12,13].

VIAS DE ACESSO

Nos últimos anos, houve grande avanço na tecnologia das sondas, o que contribuiu também para o grande impulso à NE. Atualmente, é possível dispor de sondas modernas de poliuretano ou silicone, que são mais macias; não sofrem alterações do material, conservando a flexibilidade; não provocam irritações e inflamações locais, podendo ser utilizadas por um período prolongado.

Vários fatores ajudam a orientar a escolha da melhor via de acesso e os mais importantes estão citados a seguir[14]:

- Avaliar o estado nutricional do paciente e as condições do trato gastrointestinal (TGI).
- Avaliar a doença e as condições clínicas do paciente.
- Avaliar as contraindicações à TNE (risco de aspiração pulmonar, grau de agitação ou atividade).
- Determinar o tempo que o paciente fará uso da TNE.
- Planejar as diferentes técnicas e os métodos de acesso enteral.
- Monitorar as complicações e os cuidados com a TNE.

Uma vez optado pela via enteral, deverá ser escolhida a melhor via de acesso. Para tal, primeiramente, deverá ser estimado o tempo pelo qual a TNE será necessária. Aceita-se, de modo geral, que a TNE de curto prazo seja oferecida por sondas nasoenterais e a de longo prazo (superior a 8 semanas) por intermédio de estomias (gástrica ou jejunal), a fim de evitar complicações como lesões de mucosas, infecções do trato respiratório superior e estenose esofágica.

Depois de realizada a opção por sonda nasoenteral ou estomia, o próximo passo é decidir quanto à posição, se estômago, duodeno ou jejuno. O critério mais frequente para determinar o posicionamento pós-pilórico é o risco de aspiração, que aparentemente é maior com sonda na posição gástrica. Entretanto, vários pesquisadores têm demonstrado que não há diferenças significativas entre pacientes alimentados por via gástrica ou pós-pilórica, em termos de incidência de pneumonias aspirativas. Em pediatria, a sonda nasoenteral em posição gástrica e a gastrostomia (endoscópica percutânea) têm sido as modalidades mais utilizadas na TNE. A via gástrica é a forma mais fisiológica de se alimentar um paciente, já que boa parte da digestão ocorre no estômago. Ou seja, o estômago tolera melhor uma grande variedade de dietas, sejam elas constituídas por nutrientes intactos ou hidrolisados.

Embora não haja evidências de menor risco de aspiração com a sonda na posição pós-pilórica, a sonda nasoduodenal ainda é muito utilizada em pacientes sob ventilação mecânica. As desvantagens são a passagem mais dificultosa, o maior risco de deslocamento acidental e a necessidade de dietas hidrolisadas ou quimicamente compostas (com características especiais de osmolalidade).

TÉCNICAS DE ADMINISTRAÇÃO

Existem dois métodos para administração da nutrição enteral: o intermitente e o contínuo. A administração intermitente apresenta vantagens fisiológicas e maior praticidade, já que não requer necessariamente bomba para a infusão, permitindo ao paciente deambulação, o que não constitui um problema para pacientes na UTI. Normalmente é indicada para pacientes com esvaziamento gástrico normal.

Normalmente, a administração contínua é indicada para pacientes com risco de aspiração pulmonar (entubados, em sepse), com dificuldade de tolerar a dieta com infusão intermitente e/ou que requeiram infusões mais lentas e precisas. A grande vantagem é a otimização do volume oferecido, o que permite melhor tolerância e, consequentemente, oferta mais adequada de nutrientes; além de menor ocorrência de complicações gastrointestinais, como vômitos, diarreia e distensão abdominal.

MONITORAÇÃO E COMPLICAÇÕES DA TNE

A alimentação por sondas nasoenterais ou por meio de estomias não é isenta de complicações, ainda que ocorram com menor frequência do que na TNP. Sendo assim, a monitoração da TNE é importante, para que tais complicações sejam tratadas e/ou prevenidas de maneira adequada.

A monitoração constitui um processo de controle de qualidade que deve passar por várias etapas: conhecimento das formulações utilizadas (composição, procedência e preparo); adequada estimativa das necessidades nutricionais do paciente; controle de infusão; cuidados com as sondas ou estomias e monitorações clínica e laboratorial.

As complicações da TNE podem ser divididas em:

- Mecânicas – são as relacionadas com a sonda nasoenteral e variam segundo o tipo de sonda utilizada e a posição. A obstrução da sonda nasoenteral e o deslocamento são complicações bastante frequentes, seguidas por erosões nasais, otites, esofagites, sinusites, fístulas e estenose de esôfago.

- Gastrointestinais – são consideradas as complicações mais comuns da TNE. As náuseas, os vômitos e distensão abdominal são frequentes, ocupando a diarreia lugar de destaque, porém não se esquecendo da obstipação intestinal. A diarreia normalmente ocorre por velocidade de administração, volume e osmolalidade da dieta inadequados. Além disso, os pacientes podem apresentar hipoalbuminemia e intolerância à lactose. Quando tais complicações ocorrem, sugere-se: avaliar os processos de preparo e manipulação da fórmula, a fim de verificar riscos de contaminação; avaliar os níveis de albuminemia do paciente, uma vez que a hipoalbuminemia é um fator de mau prognóstico para tolerância da NE. Muitas vezes, poderá ser necessária a substituição da fórmula ou da dieta por uma isenta de lactose ou a utilização de dietas adicionadas de fibras solúveis ou nutrientes prebióticos (como os fruto-oligossacarídeos [FOS]), que propiciam o crescimento de bactérias metabolicamente ativas no cólon, importantes para a recomposição da flora intestinal). Apesar de o uso de medicações que aumentam o peristaltismo não estar associado à redução de mortalidade nem episódios infecciosos em adultos gravemente doentes, tal conduta é associada à melhora do esvaziamento gástrico e redução da intolerância gástrica, sendo indicado pela American Society for Parenteral and Enteral Nutrition (ASPEN), inclusive como critério de qualidade em TN no paciente gravemente doente. As medicações que podem ser úteis, com estes efeitos, são: metoclopramida, eritromicina, cisaprida, bromoprida e domperidona. Complicações como arritmias cardíacas (cisaprida e domperidona), aumento da resistência bacteriana (eritromicina) e alterações neurológicas (metoclopramida) determinam a falta de um consenso para a medicação ideal para lactentes, crianças e adolescentes. Embora existam poucos estudos, a domperidona teve o uso disseminado após a suspensão da cisaprida. Pode ser utilizada na dose de 0,2 a 0,6 mg/kg/dose, de 3 a 4 vezes ao dia, por via enteral, 30 minutos antes da administração da dieta[15].
- Metabólicas – cada vez menos frequentes à medida que se dispõem de dietas mais adequadas e com baixa osmolalidade. Podem ocorrer desidratação e distúrbios hidroeletrolíticos.
- Respiratórias – a regurgitação seguida de aspiração pulmonar é considerada a complicação de maior gravidade em crianças, principalmente nas de baixa idade. Por esse motivo, tanto o posicionamento da sonda como a do paciente são muito importantes.

Como citado anteriormente, dentro do processo de monitoração, crianças em TNE devem ter controles bioquímicos, antropométricos e de composição corporal sequenciais, a fim de avaliar e documentar os efeitos da TN, bem como a evolução nutricional do paciente.

DIETAS INDUSTRIALIZADAS

O conhecimento da composição nutricional das fórmulas ou dietas, bem como a avaliação do custo-benefício, é de extrema importância para a indicação precisa dos produtos a serem utilizados, e consequente sucesso da TNE na UTI[12].

O leite materno é a dieta nutricionalmente completa e preferencialmente utilizada para recém-nascidos e lactentes. Após 1 ano de idade, há grande variedade de dietas completas no mercado. Pode-se ainda incrementar a dieta com módulos de proteínas, carboidratos e emulsões lipídicas. Dietas com elevada osmolalidade podem levar ao retardo do esvaziamento gástrico, distensão abdominal, vômitos e diarreia[14].

As dietas industrializadas são compostas, em geral, por polímeros de glicose; óleos vegetais e triacilglicerois de cadeia média (TCM); proteínas derivadas do leite de vaca ou da soja; acrescidas de vitaminas, minerais, oligoelementos e nutrientes condicionalmente essenciais. Geralmente são isentas de lactose e sacarose, em sistemas aberto e fechado. O sistema aberto refere-se à nutrição enteral que exige manipulação prévia à administração, para uso imediato ou segundo recomendações do fabricante. Pode ser encontrado na forma líquida ou em pó. Já o sistema fechado refere-se à nutrição enteral estéril, acondicionada em recipiente hermeticamente fechado, e já possuindo um conector para o equipo de infusão. A Tabela 41.1 mostra as vantagens e desvantagens dos tipos de sistemas das dietas industrializadas.

Quanto à complexidade dos nutrientes das dietas podem ser classificadas enterais em poliméricas e oligoméricas, conforme descrito na Tabela 41.2.

TABELA 41.1 Vantagens e desvantagens dos tipos de sistemas de dietas industrializadas

Tipo de dieta	Vantagens	Desvantagens
Industrializada	Individualização da fórmula; maior estabilidade bromatológica e microbiológica; oferta adequada de micronutrientes; melhor adequação de viscosidade e fluidez; osmolalidade conhecida	
	Sistema aberto: permite o ajuste dos nutrientes às necessidades do paciente; menor custo, e menor desperdício	Sistema aberto: requer manipulação prévia à administração, aumentando o risco de contaminação (mãos dos manipuladores, contaminantes do pó e/ou da água); menor tempo de validade em temperatura ambiente, com menor tempo de infusão permitido (4 a 6 horas)
	Sistema fechado: não requer manipulação prévia, apresentando menor risco de contaminação; tempo de validade em temperatura ambiente é de 24 horas	Sistema fechado: custo mais elevado; armazenamento dificultado pelo tamanho da embalagem e maior probabilidade de desperdício

TABELA 41.2 Definição e indicação das dietas enterais quanto à complexidade dos nutrientes

Fórmula	Definição	Indicação
Poliméricas	São aquelas em que os macronutrientes, especialmente a proteína, apresentam-se na forma intacta	São indicadas para pacientes com capacidade normal de digestão e absorção, uma vez que os nutrientes se encontram na forma intacta
Oligoméricas	São aquelas compostas por oligopeptídeos ou aminoácidos livres, carboidratos e gorduras de fácil digestão	
	Hidrolisadas: apresentam a proteína na forma parcialmente hidrolisada (oligopeptídeos)	Pelas características de alta digestibilidade e hipoalergenicidade, estão indicadas para diversas condições patológicas em que haja comprometimento do trato gastrointestinal, como doenças inflamatórias intestinais, síndromes de má absorção, alergias e intolerâncias alimentares
	Fórmulas/dietas de aminoácidos: a proteína se apresenta na forma totalmente hidrolisada (aminoácidos)	Pacientes com comprometimento do trato gastrointestinal, que não toleraram as dietas hidrolisadas

NUTRIENTES ESPECÍFICOS

Imunonutrientes

Os estudos têm mostrado que o impacto da TNE precoce é mais importante (com adequado aporte calórico-proteico) do que as potenciais vantagens da adição de nutrientes que possam ter algum efeito na melhora da função imunológica. Os pacientes que recebem precocemente TNE atingem mais rapidamente as necessidades de macro e micronutrientes, apresentam evolução mais favorável nos marcadores nutricionais e significativa adequação da permeabilidade da mucosa. A TN precoce é recomendada para indivíduos gravemente doentes, incluindo pacientes cirúrgicos (grau B de recomendação)[16].

Em pediatria, há menor número de informações consistentes quanto aos benefícios potenciais de dietas com componentes imunomoduladores. Os estudos utilizando outros nutrientes como arginina, aminoácidos de cadeia ramificada, ômega 3 e nucleotídeos não revelaram resultados conclusivos para o estabelecimento de uso rotineiro para crianças em UTI[16,17].

Probióticos/Simbióticos

Em razão da inconsistência metodológica, com grande variação do probiótico utilizado, além de riscos associados a alguns deles, como *Saccharomyces boulardii*, não há indicação formal para os probióticos em pacientes gravemente doentes. Sabe-se, porém, que podem reduzir complicações infecciosas e diarreia. Alguns estudos isolados utilizando *Lactobacillus casei shirota* demonstram ausência de efeitos adversos[18].

RACIONALIZAÇÃO DE USO

Como dito anteriormente, o sucesso da TN depende primordialmente da escolha precisa da via de acesso (enteral ou parenteral) que devem levar em conta o risco e o estado nutricional do paciente, bem como a condição clínica.

Os fluxogramas a seguir mostram o direcionamento a ser tomado para a escolha da via da TN a ser utilizada (Figura 41.1) e no caso da TNE, qual a fórmula/dieta a ser introduzida (Figuras 41.2 e 41.3)[19].

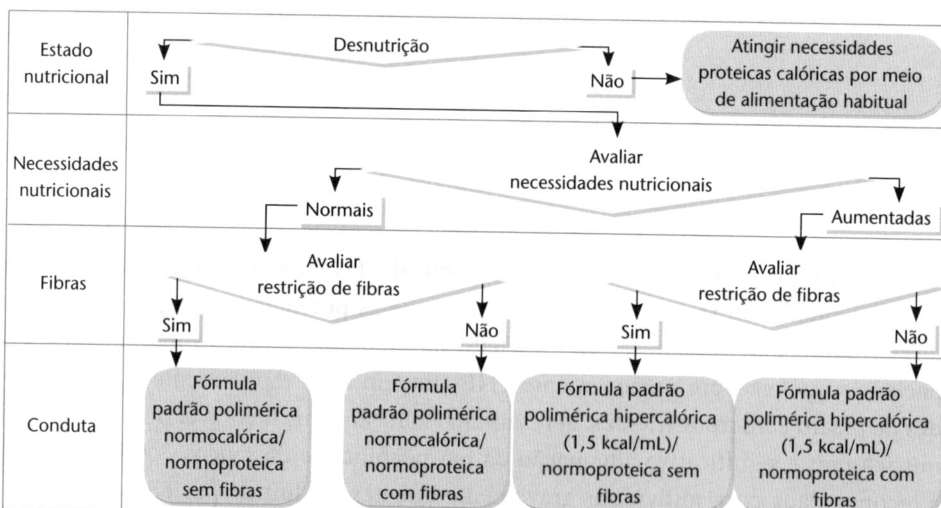

FIGURA 41.2 Indicação de dieta/fórmula enteral padrão (polimérica)[19].

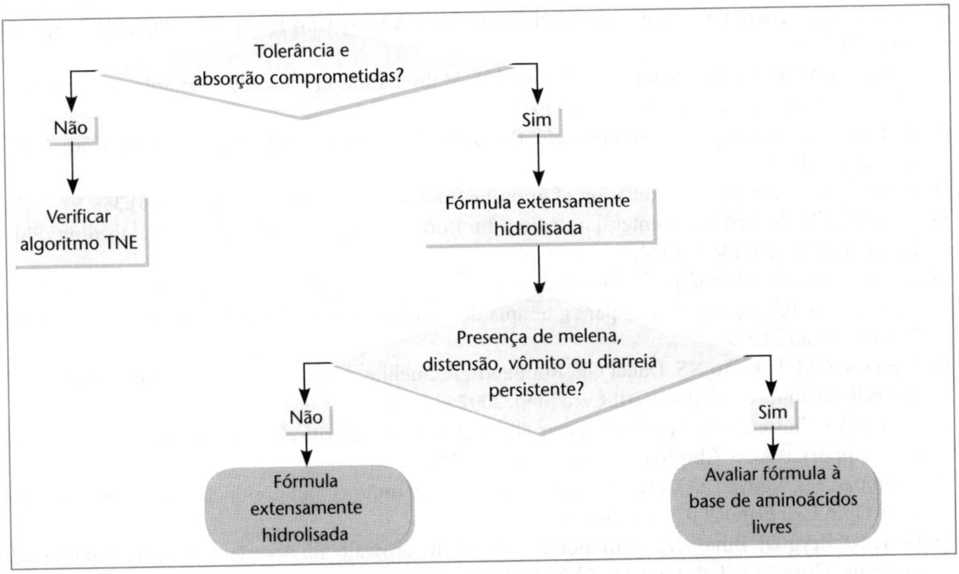

FIGURA 41.3 Indicação de dieta/fórmula hidrolisada[19].

CONCLUSÕES

A nutrição enteral deve ser considerada a forma preferencial de administração para as crianças e os adolescentes gravemente doentes. Cada serviço deve ser estimulado a elaborar seu protocolo de TNE, objetivando início precoce e efetivo quanto à oferta de macro e micronutrientes. A correta indicação, manutenção, velocidade de incremento da TNE e utilização precisa das dietas devem fazer parte do conhecimento de qualquer intensivista pediátrico.

REFERÊNCIAS BIBLIOGRÁFICAS

1. Dimand RJ, Kallas HJ. Metabolic and nutritional support of the critically ill infants and children. In: Mohan OE, Fineman JR, editors. Current concepts in pediatric critical care. Anahein: Society of Critical Care Medicine; 1999.
2. Askanazi J, Nordenstrom J, Rosenbaum SH, Elwyn DH, Hyman AI, Carpentier YA, et al. Nutrition for the patient with respiratory failure: Glucose vs. fat. Anesthesiology. 1981;54(5):373-7.
3. Hulst JM, van Goudoever JB, Zimmermann LJ, Hop WC, Büller HA, Tibboel D, et al. Adequate feeding and the usefulness of the respiratory quotient in critically ill children. Nutrition. 2005;21(2):192-8.
4. Hulst J, Joosten K, Zimmermann L, Hop W, van Buuren S, Büller H, et al. Malnutrition in critically ill children: from admission to 6 months after discharge. Clin Nutr. 2004;23(2):223-32.
5. Delgado AF, Okay TS, Leone C, Nichols B, Del Negro GM, et al. Hospital malnutrition and inflammatory response in critically ill children and adolescents admitted to a tertiary intensive care unit. Clinics. 2008;63(3):357-62.
6. Roubenoff R. Inflammatory and hormonal mediators of cachexia. J Nutr. 1997;127(5 Suppl):1014S-6S.

7. Borish LC, Steinke JW. Cytokines and chemokines. J Allergy Clin Immunol. 2003;11(2 Suppl):S-460-S75.
8. Pollack MM, Wiley JS, Kanter R, Holbrook PR. Malnutrition in critically ill infants and children. JPEN J Parenter Enteral Nutr. 1982;6(1):20-4.
9. Bistrian BR. Acute phase proteins and the systemic inflammatory response. Crit Care Med. 1999;27(3):45-3.
10. Grimble RF. Nutritional modulation of immune function. Proc Nutr Soc. 2001;60(3):389-97.
11. Randall HT. The history of enteral nutrition. In: Rombeau JL, Caldwell MD. Enteral feeding. Philadelphia WB: Saunders; 1984.
12. Brasil. Ministério da Saúde. Secretaria de Vigilância Sanitária, RDC nº 63, de 6 de julho de 2000. Aprova o Regulamento Técnico para a terapia de nutrição enteral. República Federativa do Brasil Brasília, 16 abr. 1999.
13. Framson CM, LeLeiko NS, Dallal GE, Roubenoff R, Snelling LK, Dwyer JT. Energy expenditure in critically ill children. Pediatr Crit Care Med. 2007;8(3):264-7.
14. Irving SY1, Simone SD, Hicks FW, Verger JT. Nutrition for the critically ill child: enteral and parenteral support. AACN Clin Issues. 2000;11(4):541-58.
15. Chapman MJ, Nguyen NQ, Fraser RJL. Gastrointestinal motility and prokinetics in the critically ill. Curr Opin Crit Care. 2007;13(2):187-94.
16. Beale RJ, Bryg DJ, Bihari DJ. Immunonutrition in the critically ill: A systematic review of clinical outcome. Crit Care Med. 1999;27(12):2799-805.
17. Taylor BE, McClave SA, Martindale RG, Warren MM, Johnson DR, Braunschweig C, et al.; Society of Critical Care Medicine; American Society of Parenteral and Enteral Nutrition. Guidelines for the provision and assessment of nutrition support therapy in the adult critically ill patient: Society of Critical Care Medicine (SCCM) and American Society for Parenteral and Enteral Nutrition (A.S.P.E.N.). Crit Care Med. 2016;44(2):390-438.
18. Srinivasan R, Meyer R, Padmanabhan R, Britto J. Clinical safety of Lactobacillus casei shirota as a probiotic in critically ill children. J Pediatr Gastroenterol Nutr. 2006;42(2):171-3.
19. Hospital das Clínicas da Faculdade de Medicina da Universidade de São Paulo. Guia de terapia nutricional enteral. São Paulo: HCFMUSP;2017.p.33.

42 Hemorragia digestiva

João Fernando Lourenço de Almeida
Ana Paula de Carvalho Canela Balzi

APÓS LER ESTE CAPÍTULO, VOCÊ ESTARÁ APTO A:
• Classificar a hemorragia digestiva.
• Relacionar as principais causas de hemorragia digestiva na faixa etária pediátrica.
• Definir o melhor tratamento para hemorragia digestiva alta varicosa e não varicosa.

INTRODUÇÃO

A hemorragia digestiva (HD) é uma das principais causas de atendimentos de emergência, com cerca de 300 mil hospitalizações/ano[1]. É classificada topograficamente como hemorragia digestiva alta (HDA), quando o local de sangramento localiza-se acima do ângulo de Treitz. Quando se localiza abaixo deste, é classificada como hemorragia digestiva baixa (HDB). A HDA pode ou não estar relacionada à hipertensão portal (com varizes esofágicas ou gástricas) e é classificada em HDA varicosa ou não varicosa. Clinicamente, apresenta-se com hematêmese, melena, hematoquezia ou enterorragia, podendo estar acompanhada ou não por sinais de descompensação hemodinâmica[1].

EPIDEMIOLOGIA

A HD pode ter consequências relevantes entre os pacientes internados em unidades de terapia intensiva (UTI), levando a um grande número de complicações e contribuindo para aumento da morbimortalidade desses indivíduos. Como exemplo, existem estudos demonstrando um aumento no tempo de ventilação mecânica em 6 dias, no tempo de internação em UTI em até 15 dias e na quantidade de infusão de hemoconcentrados em até 5 vezes[2]. Chäibou encontrou uma incidência de HDA clinicamente significante (HDCS) de 1,6% nos pacientes admitidos em UTI pediátrica[3]. A HD é considerada clinicamente significante quando ocorre queda da hemoglobina (quando comparada com a hemoglobina anterior ao sangramento), necessidade de hemotransfusões, hipotensão, disfunção de múltiplos órgãos, necessidade de cirurgia ou morte. O impacto econômico da HDCS também é importante, com custo estimado em 4 vezes maior quando comparado com o da HD não significante[2,4].

Os fatores de risco mais importantes para o desenvolvimento de HDCS em crianças internadas em UTI são necessidade de ventilação mecânica, coagulopatia e Pediatric Risk of Mortality Score (PRISM) maior ou igual a 10[3].

A taxa de mortalidade entre os pacientes com HDA gira em torno de 6 a 10% e vem se mantendo estável nos últimos 40 anos, com tendência de queda na década de 1990[1,5,6].

HEMORRAGIA DIGESTIVA NÃO VARICOSA

As principais etiologias da HDA, conforme a faixa etária, são apresentadas no Quadro 42.1.

Dados endoscópicos sugerem que 75% das HDA são consequências de doenças pépticas. Gastrites, úlceras gástricas e duodenais ocorrem na mesma proporção. Varizes, esofagites, duodenites e Mallory-Weiss participam com 5 a 15% dos casos restan-

QUADRO 42.1 Diagnóstico etiológico de hemorragia digestiva alta por faixa etária[7]

Grupo etário	Causas comuns	Menos comuns
Neonatal (0 a 28 dias)	Ingestão de sangue materno Gastrite Duodenite	Coagulopatia Malformações vasculares Duplicações (gástricas/esofágicas)
Lactentes (28 dias a 2 anos)	Úlcera gástrica Esofagite Duodenite	Varizes de esôfago Corpo estranho Fístula aortoesofágica
2 a 12 anos	Esofagite Varizes de esôfago Gastrite Úlcera (gástrica/duodenal)	Medicamentosa (salicilatos) Malformações vasculares Hemobilia
Adolescentes	Úlcera duodenal Esofagite Varizes de esôfago Gastrite Síndrome de Mallory-Weiss	Trombocitopenia Doença de Dieulafoy Hemobilia

Fonte: adaptado de Sawamura[6].

tes[4]. Recidivas também são comuns (7 a 16%) a despeito da terapia endoscópica. As úlceras duodenais têm maiores taxas de recidiva[8].

A ocorrência das lesões pépticas está associada ao uso de anti-inflamatórios não hormonais e corticosteroides, além da ingestão de aspirina, mesmo em baixas doses. A presença de *Helicobacter pylori*, agente da segunda infecção mais prevalente entre os seres humanos, contribui para a etiologia das úlceras duodenais e gastrites na faixa etária pediátrica e constitui a principal causa de úlcera péptica entre os adultos[9].

A hemorragia digestiva baixa (HDB) é rara em pediatria, sendo que, em 80 a 90% dos casos, o sangramento cessa espontaneamente. As principais etiologias da hemorragia digestiva baixa, conforme faixa etária, estão apresentadas no Quadro 42.2. Quando necessário, o principal método diagnóstico é a colonoscopia/sigmoidoscopia. Nos casos de invaginação, o enema baritado pode ser usado para diagnóstico e tratamento.

QUADRO 42.2 Diagnóstico etiológico de hemorragia digestiva baixa por faixa etária[7]

Faixa etária	Causas comuns	Menos comuns
Neonatal (0 a 28 dias)	Lesões anorretais Sangue materno Colite alérgica Enterocolite necrotizante Volvo	Malformações vasculares Doença de Hirschprung Duplicação intestinal Coagulopatia
Lactentes (28 dias a 2 anos)	Lesões anorretais Volvo Intussuscepção Divertículo de Meckel Diarreia infecciosa Colite alérgica	Malformação vascular Duplicação intestinal Trombocitopenia Hiperplasia nodular linfoide
2 a 12 anos	Pólipo juvenil Divertículo de Meckel Intussuscepção (> 3 anos) Diarreia infecciosa Fissura anal Hiperplasia nodular linfoide Celulite perianal	Púrpura de Henoch-Schönlein Síndrome hemolítico-urêmica Vasculites Doença intestinal inflamatória Colite pseudomembranosa
Adolescentes	Doença intestinal inflamatória Pólipos Hemorroidas Fissura anal Diarreia infecciosa	Malformação vascular Adenocarcinoma Púrpura de Henoch-Schönlein Colite pseudomembranosa

Fonte: adaptado de Sawamura[6].

Fisiopatologia

A ocorrência de HD está associada a inúmeros fatores, como isquemia mucosa e dano à mucosa (mecânico ou químico). Dentre as causas mais temidas de HDA, está a ulceração péptica, muito importante nos pacientes criticamente enfermos.

O estresse que decorre de queimaduras, traumas cirúrgicos e outras condições de risco de morte pode resultar em lesões agudas da mucosa gástrica. As lesões das mucosas ocorrem como resultado de um desbalanço entre os fatores agressores à mucosa e os de defesa, que incluem sobretudo o fluxo sanguíneo, a síntese de prostaglandinas, o muco e a secreção de bicarbonato[10].

Tratamento

A pausa no tratamento com anti-inflamatórios não hormonais, corticosteroides e aspirina assim que possível é o primeiro passo no tratamento da hemorragia digestiva, pois trata e evita recidivas. Na infecção por *H. pylori*, deve ser realizada a erradicação do agente com antibióticos e protetores gástricos.

As medidas iniciais no manejo da hemorragia digestiva estão listadas no Quadro 42.3.

QUADRO 42.3 Passos iniciais no manejo da hemorragia digestiva[1]
▪ Proteção da via aérea - Monitorização - Entubação (se necessário)
▪ Estabilização hemodinâmica - Estabelecer acesso venoso - Ressuscitação fluídica - Hemoderivados (se indicados)
▪ Passagem de sonda nasogástrica - Lavagem gástrica (se necessário)
▪ Monitoração clinicolaboratorial - Sinais vitais - Exames seriados (hemograma, coagulograma, bioquímica) - Monitoração por eletrocardiograma - Monitoração hemodinâmica (se necessário)
▪ Exame endoscópico
▪ Terapia medicamentosa
▪ Tratamento cirúrgico (se necessário)

Endoscópico

A endoscopia está sempre indicada. A hemostasia endoscópica está indicada para os pacientes com hemorragia ativa e/ou recente (vaso visível ou coágulo aderido à base de uma úlcera). Dentre as modalidades desse tipo de tratamento, as injeções com esclerosantes, adrenalina e soro fisiológico estão entre as mais utilizadas. Outras opções constituem uso de *laser*, eletrocautério e clipes endoscópicos. Um *second look* endoscópico não está recomendado como rotina[11].

Medicamentoso

1. Bloqueadores H2: por exemplo, ranitidina e cimetidina, têm sido usados há muito tempo com papel de supressão ou diminuição da produção ácida gástrica. Constituem drogas seguras, embora haja relatos de bradicardia com ranitidina.
   - Ranitidina: 2 a 4 mg/kg/dia, IV ou VO, 2 a 3 vezes ao dia, máximo de 300 mg/dia.
2. Bloqueadores da bomba de prótons: têm sido usados nos últimos 20 anos com a finalidade de supressão da produção ácida.
   - Omeprazol é a droga mais amplamente utilizada: 0,6 a 1 mg/kg/dose, inicialmente 1 vez/dia, podendo ser aumentada para 2 vezes/dia, IV ou VO, máximo 60 mg/dia.
3. Sucralfato: tem ação tópica no leito ulceroso e protetora da mucosa gástrica.
   - Sucralfato: 40 a 80 mg/kg/dia, VO, a cada 6 horas. Máximo 1 g/dose.

Cirúrgico

Atualmente muito pouco utilizado, em virtude do crescente sucesso do tratamento medicamentoso. Está indicado nos pacientes com instabilidade hemodinâmica e falha no tratamento endoscópico-farmacológico, ou quando há perfuração para a cavidade abdominal[11].

HEMORRAGIA DIGESTIVA VARICOSA

A HDA secundária à hipertensão portal é frequente em pacientes pediátricos cirróticos (50 a 60%) e potencialmente grave, tendo como principais causas a trombose de veia porta, a cirrose hepática principalmente secundária a atresia de vias biliares extra-hepáticas, fibrose hepática congênita, esquistossomose e a síndrome de Budd-Chiari, entre outras[12,13].

Tratamento Endoscópico

A endoscopia digestiva alta está indicada em todos os casos de HDA por ter importância diagnóstica e, muitas vezes, terapêutica. Deve ser realizada o mais cedo possível (em até 12 horas)[12,13]. Infelizmente, sua utilidade terapêutica ainda é limitada na faixa etária pediátrica pela escassez de profissionais habilitados para a realização dos procedimentos necessários para cessar o sangramento, principalmente em regime de urgência. Tais procedimentos são:

- Escleroterapia: é o método terapêutico utilizado para o tratamento da hemorragia varicosa. Os efeitos colaterais incluem estenoses, hemorragia por queda de escara, febre, ulcerações, estado de hipercoagulação e infecções.
- Ligadura elástica de varizes: é um método endoscópico para tratamento das varizes.
- Injeção endoscópica de adesivos tissulares (*hystoacryl*): pode ser realizada em conjunto com a escleroterapia e, nessas condições, parece haver menor índice de novos sangramentos quando comparada à escleroterapia isolada[12,13].

Tratamento Farmacológico

Deve ser iniciado imediatamente. Existe evidência em adultos mostrando melhor eficácia quando o tratamento farmacológico é iniciado em regime pré-hospitalar. Sempre utilizar o tratamento farmacológico por pelo menos 5 dias. Das opções terapêuticas listadas a seguir, a única droga que mostrou impacto significativo na mortalidade foi a terlipressina em metanálise de pacientes adultos[12,13].

1. Terlipressina: análogo sintético da vasopressina, com menos efeitos colaterais. É eficaz no controle de sangramento e a única droga que mostrou redução na mortalidade por HDA em adultos.
   a. Dose: 0,2 a 1 mg, IV, a cada 4 horas, até 48 horas após controle do sangramento.
2. Somatostatina: reduz de forma significativa a pressão portal e varicosa e também é eficaz no controle de sangramento, com poucos efeitos colaterais (renais, hipertensão arterial e hiperglicemia). Não altera a mortalidade. Em casos mais graves, podem ser usadas doses mais altas (evidência de melhor controle de sangramento em adultos com sangramento ativo na endoscopia). Sempre utilizar dose de ataque[12,13].
   a. Dose habitual: 3,5 mcg/kg/hora, IV, ataque + infusão contínua, por até 5 dias.
   b. Doses altas: 5 a 10 mcg/kg/hora, IV, ataque + infusão contínua, por até 5 dias. Dose máxima: 250 a 500 mcg/hora.
3. Octreotida: análogo sintético da somatostatina. O efeito na redução da pressão portal ainda é controverso. Tem meia-vida maior que a somatostatina. Droga mais utilizada na faixa etária pediátrica (juntamente com a somatostatina)[12,13].
   a. Dose: 1 mcg/kg/hora, IV, ataque + infusão contínua ou intermitente em bolo. Máximo 25 a 50 mcg/hora para adultos.
4. Fator VII recombinante (Novoseven®): age localmente no sítio de lesão vascular, gerando trombina suficiente para ativação plaquetária. Tem sido usado em casos de sangramentos intensos, na falha do tratamento habitual, antes de tratamento cirúrgico definitivo (TIPS ou cirurgia)[12,13].

Tratamento Combinado

Evidência atual mostra que o tratamento combinado (farmacológico e endoscópico), com início do tratamento farmacológico o mais precocemente possível, melhora o controle de sangramento, além de facilitar a visualização da endoscopia e a realização da escleroterapia e/ou ligadura elástica de varizes[12,13].

Tratamento Mecânico

O uso de balões esofagogástricos propicia tamponamento mecânico do sítio de sangramento. Atualmente, só deve ser utilizado quando houver falha do tratamento medicamentoso e/ou endoscópico. Proporciona hemostasia inicial de aproximadamente 90%, porém com índice de novos sangramentos em torno de 50% e efeitos colaterais elevados (15 a 20%, sendo os principais a pneumonia aspirativa e ulceração esofágica). O balão de Sengstaken-Blakemore (Figura 42.1) é o mais utilizado. Sempre deve ser utilizada a menor pressão necessária para cessar o sangramento, com retirada o mais precoce possível[13].

Tubo original:

- Balão gástrico: 10 mL/kg de ar (máximo de 200 mL), uso máximo de 48 horas.
- Balão esofágico menor que a pressão arterial média, uso máximo de 24 horas.
- Tubo de escape para secreção gástrica.

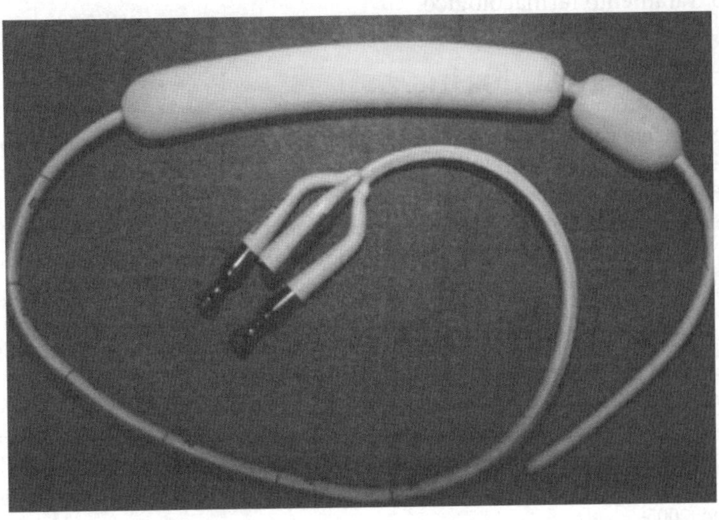

FIGURA 42.1 Balão de Sengstaken-Blakemore.

Shunt Portossistêmico Transjugular Intra-Hepático (TIPS)

É um método não cirúrgico para o tratamento da hipertensão portal, consistindo na inserção transjugular de um *stent* metálico expansível entre a veia hepática e a veia porta. Está indicado quando há falha do tratamento habitual. Pode predispor ou piorar a encefalopatia hepática. Recentemente, tem sido mais indicado na faixa etária pediátrica, com bons resultados[13].

Tratamento Cirúrgico

A cirurgia de emergência só está indicada quando há falha do controle de sangramento com todos os métodos previamente descritos. O *shunt* esplenorrenal distal tem sido a técnica cirúrgica mais utilizada[12,13].

CONCLUSÕES

A HD é frequente em pediatria, principalmente em crianças gravemente enfermas, nas quais as HDCS adquirem maior importância, com aumento dos custos e da morbidade e mortalidade. A HDB em crianças é rara. Na HDA, o tratamento deve ser precoce, devendo-se realizar endoscopia em todos os casos, com finalidade diagnóstica e terapêutica. Nas HDA não varicosas, as lesões pépticas são as mais importantes, devendo ser tratadas preferencialmente com bloqueadores da bomba de prótons. Na HDA varicosa, deve ser reforçada a importância do tratamento combinado com utilização precoce do tratamento farmacológico.

REFERÊNCIAS BIBLIOGRÁFICAS

1. Conrad SA. Acute upper gastrointestinal bleeding in critically ill patients: causes and treatment modalities. Crit Care Med. 2002;30(6 Suppl):365-8.
2. Gauvin F, Dugas MA, Chäibou M, Morneau S. The impact of clinically significant upper gastrointestinal bleeding acquired in a pediatric intensive care unit. Pediatr Crit Care Med. 2001;2(4):294-8.
3. Chäibou M, Tucci M, Dugas MA, Farrell CA, Proulx F, Lacroix J. Clinically significant upper gastrointestinal bleed acquired in a pediatric intensive care unit: a prospective study. Pediatrics. 1998;102(4 Pt 1):933-8.
4. Heyland D, Gafni A, Griffith L. The clinical and economic consequences of clinically important gastro-intestinal bleeding in critical ill patients. Clin Intens Care. 1996;7:121-5.
5. Theocharis GJ, Thomopoulos KC, Sakellaropoulos G, Katsakoulis E, Nikolopoulou V. Changing trends in the epidemiology and clinical outcome of acute upper gastrointestinal bleeding in a defined geographical area in Greece. J Clin Gastroenrol. 2008;42(2):128-33.
6. Sawamura R. Hemorragia digestiva. In: Manual de rotinas de terapia intensiva pediátrica. São Paulo: Tecmed; 2005.

7. Leederman V. Epidemiology of acute upper gastrointestinal bleeding. Best Pract Res Clin Gastroenterol. 2008;22(2):209-24.
8. Tsesmeli NE, Kotsaftis PS, Savopoulos CG, Hatzilolios AI, Kaiafa GD, Kounanis AD, et al. Incidence and etiology of acute non malignant upper gastrointestinal bleeding in northern Greece. J Gastroenterol Hepatol. 2007;22(7):1009-13.
9. Brzozowisk T, Zwirska-Korczala K, Konturek PC, Konturek SP, Sliwowski Z, Pawlik M, et al. Role of circadian rhythm and endogenous melatonin in pathogenesis of acute gastric bleeding erosions induced by stress. J Physiol Pharmacol. 2007;58(suppl 6):53-64.
10. Barkun A, Bardou M, Marshall JK. Consensus recommendations for managing patients with non variceal upper gastrointestinal bleeding. Ann Intern Med. 2003;139(10):843-57.
11. Bosch J, Abraldes JG, Berzigotti A, Garcia-Pagan JC. Portal hypertension and gastrointestinal bleeding. Semin Liver Dis. 2008;28(1):3-25.
12. de Franchis R. Evolving consensus in portal hypertension. J Hepatol. 2005;43(1):167-76.
13. Yachha SK. Gastrointestinal bleeding in children. J Gastroenterol Hepatol. 1996;11(10):903-7.

Seção VIII

Doenças Infecciosas

43 Uso adequado e racional de antibióticos em unidade de terapia intensiva

Paula Perez Domingues Peron

APÓS LER ESTE CAPÍTULO, VOCÊ ESTARÁ APTO A:
• Escolher um antimicrobiano para o tratamento de um paciente criticamente enfermo com infecção relacionada à assistência à saúde ou no momento da admissão.
• Descrever os principais mecanismos de resistência das bactérias.
• Avaliar a importância da Comissão de Infecção Hospitalar.
• Avaliar a importância do controle do uso de antimicrobianos no hospital.

INTRODUÇÃO

A utilização de antimicrobianos nas unidades de terapia intensiva (UTI) é prática comum em razão da alta incidência de doenças infecciosas à admissão, à profilaxia antimicrobiana em pós-operatórios e à aquisição de infecções relacionadas à assistência à saúde (IRAS).

A introdução de antimicrobiano no paciente com sepse e choque séptico deve ser rápida e de amplo espectro, independentemente do número de disfunções orgânicas. Culturas devem ser coletadas antes do início do tratamento[1]. A administração por via intravenosa deve ser garantida ao paciente com distúrbio perfusional e a dosagem deve ser máxima para obtenção de nível sérico adequado (respeitando as correções pelo peso e para os distúrbios hepáticos e renais). Após o isolamento do agente relacionado ao quadro séptico, o médico deve optar por descalonamento do antibiótico ou fazer a terapia guiada, levando em consideração a eficácia microbiológica e de cepas resistentes, já que um dos mais graves problemas que atingem os serviços de saúde em todo o mundo é a emergência de microrganismos resistentes a diversos antimicrobianos[2].

Os microrganismos resistentes são bastante evidentes nas IRAS, e atualmente observa-se o aumento da resistência microbiana em infecções adquiridas na comunidade[2]. Esse aumento da resistência microbiana é frequente nas UTI e tem aumentado de forma drástica nos últimos anos. As UTI recebem pacientes provenientes da comunidade, do próprio hospital ou transferidos de outro serviço, alguns já debilitados pela doença de base, alguns em regime de imunossupressão, frequentemente colonizados e muitas vezes já infectados. Em decorrência da gravidade, esses pacientes são invadidos por cateteres e sondas, que aumentam o risco de aquisição de IRAS. Como consequências da resistência microbiana, pode-se citar o aumento da morbidade e da mortalidade, prolongamento do tempo de internação hospitalar e elevação dos custos do tratamento[2].

Hospitais que habitualmente apresentam elevada incidência de microrganismos resistentes são os que possuem mais de 200 leitos e os de alta complexidade

Características		Tempo de hospitalização		
		< 7 dias	7 a 21 dias	> 21 dias
Uso prévio de antimicrobiano ou infecção grave	Não	MSSA *E. coli*	MRSA *P. aeruginosa* *Klebsiella* produtora de ESBL	MRSA *Klebsiella* produtora de ESBL *P. aeruginosa* e *Acinetobacter* spp. multirresistentes
	Sim	MSSA Enterobactérias produtoras de ESBL	MRSA *P. aeruginosa* multirresistentes	MRSA *P. aeruginosa* e *Acinetobacter* spp. multirresistentes Enterobactérias produtoras de KPS Fungos

No tratamento empírico, é importante estabelecer critérios para os antimicrobianos de amplo espectro. Nessa proposta simplificada, os principais fatores de risco são: tipo de população atendida pelo hospital, uso prévio de antimicrobiano, gravidade e tempo de hospitalização

FIGURA 43.1 Princípios de tratamento empírico das infecções adquiridas no hospital.
Fonte: adaptada de Grimbaum[3].
ESBL: betalactamase de espectro ampliado; KPC: *Klebsiella* produtora de carbapenemase; MRSA: *Staphylococcus aureus* resistente à oxacilina; MSSA: *Staphylococcus aureus* sensível à oxacilina.

O tratamento das infecções adquiridas na UTI também deve respeitar o conhecimento dos patógenos potencialmente envolvidos no sítio infeccioso e o perfil de sensibilidade no hospital, a duração da internação até a evidência da infecção, a utilização prévia de antimicrobianos, a utilização de dispositivos invasivos e a gravidade do paciente[3].

RESISTÊNCIA BACTERIANA

Dentro de todo esse contexto, torna-se preocupante o aumento da resistência das bactérias Gram-positivas e Gram-negativas nos últimos anos[4].

Publicação do Centers for Disease Control and Prevention's National Healthcare Safety Network (CDC-NHSN), que reuniu dados das infecções relacionadas à assistência à saúde em UTI entre 2011 e 2014, evidenciou que as bactérias mais frequentemente isoladas foram: *E. coli* (15,4%), *S. aureus* (11,8%), *K. pneumoniae* e *K. oxytoca* (7,7%), estafilococo coagulase-negativo (7,7%) e *Enterococcus faecalis* (7,4%)[5]. A frequência dos patógenos variou entre os tipos de IRAS. As espécies estafilocócicas foram as mais frequentes para as infecções de corrente sanguínea associada ao cateter (estafilococos coagulase-negativa), infecções de ferida cirúrgica (*S. aureus*) e pneumonia associada à ventilação pulmonar mecânica (*S. aureus*). Na infecção urinária associada à sondagem vesical, a *E. coli* foi a bactéria mais frequente, e foi a segunda entre as bactérias isoladas em ferida cirúrgica. A *P. aeruginosa* foi o segundo patógeno mais frequente associado à infecção urinária associada à sondagem vesical e à pneumonia associada à ventilação pulmonar mecânica. A distribuição dos patógenos variou entre os tipos de cirurgia. *S. aureus* foi o mais prevalente na maior parte das cirurgias, mas a *E. coli* foi mais frequente nas cirurgias abdominais. Espécies de enterococos foram associadas a quase 30% das cirurgias de transplante[5].

Houve aumento da resistência microbiana entre os bacilos Gram-negativos (*Escherichia coli, Klebsiella* spp., *Pseudomonas aeruginosa, Acinetobacter* spp.) aos antimicrobianos de amplo espectro mais comumente utilizados (incluindo cefalosporinas de terceira geração, carbapenema e quinolonas)[4].

Na mesma publicação do NHSN, 27,2% dos isolados de *Klebsiella* spp. eram resistentes às cefalosporinas de terceira geração, demonstrando aumento de 32% em relação ao período anterior compreendendo 10 anos. Entre os isolados de *P. aeruginosa*, 25,3% eram resistentes às cefalosporinas de terceira geração (queda de 20,7%), 15,3% aos aminoglicosídeos (aumento de 53% em 5 anos), 30,8% às fluoroquinolonas e 25,8% aos carbapenemas, com elevação da resistência a esses antimicrobianos, respectivamente, de 4 e 22,3%, em relação ao período anterior. A resistência das espécies de *Acinetobacter* aos antimicrobianos tem aumentado drasticamente, sendo de 51,6% aos carbapenêmicos e 52,2% são multirresistentes[5].

Em relação às bactérias Gram-positivas, houve pequena queda na resistência dos *S. aureus* à oxacilina (em 2002 – 62%, em 2014 – 51,7%). Em contrapartida, o *Enterococcus faecium* apresentou 83% de resistência à vancomicina[5]. O uso crescente desse antibiótico para o tratamento de infecções por espécies estafilocócicas fez surgir, em muitos hospitais, cepas com sensibilidade intermediária[2].

O surgimento e a disseminação de microrganismos resistentes se fazem de forma mais rápida e intensa quando as medidas básicas de controle de infecções hospitalares não são seguidas, o que implica que qualquer esforço no sentido de controlar a resistência bacteriana deva incluir a intensificação nas práticas de higiene, conduta e adequação de procedimentos no ambiente hospitalar[4].

O volume de antibióticos profiláticos ou terapêuticos também é reconhecido como um dos principais fatores responsáveis pelo aumento da resistência bacteriana em hospitais.

Fatores de Risco para Infecção por Bactérias Multirresistentes

Conhecer os fatores de risco é essencial para a terapêutica empírica antes dos resultados das culturas e testes de sensibilidade aos antimicrobianos. Não há um algoritmo que possa predizer uma infecção por agente multirresistente, visto que há interligação entre o hospedeiro, o ambiente e o patógeno, requerendo uma abordagem individualizada para a escolha da droga empírica. O risco de uma infecção subsequente por um agente multirresistente é amplificado pela colonização, porém não deve ser considerado como único requisito para a escolha da terapêutica empírica[1].

Pacientes com comorbidades avançadas, imunossupressão, hospitalização prolongada inclusive em UTI, uso de dispositivos invasivos e exposição prévia a antimicrobianos têm risco aumentado para as infecções por bactérias multirresistentes. A epidemiologia da multirresistência na comunidade, no hospital e em locais de viagens recentes também aumenta o risco para as infecções por esses agentes[1].

Muito esforço tem sido feito para melhorar essa situação. Um dos mais importantes foi o reconhecimento das Comissões de Controle de Infecção Hospitalar, tornado obrigatório em todos os hospitais pelo Ministério da Saúde do Brasil, por meio da Portaria n. 196, de 24 de junho de 1983[6].

Essas comissões têm como objetivos, entre outros:

- Realizar o estudo epidemiológico das infecções adquiridas no hospital.
- Analisar os diversos índices e atuar de forma a reduzi-los tanto quanto possível.
- Monitorar a sensibilidade dos germes aos antimicrobianos.
- Instituir e fiscalizar as normas de prevenção de infecção.
- Controlar o uso de antimicrobianos.

O controle de uso de antimicrobianos é, portanto, uma das tarefas da Comissão de Controle de Infecção Hospitalar. A diminuição dos índices de resistência bacteriana é

TABELA 43.1 Determinantes do aumento do risco para infecção por BMR na admissão na UTI e durante a permanência na UTI

Preditores de infecção por BMR	Na admissão na UTI	Durante a permanência na UTI
Características do paciente	Comorbidade/imunossupressão/hospitalização recente e/ou permanência na UTI	Maior gravidade da doença aguda/intervenções invasivas
Tipo de infecção	Adquirida no hospital > associada aos cuidados de saúde > adquirida na comunidade	Adquirida na UTI > outras
Pressão antimicrobiana seletiva	Antibioticoterapia prévia*/antifúngicos	Antibióticos*/antifúngicos na UTI
Colonização	Colonização documentada por BMR	Aquisição na UTI de BMR
Epidemiologia local	Epidemiologia de BMR na comunidade/hospital/locais recentes de viagem	Epidemiologia de BMR na UTI
Medidas de prevenção de infecção	Má prática de higiene no hospital	Má prática de higiene na UTI

* Especialmente se amplo espectro e/ou atividade potente contra anaeróbios intestinais.
BMR: bactéria multirresistente; UTI: unidade de terapia intensiva.
Fonte: modificada de Timsit et al.[1]

sempre citada entre as justificativas para que essa atividade seja mantida. A equipe da UTI deve seguir e respeitar o controle do uso de antimicrobianos instituído no hospital.

Segundo Tenover e McGowan, "a racionalização no uso de antimicrobianos é uma das medidas mais eficazes para conter o avanço da resistência bacteriana"[7].

As evidências científicas disponíveis indicam que, se por um lado não se pode relacionar indiscriminadamente os antibióticos e a resistência, por outro, o volume de determinados antimicrobianos está fortemente associado à emergência e à disseminação de certos mecanismos de resistência[8,9].

Problemas Atuais em Resistência

As bactérias apresentam resistência à determinada droga porque são naturalmente resistentes (resistência intrínseca) ou porque desenvolveram algum mecanismo que as tornou menos suscetíveis à droga (resistência adquirida).

A resistência intrínseca, enquanto atributo inerente de determinada bactéria, pode ocorrer quando apresenta alguma barreira natural que impede a penetração do antimicrobiano na célula, quando há falta de um ponto de ação para a droga ou quando produtos do metabolismo normal da bactéria inativam determinadas drogas[10,11]. Exemplos:

- A vancomicina não penetra a parede dos germes Gram-negativos e, por isso, não exerce nenhuma ação contra estes.

- A falta de um ponto de ligação torna os enterococos resistentes às cefalosporinas.
- Foi demonstrada a produção de betalactamases em coliformes congelados desde antes do surgimento dos antimicrobianos.

A resistência adquirida é diretamente relacionada ao uso de antimicrobianos. Um germe, orginalmente sensível a certo antibiótico, pode adquirir a capacidade de ficar resistente como mecanismo adaptativo ou de defesa. Os principais mecanismos de resistência estão resumidos na Tabela 43.2[10].

O principal mecanismo de resistência nas bactérias Gram-negativas é a produção de betalactamases. A produção dessas enzimas confere às bactérias a capacidade de hidrolisar os antibióticos betalactâmicos. Os genes que codificam a produção dessas enzimas podem ser constitucionais, ou seja, estão presentes naturalmente no cromossomo bacteriano, como é o caso de algumas betalactamases produzidas por *Pseudomonas* spp. Embora a informação genética esteja presente, é necessário haver um estímulo para que o germe passe a produzir essas enzimas (também chamada indução). Esse estímulo muitas vezes é a exposição às cefalosporinas de segunda e terceira gerações[10,11].

Em outras situações, esse material genético esté localizado em plasmídeos, ou seja, material genético extracromossômico. Nessa condição, esse material genético pode ser transferido entre bactérias da mesma espécie ou mesmo entre espécies diferentes, carregando consigo a informação necessária para a produção de betalactamases[10,11].

As betalactamases classicamente conhecidas conferem resistência a um ou a alguns dos antibióticos betalactâmicos, ou seja, penicilinas, cefalosporinas, monobactâmicos e carbapenema, porém, a partir de 1983, passaram a ser descritas as chamadas betalactamases de espectro expandido ou estendido (ESBL)[12]. São betalactamases plasmidiais capazes de inativar as penicilinas, as cefalosporinas de primeira, segunda e terceira gerações, além dos monobactâmicos.

Desde a descrição, tem-se observado aumento explosivo na ocorrência, sendo que em todos os continentes já foram descritos casos de infecção por bactérias que produ-

TABELA 43.2 Mecanismos de resistência aos antimicrobianos

Mecanismo de resistência	Exemplos
Aumento do efluxo	Tetraciclinas; quinolonas; betalactâmicos
Diminuição da permeabilidade da membrana externa	Betalactâmicos; quinolonas
Diminuição do transporte da membrana citoplasmática	Aminoglicosídeos
Inativação da droga (produção de enzimas)	Betalactâmicos; aminoglicosídeos; cloranfenicol
Modificação do sítio de ação	Quinolonas; rifampicina; betalactâmicos; macrolídeos
Desvio do local de ação do antibiótico	Glicopeptídeos; cotrimoxazol

Fonte: modificada de Kaye[10].

zem essas enzimas[12]. As duas espécies bacterianas que mais frequentemente são reconhecidas como produtoras de ESBL são *Klebsiella pneumoniae* e *E. coli*[12].

O estímulo mais importante para que essas bactérias expressem a capacidade de produzir enzimas é o uso de antibióticos, em especial das cefalosporinas, cefamicinas e carbapenema. Diferentes autores demonstraram haver associação entre o uso prévio de cefalosporinas de terceira geração, em especial ceftazidima, e o aumento na prevalência de cepas de *Klebsiella pneumoniae* produtoras de ESBL[8,13,14]. O tempo de utilização prolongado (> 7 dias) também tem sido associado a maiores taxas de resistência.

As alternativas terapêuticas para essas situações seriam os aminoglicosídeos, os carbapenemas, as cefalosporinas de quarta geração, as quinolonas ou as associações de penicilinas com inibidores de betalactamases, tais como ticarcilina com ácido clavulânico, piperacilina com tazobactama e ampicilina com sulbactam[12].

Com a utilização abusiva dos carbapenêmicos, não surpreendentemente, a seleção e a disseminação de bactérias resistentes aconteceram. Entre outros mecanismos, a resistência é devida à produção de enzimas, denominadas carbapenemases (*Klebsiella pneumoniae carbapenemases* [KPC]). Estas enzimas constituem o grupo mais versátil das betalactamases, com espectro de atividade mais ampla que as ESBL. Embora conhecidas como carbapenemases, esse grupo de enzimas hidrolisa praticamente todos os antibióticos betalactâmicos, com destaque para a classe dos carbapenêmicos[15]. Sabe-se que a KPC apresenta um potencial alto de disseminação, sendo a *Klebsiella pneumoniae* uma bactéria com alta capacidade de transferir material genético e, consequentemente, seus genes de resistência. Esse fator é responsável por dificultar o controle de epidemias, e vem preocupando muitos profissionais de saúde, uma vez que o tratamento destas infecções é extremamente difícil, o que faz elevar as altas taxas de mortalidade. Essa carbapenemase também pode ser encontrada em outras bactérias da mesma família, como: *Pseudomonas* spp., *Escherichia coli*, *Enterobacter cloacae*, *Salmonella* spp., *Citrobacter freundii* e até mesmo *Acinetobacter baumannii*[16].

A coexistência de diferentes mecanismos de resistência em uma mesma espécie bacteriana é um fenômeno comum, levando à condição conhecida como multirresistência, ou seja, resistência a diversos antimicrobianos simultaneamente. Relatos de surtos de infecção hospitalar causados por bactérias resistentes a praticamente todas as opções terapêuticas disponíveis têm sido frequentes, tanto relacionados a bactérias Gram-negativas (*Acinetobacter* spp., *Pseudomonas aeruginosa*) quanto Gram-positivas (*Enterococcus* spp.)[17].

Entre os germes Gram-positivos, as espécies de estafilococos causam problemas significativos nos hospitais de pequeno, médio e grande portes e, em especial, nos hospitais de ensino[18]. As cepas de *S. aureus* resistentes à oxacilina (MRSA) são uma realidade em todos os níveis de assistência, sendo que, em algumas situações, as altas taxas de resistência observadas obrigam ao uso intensivo de glicopeptídeos (vancomicina e teicoplanina). Como consequência a esse uso intensivo (ou abusivo), passaram a ser descritas espécies bacterianas com sensibilidade diminuída ou mesmo resistência aos glicopeptídeos. Para essas situações, passou-se a dispor recentemente de duas alternativas terapêuticas: a linezolida e a associação quinupristina/dalfopristina. Embora haja uma expectativa bastante positiva para a utilização dessas drogas em crianças, os dados disponíveis ainda são limitados para essa última[19,20].

Os enterococos estão se tornando um patógeno importante em ambientes hospitalares. Esse aumento se deve a sua resistência natural à maioria dos antibióticos normalmente utilizados e à rápida aquisição de resistência por mutação ou pela transferência de plasmídeos e transposons. Os enterococos resistentes a glicopeptídeos já são uma realidade na cidade de São Paulo, e o fato preocupante é a possibilidade de transferir essa capacidade aos estafilococos[21].

A utilização em especial por longos períodos de diferentes antibióticos está associada à emergência de enterococos resistentes aos glicopeptídeos (VRE). Os antibióticos para os quais esse risco é máximo são a vancomicina e as cefalosporinas de terceira geração, bem como a associação destas[22]. Outras drogas possivelmente envolvidas na emergência de VRE são a clindamicina, o metronidazol, a ticarcilina/clavulanato e as cefalosporinas de segunda geração[23]. Todos esses medicamentos atuam de forma a permitir o supercrescimento de VRE no trato gastrointestinal dos pacientes, ao diminuir a flora endógena, criando assim um nicho ecológico vazio.

A partir da observação da evidência atualmente disponível, pode-se recomendar a redução nas taxas de utilização de cefalosporinas de segunda e terceira gerações e do metronidazol como medida adicional no controle de surtos ou situações de alta endemicidade de VRE. Adicionalmente, devem-se instituir medidas que permitam reduzir ao máximo a utilização inadequada de glicopeptídeos, em especial da vancomicina, como forma de conter o avanço de VRE. A linezolida e a associação quinupristina/dalfopristina são alternativas terapêuticas potenciais contra esses patógenos, embora esta última apresente pouca atividade contra a espécie *faecalis* de enterococos[17,21].

CONCLUSÕES

Os antimicrobianos têm ação direta contra o agente etiológico sensível e ação indireta, selecionando cepas resistentes no local da infecção e na microbiota do paciente. Assim, o paciente, o antimicrobiano e o microrganismo são variáveis importantes na escolha de uma droga para o tratamento de uma infecção. A prescrição adequada dos antimicrobianos ainda deve considerar que o objetivo da terapia é o sucesso clínico, reduzindo a possibilidade de resistência bacteriana, e aumentar a erradicação bacteriana para aumentar os resultados clínicos. O aumento da resistência microbiana é frequente nas UTI, e as infecções relacionadas à assistência à saúde, decorrentes de microrganismos resistentes a vários antimicrobianos, têm aumentado dramaticamente nos últimos anos.

REFERÊNCIAS BIBLIOGRÁFICAS

1. Timsit JF, Bassetti M, Cremer O, Daikos G, Waele J, Kallil A, et al. Rationalizing antimicrobial therapy in the ICU: a narrative review. Intens Care Med. 2019;45(2):172-89.
2. Medeiros EAS, Nouer AS, Silva NF, Grimbaum R, Pereira CAP, Longo JC. Tratamento das principais infecções comunitárias e relacionadas à assistência à saúde e a profilaxia antimicrobiana em cirurgia. In: Medeiros EAS, Stemplink VA, Santi LQ, Sallas J, editors. Uso racional de antimicrobianos para prescritores. São Paulo: Organização Pan-Americana da Saúde, Anvisa; Coordenação Geral de Laboratórios de Saúde Unifesp; 2008.
3. Grimbaum RN. Tratamento das infecções hospitalares: uma abordagem prática. São Paulo: Planmark; 2005.
4. Corrêa L, Silva EU. Uso racional de antimicrobianos e a resistência microbiana. In: Medeiros EAS, Stemplink VA, Santi LQ, Sallas J, editors. Uso racional de antimicrobianos para prescritores. São Paulo: Organização Pan-Americana da Saúde, Anvisa; Coordenação Geral de Laboratórios de Saúde Unifesp; 2008.
5. Weiner LM, Webb AK, Limbago B, Dudeck MA, Patel J, Kallen AJ, et al. Antimicrobial-Resistant Pathogens Associated With Healthcare-Associated Infections: Summary of Data Reported to the National Healthcare Safety Network at the Centers for Disease Control and Prevention, 2011–2014. Infect Contr Hosp Epidemiol. 2016;37(11):1288-301.
6. Andrade GM. Programa Nacional de Controle de Infecção hospitalar. Disponível em: http://www.ccih.med.br/controle.html.
7. Tenover FC, McGowan IE Jr. Reasons for the emergence of antibiotic resistence. Am J Med Sci. 1996;311(7):9-16.
8. Patterson JE. Antibiotic utilization: is there an effect on antimicrobial resistance? Chest. 2001;119(2 Suppl.):426S-30S.
9. Wenzel RP, Edmond MB. Managing antibiotic resistance. N Eng J Med. 2000;343(26):1961-3.
10. Kaye KS, Fraimow HS, Abrutyn E. Pathogens resistant to antimicrobial agents. Infect Dis Clin North. 2004;18(3):467-511.
11. Tenover FC. Mechanisms of antimicrobial resistance in bacteria. Am J Med. 2006;119(6A):S3-S10.
12. Patterson JE. Extended-spectrum beta-lactamases. Semin Respir Crit Care Med. 2003;24(1):79-87.
13. Meyer KS, Urban C, Eagan JA, Berger BJ, Rahal JJ. Nosocomial outbreak of Klebsiella infection resistant to late generation cephalosporins. Ann Intern Med. 1993;119(5):353-8.
14. Rice LB, Eckstein EC, DeVente J, Shlaes DM. Ceftazidime-resistant Klebsiella pneumoniae isolates recovered at the Cleveland Department of Veterans Affairs Medical Center. Clin Infect Dis. 1996;23(1):118-24.
15. Andrade LN. Genética e epidemiologia molecular de enterobactérias produtoras de KPC no Brasil. (Tese). Ribeirão Preto: Faculdade de Ciências Farmacêuticas de Ribeirão Preto – Universidade de São Paulo; 2011.
16. Cunha VO. Bactérias multirresistentes - Klebsiella pneumoniae carbapenemase – enzima KPC nas Infecções Relacionadas à Assistência à Saúde (IRAS). [Monografia] Belo Horizonte: Universidade Federal de Minas Gerais; 2014.
17. Siegel JD, Rhinehart E, Jackson M, Chiarello L; the Health Infection COntrol Practices Advisory Committee. Management of multidrug-resistant organisms in healthcare settings. 2006. Available from: https://www.cdc.gov/infectioncontrol/pdf/guidelines/mdro-guidelines.pdf.
18. Mulligan ME, Murray-Leisure KA, Ribner BS, Standiford HC, John JF, Korvick JA, et al. Methicillin resistant Staphylococcus aureus: a consensus review of the microbiology, pathogenesis, and epidemiology with implications for prevention and management. Am J Med. 1993;94(3):313-28.
19. Srinivasan A, Dick JD, Perl TM. Vancomycin resistance in Staphylococci. Clin Microb Rev. 2002;15(3):430-8.

20. Bearden DT. Clinical pharmacokinetics of quinupristin/dalfopristin. Clin Pharmacokinet. 2004;43(4):239-52.
21. Brasil. Ministério da Saúde. Secretaria de Estado da Saúde. Coordenadoria de Controle de Doença - CCD. Centro de Vigilância Epidemiológica "Prof. Alexandre Vranjac". Divisão de Infecção Hospitalar. Nota técnica: Enterococo resistente à Vancomicina (ERV ou VRE). Disponível em: http://www.saude.sp.gov.br/resources/cve-centro-de-vigilancia-epidemiologica/areas-de-vigilancia/infeccao-hospitalar/doc/nt07_ihentero.pdf.
22. Pallares R, Pujol M, Pena C, Ariza J, Martin R, Gudiol F. Cephalosporins as a risk factor for nosocomial Enterococcus faecalis bacteremia: a matched case-control study. Arch Intern Med. 1993;153(13):1581-6.
23. Donskey CJ, Schreiber JR, Jacobs MR, Shekar R, Salata RA, Gordon S, et al. A polyclonal outbreak of predominantly Van B vancomycin resistant enterococci in northeast Ohio. Clin Infect Dis. 1999;29(3):573-9.

44 Pneumonia hospitalar associada à ventilação pulmonar mecânica

Gabriela Ortega Cisternas Muñoz
Natália Viu Degaspare

APÓS LER ESTE CAPÍTULO, VOCÊ ESTARÁ APTO A:

- Definir pneumonia hospitalar associada à ventilação mecânica (PAV).
- Descrever os principais agentes etiológicos e as principais medidas terapêuticas e de prevenção.

INTRODUÇÃO

Pneumonia associada à ventilação mecânica (PAV) é definida como aquela que se desenvolve após 48 horas do início da ventilação mecânica[1]. Está associada ao aumento de custos de internação e da morbimortalidade, incluindo aumento dos dias de ventilação mecânica e aumento do tempo de internação em unidade de terapia intensiva (UTI)[2].

Ocorre variação muito grande nas taxas de incidência de PAV, pois o diagnóstico depende das interpretações clínica e laboratorial, também da intensidade da vigilância realizada em cada hospital[3]. Dados do National Healthcare Safety Network (NHSN) do Centers of Disease Control and Prevention (CDC) mostram queda na incidência de PAV nas UTI pediátricas americanas de 1,9 para 0,7 casos por 1.000 dias de ventilação entre os anos de 2007 e 2012[4]. No entanto, outras publicações divergem de tal dado, mostrando taxas mais altas chegando até a 7,1 casos por 1.000 dias de ventilação[2].

Os dados epidemiológicos sobre a pneumonia relacionada à assistência à saúde nos hospitais brasileiros ainda são imprecisos[5]. Dados do Estado de São Paulo, de 2017, mostraram que a mediana da densidade de incidência de PAV foi de 7,35 casos por 1.000 dias de uso de ventilador em UTI adulto[6].

ETIOLOGIA

A PAV pode ser causada por ampla gama de bactérias e raramente é causada por vírus ou fungos em pacientes imunocompetentes.

Nas PAV que ocorrem nos primeiros 5 dias de internação hospitalar, os agentes predominantes são *Streptococcus pneumoniae*, *Haemophilus influenza* e *Staphylococcus aureus* com padrão de sensibilidade da comunidade. Após o 5º dia de internação, os principais agentes etiológicos são as bactérias Gram-negativas, como as *Pseudomonas aeruginosa*, *Escherichia coli*, *Klebsiella pneumoniae* e *Acinetobacter*[7]. As bactérias Gram-positivas também são agentes etiológicos importantes, principalmente o *S. aureus*. Dados publicados em 2018, por Lake et al., mostram que a incidência de *S. aureus* aumentou e que este foi o principal agente de PAV em UTI pediátricas e neonatais dos EUA entre 2011 e 2014[8].

Bactérias como a *Stenotrophomonas maltophilia* e *Burkholderia cepacia* são menos virulentas e geralmente são colonizadoras do trato respiratório, mas podem causar PAV em imunocomprometidos e naqueles submetidos ao uso de antibióticos de amplo espectro. Os estreptococos do grupo viridans, *Staphylococcus* coagulase-negativos, *Neisseria* e *Corynebacterium*, são comensais da orofaringe, podem causar infecção, principalmente em imunocomprometidos, porém a incidência é muito baixa[7].

PATOGÊNESE

A PAV resulta da invasão do parênquima pulmonar por bactérias patogênicas capazes de superar as defesas do sistema imune do paciente. O primeiro passo para o desenvolvimento da infecção é a colonização. As bactérias atingem o trato respiratório inferior por diferentes mecanismos, favorecidas pelo tubo endotraqueal[9]. Dentre os principais mecanismos estão microaspiração de secreção gástrica e orofaringe, inoculação direta por dispositivos respiratórios e disseminação hematogênica.

A microaspiração de secreção contaminada da orofaringe e de conteúdo gástrico representa o principal acesso de colonização da via aérea inferior. É muito comum em pacientes entubados, uma vez que o tubo interfere nos reflexos protetores da via aérea superior.

A flora normal da orofaringe é composta predominantemente por *Streptococcus viridans*, *Haemophilus* sp. e bactérias anaeróbicas. O fluxo salivar e componentes (imunoglobulina e fibronectina) são os principais fatores que mantêm a flora normal da região.

Durante a internação na UTI, essa flora muda drasticamente, com a predominância de bacilos Gram-negativos e *S. aureus*. A aderência bacteriana à mucosa da orofaringe do paciente sob ventilação mecânica é facilitada pela redução de imunoglobulina A, aumento de proteases, lesões da mucosa local, aumento do pH da via aérea e imunossupressão pela doença aguda e uso de antibióticos[10].

O refluxo de conteúdo gástrico também pode ocorrer, levando a microaspirações. Condições que reduzam o pH gástrico predispõe à proliferação bacteriana local. Os microrganismos gástricos podem refluir até o esôfago favorecidos pela presença de cateter naso ou orogástrico e pelo decúbito do paciente e então podem ser aspirados para a traqueia[10].

Outro mecanismo possível para colonização da via aérea inferior é a inoculação direta durante manipulação dos equipamentos de ventilação mecânica (circuitos e umidificadores) e dispositivos, como a aspiração endotraqueal ou nebulização de medicações. Apesar de ser mais rara, a disseminação hematogênica também pode ser uma via de contaminação[10-12].

O complexo equilíbrio entre as defesas locais e sistêmicas, a quantidade e a virulência da bactéria determinam se a colonização progride para uma infecção ativa (traqueobronquite ou PAV)[9-12]. No paciente de UTI, sob ventilação mecânica, inúmeros fatores contribuem para o comprometimento das defesas do hospedeiro: doença crítica, comorbidades, desnutrição e antibioticoterapia de amplo espectro. O tubo endotraqueal altera o reflexo de tosse, compromete o *clearance* mucociliar, lesa o epitélio da traqueia, permite a formação de biofilme e, por fim, funciona como condutor direto de acesso das bactérias para o trato respiratório inferior[10].

MANIFESTAÇÕES CLÍNICAS

As manifestações clínicas mais comumente encontradas são sistêmicas, como alterações de temperatura, taquicardia ou bradicardia e sintomas respiratórios, como alterações da frequência respiratória, mudança do aspecto do escarro e aumento do trabalho respiratório. Todos os profissionais envolvidos com o cuidado do paciente em UTI e em ventilação mecânica devem estar atentos e sinalizar mudanças clínicas que o paciente apresentar[13].

- Temperatura: em crianças com menos de 1 ano de idade, tanto a hipotermia quanto a febre são indicativos de infecção. Acima de 1 ano de idade a febre maior que 38° C é critério para diagnóstico de pneumonia.
- Frequência cardíaca: tanto a bradicardia quanto a taquicardia são critérios diagnósticos em crianças com menos de 1 ano de idade.
- Frequência respiratória: um dos primeiros sinais de pneumonia seria a mudança de frequência respiratória. A apneia é mais comum em crianças menores, porém

mais difícil de diagnosticar com paciente em ventilação mecânica dependendo dos parâmetros. A taquipneia deve ser avaliada com paciente calmo, antes ou algum tempo após as manipulações[14], considerando os valores normais de acordo com a idade (Tabela 44.1).

Mudança no Aspecto do Escarro

A mudança no aspecto do escarro também é critério clínico para PAV. Qualquer surgimento de novo escarro purulento, mudança na característica ou necessidade de mais aspirações são sinais clínicos de PAV. Discute-se muito a subjetividade deste critério, visto que depende da avaliação do profissional que realiza as aspirações. Em crianças, pode ocorrer a presença de escarro mucopurulento em infecções por vírus sincicial respiratório (VRS) ou influenza.

Aumento do Trabalho Respiratório

Quando a criança apresenta alterações de trocas gasosas, ela aumenta o trabalho respiratório para tentar manter boas oxigenação e ventilação. O desconforto respiratório pode ser aparente observando-se retrações de músculos respiratórios (por exemplo, subdiafragmático, intercostais, batimento de asa nasal), sons anormais de vias aéreas (por exemplo, sibilos, roncos, estertores) e tosse.

DIAGNÓSTICO/EXAMES COMPLEMENTARES

Nas primeiras definições, indicava-se a radiografia de tórax, sinais e sintomas e exames laboratoriais para estabelecer o diagnóstico de PAV, porém, nos últimos anos, o NHSN-CDC vem revisando os critérios diagnósticos para PAV, visto que não existe um padrão-ouro e os critérios atuais podem ser subjetivos. Em adultos de hospitais americanos, vêm sendo aplicados novos critérios que incluem parâmetros de ventilação mecânica e identificação de agente etiológico, porém a Agência Nacional de Vigilância Sanitária (Anvisa) recomenda os critérios atuais de radiografia de tórax, sinais e sintomas e exa-

TABELA 44.1 Frequência respiratória de acordo com a idade

Idade	Frequência respiratória (incursões por minuto)
1 a 12 meses	30-53
1 a 3 anos	22-37
3 a 5 anos	20-28
6 a 12 anos	18-25
12 anos ou mais	12-20

mes laboratoriais para estabelecer o diagnóstico em território nacional, visto que ainda não é certo que os critérios acrescidos pelo CDC tornem o diagnóstico mais confiável.

O diagnóstico de PAV deve seguir critérios estabelecidos pela Anvisa[13] e não apenas o diagnóstico clínico dado pelo médico do paciente, já que outras condições não infecciosas podem simular a pneumonia, como edema pulmonar. Em pacientes com pneumopatia crônica, é útil a análise seriada de radiografias de tórax prévias ao diagnóstico e com 2 e 7 dias após o diagnóstico (Tabela 44.2).

Diversos episódios de PAV podem ocorrer durante uma internação prolongada, portanto o crescimento de mais de um microrganismo em cultura ou mudança no patógeno em cultura não é indicativo de um novo episódio de pneumonia, sendo necessário aparecimento de novos sinais e sintomas, além de alteração radiológica.

TABELA 44.2 Critérios diagnósticos de pneumonia associada à ventilação mecânica

Pneumonia em crianças > 4 semanas e ≤ 1 ano de idade	Paciente com doença cardíaca ou pulmonar de base* com duas ou mais radiografias de tórax seriadas com um dos achados persistentes, novos ou progressivos: ▪ Infiltrado persistente, novo ou progressivo ▪ Opacificação ▪ Cavitação ▪ Pneumatocele E Piora das trocas gasosas ou aumento da FiO_2 ou aumento dos parâmetros ventilatórios E Pelo menos três dos seguintes sinais e sintomas: ▪ Instabilidade térmica ▪ Leucopenia (≤ 4.000 cél/mm) ou leucocitose (≥ 15.000 cél/mm) e desvio à esquerda (≥ 10% bastonetes) ▪ Surgimento de secreção purulenta ou mudança na característica da secreção ou aumento da secreção respiratória ou aumento da necessidade de aspiração** ▪ Apneia, taquipneia, aumento do trabalho respiratório ▪ Ausculta com sibilos, roncos ou estertores ▪ Tosse ▪ Bradicardia (< 100 bpm) ou taquicardia (> 170 bpm)
Pneumonia em crianças > 1 ano e < 12 anos	Paciente com doença cardíaca ou pulmonar de base* com duas ou mais radiografias de tórax seriadas com um dos achados persistentes, novos ou progressivos: ▪ Infiltrado persistente, novo ou progressivo ▪ Opacificação ▪ Cavitação ▪ Pneumatocele E Pelo menos três dos seguintes sinais e sintomas: ▪ Febre (temperatura > 38° C) ▪ Leucopenia (≤ 4.000 cél/mm) ou leucocitose (≥ 15.000 cél/mm) ▪ Surgimento de secreção purulenta ou mudança na característica da secreção ou aumento da secreção respiratória ou aumento da necessidade de aspiração** ▪ Início ou piora da tosse ou dispneia ou apneia ou taquipneia ▪ Ausculta de roncos ou estertores ▪ Piora das trocas gasosas ou aumento da FiO_2 ou aumento dos parâmetros ventilatórios

* Em crianças sem doença pulmonar ou cardíaca de base, uma radiografia de tórax com estas alterações é aceitável.

** Uma única anotação de escarro purulento ou mudança no caráter do escarro (cor, consistência, odor e quantidade) não é significativa; repetidas anotações durante um período de 24 horas seriam mais indicativas do início de um processo infeccioso.

Pesquisa Microbiológica

A tentativa de isolamento de microrganismo em tecido pulmonar é importante para definição etiológica de pneumonia já diagnosticada, monitoramento de agentes mais prevalentes em cada serviço e adequação de terapêutica antimicrobiana. Muitos falsos-negativos ocorrem quando a coleta do exame se dá após início dos antibióticos, por isso a necessidade de obtenção de amostra tão logo feito diagnóstico de pneumonia e início de terapêutica.

Os métodos para pesquisa microbiológica podem ser invasivos, menos comum em crianças, e os não invasivos, mais frequentemente realizados à beira do leito nas UTI pediátricas. As amostras obtidas são submetidas à análise semiquantitativa para diferenciar entre colonização e infecção (Tabela 44.3).

- Tecido pulmonar: a amostra de tecido pulmonar pode ser obtida por biópsia a céu aberto ou após retirada de algum lobo cirurgicamente.
- Lavado broncoalveolar (LBA): necessita da realização de uma broncoscopia dirigida ao segmento pulmonar acometido, instila-se solução salina na região e posteriormente aspira-se desta secreção.
- Escovado protegido (EP): realiza-se uma broncoscopia dirigida ao segmento pulmonar acometido, introduz-se uma escova protegida por cateter plástico, selada na extremidade distal que posteriormente é liberada para coleta de amostra.
- Aspirado endotraqueal (AET): é o método mais acessível e utilizado em pediatria pela facilidade, segurança e baixo custo envolvendo o exame. Realiza-se a aspiração de secreções através da cânula endotraqueal. Deve-se verificar se a amostra é adequada para cultura quando há mais de 25 neutrófilos e menos de 10 células

TABELA 44.3 Valores de corte para espécimes identificados em culturas no diagnóstico de pneumonia

Técnica de coleta	Valores
Tecido pulmonar	$\geq 10^4$ UFC/g tecido
Espécime obtido por broncoscopia	
Lavado broncoalveolar	$\geq 10^4$ UFC/mL
Lavado broncoalveolar protegido	$\geq 10^4$ UFC/mL
Escovado protegido	$\geq 10^3$ UFC/mL
Espécime obtido não por broncoscopia	
Lavado broncoalveolar não broncoscópico	$\geq 10^4$ UFC/mL
Escovado protegido não broncoscópico	$\geq 10^3$ UFC/mL
Aspirado endotraqueal	$\geq 10^5$ UFC/mL

UFC: unidades formadoras de colônia.

epiteliais por campo. Apresenta alta sensibilidade, porém baixa especificidade, em diferenciar entre colonização de vias aéreas e infecção, quando a cultura semiquantitativa maior apontar mais de 10^5 UFC/mL aumenta acurácia para infecção.

TRATAMENTO

O tratamento da PAV diagnosticada deve ser instituído antes do resultado de culturas microbiológicas, portanto com amplo espectro para cobertura de Gram-negativos e Gram-positivos e baseado nas características de colonização de cada hospital, colonização prévia do paciente e antibióticos já utilizados na internação[15]. Todos os hospitais devem manter atualização de antibiograma local para guiar o uso de antibióticos.

No Hospital das Clínicas da Faculdade de Medicina da USP, a recomendação antimicrobiana é baseada no momento do diagnóstico de PAV, estabilidade do paciente e uso prévio de antimicrobianos (Tabela 44.4). Em razão da presença neste hospital de grande quantidade de bactérias multirresistentes, existe a recomendação de discutir em cada caso a associação ou não de aminoglicosídeo (p. ex., amicacina). Quando a suspeita é de *S. aureus* resistente à meticilina (MRSA), realizar cobertura com vancomicina, teicoplanina ou linezolida. Quando houver suspeita de aspiração, considerar a associação de metronidazol ou clindamicina, caso o esquema prescrito não contemple o anaeróbio[16].

Após 48 a 72 horas de antibioticoterapia empírica (Tabela 44.4), reavaliar melhora clínica e resultado de culturas para descalonar os antimicrobianos. Determinar o tempo de tratamento, se estável tratar por 7 dias[15].

PREVENÇÃO

A PAV é uma doença associada aos cuidados médicos e potencialmente evitável. Apesar de não existir nenhuma única medida que previna o aparecimento da PAV, du-

TABELA 44.4 Sugestão de tratamento empírico para PAV utilizado no HCFMUSP

Momento do diagnóstico	Sem antimicrobianos prévios		Com antimicrobianos prévios*	
	Estável	Piora hemodinâmica ou respiratória	Estável	Piora hemodinâmica ou respiratória
Precoce (< 5 dias de ventilação mecânica)	Ceftriaxona ou levofloxacino ou moxifloxacino	Ceftazidima* ou Cefepima* ou Piperacilina-Tazobactama* + MRSA	Cefepima* ou Piperacilina-Tazobactama*	Ceftazidima* ou Cefepima* ou Carbapenema* + MRSA
Tardia (> 5 dias de ventilação mecânica)	Ceftazidima ou Cefepima ou Piperacilina- Tazobactama	Ceftazidima* ou Cefepima* ou Carbapenema* + MRSA	Ceftazidima* ou Cefepima* ou Carbapenema* + MRSA?	Ceftazidima* ou Cefepima* ou Carbapenema* + MRSA

* Discutir em cada caso a associação de amicacina.
MRSA: antibiótico contra estafilococos meticilina resistentes; PAN: pneumonia associada à ventilação pulmonar.

rante muitos anos vem se demonstrando que a implementação de um *bundle* de medidas seria capaz de diminuir a incidência dessas infecções[17,18].

A Comissão de Controle de Infecção Hospitalar (CCIH) de cada hospital deve realizar vigilância ativa de casos novos de PAV e treinamentos de toda equipe multidisciplinar que cuida do paciente internado na UTI para prevenção de infecções relacionadas aos cuidados em saúde. Tais treinamentos devem incluir higienização das mãos, evitar adornos e técnicas empregadas na realização dos procedimentos.

No Brasil, a Anvisa recomenda quatro medidas específicas para prevenção de PAV. Este *bundle* de medidas quando aplicado em conjunto apresenta melhores resultados na prevenção de PAV do que quando aplicado separadamente.

1. Manter decúbito elevado 30° a 45°: como a entubação traqueal inibe o mecanismo de defesa do trato respiratório, além do uso de inibidores de receptores e histamina alteram o pH do suco gástrico promovendo a colonização da orofaringe e esôfago por bactérias patogênicas, a manutenção do decúbito elevado dificulta a aspiração do conteúdo da orofaringe e melhora a ventilação. Apesar de pouca evidência desta medida em pediatria, a fácil realização e a baixa taxa de complicação fazem com que esse parâmetro entre no *bundle* de prevenção.
2. Adequar diariamente o nível de sedação e teste de respiração espontânea: a avaliação diária do nível de sedação e da necessidade de manter a ventilação mecânica está associada a menor tempo de entubação e, consequentemente, menor taxa de PAV.
3. Aspiração subglótica rotineira: apesar de pouco utilizado em nosso meio, é recomendado para pacientes que permanecerão mais de 48 a 72 horas em ventilação mecânica o uso de cânulas orotraqueais com aspiração subglótica contínua. Para os pacientes entubados com cânulas com *cuff*, manter a pressão acima de 20 cmH_2O e não ultrapassando o valor de 30 cmH_2O.
4. Higiene oral com antissépticos: apesar de não comprovada a melhora nas taxas de PAV em crianças com a descontaminação oral por higienização com clorexidina 0,12%, o uso nos adultos é amplamente disseminado e junto com as demais medidas também reduz a ocorrência de PAV.

CONCLUSÕES

A pneumonia associada à ventilação mecânica é uma infecção associada aos cuidados de saúde grave com elevada morbimortalidade e aumentando a permanência do paciente na UTI. É potencialmente evitável pela implementação de diversas medidas de prevenção, e a vigilância deve ser contínua por parte dos profissionais de saúde envolvidos. O diagnóstico é baseado em critérios clínicos e a pesquisa microbiológica é de extrema importância para a adequação dos antibióticos.

REFERÊNCIAS BIBLIOGRÁFICAS

1. Center of Desease Control and Prevention [CDC]. Pneumonia (Ventilator-associated [VAP] and non-ventilator-associated Pneumonia [PNEU]) Event. Available https://www.cdc.gov/nhsn/PDFs/pscManual/6pscVAPcurrent.pdf.
2. Gupta S, Boville BM, Blanton R, Lukasiewicz G, Wincek J, Bai C, Forbes ML. A multicentered prospective analysis of diagnosis, risk factors, and outcomes associated with pediatric ventilator-associated pneumonia. Pediatr Crit Care Med. 2015;16(3):e65-73.
3. Phongjitsiri S, Coss-Bu J, Kennedy C, Silva J, Starke J, Graf J, Thammasitboon S. The Centers for Disease Control and Prevention's New Definitions for Complications of Mechanical Ventilation Shift the Focus of Quality Surveillance and Predict Clinical Outcomes in a PICU. Crit Care Med. 2015;43(11):2446-51.
4. Patrick SW, Kawai AT, Kleinman K, Jin R, Vaz L, Gay C, et al. Health care-associated infections among critically ill children in the US, 2007-2012. Pediatrics. 2014;134(4):705-12.
5. Brasil. Ministério da Saúde. Agência Nacional de Vigilância Sanitária [Anvisa]. Gerência de Vigilância e Monitoramento em Serviços de Saúde (GVIMS). Gerência Geral de Tecnologia em Serviços de Saúde (GGTES). Medidas de Prevenção de Infeção Relacionada à Assistência à saúde. 2017. Disponível em: http://portal.anvisa.gov.br/documents/33852/3507912/Caderno+4+-+Medidas+-de+Prevenção+de+Infecção+Relacionada+à+Assistência+à+Saúde/a3f23dfb-2c54-4e64-881c-fccf9220c373.
6. Brasil. Governo do Estado de São Paulo. Secretaria de Estado de Saúde. Centro de Vigilância Epidemiológica "Prof. Alexandre Vranjac". Disponível em: www.cve.saude.sp.gov.br.
7. American Thoracic Society; Infectious Diseases Society of America. Guidelines for the management of adults with hospital-acquired, ventilator-associated, and healthcare-associated pneumonia. Am J Respir Crit Care Med. 2005;171(4):388-416.
8. Lake JG, Weiner LM· Milstone AM, Saiman L, Magill SS, See I. Pathogen Distribution and Antimicrobial Resistance Among Pediatric Healthcare-AssociatedInfections Reported to the National Healthcare Safety Network, 2011-2014. Infect Control Hosp Epidemiol. 2018;39(1):1-11.
9. Póvoa FCC, Cardinal-Fernandez P, Maia IS, Reboredo MM, Pinheiro BV. Effect of antibiotics administered via the respiratory tract in the prevention of ventilator-associated pneumonia: A systematic review and meta-analysis. J Crit Care. 2018;43:240-5.
10. Safdar N, Crnich CJ, Maki DG. The pathogenesis of ventilator-associated pneumonia: its relevance to developing effective strategies for prevention. Respir Care. 2005;50(6):725-41.
11. Rouzé A, Cottereau A, Nseir S. Chronic obstructive pulmonary disease and the risk for ventilator-associated pneumonia. Curr Opin Crit. 2014;20(5):525-31.
12. Hunter JD. Ventilator associated pneumonia. BMJ. 2012;344:e3325.
13. Brasil. Ministério da Saúde. Agência Nacional de Vigilância Sanitária [Anvisa]. Gerência de Vigilância e Monitoramento em Serviços de Saúde (GVIMS). Gerência Geral de Tecnologia em Serviços de Saúde (GGTES). Critérios Diagnósticos de Infecções Relacionadas à Saúde. Agência Nacional de Vigilância Sanitária. Brasília: Anvisa, 2017. Disponível em: http://portal.anvisa.gov.br/documents/33852/3507912/Caderno+2+-+Crit%C3%A9rios+Diagn%C3%B3sticos+de+Infec%C3%A7%C3%A3o+Relacionada+%C3%A0+Assist%C3%AAncia+%C3%A0+Sa%C3%BAde/7485b45a-074f-4b34-8868-61f1e5724501.
14. Suporte Avançado de Vida em Pediatria. Manual do Profissional. American Heart Association, 2016.
15. Kalil AC, Metersky ML, Klompas M, Muscedere J, Sweeney DA, Palmer LB, et al. Management of Adults With Hospital-acquired and Ventilator-associated Pneumonia: 2016 Clinical Practice Guidelines by the Infectious Diseases Society of America and the American Thoracic Society. Clin Infec Dis. 2016;63(5):e61-e111.

16. Levin ASS, Dias, MBS, Oliveira MS, Lobo RD, Garcia CP. Guia de utilização de anti-infecciosos e recomendações para a prevenção de infecções relacionados à assistência à saúde. 6ª ed. São Paulo: Hospital das Clínicas; 2014. Disponível em: https://www.sbp.com.br/fileadmin/user_upload/pdfs/Anti-Infecciosos_Infec_Hospitalar.pdf.
17. Burja S, Belec T, Bizjak N, Mori J, Markota A, Sinkovič A. Efficacy of a bundle approach in preventing the incidence of ventilator associated pneumonia (VAP). Bosn J Basic Med Sci. 2018;18(1):105-9.
18. Rosenthal VD, Bijie H, Maki DG, Mehta Y, Apisarnthanarak A, Medeiros EA, et al.; INICC members. International Nosocomial Infection Control Consortium (INICC) report, data summary of 36 countries, for 2004–2009. Am J Infect Control. 2012;40(5):396-407.

45 Infecção de corrente sanguínea relacionada ao cateter venoso central

Elyane Daltri Lazzarini Cury
Fabiane Aliotti Regalio
Paula Perez Domingues Peron
Patrícia Freitas Góes

APÓS LER ESTE CAPÍTULO, VOCÊ ESTARÁ APTO A:
• Definir infecção de corrente sanguínea relacionada ao cateter venoso central (ICSRC).
• Indicar as medidas de prevenção de ICSRC.
• Diagnosticar os casos de ICSRC.
• Dominar medidas terapêuticas para o tratamento de ICSRC.
• Indicar as terapêuticas adjuvantes.

INTRODUÇÃO E EPIDEMIOLOGIA

Infecção relacionada ao cateter venoso central (ICSRC) é um tema de extrema importância no ambiente hospitalar em razão da prevalência e do potencial de gravidade. Embora tenha havido a redução de 46% nas ICSRC nos Estados Unidos entre 2008 e 2013, a prevalência ainda é muito alta, em torno de 30.100 casos/ano em unidades de terapia intensiva (UTI)[1,2], tendo taxas em torno de 0,5 a 2,8/1.000 dias de cateter em crianças e de 0,6 a 2,5/1.000 dias de cateter em neonatos[3-5]. Tais números têm grande impacto no custo da internação, uma vez que aumentam a morbimortalidade e, consequentemente, o tempo de internação hospitalar[1-5]. Especificamente na faixa etária pediátrica, a mortalidade de pacientes com ICSRC nas UTI aumenta de 7% para 15% em relação a pacientes que não desenvolvem tal comprometimento[3-5].

Trata-se de uma infecção primária de corrente sanguínea em pacientes em uso de cateter venoso central (CVC) introduzido há mais de 48 horas do início dos sintomas e cujo patógeno não esteja relacionado à infecção em outros sítios concomitantes[6,7].

É um dos indicadores da qualidade de assistência à saúde.

DEFINIÇÃO

Para compreender as infecções de corrente sanguínea, três conceitos devem ser dominados: a definição de CVC, a confirmação laboratorial de infecção de corrente sanguínea (ICS) e a definição de ICSRC[1,2,7,9].

O CVC é um dispositivo intravascular em que a ponta está em um vaso calibroso, próximo ou dentro do coração. Os principais vasos utilizados são a veia jugular interna (VJI), veia subclávia (VSC), veia braquiocefálica, veia cava superior (VCS), veia femoral (VF), veia ilíaca comum e externa, veia cava inferior (VCI) e em neonatos a veia umbilical[1,2]. Na Tabela 45.1, seguem os tipos de CVC.

A confirmação laboratorial de ICS é descrita no Quadro 45.1.

A ICSRC é definida pela ICS em CVC inserido a pelo menos 48 horas[1-3,7-9].

TABELA 45.1 Descrição dos tipos de cateter venoso central (CVC)[3,10,11]

Tipo do CVC	Exemplo	Inserção	Duração	Risco infeccioso
CVC de inserção periférica	PICC	Veia periférica como basílica, cefálica ou braquial	4 semanas-6 meses	Menor do que o CVC não tunelizado
CVC não tunelizado	CVC de curta duração	Percutânea pelas veias VJI, VSC e VF	7-10 dias	CVC de maior risco infeccioso
CVC tunelizado	CVC de longa duração – Hickman	Cirúrgica/radiologicamente nas veias VJI, VSC e VF	Meses-anos	Semelhante aos CVC implantados
CVC totalmente implantado	*Port-a-cath*	Cirúrgica/radiologicamente nas veias VJI, VSC e VF. Necessária agulha para punção/utilização	Meses-anos	CVC de menor risco infeccioso

CVC: cateter venoso central; PICC: cateter central de inserção percutânea; VF: veia femoral; VJI: veia jugular interna; VSC: veia subclávia.

QUADRO 45.1 Definição de infecção de corrente sanguínea[1-3,7-9]

Pelo menos uma hemocultura positiva + ausência de infecção em outro sítio concomitante
Quadro clínico sugestivo + patógeno comumente relacionado à contaminação cutânea em 2 ou mais hemoculturas + ausência de infecção em outros sítios infecciosos

AGENTES ETIOLÓGICOS

Os principais patógenos envolvidos na ICSRC, segundo dados da National Healthcare Safety Network (NHSN), são *Staphylococcus* coagulase-negativa, seguidos de *Staphylococcus aureus*, *Enterococcus faecalis* e *Klebsiella pneumoniae* e *oxytoca*. Recentemente a incidência do *Staphylococcus* coagulase-negativa vem reduzindo e nota-se aumento de *Candida* sp. e Gram-negativos multirresistentes, como *Escherichia coli* resistente à cefalosporina e *Acinetobacter baumannii* resistente a carbapenêmico[3,12].

PATOGÊNESE

Os CVC podem infectar durante o procedimento de passagem, durante a manipulação, por contiguidade de infecção local, via hematogênica ou por infusão de substâncias contaminadas[3,13]. É sabido que nos primeiros 14 dias após a inserção do CVC já existe colonização da superfície externa do dispositivo, principalmente por bactérias comensais de pele; após 14 dias é comum observar a colonização por contiguidade para a região intraluminal[3,11,14]. Uma vez colonizada a região intraluminal do CVC, existe a possibilidade de formação de biofilme, o qual consiste na incorporação dos microrganismos colonizadores na matriz proteica extracelular no lúmen do CVC[3,15]. A presença de biofilme aumenta a virulência dos microrganismos, como dos *Staphylococcus* coagulase-negativa, dificultando os mecanismos de defesa e a ação dos antimicrobianos[3,16]. A formação de biofilme está diretamente relacionada ao tempo de permanência do CVC e ao risco de infecção[3,14].

MANIFESTAÇÕES CLÍNICAS

Deve-se suspeitar de ICSRC quando o paciente apresentar sinais de ICS, tiver CVC e não houver infecção em outro sítio concomitante, em resumo, deve ser uma infecção primária de corrente sanguínea (IPCS)[1-3,6-8].

O quadro clínico envolve sintomatologia da síndrome de resposta inflamatória aguda (SIRS), que são: taquicardia, taquipneia, febre ou hipotermia; podendo progredir para sinais de sepse e choque séptico, representados por hipotensão, má perfusão, alteração de nível de consciência, oligoanúria, alterações na coagulação e função hepática, levando à disfunção múltipla de órgãos (DMO). A associação da sintomatologia descrita com calafrio e piora dos sintomas durante a manipulação do CVC aumentam a especificidade do diagnóstico.

Pode haver sinais flogísticos na inserção do CVC, como hiperemia, dor, aumento de temperatura e secreção purulenta.

Por fim, a suspeita de ICSRC pode ser feita por meio das complicações, que são: tromboflebites, endocardite, osteomielite e infecções metastáticas, como abscessos em órgãos sólidos, principalmente rins e retina[3,11,17,18].

DIAGNÓSTICO

O diagnóstico consiste na somatória do quadro clínico com a confirmação microbiológica, a qual é feita, idealmente, pela cultura de sangue periférico pareada com a cultura de sangue do CVC para tentar estabelecer o tempo de positividade da cultura. Caso o CVC seja retirado, deve-se mandar a ponta para análise. A especificidade e o valor preditivo positivo são maiores na cultura periférica do que na cultura de sangue do CVC[18,19]; tal informação, somada ao fato de que o CVC possa ser colonizado, levando a resultado falso-positivo faz com que não seja preconizada a coleta isolada de hemocultura do CVC[11,16,20,21].

É comum na população pediátrica a realização apenas da suspeita diagnóstica, pela coleta isolada da cultura de sangue do CVC. Isso acontece em razão da dificuldade técnica da coleta de sangue periférico nesses pacientes associada à necessidade de preservação de veias, estresse do paciente e da família. Nesse caso, torna-se importante a coleta de sangue de todos os lumens do CVC e, quando monolúmen, coletar culturas em momentos diferentes previamente ao uso de antibióticos, porém, ainda assim, o valor preditivo positivo é baixo[3,17,22]. A desvantagem do diagnóstico apenas presumido é o uso prolongado e desnecessário de antimicrobiano, risco de atrasar o diagnóstico de infecções em outros sítios e não confirmação do diagnóstico correto para dados epidemiológicos[3,17].

Microrganismos específicos, como *Staphylococcus aureus, Staphylococcus* coagulase-negativa e *Candida* sp., na ausência de infecção em outros sítios sugere ICSRC[6-8]. Outro dado clínico que corrobora o diagnóstico de ICSRC, sem fazer parte dos critérios diagnósticos, é a melhora clínica dentro do período de 24 horas depois da retirada do dispositivo[7].

É importante lembrar que não há indicação de coleta de cultura ao se realizar a retirada programada do dispositivo, situação em que não haja suspeita de infecção[8-10].

TRATAMENTO, COMPLICAÇÕES E PROGNÓSTICO

O tratamento consiste em antibioticoterapia sistêmica parenteral, inicialmente empírica e posteriormente guiada pela cultura e sensibilidade associada ao manejo do CVC, que pode ser desde manutenção, troca por fio-guia e retirada.

A antibioticoterapia sistêmica parenteral é sempre preconizada, exceto nos casos descritos no Quadro 45.2[6]. Inicialmente é empírica, baseada nos fatores de risco, na gravidade do paciente e na flora hospitalar; sendo ajustada de acordo com as culturas, as quais devem ser coletadas previamente à instituição da terapia antimicrobiana. Administrar o antimicrobiano preferencialmente pelo CVC, reduzindo dessa forma a morbimortalidade e aumentando a chance de preservar o dispositivo[3,6,13]. O tempo de tratamento é contabilizado a partir da primeira cultura negativa, variando entre 7 e 14 dias, sendo mais longo quando optado por preservar o CVC ou na presença de complicações, como endocardite[3,6,23,24].

Em relação ao manejo do CVC, pode ser retirado, trocado no mesmo sítio por fio-guia ou mantido. O padrão-ouro do tratamento é considerado a retirada do dispositivo, porém em algumas situações há a necessidade de tentar salvar o CVC. Nos Quadros 45.3 e 45.4 estão descritas as possibilidades em relação ao manuseio deste dispositivo.

QUADRO 45.2 Casos em que não há necessidade de uso de antibioticoterapia
1. Cultura da ponta do CVC positiva sem sinais clínicos de infecção
2. Cultura de sangue do CVC positiva com hemocultura periférica pareada negativa na ausência de sinais clínicos sugestivos de infecção
3. Flebite na ausência de infecção

CVC: cateter venoso central.

QUADRO 45.3 Casos em que se deve, obrigatoriamente, retirar o CVC[3,6,17,20,23,25,26]
▪ Sepse grave e choque séptico
▪ Endocardite ou evidência de infecção metastática
▪ Tromboflebite supurativa
▪ Bacteremia persistente após 72 h da introdução de antibioticoterapia específica para o patógeno responsável pela infecção
▪ CVC de curta permanência (< 14 dias) com os seguintes agentes: *Staphylococcus aureus*, enterococos, bacilo Gram-negativo, *Candida* sp. e micobactéria
▪ CVC de curta permanência em vigência de infecção por microrganismos de baixa virulência e alta resistência, como *Bacillus* spp., *Micrococcus* spp. e *Corynebacterium* spp.
▪ CVC de longa permanência com *Candida* sp.

CVC: cateter venoso central.

QUADRO 45.4 Casos em que se pode manter o CVC[3,6]
▪ Infecção relacionada a CVC de longa permanência, sem complicações e com os seguintes patógenos: *Staphylococcus aureus, Pseudomonas aeruginosa*, fungo não cândida, micobactéria, *Bacillus* spp., *Micrococcus* spp. e *Corynebacterium* spp.*
▪ CVC de curta permanência com *Staphylococcus* coagulase-negativa
▪ Pacientes estáveis hemodinamicamente com febre inexplicada + ausência de comprovação de infecção de corrente sanguínea + ausência de material prostético endovascular (marca-passo, prótese valvar e enxerto vascular)

* Avaliar com cautela, sugerido retirar CVC.
CVC: cateter venoso central.

Quando optado por retirar o dispositivo, o ideal é aguardar 24 a 48 horas com acesso venoso periférico antes de novo acesso venoso central. Caso não seja possível, realizar a punção em sítio diferente.

Existem situações em que o risco da retirada do dispositivo é muito grande, seja por complicações mecânicas, seja por risco de sangramento. Nessas situações, é aceitável a troca do CVC por fio-guia no mesmo sítio de punção, apesar de os estudos mostrarem baixo sucesso do procedimento em relação à resolução do quadro infeccioso.

Não há evidência para troca de CVC rotineira. Assim como não há necessidade de remoção de CVC em pacientes com quadro febril, sem foco determinado, com estabilidade hemodinâmica e sem material prostético endovascular[3,6].

Se optado por manter o CVC, a antibioticoterapia sistêmica deve ser realizada pelo cateter colonizado e avaliar a aplicação de *lock* de antibiótico. Tal procedimento consiste em preencher o lúmen do CVC com alta concentração de antibiótico, antisséptico ou trombolítico e manter até a reutilização do cateter, quando a solução deve ser aspirada, ou trocada a cada 12 a 24 horas; o tempo de tratamento preconizado é em torno de 14 dias. O princípio do *lock* é erradicar a colonização bacteriana pela destruição do biofilme[3,27].

Uma metanálise recente envolvendo população adulta dialítica e adulta e pediátrica oncológica mostrou que o uso de antimicrobiano em forma de *lock* reduziu em 67% a incidência de ICSRC[3,28]. Contudo, a falta de efeito em infecções extraluminais, a pequena quantidade de estudos em relação a quais antibióticos utilizar e as doses, somadas ao risco de coagulopatia, principalmente em crianças, quando utilizado com heparina e a possibilidade de desenvolver resistência faz com que a prática não seja preconizada rotineiramente[3,17,29,30].

Quando optado por manter o dispositivo, após 72 horas de antibioticoterapia adequada, deve-se recoletar pelo menos uma hemocultura, a qual, caso positiva, deve indicar a retirada do CVC.

Importante se atentar para a necessidade de investigação de focos metastáticos com ecocardiograma, fundo de olho e ultrassonografia de rins e abdome em pacientes com diagnóstico de ICSRC cujos patógenos sejam *Staphylococcus aureus e Candida* sp.[3,20].

PREVENÇÃO

Para a prevenção de ICSRC deve-se ter uma equipe treinada, capacitada e um protocolo de medidas antissépticas a serem seguidas desde a inserção até o manuseio do CVC. Importante questionar a real necessidade da inserção do dispositivo e o tempo de permanência. Ao optar por introduzi-lo, praticar a técnica correta de lavagem de mãos, uso de equipamentos de proteção individual e barreira, como luvas e aventais estéreis, gorro e máscara; além da desinfecção cutânea, a qual deve ser realizada com iodopovidona em menores de 2 meses por 2 minutos e com clorexidina 2% em maiores de 2 meses de 30 segundos a 2 minutos. Em relação ao manuseio do CVC, utilizar curativo transparente de poliuretano ou gaze estéril e trocá-lo sempre que sujo ou, no máximo, a cada 7 ou 2 dias, respectivamente; banho diário de clorexidina em maiores de 2 meses, manipular o menor número de vezes possível e sempre com técnica asséptica realizando fricção mecânica com clorexidina alcoólica por 5 segundos[1-3,19,21,27,31,32].

O tipo de CVC também tem papel importante na redução de ICSRC. Os CVC tunelizados, por apresentarem maior distância entre o sítio de inserção na pele e a veia, reduzem a transmissão de patógenos cutâneos e por isso têm risco reduzido de ICSRC. O número de lumens também é um fator determinante para o risco infeccioso, sendo diretamente proporcional a este[3,21].

Quando, apesar das medidas praticadas, a taxa de incidência de ICSRC ainda é alta, existem medidas especiais que podem ser implementadas, como a utilização de curativo embebido por clorexidina e CVC impregnado com antimicrobiano. As metanálises realizadas nas populações adulta e pediátrica não demonstraram redução significativa na incidência de ICSRC com o uso do curativo embebido por clorexidina[3,33,34]. Em relação ao uso de cateteres impregnados com antimicrobiano, a literatura ainda é incerta. Uma metanálise realizada em adultos pela Cochrane mostrou redução na incidência de ICSRC[3,34], porém, na população pediátrica, há estudos conflitantes[3,35-37].

Por fim, não existe a indicação de antibioticoterapia profilática ao ser inserido um CVC e não existe a indicação de troca de dispositivo de forma rotineira como formas preventivas de ICSRC[3,27,38].

CONCLUSÕES

A presença de acesso venoso central é essencial em paciente em UTI e para alguns tipos de pacientes crônicos, como dialíticos e oncológicos em vigência de quimioterapia. Apesar de bem indicado, o acesso venoso central apresenta algumas complicações, dentre elas o aumento do risco de infecção, acarretando aumento de morbidade e mortalidade, tempo de internação hospitalar e custos.

É essencial que sejam praticadas as medidas de prevenção de ICSRC, incluindo protocolo de inserção e manuseio, escolha de material adequado, equipe qualificada e treinada e cursos de reciclagem periódicos.

Realizar o diagnóstico precoce com o tratamento adequado é de extrema importância. Nos casos em que há indicação, mas dificuldade de retirada do CVC, situação muito comum na população pediátrica, conhecer medidas coadjuvantes a terapêutica habitual pode ajudar na preservação do dispositivo.

REFERÊNCIAS BIBLIOGRÁFICAS

1. Centers of Disease Control and Prevention [CDC]. Healthcare-Associated Infections. Current HAI Progress Report. 2017 National and State Healthcare-Associated Infections Progress Report.
2. Centers of Disease Control and Prevention [CDC]. 2019. Available from: https://www.cdc.gov/.
3. Chesshyre E, Goff Z, Bowen A, Carapetis J. The prevention, diagnosis and management of central venous line infections in children. J Infect. 2015;71(Suppl 1):S59-75.
4. Niedner MF, Huskins WC, Colantuoni E, Muschelli J, Harris 2nd JM, Rice TB, et al. Epidemiology of central line associated blood stream infections in the pediatric intensivecare unit. Infect Control Hosp Epidemiol. 2011;32(12):1200e8.
5. Goudie AG, Dynan L, Brady PW, Rettiganti M. Attributable cost and length of stay for central line-associated bloodstream infections. Pediatrics. 2014;133(6):e1525-32.
6. Mermel LA, Allon M, Bouza E, Craven DE, Flynn P, O'Grady NP, et al. Clinical practice guidelines for the diagnosis and management of intravascular cateter-related infection: 2009 uptodate by Infectious Diseases Society of America. Clin Infect Dis. 2009;49(1):1-45.
7. Centers of Desease Control and Prevention [CDC]. Bloodstream Infection Event (Central Line-Associated Bloodstream Infection and Non-central Line-Associated Bloodstream Infection). Available from: http://www.cdc.gov/nhsn/PDFs/pscManual/4PSC_CLABScurrent.pdf.
8. Centers for Disease Control and Prevention [CDC]. Background Information: Terminology & Estimates of Risk. Guidelines for the Prevention of Intravascular Catheter-Related Infections (2011). Available from: https://www.cdc.gov/infectioncontrol/guidelines/bsi/background/terminology.html.
9. Horan TC, Andrus M, Dudeck MA. CDC/NHSN surveillance definition of health-care associated infection and criteria for specific types of infections in the acute care setting. Am J Infect Control. 2008;36(5):309-32.
10. Adler A, Yaniv I, Steinbery R, Solter E, Samra Z, Stein J, et al. Infectious complications of implantable ports and Hickman catheters in paediatric haematology-oncology patients. J Hosp Infect. 2006;62(3):358-65.
11. Maki DG, Kluger DM, Crnich CJ. The risk of bloodstream infection in adults with different intravascular devices: a systematic review of 200 published prospective studies. Mayo Clin Proc. 2006;81(9):1159-71.
12. Sievert DM, Ricks P, Edwards JR, Schneider A, Patel J, Srinivasan A, et al. Antimicrobial-resistant pathogens associated with healthcare-associated infections: summary of data reported to the national healthcare safety network at the centers for disease control and prevention, 2009e2010. Infect Control Hosp Epidemiol. 2013;34(1):1-14.
13. Flynn PM. Diagnosis and management of central venous catheter-related bloodstream infections in paediatric patients. Pediatr Infect Dis J. 2009;28(11):1016-7.
14. Raad I, Costerton W, Sabharwal U, Sacilowski M, Anaissie E, Bodey GP. Ultrastructural analysis of indwelling vascular catheters: a quantitative relationship between luminal colonization and duration of placement. J Infect Dis. 1993;168(2):400-7.
15. Donlan RM. Biofilms: microbial life on surfaces. Emerg Infect Dis. 2002;8(9):881-90.
16. Ceri H, Olson ME, Stremick C, Read RR, Morck D, Burret A. The Calgary Biofilm device: new technology for rapid determination of antibiotic susceptibilities for bacterial biofilms. J Clin Microbiol. 1999;37(6):1771-6.
17. Wolf J, Curtis N, Worth LJ, Flynn PM. Central line-associated blood stream infection in children: an update on treatment. PIDJ. 2013;32(8):905-10.
18. Rijnders BJ, Peetermans WE, Verwaest C, Wilmer A, Van Wijngaerden E. Watchful waiting versus immediate catheter removal in ICU patients with suspected catheter-related infection: a randomized trial. Intensive Care Med. 2004;30(6):1073-80.

19. Mimoz O, Pieroni L, Lawrence C, Costa Y, Samii K, Brun-Buisson C. Prospective, randomized trial of two antiseptic solutions for prevention of central venous or arterial cathetercolonization and infection in intensive care unit patients. Crit Care Med. 1996;24(11):1818-23.
20. Fowler Jr VG, Justice A, Moore C, Benjamin Jr DK, Woods CW, Campbell S, et al. Risk factors for hematogenous complications of intravascular catheter-associated Staphylococcus aureus bacteremia. Clin Infect Dis. 2005;40(5):695-703.
21. Loveday HP, Wilson JA, Pratta RJ, Golsorkhia M, Tinglea A, Bada A, et al. Epic 3: national evidence-based guidelines for preventing healthcare-associated infections in NHS hospitals in England. J Hosp Infect. 2014;86(Suppl. 1):S1-70.
22. Franklin JA, Gaur AH, Shenep JL, Hu XJ, Flynn PM. In situ diagnosis of central venous catheter-related bloodstream infection without peripheral culture. Pediatr Infect Dis J. 2004;23(7):614-8.
23. Raad I, Hanna H, Maki D. Intravascular catheter-related infections: advances in diagnosis, prevention, and management. Lancet Infect Dis. 2007;7(10):645-57.
24. Lebeaux D, Fernandez-Hidalgo N, Chauhan A, Lee S, Guigo JM, Almirante B, et al. Management of infections related to totally implantable venous-access ports: challenges and perspectives. Lancet Infect Dis. 2014;14(2):146-59.
25. Benjamin Jr DK, Miller W, Garges H, Benjamin DK, Ross E, McKinney RE, et al. Bacteraemia, central catheters and neonates: when to pull the line. Pediatrics. 2001;107(6):1272-6.
26. Zaoutis TE, Greves HM, Lautenbach E, Bilker WB, Coffin SE. Risk factors for disseminated candidiasis in children with candidemia. Pediatr Infect Dis J. 2004;23(7):635-41.
27. Marschall J, Mermel LA, Fakih M, Hadaway L, Kallen A, O'Grady NP, et al. Strategies to prevent central lineassociated bloodstream infections in acute care hospitals: 2014 update. Infect Control Epidemiol. 2014;35(7):753-71.
28. Zachariodakis IM, Zervou FN, Arvanitis M, Ziakas PD, Mermel LA, Mylonakis E. Antimicrobial lock solutions as a method to prevent central line-associated bloodstream infections: a meta-analysis of randomised controlled trials. Clin Infect Dis. 2014;59(12):1741-9.
29. Schoot RA, van Dalen EC, van Ommen CH, van de Wetering MD. Antibiotic and other lock treatments for tunnelled central venous catheter-related infections in childen with cancer. Cochrane Database Syst Rev. 2013 Jun 25;(6):CD008975.
30. Landry DL, Braden GL, Gobeille SL, Haessler SD, Vaidya CK, Sweet SJ. Emergence of gentamicin-resistant bacteraemia in hemodialysis patients receiving gentamicin lock catheter prophylaxis. Clin J Am Soc Nephrol. 2010;5(10):1799-804.
31. O'Grady NP, Alexander M, Burns LA, Dellinger PE, Garland J, Heard SO, et al. Guidelines for the prevention of intravascular catheter-related infections. Clin Infect Dis. 2011;52(9):e162-93.
32. Garland J, Alex C, Mueller C, Otten D, Shivpuri C, Harris M, et al. A randomised trial comparing povdone-iodine to a chlorhexidine gluonate impregnated dressing for prevention of central venous catheter infections in neonates. Pediatrics. 2001;107(6):1431-6.
33. Ho KM, Litton E. Use of chlorhexidine-impregnated dressing to prevent vascular and epidural catheter colonization and infection: a meta-analysis. J Antimicrob Chemother. 2006;58(2):281-7.
34. Lai NM, Chaiyakunapruk N, Lai NA, O'Riordan E, Pau WSC, Saint S. Catheter impregnation, coating or bonding for reducing central venous catheter-related infections in adults. Cochrane Database Syst Rev. 2013 Jun 6;6:CD007878.
35. Chelliah A, Heydon KH, Zaoutis TE, Rettig SL, Dominguez TE, Lin R, et al. Observational trial of antibiotic-coated central venous catheters in critically ill pediatric patients. Pediatr Infect Dis J. 2007;26(9):816-20.
36. Bhutta A, Gillam C, Honeycutt M, Schexnayder S, Green J, Moss M, et al. Reducation of bloodstream infections associated with catheters in paediatric intensive care unit: stepwise approach. BMJ. 2007;334(7589):362-5.

37. Weber JM, Sheridan RL, Fagan S, Ryan CM, Pasternack MS, Tomkins RG. Incidence of catheter-associated bloodstream infection after introduction of minocycline and rifampicin antimicrobial-coated catheters in a pediatric burn population. J Burn Care Res. 2012;33(4):539-43.
38. van de Wetering MD, van Woensel JB, Lawrie TA. Prophylactic antibiotics for preventing Gram positive infections associated with long-term central venous catheters in oncology patients. Cochrane Database Syst Rev. 2013 Nov 25;11:CD003295.

Seção IX

Disfunção Hepática

46 Insuficiência hepática aguda em crianças

Michele Luglio
Rayssa Zago de Gouveia Arcoverde

APÓS LER ESTE CAPÍTULO, VOCÊ ESTARÁ APTO A:

- Diagnosticar segundo critérios bem-estabelecidos, insuficiência hepática aguda/hepatite fulminante em pacientes pediátricos.
- Determinar as principais etiologias relacionadas à hepatite fulminante.
- Reconhecer os principais sintomas e determinar as principais modalidades de suporte necessárias.
- Reconhecer as indicações de transplante hepático para pacientes pediátricos com quadros de hepatite fulminante.

INTRODUÇÃO

A insuficiência hepática aguda é um evento raro na maioria das localidades, permanecendo endêmica em países em que as hepatites virais são altamente prevalentes. A partir das décadas de 1990 e 2000, uma mudança de padrão epidemiológico vem ocorrendo, com diminuição da etiologia viral e ascensão de eventos induzidos por drogas, em especial intoxicações por acetaminofeno, principalmente em países desenvolvidos[1]. Estudos norte-americanos estimam a incidência de 17 casos para 100 mil pacientes/ano em todos os grupos etários[2,3].

Na criança, as principais causas apresentam taxas diversas nas várias faixas etárias. Nos neonatos e lactentes têm grande importância as doenças metabólicas[4,5]. Nos pacientes mais velhos, por outro lado, vírus, hepatotoxicidade induzida por drogas e hepatite autoimune são as causas identificáveis mais comuns para evolução com falência hepática aguda[4,6].

DEFINIÇÃO E CLASSIFICAÇÃO

A primeira definição de insuficiência hepática aguda data da década de 1970 quando Troy e Davidson[7] descreveram pela primeira vez o termo original falência hepática fulminante como uma "lesão hepática grave, potencialmente reversível naturalmente e marcada pelo surgimento de sinais de encefalopatia hepática dentro de 8 semanas dos primeiros sintomas, na ausência de doença hepática preexistente".

Desde então, definições mais modernas surgiram, com diferentes tempos descritos para quantificar o intervalo entre o surgimento dos sintomas e o advento da encefalopatia hepática[8,9] (Figura 46.1).

Essa definição clássica, no entanto, foi considerada inadequada para os pacientes pediátricos. Tal fato deve-se à dificuldade na determinação exata da encefalopatia hepática e os diferentes graus na criança[5], bem como do potencial surgimento da falência hepática a partir de uma doença metabólica assintomática. Além disso, a duração da doença pode ser difícil de ser determinada, em especial nos indivíduos que se encontram nas primeiras semanas de vida.

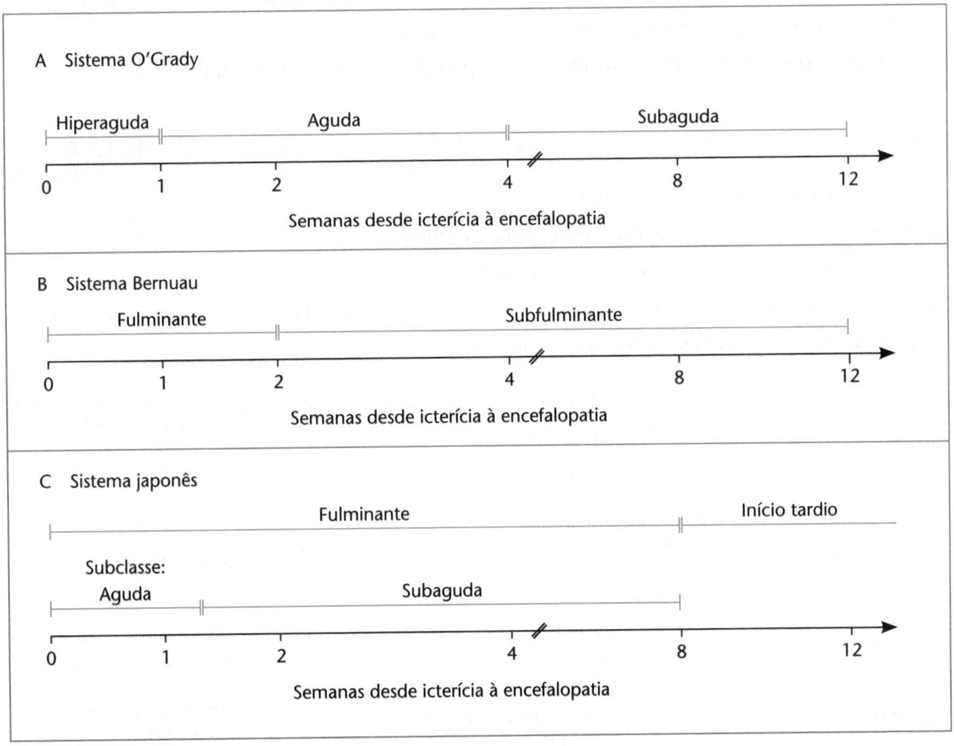

FIGURA 46.1 Sistemas para classificação da insuficiência hepática aguda (fonte: modificada de Bernal e Wendon[9]).

Com isso, no esforço de se resolver as ambiguidades envolvidas nessa questão, o *Pediatric Acute Liver Failure Study Group* (PALFSG) definiu um consenso quanto aos critérios pediátricos para determinação da insuficiência hepática aguda[10] (Quadro 46.1).

Também foi criada uma tabela, em consenso por especialistas do PALFSG, para definição de encefalopatia hepática no paciente pediátrico, nesse mesmo contexto (Tabela 46.1).

ETIOLOGIAS

A insuficiência hepática aguda pode ter causas divididas em diferentes subgrupos:

- Metabólicas: galactosemia, tirosinemia, hemocromatose, doença de Wilson, síndrome de Reye, distúrbios da oxidação de ácidos graxos, mitocondriopatias.
- Infecciosas: HAV, HBV, herpes simples, HHV6, EBV, enterovírus, adenovírus, parvovírus B19, dengue.
- Tóxicas: acetaminofeno, sulfamidas, ácido valproico, sulfasalazina, halotano, cogumelos (*Amanita* sp.), quimioterápicos.
- Autoimunes: hepatite de células gigantes, hepatite autoimune LKM ou LC1.
- Cânceres: linfo-histiocitose familiar, síndrome hematofagocítica, leucemias.
- Vasculares: doença veno-oclusiva, Budd-Chiari.
- Outras: doença hepática isquêmica, criptogênica (sem causa definida).

QUADRO 46.1 Critérios para definição de insuficiência hepática aguda em pediatria
▪ Evidência bioquímica de lesão hepática
▪ Ausência de antecedente pessoal de doença hepática crônica
▪ Coagulopatia não corrigível com uso de vitamina K
▪ INR > 1,5 em paciente com encefalopatia hepática ou INR > 2 na ausência de encefalopatia hepática

* Critérios definidos pelo *Pediatric Acute Liver Study Group*.

TABELA 46.1 Estágios de encefalopatia hepática em pediatria

Estágio	Sintomas clínicos	Reflexos	Sintomas neurológicos
Precoce (I e II)	Choro inconsolável, inversão do ciclo sono-vigília, perda de atenção	Hiper-reflexia	Não testáveis
Moderada (III)	Sonolência, estupor, combatividade	Hiper-reflexia	Normalmente não testáveis
Tardia (IV)	Comatoso, despertável ao estímulo álgico (IVa) ou arresponsivo (IVb)	Ausente	Descerebração ou decorticação

* Critérios definidos pelo *Pediatric Acute Liver Study Group*.

As relações dessas diferentes etiologias variam para as diversas faixas etárias. Em pacientes no período neonatal, as causas virais (echovírus, herpes simples e HHV-6, os mais comuns) e erros inatos do metabolismo (galactosemia, intolerância hereditária a frutose, tirosinemia tipo 1, mitocondriopatias, hemocromatose neonatal) são as mais descritas[11,12]. Já nos pacientes com mais de 1 ano de idade, ganham importância a toxicidade medicamentosa (em especial por acetaminofeno), as hepatites autoimunes e doenças virais[13]. As causas variam, não apenas segundo diferentes faixas etárias, mas também quanto a diferentes localidades (com diferenças especialmente entre países desenvolvidos e em desenvolvimento)[9].

Em uma série de casos de pacientes pediátricos com insuficiência hepática aguda[12], no entanto, 48% das causas seguiam indeterminadas após extensa investigação dos quadros clínicos. A indeterminação da causa era mais comum em pacientes com menos de 3 anos de idade.

FISIOPATOLOGIA

O dano hepatocelular intenso leva à perda progressiva das funções metabólicas do fígado. Dessa forma, pacientes evoluindo para insuficiência hepática aguda apresentam desregulação da homeostase de glicose, aumento da produção de lactato, diminuição da síntese de fatores de coagulação, redução na capacidade de metabolizar e excretar certos metabólitos tóxicos, determinadas drogas e bilirrubinas.

Como resultado, os pacientes evoluem com coagulopatia, hipoglicemia, acidose, aumento do risco de hemorragia gastrointestinal, convulsões e disfunção miocárdica. Translocação bacteriana é o evento comum nesses pacientes, com infecções por bactérias Gram-negativas e fungos sendo um complicador frequente. Diminuição na produção de fatores do complemento e proteínas de fase aguda pode contribuir para a resposta ineficaz à infecção.

Não é incomum a evolução para disfunção de múltiplos órgãos e sistemas (DMOS) nesses pacientes, como resultado de uma lesão microvascular. O processo de lesão endotelial em pequenos vasos ainda não é totalmente compreendido nesses pacientes, podendo refletir a interação de inúmeros componentes complexos, entre eles um *clearance* hepático ineficiente de mediadores inflamatórios, além do aumento da polimerização de actina[14]. Os efeitos clínicos dessa cascata deletéria (Figura 46.2) são manifestados com comprometimento cardiovascular, anormalidades de trocas gasosas (potencial evolução para síndrome do desconforto respiratório agudo [SDRA]), disfunção renal e coagulação intravascular disseminada (CIVD).

No que diz respeito à encefalopatia hepática, a fisiopatologia não é completamente compreendida. No entanto, aparentemente a hiperamonemia, associada ao aumento do fluxo sanguíneo cerebral e à inflamação exacerbada possuem papel central na gênese[16,17].

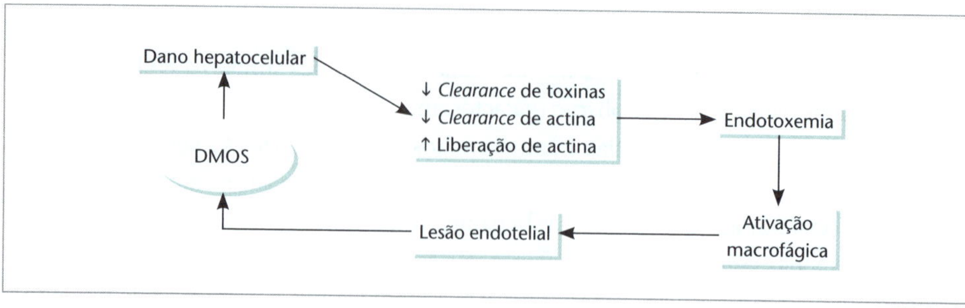

FIGURA 46.2 Esquematização da fisiopatologia do dano endotelial na insuficiência hepática aguda (fonte: modificada de Bucavalas, Yazigi e Squires[15]).

A hiperamonemia é relacionada ao aumento nos níveis intracelulares de glutamina nos astrócitos, levando ao inchaço e ao edema cerebral. O aumento do fluxo sanguíneo cerebral facilita a formação de edema por levar ao deslocamento de água para o interior dos astrócitos segundo gradiente de concentração de glutamina[15,18].

Além disso, a interação entre esses mecanismos e a ativação da resposta inflamatória sistêmica (SIRS) leva à piora na sintomatologia de encefalopatia hepática.

QUADRO CLÍNICO E COMPLICAÇÕES

A sintomatologia pode variar de acordo com as causas e a idade da criança[19,20]. Em recém-nascidos, a sintomatologia costuma ser marcada por icterícia e sintomas inespecíficos, como alteração mental (irritabilidade, sonolência, convulsões), aceitação inadequada de dieta e vômitos. O tempo de apresentação tende a variar com a etiologia, com apresentações muito precoces, logo após o nascimento, relacionadas a insultos intrauterinos, infecções congênitas e erros inatos do metabolismo.

Nos lactentes e escolares, normalmente é caracterizada uma fase de anorexia, mal-estar, náuseas, com icterícia manifestando-se na sequência. A encefalopatia hepática tende a se apresentar como no adulto, no entanto, o sintoma clássico de asterixe e tremores tendem a estar ausentes.

Laboratorialmente, há a elevação das enzimas hepáticas proporcional à lesão aos hepatócitos. Usualmente, encontram-se valores acima de 3.000 UI/L. No entanto, valores baixos de transaminases podem ser um achado que se relaciona a grau importante de necrose de hepatócitos[21]. Elevações de bilirrubina direta e alargamento de coagulograma (marcado por elevação de INR acima de 2,0 e diminuição de atividade de fator V – normalmente abaixo de 50%) são outros achados associados.

Hipoglicemia, alteração de função renal (aumento de ureia e creatinina) e hiperlactatemia são achados laboratoriais comumente associados ao quadro de hepatite fulminante.

Na Figura 46.3, estão listadas as complicações pré e pós-operatórias associadas à insuficiência hepática aguda.

Como complicações, merecem especial atenção no quadro de hepatite fulminante: edema cerebral e hipertensão intracraniana, hemorragias, insuficiência renal, insuficiência respiratória aguda/SDRA, SIRS e sepse, além de complicações metabólicas.

O edema cerebral com hipertensão intracraniana que ocorre na hepatite fulminante é considerado importante fator de risco para mortalidade. Morte, em quadros de insuficiência hepática aguda, pode ser atribuída a edema cerebral em 40% dos casos[22].

Hemorragia pode ocorrer espontaneamente em menos de 10% dos pacientes[21]. Habitualmente, a diminuição balanceada de fatores pró e anticoagulantes leva ao risco de sangramento apenas quando realizados procedimentos invasivos.

A insuficiência renal pode ser provocada por hipovolemia, necrose tubular aguda ou síndrome hepatorrenal. A síndrome hepatorrenal é definida como insuficiência renal progressiva, marcada por sódio urinário baixo e relação $Cr_{urinária}/Cr_{plasmática}$ elevada. Resulta de mecanismos de vasoconstrição renal desencadeados por vasodilatação esplâncnica. Pode ser precipitada por outros eventos como hemorragias gastrointestinais, sepse e desidratação.

O perfil hemodinâmico dos pacientes com insuficiência hepática aguda é descrito como hiperdinâmico, com índice cardíaco elevado e baixa resistência vascular periférica[21].

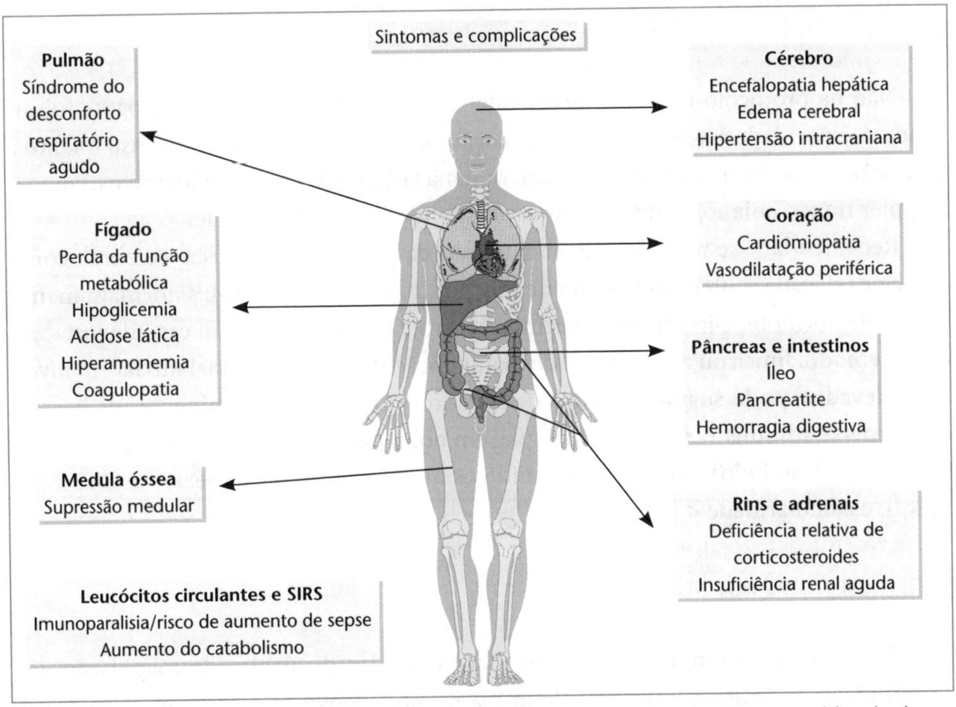

FIGURA 46.3 Sintomas e complicações de insuficiência hepática aguda (fonte: modificada de Bernal e Wendon[9]).

Os pacientes podem evoluir com insuficiência respiratória em virtude de edema pulmonar associado à sobrecarga hídrica, presente em cerca de 35% dos casos de hepatite fulminante.

SIRS é observada em 57% dos pacientes que evoluem com quadro de insuficiência hepática aguda[23]. O risco de evolução para quadros sépticos, maior que em outros grupos populacionais, explica-se pela relativa imunoparalisia. Os patógenos mais comumente associados são bactérias Gram-negativas, bactérias de flora cutânea e fungos (13 a 32% das infecções)[24].

Em termos metabólicos, hipoglicemia grave é frequente na hepatite fulminante. Quanto às anormalidades eletrolíticas, têm destaque hiponatremia, hipocalemia, hipofosfatemia e hipomagnesemia.

TRATAMENTO

A insuficiência hepática aguda é uma doença que requer cuidados intensivos de suporte de modo a promover a melhor evolução possível. O ponto fundamental é diminuir os efeitos e complicações do quadro. Serão separados o manejo pelos diversos comprometimentos apresentados.

Manejo do Edema Cerebral

Não há protocolo universalmente estabelecido para o manejo na hepatite fulminante. A prioridade é a redução e a prevenção de danos. Não existe consenso quanto à utilização de monitores de pressão intracraniana (PIC). Métodos não invasivos, como o Doppler transcraniano, podem ser uma possibilidade de monitoração.

Recomendam-se medidas de manutenção da pressão de perfusão cerebral, como cabeceira elevada a 30º e em posição neutra, controle de CO_2 em níveis normais, manutenção de normotermia e normoglicemia, controle estrito da dor. Em caso de instabilidade hemodinâmica ou necessidade de manutenção de pressão arterial média em níveis mais elevados, pode-se indicar o uso de noradrenalina. Se sinais iminentes de herniação, pode-se administrar manitol (0,5 g/kg em bolo) ou solução salina hipertônica a 3% (1 a 3 mL/kg em bolo), sempre observando os níveis seguros de Na sérico de 145 a 155 mEq/L e osmolaridade < 320 mOSm/L[21].

Manejo das Hemorragias Digestivas

Na ausência de sangramento ativo, a correção dos distúrbios de coagulação não é indicada na hepatite fulminante. Vitamina K endovenosa deve ser administrada aos pacientes na chegada à UTI. Sucralfato constitui a profilaxia preferencial para sangramentos gastrointestinais, uma vez que bloqueadores de receptores H_2 são associados a efeitos adversos neurológicos e não há estudos avaliando o papel de omeprazol para pacientes pediátricos.

Insuficiência Renal Aguda

Insuficiência renal aguda é evento comum em pacientes com hepatite fulminante. A indicação de diálise, nesses casos, não deve ser postergada. A preferência é por hemodiálise contínua. A síndrome hepatorrenal tende a reverter, na maioria dos casos, após o transplante hepático.

Manejo do Comprometimento Cardiopulmonar

Hipovolemia pode estar presente à admissão, no entanto, o manejo de volume para esses pacientes apresenta sérias limitações, devendo haver cuidado com sobrecarga hídrica na evolução. Drogas vasopressoras, em especial de ação alfa-adrenérgica, como a noradrenalina, são as primeiras opções no manejo da hipotensão.

Insuficiência respiratória hipoxêmica pode ocorrer, necessitando de ventilação mecânica. Raramente se indica ventilação não invasiva, em geral, por conta da necessidade de proteção de via aérea em graus mais profundos de encefalopatia.

Manejo dos Distúrbios Metabólicos

Como hipoglicemias são complicações frequentes, muitas vezes graves, existe a necessidade de aporte contínuo de glicose, muitas vezes em acesso central por conta das concentrações elevadas. Dieta enteral é recomendada e o início deve ser precoce, em especial por reduzir os riscos de hemorragia intestinal.

Suporte Extracorpóreo

Até o momento, *plasma exchange* de grande volume tem demonstrado aumentar a sobrevida destes pacientes sem a realização de transplante hepático, porém sem benefício demonstrado para aqueles submetidos ao transplante. Efeito atribuído à atenuação da atividade imune inata e reduzindo a disfunção de múltiplos órgãos pela redução acentuada dos mediadores pró-inflamatórios de monócitos e derivados de neutrófilos[25]. *Plasma exchange* parece promissor, porém requer mais estudos e escolha individualizada para a indicação. O uso concomitante com hemodiálise é descrito, porém pouco utilizado. A hemodiálise remove partículas de baixo peso molecular (incluindo amônia) e a hemofiltração remove substâncias de médio peso molecular (incluindo citocinas pró-inflamatórias)[26].

Alguns relatos recentes sugerem o uso de ECMO venovenosa como ponte para o transplante ou para o tratamento da hipoxemia refratária no período peritransplante[27]. Porém, paciente com disfunção hepática ainda é contraindicado para ECMO, necessitando assim de maiores estudos.

TRANSPLANTE HEPÁTICO

O transplante hepático segue sendo a principal terapêutica para insuficiência hepática aguda. Em crianças, as taxas de sobrevida em longo prazo no pós-transplante encontram-se em torno de 50 a 70% a depender da faixa etária[28].

A decisão quanto ao transplante passa pela possibilidade da doença que levou à hepatite fulminante apresentar resolução do quadro. Critérios objetivos têm grande importância epidemiológica, no entanto, a avaliação deve ser individualizada caso a caso[29]. A Tabela 46.2 traz um resumo dos critérios do King's College para transplante hepático, os mais comumente utilizados.

CONCLUSÕES

A compreensão dos desfechos da insuficiência hepática aguda em crianças ainda é escasso, por conta da insuficiência de dados de seguimento longitudinal de longo prazo de pacientes que sobreviveram com os fígados nativos.

Os pacientes com doença hepática causada por doenças mitocondriais apresentam menores chances de reversão espontânea do quadro. Recuperação espontânea, definida como sobrevida sem transplante em 3 semanas, é mais frequente em quadros isquêmicos e quadros induzidos por acetaminofeno[31]. A sobrevida geral, por sua vez, apresentou grande melhora com advento do transplante hepático de emergência, saltando de 15% para mais de 60%[32].

TABELA 46.2 Critérios do King's College para transplante hepático

Doença induzida por acetaminofeno (paracetamol)	Outras causas de insuficiência hepática aguda
▪ pH arterial < 7,3 (independente do grau de encefalopatia ou ▪ Encefalopatia graus III ou IV e ▪ TP > 100 segundos e ▪ Creatinina sérica > 3,4 mg/dL	TP > 100 segundos (independente do grau de encefalopatia) ou Quaisquer 3 dentre: ▪ Idade < 10 anos ou > 40 anos ▪ Etiologia: não A, não B, hepatite por halotano, reação idiossincrática a drogas ▪ Duração da icterícia > 7 dias do início da encefalopatia ▪ TP > 50 segundos ▪ Bilirrubina sérica > 18 mg/dL

PH: potencial (ou concentração) hidrogênico; TP: tempo de protrombina.
Fonte: modificada de O'Grady et al.[30].

REFERÊNCIAS BIBLIOGRÁFICAS

1. Fonseca-Neto OCL. Falência hepática fulminante: etiologia, manejo e indicação para transplante de fígado. ABCD Arq Bras Cir Dig. 2008;21(4):201-4.
2. Jain A, Mazariegos G, Kashyap R, Kosmach-Park B, Starzl TE, Fung J, Reyes J. Pediatric liver transplantation. A single-center experience spanning 20 years. Transplantation. 2002;73(6):941-7.
3. McDiarmid SV, Anand R, Lindblad AS; SPLIT Research Group. Studies of Pediatric Liver Transplantation: 2002 update. An Overview of demographics, indications, timing and imunossupressive practices in pediatrics transplantation in the United States and Canada. Pediatr Transplant. 2004;8(3):284-94.
4. Devictor D, Desplanques L, Debray D, Ozier Y, Dubousset AM, Valayer J, et al. Emergency liver transplantation for fulminant liver failure in infants and children. Hepatology. 1992;16(5):1156-62.
5. Durand P, Debray D, Mandel R, Baujard C, Branchereau S, Gauthier F, et al. Acute liver failure in infancy: a 14-year experience of a pediatric liver transplantation center. J Pediatr. 2001;139(6):871-6.
6. Dhawan A. Etiology and prognosis of acute liver failure in children. Liver Transpl. 2008;14(Suppl 2):S80-4.
7. Troy C, Davidson C. The management of fulminant heatic failure. Progress in liver disease. 1970;3:282-98.
8. Wlodzimirow KA, Eslami S, Abu-Hanna A, Nieuwoudt M, Chamuleau RA. Systematic Review: acute liver failure – one disease, more than 40 definitions. Aliment Pharmacol Ther. 2012;35(11):1245-56.
9. Bernal W, Wendon J. Acute liver failure. N Engl J Med. 2013;369(26):2525-34.
10. Narkewicz MR, Dell Olio D, Karpen SJ, Murray KF, Schwarz K, Yazigi N, et al.; Pediatric Acute Liver Failure Study Group. Patterns of diagnosis and evaluation for the causes of pediatric acute liver failure: an opportunity for quality improvement. J Pediatr. 2009;555(6):801-6.
11. Shanmugam NP, Bansal S, Greenough A, Verma A, Dhawan A. Neonatal liver failure: etiologies and management. State of the art. Eur J Pediatr. 2011;170(5):573-81.
12. Devictor D, Tissieres P, Afanetti M, Debray D. Acute liver failure in children. Clin Res Hepatol Gastroenterol. 2011;35(6-7):430-7.
13. Squires RH, Shneider BL, Bucuvalas J, Alonso E, Sokol RJ, Narkewicz MR, et al. Acute liver failure in children: the first 348 patients in the pediatric acute liver failure study group. J Pediatr. 2006;148(5):652-8.
14. Schiodt FV, Philpott-Howard J, Williams R. Bacterial and fungal infection in acute liver failure. Sem Liver Dis. 1996;23(4):713-8.
15. Bucavalas J, Yazigi N, Squires RH. Acute liver failure in children. Clin Liver Dis. 2006;10(1):149-68.
16. Jalan R, Olde Damink SW, Hayes PC, Deutz NE, Lee A. Pathogenesis of intracranial hypertension in acute liver failure: inflammation, ammonia and cerebral blood flow. J Hepatol. 2004;41(4):613-20.
17. Toflegi F, Larsen FS. Management of patients with fulminant hepatic failure and brain edema. Metab Brain Dis. 2004;19(3-4):207-14.
18. Vaquero J, Chung C, Blei AT. Cerebral blood flow in acute liver failure: a finding in search of a mechanism. Metab Brain Dis. 2004;19(3-4):177-94.
19. Baliga P, Alvarez S, Lindblad A, Zeng L; Studies of Pediatric Liver Transplantation Research Group. Posttransplant survival in pediatric fulminante hepatic failure: the SPLIT experience. Liver Transpl. 2004;10(11):1364-71.
20. Berg CL, Steffick DE, Edwards EB, Heimbach JK, Magee JC, Washburn WK, Mazariegos GV. Liver and intestine transplantation in the United States 1998-2007. Am J Transplant. 2009;9(4 Pt 2):907-31.
21. Tissieres P, Devictor DJ. Chapter 103: Acute liver failure and liver transplantation. In: Nichols DG, Shaffner DH. Roger's Textbook of Pediatric Intensive Care. 5th ed. Wolters Kluwer; 2016.
22. Lee WS, McKiernan P, Kelly DA. Etiology, outcome and prognostic indicators of childhood fulminant hepatic failure in the United Kigndom. J Pediatr Gastroenterol Nutr; 2005;40(5):575-81.

23. Rolando N, Wade J, Davalos M, Wendon J, Philpott-Howard J, Williams R. The systemic inflammatory response syndrome in acute liver failure. Hepatology. 2002;32(4 Pt 1):734-9.
24. Mekala S, Jagadisan B, Parija SC, Lakshminarayanan S. Surveillance for infectious complications in pediatric acute liver failure – a prospective study. Indian J Pediatr. 2015;82(3):260-6.
25. Larsen FS, Schmidt LE, Bernsmeier C, Rasmussen A, Isoniemi H, Patel VC, et al. High-volume plasma exchange in patients with acute liver failure: an open randomised controlled trial. J Hepatol. 2016;64(1):69-78.
26. Fujiwara K, Yasui S, Yokosuka O, Oda S, Kato N. A role of renal replacement therapy for acute liver failure. Hepatology. 2018;68(3):1204.
27. Nandhabalan P, Loveridge R, Patel S, Willars C, Best T, Vercueil A, et al. Extracorporeal membrane oxygenation and pediatric liver transplantation, 'a step too far?': results of a single-center experience. Liver Transpl. 2016;22(12):1727-33.
28. Farmer DG, Vernick RS, McDiarmid SV, Duffy JP, Kattan O, Hong JC, et al. Fulminant hepatic failure in children: Superior and durable outcomes with liver transplantation over 25 years at a single center. Ann Surg. 2009;250(3):484-93.
29. Tissieres P, Prontera W, Chevret L, Devictor D. The pediatric risk of mortality score in infants and children with fulminant liver failure. Pediatr Transplant. 2003;7(1):64-8.
30. O'Grady JG, Alexander GJ, Hayllar KM, Williams R. Early indicator of prognosis in fulminant hepatic failure. Gastroenterology. 1989;97(2):439-45.
31. Schiodt FV, Atillasoy E, Shakil AO, Schiff ER, Caldwell C, Kowdley KV, et al. Etiology and outcomes for 295 patients with acute liver failure in the United States. Liver Transpl Surg. 1999;5(1):29-34.
32. Mohamed El Moghazy W, Ogura Y, Mutsuko M, Harada K, Koizumi A, Uemoto S. Pediatric living--donor liver transplantation for acute liver failure: Analysis of 57 cases. Transpl Int. 2010;23(8):823-30.

47 Indicações e avaliação pré e pós-operatória do transplante hepático

Ana Cristina Aoun Tannuri
Uenis Tannuri

APÓS LER ESTE CAPÍTULO, VOCÊ ESTARÁ APTO A:
• Conhecer as indicações do transplante hepático na criança.
• Entender os principais aspectos da avaliação pré-operatória do transplante.
• Orientar o tratamento das principais complicações pós-operatórias imediatas do transplante hepático.
• Entender as complicações tardias do transplante hepático na criança.

INTRODUÇÃO

Nos últimos 30 anos, o transplante hepático na criança transformou-se em terapia eficaz, definitiva e universalmente aceita para as doenças hepáticas terminais. A sobrevida de longo prazo ultrapassa 80% e melhora a cada ano, em decorrência dos constantes avanços técnicos e dos aperfeiçoamentos no cuidado intensivo pós-operatório imediato e no controle clínico tardio.

INDICAÇÕES

Aproximadamente 60% dos transplantes em crianças são indicados por atresia de vias biliares (AVB). Outras afecções incluem hepatite fulminante por vírus ou droga, hipoplasia de vias biliares, deficiência de alfa-1-antitripsina, tirosinemia, doença de Wilson, colangite esclerosante primária e hepatite autoimune[1].

A AVB é uma colangiopatia obliterativa de etiologia desconhecida. Caracteriza-se clinicamente pelo aparecimento e persistência de icterícia já durante as primeiras semanas de vida, acompanhada de colúria e acolia fecal. No geral, são neonatos eutróficos, sem história de intercorrências no pré-natal.

Na suspeita da doença, deve-se realizar exame ultrassonográfico que pode revelar vesícula hipoplásica e/ou imagem de cordão fibroso, que é patognomômico da AVB. Quando os achados ultrassonográficos não são carcaterísticos, está indicada biópsia hepática, que demonstra fibrose portal e proliferação ductular.

O diagnóstico de AVB deve ser realizado o mais precocemente possível, pois quando feito em até 12 semanas de vida permite a realização de portoenterostomia de Kasai.

Quando a cirurgia permite drenagem biliar efetiva, os lactentes tornam-se anictéricos e podem evoluir com preservação de função hepática por anos e até décadas. Caso contrário, a doença progride de forma rápida e, no geral, há cirrose com necessidade de transplante com menos de 1 ano de idade. Mesmo as crianças com boa drenagem biliar com a cirurgia de Kasai necessitarão do transplante em alguma fase da vida.

No Brasil, a insuficiência hepática aguda ou hepatite fulminante é a segunda indicação mais frequente de transplante. Caracteriza-se por quadro grave de disfunção do órgão, com rápida evolução para encefalopatia e óbito em questão de horas quando não realizado o transplante. Em grande parte dos casos, não se consegue estabelecer a etiologia.

A hipoplasia das vias biliares ou ductopenia pode ser isolada ou sindrômica, caracterizando a síndrome de Alagille. Tal síndrome apresenta *facies* característica (dita de príncipe submarino), vértebras em asa de borboleta, embriotoxon posterior e cardiopatias, em especial estenose pulmonar. As crianças portadoras desta síndrome podem ou não evoluir para disfunção hepática e necessidade de transplante.

AVALIAÇÃO PRÉ-OPERATÓRIA

A avaliação das crianças hepatopatas engloba uma série de aspectos, visando à definição da gravidade da doença, ao acomentimento de outros órgãos e sistemas e à escolha do momento adequado à realização de um processo tão complexo e passível de complicações, como o transplante hepático.

Dessa forma, é realizado seguimento de perto com avaliações clínicas periódicas e exames. Quando indicado o transplante, são realizados exames hematológicos, bioquímicos, sorológicos, avaliação clínica geral, cardíaca, odontológica e imaginológica detalhadas, e a criança é inscrita na lista de espera para o transplante.

Até julho de 2006, a fila de candidatos ao transplante no Brasil era organizada por ordem cronológica, ou seja, o primeiro da fila era o que havia sido inscrito antes. Atualmente, a lista é organizada por gravidade, ou seja, todos os candidatos recebem um índice: *Pediatric End-Stage Liver Disease* (PELD) para crianças e *Model for End-Stage Liver Disease* (MELD) para adultos, que leva em conta nível sérico de albumina, tempo de protrombina, bilirrubina e outros dados. O primeiro da lista passa a ser, então, aquele que se encontra em situação mais grave (com maior índice).

Um ponto crucial logo antes da realização do transplante é a garantia de que o potencial receptor não esteja na vigência de um processo infeccioso, bacteriano ou viral. Pelo grande porte do procedimento e da necessidade de drogas imunossupressoras, há grande risco de agravamento de uma eventual infecção e evolução desfavorável.

DOADOR

A aceitação do potencial doador inclui compatibilidade ABO, testes de função hepática normais ou pouco alteradas e estabilidade hemodinâmica. Como a fila para o transplante é regional e única, a maioria dos doadores para as crianças é adulta.

É necessária a redução do fígado, implantando-se na criança apenas o lobo esquerdo. Quando a desproporção entre os pesos do doador e do receptor é muito grande (também nos transplantes intervivos), utiliza-se apenas o segmento lateral esquerdo.

Os critérios para seleção de doador vivo são bem restritos sendo aceitos apenas indivíduos saudáveis, sem comorbidades, com menos de 50 anos de idade, não obesos, sem história de tabagismo ou etilismo importante. Além disso são realizados vários exames no sentido de garantir que o doador vivo corra o menor risco anestésico-cirúrgico possível para realização da hepatectomia[2].

CIRURGIA DO RECEPTOR

A hepatectomia do receptor costuma ser difícil, em virtude da hipertensão portal, existência de portoenterostomia prévia, aderências intestinais e distúrbios de coagulação. Para a retirada do fígado doente, é necessário que se faça o clampeamento da veia cava inferior nas regiões supra e infra-hepáticas e das estruturas do hilo. Quando o fígado inteiro ou o lobo esquerdo são utilizados, a veia cava inferior retro-hepática do doador é transplantada junto com o enxerto. Inicia-se pela anastomose da veia cava supra-hepática, seguida da infra-hepática. Nos transplantes de segmento lateral esquerdo, anastomosa-se a veia supra-hepática esquerda na veia cava inferior do receptor. Na sequência, são feitas as reconstruções da veia porta e da artéria hepática e, por fim, faz-se o restabelecimento da via biliar pela anastomose biliodigestiva em Y de Roux (Figura 47.1)[1].

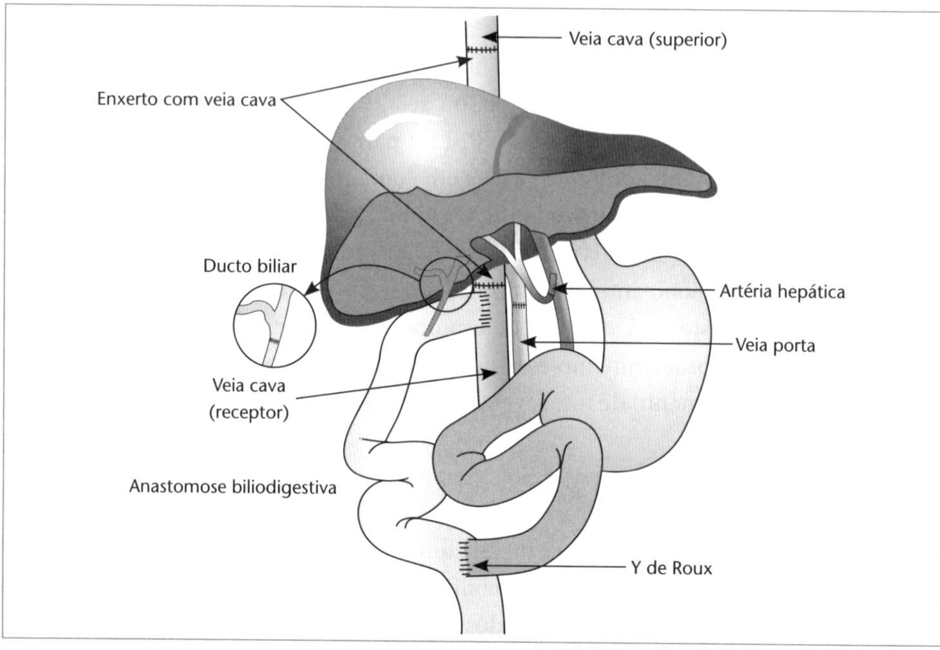

FIGURA 47.1 Esquema da cirurgia do transplante com fígado inteiro. Observar as anastomoses vasculares.

CUIDADOS PÓS-OPERATÓRIOS

Neurológicos

A avaliação inicial do *status* neurológico é difícil, graças à influência das drogas anestésicas cuja metabolização encontra-se alterada pelo inadequado funcionamento hepático e, eventualmente, renal. O nível de consciência é parâmetro fiel do funcionamento do fígado recém-transplantado, sendo imperativo que se evite a utilização de drogas com efeito sedativo no período pós-operatório precoce, principalmente benzodiazepínicos (metabolização hepática).

Convulsões podem ocorrer em até 30% das crianças após transplante hepático[3,4]. Dentre as causas, deve-se lembrar hipoglicemia, distúrbios hidroeletrolíticos, hipomagnesemia e níveis séricos muito altos de drogas imunossupressoras, como ciclosporina ou tacrolimo. Qualquer convulsão tônico-clônica generalizada sem causa definida e todas as convulsões focais implicam a realização de tomografia computadorizada de crânio para avaliar a possibilidade de sangramento em sistema nervoso central (SNC).

O não funcionamento primário do enxerto ocasiona edema cerebral e aumento da pressão intracraniana, podendo evoluir para morte encefálica em questão de dias ou até mesmo horas.

Respiratórios

Quase todos os pacientes chegam à unidade de terapia intensiva (UTI) com cânula endotraqueal, mas a extubação dos pacientes em condições estáveis geralmente é possível nas primeiras 48 horas. A necessidade de assistência ventilatória mais prolongada pode estar associada a: aumento do trabalho respiratório por edema pulmonar, derrame pleural, atelectasias, aumento da produção de gás carbônico, infecção ou obstrução de vias aéreas; ou diminuição da capacidade ventilatória por depressão respiratória decorrente de excesso de sedação ou disfunção hepática, desnutrição ou distúrbios metabólicos.

A sobrecarga hídrica gera edema pulmonar e derrame pleural, tipicamente à direita. Esse derrame é líquido ascítico que se desloca em razão da pressão negativa da cavidade pleural, através do diafragma direito lesado durante a cirurgia. O tratamento consiste no uso de diuréticos e na restrição de volume, pois o derrame é autolimitado, porém quando sintomático necessita de drenagem.

Os distúrbios hidroeletrolíticos, como hipofosfatemia, hipocalcemia, hipomagnesemia e hipocalemia, podem levar à disfunção muscular respiratória e à dificuldade de extubação.

As atelectasias são causa importante de dificuldade respiratória, especialmente nas crianças muito pequenas com ascite e distensão abdominal. Deve-se lembrar que nos desnutridos crônicos são inúteis e deletérias as tentativas de desmame ventilatório antes de nutri-los, pois levam apenas ao aumento de consumo energético e fadiga.

Por fim, os processos infecciosos, tanto pulmonares quanto sistêmicos, são causa frequente de disfunção respiratória no pós-operatório recente de transplante hepático.

Cardiovasculares

Todos os pacientes devem permanecer com monitoração eletrocardiográfica, medida de pressão arterial invasiva e não invasiva e pressão venosa central.

Mais de 70% dos pacientes apresentam hipertensão, muitas vezes necessitando de tratamento medicamentoso[5,6]. A causa é multifatorial, incluindo sobrecarga de volume, níveis elevados de renina, uso de corticoide e inibidores de calcineurina. A hipertensão é particularmente perigosa decorrente da associação frequente com coagulopatia e plaquetopenia. Além dos diuréticos, por vezes é necessária a utilização de nitroprussiato de sódio nos primeiros dias de pós-operatório, e medicações por via oral são gradualmente introduzidas, como a amilodipina e, eventualmente, os inibidores da enzima de conversão da angiotensina.

A hipotensão está associada à disfunção hepática, sangramentos abdominais e infecções sistêmicas. Finalmente, tem sido observado que aproximadamente 30% dos pacientes podem apresentar episódios de bradicardia de causa desconhecida, sem qualquer repercussão hemodinâmica[6].

Fluidos e Eletrólitos

Os pacientes geralmente apresentam hipervolemia ao fim da cirurgia, e o compartimento intravascular pode estar expandido, normal ou com volume reduzido. A monitoração da frequência cardíaca, da pressão venosa central, da pressão arterial e do débito urinário deve ser utilizada para o cálculo da necessidade hídrica inicial, que normalmente tem restrição de 60 a 80% da manutenção basal. Há, geralmente, hiponatremia dilucional, com sódio corpóreo total aumentado; dessa forma, não se adiciona esse eletrólito ao soro de manutenção. Em razão da lise celular no processo de isquemia-reperfusão do órgão transplantado, há tendência à hipercalemia, motivo pelo qual não se adiciona potássio ao soro.

É comum a necessidade de transfusão de concentrado de hemácias no intraoperatório; o ânion citrato presente no sangue estocado provoca quelação do íon cálcio, levando à hipocalcemia no pós-operatório imediato.

Na disfunção do enxerto, ocorre hipoglicemia; ao contrário, quando o fígado apresenta bom funcionamento, há tendência à hiperglicemia, pela situação de estresse pelo procedimento cirúrgico e ao uso de corticosteroides. Por isso, utiliza-se, inicialmente, solução glicosada a 5%, com monitoração periódica dos níveis glicêmicos.

Gastrointestinais

Após o transplante, há risco de ulceração de estômago e duodeno, secundária à situação de estresse e corticoterapia, razão pela qual todos os pacientes devem receber bloqueadores da secreção ácida do estômago.

Na vigência de sangramento digestivo, deve ser feito estudo da coagulação e eventual suspensão das medicações anticoagulantes e antiagregantes de plaquetas que estejam sendo utilizadas. A endoscopia digestiva alta é recurso importante para o diagnóstico e o tratamento dos sangramentos gastrointestinais, em grande parte dos casos. Na presença de varizes esofágicas sangrantes ou quando a fonte de hemorragia não for diagnosticada ao exame endoscópico, é necessária a realização urgente de ultrassonografia (USG) com Doppler de abdome, pois o sangramento pode ser manifestação de trombose da veia porta.

Conforme frisado, grande parte das indicações de transplante hepático na criança é representada por portadores de AVB, que foram submetidos previamente à portoenterostomia. Assim, na cirurgia do receptor é necessária a liberação de grande quantidade de aderências entre as alças intestinais e o fígado. Não é raro perfuração acidental dessas alças ou lesões seromusculares que passam despercebidas. O estado de imunodepressão do pós-operatório precoce do transplante é responsável por prejuízo nos processos de cicatrização e por mascarar os sinais e os sintomas de abdome agudo perfurativo. A indicação para realizar reexploração do abdome deve ser feita sempre que houver qualquer dúvida em relação à dor abdominal, aumento de débito de sonda nasogástrica ou íleo prolongado.

Tratamento do Enxerto Hepático

O processo de isquemia-reperfusão leva a lesões características no fígado recém-transplantado, conhecidas como lesões de preservação. A histologia na biópsia pós-reperfusão revela infiltrado neutrofílico sinusoidal e apoptose de hepatócitos. A evolução dessa lesão mostra balonização celular e colestase[7]. A lesão de preservação, presente em maior ou menor grau em todos os casos, produz uma curva enzimática característica, em que há elevação linear sérica de enzimas hepatocitárias, a partir do 1º dia de pós-operatório, declinando a partir do 4º ao 5º dia. Os níveis das enzimas canaliculares (particularmente a gamaglutamiltranspeptidase [GGT]) elevam-se mais gradualmente e sofrem queda lenta a partir do 7º ao 10º dia de pós-operatório.

Disfunção primária do enxerto

A causa mais comum de perda precoce do enxerto é a disfunção primária. É caracterizada por falência hepática aguda (encefalopatia, coagulopatia e instabilidade hemodinâmica), grande elevação sérica de enzimas hepáticas (transaminases acima de 2.500 IU/L) e desenvolvimento de falência de múltiplos órgãos (insuficiência renal e complicações pulmonares).

A causa da disfunção primária é a perda irreversível de função hepatocitária decorrente da lesão de isquemia-reperfusão. Os fatores de risco são: idade do doador > 50 anos, macroesteatose (> 30% dos hepatócitos), hipernatremia grave do doador (> 170 mEq/L) e tempo de isquemia fria prolongado (> 18 horas)[8].

Não há tratamento efetivo, e a sobrevida do paciente depende de retransplante precoce.

Oclusões vasculares

Trombose de artéria hepática

Entre as oclusões vasculares, a trombose da artéria hepática é a mais comum, especialmente nos transplantes intervivos, em que é realizada anastomose entre artérias de menor calibre[8]. Pode apresentar-se como falência hepática aguda, fístula biliar, febre intermitente ou elevação assintomática de enzimas. A correlação entre trombose de artéria hepática e complicações biliares deve-se ao fato de a irrigação da via biliar ser exclusivamente arterial.

Nas primeiras 2 semanas, a trombose arterial manifesta-se tipicamente como necrose hepática fulminante com rápida deterioração clínica. Há grande elevação das enzimas hepatocitárias, piora da coagulação e encefalopatia. As oclusões tardias podem ser assintomáticas, com formação de vasos colaterais que suprem o fígado.

O diagnóstico é feito pela ausência de fluxo na USG com Doppler, que é realizado diariamente na 1ª semana após o transplante, com índices de sensibilidade que chegam a 100%, dependendo da experiência do examinador. Nas oclusões precoces, é feita reexploração cirúrgica e trombectomia[9]. Quando a trombose decorre de alterações endoteliais ou calibre muito diminuto da artéria hepática do receptor, pode-se utilizar enxerto constituído de artéria ilíaca de doador cadavérico entre a aorta infrarrenal do receptor e a artéria do fígado transplantado[10]. Em alguns casos, há reincidência da trombose, sendo, então, necessário o retransplante. O aspecto peculiar refere-se aos transplantes intervivos, em que, nos primeiros dias de pós-operatório, a trombose da artéria hepática evolui de forma silenciosa, sem manifestações clínicas ou repercussões laboratoriais, com o diagnóstico feito apenas pela USG.

Na profilaxia da trombose arterial, utilizam-se antiagregantes plaquetários. Quando o *international normalized ratio* (INR) atinge níveis menores ou iguais a 3,5, inicia-se infusão de heparina intravenosa na dose de 100 U/kg/dia, mantida por 15 dias.

Trombose de veia porta

É menos frequente do que a trombose de artéria hepática. No entanto, crianças portadoras de AVB desenvolvem, com a progressão da cirrose, diminuição progressiva do calibre e do fluxo da veia porta, o que predispõe à ocorrência de trombose no pós-transplante. Manifesta-se como falência hepática (nas tromboses precoces), complicações da hipertensão portal (como sangramento de varizes esofágicas e encefalopatia) ou elevação assintomática de enzimas. O diagnóstico é feito por USG com Doppler, o que indica necessidade de reabordagem cirúrgica nas tromboses precoces, com bom índice de sucesso. Nesses casos, um bom artifício é a realização de enxerto vascular (que pode ser constituído da veia jugular interna da criança) entre a veia mesentérica superior do receptor e o ramo portal esquerdo do fígado transplantado[11]. Os casos tardios geralmente são assintomáticos ou apresentam hipertensão portal, que com o tempo pode ser compensada.

Obstrução de veias hepáticas

Nos casos de transplante do segmento lateral esquerdo (anastomose terminolateral da veia hepática esquerda na cava do receptor), pode ocorrer obstrução da veia hepática[12]. A trombose em si é rara, sendo mais possível de ser observada a estenose nessa anastomose, a partir de 1 mês de transplante. O paciente com obstrução das veias hepáticas apresenta hepatomegalia e ascite que, por vezes, é responsável pela formação de derrame pleural volumoso, levando à insuficiência respiratória.

A USG com Doppler detecta quando há grande aumento de velocidade de fluxo sanguíneo na região da anastomose, sendo indicada realização de cavografia. Por radiologia intervencionista, é possível dilatar a região da estenose ou colocar um *stent*, com alívio imediato dos sintomas[4].

A ocorrência de tais casos levou a modificações técnicas na confecção da anastomose, ampliando-se bastante tanto o óstio da veia hepática esquerda do fígado enxertado quanto a abertura da parede anterior da veia cava do receptor, levando praticamente ao desaparecimento da complicação nos casos mais recentes de transplante[12].

Deiscência da anastomose biliodigestiva

As complicações biliares ocorrem tipicamente após o 5º dia de pós-operatório. A fístula biliar manifesta-se como febre, dor em quadrante superior direito e saída de líquido bilioso pelos drenos abdominais. Há leucocitose, aumento das enzimas canaliculares e eventual formação de coleção detectada à USG. É necessária reabordagem cirúrgica para drenagem eficaz da coleção e detecção do local da fístula. Se o vazamento se originar da superfície cruenta do fígado, nos casos de transplantes parciais, a drenagem da coleção é suficiente. Em casos de deiscência da anastomose biliodigestiva, deve-se realizar nova anastomose com drenagem adequada.

Nas fístulas tardias de superfície cruenta e naquelas de difícil fechamento, deve-se considerar a possibilidade de estenose da anastomose biliodigestiva. A estenose também pode se manifestar pelo aumento de enzimas canaliculares; nesse caso, a biópsia hepática revela proliferação biliar.

A maioria das estenoses pode ser tratada por dilatação por colangiografia transparieto-hepática, na qual é colocado dreno biliar para moldar a anastomose por aproximadamente 6 meses. Quando o tratamento percutâneo não for possível, indica-se reabordagem cirúrgica.

Imunossupressão

Logo após a reperfusão do enxerto, administram-se 20 mg/kg de metilprednisolona; no dia seguinte, 5 mg/kg divididos em 4 doses, e diminui-se a dose diariamente até 5 mg, passando-se a 5 mg de prednisona, mantida por, pelo menos, 6 meses.

Além do corticosteroide, a droga imunossupressora de escolha atualmente é o tacrolimo (FK 506), um inibidor de calcineurina responsável pela inibição da ação da interleucina-2, que ativa o linfócito T, peça central no fenômeno da rejeição. É uma droga potencialmente nefrotóxica e, quando usada em níveis muito elevados, pode provocar vômitos, alterações do SNC e hipertensão arterial. Nos casos de lesão renal tardia provocada pelos inibidores da calcineurina, as doses administradas desses imunosupressores podem ser reduzidas, associando-se com outra droga de efeito similar e com menor toxicidade renal: micofenolato e sirolimo[13].

Cuidados Hematológicos

O sangramento intra-abdominal pode ocorrer nos primeiros dias de pós-operatório. Desse modo, é importante a monitoração periódica do nível sérico de hemoglobina e o débito dos drenos abdominais. O sangramento costuma ser de maior intensidade nos transplantes de fígado reduzido, decorrente da presença da superfície cruenta.

Há um quadro relativamente frequente no período pós-operatório precoce do transplante, denominado síndrome do coágulo retido. Após período inicial de melhora gradual da coagulação, contagem de plaquetas e diminuição do débito sanguíneo dos drenos, há aumento expressivo do sangramento intracavitário, com plaquetopenia e coagulopatia, que não revertem apesar da administração de hemoderivados. Com a melhora do funcionamento hepático, o sangue coletado na cavidade, pela hemorragia lenta e difusa, forma grandes coágulos, responsáveis pelo consumo local de plaquetas e fatores de coagulação, perpetuando o quadro de sangramento. É necessária, portanto, a laparotomia para limpeza da cavidade e remoção dos coágulos, com eventual hemostasia de algum sangramento ativo.

Doenças Infecciosas

São muito frequentes, visto que, em geral, os pacientes apresentam-se em condições prévias bastante comprometidas, desnutridos, com múltiplos locais de entrada de microrganismos (incisão, cateteres e sondas), adicionando-se as drogas imunossupressoras.

Nas primeiras semanas pós-transplante, as bactérias são os principais agentes infecciosos e, entre elas, os enterococos e as bactérias Gram-negativas da flora abdominal são os mais frequentes. Por essa razão, muitos centros utilizam uma combinação de ampicilina e cefotaxima profilaticamente no período perioperatório. Os sinais de infecção na criança submetida ao transplante podem ser variados, desde alterações laboratoriais sem sintomas clínicos, como leucocitose ou leucopenia, hiponatremia, elevação sérica de enzimas hepáticas e ureia, até quadros fulminantes de choque séptico irreversível. Toda febre indica a coleta de culturas e pesquisa de foco infeccioso, devendo-se introduzir prontamente antibioticoterapia específica ou ampla, quando não se identifica o agente.

As infecções fúngicas também são relativamente frequentes, sendo a *Candida albicans* o principal agente. Os fatores de risco são antibioticoterapia prolongada, complicações vasculares, perfurações de alça, reintubação, corticoterapia e retransplante. A doença disseminada é a forma mais comum de apresentação. Por essa razão, o fluconazol é utilizado profilaticamente nas primeiras semanas após o transplante.

As infecções virais geralmente ocorrem a partir do 1º mês, sendo o citomegalovírus o agente mais comum.

Deve-se salientar a relação que pode ocorrer entre a primoinfecção ou reativação do vírus Epstein-Barr (EBV) e doenças linfoproliferativas nas crianças submetidas ao transplante hepático, em uso de inibidores de calcineurina. O EBV apresenta tropismo por linfócitos e ativa a replicação dos linfócitos B. Em contrapartida, os inibidores de calcineurina suprimem o linfócito T. Desse desbalanço pode decorrer proliferação descontrolada de linfócitos B e desenvolvimento de doença linfoproliferativa[14].

Rejeição

Rejeição celular aguda

É muito frequente e a incidência pode chegar a 70% dos casos[7]. O pico de incidência é do 5º ao 10º dia de pós-operatório, e pode se manifestar com sintomas inespecíficos, como febre baixa e dor abdominal. Há aumento predominante de enzimas canaliculares (GGT), pois o processo inflamatório é feito por um infiltrado linfocitário no espaço porta, com agressão ductular e endotelial de ramos portais, e somente nos casos graves chega a ocorrer destruição de hepatócitos. O diagnóstico deve ser confirmado por biópsia, sendo, então, introduzido o tratamento que consiste em pulso de corticosteroide (20 mg/kg de metilprednisolona 1 vez/dia, durante 3 dias) e adequação da medicação imunossupressora, ocorrendo resolução do processo na maioria dos casos.

Rejeição crônica

Costuma aparecer após o 1º mês de transplante, apresentando-se como icterícia e prurido progressivos, por vezes acompanhados de acolia fecal. Há aumento de enzimas canaliculares, e o diagnóstico é firmado por biópsia hepática que mostra desaparecimento dos ductos biliares no espaço porta. O prognóstico é ruim e o tratamento consiste em aumento dos níveis de imunossupressores e, eventualmente, retransplante.

Recidiva da Doença Primária

Nas doenças de caráter autoimune, como hepatite autoimune e colangite esclerosante primária, pode haver recidiva do processo no enxerto, em que é necessária a manutenção de níveis mais elevados de corticosteroides para evitar que ocorra.

As hepatites virais B e C recorrem com grande frequência no fígado transplantado se não for realizada profilaxia adequada. Para o vírus B, administram-se imunoglobulina anti-VHB e análogos de nucleosídeos (lamivudina). Para profilaxia de recorrência do vírus C, utilizam-se interferon e ribavirina.

CONCLUSÕES

O transplante de fígado é o ato mais complexo da cirurgia moderna. Os pacientes podem apresentar diversas complicações, inclusive em decorrência do grave comprometimento do estado geral no período pré-operatório em função da doença de base. No entanto, é a única opção terapêutica para crianças com hepatopatias terminais irreversíveis.

REFERÊNCIAS BIBLIOGRÁFICAS

1. Tannuri U, Velhote M, Santos M, Gibelli NE, Ayoub AA, Maksoud Filho JG, et al. Pediatric liver transplantation: fourteen years of experience at the children institute in São Paulo, Brazil. Transplant Proc. 2004;36(4):941-2.
2. Andrade Wde C, Velhote MC, Ayoub AA, Silva MM, Gibelli NE, Tannuri AC, et al. Living donor liver transplantation in children: should the adult donor be operated on by an adult or pediatric surgeon? Experience of a single pediatric center. J Pediatr Surg. 2014;49(4):525-7.
3. Rick Harrison, Busuttil R, Klintmalm G. Postoperative Intensive Care Management in Children. Transplantation of the liver. 2nd ed. Philadelphia: Elsevier Sounders; 2005.
4. Casella EB, Marujo WC, Tannuri U, Gibelli NE, Ayoub AA. Complicações neurológicas do Transplante hepático em crianças: estudo de 44 casos. In: VIII Congresso Paulista de Pediatria, São Paulo; 1999.
5. Ganschow R, Nolkemper D, Helmker K, Harps E, Commentz JC, Broering DC, et al. Intensive care management after pediatric liver transplantation: a single-center experience. Pediatr Transplant. 2000;4(4):273-9.
6. Costa GA, Tannuri U, Delgado AF. Bradycardia in the early postoperative period of liver transplantation in children. Transplant Proc. 2010;42(5):1774-6.
7. Demetris A, Nalesnik M, Randhawa P, Wu T, Minervini M, Lai C, et al. Histological patterns of rejection and other causes of liver dysfunction. In: Busuttil and Klintmalm: Transplantation of the Liver. 2nd ed. Philadelphia: Elsevier Sounders; 2005.
8. Uemura T, Randall H, Sanchez E, Ikegami T, Narasinhan G, McKenna GJ, et al. Liver retransplantation for primary nonfunction: analysis of a 20-year single-center experience. Liver Transpl. 2007;13(2):227-33.
9. Gibelli NE, Tannuri U, Velhote MC, Santos MM, Gibelli NE. Hepatic artery thrombosis after pediatric liver transplantation: graft salvage after thrombectomy and reanastomosis. In: IV Congresso Brasileiro de Transplante de Fígado, Pâncreas e Intestino Delgado e III Encontro de Transplantadores de Pâncreas e Pâncreas-rim, Belo Horizonte; 2004.
10. Backes AN, Gibelli NE, Tannuri AC, Santos MM, Pinho-Apezzato ML, Andrade WC, et al. Hepatic artery graft in pediatric liver transplantation: single-center experience with 58 cases.Transplant Proc. 2011;43(1):177-80.
11. Gibelli NE, Tannuri AC, Tannuri U, Santos MM, Pinho-Apezzato ML, Maksoud-Filho JG, et al. Rex shunt for acute portal vein thrombosis after pediatric liver transplantation in children with biliary atresia. Transplant Proc. 2011;43(1):194-5.
12. Tannuri U, Tannuri AC, Santos MM, Miyatani HT. Technique advance to avoid hepatic venous outflow obstruction in pediatric living-donor liver transplantation. Pediatr Transplant. 2015;19(3):261-6.
13. Tannuri U, Gibelli NE, Maksoud Filho JG, Santos MM, Pinho-Apezzato ML, Velhote MC, et al. Mycophenolate mofetil promotes prolonged improvement of renal dysfunction after pediatric liver transplantation: experience of a single center. Pediatr Transplant. 2007;11(1):82-6.
14. Eshraghian A, Imanieh MH, Dehghani SM, Nikeghbalian S, Shamsaeefar A, Barshans F. Post--transplant lymphoproliferative disorder after liver transplantation: Incidence, long-term survival and impact of serum tacrolimus level. World J Gastroenterol. 2017;23(7):1224-32.

Seção X

Disfunção Hematológica e Oncologia

48 Distúrbios trombo-hemorrágicos no paciente gravemente doente

Adriana Stama Suzuki Daniel
Leonardo Calil Vicente Franco de Souza

APÓS LER ESTE CAPÍTULO, VOCÊ ESTARÁ APTO A:
• Reconhecer e investigar os principais distúrbios trombo-hemorrágicos nos pacientes em unidade de terapia intensiva.
• Definir o início do tratamento para tromboembolismo venoso, trombose arterial e coagulação intravascular disseminada.

INTRODUÇÃO

Apesar de pouco comum na população pediátrica geral, os distúrbios trombo-hemorrágicos vêm sendo cada vez mais reconhecidos como uma condição do paciente criticamente doente. O rápido reconhecimento e o manejo terapêutico são fundamentais, visto que representam condições clínicas de altas morbidade e mortalidade.

Nesse capítulo serão discutidos o tromboembolismo venoso (TEV), a trombose arterial e a coagulação intravascular disseminada (CIVD).

TROMBOEMBOLISMO VENOSO

Epidemiologia

A incidência do TEV, que inclui a trombose venosa profunda (TVP) e o tromboembolismo pulmonar (TEP), é de cerca de 0,07 a 0,14 para cada 10 mil crianças. Em crianças hospitalizadas, porém, essa frequência é de 100 a 1.000 vezes maior. O pico de distribuição é bimodal, com maiores incidências no período neonatal e na adolescência, sendo os sítios mais comumente acometidos: leito venoso renal, hepático, mesentérico e sistema nervoso central[1-3]. O fator de risco mais comum na faixa etária pediátrica é a presença de cateter venoso central (CVC), estando associado a praticamente 90% das tromboses em neonatos e a 60 a 70% em crianças maiores[4].

Patogênese

A cascata de coagulação tem por função formar e depositar trombina em sítios de lesão, bem como evitar eventos trombóticos. Para tanto, há equilíbrio entre as atividades pró e anticoagulantes endógenas. O modelo da clássica cascata da coagulação prediz que a ativação de cada fator de coagulação ative outro, culminando na formação de trombina. Esses fatores são numerados de XIII ao I e as sequências dividem-se em 2 vias: via intrínseca, na qual todos os componentes estão presentes no sangue; e na via extrínseca, na qual é necessária a presença da proteína de membrana celular subendotelial, o fator tecidual V para a ativação. Ainda, nessa complexa via, participam componentes celulares e moleculares[5,6]. A Figura 48.1 representa esse fenômeno.

A TVP ocorre quando existe um estado de pró-trombótico, classicamente descrito como a tríade de Virchow, em que há alterações da parede vascular, como alteração anatômica e disfunção endotelial; alterações do fluxo sanguíneo, como hipovolemia, hiperviscosidade, estase sanguínea, presença de corpo estranho e alteração na composição sanguínea, como hiperviscosidade, malignidade, disfibrinogenemias, aumento de agentes pró-coagulantes, deficiência de proteínas C e S, dislipidemia, deficiência de fibrinólise. Dados demonstram que 70 a 95% das crianças com eventos tromboembólicos apresentam pelo menos 2 fatores de risco associados[7].

Manifestações Clínicas e Diagnóstico

Os eventos trombóticos desencadeiam respostas do sistema de coagulação e anticoagulação com objetivo de restabelecer o equilíbrio hemostático. Dessa forma, embora a especificidade seja baixa, os marcadores de fibrinólise, como D-dímero, uma vez aumentados na circulação sanguínea podem colaborar com o diagnóstico. Outros exames laboratoriais incluem: análise dos níveis plasmáticos de fibrinogênio, protrombina, antitrombina, fatores V, VIII e de von Willebrand, inibidores de coagulação como ADAMTS13, proteínas C e S, entre outros. Exames de imagem como ultrassonografia com Doppler, tomografia computadorizada, ressonância magnética com ou sem angiografia, análise ecocardiográfica são meios de identificar a oclusão dos vasos sanguíneos[8].

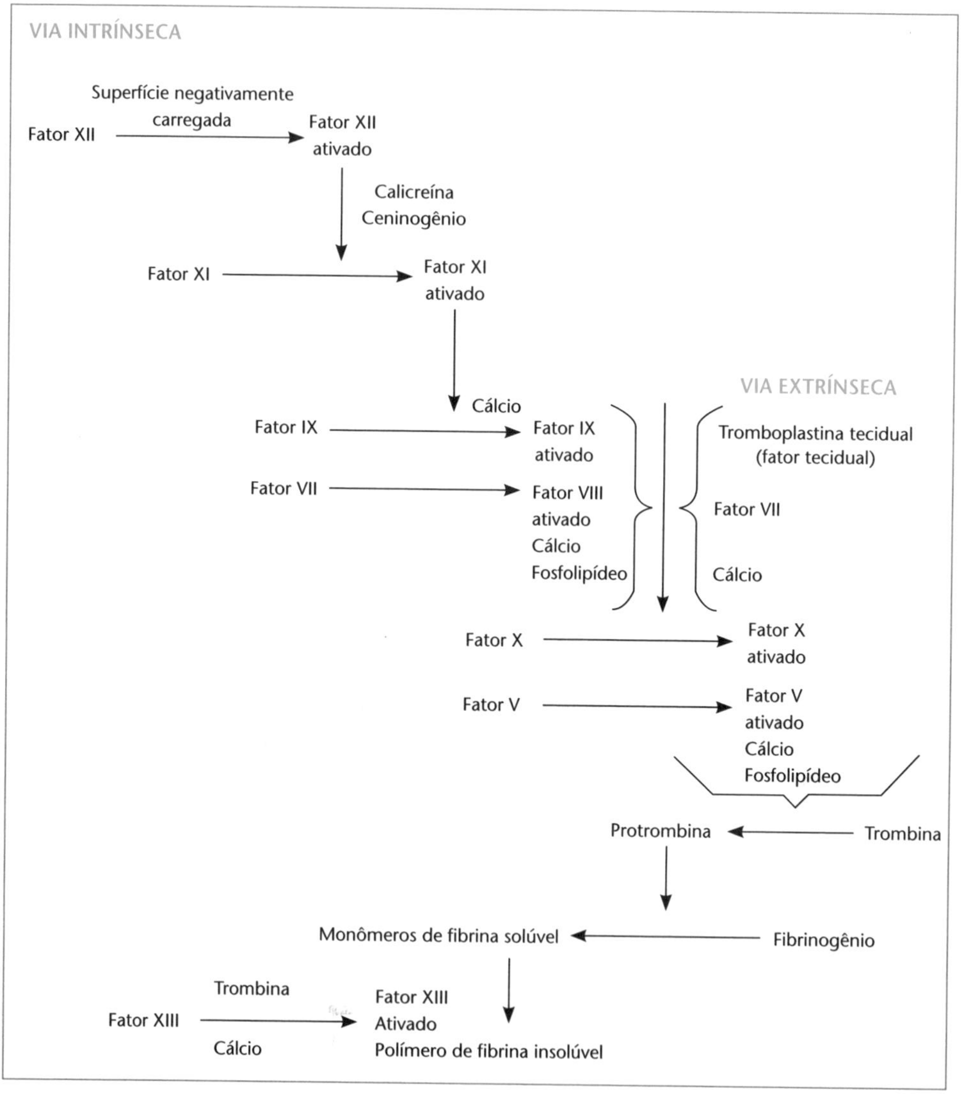

FIGURA 48.1 Cascata de coagulação.

O quadro clínico de TVP inclui os seguintes sinais e sintomas: edema e/ou aumento de diâmetro e/ou alteração de perfusão (cor, pulso, temperatura, eritema) e/ou dor local espontânea ou, em caso de membros inferiores, dor à dorso-flexão dos pés e/ou palpação de segmento subcutâneo perivenoso endurecido.

Em relação à TVP relacionada ao CVC, pode ser assintomática ou apresentar sinais e sintomas, como inflamação local e obstrução.

No âmbito da TVP, a morbidade e a mortalidade estão relacionadas à ocorrência de embolias, especialmente em leito pulmonar, recorrência do trombo e síndrome pós-trombótica[9,10].

Em relação às manifestações clínicas de TEP, podem ser observados dispneia, taquipneia, hipoxemia, dor pleurítica, hemoptise e estertores crepitantes. A ausculta cardíaca pode evidenciar hiperfonese de 2ª bulha cardíaca e taquicardia pode estar presente. Cianose e ritmo de galope também são descritos. O padrão-ouro para o diagnóstico de TEP relatado na literatura é a realização de angiografia pulmonar. Na impossibilidade, outros exames para auxílio diagnóstico de TEP são descritos na literatura como angiotomografia, ressonância magnética com contraste de gadolínio, cintilografia para análise de ventilação perfusão ecocardiografia[11-13].

Tratamento

Recomenda-se tratamento medicamentoso para pacientes com TVP ou TEP sintomáticos. Para pacientes pediátricos com TVP e TEP assintomáticos, dados de literatura não recomendam o tratamento rotineiro, devendo avaliar o risco-benefício individualmente. Para pacientes pediátricos sintomáticos, dados de literatura indicam que o tratamento reduz a recorrência dos eventos e mortalidade. A anticoagulação medicamentosa é indicada para situações como trombose oclusiva de veia porta oclusiva e em pacientes em pós-operatório de transplante hepático, trombose de veia renal em neonatos, trombose em átrio esquerdo. Na terapia medicamentosa, indica-se como primeira opção a heparina de baixo peso molecular ou antagonistas de vitamina K. Não é indicado rotineiramente a reposição de concentrado de antitrombina e proteína C[4].

Heparina não fracionada

A heparina não fracionada potencializa a ação inibitória da antitrombina na trombina e no fator Xa, podendo ser utilizada na profilaxia e no tratamento dos eventos trombóticos. As vantagens incluem meia-vida curta e rápida reversibilidade do mecanismo de ação. As desvantagens incluem dificuldade em monitorar laboratorialmente de forma adequada; limitação para neonatos, em razão dos baixos níveis de antitrombina e maior risco de desenvolver trombocitopenia induzida pela heparina, quando comparado à heparina de baixo peso molecular. A administração da droga é via endovenosa e a dose terapêutica preconizada de heparina não fracionada prediz ataque de 75 U/kg, em 10 minutos, seguida de manutenção de 28 U/kg/hora para pacientes com menos de 1 ano de vida e 20 U/kg/hora para pacientes com mais de 1 ano de vida. O controle laboratorial deve almejar o tempo de tromboplastina parcial ativada (TTPA) entre 55 e 85 segundos e ajustes na dose devem ser feitos conforme os resultados.

O principal efeito adverso relacionados ao uso de heparina não fracionada é a hemorragia. Em caso de hemorragia grave deve-se descontinuar o medicamento e administrar sulfato de protamina, baseada no fato de 1 mg de sulfato de protamina neutralizar 100 U de heparina.

Outros efeitos descritos incluem osteoporose e trombocitopenia induzida pela heparina[14].

Heparina de baixo peso molecular

A heparina de baixo peso molecular tornou-se a anticoagulação, tanto profilática como terapêutica, preferencial para pacientes pediátricos. Isso se deve à somatória de fatores que incluem características farmacocinéticas, via de administração subcutânea, baixa interação medicamentosa, risco reduzido em induzir trombocitopenia relacionada à heparina e osteoporose.

Dentre os medicamentos da classe de heparina de baixo peso molecular, a enoxaparina é o medicamento mais utilizado, sendo a dose terapêutica inicial para pacientes com menos de 5 kg de 1 a 2 mg/kg/dose, a cada 12 horas, e para pacientes com mais de 5 kg de 1 a 1,5 mg/kg/dose, a cada 12 horas. A dose deve ser ajustada conforme controle dos níveis da atividade do anti-Xa.

A heparina de baixo peso molecular induz alterações conformacionais na antitrombina, acelerando a inibição do fator Xa e interrompendo a cascata da coagulação sanguínea e consequentemente a formação do trombo. Recomenda-se manter os níveis de atividade do anti-Xa entre 0,5 e 1 U/mL imediatamente após a administração ou 0,5 a 0,8 U/mL, 2 a 6 horas após administração de heparina[8,14].

Antagonista de vitamina K

Os antagonistas de vitamina K possuem administração oral, podendo ser utilizados de forma profilática e terapêutica. Apresentam algumas limitações como necessidade de monitoração constante, interação medicamentosa, principalmente com antibióticos e anticonvulsivantes, e interação alimentar.

A vitamina K é cofator na síntese de fatores de coagulação II, VII, IX e X e de proteínas anticoagulantes C e S.

A varfarina é o medicamento mais utilizado, sendo a dose terapêutica inicial 0,33 mg/kg para crianças e 0,09 mg/kg para adolescentes, visando a manter INR de 2,0 a 3,0. Em pacientes com valvas mecânicas cardíacas e trombose recorrente, o INR alvo é 2,5 a 3,5[14,15].

Fondaparinux

O fondaparinux é um anticoagulante com ação similar à heparina e é um inibidor sintético e seletivo do fator Xa, em ação mediada pela antitrombina III. Dados de literatura sugerem utilização de 0,1 mg/kg, 1 vez ao dia, para crianças com mais de 1 ano. Atualmente é medicamento mais indicado em caso de pacientes com antecedente de trombocitopenia induzida pela heparina[14,16].

Agentes trombolíticos, embolectomia, inibidores de homeostase e filtro de veia cava

Evidências em literatura não recomendam uso rotineiro de agentes trombolíticos como estreptoquinase, realização de embolectomia, inibidores de homeostase como proteína C e antitrombina, mesmo em casos de trombose venosa maciça ou submaciça, pelo risco de complicações, principalmente ocorrência de hemorragias. Para indicação desses procedimentos, risco-benefício, localização e tamanho do trombo devem ser avaliados individualmente[4,8].

O uso de filtro de veia cava também não é rotineiramente indicado, devendo ponderar individualmente cada caso. Dados em literatura sugerem indicação em casos de impossibilidade de administrar terapia medicamentosa, comprometimento da função cardíaca em caso de trombose maciça, falha na terapêutica medicamentosa em paciente com alto risco de desenvolver fenômenos embólicos. Ressalta-se que a implementação do filtro de veia cava é procedimento possível em pacientes com mais de 10 kg.

Em caso de trombose relacionada ao cateter venoso central, com necessidade de remoção do dispositivo, recomenda-se iniciar anticoagulação antes da remoção imediata, medida preventiva a fenômenos embólicos[4].

Profilaxia

A profilaxia a eventos tromboembólicos inclui deambulação precoce, diminuir possíveis fatores de risco, uso de meias de compressão ou compressão pneumática intermitente e terapia medicamentosa. A indicação de cada terapêutica deve ser individualizada.

Os fatores de risco incluem imobilidade, uso de cateter venoso central, uso de estrógeno, cirurgia, doença inflamatória, antecedente familiar de trombofilia, obesidade, doença renal e oncológica, uso de asparaginase, infecção de corrente sanguínea, estado hiperosmolar, trauma[17-20].

As contraindicações absolutas à profilaxia farmacológica incluem sangramentos e níveis séricos plaquetários inferiores a 50.000/mm³. As contraindicações relativas incluem tumores sólidos intracranianos, realização de punção lombar em até 12 horas, hipertensão arterial sistêmica[18].

Trombocitopenia induzida pela heparina

A trombocitopenia induzida pela heparina (TIH) é uma complicação pró-trombótica, imunomediada com ativação de anticorpos sobre as plaquetas e aumento do risco de tromboses arterial e venosa. Trata-se de evento raro na pediatria, com dados em literatura demonstrando incidência de 1%, sendo relacionada ao uso de heparina não fracionada e heparina de baixo peso molecular[21,22]. Pode ser classificada em tipos I e II. A TIH tipo I é menos grave e mais frequente, geralmente inicia precocemente após o uso de heparina e raramente o valor sérico de plaquetas é inferior a 100.000/mm^3. O tipo II é mais grave, tardio e raro, sendo comum níveis plaquetários inferiores a 100.000/mm^3.

O diagnóstico é complexo e caracteriza-se por trombocitopenia após 5 a 10 dias da exposição à heparina e avaliação laboratorial da atividade plaquetária, identificação de anticorpos antiplaquetas e identificação da serotonina marcada com carbono 14. No caso de indisponibilidade de realização de testes diagnósticos laboratoriais, o diagnóstico deve ser guiado por achados clínicos. As manifestações clínicas mais frequentes incluem tromboembolismos venosos, especialmente trombose venosa e embolia pulmonar, trombos arterial, acidente vascular cerebral e infarto agudo do miocárdio.

Na presença da trombocitopenia induzida pela heparina, a descontinuação da heparina é mandatória, bem como uso de anticoagulantes alternativos[23-25].

TROMBOSE ARTERIAL

Epidemiologia

A trombose arterial é menos comum na faixa etária pediátrica, com incidência relatada de 8,5 para cada 10 mil crianças hospitalizadas.

As localidades mais comuns dos trombos arteriais, excetuando-se o sistema nervoso central, são extremidades e câmaras cardíacas[7].

Os principais fatores de risco associados são a idade abaixo de 6 meses (principalmente os neonatos) e a presença de um cateter arterial. Doenças cardíacas (congênitas ou adquiridas) e pós-operatório cardíaco, infecção, alteração vascular, doença inflamatória ou autoimune, malignidade e trombofilia são outros fatores associados[7].

Patogênese

A patogênese da trombose arterial assemelha-se à do TEV, com participação tanto das plaquetas quanto dos fatores de coagulação. Entretanto na formação dos trombos nas artérias, acredita-se haver predomínio do fenômeno de ativação plaquetária[26].

Manifestações Clínicas e Diagnóstico

Em geral, a manifestação inicial da trombose arterial de extremidades é a parestesia, seguida de palidez, redução ou ausência de pulso, diminuição da temperatura da pele e aumento do tempo de enchimento capilar[7].

A principal ferramenta para a confirmação diagnóstica dos trombos arteriais é a ultrassonografia com Doppler, principalmente nos casos de trombose de extremidades. Dependendo da localização, porém, pode-se optar por outros exames de imagem, como tomografia computadorizada, ressonância magnética, ecocardiografia e arteriografia[7].

Tratamento

Os casos de trombose arterial de extremidades, na presença de sintomas, podem ser tratados inicialmente com heparina não fracionada ou com heparina de baixo peso molecular. Quando houver isquemia significativa, podem ser considerados agentes trombolíticos ou trombectomia cirúrgica. Os casos de trombose arterial assintomática relacionadas ao cateter tendem a resolver-se espontaneamente após a retirada[7].

Na presença de trombose arterial, principalmente quando em outros sítios anatômicos, deve-se solicitar a avaliação de especialistas (principalmente hematologista e cardiologista) para guiar a terapêutica e a profilaxia secundária[7].

COAGULAÇÃO INTRAVASCULAR DISSEMINADA

A Sociedade Internacional de Trombose e Hemostasia (International Society on Thrombosis and Hemostasis [ISTH]) define a CIVD como uma síndrome caracterizada pela ativação sistêmica da coagulação sanguínea[27]. No contexto da terapia intensiva, várias condições podem desencadear essa condição, principalmente as envolvidas com um processo inflamatório exacerbado, como sepse, trauma, neoplasias, queimaduras etc.[27,28].

Epidemiologia

Na população pediátrica, há poucos dados referentes à incidência da CIVD, seja na população geral ou criticamente doente. Há relatos da incidência em torno de 1,1% em crianças entre 1 mês e 18 anos de idade. Dentre as etiologias listadas na Tabela 48.1, a sepse está envolvida na maioria dos casos (cerca de 95%), seguida do trauma mais grave (cerca de 5%)[29].

Patogênese

A CIVD tem início com a liberação de fator tecidual por células endoteliais e mononucleares, desencadeada pelo processo inflamatório. Há ativação da via extrínseca da cascata de coagulação, com início da formação de trombina. Esse processo é exacer-

TABELA 48.1 Etiologia de coagulação intravascular disseminada em crianças e adolescentes	
Sepse	Infecções bacterianas Infecções virais Infecções fúngicas Malária
Trauma	Neurotraumas Lesões por esmagamento Lesões por choque elétrico Queimaduras graves Afogamento
Malignidade	Leucemia linfoblástica aguda Leucemia promielocítica aguda Tumores sólidos
Toxinas	Acidentes ofídicos Drogas
Doenças gastrointestinais	Insuficiência hepática aguda Insuficiência hepática crônica
Distúrbios imunológicos	Reação hemolítica transfusional aguda Rejeição a transplantes Doenças autoimunes
Outros	Hemangiomas grandes

Fonte: adaptada de Rajagopal et al., 2017[29].

bado pela ativação e agregação plaquetárias, ativação de outros fatores de coagulação, inibição da fibrinólise e indução de efeitos inflamatórios nos leucócitos. Há, então, perpetuação da formação de trombos, com consumo de plaquetas e fatores de coagulação. Esse mecanismo também leva ao esgotamento de anticoagulantes endógenos, como a antitrombina e as proteínas C e S[29].

A redução nos níveis dos fatores de coagulação e plaquetas predispõe à coagulopatia, enquanto a formação exacerbada de trombina leva à trombose. As duas condições coexistem na CIVD de maneira dinâmica, podendo ou não estar em equilíbrio em momentos diferentes da doença[29,30].

Manifestações Clínicas

As manifestações clínicas da CIVD podem ser divididas em eventos hemorrágicos e trombóticos, como expostos na Tabela 48.2. Quando a hipercoagulação e a trombose predominam, como ocorre na maioria dos casos desencadeados por sepse ou trauma, a expressão se dá pela disfunção orgânica. Já o sangramento é a manifestação mais evidente quando o principal mecanismo fisiopatológico for a hiperfibrinólise, assim como acontece na leucemia promielocítica aguda. Quando ambos os hipercoagulação e hiper-

TABELA 48.2 Manifestações clínicas da coagulação intravascular disseminada

Manifestações hemorrágicas	Manifestações trombóticas
Sangramento em locais de punção venosa, drenos ou feridas operatórias	Tromboflebite em locais não habituais
Equimoses espontâneas ou desproporcionais à intensidade do trauma	Disfunção renal sem causa definida
Lesões bolhosas hemorrágicas em locais de exantemas virais prévios	Alterações do nível de consciência, confusão, crises convulsivas
Gengivorragia, epistaxe, hemorragia digestiva, hematúria	Síndrome do desconforto respiratório agudo sem causa definida
	Necrose cutânea
	Acrocianose

Fonte: adaptada de Rajagopal et al., 2017[29].

fibrinólise coexistirem, em última instância, há hemorragia maciça secundária à coagulopatia de consumo[29].

Laboratorialmente, a CIVD cursa com redução da contagem plaquetária, alargamento dos tempos de protrombina e tromboplastina parcial ativada, diminuição da fibrinogenemia e aumento dos marcadores de formação de fibrina (D-dímero, produtos de degradação da fibrina).

Diagnóstico

A ISTH recomenda o uso de uma pontuação para o diagnóstico de CIVD. Essa ferramenta, em adultos, demonstrou altas sensibilidade e especificidade. Embora não haja validação para crianças e adolescentes, ela vem sendo usada no contexto clínico[27,29,30].

- Primeiro passo (avaliação do risco): seguir o algoritmo apenas se o paciente apresentar uma condição que possa estar associada à CIVD.
- Segundo passo (avaliação geral da coagulação): solicitar tempo de protrombina, contagem de plaquetas, dosagem de fibrinogênio, marcadores relacionados à fibrina (D-dímero ou produtos de degradação da fibrina).
- Terceiro passo (pontuação dos exames): conferir a cada exame uma pontuação específica.
  - Tempo de protrombina:
    - Menor que 3 segundos: 0 ponto.
    - Entre 3 e 6 segundos: 1 ponto.
    - Maior que 6 segundos: 2 pontos.

    - Contagem de plaquetas:
        - Maior que 100.000/mm^3: 0 ponto.
        - Entre 50.000 e 100.000/mm^3: 1 ponto.
        - Menor que 50.000/mm^3: 2 pontos.
    - Dosagem de fibrinogênio:
        - Maior que 100 mg/dL: 0 ponto.
        - Menor que 100 mg/dL: 1 ponto.
    - Marcadores relacionados à fibrina:
        - Dentro da normalidade: 0 ponto.
        - Aumento moderado: 2 pontos.
        - Aumento importante: 3 pontos.
- Quarto passo (interpretação da pontuação): somar a pontuação de cada critério:
    - Maior ou igual a 5 pontos: compatível com CIVD clinicamente importante (repetir a pontuação diariamente).
    - Menor que 5 pontos: sugestivo de CIVD clinicamente insignificativa.

Além dos exames diretamente envolvidos no diagnóstico de CIVD, outros podem ser utilizados para complementar a investigação etiológica e investigar possíveis disfunções orgânicas. Dentre esses, incluem-se: tempo de tromboplastina parcial ativada, dosagem de hemoglobina, esfregaço de sangue periférico, leucograma, função renal, função e enzimas hepáticas, desidrogenase láctica, gasometria arterial, hemocultura e exames de imagem (radiografia de tórax, ressonância magnética de crânio).

O principal grupo de doenças a ser diferenciado da CIVD são as microangiopatias trombóticas (exemplos: síndrome hemolítico-urêmica, púrpura trombocitopênica trombótica). Clinicamente, esse diagnóstico diferencial não é simples, embora pacientes com CIVD tendam a ser mais instáveis. Além disso, um coagulograma alargado também fala mais a favor do diagnóstico de CIVD[31].

Tratamento

O tratamento da CIVD se baseia em alguns princípios: manejo da doença de base, suporte com transfusão de hemoderivados e inibição dos efeitos de excesso de trombina[27,29]. Além disso, o acompanhamento clínico e laboratorial de rotina, bem como a assistência precoce de especialistas, devem fazer parte da programação terapêutica dos pacientes[29].

Tratamento da doença de base

O controle da condição desencadeante é de extrema importância para o manejo da CIVD, sendo talvez o pilar terapêutico. Muitas vezes, há resolução espontânea da CIVD quando a doença de base é tratada de maneira eficaz[27,29].

Transfusão de hemoderivados

O uso de hemoderivados deve ser reservado para os pacientes com sangramento ativo ou com alto risco de sangramento, não apenas na presença de alterações laboratoriais.

A transfusão de plaquetas está indicada para pacientes com sangramento ativo e contagem plaquetária abaixo de 50.000/mm^3, ou profilaticamente para pacientes com alto risco de sangramento e contagem plaquetária abaixo de 20.000/mm^3. Nos quadros crônicos de CIVD, a transfusão profilática de plaquetas não está indicada[27,29].

O plasma fresco congelado deve ser reservado para pacientes com sangramento associado ao tempo de protrombina ou ao tempo de tromboplastina parcial ativada acima de 1,5 vez o valor da normalidade ou à fibrinogenemia abaixo de 150 mg/dL. Na ausência de sangramento, porém com algum dos critérios laboratoriais, pode-se considerar o plasma fresco preferencialmente antes de procedimentos invasivos[27,29]. Quando houver preocupação quanto à sobrecarga hídrica ou outra limitação ao plasma fresco, pode-se optar pelo complexo de protrombina[29].

Quando houver persistência de hipofibrinogenemia após uso do plasma fresco, recomenda-se crioprecipitado ou, alternativamente, concentrado de fibrinogênio[27,29]. Entretanto, na presença de uma dosagem de fibrinogênio abaixo de 50 a 75 mg/dL, o crioprecipitado pode ser usado como primeira etapa no controle de sangramentos[7].

Anticoagulantes

Nos casos de pacientes com predomínio de manifestações clínicas decorrentes de trombose, deve-se considerar a anticoagulação com heparina, exceto nos casos em que haja evidência de sangramento. Nos pacientes pediátricos, há preferência pela heparina não fracionada em infusão contínua, pela sua menor meia-vida e possibilidade de reversão dos efeitos com protamina. Já em adultos, a primeira escolha nesses casos é a heparina de baixo peso molecular. O uso de doses profiláticas de heparina (não fracionada ou de baixo peso molecular) pode ser considerado nos pacientes sem sangramento ativo[27,29]. O acompanhamento da anticoagulação com heparina não fracionada, nos casos de CIVD, é dificultado, uma vez que o tempo de tromboplastina parcial ativada não é confiável nessa situação[29,30].

Outras agentes anticoagulantes, como concentrado de antitrombina, proteína C ativada recombinante e trombomodulina humana recombinante, não são indicados no tratamento da CIVD pediátrica[29].

Outras medidas

Agentes antifibrinolíticos não estão recomendados[29]. Já o fator VIIa recombinante deve ser reservado para casos específicos, quando houver hemorragia com risco à vida, sem resposta a todas as outras medidas terapêuticas[7].

CONCLUSÕES

Apesar de pouco comuns na população pediátrica geral, os distúrbios trombo-hemorrágicos ganham importância nos pacientes criticamente doentes. Além da maior incidência nos pacientes na unidade terapia intensiva pediátrica, essas condições podem trazer graves consequências, piorando o desfecho clínico. Por esse motivo, o conhecimento se faz importante para os médicos que assistem esse perfil de pacientes.

REFERÊNCIAS BIBLIOGRÁFICAS

1. Jung HL. Venous thromboembolism in children and adolescents. Blood Res. 2016;51(3):149-51.
2. Beck C, Dubois J, Grignon A, Lacroix J, David M. Incidence and risk factors of catheter-related deep vein thrombosis in a pediatric intensive care unit: A prospective study. J Pediatr. 1998;133(2):237-41.
3. Graya BW, Gonzalez R, Warrier K, Stephens L, Drongowski R, Pipe SW, et al. Characterization of central venous catheter-associated deep venous thrombosis in infants. J Pediatr Surg. 2012;47(6):1159-66.
4. Monagle P, Cuello CA, Augustine C, Bonduel M, Brandão LR, Capman T, et al. American Society of Hematology 2018 Guidelines for management of venous thromboembolism: treatment of pediatric venous thromboembolism. Blood Adv. 2018;2(22):3292-316.
5. Davie EW, Ratnoff OD. Waterfall sequence for intrinsic blood clotting. Science. 1964;145(3638):1310-2.
6. Seligsohn U. Factor XI in heamostasis and thrombosis: past, present and future. Thromb Haemost. 2007;98(1):84-9.
7. Nichols DG, Shaffner DH. Rogers' Textbook of Pediatric Intensive Care. Philadelphia: Wolters Kluwer; 2016.
8. Schneppenheim R, Greiner J. Thrombosis in infants and children. Hematology Am Soc Hematol Educ Program. 2006:86-96.
9. Langan CJ, Weingart S. New diagnostic and treatment modalities for pulmonary embolism: one path through the confusion. Mt Sinai J Med. 2006;73(2):528-41.
10. Haeger K. Problems of acute deep venous thrombosis. The interpretation of signs and symptoms. Angiology. 1969;20(4):219-23.
11. Patocka C, Nemeth J. Pulmonary embolism in pediatrics. J Emerg Med. 2012;42(1):105-16.
12. Worsley DF, Alavi A. Comprehensive analysis of the results of the PIOPED Study. Prospective Investigation of Pulmonary Embolism Diagnosis Study. J Nucl Med. 1995;36(12):2380-7.
13. Tapson VF. Acute pulmonary embolism. N Engl J Med. 2008;358(10):1037-52.
14. Dabbous MK, Sakr FR, Malaeb DN. Anticoagulant therapy in pediatrics. J Basic Clin Pharm. 2014 Mar; 5(2): 27-33.
15. Streif W, Mitchell LG, Andrew M. Antithrombotic therapy in children. Curr Opin Pediatr. 1999;11(1):56-64.
16. Young G, Yee DL, O'Brien SH, Khanna R, Barbour A, Nugent DJ. FondaKIDS: a prospective pharmacokinetic and safety study of fondaparinux in children between 1 and 18 years of age. Pediatr Blood Cancer. 2011;57(6):1049-54.
17. Takemoto CM, Sohi S, Desai K, Bharaj R, Khanna A, McFarland S, et al. Hospital-associated venous thromboembolism in children: incidence and clinical characteristics. J Pediatr. 2014;164(2):332-8.
18. Branchford BR, Mourani P, Bajaj L, Manco-Johnson M, Wang M, Goldenberg NA. Risk factors for in-hospital venous thromboembolism in children: a case-control study employing diagnostic validation. Haematologica. 2012;97(4):509-15.
19. Ho KM, Tan JA. Stratified meta-analysis of intermittent pneumatic compression of the lower limbs to prevent venous thromboembolism in hospitalized patients. Circulation. 2013;128(9):1003-20.

20. Arabi YM, Khedr M, Dara SI, Dhar GS, Bhat SA, Tamim HM, et al. Use of intermittent pneumatic compression and not graduated compression stockings is associated with lower incident VTE in critically ill patients: a multiple propensity scores adjusted analysis. Chest. 2013;144(1):152-9.
21. Ahmed I, Majeed A, Powell R. Heparin induced thrombocytopenia: diagnosis and management update. Postgrad Med J. 2007;83(983):575-82.
22. Obeng EA, Horney KM, Moniz T, Arnold A, Neufeld EJ, Trenor CC. Pediatric heparin-induced thrombocytopenia: prevalence, thrombotic risk, and application of the 4Ts scoring system. J Pediatr. 2015;166(1):144-50.
23. Warkentin TE. Clinical presentation of heparin-induced thrombocytopenia. Semin Hematol. 1998;35(4 Suppl. 5):9-16.
24. Robinson JA, Lewis BE. Plasmapheresis in the management of heparin-induced thrombocytopenia. Semin Hematol. 1999;36(1 Suppl. 1):29-32.
25. Chong BH, Eisbacher M. Pathophysiology and laboratory testing of heparin-induced thrombocytopenia. Semin Hematol. 1998;35(4 Suppl. 5):3-8.
26. Prandoni P. Venous and arterial thrombosis: is there a link? Adv Exp Med Biol. 2017;906:273-83.
27. Wada H, Thachil J, Di Nisio M, Mathew P, Kurosawa S, Gando S, et al. Guidance for diagnosis and treatment of DIC from harmonization of the recommendations from three guidelines. J Thromb Haemost. 2013 Feb 4.
28. Hunt BJ. Bleeding and coagulopathies in critical care. N Engl J Med. 2014;370(9):847-59.
29. Rajagopal R, Thachil J, Monagle P. Disseminated intravascular coagulation in paediatrics. Arch Dis Child. 2017;102(2):187-93.
30. Levi M, Toh CH, Thachil J, Watson HG. Guidelines for the diagnosis and management of disseminated intravascular coagulation. British Committee for Standards in Haematology. Br J Haematol. 2009;145(1):24-33.
31. Wada H, Matsumoto T, Suzuki K, Imai H, Katayama N, Iba T, et al. Differences and similarities between disseminated intravascular coagulation and thrombotic microangiopathy. Thromb J. 2018;16:14.

49 Uso racional de hemocomponentes na criança gravemente doente

Claudio Carneiro Borba
Felippe Nagata Otoch
Hélio Massaharo Kimura

APÓS LER ESTE CAPÍTULO, VOCÊ ESTARÁ APTO A:

- Indicar e prescrever os principais hemocomponentes para o paciente crítico.
- Reconhecer e tratar os possíveis efeitos adversos relacionados à transfusão de hemoderivados.

INTRODUÇÃO

A transfusão de hemocomponentes é uma intervenção frequente nos hospitais, particularmente nos pacientes críticos.

A anemia está presente em aproximadamente 33% nas crianças admitidas em unidade de terapia intensiva (UTI) e 41% delas a desenvolvem durante a internação[1]. O motivo principal da transfusão nesta população tem sido historicamente a anemia estável.

A anemia é comum nestes pacientes críticos e decorre por várias razões: hemodiluição por soluções intravenosas, coleta de sangue para exames laboratoriais, diminuição da produção da eritropoietina secundária às citocinas inflamatórias e metabolismo anormal do ferro[2].

A transfusão de concentrado de hemácias (CH) nos pacientes anêmicos tem como objetivo melhorar a oferta de oxigênio (DO_2), a qual teórica e matematicamente é dada pela equação $DO_2 = DC \times [(1{,}39 \times \text{hemoglobina} \times SaO_2) + (PaO_2 \times 0{,}003)]$, em que DC: débito cardíaco; SaO_2: saturação de oxigênio da hemoglobina[3]. Entretanto, estudos clínicos demonstram que a transfusão pode não ser acompanhada com este objetivo. Além do mais, há dados conflitantes sobre os efeitos da transfusão de CH no consumo de oxigênio (VO_2) e na oxigenação tecidual[4,5].

Dessa forma, os componentes sanguíneos devem ser considerados agentes terapêuticos com potenciais benefícios, bem como, efeitos adversos. Embora os riscos infecciosos da transfusão tenham sido diminuídos, riscos de imunomodulação, TRALI (*transfusion-related acute lung injury*) e TACO (*transfusion-associated circulatory injury*) tem sido mais documentado[6].

O sangue total (ST) de um doador é fracionado por aférese em quatro componentes: concentrado de hemácias (CH), plasma, plaquetas e crioprecipitado (Tabela 49.1). A utilização judiciosa de hemocomponentes visa ao aproveitamento integral de uma doação (limitado número de doadores), beneficiando potencialmente vários pacientes.

Estudos randomizados com adultos têm demonstrado a segurança da estratégia restritiva na terapia transfusional; refletindo na adoção de diretrizes para a redução das transfusões de CH e plasma nos hospitais americanos a partir de 2011. Entretanto, esta redução não foi observada na população pediátrica e na administração de plaquetas, pela limitação de evidências clínicas[2].

COMPONENTES COM HEMÁCIAS

O CH é o produto de escolha para reposição durante a cirurgia, perda sanguínea e transfusão esporádica.

A anemia é comum na criança gravemente doente, sendo observada em 74% das crianças internadas em UTI por mais de 2 dias.

Em 2007, Lacroix et al.[8] em estudo randomizado multicêntrico, demostrou que a estratégia restritiva de transfusão de CH (Hb ≤ 7,0 g/dL) comparada com a liberal (Hb ≤ 9,5 g/dL) em crianças hemodinamicamente estáveis, internadas em UTI, apresentaram as mesmas taxas de novas disfunções orgânicas. Além disso, houve redução em 50% nas transfusões sanguíneas.

A despeito das evidências que a estratégia restritiva de transfusão de CH em pacientes hemodinamicamente estáveis não é inferior a estratégia liberal, é praticada parcialmente pelos pediatras intensivistas.

Em decorrência da falta de consenso na prática de transfusão sanguínea nos pacientes críticos pediátricos, foi organizado pela Pediatric Critical Care Transfusion and Anemia Expertise Initiative (TAXI) uma atualização das diretrizes para a transfusão sanguínea nos pacientes pediátricos, de âmbito multidisciplinar e internacional, baseadas em evidências científicas ou, na sua ausência, por consenso de especialistas[8-11].

TABELA 49.1 Características dos componentes sanguíneos

Componente sanguíneo	Conteúdo	Volume (mL)	Plasma (mL)	Validade
Hemácias				
Sangue total	CH (Ht 40-45%), leucócitos, plasma, plaquetas (inviável)	500-515	~300	21-35 dias a 1-6º C (dependendo do anticoagulante) 24 h se não refrigerado
Concentrado de hemácias	CH (Ht 60-80%), leucócitos, plasma, plaquetas (inviável)	250-300	~25-50	21-42 h a 1-6º C (dependendo do anticoagulante)
CH leucorreduzido (filtrado)	CH (Ht 90%), plasma mínimo	200	Mínimo	21-42 h a 1-6º C (dependendo do anticoagulante)
CH lavado	CH (Ht 60%) alguns leucócitos	340	0	24 h
CH congelado	CHb (Ht 90%) mínimo de leucócitos e plaquetas (inviável)	170-190	0	10 anos a – 80º C
Plaquetas				
Único doador (aférese)	Plaquetas, alguns leucócitos, hemácias e plasma ≥ 3 x 10^{11} plaquetas/unidade	~300 (200-400)	~250	Aberto, 24 h a 20-24º C com agitação contínua Fechado, 5 dias a 20-24º C com agitação contínua
Randômica	≥ 5,5 x 10^{10} plaquetas/unidade	50	50	
Produtos derivados do plasma				
Plasma fresco congelado (congelado em 6-8 h pós-flebotomia	Plasma com todos os fatores da coagulação e inibidores, complemento, fibrinogênio, albumina, globulina, fibrinogênio, albumina, globulina	Sangue total do doador: 200-250 mL Aférese: 400-600	200-250 400-600	1 ano a –18ºC; 24 h a 1-6º C desde descongelado
Plasma fresco com 24 h (separado do sangue total armazenado a 4-6 º C em 24 h da coleta)	Plasma com todos os fatores da coagulação e inibidores, mas com baixo nível de fator V e VIII; complemento, fibrinogênio, albumina, globulina	200-250	200-225	1 ano a –18ºC; 24 h em 1-6º C após descongelado
Crioprecipitado-plasma reduzido (plasma fresco congelado induzido a frio para remoção de precipitado)	Similar ao plasma fresco congelado, mas com deficiência de fatores XIII, VIII, fibrinogênio, fator de von Willebrand	200-225	200-225	1 ano a –18º C; 24 h a 1-6 C após descongelado
Crioprecipitado	Fator VIII (mínimo de 80 UI), XIII, fibrinogênio (mínimo de 150 mg), fator de von Willebrand, plasma, fibronectina	5-20	5-20	1 ano a –18º C; 4-6 h à temperatura ambiente após descongelado

CH: concentrado de hemácias; Ht: hematócrito.

As principais recomendações, muitas com baixa evidências científicas, são listadas e apresentadas na Figura 49.1.

Em contrapartida, alguns autores[16] questionaram o aumento de mortalidade pediátrica associada com o uso da transfusão restritiva com Hb < 7 que apresenta aumento no risco absoluto de mortalidade de 7,2%, aumento de risco relativo de mortalidade de 24,9 % e um *Number-Needed-to-Hazard* (NNH) de 13,8 quando comparadas com transfusão liberal[16].

Declaração de Boas Práticas

- Ao decidir transfundir uma criança criticamente doente, recomenda-se considerar não somente a concentração de Hb, mas também o contexto clínico (sintomas, sinais, resultados de exames laboratoriais etc.).
- Na criança criticamente enferma ou com risco de doença crítica, recomenda-se dosar a concentração da Hb antes da prescrição; exceto em hemorragia com risco à vida.

Indicação Geral para Transfusão de CB para Criança Criticamente Doente Baseada na Concentração da Hb e Limiares Fisiológicos

- Recomenda-se a transfusão para concentração de Hb menor que 5 g/dL.
- Não há recomendação específica de transfusão com base apenas nos parâmetros fisiométricos e biomarcadores.
- Se hemodinamicamente estável, não se recomenda a transfusão se a Hb for igual ou maior que 7 g/dL.
- Na criança crítica com anemia não hemorrágica pós-operatória (exceto cirurgia cardíaca) e hemodinamicamente estável, não se recomenda a transfusão de CH se a concentração de Hb for igual ou maior que 7 g/dL.
- Não há evidências suficientes para recomendar a transfusão de CB na criança criticamente doente com valores de hemoglobina entre 5 e 7 g/dL. Deve-se considerar o cenário clínico.
- Na criança criticamente doente ou com risco de doença crítica e hemodinamicamente estável, recomenda-se que o objetivo pós-transfusional seja auxiliar na indicação e não necessariamente no valor da Hb esperada para idade da criança. É razoável valores pós-transfusional entre 7 g/dL a 9,5 g/dL.

Indicações de Transfusão de CH na Criança Criticamente Doente e com Insuficiência Respiratória

- Recomenda-se a transfusão de CH se o valor da hemoglobina estiver abaixo de 5 g/dL.

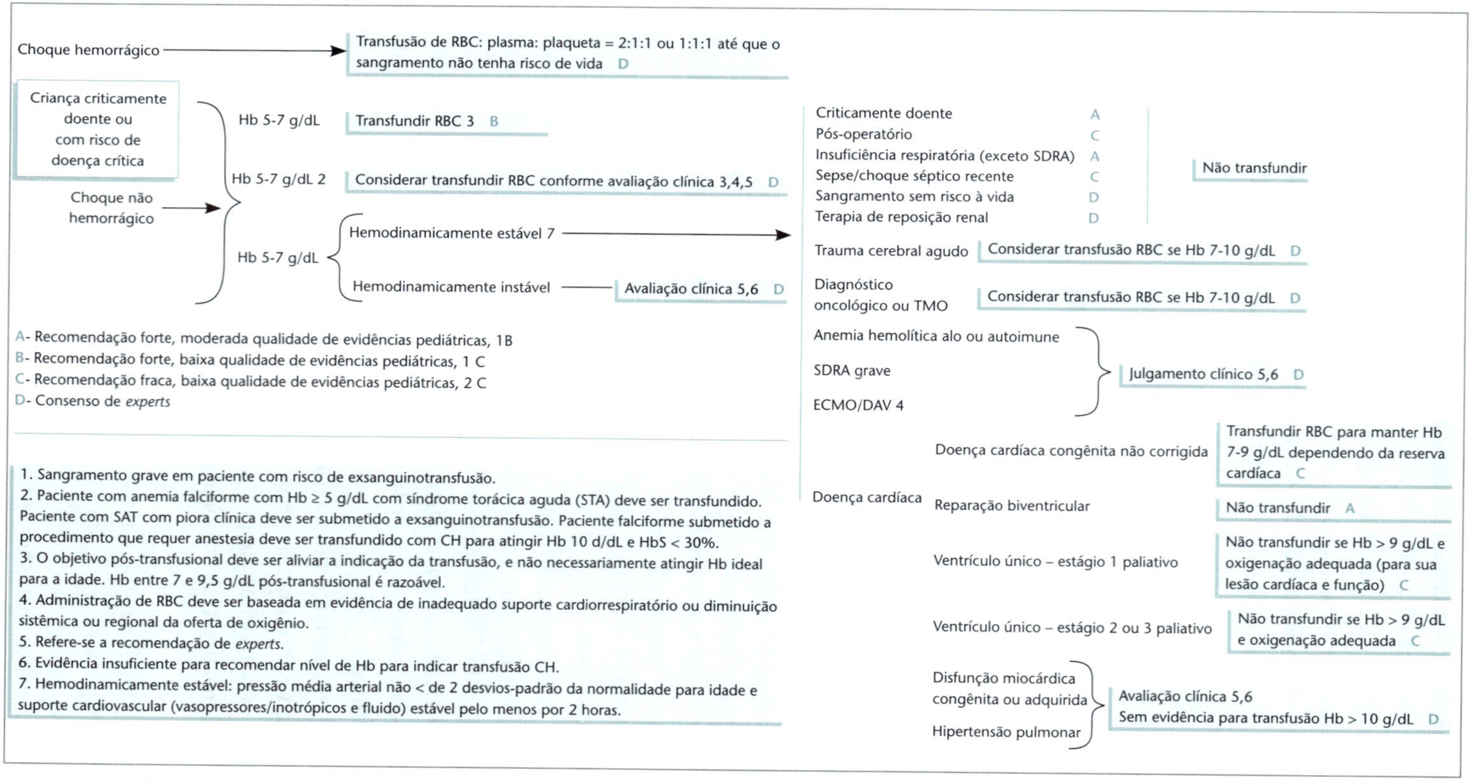

FIGURA 49.1 *Pediatric Critical Care Transfusion and Anemia Expertise Initiative (TAXI) Red Blood Cell (RBC) Transfusion Clinical Decision Tree.*
CH: concentrado de hemácias; DAV: dispositivo de assistência ventricular; ECMO: circulação extracorpórea por membrana; Hb: hemoglobina; HbS: hemoglobina S; SDRA: síndrome do desconforto respiratório agudo; STA: síndrome torácica aguda.

- Não se recomenda a transfusão de CH se a Hb for igual ou maior que 7 g/dL, para a criança gravemente doente com insuficiência respiratória e que não apresente hipoxemia aguda e grave, doença crônica cianogênica ou anemia hemolítica hemodinamicamente estável.
- Na criança criticamente doente com insuficiência respiratória com hipoxemia grave, não há recomendação a respeito da melhor estratégia quanto à transfusão de CB.
- São insuficientes as evidências para recomendar transfusão de CH para criança criticamente doente com insuficiência respiratória com concentração de Hb entre 5 e 7 g/dL. É razoável considerar a transfusão baseada em julgamento clínico.
- Não se recomenda a transfusão de CH baseada em parâmetros fisiológicos e biomarcadores na criança criticamente doente com insuficiência respiratória.

Indicação de Transfusão de CH na Criança Criticamente Doente com Choque não Hemorrágico

- Considerar todas as estratégicas para aumentar a oferta de oxigênio e diminuir o consumo.
- Não há recomendação para transfusão específica de CH baseado em parâmetros fisiométricos e biomarcadores.
- Não há recomendação para o limite de Hb para indicar a transfusão de CB.
- Para a criança com sepse grave ou choque séptico hemodinamicamente estável não se recomenda a transfusão de CH se a Hb for igual ou maior que 7 g/dL.

Indicação de Transfusão de CH para a Criança com Choque Hemorrágico ou Sangramento sem Risco à Vida

- Indicado transfusão se a Hb for menor que 5 g/dL.
- A transfusão pode ser considerada quando a concentração da Hb estiver entre 5 e 7 g/dL.
- No choque hemorrágico, sugere-se a administração de CH, plasma e plaqueta na proporção 2:1:1 ou 1:1:1 até que o sangramento não apresente risco à vida.

Indicação de Transfusão de CH na Criança Criticamente Doente com Lesão Aguda Cerebral

- A transfusão deve ser considerada se a concentração da Hb estiver entre 7 e 10 g/dL.
- Não se recomenda a utilização da monitoração da oxigenação cerebral para indicar a administração de CB.

Indicação de Transfusão de CH para Criança Criticamente Doente com Doença Cardíaca Congênita e Adquirida

- Recomenda-se otimizar todos os componentes que contribuem com a oferta de oxigênio, antes de considerar a transfusão: manutenção do ritmo sinusal, frequência cardíaca, otimizar a pré-carga, contratilidade miocárdica e a pós-carga, oxigenação adequada e redução da demanda de oxigênio.
- Não há evidência de que hemoglobina acima de 10 g/dL seja benéfico para criança com disfunção miocárdica de ventrículo direito ou esquerdo (congênito ou adquirido).
- Não há evidência de hemoglobina-alvo para hipertensão idiopática pulmonar. Não há evidências de que hemoglobina acima de 10 g/dL seja benéfica.
- Para criança com cardiopatia congênita não corrigida e hemodinamicamente estável, recomenda-se transfusão de CH para manter Hb entre 7 e 9 g/dL, dependendo da reserva cardiopulmonar.
- Para criança submetida a procedimento paliativo, estágio 1 (Norwood, Damus-Kaye-Stansel, Blalock-Taussig ou *shunt* central ou bandagem da artéria pulmonar) para fisiologia de ventrículo único que estiver hemodinamicamente estável e com oxigenação adequada (para a lesão cardíaca), não transfundir CH se Hb for igual ou acima de 9 g/dL.
- Para criança hemodinamicamente estável com fisiologia de ventrículo único submetidos aos estágios 2 e 3, não se recomenda a transfusão se Hb estiver acima de 9 g/dL.
- Para criança submetida à reparação biventricular com adequada oxigenação e hemodinamicamente estável, não se recomenda a transfusão de CH se a Hb for igual ou acima de 7 g/dL.

Indicação de Transfusão de CH para Criança Crítica com Diagnóstico Hematológico ou Oncológico

- Criança crítica com anemia falciforme ou com risco de doença crítica, recomenda-se manter a Hb em 10 g/dL (do que manter HbS < 30%) antes de submetê-la a procedimento que requeira anestesia geral.
- Não há evidência suficiente para indicação de transfusão de CH na criança criticamente doente ou com risco de doença crítica com anemia falciforme quando submetidas a procedimentos cirúrgicos mínimos.
- Criança com anemia falciforme com síndrome torácica aguda recomenda-se a exsanguineotransfusão se houver deterioração da condição clínica que a simples transfusão.
- Criança crítica com anemia falciforme e com hipertensão pulmonar não há evidências da concentração de Hb ou HbS para recomendar a transfusão de CH.

- Para a criança com anemia falciforme e com acidente vascular cerebral não evidências suficientes para indicar a transfusão baseada na concentração da hemoglobina ou da HbS. O método preferido é a exsanguinotransfusão se houver disponibilidade no serviço.
- Doença oncológica; criança com diagnóstico oncológico em condição crítica ou em risco, hemodinamicamente estável, sugere-se considerar a transfusão quando Hb entre 7 e 8 g/dL.
- Transplante de medula óssea: criança submetida ao transplante de medula óssea, criticamente doente ou em risco de doença crítica sugere-se a transfusão quando Hb entre 7 e 8 g/dL.

Indicações para Transfusão de CH na Criança Crítica que Recebe Suporte de ECMO, VAD e RRT

- Recomenda-se a concentração da Hb para indicação de transfusão de CH na criança crítica em ECMO.
- Recomenda-se a medida da concentração de Hb antes da transfusão exceto em sangramento com risco à vida.
- Recomenda-se adoção de medidas de redução de perdas sanguíneas.
- Recomenda-se medidas que reduzam a exposição a doadores.
- Recomenda-se a utilização de medidas fisiológicas e marcadores da oferta de oxigênio, além da concentração de Hb para guiar a transfusão. A administração de CH deve basear-se em evidências de inadequado suporte cardiorrespiratório, diminuição sistêmica ou regional da oferta de oxigênio.
- Não há evidências suficientes para recomendar o nível de Hb para a transfusão de CH.
- Não há evidências suficientes para indicar a transfusão de hemácias com base nos parâmetros fisiométricos ou biomarcadores.
- Criança crítica em VAD suporte, recomenda-se a utilização de parâmetros fisiométricos, biomarcadores, além do nível de hemoglobina para indicação de transfusão de CH. A administração de CH deve basear-se em evidência de inadequado suporte cardiorrespiratório, diminuição sistêmica ou regional da oferta de oxigênio.
- Criança crítica em terapia de substituição renal, hemodinamicamente estável e sem evidências de oferta de oxigênio inadequada ou sangramento, não se recomenda a transfusão de CH se a concentração de hemoglobina estiver acima de 7 g/dL.

Processamento e Seleção do CH

- Recomenda-se o CH irradiado para todas as crianças críticas com risco de doença enxerto *versus* hospedeiro associado à transfusão (*graft versus host diasease transfusion associated* [GVHD-TA]) em decorrência de imunodeficiência grave congênita ou adquirida.

- Recomenda-se CH irradiado quando o sangue for de consanguíneo.
- Recomenda-se o uso de hemácias lavadas e evitar produto derivado do plasma (plasma, crioprecipitado etc.) em crianças críticas com história de reação alérgica grave ou anafilática à transfusão sanguínea.
- Recomenda-se para criança com histórico de grave reação transfusional uma avaliação pré-transfusional (anti-imunoglobulina A, deficiência de imunoglobulina A, anticorpo anti-haptoglobina).
- Recomenda-se utilização de componentes sanguíneos com deficiência de imunoglobulina A (doador com deficiência ou componentes lavados).

ADMINISTRAÇÃO

Identificação do Paciente

O risco infeccioso da transfusão sanguínea tem sido reduzido significativamente, entretanto, a reação hemolítica por erro na identificação do paciente e na compatibilidade sanguínea merecem atenção redobrada.

Bomba de Infusão e Cateter

As bombas de infusão podem ser utilizadas para administração de CH sem risco de causar hemólise. Entretanto, para as crianças pequenas, a dimensão do cateter acarreta um fluxo muito lento. Um fluxo maior pode ser atingido com sistema pressurizado. A hemólise é mínima se a pressão for menor que 300 mmHb e o cateter de calibre 22.

TABELA 49.2 Escolha do grupo ABO e Rh para administração de produto sanguíneo

	Produto a ser transfundido[a]		
Tipo sanguíneo do receptor	Hemácias	Plasma	Plaquetas[b]
O	O	O, A, B, AB	O, A, B, AB
A	A, O	A, AB	A, AB
B	B, O	B, AB	B, AB
AB	AB, A, B, O	AB	AB
Rh^+	Rh^+, Rh^-	Não aplicável	RH^+, Rh^-
Rh^-	Rh^-	Não aplicável	Rh^{-}[c]

[a] Grupo ABO sugerido pode não ser apropriado para o recém-nascido e o lactente (< 4 meses) se anticorpos maternos estiverem presentes no receptor. Também pode não ser aplicado no receptor de transplante de medula óssea (TMO) de doador ABO não compatível.
[b] Em emergência, se a plaqueta recomendada não estiver disponível, utilizar unidade com baixo título de anti-A e anti-B ou remoção do plasma do concentrado de plaqueta.
[c] Rh^+ plaqueta pode ser administrado a receptor Rh^- quando não houver plaqueta Rh^-. Imunoglobulina anti-D deve ser considerada, especialmente na mãe.
Fonte: adaptada Tucci et al.[3]

Filtro

O sangue sempre é administrado com a utilização de filtro com intuito de remoção de pequenos agregados e coágulos formados durante a armazenagem. O filtro habitual é de 170 a 260 mícrons e não promove a leucorredução.

Volume

O volume a ser administrado varia conforme a situação clínica. Habitualmente se emprega volume de 10 a 15 mL por kg e atinge o aumento da hemoglobina de 2 a 3 g/dL ou utiliza-se da fórmula:

$$\text{Volume (mL)} = \frac{[(\text{Hb-alvo} - \text{Hb observada}) \times \text{peso (kg)} \times \text{volume sanguíneo}]}{\text{HbCH unidade}}$$

Em que Hb: hemoglobina por dL; volume sanguíneo: expresso em 80 mL/kg, se menor de 2 anos e 70 mL/kg de 2 a 14 anos; HbCH: concentração de Hb da unidade de CH.

A transfusão maciça no paciente pediátrico é habitualmente definida como:

- Transfusão de mais de 50% do volume sanguíneo total em 3 horas.
- Transfusão de mais de 100% do volume sanguíneo em 24 horas.
- Transfusão para repor perda sanguínea maior que 10% do volume sanguíneo por minuto.

A transfusão maciça aumenta os riscos de alterações metabólicas e coagulação, como hiperpotassemia, hipocalemia associada à alcalose metabólica (citrato metabolizado em bicarbonato), hipocalcemia, hipoglicemia, hipotermia e coagulopatia dilucional.

Duração

A administração deve ser em até 4 horas, exceto em situação de sangramento agudo. A velocidade de infusão é de aproximadamente de 2,5 mL/kg para evitar sobrecarga volêmica. Nos pacientes com risco de disfunção cardíaca, a velocidade de infusão é de 1 mL/kg/hora. Se o volume a ser administrado ultrapassar o tempo média de até 4 horas, deve ser realizado o parcelamento da bolsa de CH.

Compatibilidade de Fluidos

O sangue deve ser administrado somente com soluções compatíveis. A incompatibilidade pode ocasionar hemólise das hemácias, como ocorre com a solução hipotônica (soro glicosado 5%) e alterar as propriedades da solução anticoagulante (presença de cálcio na solução).

Aquecimento

O sangue é preservado a temperatura de 1° C a 6° C. A administração lenta não ocasiona efeitos deletérios. Recomenda-se o aquecimento nas seguintes condições:

- Lactentes instáveis.
- Paciente que necessita transfusão de grande quantidade (> 15 mL/kg/hora).
- Paciente que necessita exsanguinotransfusão.
- Portador de doença por crioaglutininas.

CONCENTRADO DE HEMÁCIAS ESPECIAIS

- CH com leucorredução: a leucorredução remove leucócitos do CH usando filtro específico. Está indicado na criança que apresenta reação febril não hemolítica, na prevenção de aloimunização e na redução de transmissão de agentes infecciosos (especialmente o citomegalovírus [CMV]). A leucorredução não elimina todos os linfócitos, portanto, os pacientes com risco de desenvolver a doença enxerto *versus* hospedeiro devem receber CH irradiado.
- CH com redução de risco de CMV: são produtos leucorreduzidos ou CMV negativos. É indicado quando o receptor apresenta risco de desenvolver a doença pelo CMV (receptor CMV^- imunossuprimido ou transplantado).
- CH irradiado: a irradiação do CH previne a reação enxerto *versus* hospedeiro em receptor suscetível (doador aparentado, imunodeficiência congênita, imunossuprimido, exsanguineotransfusão em recém-nascido, prematuro, linfoma de Hodgkin e tumores hematológicos).

Plasma

O plasma é preparado do sangue total por centrifugação com a retirada dos elementos celulares (hemácias, leucócitos e plaquetas). Uma unidade de plasma contém aproximadamente 250 mL se obtido de doação de 500 mL de sangue total. Após a coleta, o plasma contém aproximadamente 1 U/mL de cada fator de coagulação e outras proteínas plasmáticas (fibrinogênio, complemento, albumina e globulina). Os fatores V e VII não são estáveis se o plasma for estocado por período prolongado a 1° a 6° C; consequentemente é usualmente estocado a –18° C. O plasma congelado em 8 horas da coleta é conhecido como plasma fresco congelado e contém aproximadamente 87% do fator VIII. Após 24 horas, está presente em 70 a 75%. O nível do fator V, assim como outros fatores de coagulação, não diminuem de modo significativo ao basal nas 24 horas da coleta.

Indicações da Transfusão de Plasma Fresco Congelado (PFC)

A transfusão de plasma no paciente crítico não está bem estabelecida, como o concentrado de hemácias. Baseia-se na maioria das vezes em opinião de *expert* e é administrado frequentemente à paciente sem sangramento ou com Internacional Normalized Ratio (INR) menor que 1,5.

A principal indicação do PFC é o controle do sangramento ativo. Há poucas evidências para a indicação de transfusão de PFC como profilaxia em procedimentos invasivos, como paracentese, instalação de cateter venoso central e cateter de monitoração da pressão intracraniana, com alteração do coagulograma. A alteração do INR após a transfusão de PFC é habitualmente mínima e não clinicamente significativa se o INR for < 2,0.

A administração do PFC é indicada exclusivamente para o tratamento ou a prevenção de sangramento significativo em razão da deficiência de fatores de coagulação. As situações potenciais incluem:

- Diminuição de fatores de coagulação por tratamento com antagonista da vitamina K.
- Grave doença hepática.
- Coagulação intravascular disseminada.
- Hemorragia intracraniana associada à varfarina.
- Deficiência congênita específica de fator de coagulação quando não disponível.

A administração do PFC não está indicada (consenso de *expert*) nas seguintes condições:

- Como expansor ou reposição volêmica (utilizar cristaloide ou albumina).
- Correção ou prevenção de desnutrição proteica (solução de aminoácidos é mais indicada).
- Correção de hipogamaglobulinemia (preferir concentrado de imunoglobulina).
- Tratamento de hemofilia A ou B e doença de von Willebrand (concentrado recombinante de fator).
- Tratamento de deficiência congênita de pró-coagulante ou deficiência de fator anticoagulante (concentrado recombinante de fator).
- Tratamento de síndrome hemolítico-urêmica (exceto se indicada a aférese).

Administração

O teste de compatibilidade não é necessário para a transfusão do plasma, exceto quando grande volume for administrado. O plasma deve ser ABO compatível ao receptor. O plasma AB pode ser administrado em situações de urgência e gravidade. A compatibilidade Rh não é considerada, visto que o plasma não contém hemácias.

A dose de plasma é de 10 a 20 mL/kg de peso corpóreo, seguido de avaliação laboratorial da coagulação.

Crioprecipitado

O crioprecipitado é uma fração do plasma rica em fator VII (> 80 UI), fator de von Willebrand (50% do plasma original), fibrinogênio (≥ 150 mg), fator XIII (30% do plasma original) e fibronectina.

O crioprecipitado oferece a vantagem de transfundir maior quantidade de fatores específicos e em menor volume que a dose equivalente de PFC. A dose a ser utilizada é de 1 a 2 U para cada 10 kg de peso corpóreo (aumento de 60 a 100 mg do fibrinogênio/dL).

Plaquetas

A trombocitopenia é definida quando a contagem de plaquetas for < 150.000/mm^3. É comumente encontrada em pacientes internados em UTI, e as causas são múltiplas e incluem: sepse, coagulação intravascular disseminada (CIVD), transfusão maciça, drogas, hiperesplenismo, aloimunização secundária a transfusões prévias, entre outras.

As recomendações para transfusão de plaquetas decorrem de consenso de *expert* e experiências primariamente de pacientes submetidos à quimioterapia.

As plaquetas podem ser administradas terapeuticamente (tratamento de sangramento ativo ou no preparo para procedimento invasivo que possa ocasionar sangramento) ou profilaticamente para prevenir sangramento espontâneo.

TABELA 49.3 Indicações de transfusão de plaquetas

Condição clínica	Contagem de plaquetas x 10^9/L
Terapêutica	
▪ Sangramento ativo	< 50
Profilático	
▪ Risco alto de sangramento espontâneo	0-10
▪ Risco alto de sangramento com alteração da coagulação, terapia anticoagulante, sepse, febre, declínio rápido das plaquetas ou planejamento de procedimento invasivo	11-20
▪ Planejamento de procedimento invasivo	21-50
▪ Disfunção de plaquetas (uremia, drogas antiplaquetárias)	> 50

Sangramento Ativo

Paciente com sangramento ativo com plaquetopenia deve ser transfundido imediatamente com plaquetas para atingir valores acima de 50.000/mm³. Se houver sangramento em SNC recomenda-se valores acima de 100.000/mm³. A dose e a frequência de administração dependem da contagem de plaquetas e gravidade do sangramento. Outros fatores que possam contribuir com o sangramento devem ser observados, tais como:

- Defeito cirúrgico ou anatômico.
- Febre.
- Infecção ou inflamação.
- Coagulopatia.
- Defeito adquirido ou congênito da função plaquetária.

Preparação para Procedimento Invasivo

A maioria dos dados utilizados para determinar o risco de sangramento associados a procedimento invasivos em pacientes plaquetopênicos é retrospectiva em adultos, sem coagulopatia ou febre. Os valores indicados de plaquetas por mm³ são, para:

- Cirurgia ocular ou neurocirurgia: 100.000.
- ECMO: 100.000.
- Outras cirurgias: 50.000.
- Procedimento endoscópico: 50.000.
- Broncoscopia com lavado broncoalveolar: 20.000 a 30.000.
- Instalação de cateter venoso central: 20.000.
- Punção lombar: 40.000 a 50.000.
- Aspiração de medular óssea: 20.000.

PREVENÇÃO DO SANGRAMENTO ESPONTÂNEO

A transfusão profilática é utilizada para prevenir o sangramento espontâneo no paciente com alto risco de sangramento. É indicada para valores abaixo de 10.000 mm³ de plaquetas. Essa recomendação baseia-se em paciente com doença oncológica hematológica.

Administração

Plaqueta por aférese

A plaqueta por aférese contém 300×10^9 plaquetas por unidade (equivale a 4 a 6 unidades da randômica), 250 a 300 mL de plasma, até 5 mL de hemácias e cerca de 10^9

de leucócitos; é obtida de um único doador. A plaqueta por aférese com leucorredução contém < 5,0 × 10^6 leucócitos por U, reduz o risco de HLA aloimunização, reação febril não hemolítica e a transmissão do CMV.

A plaqueta por aférese e a randômica são estocadas a 20 a 24° C em agitação constante por até 5 dias.

Plaqueta randômica

Uma unidade de plaqueta randômica contém aproximadamente 50 a 60 mL e 55 × 10^9 plaquetas. A administração de 10 mL/kg por peso corpóreo (1 U para cada 10 kg por peso corpóreo) incrementa a concentração da plaqueta em 20.000 a 40.000, com pico em 10 minutos a 1 hora após a administração e com redução gradual após 72 horas. Esse incremento nem sempre é observado e é em razão do consumo das plaquetas (CIVD, ECMO, *bypass* cardiopulmonar etc.). Para avaliar a adequação do incremento plaquetário pode-se utilizar da seguinte fórmula:

$$\text{CCI} = \frac{\text{incremento da plaqueta/mm}^3 \times \text{SC (m}^2)}{\text{número total de plaqueta transfundida} \times 10^{11}}$$

Em que CCI: incremento pós-transfusão após 1 hora; SC: superfície corpórea. Valores de CCI ≥ 5.000/mm^3 é considerado satisfatório; ou incremento ≥ 2.000/mm^3 para cada unidade de plaqueta randômica ou ≥ 10.000/mm^3 para cada unidade de plaqueta por aférese; para criança o incremento ≥ 3.500/mm^3 por unidade de aférese é considerado satisfatório.

REAÇÃO TRANSFUSIONAL

A transfusão de hemocomponentes leva a uma série de riscos para o paciente. Os efeitos adversos podem ser divididos em risco infeccioso e não infeccioso. A incidência de reações transfusionais e de suas complicações infecciosas relacionadas está listada na Tabela 49.4 e na Tabela 49.5, respectivamente.

TABELA 49.4 Reação transfusional aguda e tardia

Aguda (< 24 horas) imunológica	
Hemolítica	
Incompatibilidade ABO/Rh	1:40.00
Reação hemolítica aguda	1:76.000
Fatal	1:1.800.000
Febril não hemolítica	0,1-1% (leucorredução universal)
Urticária	1:100-1:33 (1-3%)

(continua)

TABELA 49.4 Reação transfusional aguda e tardia *(continuação)*

Aguda (< 24 horas) imunológica	
Anafilaxia	1:20.000-1:50.000
TRALI	1:1.200-1:190.000
Aguda (< 24 horas) não imunológica	
Sepse associada à transfusão	< 1:3.000
Hipotensão associada com ECA	Dependendo da condição clínica
TACO	Rara
Hemólise não hemolítica	Rara
Embolia gasosa	Depende da condição clínica
Tardia (> 24 horas) imunológica	
Aloimunização, RBC antígeno	1:1.00 (1%)
Aloimunização, HLA	1:10 (10%)
Hemolítica	1:2.500-1:11.000
GVHD	Rara
Púrpura pós-transfusional	Rara
Tardia (> 24 horas) não imunológica	
Sobrecarga de ferro	Tipicamente após 100 RBC unidades
Vírus e parasitas	Ver Tabela 49.5

ECA: enzima conversora da angiotensina; GVHD: doença enxerto *versus* hospedeiro; TACO: sobrecarga circulatória; TRALI: lesão pulmonar aguda relacionada à transfusão; RBC: concentrado de hemácias.

TABELA 49.5 Risco infeccioso viral e parasitário

Agente infeccioso	Incidência
HIV (com NAT)	1:1.467.000
HCV (com NAT)	1:1.149.000
HTLV	1:2.993.000
HBV	1:280.000
HAV	< 1:1.000.000
Malária	1:4.000.000
Doença de Chagas	Desconhecida (rara)
Citomegalovírus	Desconhecida (rara)
Vírus do Nilo ocidental	Desconhecida (rara apesar de NAT)
Vírus Epstein-Barr	Desconhecida (rara)

HBV: vírus da hepatite B; HCV: vírus da hepatite C; HIV: vírus da imunodeficiência; HTLV: vírus T-linfócito humano; NAT: teste baseado em ácido nucleico.

Infecção

O risco de adquirir infecção pela transfusão sanguínea é extremamente baixo, em razão dos testes microbiológicos e do uso de inativadores de patógenos. O risco de transmissão bacteriana é maior que as infecções virais, pela contaminação durante a coleta. A transfusão de plaqueta apresenta maior risco de transmissão bacteriana em razão da temperatura de armazenamento (20 a 24º C).

Reação Hemolítica Aguda

A reação hemolítica aguda geralmente resulta da incompatibilidade ABO das hemácias. É prevenida pela adequada identificação do paciente e da bolsa do hemocomponente.

Reação Febril não Hemolítica

A reação febril não hemolítica decorre de citocinas produzidas pelos leucócitos. Esta reação é reduzida pela leucorredução.

Reação Alérgica e Anafilática

A reação alérgica pode variar de leves até anafilática com risco de morte. É mais observada na transfusão de plasma e plaquetas.

Lesão Pulmonar Aguda Associada à Transfusão (TRALI)

A TRALI é uma da mais grave reações associadas à transfusão de hemocomponentes. Ocorre durante ou até 6 horas após a transfusão. As manifestações são similares às da síndrome do desconforto respiratório agudo (SDRA), mas com resolução geralmente em 48 a 96 horas. Está mais associada à transfusão de plasma, seguido pelo CH e em menor frequência com plaqueta.

Sobrecarga Circulatória (TACO)

A TACO manifesta-se como insuficiência cardíaca congestiva. É associada à transfusão de grande volume e/ou em grande velocidade de infusão. Os portadores de cardiopatia, doença renal, anemia crônica e neonatos são os que apresenta risco da TACO.

Toxicidade Metabólica

A hipocalcemia e/ou a hipoglicemia resultam da infusão de citrato contido na solução de preservação do hemocomponente. Ocorre com maior frequência nos neonatos.

A hiperpotassemia ocorre na transfusão de grande volume de hemocomponente (transfusão maciça e exsanguinotransfusão) ou sangue irradiado.

Doença Enxerto *versus* Hospedeiro (TA-GVHD)

A TA-GVHD é um evento raro, mas pode ser extremamente grave e fatal. Embora rara, reação fatal é relatada em 1 evento para 200.000 a 420.000 unidades transfundidas. As complicações aumentam em frequência e gravidade com maiores volumes transfundidos.

REFERÊNCIAS BIBLIOGRÁFICAS

1. Bateman ST, Lacroix J, Boven K, Forbes P, Barton R, Thomas NJ, et al.; Pediatric Acute Lung Injury and Sepsis Investigators Network. Anemia, blood loss and blood transfusion in North American children in intensive care unit. Am J Respir Crit Care Med. 2008;178(1):26-33.
2. Goel R, Chappidi MR, Patel EU, Ness PM, Cushing MM, Frank SM, Tobian AAR. Trends in red blood cell, plasma, and platelet transfusions in the United States. JAMA. 2018;319(8):825-7.
3. Tucci M, Lacroix J, Gauvin F, Toledano B, Robitaille N. Transfusion medicine In: Wheeler DS, Wong HR, Shanley TP, editors. Pediatric critical. London: Springer; 2014.
4. Spinelli E, Bartlett RH, Anemia and transfusion in critical care: physiology and management. J Intensive Care Med. 2016;31(5):295-306.
5. Hayes MM, Uhl L. To transfuse or not transfuse: an intensive appraisal of red blood cell transfusions in the ICU. Curr Opin Hematol. 2018;25(6):468-72.
6. Marklam C, Small S, Hovmand P, Doctor A. Transfusion decision making in pediatric critical illness. Pediatr Clin N Am. 2017;64(5):991-1015.
7. Delaney M, Wendel S, Bercovitz RS, Cid L, Cohn C, Dundar NM, et al. Transfusion reactions: prevention, diagnosis, and treatment. Lancet. 2016;12(10061):1-12.
8. Lacroix J, Hébert PC, Hutchison JS, Hume HA, Tucci M, Ducruet T, et al.; TRIPICU Investigators; Canadian Critical Care Trials Group; Pediatric Acute Lung Injury And Sepsis Investigators Network. Transfusion strategies for patients in pediatric intensive care units. N Engl J Med. 2007;356(16):1609-19.
9. Muszynski HA, Guzzetta NA, Hall MW, Macrae D, Valentine SL, Bateman ST, Spinella PC; Pediatric Critical Care Transfusion and Anemia Expertise Initiative (TAXI); Pediatric Critical Care Blood Research Network (Blood Net), and the Pediatric Acute Lung Injury and Sepsis Investigators (PALISI) Network. Recommendations on RBC transfusions for critically ill children with nonhemorrhagic shock from the pediatria critical care transfusion and anemia expertise initiate. Pediatric Crit Care Med. 2018;19(9S Suppl 1):S121-6.
10. Zantek ND, Parker RI, van de Watering LM, Josephson CD, Bateman ST, Valentine SL, Delaney M; Pediatric Critical Care Transfusion and Anemia Expertise Initiative (TAXI); Pediatric Critical Care Blood Research Network (BloodNet), and the Pediatric Acute Lung Injury and Sepsis Investigators (PALISI) Network. Recommendations on RBC transfusions for critically ill children with

nonhemorrhagic shock from the pediatria critical care transfusion and anemia expertise initiate. Pediatric Crit Care Med. 2018;19(9S Suppl 1):S163-9.

11. Steiner ME, Zantek ND, Stanworth SJ, Parker RI, Valentine SL, Lehmann LF, et al.; Pediatric Critical Care Transfusion and Anemia Expertise Initiative (TAXI); Pediatric Critical Care Blood Research Network (BloodNet), and the Pediatric Acute Lung Injury and Sepsis Investigators (PALISI) Network. Recommendations on RBC transfusions support in children with hematologic and oncologic diagnoses from the pediatria critical care transfusion and anemia expertise initiate. Pediatric Crit Care Med. 2018;19(9S Suppl 1):S149-569.
12. Valentine ST, Bembea MM, Muszynski JA, Cholette JM, Doctor A, Spinella PC, et al. Consensus recommendations for RBC transfusion pratice in critically ill children from the pediatric critical care tranfusion and anemia expertise initiate. Pediatric Crit Care Med. 2018;19(9):884-98.
13. Karam O, Spinella Pc, Wong E, Luban N. Blood products and transfusion therapy. In: Shaffner MD, Nichols DG, editors. Rogers texbook of pediatric intensive care. Wolters Kluewer; 2015.
14. Schiffer CA, Bohlke K, Delaney M, Hume H, Magdalinski AJ, McCullough JJ, et al. Platelet transfusion for patients with cancer: Americam Society of Clinical Oncology clinical practive quideline update. J Clin Oncol. 2018;36(3):283-99.
15. Bercovitz RS, Josephson CD. Transfusion considerations in pediatric hematology and oncology patients. Hematol Oncol Clin N Am. 2016;30(3):695-709.
16. Shieh HH, Barreira ER, Goes PF, Souza DC, Ventura AM, Bousso A. Mortality associated with restrictive threshold for red blood cell transfusion in pediatric patients with sepsis. Pediatr Crit Care Med. 2012;13(4):494-5.

Seção XI

Acidentes

50 Grande queimado/inalação de fumaça

Werther Brunow de Carvalho

APÓS LER ESTE CAPÍTULO, VOCÊ ESTARÁ APTO A:
• Entender os princípios do atendimento da criança e do adolescente com grandes áreas de queimaduras.
• Aprender as indicações de internação destes pacientes.
• Conhecer o tratamento dos principais tipos de queimaduras e lesões respiratórias causadas por fumaça

INTRODUÇÃO/DEFINIÇÃO

Atualmente recomenda-se a formação de equipes multidisciplinares para o manejo das crianças graves. A criança com queimadura representa um dos cenários médicos-cirúrgicos mais complexos, necessitando a participação de várias especialidades (Figura 50.1).

Existe a necessidade em toda a equipe de um líder que deve ter a capacidade ou a habilidade de se comunicar, transmitindo instruções claras, também recebendo informações para facilitar a discussão entre os diversos membros multidisciplinares envolvidos.

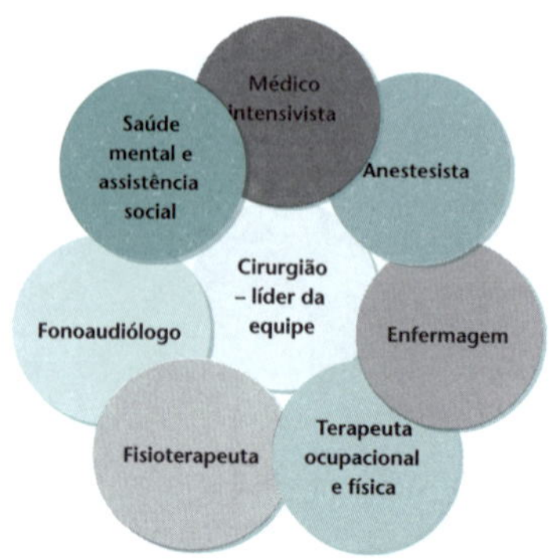

FIGURA 50.1 Manejo multidisciplinar da criança grande queimada.

Define-se queimadura como uma lesão da pele ou outro tecido associado, ocasionada por uma agressão térmica. Tem origem pela lesão produzida por líquidos quentes (escaldo), sólidos quentes (queimaduras por contato) ou pelo fogo (queimaduras por fogo). Entretanto, também se considera queimadura quando produzida por radiação, radioatividade, eletricidade, fricção ou contato com produto químico (Figura 50.2). Existe diferença em relação à queimadura por eletricidade por alta tensão ou por uma faísca (Figura 50.3). A idade do paciente tem influência em relação à causa da queimadura. A maioria das queimaduras em pediatria ocorre por escaldo (70%), em razão da condição de hiperatividade e do contato com líquidos quentes. Já nos adolescentes, a causa primária é por manipulação inadequada do fogo ou líquidos inflamáveis.

Na queimadura por corrente de alta tensão, a corrente passa através do indivíduo, podendo lesar diversos tipos de tecidos. Contrariamente, na queimadura por faísca, não existe nenhuma corrente passando através da pessoa, e, portanto, sem lesões mais profundas no organismo.

As lesões relacionadas à queimadura apresentam espectro variável em termos de gravidade. A morbidade e a mortalidade aumentam conforme a extensão da área de superfície queimada[2].

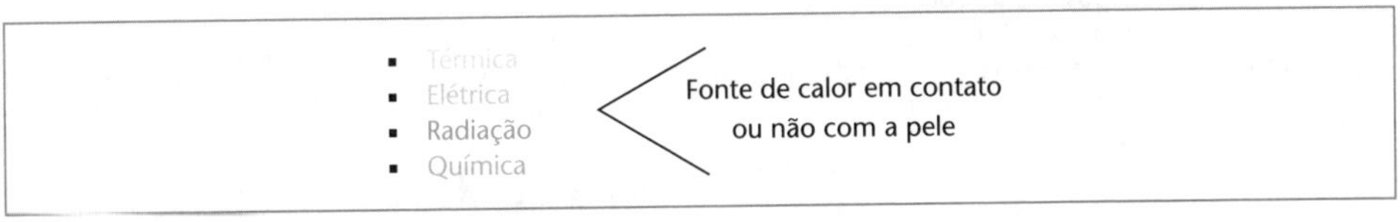

FIGURA 50.2 Classificação de acordo com o mecanismo de lesão.

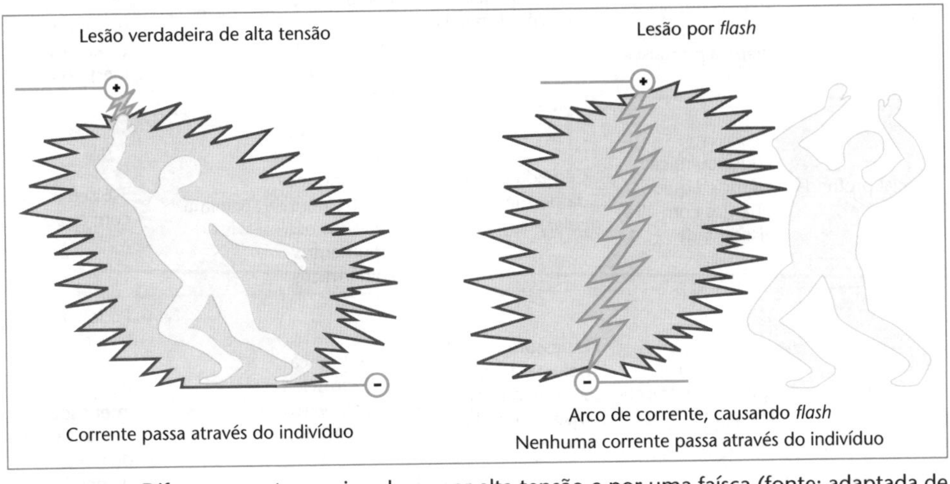

FIGURA 50.3 Diferenças entre queimaduras por alta tensão e por uma faísca (fonte: adaptada de Hettiaratchy e Dziewulski[1]).

CLASSIFICAÇÃO DA PROFUNDIDADE DA QUEIMADURA

É importante a classificação adequada da queimadura, pois pode ajudar em relação a se determinar a evolução da criança, bem como orientar o manejo inicial. A localização na pele, o grau da temperatura, assim como a duração são fatores contribuintes relacionados à lesão da queimadura. Existe um efeito sinérgico entre a temperatura e a duração da exposição[3]. A exposição da pele a uma temperatura de 60°C por 10 segundos, pode ocasionar uma queimadura de espessura total[4].

Ao exame clínico da queimadura existem 4 componentes que necessitam ser avaliados: aparência, esbranquecimento à pressão, dor e sensação[5]. Na Tabela 50.1, estão descritas as características clínicas das queimaduras de pele acometendo várias profundidades.

As Figuras 50.4 a 50.7 trazem uma visão histológica das queimaduras em relação aos vários graus.

TABELA 50.1 Descrição das características clínicas da queimadura analisando várias profundidades

Grau/ profundidade	Etiologia	Envolvimento da profundidade da pele	Aparência	Dor	Tempo de cicatrização
Superficial I	Exposição ao sol, líquidos quentes com baixa viscosidade e curta exposição	Apenas a epiderme	Rósea para vermelha sem bolhas	Moderada/ grave	3-7 dias
Superficial parcial IIa	Líquidos quentes, queimaduras químicas com ácido fraco ou álcalis, elétrica por faísca	Superfície dérmica superficial (papilas)	Bolhas, vermelha, tegumentos epidérmicos intactos, embranquecimento à pressão	Grave	1-3 semanas; podem ocorrer alterações na pigmentação em longo prazo
Parcial profunda IIb	Fogo, química, elétrica, líquidos quentes com alta viscosidade	Camada profunda da derme (reticular)	Seca, esbranquiçada, sem embranquecimento, perda de todos os tegumentos epidérmicos	Mínima	3-6 semanas com cicatriz
Profunda III	Fogo, elétrica, química, autoimolação	Espessura total da pele para a gordura subcutânea ou mais profundamente	Seca, branca ou avermelhada com vasos trombosados	Não	Pode não haver cicatrização por primeira intenção, necessitando de enxerto de pele

Fonte: adaptada de Evers, Bhavsar e Mailänder[3].

Queimadura superficial da derme

Características

1. Necrose restrita ao terço superior da derme
2. Zona de necrose saliente pela presença de edema na ferida
3. Pequena zona de lesão

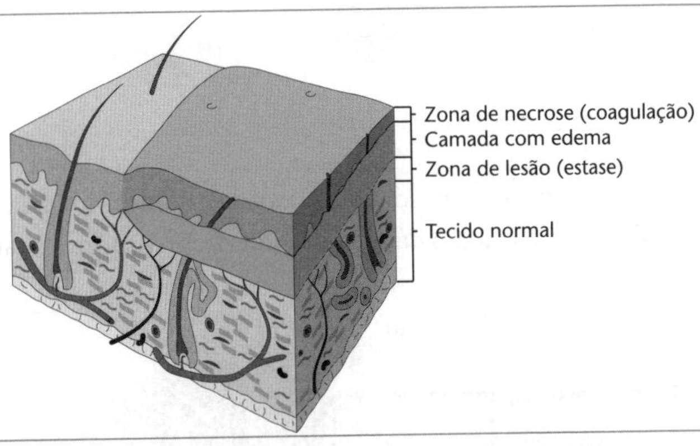

FIGURA 50.4 Queimadura com espessura parcial superficial (fonte: adaptada de Duffy, Mclaughlin e Eichelberger[6]).

Queimadura intermediária da derme

Características

1. Necrose intermediária da derme
2. Grande zona de lesão (conversão potencial)
3. Escaras separadas do tecido viável pela camada de edema

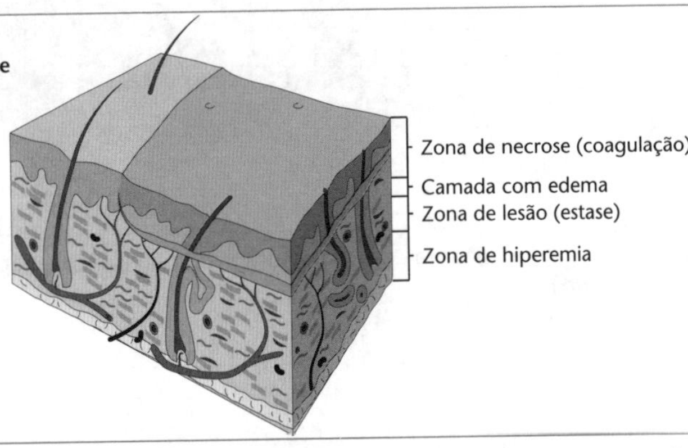

FIGURA 50.5 Queimadura dérmica média (fonte: adaptada de Duffy, Mclaughlin e Eichelberger[6]).

Queimadura profunda da derme

Características

1. Necrose envolvendo a maioria das camadas da pele
2. Zona de necrose aderente à zona de lesão
3. Camada de edema menor

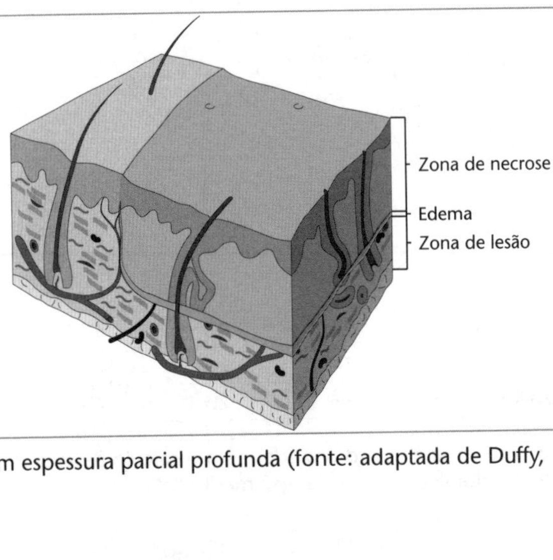

FIGURA 50.6 Queimadura com espessura parcial profunda (fonte: adaptada de Duffy, Mclaughlin e Eichelberger[6]).

EXTENSÃO DA QUEIMADURA

Cálculo da Superfície de Área Queimada

Para crianças com idade abaixo de 10 anos, foi criado um esquema por Lund e Browder para o cálculo da área de superfície corpórea total queimada (Figura 50.8).

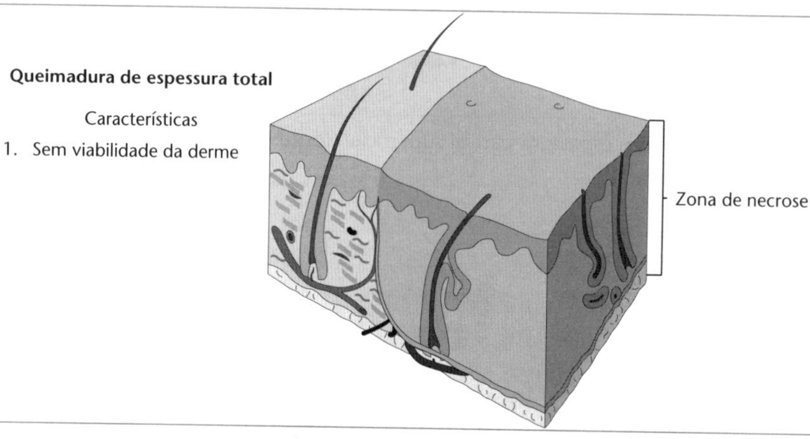

FIGURA 50.7 Queimadura com espessura profunda (fonte: adaptada de Duffy, Mclaughlin e Eichelberger[6]).

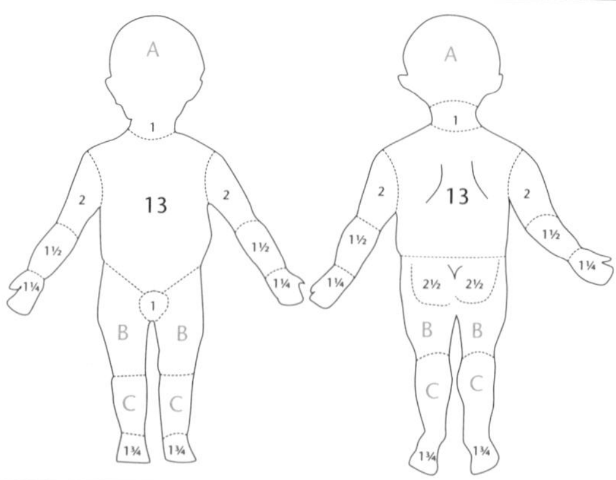

Área	0-1 ano	1 ano	5 anos	10 anos	15 anos
A = metade da cabeça	9½	8½	6½	5½	4½
B = metade da coxa	2¾	3¼	4	4¼	4½
C + metade da perna	2½	2½	2¾	3	3¼

FIGURA 50.8 Esquema de Lund Browder para o cálculo da área de superfície corporal total queimada (fonte: Medbullets – https://step2.medbullets.com/).

Este sistema é sensível e com uma alta confiabilidade na avaliação entre operadores. Quando se quantifica a área de superfície corporal queimada, é essencial que apenas a espessura parcial e total sejam incluídas. A acurácia desse cálculo é fundamental, pois a área de superfície corpórea total queimada é utilizada para o manejo de fluidoterapia. Para pequenas áreas ou queimaduras irregulares, a palma da mão do paciente e dedos podem ser utilizados para estimar em 1% a área de superfície corporal total queimada[7].

Classificação de Acordo com a Extensão da Área Queimada

De acordo com a extensão da área queimada, podem-se ter queimaduras leves, moderadas e graves.

Critérios de Internação

A internação de crianças em centro de queimados está indicada nos seguintes tipos de queimaduras, critérios adaptado de McClure e Moore[8]:

- Lesão de 3º grau atingindo 5% de superfície queimada.
- Lesão de 2º grau atingindo área de 10% da superfície corpórea queimada.
- Queimaduras importantes em face, mãos e pés.
- Queimaduras circunferenciais.
- Queimaduras de região perineal e genitália.
- Queimaduras elétricas.
- Queimaduras de vias aéreas.
- Crianças com menos de 2 anos.
- Concomitância de doenças sistêmicas.
- Outros traumas associados.
- Impossibilidade de hidratação oral (vômitos).

A prioridade na admissão em uma unidade de terapia intensiva (UTI) para queimados deve ser dirigida a grandes queimados com área superior a 20% de superfície acometida e profundidade de 2º grau, ou 10% de superfície corporal com profundidade de 3º grau, independentemente da idade. São considerados pacientes extremamente graves, instáveis do ponto de vista hemodinâmico. Deve-se atentar, entretanto, para o fato de que crianças pequenas e lactentes com queimaduras em torno de 15% podem evoluir também com grandes perdas hídricas e instabilidade hemodinâmica e necessitar de cuidados e monitoração intensiva. Cada caso deve ser avaliado individualmente. Queimaduras de vias aéreas elétricas e químicas devem ser consideradas potenciais para admissão em UTI. Qualquer um dos casos enumerados pode apresentar complicações e preencher critérios de admissão em UTI na evolução.

AVALIAÇÃO INICIAL

A Tabela 50.2 orienta os primeiros passos para avaliação rápida e ressuscitação, que devem ser realizadas simultaneamente.

Estabelecer uma via aérea segura, com precauções relacionadas à coluna espinal, administrar O_2 de alto fluxo, obter um acesso intravenoso e iniciar a ressuscitação fluídica.

TABELA 50.2 Avaliação e manejo inicial

Avaliação rápida e ordenada	História e exame físico sumários, investigando quando, como, onde e o agente causal Pesquisar doenças prévias, lesões associadas e imunização
Cuidados imediatos (ABC)	Manutenção das vias aéreas para ventilação e oxigenação adequadas, s/n suplementar O_2 com máscara ou até intubação traqueal, se houver desconforto respiratório
Avaliação hemodinâmica	Cateterização venosa preferencialmente em área de superfície sã, dependendo do grau de acometimento, buscar pelo menos dois acessos periféricos ou acesso central e, se não for possível, via intraóssea
Iniciar reposição fluídica	Avaliar superfície corpórea queimada (SCQ) utilizando diagrama específico para estimá-la Calcular volume a ser administrado de acordo as fórmulas de Parkland
Analgesia	Morfina (0,1-0,2 mg/kg/dose) IV 2-4 h Fentanil (1-4 mcg/kg/dose) IV 2/2 h Tramadol (5 mg/kg/dia) IV ou VO em 4 tomadas Paracetamol (15 mg/kg) VO 6/6 h

REANIMAÇÃO FLUÍDICA

Princípios Gerais

Os objetivos são o de restaurar a homeostase pela reposição das perdas preexistentes, simultâneas e a manutenção de fluidos sem sobrecarga da circulação ou induzir a um edema excessivo.

A administração excessiva de fluidos pode ocasionar lesão, assim como a reanimação insuficiente, sendo que a oligúria secundária à secreção excessiva de HAD pode persistir por 48 a 72 horas após a queimadura.

Deve-se evitar a utilização de fluidos em fase rápida, a menos que o paciente esteja em choque.

A restauração de fluidos, eletrólitos e da função orgânica não implica o retorno de todas as variáveis fisiológicas ao normal.

Para uma predição adequada da necessidade de fluidos, as fórmulas para cálculo da área queimada devem separar a compensação da perda de líquidos relacionada à queimadura e à manutenção normal.

Utilizam-se 1 de 2 esquemas (Tabela 50.3), um para crianças com menos de 20 kg (Parkland modificado 1) e outro para maiores de 20 kg (Parkland modificado 2).

É muito importante relembrar que a primeira hora do esquema se inicia quando o paciente sofre o acidente e não quando chegar ao hospital. Os esquemas propostos são guias, mas deve-se avaliar de forma dinâmica e individualizada cada paciente, de tal maneira que a agudização de edema depende da monitoração realizada.

Durante a ressuscitação fluídica pode ocorrer alguns imprevistos:

- Erro na avaliação da superfície corpórea total e da superfície corporal queimada.
- Atraso no início da reanimação fluídica.
- Administração excessiva de fluidos.
- Uremia pré-renal; renal.
- Falha em relação a composição fluídica em crianças mais jovens (lactentes < 12 meses tem uma superfície corpórea maior).

TABELA 50.3 Esquemas de tratamento

Parkland modificado 1	
3 mL/kg/% queimadura	Solução de Ringer lactato
100 mL/kg (1-10 kg) 50 mL/kg (11-20 kg)	Solução glicosada 5%
Ambas as soluções são misturadas e se administra a metade para as primeiras 8 horas, uma quarta parte para as próximas 8 horas e a última quarta parte para as últimas 8 horas do dia O objetivo é o que paciente urine entre 1 e 1,5 mL/kg/hora	
Parkland modificado 2	
2 mL/kg/% queimadura	Solução de Hartman ou solução de Ringer lactato
100 mL/kg (1-10 kg) 50 mL/kg (11-20 kg) 20 mL/kg (21 kg ou mais)	
Utilizar somente a solução de Hartman e administrar a metade para as primeiras 8 horas, uma quarta parte para as próximas 8 horas e a última quarta parte para as últimas 8 horas do dia. O objetivo é que o paciente urine entre 0,5 e 1 mL/kg/hora	

Fonte: adaptada de López e Hernández[9].

Monitoração Clínica

Deve-se realizar monitoração clínica na criança queimada, de acordo com os itens colocados na Tabela 50.4.

TABELA 50.4 Monitoração do paciente queimado

Monitoração	▪ Sonda nasogástrica para diminuir risco de aspiração ▪ Monitor cardíaco, oxímetro, aparelho de pressão arterial ▪ Monitorar débito urinário (> 1 mL/kg/h) ▪ Imunoprofilaxia, se paciente não imunizado ▪ Manter o paciente em isolamento, observando infecções e adequada cobertura antibiótica s/n ▪ Manter ambiente aquecido evitando maior gasto energético ▪ Profilaxia de tromboembolismo pulmonar ▪ Monitorar nível de consciência e avaliar sinais de hipoperfusão cerebral, se reposição fluídica não adequada e uso de narcóticos, os quais podem levar à hipoventilação piorando ainda mais a hipóxia cerebral, podendo ocasionar edema, convulsão, agitação e alteração de comportamento

Em relação à monitoração da hidratação, o exame físico é orientador para a avaliação em conjunto com os dados de monitoração de acordo com os itens a seguir:

- Aparência geral.
- Sinais vitais.
- Nível de consciência.
- Enchimento capilar.
- Peso.
- Débito urinário (não é um bom parâmetro, já que ocorrem grandes flutuações, 15 a 45 mL/m^2/hora).

Lesão por Inalação de Fumaça

A lesão inalatória em termo amplo inclui a exposição dos pulmões a vários produtos químicos em várias formas, incluindo fumaça, gases e vapores. A lesão inalatória por fumaça é a mais comumente observada em pacientes expostos ao fogo. A principal causa de morte a partir das lesões por fogo permanece sendo a falência respiratória e as lesões inalatórias por fumaça acometem um terço de todos as vítimas de queimadura.

FISIOPATOLOGIA

Ao analisar a fisiopatologia da lesão por inalação de fumaça pode encontrar lesões na orofaringe, área traqueobrônquica e parênquima pulmonar. O pulmão é um órgão chave e a falência respiratória progressiva, associada com edema pulmonar é um determinante importante da mortalidade[10,11]. A lesão do parênquima pulmonar causa lesão epitelial e endotelial, ocasionando edema pulmonar e a possibilidade de desenvolver síndrome do desconforto respiratório agudo (SDRA) por extravasamento alveolocapilar (Figura 50.9).

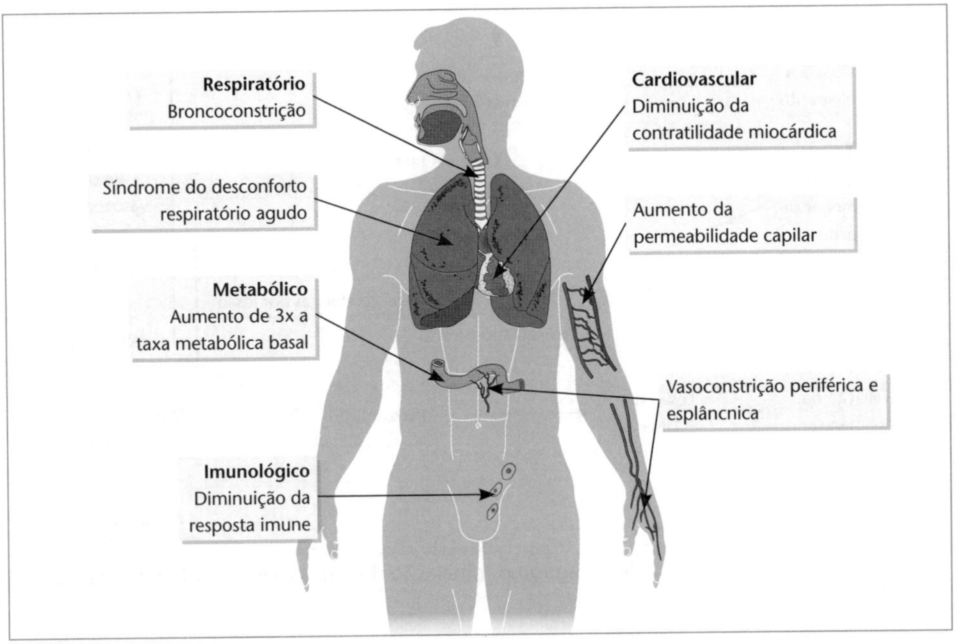

FIGURA 50.9 Alterações sistêmicas que ocorrem após uma queimadura (fonte: adaptada de Hettiaratchy e Dziewulski[1]).

A histopatologia da lesão do parênquima em razão da inalação demonstra uma lesão alveolar difusa: edema difuso com necrose epitelial e descamação celular. Após a fase inicial, ocorre a formação de membrana hialina. Finalmente, a lesão alveolar difusa pode se organizar com proliferação dos pneumócitos do tipo II e de fibroblastos. O efeito de longo prazo da lesão alveolar difusa inclui a recuperação completa e a fibrose intersticial permanente.

A lesão por inalação de fumaça induz alterações parenquimatosas pulmonares com diminuição da relação PaO_2/FiO_2 na complacência e formação de edema[12]. A lesão pulmonar está associada com aumento do fluxo de fluído transvascular para o pulmão, sendo proporcional à duração da exposição à fumaça[13]. A fisiopatologia da lesão pulmonar secundária à queimadura e à lesão por inalação de fumaça, está resumida na Figura 50.10.

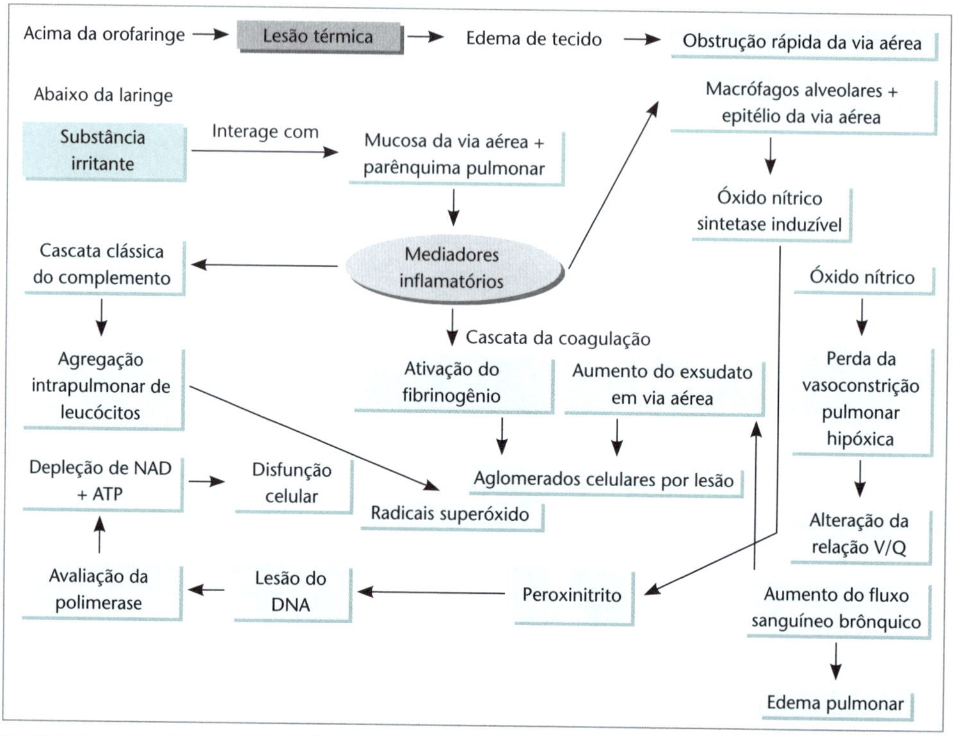

FIGURA 50.10 Fisiopatologia da lesão aguda por inalação de fumaça (fonte: adaptada de Toon et al.[14]).

AVALIAÇÃO

A avaliação da lesão por inalação de fumaça inclui:

- Radiografia de tórax: radiografia de tórax sequencial (frequentemente negativo na lesão precoce por inalação de fumaça, tomografia computadorizada [TC] de tórax).
- Leucograma, ionograma e gasometria, lactato.
- Oximetria de pulso pode revelar valores falsos elevados na intoxicação por monóxido de carbono.
- Níveis de carboxi-hemoglobina.
- Níveis de cianeto (frequentemente não disponíveis, portanto, o uso limitado em cenários relacionados ao atendimento agudo).
- Testes de função pulmonar.
- Laringoscopia direta e broncoscopia.

Ambiente do Local do Acidente e Componentes Tóxicos da Fumaça

A toxicidade pela fumaça está aumentando em razão dos produtos industriais modernos por alteração dos materiais, tornando-os mais combustíveis e com possibilidade de emitir gás ou fumaça que são mais tóxicos do que os materiais biológicos naturais. Esses componentes podem atuar em conjunto, aumentando a possibilidade de óbito, especialmente o monóxido de carbono e o cianeto[15,16]. O sulfito de hidrogênio também tem silogismo com monóxido de carbono, desde que ambos, cianeto e sulfito de hidrogênio, são inibidores da citocromo oxicidase mitocondrial. Os gases tóxicos, como monóxido de carbono e cianeto, raramente lesam a via aérea, mas ocasionam alteração da troca gasosa e produzem mais efeitos sistêmicos. É importante obter informação a respeito da fonte do fogo e os produtos de combustão gerados quando se atende uma criança queimada, visto que o monóxido de carbono pode ter origem de materiais contendo polivinilcloreto e celulose, como: roupas, madeira, papel, algodão, parede, cobertura de móveis; e o cianeto originar-se de materiais como: algodão, papel, polímeros plásticos, poliuretano, poliacrilonitrila, poliamida, como: roupas, colchões, plásticos, carpetes, produtos de cozinha e de casa.

Intoxicação por Monóxido de Carbono

O monóxido de carbono é incolor, não possui odor ou sabor, sendo um gás não irritante, responsável por aproximadamente 80% dos óbitos por inalação de fumaça. A exposição pode ocasionar eritema cutâneo, bolhas e edema, que podem ser confundidos com a queimadura térmica.

Os achados clínicos são variáveis e não específicos, principalmente na criança. É comum encontrar sintomas de dor de cabeça, mal-estar, náusea, zumbido e visão borrada, que podem ser confundidos com uma doença viral. O encontro clássico clínico de mucosa oral de cor de cereja é um sinal tardio e não sensível. O diagnóstico é baseado em história, exame clínico e aumento dos níveis de carboxi-hemoglobina no sangue arterial, com correlação clínica entre os níveis e os sintomas apresentados, segundo colocado a seguir:

- 0 a 10% – assintomático.
- 10 a 20% – dor de cabeça leve, dispneia atípica.
- 20 a 30% – dor de cabeça latejante.
- 30 a 40% – alteração do pensamento.
- 40 a 50% – confusão, letargia.
- 50 a 60% – falência respiratória.
- 60 a 70% – coma, convulsão intermitente, depressão da função cardíaca e respiratória, sendo possível o óbito.
- 70 a 80% – pulso fraco, respirações lentas, óbito em poucas horas.

- 80 a 90% – óbito em menos de 1 hora.
- 90 a 100% – óbito em minutos.

Intoxicação por Cianeto

A forma gasosa de cianeto é gerada pela combustão de substâncias contendo nitrogênio e carbono, como já relatado. A combustão desses materiais pode produzir a incapacidade letal no local do acidente com fogo[17]. O cianeto é um gás sem cor, com odor semelhante à amêndoa, suprimindo a oxigenação celular e ocasionando anóxia tecidual. O cianeto também acomete vários outros sistemas enzimáticos.

O aumento das concentrações de cianeto está diretamente relacionado à probabilidade de óbito, sugerindo que a intoxicação por cianeto comparativamente ao monóxido de carbono possa ser uma causa predominante de óbito de algumas vítimas[18].

O diagnóstico no local do acidente pode ser difícil. Pode haver disfunção do sistema nervoso central, respiratório e cardiovascular, pela inibição da fosforilação oxidativa, dependendo da concentração inalada de cianeto.

Existem achados laboratoriais de acidose metabólica e acidemia lática, que ajudam a confirmar o diagnóstico[19]. A acidose lática que não responde rapidamente à terapêutica com oxigênio pode ser um bom indicador de intoxicação pelo cianeto[20,21]. O aumento da saturação venosa mista de oxigênio também é sugestiva de toxicidade pelo cianeto. O cianeto aumenta a ventilação pela estimulação do corpo carotídeo e quimiorreceptores periféricos, sendo este fato passível de aumentar a toxicidade nos estágios precoces do acidente ainda com inalação de fumaça. A toxicidade pelo cianeto ocorre com o nível de 0,1 mcg/mL e com o nível de 1 mcg/mL sendo possível ocorrer o óbito (Tabela 50.5).

TABELA 50.5 Sintomas da toxicidade pelo cianeto

Sintomas com concentrações baixas ou moderadas de inalação	Sintomas com concentrações moderadas ou elevadas de inalação
Desmaio Vermelhidão Ansiedade Excitação Sudorese Vertigem Dor de cabeça Sonolência Taquipneia Dispneia Taquicardia	Prostração Hipotensão Tremores Arritmia cardíaca Convulsões Estupor Paralisia Coma Depressão respiratória Parada respiratória Colapso cardiovascular

Fonte: adaptada de Enkhbaatar et al.[22].

DIAGNÓSTICO

A história pregressa deve ser completa e acompanhada do exame físico. Os pacientes que apresentam inalação de fumaça podem ter sintomas com sensação de queimação no nariz e na garganta (frequentemente é causada por irritante químico). A tosse se apresenta com aumento da secreção, presença de estridor e dispneia com roncos e chiados. A presença de odinofagia aumenta a suspeita de uma possível lesão inalatória. Os pacientes podem ter dor de cabeça, delírio, alucinações, mesmo estando comatosos. Várias etiologias podem ocasionar alterações no nível de consciência, incluindo hipóxia, hipercapnia ou exposição asfixiante (monóxido de carbono, cianeto). O Quadro 50.1 apresenta alguns dados relacionados ao exame físico do paciente com queimadura e inalação de fumaça.

QUADRO 50.1 Sintomas da lesão por inalação de fumaça
Queimadura da face
Queimadura de lábios e pelos do nariz
Presença de fuligem nas secreções
Alteração da mecânica respiratória (voz rouca, tosse, estridor)
Dispneia
Cianose
Déficit neurológico (amnésia, vertigem, náusea, vômito)

Não existe consenso relacionado aos critérios diagnósticos para a lesão por inalação de fumaça. À beira do leito, o diagnóstico é realizado pela história e exame físico, que pode adicionalmente ser confirmado por emprego de broncoscopia. Sempre ter em mente que as alterações da lesão por inalação de fumaça desenvolvem-se no período de dias após a lesão e que a progressão da falência respiratória não é sempre proporcional à intensidade da exposição à fumaça[23]. Também é possível que os pacientes evoluam com lesão pulmonar aguda a partir dos efeitos sistêmicos da resposta inflamatória em razão de queimadura grave. Às vezes, é difícil determinar se o componente da falência respiratória é pela lesão por inalação ou se ocorre por efeito da inflamação sistêmica.

A presença de lesão por inalação de fumaça tem significância clínica em razão de diversos fatores como delineado no Quadro 50.2.

A lesão por inalação de fumaça pode ser um fator de risco independente para a mortalidade[25,26]. Associa-se também com instabilidade hemodinâmica e necessidade de grandes volumes para ressuscitação[27,28]. A lesão parenquimatosa, a partir de irritantes inalatórios com gases quentes, pode determinar a alteração da troca gasosa, pneumonia e SDRA e a evolução de casos graves para falência de múltiplos órgãos e óbito. A recuperação da função pulmonar pode evoluir com fibrose pulmonar ou bronquiectasia[29].

QUADRO 50.2 Significância clínica da lesão por inalação de fumaça

Significância clínica da lesão por inalação de fumaça
Aumento da mortalidade
Fechamento secundário da via aérea decorrente de edema de orofaringe
Aumento das necessidades de ressuscitação fluídica
Alteração das trocas gasosas
Pneumonia
Risco de resposta inflamatória sistêmica e falência de múltiplos órgãos
Disfunção pulmonar crônica
Lesão de laringe

Fonte: adaptada de Woodson et al.[24].

Manejo Inicial

Limitar a exposição e remover o paciente da área do acidente, mantendo a via aérea permeável. A proteção da via aérea inclui a possibilidade de intubação precoce para pacientes com lesão por inalação de fumaça[30-34]. O edema na via aérea pode ocorrer subitamente, assim como a piora deste e, frequentemente, as vias aéreas superiores desenvolvem lesão e obstrução precoces, antes da lesão do parênquima pulmonar. O tratamento é apenas de suporte, conforme a Tabela 50.6.

A utilização de corticoide por via inalatória ou intravenosa não demonstrou benefício clínico. Antibiótico precoce/profilático não é recomendado, apesar da lesão inalatória aumentar a possibilidade de pneumonia, portanto, os antibióticos devem ser iniciados quando se realiza o diagnóstico de pneumonia. A anticoagulação com heparina

TABELA 50.6 Problemas, diagnóstico/tratamento e tipos de lesões na criança queimada

Problema	Diagnóstico/tratamento	Observado em
Hipóxia	Suplementação de O_2	Todas as lesões
Broncorreia reativa, secreções abundantes	Fisioterapia respiratória com aspiração nasotraqueal	Todas as lesões
Secreções espessas	Umidificação, aspiração nasotraqueal	Lesões moderadas e graves
Chiado	Distinguir obstrução brônquica por rolha do broncoespasmo e edema	Lesões moderadas e graves
Rolha (muco espesso ou desprendimento da mucosa)	Umidificação, broncoscopia terapêutica	Lesões moderadas e graves
Broncoespasmo	Nebulização de beta-2-agonistas, aminofilina IV	Lesões moderadas e graves
Insuficiência respiratória	intubação traqueal, ventilação mecânica, hipercapnia permissiva	Lesões graves

nebulizada demonstra ser promissora, sendo que o mecanismo de ação está relacionado à diminuição da resposta inflamatória e à formação dos moldes de fibrina, o qual ajuda a diminuir a obstrução da via aérea.

A broncoscopia com fibra ótica flexível é reconhecidamente uma ferramenta poderosa no diagnóstico da lesão por inalação de fumaça[35], permitindo a visualização direta das lesões do tecido da via aérea superior até o brônquio. Esse procedimento pode identificar rapidamente os pacientes com comprometimento da via aérea superior, o qual poderia ser de valor na intubação traqueal e ao mesmo tempo evitar o procedimento de intubação nos que não tiveram benefício com a realização para tal[36]. Tem sido considerada o padrão-ouro para o diagnóstico da lesão por inalação de fumaça e é frequentemente utilizado para confirmar o diagnóstico da lesão inalatória[37]. Broncoscopia pode evidenciar eritema, edema, bolhas e erosões, hemorragias e aumento da secreção brônquica.

Adicionalmente, a lesão pulmonar aguda e a traqueobronquite podem ocorrer por inflamação sistêmica e as alterações endoscópicas, após 36 a 48 horas, podem ser causadas por outros mecanismos não relacionados à inalação de irritantes químicos. Várias tentativas têm sido realizadas para graduar a gravidade da lesão por inalação, de acordo com os achados bronscocópicos, objetivando identificar os pacientes que possam necessitar níveis maiores de suporte em relação ao manejo da via aérea, suporte respiratório ou aumento da ressuscitação com fluidos durante a fase inicial. Atualmente, aguardam-se estudos adicionais que permitam a melhor descrição dos graus de gravidade antes que a avaliação endoscópica possa fornecer informações prognósticas confiáveis[38].

Na intoxicação por monóxido de carbono, a maioria dos centros utiliza terapêutica com oxigênio a 100% pela limitação da disponibilidade do tratamento com oxigênio hiperbárico. A intoxicação por cianeto é difícil determinar em muitos casos. Pode ser utilizado hidroxicobalamina nos pacientes com suspeita alta de intoxicação por cianeto. Como efeito colateral, a criança vai apresentar a urina e a pele avermelhadas.

TRATAMENTO

Cuidados Respiratórios

As complicações respiratórias constituem grande desafio para os cuidadores de saúde, incluindo ações que variam desde a intubação traqueal e a ressuscitação até a necessidade de broncoscopia diagnóstica, realização de estudos de função pulmonar, manutenção da via aérea patente, fisioterapia torácica e instituição de ventilação mecânica[39]. Para tal, é necessário um protocolo bem organizado para o manejo relacionado aos cuidados respiratórios das crianças queimadas, objetivando menor morbimortalidade (Quadro 50.3).

QUADRO 50.3 Protocolo para o tratamento da lesão por inalação de fumaça
Titular a oferta de oxigênio para manter uma $SatO_2 > 90\%$
Exercícios respiratórios profundos e tosse
Mobilização do paciente com mudança de lado a cada 2 horas
Fisioterapia torácica a cada 4 horas após avaliação e plano terapêutico
Aspiração nasotraqueal conforme a necessidade
Deambulação precoce no 5º dia do pós-operatório
Cultura de secreção para pacientes intubados
Estudos de função pulmonar antes da alta
Educação do paciente/família em relação à lesão por inalação de fumaça
Manter o protocolo por 7 dias

Fonte: adaptada de MLcak et al.[40].

O estreitamento do lúmen da via aérea, o qual pode determinar problemas clínicos, é atribuído a:

- Hiperemia da mucosa da via aérea.
- Formação de moldes que obstruem a via aérea.
- Broncoespasmo.

Os moldes se aderem à parede da via aérea, diminuindo o lúmen como demonstrado na Figura 50.11.

Os moldes podem se estender para as vias aéreas menores através da lesão direta, pela gravidade e função ciliar inadequada, ocasionando hipo ou ausência de ventilação do alvéolo. Os vasos sanguíneos nessas aéreas hipoventiladas não apresentam constrição normal, ocasionando alteração da relação ventilação/perfusão.

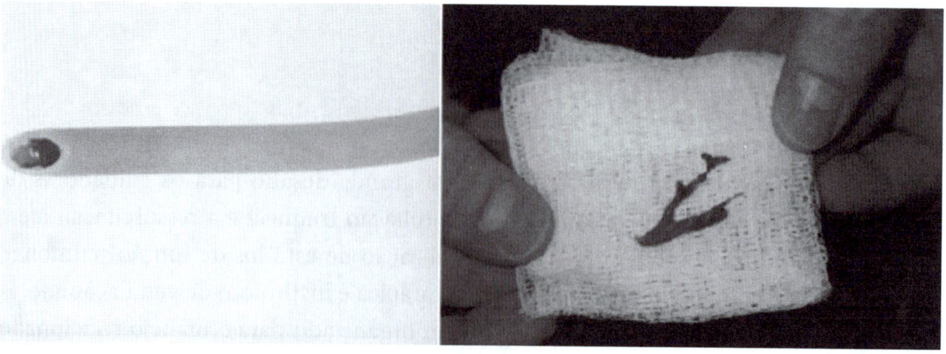

FIGURA 50.11 Molde obstruindo as vias aéreas de um paciente de 4 anos de idade com queimadura e lesão por inalação de fumaça (fonte: adaptada de Griscom e Wohl[41]). (Veja imagem colorida no encarte.)

Alguns adjuntos farmacológicos podem ser úteis em casos selecionados. A lesão inalatória pode ocasionar traqueobronquite clínica produzindo chiado e broncoespasmo. A inalação de simpatomiméticos (Quadro 50.4) pode ser efetiva, pois relaxa a musculatura brônquica e estimula a depuração mucociliar. A adrenalina racêmica é utilizada como um agente tópico vasoconstritor e broncodilatador. A água adicionada aos broncodilatadores serve para diminuir as forças de adesão que retém a secreção dentro do brônquio.

QUADRO 50.4 Lesão por inalação de fumaça – terapêutica adjunta de acordo com as manifestações clínicas

- Obstrução da via aérea:
  - Nebulização de heparina a cada 4-6 horas
  - Adicionar N-acetilcisteína à nebulização com heparina

- Reatividade das vias aéreas inferiores:
  - Broncodilatadores (beta-2-agonistas, antagonista do receptor muscarínico)
  - Corticosteroide por via inalatória

Fonte: adaptada de Chung e Friedman[42].

A utilização de N-acetilcisteína por aerossol tem provado ser eficaz em combinação com a heparina para o tratamento das lesões inalatórias em estudos animais[43].

Deve-se ter suspeita clínica da lesão por inalação de fumaça por meio da observação direta e frequentemente há que confirmar o diagnóstico utilizando-se broncoscopia. O exame físico pode identificar lesões visíveis da via aérea ou com evidência de disfunção pulmonar. O grau da exposição à fumaça pode não estar diretamente relacionado com a gravidade da falência respiratória. O fluxograma da Figura 50.12 resume o manejo relacionado à parte respiratória do paciente com lesão por inalação de fumaça.

Quando existe a necessidade de intubação traqueal, a videolaringoscopia é uma técnica promissora cada vez mais utilizada. Existem situações em que a ventilação utilizando máscara pode ser difícil, determinando uma situação de "não consigo ventilar, não consigo intubar".

O tratamento da lesão por inalação de fumaça consiste em medidas de suporte. Caso haja suspeita de toxicidade sistêmica (cianeto ou CO), realizar intervenções específicas. Quando existe a indicação de ventilação mecânica, deve-se sempre objetivar a minimização da lesão pulmonar induzida pelo aparelho de VPM. O tratamento desses pacientes se inicia no local em que ocorreu a lesão. A avaliação inicial deve objetivar a permeabilidade da via aérea, existindo muitas indicações potenciais para intubação traqueal precoce e mesmo profilática nas crianças com queimadura grave (Quadro 50.5).

A hipoxemia precoce em consequência da alteração da troca gasosa pode não se corrigir com a suplementação de oxigênio umidificado e, nos pacientes com manutenção ou piora do desconforto respiratório, pode haver a necessidade de intubação traqueal, adicionando-se também esta indicação àqueles com alteração do nível de consciência para se prevenir a aspiração pulmonar.

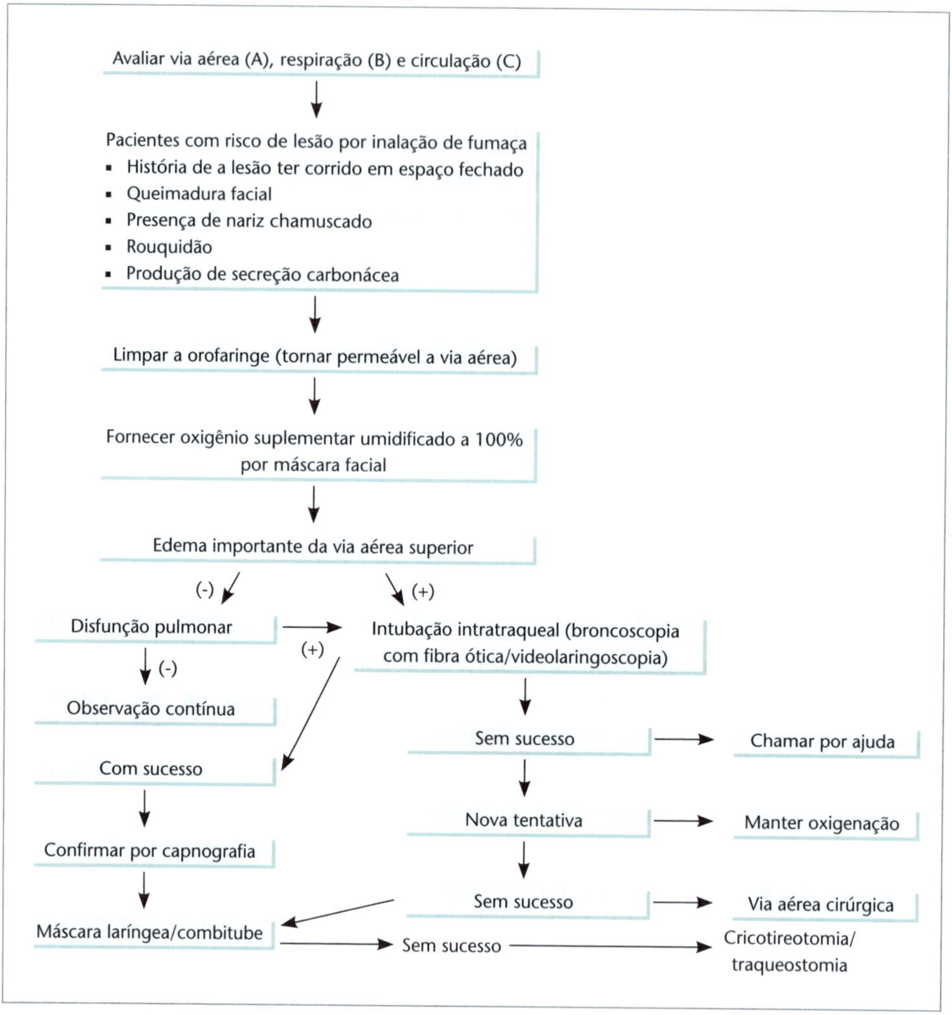

FIGURA 50.12 Fluxograma para o manejo dos pacientes com risco de lesão por inalação de fumaça.

QUADRO 50.5 Indicações para intubação traqueal precoce após a lesão por inalação de fumaça
Queimadura extensa acometendo a face e o pescoço
Sinais e sintomas progressivos e obstrução da via aérea por edema
Inabilidade de proteção da via aérea por aspiração
Toxicidade significativa pelo monóxido de carbono e cianeto
Falência respiratória
Instabilidade hemodinâmica

Fonte: adaptada de Woodson et al.[24].

Muitos pacientes podem ser expostos aos riscos de intubação traqueal sem que haja benefícios em relação ao procedimento. O Quadro 50.6 lista os riscos associados por intubação traqueal desnecessária.

A intubação traqueal apresenta um perigo especial durante o transporte extra-hospitalar, sendo que estes pacientes necessitam de uma boa sedação para se evitar a extubação não planejada, que incorpora a possibilidade de alteração da condução respiratória e hipoventilação grave. Esse risco é maior ainda quando se emprega musculorrelaxantes durante o transporte.

QUADRO 50.6 Riscos de intubação traqueal desnecessária em pacientes queimados
Alteração da comunicação com o paciente
Tentativas urgentes mais prováveis de falha ou ocasionar lesão
Queimadura facial torna difícil fixar o tubo intratraqueal e ocorrem extubações não intencionais
Paciente com queimadura aguda frequentemente necessita de sedação profunda quando intubado, o qual aumenta a morbidade associada com extubação não intencional
Tubo intratraqueal pode piorar a lesão de laringe

Fonte: adaptada de Woodson et al.[24].

VENTILAÇÃO PULMONAR MECÂNICA – CONDUTA DE CONSENSO

A utilização de ventilação pulmonar mecânica para o grande queimado ainda não é baseada em fortes evidências em relação a vários parâmetros selecionados durante o suporte invasivo. Uma conferência realizada em 1993, concluiu que (adaptado de Slutsky[44]):

- Pode se escolher o modo ventilatório que mantenha a oxigenação e a ventilação e que o clínico tenha experiência prática.
- Deve-se objetivar um alvo de saturação de oxigênio aceitável.
- É discutível a utilização da pressão de platô > 35 cmH_2O, entretanto, em condições clínicas associadas com a diminuição da complacência da parede torácica, a utilização de pressão de platô pode ser > 35 cmH_2O.
- Acompanhando os objetivos de limitação da pressão de platô, pode-se permitir o aumento dos valores da $PaCO_2$ (hipercapnia permissiva), a menos que existam contraindicações para utilização de uma $PaCO_2$ ou pH próximo da normalidade.
- É útil empregar pressão positiva no final da expiração (PEEP) para manter a oxigenação. Um nível adequado da PEEP pode ser de valor na prevenção da lesão pulmonar. O nível da PEEP pode ser estabelecido por triagem empírica e reavaliado regularmente.
- Volumes correntes maiores (10 a 12 mL/kg) podem ser necessários para melhorar a oxigenação, caso as estratégias de ventilação protetora não sejam efetivas. As taxas do

pico de fluxo devem ser ajustadas conforme a necessidade inspiratória do paciente. Cuidados devem ser realizados para evitar as consequências de utilização de pressões no aparelho de ventilação mecânica, caso se necessite volumes correntes elevados.

Os parâmetros respiratórios nas crianças que evoluem com SDRA seguem as bases dos estudos que avaliaram o volume corrente que observaram diminuição da incidência da mortalidade[45]. A Tabela 50.7 é uma prática clínica aceita em relação à seleção dos parâmetros iniciais na criança queimada com SDRA.

TABELA 50.7 Diretrizes com objetivos-alvo da ventilação mecânica em crianças

Variável	Parâmetros
Volume corrente	6-8 mL/kg
Frequência respiratória	12-45 resp/min
Pressão de platô	< 30 cmH_2O
Relação ins:exp	1:1-1:3
Taxa de fluxo	40-100 L/min
PEEP	7-5 cmH_2O

Fonte: adaptada de MLcak et al.[40].

A utilização de ventilação percussiva de alta frequência tem se demonstrado promissora para pacientes com lesão pulmonar por inalação de fumaça[46,47]. A ventilação percussiva de alta frequência utiliza o aparelho de ventilação VDR (*volume diffusive respiration*), com o funcionamento oscilando entre as pressões inspiratórias e expiratórias na via aérea (Figura 50.13), conforme a curva evidenciada no monitor do aparelho.

De acordo com a experiência clínica, sugere-se as seguintes diretrizes em relação aos parâmetros iniciais da ventilação percussiva de alta frequência em pediatria (Tabela 50.8).

Os parâmetros do aparelho são ajustados de acordo com a condição clínica e dados da gasometria do paciente. Para melhorar a oxigenação, deve-se mudar o modo para uma condição mais difusiva (aumentar a frequência de pulso) e, para eliminar mais dióxido de carbono, mudar para um modo mais convectivo (diminuir a frequência de pulso). Na ventilação percussiva de alta frequência são fornecidos volumes abaixo dos correntes e um passo a passo progressivo até que um equilíbrio pré-selecionado seja atingido, sendo que a exalação é passiva. Deve-se adequar a umidificação dos gases respiratórios inalados, pois pode ocorrer traqueobronquite necrotizante grave.

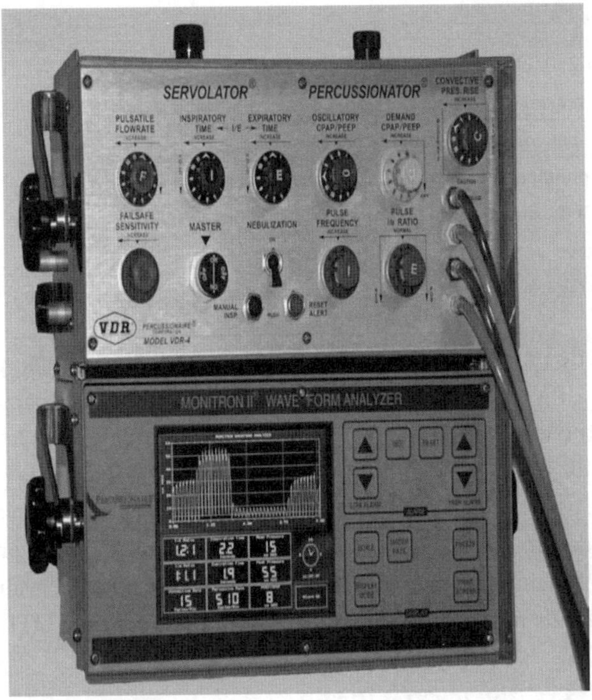

FIGURA 50.13 Aparelho para ventilação percussiva de alta frequência – VDR-4®. (Fonte: https://issuu.com/percussionaire/docs/vdr_manual [acessado em 28 ago. 2019]).

TABELA 50.8 Diretrizes para ventilação percussiva de alta frequência

Variável	Parâmetros
Taxa de fluxo pulsátil (PIP)	20 cmH_2O
Frequência de pulso (taxa alta)	500-600
Taxa respiratória baixa	15-20
Relação ins:exp	1:1 ou 2:1
PEEP oscilatória	3 cmH_2O
PEEP de demanda	2 cmH_2O

Fonte: adaptada de MLcak et al.[40].

Extubação Traqueal

Os critérios padrões para extubação traqueal incluem índices fisiológicos para dar suporte ao processo de desmame. Alguns índices mais utilizados estão relacionados no Quadro 50.7.

Esses índices avaliam fundamentalmente a habilidade de a criança em manter a ventilação espontânea. Eles não avaliam a habilidade em termos da proteção da via aé-

QUADRO 50.7 Paciente queimado – critérios de extubação traqueal (índices incluídos)
Relação $PaO_2/FO_2 > 250$
Pressão inspiratória máxima > 60 cmH_2O
Capacidade vital de pelo menos 15-20 mL/kg
Volume corrente espontâneo de pelo menos 5-7 mL/kg
Ventilação voluntária máxima de pelo menos 2 vezes a ventilação-minuto
Extravasamento audível ao redor do tubo intratraqueal

Fonte: adaptada de MLcak et al.[40].

rea. A utilização de uma avaliação broncoscópica antes da extubação poderá ajudar na decisão relacionada à tentativa da extubação. Nunca extubar estes pacientes sem todo o material de reintubação preparado. Caso o paciente apresente uma laringite pós-extubação com estridor inspiratório, utilizar adrenalina por via inalatória[48].

As práticas e os benefícios de mobilização precoce de pacientes gravemente enfermos são bem conhecidas, mas existe uma ausência de estudos relatando as práticas de mobilização e condição funcional para queimados. Uma pesquisa recente, avaliando estas práticas, incluiu a escala de mobilidade para adultos admitidos em uma UTI de queimados[49].

REFERÊNCIAS BIBLIOGRÁFICAS

1. Hettiaratchy S, Dziewulski P. ABC of burns: pathophysiology and types of burns. BMJ. 2004 2;328(7453):1427-9.
2. Vivo C, Galeira R, del Caz MD. Initial evaluation and management of the critical burn patient. Med Intensiva. 2016;40(1):49-59.
3. Evers LH, Bhavsar D, Mailänder P. The biology of burn injury. Exp Dermatol. 2010;19(9):777-83.
4. Tolles J, Gupta N, Nusbaum J. Emergency department management of patients with thermal burns. Emerg Med Pract. 2018;20(2):1-24.
5. Toussaint J, Singer AJ. The evaluation and management of thermal injuries: 2014 update. Clin Exp Emerg Med. 2014;1(1):8-18.
6. Duffy BJ, Mclaughlin PM, Eichelberger MR. Assessment, Triage, and Early Management of Burns in Children. Clin Pediatr Emerg Med. 2006;7(2):82-93.
7. Nagel TR, Schunk JE. Using the hand to estimate the surface area of a burn in children. Pediatr Emerg Care. 1997;13(4):254-5.
8. McClure J, Moore EC. Burns and inhalational injury. Anaesth Intensive Care Med. 2011;12(9):393-8.
9. López LRG, Hernández AG. Queimaduras graves. Manual de la Sociedad Americana de Cuidados Intensivos Pediátricos. 2019.
10. Linares HA. A report of 115 consecutive autopsies in burned children: 1966-80. Burns Incl Therm Inj. 1982;8(4):263-70.
11. Saffle JR, Sullivan JJ, Tuohig GM, Larson CM. Multiple organ failure in patients with thermal injury. Crit Care Med. 1993;21(11):1673-83.
12. Soejima K, Schmalstieg FC, Sakurai H, Traber LD, Traber DL. Pathophysiological analysis of combined burn and smoke inhalation injuries in sheep. Am J Physiol Lung Cell Mol Physiol. 2001;280(6):L1233-41.

13. Kimura R, Traber LD, Herndon DN, Linares HA, Lubbesmeyer HJ, Traber DL. Increasing duration of smoke exposure induces more severe lung injury in sheep. J Appl Physiol. 1988;64(3):1107-13.
14. Toon MH, Maybauer MO, Greenwood JE, Maybauer DM, Fraser JF. Management of acute smoke inhalation injury. Crit Care Resusc. 2010;12(1):53-61.
15. Prien T, Traber DL. Toxic smoke compounds and inhalation injury: a review. Burns 1988;14(6):451-60.
16. Moore SJ, Ho IK, Hume AS. Severe hypoxia produced by concomitant intoxication with sublethal doses of carbon monoxide and cyanide. Toxicol Appl Pharmacol. 1991;109(3):412-20.
17. Purser DA, Grimshaw P, Berrill KR. Intoxication by cyanide in fires: a study in monkeys using polyacrylonitrile. Arch Environ Health. 1984;39(6):394-400.
18. Alcorta R. Smoke inhalation & acute cyanide poisoning. Hydrogen cyanide poisoning proves increasingly common in smoke-inhalation victims. JEMS. 2004;29(8):suppl 6-15; quiz suppl 16-7.
19. Morocco AP. Cyanides. Crit Care. 2005;21(4):691-705.
20. Clark CJ, Campbell D, Reid WH. Blood carboxyhaemoglobin and cyanide levels in fire survivors. Lancet. 1981;1(8234):1332-5.
21. Baud FJ, Barriot P, Toffis V, Riou B, Vicaut E, Lecarpentier Y, et al. Elevated blood cyanide concentrations in victims of smoke inhalation. N Engl J Med. 1991;325(25):1761-6.
22. Enkhbaatar P, Pruitt BA Jr, Suman O, Mlcak R, Wolf SE, Sakurai H, Herndon DN. Pathophysiology, research challenges, and clinical management of smoke inhalation injury. Lancet. 2016 1;388(10052):1437-46.
23. Woodson LC. Diagnosis and grading of inhalation injury. J Burn Care Res. 2009;30(1):143-5.
24. Woodson LC, Branski LK, Enkhbaatar P, et al. Diagnosis and treatment of inhalation injury. In: Herndon DN, editor. Total Burn Care. 5th ed. Elsevier; 2018.
25. Shirani KZ, Pruitt BA Jr, Mason AD Jr. The influence of inhalation injury and pneumonia on burn mortality. Ann Surg. 1987;205(1):82-7.
26. Palmieri TL. Inhalation injury: research progress and needs. J Burn Care Res. 2007;28(4):549-54.
27. Navar PD, Saffle JR, Warden GD. Effect of inhalation injury on fluid resuscitation requirements after thermal injury. Am J Surg. 1985;150(6):716-20.
28. Dai NT, Chen TM, Cheng TY, Chen SL, Chen SG, Chou GH, et al. The comparison of early fluid therapy in extensive flame burns between inhalation and noninhalation injuries. Burns. 1998;24(7):671-5.
29. Tasaka S, Kanazawa M, Mori M, Fujishima S, Ishizaka A, Yamasawa F, Kawashiro T. Long-term course of bronchiectasis and bronchiolitis obliterans as late complication of smoke inhalation. Respiration. 1995;62(1):40-2.
30. Deutsch CJ, Tan A, Smailes S, Dziewulski P. The diagnosis and management of inhalation injury: An evidence based approach. Burns. 2018;44(5):1040-1.
31. Newberry JA, Bills CB, Pirrotta EA, Barry M, Ramana Rao GV, Mahadevan SV, Strehlow MC. Timely access to care for patients with critical burns in India: a prehospital prospective observational study. Emerg Med J. 2019;36(3):176-82.
32. Cui P, Xin HM, Zhan Q, Tang ZP, Deng CJ, Li XH, et al. Mechanism of lung injury of rats induced by inhalation of white smoke from burning smoke pot. Zhonghua Shao Shang Za Zhi. 2018;34(7):476-80.
33. Gupta K, Mehrotra M, Kumar P, Gogia AR, Prasad A, Fisher JA. Smoke inhalation injury: etiopathogenesis, diagnosis, and management. Indian J Crit Care Med. 2018;22(3):180-8.
34. Gigengack RK, van Baar ME, Cleffken BI, Dokter J, van der Vlies CH. Burn intensive care treatment over the last 30 years: Improved survival and shift in case-mix. Burns. 2019;45(5):1057-65.
35. Hunt JL, Agee RN, Pruitt BA Jr. Fiberoptic bronchoscopy in acute inhalation injury. J Trauma. 1975;15(8):641-9.
36. Muehlberger T1-, Kunar D, Munster A, Couch M. Efficacy of fiberoptic laryngoscopy in the diagnosis of inhalation injuries. Arch Otolaryngol Head Neck Surg. 1998;124(9):1003-7.

37. Cancio LC. Airway management and smoke inhalation injury in the burn patient. Clin Plast Surg. 2009;36(4):555-67.
38. Spano S, Hanna S, Li Z, Wood D, Cartotto R. Does Bronchoscopic Evaluation of Inhalation Injury Severity Predict Outcome? J Burn Care Res. 2016;37(1):1-11.
39. Haponik E. Smonke inhalation injury: some priorities for respiratory care professiinals. Resp Care. 1992;37:609.
40. MLcak RP, Suman OE, Sousse LE, et al. Respiratory care. In: Herndon DN, editor. Total Burn Care. 5th ed. Elsevier. 20182.
41. Griscom NT, Wohl ME. Dimensions of the growing trachea related to age and gender. AJR Am J Roentgenol. 1986;146(2):233-7.
42. Chung KK, Friedman BC. Critical care of the severely burned. In: Parrillo JE, Dellinger RP, editors. Critical Care Medicine - Principles of Diagnosis and Management in the Adult. 5th ed. Elsevier; 2019.
43. Brown M, Desai M, Traber LD, Herndon DN, Traber DL. Dimethylsulfoxide with heparin in the treatment of smoke inhalation injury. J Burn Care Rehabil. 1988;9(1):22-5.
44. Slutsky AS. Mechanical ventilation. American College of Chest Physicians' Consensus Conference. Chest. 1993;104(6):1833-59.
45. Acute Respiratory Distress Syndrome Network, Brower RG, Matthay MA, Morris A, Schoenfeld D, Thompson BT, Wheeler A. Ventilation with lower tidal volumes as compared with traditional tidal volumes for acute lung injury and the acute respiratory distress syndrome. N Engl J Med. 2000;342(181):1301-8.
46. Cioffi W, Graves T, McManus W, Pruitt BA Jr. High-frequency percussive ventilation in patients with inhalation injury. J Trauma 1989;29(3):350-4.
47. Mlcak RP, Cortiella J, Desai MH, Herndon D. Lung compliance, airway resistance, and work of breathing in children after inhalation injury. J Burn Care Rehabil. 1997;18(6):531-4.
48. da Silva PS, Fonseca MC, Iglesias SB, Junior EL, de Aguiar VE, de Carvalho WB. Nebulized 0.5, 2.5 and 5 mL L-epinephrine for post-extubation stridor in children: a prospective, randomized, double-blind clinical trial. Intensive Care Med. 2012;38(2):286-93.
49. de Figueiredo TB, Utsunomiya KF, de Oliveira AMRR, Pires-Neto RC, Tanaka C. Mobilization practices for patients with burn injury in critical care. Burns. 2019 Aug 26. pii: S0305-4179(19)30058-0.

51 Trauma cranioencefálico grave

Ana Paula de Carvalho Canela Balzi
Fabiane Aliotti Regalio

APÓS LER ESTE CAPÍTULO, VOCÊ ESTARÁ APTO A:
• Identificar o paciente com traumatismo cranioencefálico (TCE) grave.
• Conhecer as lesões primárias e secundárias.
• Conhecer a fisiopatologia das lesões neurológicas secundárias ao TCE.
• Conhecer os métodos de monitoração, as vantagens e desvantagens.
• Conhecer as formas de tratamento convencionais.

INTRODUÇÃO

Os traumatismos por causas externas constituem uma das maiores causas de morbimortalidade, seja na população adulta, seja na pediátrica, e ganha dimensões de liderança nesta última.

Em casos pediátricos de traumatismo cranioencefálico (TCE), o controle da lesão intracraniana e dos demais sistemas, nas fases hiperaguda e aguda, tem reflexo positivo importante na qualidade de vida em longo prazo e na capacidade de reabilitação[1]. Por outro lado, muitos atendimentos a crianças traumatizadas ocorrem em centros de trauma que não possuem equipe treinada para essa população. A criança tem diferenças fisiológicas ao trauma, quando comparado aos adultos, além de alterações anatômicas próprias da idade. Diversos estudos demonstram melhores desfechos e diminuição da mortalidade entre os pacientes cuidados em centros pediátricos ou por profissionais com específico treinamento para essa população[2-5].

Nas unidades de terapia intensiva pediátricas (UTIP), a mortalidade atribuída à disfunção neurológica (de qualquer etiologia) chega a mais da metade dos casos, sendo tal estatística observada inclusive nas crianças previamente hígidas[6]. Tal casuística chama a atenção para a aplicação de protocolos de neuroproteção, e medidas direcionadas para prevenção e tratamento da lesão neurológica em UTIP, reforçando a realização de adequada neuroproteção para as vítimas de TCE. Tal medida torna-se mais plausível à luz dos conhecimentos fisiopatológicos intracranianos, que serão discutidos a seguir.

Os circuitos neuroanatômicos desenvolvem-se por meio de um processo refinado e delicado de alterações nas populações de neurônios e células gliais, estabelecimento de comunicações intercelulares específicas, bem como o aumento ou a alteração das conexões neurais estabelecidas por experiências vividas. Durante esse período crítico do desenvolvimento, a função neurológica é influenciada por fatores genéticos, exposições ambientais de diversas naturezas, experiências vividas, contato com fármacos e/ou toxinas e comportamento. As lesões neurológicas sofridas nessa fase da vida podem produzir disfunção neurológica temporária ou permanente em razão do rompimento dessa complicada organização, seja ao nível micro ou macro anatômico[7].

EPIDEMIOLOGIA

Os traumatismos cranianos acompanham sempre a história da humanidade. Entre os casos de trauma, os TCE são, de longe, os mais comuns e, muitas vezes, podem levar ao risco iminente à vida, além da importante sequela funcional que possa gerar; seja ele de impacto psicológico para o paciente ou para a família, seja de aumento de custos para o estado, já que a população economicamente ativa constitui a mais atingida[8].

Na faixa etária pediátrica, os números variam bastante, pois não há um consenso definindo de qual a idade exata dessa população nos estudos. De maneira geral, o mecanismo de trauma mais comum, envolvendo crianças, corresponde aos acidentes automobilísticos (sendo a vítima, na maioria das vezes, pedestres), seguido das quedas. Os maiores de 10 anos são os mais acometidos e os menores de 1 ano, os que mais raramente estão envolvidos[9-11]. Poucos estudos descrevem os custos envolvidos no atendimento a crianças vítimas de trauma em países em desenvolvimento. Um estudo desenvolvido na Turquia demonstrou que o custo médio pode ser estimado pela escala de coma de Glasgow de entrada do paciente e por escores de trauma[11].

No Brasil, gastou-se, em 2010, mais de 700 milhões de reais com vítimas de traumatismos por causas externas. Os acidentes automobilísticos contribuíram com quase 200 milhões de reais. Em 2010, ocorreram mais de 700 mil internações de vítimas de traumatismos por causas externas, sendo 24% pertencentes ao grupo de 0 a 19 anos.

FISIOLOGIA E METABOLISMO ENCEFÁLICO NA CRIANÇA

O cérebro é um órgão de altíssimo desempenho metabólico. Em indivíduos adultos, corresponde a cerca de 2% do peso corporal e é responsável por mais de 50% do consumo da glicose sistêmica e 20% do consumo de oxigênio; além disso, é destino de 15% do débito cardíaco. Esses exorbitantes valores são necessários para o desempenho das funções neurológicas (Tabela 51.1)[7,12].

O metabolismo do sistema nervoso pode ser didaticamente dividido em:

- Metabolismo de ativação: responsável pela atividade sináptica, manutenção do potencial de membrana e de ação para transmissão do impulso nervoso.
- Metabolismo basal: responsável pela síntese proteica (p. ex., neurotransmissores, receptores etc.), pela sinaptogênese e pelo transporte axonal (essencial na transmissão da onda elétrica).

O fluxo sanguíneo cerebral (FSC) médio é de 50 mL/100 g/minuto em todo encéfalo. Quando o FSC cai abaixo de 35 mL/100 g/minuto, a síntese proteica fica suprimida; abaixo de 20 mL/100 g/minuto a transmissão do impulso elétrico é interrompida, sinalizando para perda funcional de neurônios ainda viáveis. A morte celular ocorre quando o fluxo cai abaixo de 10 mL/100 g/minuto[13,14].

Dessa forma, é possível notar que a taxa metabólica do tecido cerebral está diretamente relacionada com o FSC, a fim de manter acoplamento entre a oferta e o consumo de oxigênio e nutrientes para perfeito desempenho da função cerebral (Tabela 51.2).

Tal equilíbrio é dependente de algumas conhecidas variáveis, contidas na Tabela 51.3.

O transporte global de oxigênio (O_2) aos tecidos humanos é fundamental, ele pode ser expresso pelo produto do débito cardíaco pelo conteúdo arterial de O_2. Os fatores que interferem na liberação do oxigênio a partir da hemoglobina também são pontos fundamentais no transporte: febre, acidose, anemia, aumento 2,3 DPG; diminuem a

TABELA 51.1 Relação das variáveis sistêmica e cerebrais de metabolismo

Variáveis	Sistêmica	Cerebral
Fluxo sanguíneo (mL/100 g/min)	7,0	50
DO_2 (mL/100 g/min)	1,4	10
VO_2 (mL/100 g/min)	0,3	3,4
$AVDO_2$ (mL O_2/100 mL)	5,0	7,0
Saturação venosa (%)	75	65

TABELA 51.2 Equilíbrio entre oferta e consumo de nutrientes determinantes do metabolismo cerebral

Transporte de O_2	Consumo e produção de energia
▪ Autorregulação e lesão	▪ Consumo de oxigênio e glicose
▪ Fluxo sanguíneo cerebral (FSC)	▪ Glicólise
▪ Fatores que afetam o FSC	▪ Ciclo de Krebs/cadeia respiratória/transporte de elétrons
▪ Quantidade de O_2 disponível para os tecidos	▪ Hipóxia/isquemia
▪ Liberação de O_2 para os tecidos	▪ Acidose cerebral
	▪ Óxido nítrico (NO) e radicais livres
	▪ Morte celular
	▪ Falência mitocondrial

TABELA 51.3 Variáveis envolvidas na oferta de oxigênio ao tecido cerebral

Quantidade de O_2 disponível no interstício cerebral para utilização	Dependente da função pulmonar Dependente da função do aparelho cardiocirculatório	Trocas gasosas
Transporte de O_2	DC CaO_2 (cont. arterial O_2)	
Débito cardíaco (DC)	DC = FC × volume sistêmico	FC: sistema de condução cardíaco Volume sistêmico: ▪ Pré-carga ▪ Desempenho ventricular ▪ Pós-carga
Conteúdo arterial de O_2	$CaO_2 = 1,34 \times Hb \times SatO_2 \times (0,0001 \times PaO_2)$	Hb $SatO_2$ PaO_2
Curva de dissociação da hemoglobina	pH $PaCO_2$ Quantidade de 2,3 DPG Temperatura	Efeito Bohr (desvio para a direita) Efeito Haldane

afinidade da hemoglobina pelo O_2, facilitando a liberação, desviando a curva de dissociação da hemoglobina para direita (efeito Bohr)[12].

Tais variáveis relacionam diretamente o FSC com substratos importantes como o oxigênio e a glicose. Dessa forma, pode-se demonstrar o consumo cerebral de oxigênio ($TCMO_2$) e o consumo cerebral de glicose (TCMGli) por meio das equações a seguir, respectivamente, como inferência à taxa metabólica[15]:

$$TCMO_2 = FSC \times AVjDO_2 \text{ (vol\%)}$$

$$\text{TCMGli} = \text{FSC} \times \text{AVjGli (mg\%)}$$

$AVjDO_2$ => diferença arteriovenosa (jugular) da $SatO_2$ /$AVjDO_2 = [(SaO_2 - SjO_2) \times 1{,}36 \times Hb] /100]$.
AVjGli => diferença arteriovenosa (jugular) da glicose.

A taxa de extração cerebral de O_2, definida como a diferença entre a $SatO_2$ arterial e a $SatO_2$ medida no bulbo jugular pode variar em crianças de 55 a 70% (nos adultos é um pouco menor 50 a 65%). Em condições normais, o consumo cerebral de O_2 ($TCMO_2$) corresponde a 3,5 mL/100 g/minuto; esse consumo corresponde a 20% do consumo energético do organismo em repouso. Do total de energia gasto pelo encéfalo, 55% é utilizado para metabolismo de ativação e 45% no metabolismo basal.

Lembrando que o FSC é mantido pela pressão de perfusão cerebral e pela autorregulação vascular. Esses mecanismos são fundamentais para a manutenção da taxa metabólica e o consumo cerebral de O_2. E serão discutidos detalhadamente adiante.

Fluxo Sanguíneo Encefálico na Criança: Mecanismos de Regulação

Pouco se sabe sobre FSC e autorregulação em crianças. Muitos dados cerebrovasculares aplicados a essa faixa etária são derivados de estudos em população neonatal ou extrapolados de estudos com pacientes adultos. Traduzindo em vulnerabilidade no atendimento aos pacientes pediátricos críticos, principalmente vítimas de TCE[16].

Estudos demonstram a variabilidade do FSC de acordo com idade e sexo (Figura 51.1).

Existem inúmeras técnicas de avaliação do FSC. A técnica de Kety-Schmidt é considerada padrão-ouro para medida do FSC global; o fluxo regional pode ser medido por tomografia com xenônio, SPECT (*single-photon emission* CT), PET (*positron emission tomography*), Doppler transcraniano (preferido para crianças por ser não invasivo, porém com a desvantagem de não ser um método quantitativo), tomografia de perfusão, entre outras[14,16-18].

Os principais determinantes do fluxo sanguíneo podem ser notados na Figura 51.2.

A primeira equação refere-se à lei física de Poiseuille, que descreve o fluxo de um fluido newtoniano através de um tubo de secção transversal constante. Como no encéfalo o fluido será sempre o sangue, pode-se derivar as demais equações para entendimento dos determinantes do FSC.

Parte do processo de autorregulação está relacionado com o acoplamento do FSC e do metabolismo comentado anteriormente e a segunda parte diz respeito à manutenção de um FSC constante por modificações de resistências vasculares a despeito de alterações na pressão arterial média (PAM). Dessa forma, se o FSC for independente da pressão de perfusão cerebral (PPC) dentro de uma faixa fisiológica de PAM, constata-se

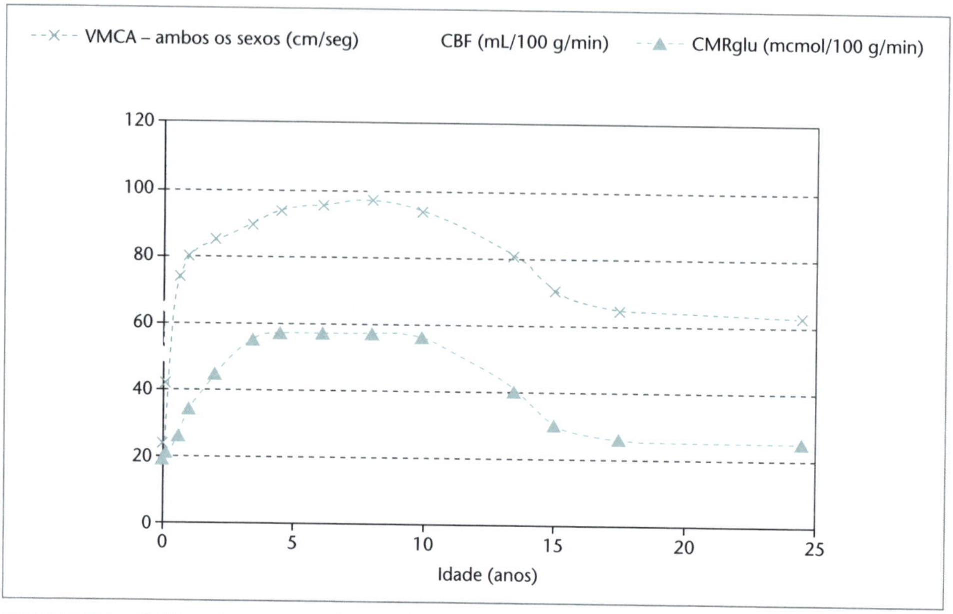

FIGURA 51.1 Gráfico demonstrando variabilidade do fluxo sanguíneo cerebral (CBF), taxa de consumo de glicose (CMRGlu) e velocidade da artéria cerebral média de acordo com a idade (fonte: adaptada de Udomphorn, Armstead e Vavilala[16]).

$$FSC = \frac{k\,PPC \times \text{diâmetro vascular}^4}{8 \times \text{viscosidade sangue} \times C} \qquad FSC = \frac{PPC}{RVC} \qquad FSC = \frac{PAM - PIC}{RVC}$$

FIGURA 51.2 Fórmula que demonstra FSC a partir da lei de Poisouille.
C: comprimento do vaso; k: constante; PAM: pressão arterial média; PPC: pressão de perfusão cerebral; RVC: resistência vascular cerebral.

que a autorregulação estará preservada. Se o FSC muda paralelamente com as mudanças da PAM, mesmo em faixas que fisiologicamente seriam aceitáveis, a autorregulação estará prejudicada ou com disfunção[14]. Como será discutido a seguir, muitas variáveis fisiológicas podem influenciar tanto o FSC quanto a taxa de metabolismo cerebral e, dessa forma, alterar a irrigação tecidual podendo causar disfunção neurológica de diversos graus.

Acoplamento de Fluxo – Consumo Cerebral

O FSC sofre franca influência do metabolismo cerebral, aumentando ou diminuindo de acordo com as necessidades metabólicas. Em condições normais, a atividade metabólica cerebral determina o FSC de modo a ajustar a oferta de nutrientes, principalmente oxigênio à demanda[12,16]. As substâncias que influenciam o tônus vascular de acordo com a taxa metabólica podem ser observadas na Figura 51.3, com uma notável diferença entre a população adulta (via GMP cíclico pelo óxido nítrico) e os recém-nascidos na população pediátrica, cuja ativação vascular ocorre pelo aumento de prostaglandinas por ativação ciclo-oxigenase, que por sua vez, ativa a via AMP cíclico.

Vasorreatividade ao CO_2

O FSC é altamente sensível a mudanças na $PaCO_2$. O FSC aumenta linearmente com o aumento na $PaCO_2$[14]. Em adultos saudáveis, o aumento de 1 mmHg na $PaCO_2$ é capaz de aumentar o FSC em até 2 a 3%. Tal alteração inicia-se em segundos, atingindo o equilíbrio ao redor de 2 minutos. Não há estudos da vasorreatividade ao CO_2 em crianças saudáveis acordadas; mas, estudos com crianças anestesiadas sugerem que a resposta ao $PaCO_2$ seja maior nas crianças em comparação com adultos (aumento de

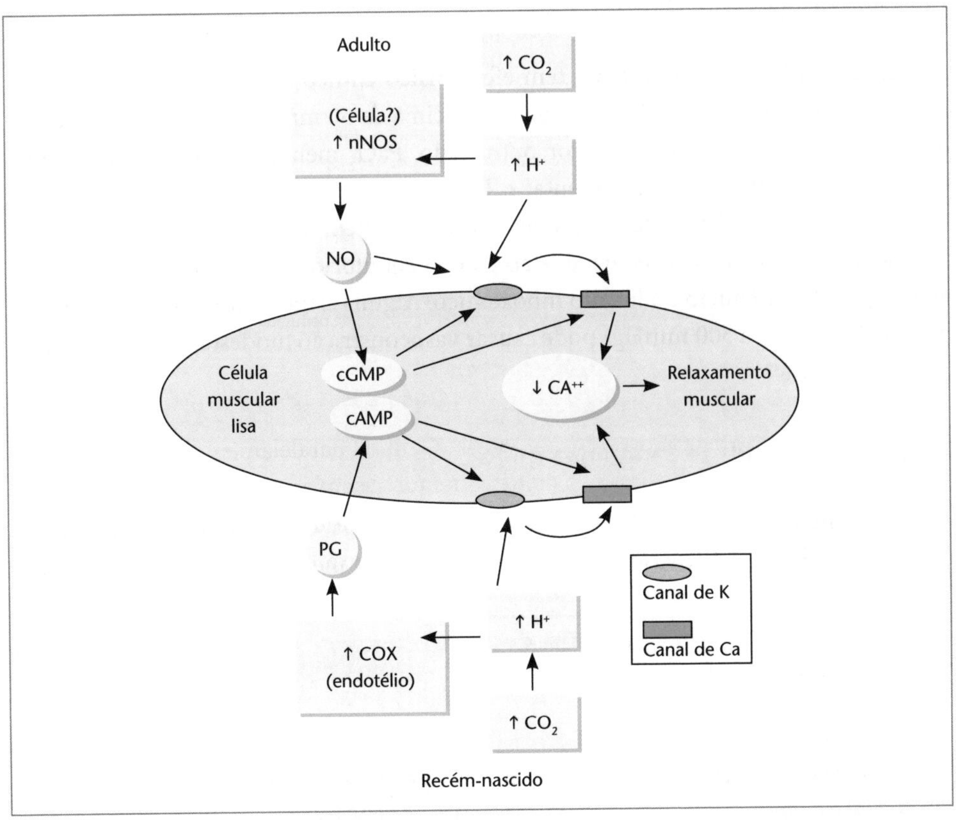

FIGURA 51.3 Substâncias que interferem no tônus muscular dos vasos cerebrais e diferenças entre adultos e recém-nascidos (fonte: adaptada de Machado e Teixeira[12]).

13,8 e 10,3% na velocidade do FSC com aumento de 1 mmHg no $ETCO_2$) em crianças com propofol e com anestésicos voláteis[16]. Se a hipercapnia produz vasodilatação com aumento do FSC, a hipocapnia produz o efeito oposto. As variações na $PaCO_2$ fazem com que ocorra variação quase direta no FSC nas faixas de 25 a 80 mmHg (Tabela 51.4).

A manipulação da $PaCO_2$ para modificar o FSC pode ser perigosa, uma vez que pode reduzi-lo a níveis que cursem com distúrbios neuronais funcionais e, até mesmo, isquemia. Além disso, a hipo ou hiperventilação prolongada (por mais de 24 horas) deve ser evitada, pois existe a tendência à normalização do FSC por compensação do pH tecidual com retenção ou liberação de íons bicarbonato (fenômeno que ocorre lentamente através da barreira hematoencefálica), mesmo com valores alterados de $PaCO_2$, levando ao conhecido "efeito rebote", quando os níveis de $PaCO_2$ são normalizados em razão do também lento retorno do bicarbonato. Na prática clínica, opiniões de especialistas sugerem a manipulação da $PaCO_2$ para níveis não fisiológicos para fins de controle de hipertensão intracraniana (HIC) não superiores a 2 horas.

Controle do FSC pela Hipóxia/Hiperóxia

Comparado à $PaCO_2$, a PaO_2 tem efeito físico-clínico muito menos significativo nas alterações do FSC. Em situações de PaO_2 acima de 50 mmHg, quase nenhuma mudança no FSC pode ser notada. Por outro lado, PaO_2 menor que 50 mmHg produz vasodilatação com intuito de aumentar o FSC para suprir demanda de O_2 para aquele tecido; e com PaO_2 abaixo de 30 mmHg, áreas de isquemia já podem ser encontradas. Mas, ao contrário da vasorreatividade ao CO_2, o equilíbrio do FSC é atingido somente após 6 minutos do início do insulto hipoxêmico. Alguns estudos demonstram que a hiperóxia (PaO_2 200 a 300 mmHg) pode causar vasoconstrição modesta, com diminuição do FSC em 10%[16,19].

Efeitos da Viscosidade Sanguínea no FSC

Em condições de baixa viscosidade, como na anemia, o FSC aumenta por melhora de fatores reológicos nos vasos cerebrais e em razão de mecanismos compensatórios à

TABELA 51.4 Alterações da $PaCO_2$ e a influência no FSC

Alterações da PaCO2	Efeitos no FSC
Aumento de 1 mmHg	Aumento de 2-3% no FSC
$PaCO_2$ = 25 mmHg	Redução de 40% no FSC
$PaCO_2$ = 20 mmHg	Redução de 50% no FSC
$PaCO_2$ = 80-100 mmHg	Aumento de 100% no FSC

diminuição do transporte de O_2. Estudos com crianças demonstraram diminuição da necessidade de hemoderivados no braço da conduta conservadora de hemotransfusão (manter Hb = 7,0), porém, o grupo de pacientes com TCE não foi avaliado. Em pacientes com lesão neurológica pós-trauma, não se sabe se a estratégia conservadora pode acarretar algum déficit de oxigenação cerebral e piora do prognóstico[19]. Um estudo recente sugere que a hemotransfusão melhora transitoriamente a oxigenação cerebral em pacientes pediátricos pós-TCE[20].

Autorregulação Cerebral

Os principais determinantes do FSC são a resistência vascular cerebral (RVC) e a PPC. A RVC é determinada pelo tônus vascular (vasodilatação e vasoconstrição). Já a PPC depende da PAM e da pressão intracraniana. Em adultos, a PAM de 50 a 150 mmHg determina um FSC constante por alteração na resistência vascular cerebral; esse mecanismo é conhecido como autorregulação cerebral (Figura 51.4)[20]. Dessa forma, se ocorrer queda da PPC por queda na PAM, por exemplo, ocorre vasodilatação arteriolar, aumentando o fluxo sanguíneo, o contrário também ocorre. O fato traduz que, em situações de lesão cerebral (de qualquer natureza), esse mecanismo pode estar alterado, levando à menor tolerância as mudanças na PAM/PPC.

Observa-se na Figura 51.5 a síntese dos conhecimentos discutidos sobre FSC e principais mecanismos envolvidos no controle.

FISIOPATOLOGIA DA ALTERAÇÃO DE FLUXO SANGUÍNEO CEREBRAL APÓS O TCE EM CRIANÇA

A lesão cerebral pode causar desacoplamento fluxo-metabolismo, levando a via final de lesão neurológica à isquemia.

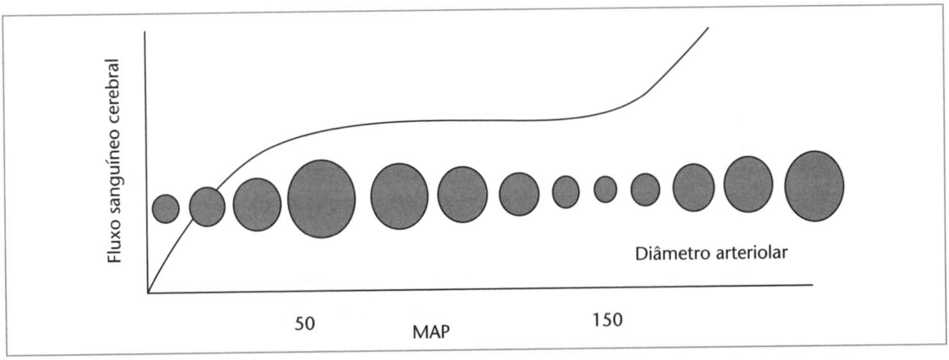

FIGURA 51.4 Autorregulação cerebral e diâmetro arteriolar (fonte: adaptada de Figaji[18]).

Em pacientes adultos, o FSC cai nas primeiras 24 horas pós-trauma. Entretanto essa queda não parece ser problemática já que a taxa metabólica cerebral nesse período também é baixa e há aumento na extração cerebral de oxigênio compensatória. Tais dados são demonstrados com o aumento da relação lactato/piruvato, por meio de microdiálise cerebral, traduzindo-se em crise energética (25% dos casos de TCE), sendo assim, as taxas de isquemia cerebral nesse período são baixas (1%)[21]. Em pacientes pediátricos, evidências apontam que a velocidade da artéria cerebral média está diminuída quando se comparam crianças saudáveis com pacientes nessa faixa etária pós-trauma, essa diminuição do FSC observada nesses pacientes está relacionada ao pior prognóstico. Por outro lado, a população infantil também pode evoluir com FSC normal ou hiperemia (perfusão de luxo)[22].

Existem três fases identificáveis de alteração do FSC pós-TCE em adultos que são extrapolados para crianças:

1. Hipoperfusão cerebral: 6 a 12 horas pós-trauma, podendo ocorrer isquemia.
2. Hiperemia encefálica: segue a primeira fase, marcada pela perfusão de fluxo e aumento da pressão intracraniana (PIC), em razão do aumento do volume sanguíneo encefálico.
3. Nova fase de hipoperfusão cerebral: seja pelo aumento da PIC, secundária à hiperemia da fase anterior ou pela ocorrência de vasoespasmo nessa fase. O vasoespasmo é de ocorrência mais rara em crianças com TCE[16].

Identificar o que está ocorrendo com paciente após o TCE, do ponto de vista de FSC, é primordial para evitar ocorrência de dano neurológico secundário. Para tanto,

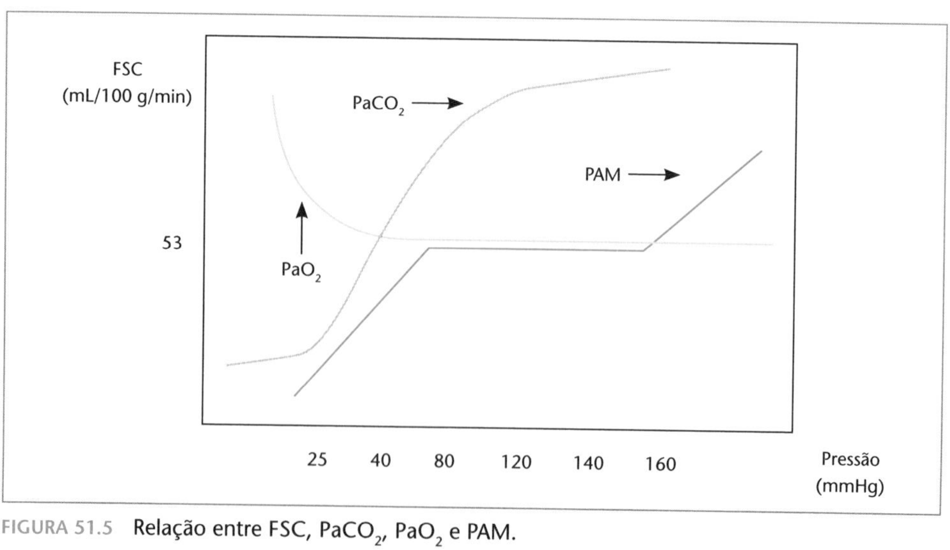

FIGURA 51.5 Relação entre FSC, $PaCO_2$, PaO_2 e PAM.

são necessários exames complementares que avaliem o FSC diretamente ou o consumo de oxigênio cerebral/metabolismo; e não somente PPC e PIC[19].

As primeira e segunda edições da Diretriz Pediátrica de tratamento de TCE da Brain Trauma Foundation usavam como meta de tratamento a manutenção de PPC > 40 mmHg para evitar isquemia; entretanto estudos já demonstraram que algumas crianças podem necessitar de PPC mais elevadas, apontando a necessidade de maior monitoração a fim de atender ao adequado FSC[16]. Na edição mais nova dessa diretriz, a PPC de 40 mmHg foi apontada como valor mínimo, trazendo melhores compreensão e interpretação do texto pela equipe clínica que atua no tratamento[23]. Os pacientes devem ter o tratamento individualizado já que não existem estudos que apontem o valor da adequada PPC por faixa etária e/ou sexo; além disso, os pacientes podem apresentar disfunção da autorregulação em diferentes proporções, o que dificulta o manejo clínico[19]. Mais estudos são necessários para predizer o desfecho em crianças com TCE que relacionem FSC e PPC.

A vasorreatividade ao CO_2 também pode estar prejudicada após TCE e, em crianças, relaciona-se com pior prognóstico. Embora a vasoconstrição em resposta à hiperventilação esteja diminuída nesses casos, como o FSC não é, de rotina, avaliado, deve ser evitada; pois a hipocapnia pode acarretar isquemia[16].

Também os mecanismos autorregulatórios podem estar alterados após TCE em adultos e crianças, piorando o controle do FSC desses pacientes. Em ambos, o grau de disfunção da autorregulação está diretamente relacionado à gravidade do TCE. Ocorre em quase 50% das crianças com TCE grave e em 17% daquelas com TCE leve. Os pacientes com menos de 4 anos constituem grupo de risco isolado para desenvolver disfunção da autorregulação com qualquer tipo de TCE (leve, moderado ou grave)[24]. O comprometimento também pode ser uni ou bilateral e ocorrer mesmo em áreas em que radiologicamente não se observa lesão estrutural. É possível encontrar na literatura dados que demonstram piora da autorregulação cerebral até o 9º dia pós-TCE e, tal fato, estaria relacionado à piora da lesão neurológica. O mecanismo pelo qual a autorregulação fica prejudicada após lesão neurológica ainda não está totalmente elucidado[16].

Nos pacientes que apresentam disfunção da autorregulação, a hipotensão leva à isquemia por queda do FSC e, por outro lado, a hipertensão leva à hiperemia, com aumento do volume sanguíneo cerebral e aumento secundário da PIC[25].

O aumento da PIC por hipervolemia encefálica é causa de hipóxia oligoêmica (aquela decorrente de baixo fluxo e não necessariamente baixo volume sanguíneo cerebral). Tem caráter progressivo e cumulativo[26]. No momento em que os mecanismos intracranianos compensatórios se esgotam (doutrina de Monro-Kellie), mesmo pequenas variações no volume intracraniano podem causar grandes aumentos na PIC[25,26].

Além da hipervolemia intracraniana como uma das causas de aumento da PIC, podem-se ressaltar mecanismos bioquímicos resultantes da ativação de diversas vias inflamatórias que resultam em alterações metabólicas e teciduais produzidas pela isquemia e pela própria neuroinflamação. Assim, a vasodilatação desordenada é responsável pelo *brain swelling* (inchaço cerebral); e a hipóxia, juntamente com neuroinflamação em curso, contribuem para a formação do edema cerebral (propriamente dito): vasogênico (disfunção barreira hematoencefálica) e citotóxico (disfunção anóxica da bomba Na^+ K^+ ATPase, acúmulo de água no compartimento intracelular). O fenômeno bioquímico inicia-se com a acidose e o acúmulo de K^+ extracelular, permitindo o influxo de Ca^{++} para a célula, ativação de fosfolipases e a destruição das membranas celulares e organelas, que liberam ácidos graxos, entre eles, o ácido aracdônico (precursor das prostaglandinas), ocorre ainda ativação da ciclo-oxigenase e formação de radicais livres, a partir da utilização de moléculas de oxigênio, esses, por sua vez, lesam as células e a barreira hematoencefálica, gerando edema e interferindo na capacidade vasoconstritora, que contribui, de outra forma, para o aumento do volume sanguíneo encefálico[27].

O fenômeno de excitotoxicidade isquêmica também tem importante papel no aumento da PIC, consiste na diminuição do potencial de ação neuronal, que facilita a ocorrência de crises convulsivas traduzidas clinicamente, ou não (apenas no eletroencefalograma [EEG]). Decorre na incompetência da bomba Na^+ K+ em manter o potencial de membrana, tão importante ao equilíbrio da transmissão neuronal. Além disso, aumenta a liberação de neurotransmissores excitatórios na fenda sináptica, levando ao aumento do consumo cerebral de oxigênio e glicose em um ambiente já deficitário de aporte energético, acentuando a vasodilatação secundária à acidose anaeróbica e agrava a liberação de mediadores químicos e inflamatórios em um ciclo autossustentável para manutenção e piora da HIC[27].

Tendo em mente tais conhecimentos fisiopatológicos do desenvolvimento da HIC, pode-se compreender qual a melhor medida a ser tomada no controle da lesão neurológica de qualquer causa, principalmente a traumática.

LESÕES CEREBRAIS PRIMÁRIA E SECUNDÁRIA APÓS O TCE

Entende-se por lesão cerebral primária aquela causada pelo trauma direto ao compartimento craniano e aquela na qual não se pode interferir, podendo apenas controlar os sintomas dos danos primários causados pelo impacto, responsável por 90% das mortes por traumatismos fechados.

As lesões cerebrais secundárias correspondem ao alvo de tratamento no ambiente hospitalar. São decorrentes da queda do FSC e/ou do desbalanço fluxo-consumo cerebral em razão de alterações intracranianas ou sistêmicas (p. ex., hipotensão, hipoglicemia, crise convulsiva, anemia, entre outros que serão comentados a seguir) e podem ser desencadeadas pela lesão primária[28].

Lesão Cerebral Primária

Decorrente da energia que o compartimento craniano adquire após o impacto, transformando-se em energia cinética aceleradora ou desaceleradora (gerando lesões encefálicas), ou em energia deformante dos ossos do crânio. Ambos quase sempre combinados nos traumatismos.

As lesões por energia cinética (aceleradora ou desaceleradora) podem ser entendidas por acelerações lineares, translacionais ou rotacional (Figura 51.6). As duas primeiras ocorrem nas desacelerações anteroposteriores ou laterolaterais, produzindo deslocamento relativo do encéfalo em relação aos envoltórios, pode levar ao rompimento dos vasos sanguíneos corticais e/ou subaracnóideos, com sangramento e consequente formação de hematoma subdural. Além disso, as forças de aceleração/desaceleração são transmitidas ao parênquima cerebral que vai de encontro com a caixa craniana, produzindo lesões teciduais e contusões. Já a aceleração rotacional diz respeito à rotação do encéfalo sobre o próprio eixo, levando ao cisalhamento de prolongamentos neuronais, cuja principal sequela clínica traduz-se na lesão axonal difusa (LAD).

A energia deformante ou destrutiva manifesta-se na calota craniana sobre o local que entrou em contato direto com o objeto agressor. As consequências mais importantes

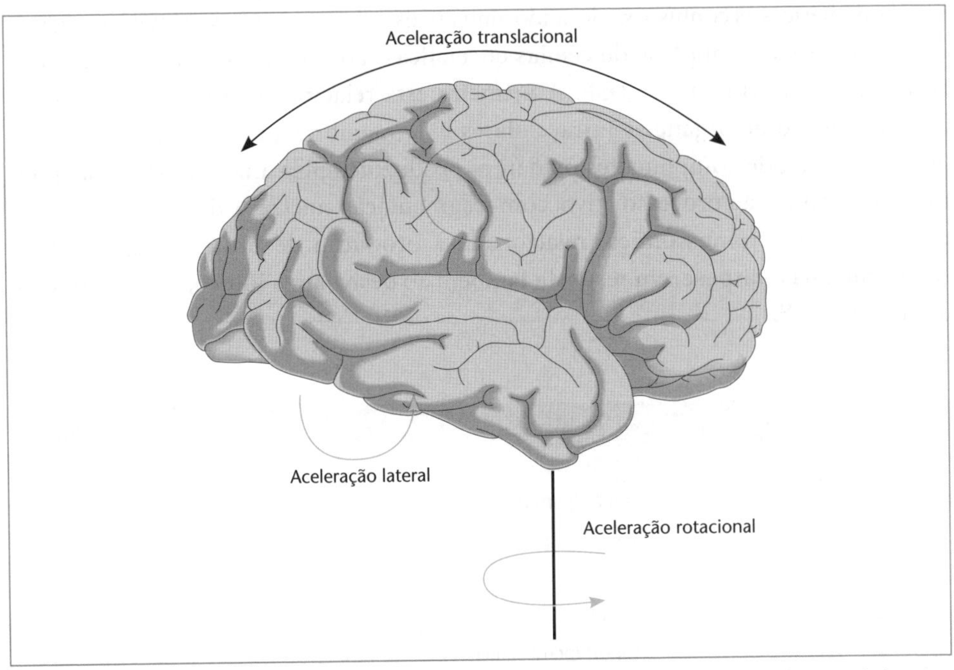

FIGURA 51.6 Movimentos possíveis de aceleração/desaceleração envolvidos na biomecânica do traumatismo cranioencefálico.

são as fraturas cranianas. A mesma teoria também está envolvida na gênese do hematoma epidural e algumas contusões encefálicas decorrentes da deformação craniana[29].

Lesões Cerebrais Secundárias

São as agressões que se iniciam no momento da lesão e podem perpetuar por horas ou dias. Decorrentes da interrelação dinâmica entre fatores bioquímicos, inflamatórios, hemodinâmicos e isquêmicos, que culminam com dano neuronal.

Podem ser de causa intracraniana ou sistêmica (Tabela 51.5).

A dimensão dos mecanismos de lesão secundária dependem da gravidade do traumatismo (leve, moderado ou grave), da extensão e da localização da lesão primária[28].

O TCE grave pode levar à redução importante no FSC, com isquemia ou perda de função neuronal temporária com retorno após reperfusão, à liberação de mediadores inflamatórios, causa de edema cerebral, hipervolemia encefálica, liberação de glutamato, com aumento do consumo metabólico cerebral, causando desequilíbrio entre oferta e consumo de nutrientes para o tecido cerebral. O metabolismo anaeróbico subjacente cursa com liberação de potássio, e mediadores inflamatórios fazem o processo progredir com liberação de radicais livres e, finalmente, lesão neuronal. A neuroinflamação cursa com alteração da função e da agregação plaquetárias e formação de microtrombos, predominantemente nas regiões periféricas às contusões, piorando ainda mais o fluxo sanguíneo para essas regiões.

A necrose e a apoptose de células encefálicas são achados comuns em estudos de necropsia de vítimas de TCE. A primeira está relacionada ao processo passivo com destruição de organelas intracelulares e de membrana plasmática, decorrente principalmente de componentes oxidantes produzidos pela anaerobiose. Já a apoptose corresponde ao processo ativo, com fragmentação nuclear e do citoplasma após reprogramação cromossômica, relacionada à produção de proteínas apoptóticas, como calpaína e caspase, em resposta também ao desbalanço iônico, principalmente do sódio[24,28,30-32].

TABELA 51.5 Causas intracranianas e sistêmicas de lesão cerebral secundária

Intracraniana	Sistêmica
HIC	Hipo/hipertensão
Vasoespasmo	Hipóxia/hipercapnia
Convulsão	Febre
Desvios/hérnias	Anemia
	Hipo/hiperglicemia
Hidrocefalia	Distúrbios hidreletrolíticos => sódio
	Sepse/SIRS

Tanto a inflamação precoce quanto a tardia relacionam-se com piora do desfecho funcional de vítimas de TCE.

Cada um desses mecanismos fisiopatológicos são alvos para intervenções terapêuticas e devem ser precocemente reconhecidos.

Sinais e sintomas sistêmicos frequentemente podem deflagrar ou agravar danos neurológicos, contribuindo para lesão cerebral secundária, portanto devem ser prontamente tratados.

Febre

A febre nos pacientes pós-TCE deve-se a inúmeros fatores, como a liberação de fatores como proteína C reativa, zinco, citocinas pirógenas, liberação de interleucinas (IL-6, IL-10, IL-12) e o recrutamento de neutrófilos como resposta inflamatória secundária ao trauma. Além disso, também pode causar alteração da barreira hematoencefálica, permitindo entrada de citocinas sistêmicas no encéfalo com produção de efeitos pró-inflamatórios locais. Finalmente, a disfunção hipotalâmica secundária contribui para o aumento da temperatura corporal. Os pacientes com lesões axonais e cerebrais difusas estão sob risco aumentado de desenvolvimento de hipertermia precoce[33].

Uma metanálise envolvendo 39 estudos, totalizando mais de 14 mil pacientes, demonstrou que a febre tem evidente impacto negativo em indivíduos com lesão neurológica de qualquer etiologia (inclusive TCE), seja no desfecho funcional, no tempo de permanência hospitalar ou na UTI e aumenta o risco de morte em 1,5 vez[34]. Também resultados com pior desfecho funcional e maior tempo de internação foram encontrados em estudos com público infantil em UTIP, reforçando a necessidade de combater e prevenir o aumento de temperatura em vítimas de TCE[33].

A prevenção da febre baseia-se na administração de agentes antipiréticos de rotina nos pacientes pós-TCE, mesmo sem o aumento da temperatura. O tratamento da hipertermia deve ser agressivo, com introdução de novas substâncias de forma rápida; o emprego de métodos físicos como compressas frias/geladas ou infusão de salina gelada para controle da temperatura pode ser útil em alguns casos[35]. Lembrar a utilidade do sulfato de magnésio para casos de resgate, já que é um importante vasodilatador periférico, contribuindo para perda de calor do organismo para o ambiente. As aferições de temperatura devem ser centrais (esofágica, anal) e não periféricas (p. ex., axilar), quando a temperatura cerebral puder ser obtida.

Hipóxia/hiper-hipocapnia

O TCE tem como característica fisiopatológica o desbalanço entre oferta e consumo de nutrientes para o cérebro, entre os nutrientes destaca-se principalmente o oxigênio; dessa forma, a oferta de oxigênio não deve ser interrompida ou diminuída. Sendo assim, o cuidado com a via aérea no atendimento inicial à vítima de traumatismo, durante o transporte, na cirurgia e nos cuidados intensivos devem ser uma das preocupações primordiais, a fim de evitar lesões cerebrais secundárias. A incidência, a duração e a extensão de tecido hipoxêmico estão diretamente relacionadas com desfecho funcional desses pacientes[30].

O gás carbônico exerce papel importante no controle do FSC pela ação na dilatação/constrição da arteríola pré-capilar cerebral, diminuindo ou aumentando (respectivamente) a resistência ao FSC, conforme comentado anteriormente nessa revisão. Após o TCE, a autorregulação cerebral fica comprometida, fazendo do CO_2 o ator principal no controle do FSC. Nesses casos, tanto a hipercapnia quanto a hipocapnia podem levar a mecanismos de lesão cerebral secundária, que podem levar ao aumento da PIC por hipervolemia ou à isquemia cerebral por diminuição do FSC[30].

Na prática, os objetivos ventilatórios recomendados para pacientes pós-TCE são[19]:

- Garantir a patência da via aérea e a proteção pela entubação traqueal (cuidados especiais devem ser adotados nos casos em que haja trauma de face, via aérea difícil, devendo-se recorrer a uma via cirúrgica).
- Prevenir e combater agressivamente a hipóxia ($SatO_2 \geq 98\%$) e manter normocapnia ($PaCO_2$ = 35 a 40). Sabendo-se que a hipocapnia está relacionada com aumento da mortalidade de adultos e crianças e a hipercapnia com aumento do tempo de internação em UTI para adultos.
- Monitorar a capnografia de vítimas de TCE.
- Medidas de ventilação protetora para pacientes que apresentem insuficiência pulmonar aguda.
- Tentar manter a pressão de pico abaixo de 30 mmHg e Peep = 5 a 6 mmHg.

Manejo pressórico

Além da hipóxia, a hipotensão também é a mais importante variável no desenvolvimento da lesão cerebral secundária. A ocorrência de hipotensão nas primeiras 6 horas pós-trauma é particularmente deletéria, enfatizando a necessidade de monitoração precoce, preferencialmente de forma invasiva[36].

As edições antigas das diretrizes de tratamento do TCE em pediatria, recomendavam manter PAM acima do percentil 5% para a idade, entretanto com pressões mantidas neste patamar, os desfechos neurológicos observados não foram muito favoráveis. A recomendação atual, que necessita de maior suporte científico, é manter PAM ao redor do percentil 75% para a idade; levando em consideração que manter hipertensos pode levar à insuficiência pulmonar aguda. De maneira geral, o encontro da pressão arterial ideal deve contar com monitoração de FSC, PIC, PPC, PRx e, se possível, *status* metabólico encefálico[19,23,37,38].

A correção inicial da hipotensão deve ser feita com soluções salinas isotônicas, entretanto as soluções hipertônicas salinas também podem ser uma opção apesar da escassez de estudos em crianças para este fim. Nos casos de hipotensão persistente, pode ser produto de vasoplegia pela reação inflamatória causada ou cardiomiodepressão em resposta à inflamação sistêmica (SIRS) instalada ou contusão miocárdica, devendo-se lançar mão de agentes vasopressores e/ou inotrópicos para a correção. Os estudos de quais agentes usar ainda são incipientes na prática pediátrica, sendo a norepinefrina recomendada como vasopressor por aumentar a pressão de perfusão cerebral sem aumentar também a PIC.

Glicemia

A hiperglicemia tem demonstrado ser preditora de pior desfecho em pacientes pediátricos com TCE, é encontrada nos casos de TCE mais graves e observada também pela neurotoxicidade da glicose; no entanto quando e como tratá-la ainda é obscuro[39]. Logo após o trauma, a utilização da glicose está dificultada por diversos mecanismos: disfunção mitocondrial, hiperglicólise relacionada à liberação de glutamato, resposta ao estresse com aumento de hormônios, como o cortisol, além de catecolaminas, glucagon e interleucinas (IL-6 e IL-10), que aumentam a resistência à insulina e, por sua vez, a gliconeogênese, glicólise e proteinólise[39]. A hiperglicemia é observada em 34% das crianças nas primeiras 48 horas pós-TCE; tem maior incidência em casos mais graves. A hiperglicemia aumenta o estresse oxidativo, a resposta inflamatória, a excitoxicidade mediada pelos receptores NMDA e altera a perfusão na microcirculação[19] .

Anemia

A anemia é evento comum em pacientes pós-TCE. Uma estratégia conservadora de hemotransfusão (Hb ≥ 7,0) não demonstrou ser perigosa para pacientes críticos adultos e pediátricos. Por outro lado, tal estratégia conservadora pode não garantir oferta adequada de oxigênio ao tecido cerebral em pacientes com TCE[20]. Ainda não se sabe qual alvo de hemoglobina ou hematócrito seria capaz de garantir essa oferta, estudos controlados são necessários para elucidar essa questão, no entanto, manter a hemoglobina acima de 9,0 g/dL parece ser benéfico[19,40,41]. De qualquer forma, a anemia pode levar à hiperdinamia do FSC com prejuízo para microcirculação (como lesão da parede vascular, levando à disfunção da ação contrátil dos microvasos) e piora da disfunção do mecanismo de autorregulação cerebral, extração de oxigênio cerebral e HIC.

A coagulopatia também é comum, principalmente em crianças, pós-TCE, desde as primeiras horas pós-trauma até ao redor do 5º dia, com clara associação com a gravidade do traumatismo e com o desfecho. No entanto, não são recomendados, de rotina, utilização de agentes pró-coagulantes ou hemoderivados[42].

MONITORAÇÃO DAS ALTERAÇÕES DE FLUXO SANGUÍNEO CEREBRAL APÓS TCE: POSSÍVEIS INTERVENÇÕES TERAPÊUTICAS E IMPLICAÇÕES CLÍNICAS

No decorrer deste capítulo, foi possível demonstrar a importância da monitoração neurológica multimodal no atendimento a vítimas de traumatismos cranianos, a fim individualizar o tratamento e minimizar os efeitos das lesões neurológicas primárias na gênese das secundárias. Haja visto que o TCE tem como marcante característica a heterogeneidade etiológica, fisiopatológica e de resposta inflamatória; também as respostas ao tratamento instituído, em razão dos diferentes graus de comprometimento fisiológico da micro e macrocirculação, impossibilitam adotar o mesmo protocolo terapêutico para todos os vitimados (Tabela 51.6).

O diagnóstico da HIC pode ser feito pela monitoração invasiva (monitor de PIC) ou não invasiva (bainha nervo óptico).

Monitoração da PIC

A pressão não é igual em todos os compartimentos do cérebro, mas é transmitida aos compartimentos até chegar ao local em que o cateter estiver inserido para a medida[43].

A curva típica de PIC possui 3 componentes gerados pela pulsação arterial do polígono de Willis e do parênquima cerebral. A onda P1 ou onda de percussão representa o pulso arterial sistólico e costuma ser mais alto que as demais; a onda P2, também conhecida como *tidal wave*, corresponde à pulsação própria do tecido nervoso adjacente, correlaciona-se ao acomodamento do volume sanguíneo no vaso; e a onda P3 corresponde à onda dicrótica, representa o início da diástole no ciclo cardíaco (Figura 51.7).

A medida contínua da PIC permite a visualização das curvas pressóricas patológicas com significados clínicos importantes que permitem antever as consequências e a tomada de atitude mais precoce por parte do intensivista, elas são as ondas tipo A (ou em platô), correspondendo a flutuações rítmicas da PIC a cada 15 a 30 minutos e que duram de 5 a 20 minutos, podendo atingir valores elevados; demonstrando algum grau de perda da complacência intracraniana, mas ainda com preservação dos mecanismos de autorregulação que permitem o retorno a valores normais de PIC após adequação da PA e anulação do mecanismo hipóxico-isquêmico de acidose e vasodilatação (Figura 51.8).

TABELA 51.6 Modalidades de monitoração neurológica multimodal

Monitoração multimodal	Pressão	PIC
	FSC (velocidade)	DTC
	Eletrofisiologia	EEG
		BIS
		Potencial evocado
	Metabolismo cerebral	Microdiálise
		Oximetria cerebral
		Bulbo jugular

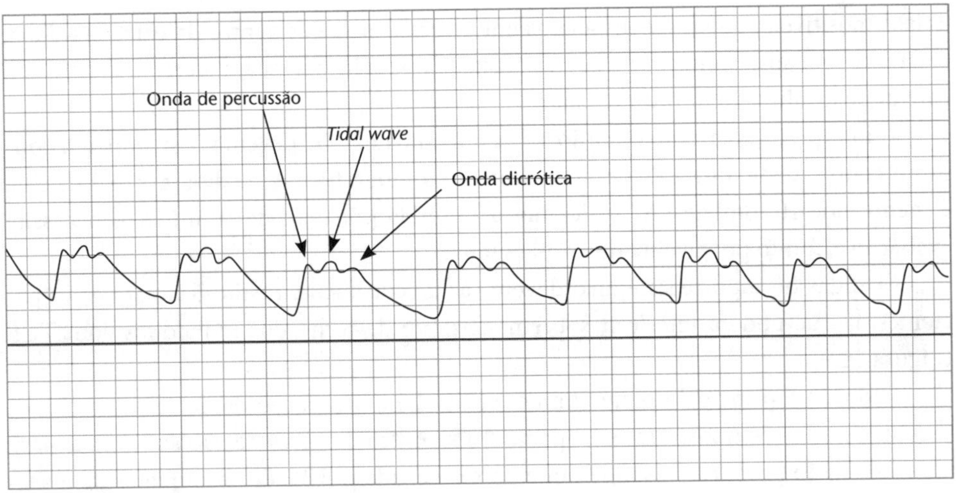

FIGURA 51.7 Ondas medidas na PIC.

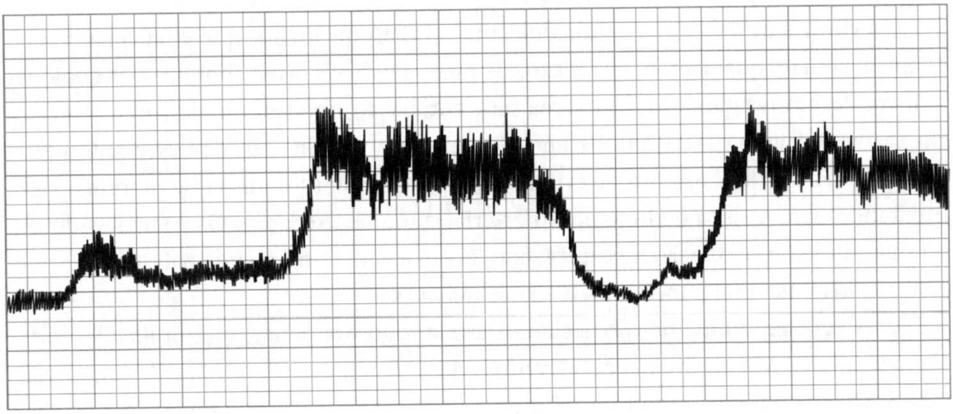

FIGURA 51.8 Ondas tipo A.

Também é possível encontrar as ondas tipo B, que são elevações agudas que ocorrem a cada 1 a 2 minutos, podendo atingir valores bem altos de PIC. Podem estar relacionadas à perda da complacência intracraniana e à retenção de CO_2. E as ondas tipo C correspondem a ondas rápidas (4 a 8 por minuto) chegando a PIC de 20 mmHg e que são consideradas fisiológicas.

A PIC é um importante determinante do FSC, pois FSC = PPC/RVC, sendo RVC correspondente à resistência vascular cerebral e a PPC = PAM - PIC. Dessa forma, a monitoração da PIC é uma das formas de adequação do FSC e, por sua vez, da oferta de nutrientes ao tecido cerebral.

Existem diversas maneiras de medir a PIC. Pode ser medida por meio de cateteres de fibra óptica ou de silicone/propileno, sendo esses últimos preenchidos por líquido.

Tais dispositivos podem ser instalados em diversas posições dentro da caixa craniana, cada um com suas vantagens e desvantagens. O padrão-ouro para aferição da PIC é o cateter de localização intraventricular.

A interpretação e a intervenção sobre a medida da PIC devem ser sempre em conjunto com a medida da PPC, exame clínico e tomográfico. A medida normal da PIC é menor que 10 mmHg; PIC maior que 20 mmHg por mais de 10 minutos necessita avaliação e, muito provavelmente, tratamento.

Medidas de suporte sistêmico devem ser precocemente instituídas para esses pacientes, já que podem interferir sobremaneira no desfecho dos indivíduos com TCE (Figura 51.9).

O objetivo principal do atendimento inicial é a prevenção da hipóxia e da hipotensão. Estudos demonstram que apenas 10 minutos de agressão são suficientes para agravar a lesão primária[43]. Não se pode deixar de lado o ABC dos protocolos de reanimação no trauma (ATLS), no caso de pacientes pediátricos, estabelecidos pelo Pediatric Advanced Life Suport (PALS) e ATLS.

As vítimas de TCE com escala de coma de Glasgow menor que 9 na cena do acidente ou aqueles que tiverem os reflexos de proteção de via aérea abolidos por qualquer motivo, devem ter garantida via aérea pela entubação traqueal ou via aérea cirúrgica em casos de trauma facial ou via aérea difícil. O procedimento deve ser antecedido por apropriada sedação, a fim de evitar vômitos, tosse ou estímulos que piorem a HIC. Atentando para o risco de hipotensão arterial durante a sedação. Os pacientes devem ser mantidos sob ventilação mecânica, com normacapnia e mantendo $SatO_2 \geq 92\%$ para evitar hipoxemia, preferencialmente maior que 98%[43].

O estado hemodinâmico do paciente deve ser rigorosamente monitorado, devendo-se manter a PAM em níveis mais elevados e PPC maior que 40 mmHg[23]. Sempre contando com o auxílio da monitoração multimodal para encontrar o nível ideal de PPC, observando a relação com autorregulação e possibilidade de isquemia[23,44].

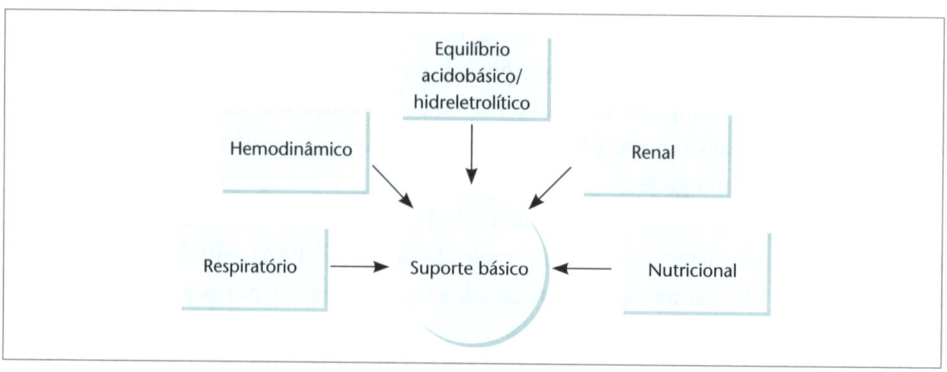

FIGURA 51.9 Medidas para suporte básico de atendimento a vítimas de traumatismo cranioencefálico.

O equilíbrio acidobásico e hidroeletrolítico, bem como a função renal, devem ser atentamente observados pois, alterações principalmente no pH tecidual e na natremia, são potentes modificadores no volume encefálico intracraniano[45].

O estado nutricional, além de diretamente interferir nos riscos de complicações, principalmente infecciosas, também interfere na glicemia e, por sua vez, nos efeitos neurotóxicos da hiperglicemia.

A sedação/analgesia é capaz de diminuir o desconforto e a dor, além de diminuir o consumo cerebral de oxigênio. Entretanto, deve-se tomar cuidado com os efeitos colaterais dessas substâncias, principalmente a hipotensão[23,44].

O tratamento específico da HIC deve ser instituído após certificação de que as medidas apropriadas de estabilização hemodinâmica, ventilatórias e de suporte básico foram adotadas, além das medidas iniciais de neuroproteção (ou primeira linha de tratamento da HIC) como sedação e medidas posturais de elevação do decúbito a 30° e posição neutra da cabeça, que facilita o fluxo venoso pelas jugulares (Figura 51.10)[19].

Manipulação da PIC pela adequação conteúdo-continente (Tabela 51.7).

A PIC pode ser controlada pela manipulação da volemia encefálica. Tal modificação pode ser passiva, por meio de atuação no sistema venoso ou de capacitância (em que 70% do volume sanguíneo encefálico ficam reservados – portanto, de extrema importância) e pode ser representado pela elevação do decúbito que permite a drenagem venosa do sangue represado no encéfalo. Ou também de forma ativa, por modificações no diâmetro da arteríola pré-capilar por meio das seguintes medidas:

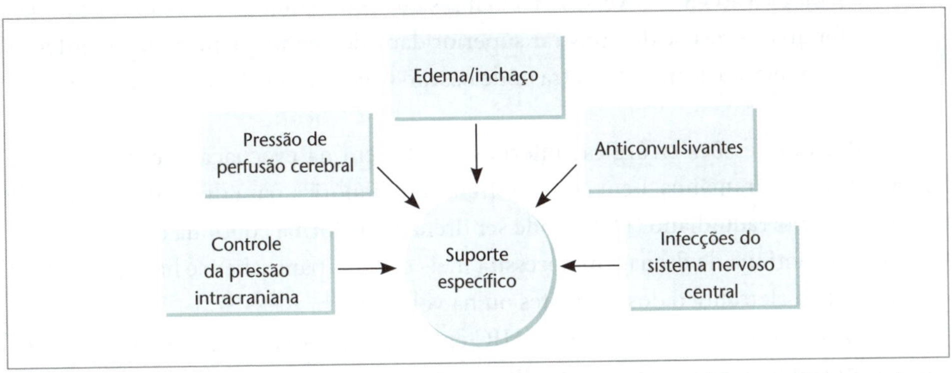

FIGURA 51.10 Medidas de suporte específico no tratamento de vítimas de traumatismo cranioencefálico.

TABELA 51.7 Manipulação da PIC pela adequação conteúdo-continente

Diminuição do conteúdo	Aumento do continente
Manipulação da volemia: ativa ou passiva	Craniectomia descompressiva
Descompressões cirúrgicas internas	

- Sedação/analgesia: que, ao diminuir o consumo cerebral de oxigênio, pode diminuir o metabolismo e, consequentemente, o FSC. Os barbitúricos alteram o FSC por diminuição direta do metabolismo cerebral e vasoconstrição[23,44].
- Hiperventilação/hipoventilação: alteração do FSC pela modificação do diâmetro da arteríola pré-capilar pela ação direta da $PaCO_2$ no diâmetro arteriolar[23,44].
- Temperatura: capaz de também modificar o FSC por alterar a taxa de metabolismo cerebral, estando mais alta nos indivíduos que apresentam febre e mais baixa naqueles que apresentam hipotermia. Cuidado com os efeitos indesejados da hipotermia como discrasias sanguíneas, distúrbios eletrolíticos, arritmias cardíacas, entre outros[23,24,46,47].
- Soluções hipertônicas:
  - Manitol: o efeito imediato consiste na vasoconstrição com diminuição do volume sanguíneo encefálico. Além de aumentar a volemia e melhorar a PPC. Deve ser administrado na dose de 0,25 a 1 g/kg/dose, em bolo, com ação esperada em 15 a 30 minutos, principal efeito colateral consiste na diurese osmótica, podendo causar hipovolemia, portanto, as perdas devem ser repostas.
  - Salina hipertônica: deve ser infundida lentamente, pois pode causar hipotensão durante infusão rápida, é reconhecido expansor volêmico; a maneira e a quantidade a ser infundida é controversa e diversa em adultos, porém em crianças, a maioria dos estudos são com salina a 3%[23,24,48-50].

    Ambas soluções hipertônicas têm efeitos osmóticos semelhantes, sendo a salina hipertônica mais vantajosa do ponto de vista de manutenção da estabilidade hemodinâmica, por outro lado, o manitol causa hemodiluição com melhora reológica ao FSC. Diversas metanálises que comparam as duas substâncias não foram capazes de demonstrar superioridade de nenhuma, portanto, o critérios para seleção de uma ou outra pode basear-se no *status* volêmico dos pacientes[19].

As descompressões cirúrgicas internas constituem na evacuação de massas e/ou hematomas intracranianos, bem como a drenagem liquórica para diminuição da HIC. O líquido cefalorraquidiano (LCR) pode ser drenado de forma contínua ou intermitente. A forma contínua de drenagem necessita mais estudos para saber se há interferência com o balanço eletrolítico dos pacientes ou na volemia[23,24,51].

A segunda linha de tratamento de HIC entra em ação quando as medidas iniciais não foram suficientes na redução da PIC (o que pode ocorrer em até 42% dos casos de TCE grave e culminam com taxa de mortalidade que pode variar de 29 a 100%) e elas são[23,24]:

- Hiperventilação mais agressiva ($PaCO_2$ < 30 mmHg).
- Uso de agentes barbitúricos, podendo chegar ao coma barbitúrico.
- Hipotermia.

- Craniectomia descompressiva:
  - A drenagem de LCR pode ser lombar (cuidado com herniações, para tal as cisternas devem estar abertas, sem sinais de massas compressoras no compartimento intracraniano). Ou drenagem pelo sistema de derivação ventricular externa.
  - A craniectomia descompressiva: é uma opção considerada para pacientes com possibilidades de recuperação neurológica e com PIC elevadas e sustentadas. Outras indicações podem incluir deterioração clínica secundária ou sinais de herniação em até 48 horas pós-trauma. Tem como objetivo principal diminuir a PIC e melhorar a PPC. Algumas pequenas séries de pacientes pediátricos demonstraram benefício com o procedimento, porém existem considerações importantes que não devem ser ignoradas ao eleger os pacientes que passarão pelo procedimento como: piora de eventos hemorrágicos e edema cerebral; além de estar associado à maior taxa de hidrocefalia e crises convulsivas pós-traumáticas[23,24,52-54].

As crises convulsivas podem ocorrer em até 35% dos pacientes com TCE grave e aproximadamente 75% dessas crises não apresentam manifestação motora (*status* não convulsivo)[43]. O uso de anticonvulsivantes é controverso na literatura por não mostrar redução na mortalidade, nem prevenir a ocorrência de crises convulsivas tardias (após 7 dias do trauma). Entretanto, previne a ocorrência de crises convulsivas precoces (até o 7º dia), dessa forma evitando a piora da HIC e a ocorrência de isquemia por inadequação oferta-consumo nos primeiros dias após TCE, período já tão crítico e de franca ocorrência de HIC, hipofluxo sanguíneo cerebral e isquemia parenquimatosa. Por esse motivo, alguns autores preferem a indicação de forma profilática, caso não esteja disponível a monitoração contínua com EEG. Essa consideração torna-se importante quando se leva em consideração que não é possível identificar quais pacientes desenvolverão crises convulsivas, além disso, as vítimas de TCE estão, quase sempre, sedadas ou, mesmo, curarizadas, dificultando, sobremaneira, o reconhecimento clínico de eventos convulsivos que, em situações limítrofes, podem fazer a diferença entre a vida e a morte[55].

QUADRO 51.1 Primeira linha de tratamento da HIC[23,24]
Manter PPC apropriada para a idade e de acordo, de preferência, com a monitoração neurológica multimodal
Manter polo cefálico em posição neutra e com decúbito elevado a, pelo menos, 30°
Adequadas sedação e analgesia
Drenagem do LCR
Terapia hiperosmolar
Aumentar sedação, ponderar bloqueadores neuromusculares

Monitoração Metabólica

Oximetria de bulbo jugular

Em condições patológicas, o acoplamento fluxo-metabolismo é mantido em apenas 45% dos pacientes. Na maioria, o FSC varia independentemente da taxa de metabolismo cerebral; passa a depender diretamente da pressão arterial e da $PaCO_2$. Dessa forma, a saturação venosa jugular reflete a relação entre as duas variáveis (FSC e $TCMO_2$), apesar de não oferecer informações quantitativas sobre ambas. Assim um $AVjDO_2$ normal reflete um FSC adequado para $TCMO_2$, por outro lado, uma $AVjDO_2$ alterada reflete um FSC inadequado para $TCMO_2$ (aumento do consumo ou diminuição do FSC)[15,43].

A monitoração da oximetria de bulbo jugular (SjO_2) está indicada nos casos de TCE grave com HIC (principalmente quando for necessária a hiperventilação), deve ser instalada de forma precoce já que, após 72 horas do trauma, a tendência é que a SjO_2 mantenha-se elevada.

Interpretação dos resultados:

- SjO_2 = 55 a 75%.
- Conteúdo venoso jugular de O_2 (CjO_2) = 7 mL%.
- $AVjDO_2$ = 5 a 9 mL%.
- Extração cerebral de O_2 (ECO_2) = 24 a 42%.

A SjO_2 é um método que monitora a oxigenação global do encéfalo, portanto, déficits de oxigenação regional podem ocorrer sem serem notados pela monitoração[56,57]. Sempre checar a posição adequada do cateter (a ponta do cateter deve ficar na linha do mastoide ou na borda superior de C1 – radiografia de perfil – Figura 51.11). Também o conteúdo arterial de O_2 deve ser adequado, portanto os valores de $SatO_2$ arterial (> 90%) e de hemoglobina (Hb > 10) devem ser checados antes da interpretação dos resultados[57,58].

Pressão parcial de oxigênio no tecido cerebral

Fornece informações sobre a oxigenação regional do tecido cerebral, enquanto a SjO_2 fornece informações globais. A pressão parcial de oxigênio no tecido cerebral ($PbtO_2$) pode ser obtida através do implante de cateteres com eletrodos de Clarke modificados (geralmente colocados em regiões metabolicamente heterogêneas – área de lesão identificada por métodos de imagem). Os valores normais considerados são 20 a 40 mmHg e valores abaixo de 10 a 15 mmHg merecem intervenção. Estudos demonstram correlação de episódios de $PtbO_2$ menores que 10 por mais de 15 a 30 minutos com pior desfecho neurológico[24,58-60].

Oximetria cerebral não invasiva

Corresponde à forma não invasiva de avaliar a adequação da oxigenação cerebral. Pela colocação de sensores na pele da região frontal. Uma luz é emitida por meio do escalpe e do crânio, chegando ao córtex cerebral em que é refletida pelas hemoglobinas saturada e insaturada. Como mais de 70% do sangue cerebral está em território venoso, a saturação medida corresponde à saturação venosa. Os valores de normalidade para esse método são muito próximos daqueles adotados para SjO_2, pode ser muito útil na detecção precoce de modificações na oxigenação cerebral. Deve-se ser cuidadoso nos casos de hematomas intracranianos que podem interferir nos resultados[58].

Microdiálise

Essa técnica consiste na introdução de um cateter composto por uma membrana semipermeável em uma região específica do cérebro (geralmente o córtex frontal). O cateter é perfundido continuamente por uma solução de diálise iônica, geralmente semelhante ao plasma. Os solutos presentes no parênquima difundem-se no sentido do

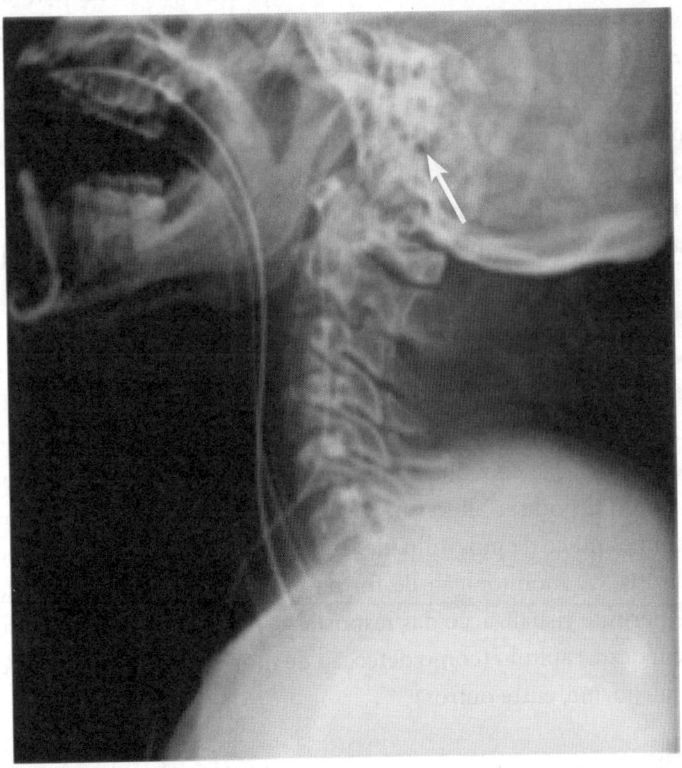

FIGURA 51.11 Radiografia de perfil de coluna cervical mostrando a localização ideal do cateter de oximetria no bulbo jugular – ao nível de C1.

cateter de acordo com o gradiente de concentração. A solução recuperada (dialisato) pelo cateter representa a concentração intersticial daquela substância; e é analisada em aparelhagem específica e de alto custo. A desvantagem consiste na impossibilidade de ser um método contínuo.

A microdiálise permite, portanto, a mensuração de solutos presentes no interstício cerebral com baixo peso molecular, como neurotransmissores (aspartato, glutamato) e moléculas pequenas (glicose, glicerol, piruvato, lactato). Estudos demonstram boa correlação do método com a detecção de isquemia e crise convulsiva de maneira precoce. A European Society of Intensive Care Medicine recomenda a microdiálise para pacientes com TCE que requeiram monitoração da PIC; e estabelece que o melhor marcador desse método para detecção precoce de isquemia secundária é a relação lactato/piruvato[24,58,61].

Monitoração do Fluxo Sanguíneo Cerebral

Doppler transcraniano

O Doppler transcraniano (DTC) mede, na verdade, a velocidade do FSC pelas grandes artérias cerebrais e algumas artérias extracranianas (como a porção extracraniana das artérias carótidas internas e vertebrais). É realizado por meio de ondas de ultrassom. Essas ondas são aplicadas através de janelas ósseas cranianas de espessura menor como o osso temporal, órbita e forame magno, que permitem melhor passagem das ondas sonoras. Quando essas ondas entram em contato com as células sanguíneas em movimento são refletidas com frequência e velocidades diferentes das iniciais em direção ao sensor (efeito Doppler), gerando um espectro de velocidade que lembra a forma da curva de pressão invasiva arterial[18,58,62].

A relação entre velocidade de FSC e FSC propriamente dito é indireta e sofre várias limitações, tanto técnica quanto fisiopatológicas, na determinação, por esse motivo, deve-se tomar cuidado com a interpretação.

No TCE, o DTC tem grande valor na detecção de hiperemia encefálica e vasoespasmo, sempre em associação com outras medidas de perfusão cerebral. Também o espectro da curva do DTC pode se alterar na vigência de HIC e sinalizar para a ocorrência, juntamente com o índice de pulsatilidade, entretanto não substitui o método contínuo de medida da PIC. A monitoração de forma dinâmica com alterações de PA, PAM, $ETCO_2$ e PIC permite visualização das respostas cerebrais *in vivo*[63]; entre outras aplicações que fogem deste capítulo (como detecção de morte encefálica, estudo de pacientes com anemia falciforme, entre outros)[18,62].

Outros métodos de medida de fluxo sanguíneo cerebral

Não existe método à beira leito para avaliação de FSC. Métodos de detecção direta do FSC por radioisótopos são utilizados em centros selecionados e de pesquisa.

Métodos como SPECT, CT xenônio, PET-scan e ressonância magnética ainda não são disponíveis à beira do leito e têm custo relativamente alto[18].

Monitoração Eletrofisiológica

Eletroencefalograma

Constitui um método de detecção de potenciais elétricos excitatórios e inibitórios pós-sinápticos percebidos no crânio por eletrodos. Um canal de registro do EEG reflete a atividade funcional do córtex imediatamente abaixo deste, dessa forma, para avaliação completa de todo córtex, é necessária avaliação com múltiplos canais[58].

A interpretação do exame é dependente do profissional especializado. No ambiente do neurointensivismo, o método permite o diagnóstico de crises convulsivas subclínicas, avaliação indireta do FSC por meio da atividade metabólica, indicação de lesões isquêmicas secundárias e, ainda, como índice prognóstico em algumas doenças específicas, como a encefalopatia anóxica. A aplicação de maneira contínua é bastante valiosa no diagnóstico e no tratamento do estado de mal convulsivo e para a titulação de drogas sedativas para indução de coma no TCE grave, como o uso de barbitúricos[64].

Índice bispectral (BIS)

Corresponde a uma maneira simplificada de interpretação de dados eletroencefalográficos, permitindo a interpretação por profissionais não especializados. Entretanto não é um método que possa substituir o EEG, já que corresponde a um exame com apenas quatro canais, não representando de forma alguma a totalidade do córtex cerebral, apenas o córtex frontal. A principal aplicação clínica está na monitoração da sedação no ambiente da terapia intensiva e, principalmente, nos centros cirúrgicos para monitoração da anestesia[58].

Corresponde a um valor numérico de 0 a 100, derivado a partir da análise de três aspectos das ondas do EEG: espectro, dominância de tempo e alcance espectral. Podem ser interpretados na forma demonstrada na Tabela 51.8.

TABELA 51.8 Interpretação clínica do valor do BIS

Valor de BIS	Correspondência clínica
80-100	Desperta e responde quando chamado
60-80	Responde ao estímulo verbal vigoroso ou estímulo tátil moderado
40-60	Anestesia leve (não responde ao estímulo verbal)
20-40	Hipnose profunda
0-20	Padrão de surto-supressão no EEG
0	Sem atividade elétrica

Potenciais evocados

Permitem avaliar a integridade funcional das estruturas que compõem a via neuronal de interesse, por exemplo, avaliação do tronco encefálico após isquemia local. Enquanto o EEG avalia a atividade elétrica cortical espontânea, o potencial evocado (PE) consiste no registro da atividade elétrica do SNC após estímulo sensorial ou motor. Os PE sensoriais podem ser periféricos ou de nervos cranianos, subcortical ou cortical e o PE motor é obtido após a aplicação do estímulo diretamente no córtex cerebral ou na medula e captado na medula, no nervo periférico ou no músculo esquelético correspondente[58].

Após a explanação sobre a monitoração neurológica multimodal, não se deve esquecer que o exame físico neurológico constitui a melhor ferramenta. As avaliações clínicas devem ser realizadas de maneira repetitiva, além de direcionadas para as estruturas neurológicas em risco. Deve incluir avaliação global, iniciando pelo nível de consciência e avaliação dos reflexos de tronco cerebral. Infelizmente, no ambiente de terapia intensiva, o exame neurológico clínico sofre algumas limitações, principalmente pela presença e necessidade de sedação dos pacientes críticos, além da ocorrência de *delirium* e síndrome de abstinência, o que atrapalha a interpretação dos achados semiológicos. Dessa forma, a associação com outras formas de monitorações é de grande valia no grupo neurocrítico.

CONCLUSÕES

Pacientes com lesões neurológicas são muito frequentes dentro do ambiente de terapia intensiva pediátrica, e são um grupo de risco, com altas taxas de morbidade e mortalidade; além disso, os traumatismos por causas externas constituem uma das principais causas de mortalidade da infância, dentre eles ganha destaque o TCE. Reconhecer lesões cerebrais primárias e prevenir as secundárias torna-se mais plausível e efetivo à luz de conhecimentos fisiopatológicos intracranianos, permitindo a tomada de decisões auxiliada pelo exame neurológico de rotina associado a métodos adicionais de monitoração neurológica multimodal, a fim de melhorar a sobrevida e, sobretudo, a qualidade de vida desses pequenos indivíduos.

REFERÊNCIAS BIBLIOGRÁFICAS

1. Jagannathan J, Okonkwo DO, Yeoh HK, Dumont AS, Saulle D, Haizlip J, et al. Long-term outcomes and prognostic factors in pediatric patients with severe traumatic brain injury and elevated intracranial pressure. J Neurosurg Pediatrics. 2008;2(4):240-9.
2. Bankole S, Asuncion A, Ross S, Aghai Z, Nollah L, Echols H, et al. First responder performance in pediatric trauma: a comparison with an adult cohort. Pediatric Crit Care Med. 2011;12(4):e166-70.
3. Karlin AM. Concussion in the pediatric and adolescent population: "different population, different concerns". PM R. 2011;3(10 Suppl 2):S369-79.

4. Oyetunji TA, Haider AH, Downing SR, Bolorunduro OB, Efron DT, Haut ER, et al. Treatment outcomes of injured children at adult level 1 trauma centers: are there benefits from added specialized care? Am J Surg. 2011;201(4):445-9.
5. Segui-Gomez M, Chang DC, Paidas CN, Jurkovich GJ, Mackenzie EJ, Rivara FP. Pediatric trauma care: an overview of pediatric trauma systems and their practices in 18 US states. J Pediatr Surg. 2003;38(8):1162-9.
6. Au AK, Carcillo JA, Clark RS, Bell MJ. Brain injuries and neurological system failure are the most common proximate causes of death in children admitted to a pediatric intensive care unit. Pediatr Crit Care Med. 2011;12(5):566-71.
7. Bell MJ NJ. Neurosciences In: Slonim ADPM, editor. Pediatric Critical Care Medicine. Philadelphia: Lippincott Williams & Wilkins; 2006.
8. Szarpak L, Madziala M. Epidemiology of cranio-cerebral injuries in emergency medical services practice. Polski Przeglad Chirurg. 2011;83(12):646-51.
9. Osmond MH, Brennan-Barnes M, Shephard AL. A 4-year review of severe pediatric trauma in eastern Ontario: a descriptive analysis. J Trauma. 2002;52(1):8-12.
10. Mazurek AJ. Epidemiology of paediatric injury. J Accid Emerg Med. 1994;11(1):9-16.
11. Gurses D, Sarioglu-Buke A, Baskan M, Kilic I. Cost factors in pediatric trauma. Can J Surg. 2003;46(6):441-5.
12. Machado FSJ, MS, Teixeira MJ. Hemodinâmica Encefálica. In: Schettino GCL, Mattar J, Ganem F, editors. Paciente Crítico diagnóstico e tratamento. 2ª ed. Barueri: Manole, 2012.
13. Harrigan MR, Leonardo J, Gibbons KJ, Guterman LR, Hopkins LN. CT perfusion cerebral blood flow imaging in neurological critical care. Neurocrit Care. 2005;2(3):352-66.
14. Schell RM, Kern FH, Greeley WJ, Schulman SR, Frasco PE, Croughwell ND, et al. Cerebral blood flow and metabolism during cardiopulmonary bypass. Anesthesia Analgesia. 1993;76(4):849-65.
15. Cruz J. Hemometabolismo Cerebral. In: Matsumoto TCW, Hirschheimer MR, editors. Terapia Intensiva Pediátrica. São Paulo: Atheneu; 1997.
16. Udomphorn Y, Armstead WM, Vavilala MS. Cerebral blood flow and autoregulation after pediatric traumatic brain injury. Pediatric Neurol. 2008;38(4):225-34.
17. Levine B, Fujiwara E, O'Connor C, Richard N, Kovacevic N, Mandic M, et al. In vivo characterization of traumatic brain injury neuropathology with structural and functional neuroimaging. J Neurotrauma. 2006;23(10):1396-411.
18. Figaji AA. Practical aspects of bedside cerebral hemodynamics monitoring in pediatric TBI. ChNS. 2010;26(4):431-9.
19. Emeriaud G, Pettersen G, Ozanne B. Pediatric traumatic brain injury: an update. Curr Op Anaesthesiol. 2011;24(3):307-13.
20. Figaji AA, Zwane E, Kogels M, Fieggen AG, Argent AC, Le Roux PD, et al. The effect of blood transfusion on brain oxygenation in children with severe traumatic brain injury. Pediatr Crit Care Med. 2010;11(3):325-31.
21. Vespa P, Bergsneider M, Hattori N, Wu HM, Huang SC, Martin NA, et al. Metabolic crisis without brain ischemia is common after traumatic brain injury: a combined microdialysis and positron emission tomography study. J Cerebr Blood Flow Metabol. 2005;25(6):763-74.
22. Mandera M, Larysz D, Wojtacha M. Changes in cerebral hemodynamics assessed by transcranial Doppler ultrasonography in children after head injury. ChNS. 2002;18(3-4):124-8.
23. Kochanek PM, Tasker RC, Carney N, Totten AM, Adelson PD, Selden NR, et al. Guidelines for the Management of Pediatric Severe Traumatic Brain Injury, Third Edition: Update of the Brain Trauma Foundation Guidelines. Pediatric Crit Care Med. 2019;20(3S Suppl 1):S1-S82.
24. Huh JW, Raghupathi R. New concepts in treatment of pediatric traumatic brain injury. Anesthesiol Clin. 2009;27(2):213-40.
25. Stávale MP, GC, Bianco AM. Hemodinâmica da curva de Langfitt. Arq Bras Neurocirurgia. 2010;29(2):52-7.

26. Stávale M. Hipervolemias Encefálicas de Alto e Baixo FLuxos: visão integrativa. In: MS, editor. Bases da terapia intensiva neurológica. São Paulo: Santos; 2011.
27. Stávale M. Hemodinâmica encefálica na Hipertensão intracraniana. In: MS, editor. Bases na terapia intensiva neurológica. São Paulo: Santos; 2011.
28. BramLett HM, Dietrich WD. Pathophysiology of cerebral ischemia and brain trauma: similarities and differences. J Cerebr Blood Flow Metabol. 2004;24(2):133-50.
29. Matamoros MR. Biomecânica do Traumatismo Cranioencefálico. In: MS, editor. Bases da Terapia Intensiva Neurológica Fisiopatologia e princípios terapêuticos. São Paulo: Santos; 2011.
30. Werner C, Engelhard K. Pathophysiology of traumatic brain injury. Br J Anaesthesia. 2007;99(1):4--9.
31. Thornton C, Rousset CI, Kichev A, Miyakuni Y, Vontell R, Baburamani AA, et al. Molecular mechanisms of neonatal brain injury. Neurol Res Intern. 2012;2012:506320.
32. Ray SK, Dixon CE, Banik NL. Molecular mechanisms in the pathogenesis of traumatic brain injury. Histol Histopathol. 2002;17(4):1137-52.
33. Natale JE, Joseph JG, Helfaer MA, Shaffner DH. Early hyperthermia after traumatic brain injury in children: risk factors, influence on length of stay, and effect on short-term neurologic status. Crit Care Med. 2000;28(7):2608-15.
34. Greer DM, Funk SE, Reaven NL, Ouzounelli M, Uman GC. Impact of fever on outcome in patients with stroke and neurologic injury: a comprehensive meta-analysis. Stroke. 2008;39(11):3029-35.
35. Fink EL, Kochanek PM, Clark RS, Bell MJ. Fever control and application of hypothermia using intravenous cold saline. Pediatr Crit Care Med. 2012;13(1):80-4.
36. Coates BM, Vavilala MS, Mack CD, Muangman S, Suz P, Sharar SR, et al. Influence of definition and location of hypotension on outcome following severe pediatric traumatic brain injury. Crit Care Med. 2005;33(11):2645-50.
37. White JR, Farukhi Z, Bull C, Christensen J, Gordon T, Paidas C, et al. Predictors of outcome in severely head-injured children. Crit Care Med. 2001;29(3):534-40.
38. Makarenko S, Griesdale DE, Gooderham P, Sekhon MS. Multimodal neuromonitoring for traumatic brain injury: A shift towards individualized therapy. J Clin Neurosc. 2016;26:8-13.
39. Smith RL, Lin JC, Adelson PD, Kochanek PM, Fink EL, Wisniewski SR, et al. Relationship between hyperglycemia and outcome in children with severe traumatic brain injury. Pediatr Crit Care Med. 2012;13(1):85-91.
40. Gobatto ALN, Link MA, Solla DJ, Bassi E, Tierno PF, Paiva W, et al. Transfusion requirements after head trauma: a randomized feasibility controlled trial. Crit Care. 2019;23(1):89.
41. Zygun DA, Nortje J, Hutchinson PJ, Timofeev I, Menon DK, Gupta AK. The effect of red blood cell transfusion on cerebral oxygenation and metabolism after severe traumatic brain injury. Crit Care Med. 2009;37(3):1074-8.
42. Kurland D, Hong C, Aarabi B, Gerzanich V, Simard JM. Hemorrhagic progression of a contusion after traumatic brain injury: a review. J Neurotrauma. 2012;29(1):19-31.
43. Machado FSS, M, Teixeira MJ. Monitorização e manuseio da Hipertensão intracrania. In: Schettino GCL, Ganem F, editors. Paciente crítico diagnóstico e tratamento. Barueri: Manole; 2012.
44. Kochanek PM, Carney N, Adelson PD, Ashwal S, Bell MJ, Bratton S, et al. Guidelines for the acute medical management of severe traumatic brain injury in infants, children, and adolescents--second edition. Pediatr Crit Care Med. 2012;13(Suppl 1):S1-82.
45. Baranov D, Neligan P. Trauma and aggressive homeostasis management. Anesthesiol Clin. 2007;25(1):49-63.
46. Bayir H, Adelson PD, Wisniewski SR, Shore P, Lai Y, Brown D, et al. Therapeutic hypothermia preserves antioxidant defenses after severe traumatic brain injury in infants and children. Crit Care Med. 2009;37(2):689-95.
47. Adelson PD. Hypothermia following pediatric traumatic brain injury. J Neurotrauma. 2009;26(3):429-36.

48. Luu JL, Wendtland CL, Gross MF, Mirza F, Zouros A, Zimmerman GJ, et al. Three-percent saline administration during pediatric critical care transport. Pediatr Emerg Care. 2011;27(12):1113-7.
49. Gwer S, Gatakaa H, Mwai L, Idro R, Newton CR. The role for osmotic agents in children with acute encephalopathies: a systematic review. BMC Pediatrics. 2010 17;10:23.
50. Ropper AH. Hyperosmolar therapy for raised intracranial pressure. N Engl J Med. 2012 23;367(8):746-52.
51. Morris KP, Forsyth RJ, Parslow RC, Tasker RC, Hawley CA, Group UKPTBIS, et al. Intracranial pressure complicating severe traumatic brain injury in children: monitoring and management. Intens Care Med. 2006;32(10):1606-12.
52. Ruf B, Heckmann M, Schroth I, Hugens-Penzel M, Reiss I, Borkhardt A, et al. Early decompressive craniectomy and duraplasty for refractory intracranial hypertension in children: results of a pilot study. Crit Care. 2003;7(6):R133-8.
53. Cooper DJ, Rosenfeld JV, Murray L, Arabi YM, Davies AR, D'Urso P, et al. Decompressive craniectomy in diffuse traumatic brain injury. N Engl J Med. 2011 21;364(16):1493-502.
54. Hutchinson PJ, Kolias AG, Timofeev IS, Corteen EA, Czosnyka M, Timothy J, et al. Trial of decompressive craniectomy for traumatic intracranial hypertension. N Engl J Med. 2016 22;375(12):1119-30.
55. Matamoros MRD, MA. Suporte clínico intensivo do paciente com hipertensão intracraniana. In: MS, editor. Bases da Terapia Intensiva Neurológica Fisiopatologia e princípios terapêuticos. 2ª ed. São Paulo: Santos; 2011.
56. Cruz J. Combined continuous monitoring of systemic and cerebral oxygenation in acute brain injury: preliminary observations. Crit Care Med. 1993;21(8):1225-32.
57. Cruz J. The first decade of continuous monitoring of jugular bulb oxyhemoglobinsaturation: management strategies and clinical outcome. Crit Care Med. 1998;26(2):344-51.
58. Ladeira JPS, AC. Monitorização da função cerebral. In: Schettino GCL, Mattar J, Ganem F, editors. Paciente Crítico diagnóstico e tratamento. Barueri: Manole; 2012.
59. Lang EW, Mulvey JM, Mudaliar Y, Dorsch NW. Direct cerebral oxygenation monitoring--a systematic review of recent publications. Neurosurg Rev. 2007;30(2):99-106.
60. Rose JC, Neill TA, Hemphill JC, 3rd. Continuous monitoring of the microcirculation in neurocritical care: an update on brain tissue oxygenation. Curr Op Crit Care. 2006;12(2):97-102.
61. Le Roux P, Menon DK, Citerio G, Vespa P, Bader MK, Brophy GM, et al. Consensus summary statement of the International Multidisciplinary Consensus Conference on Multimodality Monitoring in Neurocritical Care: a statement for healthcare professionals from the Neurocritical Care Society and the European Society of Intensive Care Medicine. Intens Care Med. 2014;40(9):1189-209.
62. Verlhac S. Transcranial Doppler in children. Pediatric Radiology. 2011;41(Suppl 1):S153-65.
63. Trabold F, Meyer PG, Blanot S, Carli PA, Orliaguet GA. The prognostic value of transcranial Doppler studies in children with moderate and severe head injury. Intens Care Med. 2004;30(1):108-12.
64. Guerguerian AM, Lo TY, Hutchison JS. Clinical management and functional neuromonitoring in traumatic brain injury in children. Curr Op Pediatr. 2009;21(6):737-44.

Seção XII

Intoxicações Agudas

52 Intoxicações exógenas

Claudio Schvartsman
Thomaz Bittencourt Couto

APÓS LER ESTE CAPÍTULO, VOCÊ ESTARÁ APTO A:
• Reconhecer a criança intoxicada e identificar as principais síndromes tóxicas.
• Iniciar tratamento de suporte.
• Realizar as etapas básicas do atendimento específico, incluindo medidas de descontaminação e eliminação.
• Prescrever antídotos mais comuns.

INTRODUÇÃO

Intoxicações exógenas agudas podem ser definidas como as consequências clínicas e/ou bioquímicas da exposição aguda a substâncias químicas encontradas no ambiente (ar, água, alimentos, plantas, animais peçonhentos ou venenosos etc.) ou isoladas (pesticidas, medicamentos, produtos de uso industrial e domiciliar etc.)[1].

EPIDEMIOLOGIA

Dados do Sistema Nacional de Informações Tóxico-Farmacológicas (Sinitox) demonstram que a intoxicação aguda constitui importante problema de saúde pública no Brasil, sendo mais frequente na faixa etária entre 1 e 4 anos. Medicamentos são a primeira causa de intoxicações na pediatria, seguidos de domissanitários, animais peçonhentos e cosméticos. A Tabela 52.1 reproduz a distribuição de intoxicações notificadas ao Sinitox, no ano de 2017. O próprio Sinitox, porém, alerta sobre o alto índice de subnotificação de intoxicações no país.

As intoxicações exógenas são especialmente comuns em pré-escolares, que têm idade suficiente para buscar ativamente possíveis tóxicos, porém, não têm discernimento para avaliar os riscos relacionados à exposição. Além da idade, outros fatores de risco para intoxicação são estar em ambiente não seguro, com cuidadores não habituais, o horário próximo à refeição, a presença de domissanitários em embalagem não identificada (como água sanitária em garrafa de refrigerante), excesso de medicações no domicílio.

TABELA 52.1 Casos registrados de intoxicação humana por agente tóxico e faixa etária pediátrica, Brasil, 2017 (Sinitox[2])

Faixa etária	< 1	1 a 4	5 a 9	10 a 14	15 a 19	Total	
Agente	n	n	n	n	n	n	%
Medicamentos	247	1.557	477	468	736	3.485	36,9
Agrotóxicos/uso agrícola	6	58	28	24	77	193	2
Agrotóxicos/uso doméstico	15	79	5	6	13	118	1,2
Produtos veterinários	6	83	5	10	13	117	1,2
Raticidas	8	86	8	9	40	151	1,6
Domissanitários	55	736	79	28	56	954	10,1
Cosméticos	43	195	12	10	9	269	2,8
Produtos químicos industriais	31	286	38	26	28	97	1
Metais	0	6	4	0	3	13	0,1
Drogas de abuso	4	9	5	36	112	166	1,8
Plantas	13	102	36	8	5	164	1,7
Alimentos	11	46	29	22	35	143	1,5
Animais peç./serpentes	3	39	57	96	121	316	3,3
Animais peç./aranhas	18	61	43	43	62	227	2,4
Animais peç./escorpiões	56	405	488	497	705	2.151	22,8
Outros animais peç./venenosos	25	143	145	108	103	524	5,5
Animais não peçonhentos	9	68	56	49	49	231	2,4
Desconhecido	10	20	12	9	10	61	0,6
Outro	9	37	8	5	7	66	0,7
Total	569	4.016	1.535	1.454	2.184	9.446	100
%	6%	42,5%	16,3%	15,4%	23,1%	100%	

MANIFESTAÇÕES CLÍNICAS

A apresentação clínica da criança intoxicada depende da substância tóxica, podendo variar de assintomático a criticamente doente. Intoxicação aguda deve entrar no diagnóstico diferencial de qualquer criança apresentando alteração aguda do *status* mental, convulsão nova, comprometimento cardiorrespiratório, acidose metabólica inexplicada ou apresentação clínica estranha e complexa, especialmente dentro da faixa etária de maior risco (1 a 4 anos), se há preocupação dos acompanhantes em relação a essa possibilidade e se há fatores de risco presentes.

DIAGNÓSTICO E TRATAMENTO

O atendimento ao intoxicado segue uma série de etapas, geralmente, mas não necessariamente, sequenciais, conforme descrito no Quadro 52.1[1].

Avaliação Clínica Inicial

No atendimento inicial, uma história e um exame clínico excessivamente detalhados são menos prioritários que a estabilização do paciente. Entretanto, mesmo um exame rápido e direcionado pode trazer informações importantes. Na avaliação inicial, deve-se aferir a permeabilidade de vias aéreas (A), a boa respiração (B) e a circulação (C).

O manejo da via aérea e o suporte respiratório visam a corrigir hipoxemia e acidemia e prevenir aspiração. Distúrbios respiratórios que representam risco de morte e que exigem atenção imediata incluem obstrução das vias aéreas, apneia, bradipneia ou taquipneia intensa, edema pulmonar e insuficiência respiratória aguda. Retificação de vias aéreas, aspiração de secreções e oferta de oxigênio devem ser iniciados, especialmente em pacientes com rebaixamento do nível de consciência, desconforto respiratório ou cianose.

Monitorações com oxímetro de pulso, cardíaca e de pressão arterial não invasiva devem ser instaladas em qualquer paciente instável ou com risco de deteriorar. Condições circulatórias que exigem atenção imediata são alterações extremas de pressão arterial ou da frequência cardíaca, arritmias, insuficiência cardíaca congestiva, estado de choque e parada cardíaca.

QUADRO 52.1 Condutas na intoxicação aguda
▪ Avaliação clínica inicial e estabilização
▪ Reconhecimento da toxíndrome e identificação do agente causal
▪ Descontaminação
▪ Eliminação
▪ Antídotos

Uma vez avaliados os ABC deve-se prosseguir com um exame sumário neurológico, avaliando responsividade grosseiramente por escala AVDI (alerta, respondendo a estímulo verbal, dor ou inconsciente) e escala de coma de Glasgow e avaliando pupilas, fasciculações, rigidez, tremores ou distonia. Condições neurológicas emergenciais incluem estado de mal convulsivo, pressão intracraniana aumentada e coma.

A pele deve ser exposta removendo roupas e avaliando cor, temperatura e pele seca ou diaforese. A presença de mordidas ou outras lesões pode indicar acidentes com animais peçonhentos. É importante também procurar sinais de drogas injetáveis e medicações transdérmicas, especialmente em crianças mais velhas e adolescentes[3].

A estabilização consiste na realização de uma série de medidas visando à correção de distúrbios que representem risco iminente e manter o paciente em condições adequadas até o estabelecimento do diagnóstico definitivo e tratamento específico. Essas medidas são idênticas às realizadas em outras situações clínicas críticas na emergência, com suporte respiratório e hemodinâmico se necessário[1]. É importante ressaltar que a mortalidade por intoxicação aguda é baixa, de menos de 1% dos casos e, portanto, na maioria dos casos de intoxicação, essas medidas serão suficientes[3].

Reconhecimento da Toxíndrome e Identificação do Agente Causal

Toxíndrome ou síndrome tóxica é um complexo de sinais e sintomas produzido por doses tóxicas de substâncias químicas que, apesar de diferentes, têm efeito semelhante. O reconhecimento da síndrome permite a identificação do agente causal e, consequentemente, a realização do tratamento específico[1]. Importante notar, porém, que nem sempre todos os componentes de uma toxíndrome se manifestam e que intoxicações mistas podem gerar quadros clínicos que não se encaixam em nenhuma síndrome. A Tabela 52.2 resume as principais toxíndromes, sintomas e agentes causais[1,3-5].

TABELA 52.2 Principais toxíndromes, manifestações clínicas e agentes

Toxíndrome	Manifestações clínicas	Agentes
Anticolinérgica	Midríase, rubor cutâneo, mucosas secas, hipertermia, taquicardia, retenção urinária, agitação psicomotora, alucinações e delírios	Anti-histamínicos H1, atropina, escopolamina, fenotiazídicos, antidepressivos tricíclicos, vegetais beladonados (como "saia branca")
Síndrome anticolinesterásica (aumento da atividade parassimpática)	Miose, sudorese, lacrimejamento, salivação, broncoespasmo, bradicardia, diarreia e fasciculações musculares	Inseticidas organofosforados e carbamatos, prostigmina, alguns cogumelos
Síndrome simpatomimética (aumento da atividade simpática)	Midríase, rubor cutâneo, sudorese, taquicardia, hipertensão, hipertermia, agitação psicomotora	Cocaína, anfetaminas e derivados (como *ecstasy*), descongestionantes nasais, cafeína, teofilina
Narcótica	Miose, depressão respiratória, depressão neurológica, bradicardia, hipotermia, hipotensão, hiporreflexia	Opioides (como codeína, fentanil, heroína, morfina, oxicodona, metadona)

(continua)

TABELA 52.2 Principais toxíndromes, manifestações clínicas e agentes *(continuação)*

Toxíndrome	Manifestações clínicas	Agentes
Depressiva	Depressão neurológica (sonolência, torpor, coma), depressão respiratória, cianose, hiporreflexia, hipotensão	Barbitúricos, benzodiazepínicos, etanol
Extrapiramidal (distonia aguda)	Hipertonia, espasmos musculares, sinal da roda denteada, parkisonismo, mímica facial pobre, choro monótono	Metoclopramida, domperidona, butiferonas (como haloperidol), fenotiazínicos, feniciclidina, lítio
Meta-hemoglobinêmica	Cianose, palidez, confusão mental, depressão neurológica	Azul de metileno, dapsona, doxorrubicina, fenazopiridina, furazolidona, nitratos, nitritos, nitrofurantoína, piridina, sulfametoxazol

Quando o tóxico é conhecido, é importante estabelecer qual produto foi envolvido, qual a via de exposição, a dose estimada, se a exposição foi acidental ou intencional, onde ocorreu a exposição, quem supervisionava a criança, o tempo da exposição e o que foi feito a partir da descoberta dessa exposição[1,3].

O reconhecimento da síndrome tóxica agiliza a identificação do agente causal e permite um tratamento mais adequado. A confirmação laboratorial da intoxicação é de valor relativamente pequeno no atendimento de emergência, em virtude da escassez de métodos adequados de detecção e da demora dos resultados[1]. Exames como glicemia capilar e eletrocardiograma podem auxiliar no manejo e no diagnóstico inicial. Além disso, exames de função renal, eletrólitos, enzimas hepáticas e coagulograma podem ser necessários a depender da apresentação clínica e do tóxico suspeito.

Os exames laboratoriais específicos podem ser diretos (qualitativos ou quantitativos) ou indiretos. Exames diretos qualitativos ou semiquantitativos, como o *screening* urinário para drogas de abuso, podem ser úteis no esclarecimento do diagnóstico, detectando acetona, anfetaminas, anticolinérgicos, barbitúricos, benzoilecgonina, cafeína, canabinoides, cocaína, codeína, deidrocodeína, etanol, fenotiazínicos, heroína, morfina, nicotina. Além disso, podem detectar antidepressores tricíclicos, betabloqueadores, cloroquina, diquat, disopiramida, estricnina, glicóis, herbicidas fenoxiclorados, isopropanol, metanol, metoclopramida, paracetamol, paraquat, salicilatos e teofilina.

Os exames quantitativos, geralmente realizados no sangue, são importantes no controle da intoxicação principalmente em razão dos seguintes agentes: acetaminofeno (> 20 mg/L), chumbo (> 25 mg/dL), digitálicos (> 2 ng/mL), etanol (> 100 mg/dL), etilenoglicol (> 20 mg/dL), fenobarbital (> 30 mg/mL), ferro (> 300 mg/dL), salicilato (> 30 mg/dL) e teofilina (20 mg/mL).

Os exames indiretos consistem na dosagem de marcadores sugestivos de intoxicações. São exemplos a dosagem da atividade da colinesterase sanguínea e a dos níveis de meta-hemoglobinemia. No primeiro caso, queda superior a 50% é altamente sugestiva de intoxicação por inseticidas organofosforados e carbamatos. Meta-hemoglobinemia superior a 15% é acompanhada por sintomatologia tóxica.

Apesar de a morbimortalidade em geral de intoxicações ser baixa, com apenas 0,19% das intoxicações causando efeitos mais sérios segundo estatística da Associação Americana de Centros de Controle de Intoxicação[6], é importante atentar-se à história da possível ingesta de fármacos que, mesmo em dose baixa ou única, pode ser tóxica ou letal. A Tabela 52.3 lista os principais agentes com essa característica[7].

Descontaminação

Descontaminação é a etapa em que se procura diminuir a exposição do organismo ao tóxico, reduzindo tempo, a superfície de exposição ou a quantidade do agente em contato com o organismo. A conduta varia de acordo com a via da possível absorção. As principais vias de exposição aguda humana são digestiva, respiratória, cutânea e percutânea. Em crianças, a via mais comum é a digestiva[1].

A descontaminação gastrointestinal foi usada rotineiramente por décadas, mas agora é bem restrita. Medicações emetizantes, como xarope de ipeca, são contraindicadas, pois não há evidente benefício, que em contrapartida gera sintomas por vezes mais desagradáveis que a própria intoxicação[8].

TABELA 52.3 Drogas e outros agentes tóxicos para crianças em dose baixa ou única

Agentes farmacológicos	Agentes não farmacológicos
▪ Antimaláricos - Cloroquina - Quinidina - Quinina	▪ Álcoois - Etanol - Etilenoglicol (anticongelante) - Metanol (fluido do limpador de parabrisa)
▪ Agentes cardiovasculares - Betabloqueadores - Bloqueadores dos canais de cálcio - Clonidina	▪ Agentes cáusticos - Ácidos (compostos antiferrugem, produtos de limpeza para banheiros) - Álcalis (limpadores de drenagem, relaxantes capilares) - Agentes de limpeza
▪ Opioides - Metadona - Oxicodona - Difenoxilato/atropina	▪ Hidrocarbonetos - Querosene - Óleo de lâmpada - Óleo de vedação mineral (polidor de móveis)
▪ Agentes hipoglicemiantes orais - Sulfonilureias	▪ Produtos químicos industriais - Cloreto de metileno - Ácido selênico (usado para azular metais) - Cloreto de zinco (fluido de solda)
▪ Agentes tópicos - Benzocaína - Lindano - Salicilato de metila (óleo de Wintergreen)	▪ Produtos de manicure - Acetonitrito - Ácido metacrílico (fixador de unhas artificiais) - Nitrometano (removedor de unhas artificiais)
▪ Outros agentes - Isoniazida - Teofilina	▪ Pesticidas - Organofosfatos - Paraquat

A lavagem gástrica está restrita a casos de ingestão recente de medicações não adsorvidas pelo carvão ativado (como lítio ou ferro), em pacientes sintomáticos. O uso rotineiro é contraindicado pela alta chance de aspiração de conteúdo gástrico para via respiratória[9].

O carvão ativado, na dose de 0,5 a 1 g/kg (até um máximo de 25 a 100 g para adolescentes e adultos), pode ser usado após ingestão de medicamentos adsorvidos por ele. Em pacientes com rebaixamento de nível de consciência é necessário entubação para prevenir aspiração. Caso o paciente não tolere a administração oral ou esteja inconsciente, pode ser usada a via sonda nasogástrica. A maior eficácia ocorre em até 1 hora da ingestão. Múltiplas doses podem ser consideradas para pacientes que ingeriram doses elevadas de carbamazepina, dapsona, fenobarbital, quinino ou teofilina. Pode ser benéfico quando utilizado em intoxicações por amitriptilina e dextropropoxifeno[10].

Não há indicação para laxantes após ingestão de tóxicos. A irrigação intestinal total com polietilenoglicol (PEG) pode ser considerada somente em casos de ingestão de doses potencialmente tóxicas de drogas com revestimento entérico ou mal adsorvidas pelo carvão ativado[11].

Descontaminação respiratória consiste em retirar a vítima do ambiente contaminado, com atenção especial à segurança do socorrista ao fazê-lo. A descontaminação ocular ou cutânea deve ser feita com lavagem corporal com água corrente, com atenção especial a sítios comuns de depósito, como região periungueal, cabelos, orelhas, axilas e região genital. Esse procedimento é indispensável em caso de tóxicos bem absorvidos pela pele, como organofosforados.

Eliminação

Consiste em medidas que visam a promover excreção mais rápida ou mais intensa de um tóxico já absorvido pelo organismo, as seguintes medidas podem ser utilizadas:

- Diurese forçada, com hiper-hidratação (20 a 30% a mais que a necessidade basal) e diurético como furosemida (1 a 3 mg/kg oral ou 0,5 a 1 mg/kg endovenoso), que pode ser útil em intoxicações por metabólitos com baixo volume de distribuição e excreção renal.
- Diurese alcalina, com objetivo de eliminar tóxicos ácidos, de baixa ligação proteica, baixo volume de distribuição e eliminação renal. Incluem-se nessa lista salicilatos, fenobarbital e antidepressivos tricíclicos. É obtida pela administração de 1 a 2 mEq/kg de bicarbonato de sódio em 3 a 4 horas, controlando a cada hora o pH urinário, objetivando o valor de 7,5 ou mais. Concomitante a isso é necessário monitorar eletrólitos, notavelmente o potássio, que por vezes precisa ser reposto.
- Medidas dialisadoras, como diálise peritoneal, hemodiálise e hemofiltração, consistem em eliminar metabólitos tóxicos do sangue através de membranas dialisadoras.

Tóxicos de baixo peso molecular, ligação proteica, lipossolúveis e volume de distribuição baixo são os que podem ser tratados dessa maneira, conforme Tabela 52.4[12].

- Exsanguineotransfusão consiste em remoção do sangue do paciente e reposição de sangue fresco, e tem como principal indicação a meta-hemoglobinemia tóxica na falha do antídoto (azul de metileno).

Antídoto

São poucos os antídotos seguros e eficazes. Geralmente devem ser dados após estabilização do paciente, idealmente dentro das primeiras horas de tratamento e podem ser necessárias múltiplas doses em razão do curto mecanismo de ação. O médico deve idealmente consultar o centro de controle de intoxicações antes de aplicar um antídoto, a não ser que disponha de ampla experiência. A Tabela 52.5 resume diversos agentes com antídotos com evidência de eficácia.

Alguns dos antídotos mais comumente utilizados na prática clínica são[1]:

TABELA 52.4 Agentes comumente dialisáveis

Acetaminofeno	Cloroquina	Metais inorgânicos
Acetona	Colchicina	Metanol
Ácido fólico	Cicloserina	Metildopa
Ácido salicílico	Ergotamina	Metilprednisolona
Álcool	Estricnina	Metilsalicilato
Amicacina	Etanol	Neomicina
Aminofilina	Etilenoglicol	Paraldeído
Atenolol	Fenacetina	Paraquat
Azatioprina	Fenitoína	Penicilina
Bacitracina	Fenobarbital	Potássio
Brometo	Fosfato	Procainamida
Canamicina	Fluoreto	Propranolol
Cânfora	5-fluorouracil	Quinidina
Carbenicilina	Gentamicina	Quinino
Cefamandol	Inibidores da MAO	Salicilato
Cefalotina	Iodeto	Sódio
Chumbo	Iosaniazida	Sulfonamida
Cloranfenicol	Isopropanol	Tetraciclina
Cloreto	Lítio	Teofilina

- Acetilcisteína: previne a formação de metabólitos hepatotóxicos do acetaminofeno. A principal indicação terapêutica é a intoxicação por esse medicamento. A dose usual de ataque é de 140 mg/kg, por via oral e, a seguir, 70 mg/kg de manutenção, a cada 4 horas, em 17 doses, por via oral, completando 3 dias de tratamento.
- Atropina: é um antagonista dos estímulos colinérgicos dos receptores muscarínicos com pouco efeito nos nicotínicos. É indicado no tratamento da intoxicação por inseticidas organofosforados e carbamatos. As doses usuais para crianças são de 0,01 a 0,05 mg/kg, preferencialmente por via intravenosa, repetidas em intervalos de minutos até a melhora do quadro clínico ou o aparecimento de sinais de intoxicação atropínica.
- Etanol: age bloqueando a metabolização pela desidrogenase alcoólica de outros álcoois, particularmente metanol e etilenoglicol, impedindo a formação dos derivados

TABELA 52.5 Agentes tóxicos com evidência de eficácia

Agente tóxico	Antídotos/antagonistas
Acetaminofeno	N-acetilcisteína
Antidepressivos tricíclicos	Bicarbonato de sódio
Arsênico	BAL/penicilamina
Benzodiazepínicos	Flumazenil
Betabloqueadores	Glucagon
Chumbo	DMSA/EDTA/BAL
Cianeto	Nitrito de amila + nitrito de sódio + tiossulfato de sódio
Dicumarínicos	Vitamina K (fitonadiona)
Digoxina	Anticorpo antidigoxina (Fab)
Hipoglicemiantes orais (sulfonilureias)	Octreotida
Inibidores da acetilcolinesterase (organofosforados e carbamatos)	Atropina
Isoniazida	Piridoxina
Kelocyanor	Hidroxicobalamina
Mercúrio	BAL/penicilamina/DMSA
Metanol/etilenoglicol	Etanol/fomepizol
Meta-hemoglobinizantes	Azul de metileno
Metoclopramida, haloperidol	Difenidramina, biperideno
Monóxido de carbono	O_2 a 100%, 1-3 atm
Opioides	Naloxona
Organofosforados oximas	Pralidoxima, obidoxima
Sais de ferro	Deferoxamina
Tiroxina	Propranolol

tóxicos. As doses usuais têm por objetivo manter a alcoolemia em torno de 100 mg/dL, geralmente obtida com 50 g de álcool, por via oral ou, se necessário, por via intravenosa. Em virtude da incerteza sobre os resultados, buscam-se alternativas terapêuticas.

- Flumazenil: medicamento que antagoniza a ação de benzodiazepínicos por inibição competitiva no complexo receptor GABA-benzodiazepina. A dose usual inicial é de 0,01 mg/kg (máximo de 0,2 mg), por via intravenosa, em 15 segundos. Doses repetidas podem ser dadas a cada minuto até a dose máxima acumulada de 1 mg. Uma contraindicação desse antídoto é usá-lo em paciente que recebeu benzodiazepínico para controle de condições graves, como estado de mal epiléptico.
- Naloxona: é considerado medicamento de primeira escolha no tratamento da intoxicação por opiáceos. Atua como antagonista puro, podendo ser usado mesmo quando houver dúvida diagnóstica. As doses utilizadas são de 0,1 mg/kg para crianças com menos de 5 anos de idade e 2 mg para crianças maiores de 5 anos ou de 20 kg, de preferência por via intravenosa, mas podendo também ser dada por via subcutânea, intramuscular ou via cânula de entubação.
- Pralidoxima: é um reativador de colinesterase utilizado na intoxicação por inseticidas organofosforados no tratamento das manifestações nicotínicas. Não deve ser usada na intoxicação por inseticidas carbamatos, apesar de serem também inibidores da colinesterase. Deve ser usada em conjunto com atropina. A dose recomendada inicial é de 20 a 50 mg/kg para crianças (máximo 2.000 mg), preferencialmente por via intravenosa, seguida de infusão contínua na dose de 10 a 20 mg/kg/hora ou repetir ataque após 1 hora e a cada 10 a 12 horas. Pode ser dado também por via intramuscular (dose de 15 mg/kg podendo ser repetida mais 2 vezes) ou subcutânea. Em adolescentes e adultos, as doses são de 1.000 a 2.000 mg como dose inicial podendo ser repetida após 1 hora e a cada 10 a 12 horas, após essa dose enquanto persistir fraqueza muscular ou alternativamente 8 mg/kg/hora em infusão contínua.
- Vitamina K1: é utilizada para restaurar o tempo de protrombina e interromper o sangramento na intoxicação por medicamentos ou pesticidas anticoagulantes. A dose usualmente recomendada para crianças é de 0,03 mg/kg/dose endovenosa ou 2 a 5 mg subcutânea em pacientes que não estiverem sangrando ativamente e 5 mg em paciente com sangramentos significativos.

CONCLUSÕES

A maioria das intoxicações exógenas é acidental e de baixa gravidade. Para o manejo, são essenciais a rápida avaliação e o suporte eficaz. Em casos seletos, serão necessárias medidas de descontaminação e antídotos. O algoritmo constante na Figura 52.1 resume os principais passos do manejo da criança intoxicada.

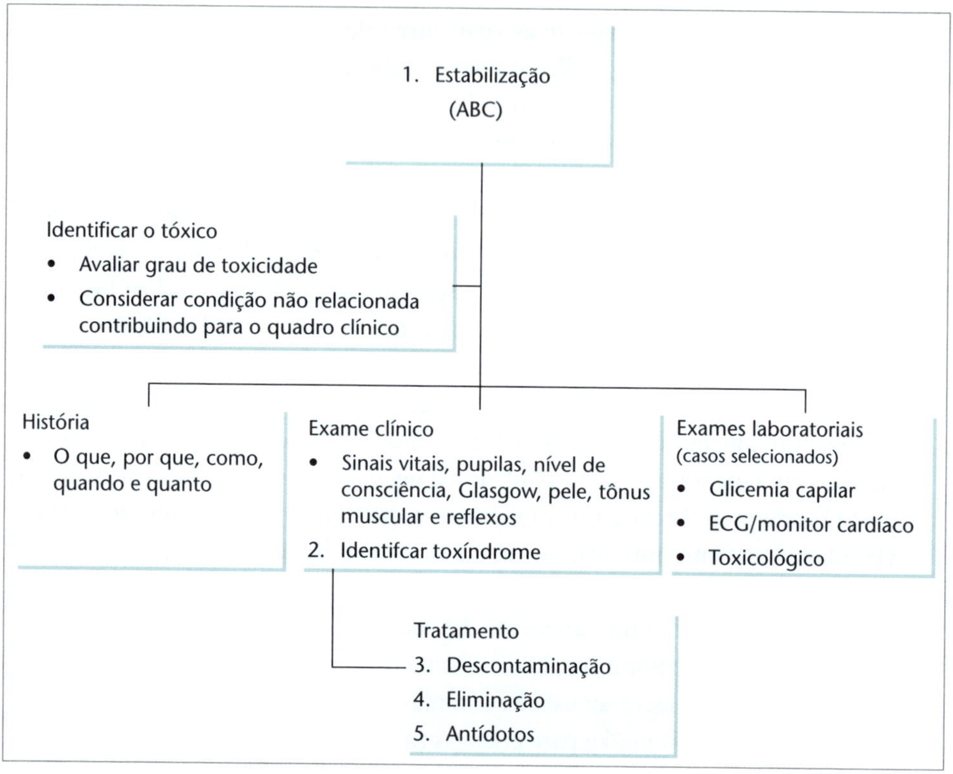

FIGURA 52.1 Algoritmo para manejo de intoxicação aguda.

REFERÊNCIAS BIBLIOGRÁFICAS

1. Schvartsman C, Schvartsman S. Intoxicações exógenas agudas. J Pediatr (Rio J). 1999;75(Suppl 2):S244-50.
2. Brasil. Sistema Nacional de Informações Tóxico-Farmacológicas. Sinitox. Casos Registrados de Intoxicação Humana e Envenenamento. Disponível em: http://www.fiocruz.br/sinitox/cgi/cgilua.exe/sys/start.htm?tpl=home [Acesso em: 13 ago 2019].
3. Frithsen IL, Simpson WM Jr. Recognition and management of acute medication poisoning. Am Fam Physician. 2010;81(3):316-23.
4. Bucaretchi F, Baracat EC. Exposições tóxicas agudas em crianças: um panorama. J Pediatr (Rio J). 2005 Nov;81(5 Suppl):S212-22.
5. Riordan M, Rylance G, Berry K. Poisoning in children 1: general management. Arch Dis Child. 2002;87(5):392-6.
6. Hanhan UA. The poisoned child in the pediatric intensive care unit. Pediatr Clin North Am. 2008;55(3):669-86.
7. Barrueto F Jr, Gattu R, Mazer-Amirshahi M. Updates in the general approach to the pediatric poisoned patient. Pediatr Clin North Am. 2013;60(5):1203-20.
8. Höjer J, Troutman WG, Hoppu K, Erdman A, Benson BE, Mégarbane B, et al.; American Academy of Clinical Toxicology; European Association of Poison Centres and Clinical Toxicologists.

Position paper update: ipecac syrup for gastrointestinal decontamination. Clin Toxicol (Phila). 2013;51(3):134-9.

9. Benson BE, Hoppu K, Troutman WG, Bedry R, Erdman A, Höjer J, et al.; American Academy of Clinical Toxicology; European Association of Poisons Centres and Clinical Toxicologists. Position paper update: gastric lavage for gastrointestinal decontamination. Clin Toxicol (Phila). 2013;51(3):140-6.
10. Chyka PA, Seger D, Krenzelok EP, Vale JA; American Academy of Clinical Toxicology; European Association of Poisons Centres and Clinical Toxicologists. Position paper: Single-dose activated charcoal. Clin Toxicol (Phila). 2005;43(2):61-87.
11. Thanacoody R, Caravati EM, Troutman B, Höjer J, Benson B, Hoppu K, et al. Position paper update: whole bowel irrigation for gastrointestinal decontamination of overdose patients. Clin Toxicol (Phila). 2015;53(1):5-12.
12. Borkan SC. Extracorporeal therapies for acute intoxications. Crit Care Clin. 2002;18(2):393-420.

Índice remissivo

A

D

E

F

G

H

M

N

O

S

V

Encarte – imagens coloridas

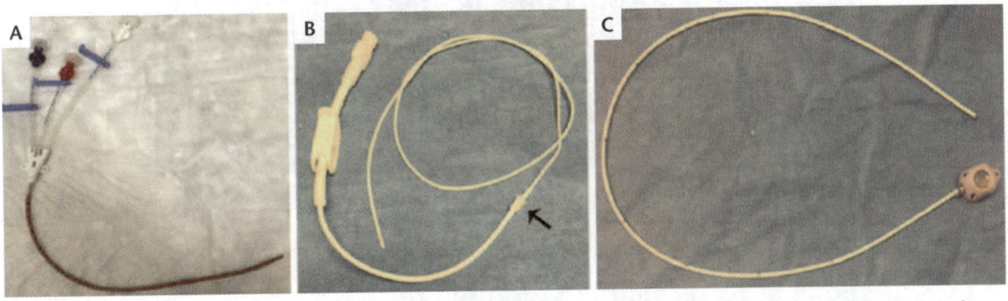

Figura 4.8 Tipos de cateter venoso central. (A) cateter não tunelizado, triplo lúmen; (b) cateter de Broviac, uma marca de cateter tunelizado. A seta aponta o *cuff* que funciona como uma âncora no subcutâneo; (c) cateter totalmente implantado (*port-o-cath*)[16].

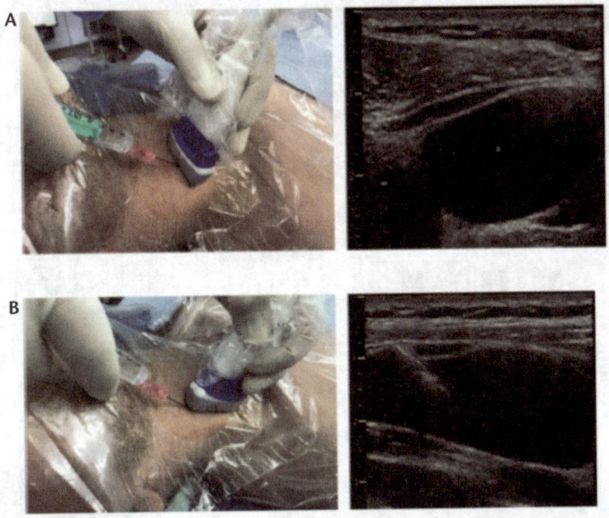

Figura 4.15 Orientação do probe da ultrassonografia e visualização da agulha; (A) orientação do probe no eixo curto com secção transversal do vaso; (B) orientação do probe no eixo longo com visualização da agulha em um corte longitudinal[22].

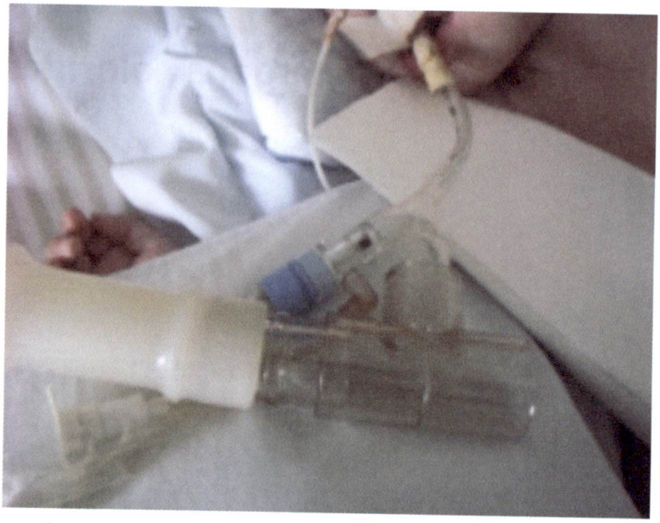

Figura 11.2 Teste de respiração espontânea com tubo T.

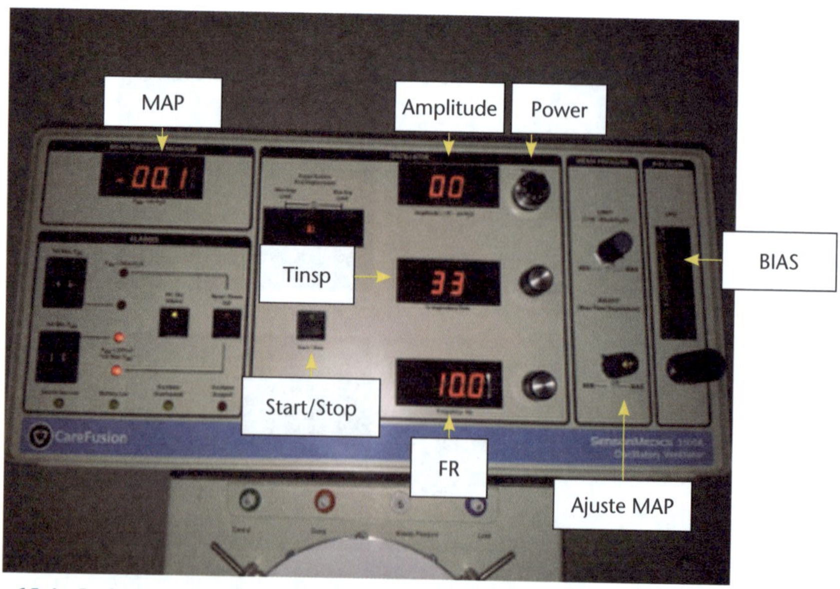

Figura 15.4 Parâmetros a serem ajustados na VAFO no aparelho SensorMedics 3100A.
MAP: pressão média das vias aéreas; T_{insp}: tempo inspiratório; FR: frequência respiratória.

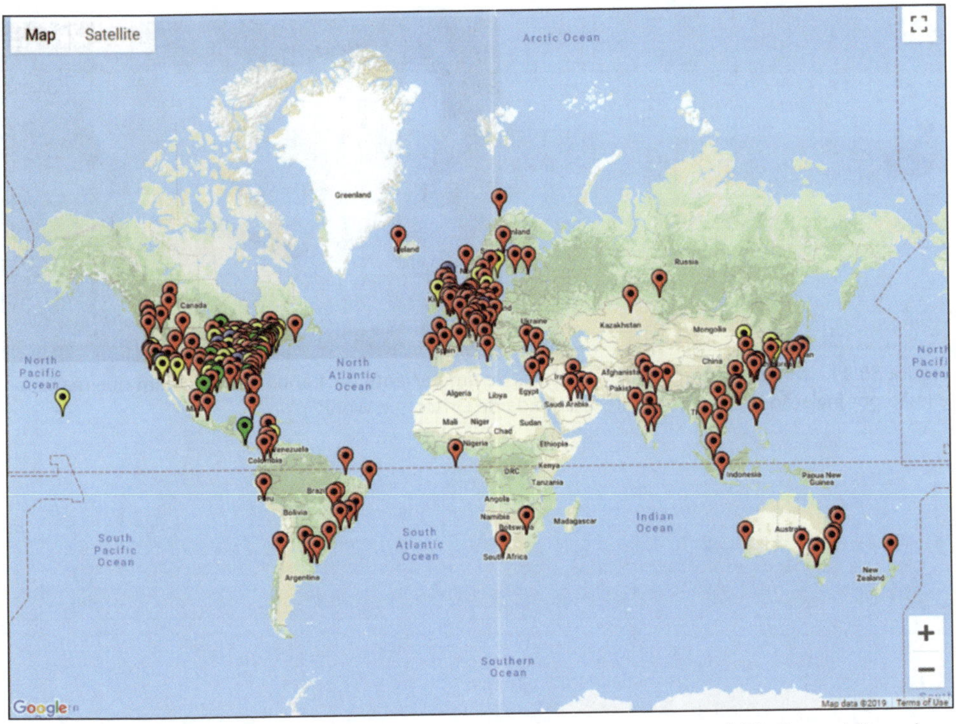

Figura 16.1 Localização dos centros de ECMO cadastrados na Extracorporeal Life Support Organization (ELSO), no ano de 2018[4].

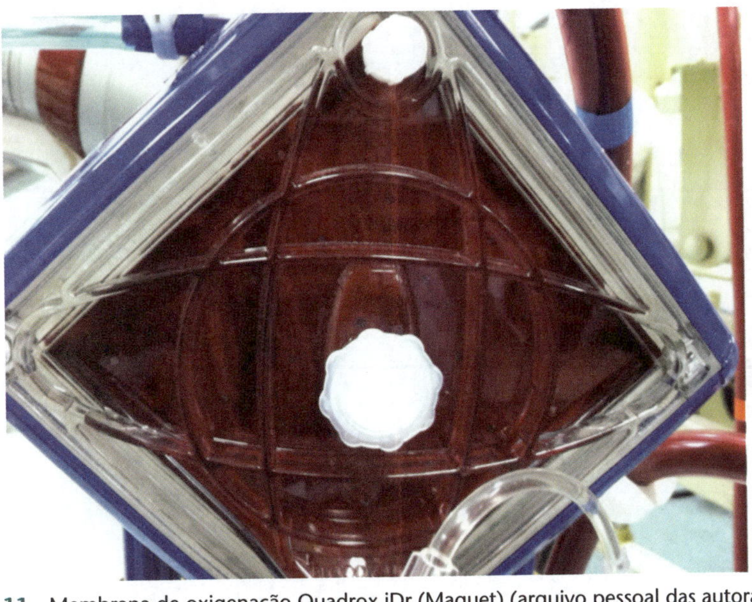

Figura 16.11 Membrana de oxigenação Quadrox iDr (Maquet) (arquivo pessoal das autoras).

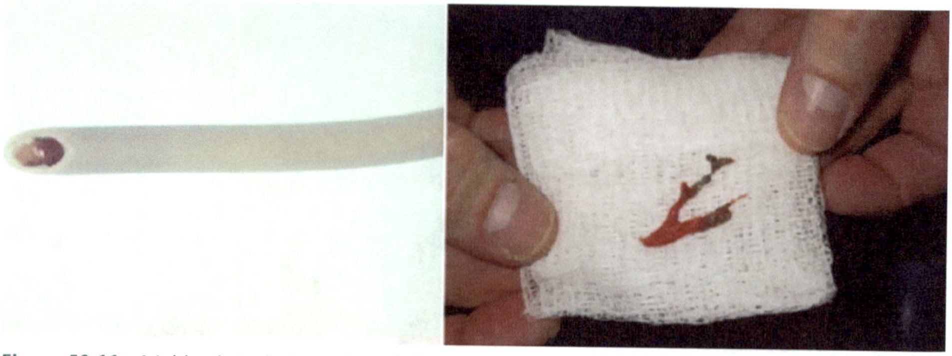

Figura 50.11 Molde obstruindo as vias aéreas de um paciente de 4 anos de idade com queimadura e lesão por inalação de fumaça (fonte: adaptada de Griscom e Wohl[41]).